Selbstheilung durch Vorstellungskraft

Gary Bruno Schmid

Selbstheilung durch Vorstellungskraft

2. Auflage

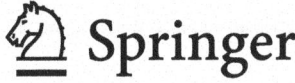

Gary Bruno Schmid
Zürich, Schweiz

Die Online-Version des Buches enthält digitales Zusatzmaterial, das durch ein Play-Symbol gekennzeichnet ist. Die Dateien können von Lesern des gedruckten Buches mittels der kostenlosen Springer Nature „More Media" App angesehen werden. Die App ist in den relevanten App-Stores erhältlich und ermöglicht es, das entsprechend gekennzeichnete Zusatzmaterial mit einem mobilen Endgerät zu öffnen.

ISBN 978-3-662-70089-1   ISBN 978-3-662-70243-7   (eBook)
https://doi.org/10.2991/978-3-662-70243-7

Die Deutsche Nationalbibliothek verzeichnet diese Publikation in der Deutschen Nationalbibliografie; detaillierte bibliografische Daten sind im Internet über http://dnb.d-nb.de abrufbar.

© Der/die Herausgeber bzw. der/die Autor(en), exklusiv lizenziert an Springer-Verlag GmbH, DE, ein Teil von Springer Nature 2010, 2025

Das Werk einschließlich aller seiner Teile ist urheberrechtlich geschützt. Jede Verwertung, die nicht ausdrücklich vom Urheberrechtsgesetz zugelassen ist, bedarf der vorherigen Zustimmung des Verlags. Das gilt insbesondere für Vervielfältigungen, Bearbeitungen, Übersetzungen, Mikroverfilmungen und die Einspeicherung und Verarbeitung in elektronischen Systemen.
Die Wiedergabe von allgemein beschreibenden Bezeichnungen, Marken, Unternehmensnamen etc. in diesem Werk bedeutet nicht, dass diese frei durch jede Person benutzt werden dürfen. Die Berechtigung zur Benutzung unterliegt, auch ohne gesonderten Hinweis hierzu, den Regeln des Markenrechts. Die Rechte des/der jeweiligen Zeicheninhaber*in sind zu beachten.
Der Verlag, die Autor*innen und die Herausgeber*innen gehen davon aus, dass die Angaben und Informationen in diesem Werk zum Zeitpunkt der Veröffentlichung vollständig und korrekt sind. Weder der Verlag noch die Autor*innen oder die Herausgeber*innen übernehmen, ausdrücklich oder implizit, Gewähr für den Inhalt des Werkes, etwaige Fehler oder Äußerungen. Der Verlag bleibt im Hinblick auf geografische Zuordnungen und Gebietsbezeichnungen in veröffentlichten Karten und Institutionsadressen neutral.

Springer ist ein Imprint der eingetragenen Gesellschaft Springer-Verlag GmbH, DE und ist ein Teil von Springer Nature.
Die Anschrift der Gesellschaft ist: Heidelberger Platz 3, 14197 Berlin, Germany

Aniela Jaffé (20.02.1903–30.10.1991)
Fritz Trechslin (09.04.1934–09.08.2016)
Annette, Ursula, Marion
Marie-Hélène Talaya, Cendrine Chandra
Earthling, Ichor, Anat

Geleitwort zur 2. Auflage

An die Bedeutung, die unsere Innenwelt für die Befindlichkeit und Selbstregulation hat, erinnert mich immer wieder eine wunderbare Szene im Roman *Griechische Passion* von Nikos Kazantzakis. Der türkische Aga, Statthalter der Besatzungsmacht in einem griechischen Dorf, lässt sich genüsslich von seiner molligen, jungen Konkubine einlullen: „Sing für mich, Giousoufaki, und du sollst meinen Segen haben, sing für mich: ‚*Dünyà tabir, ruyà tabir, amàn, amàn!*' Sing es für mich, sonst vergehe ich!" Zu Deutsch: „*Die Welt und der Traum sind eins, amàn, amàn!*" „So möge es sein", bedeutet das doppelte „amàn" und macht das Ganze zu einem hypnotisierenden Mantra, das mich im Hintergrund seit vielen Jahren begleitet. Gerne würde ich es auch in diesem Buch mitschwingen lassen.

Werden wir etwas nüchterner und betrachten den Menschen, wie jedes andere Lebewesen auch, als biologisches System. Ein solches ist gekennzeichnet durch die Fähigkeit der Autopoiese. Das heißt wörtlich Selbstwiederherstellung – sich selbst jederzeit so organisieren zu können, dass eine optimale Funktion innerhalb eines gegebenen Kontextes gewährleistet ist. Diese Anpassungsleistungen (einfache Beispiele sind: Schwitzen bei Hitze, Pulsbeschleunigung bei Gefahr, Speichelsekretion beim Essen etc.) basieren auf Informationen über die Kontextbedingungen, welche durch das Sinnessystem übermittelt werden. All das spielt sich automatisch im autonomen Nervensystem ab.

Willkürlich können diese Funktionen kaum beeinflusst werden. Direkte, an unsere inneren Organe gerichtete Suggestionen sind wie Befehle, können aber von diesen nicht verstanden werden und verpuffen im Allgemeinen wirkungslos. So könnte man sich diesen Vorgängen machtlos ausgeliefert fühlen.

Diese sind aber durchweg als Anpassungsvorgänge zu verstehen und stehen im Dienst optimalen Überlebens. Es ergibt deshalb wenig Sinn, mit besserwisserischen direkten Suggestionen dem weisen Organismus dreinzureden.

Doch es gibt Wege, die Umstände, welche zu diesen unwillkürlichen Reaktionen führen, zu optimieren. Dies macht man in der Heilkunst seit jeher – sei es durch Naht einer klaffenden Wunde, Reposition einer Knochenfraktur. Eigentlich alle medizinischen Maßnahmen, seien sie physikalischer oder medikamentöser Natur, haben zum Ziel, die

Bedingungen zur Selbstheilung zu optimieren. Die Heilung selbst vollzieht letztlich immer der Organismus selbst. All diese hier erwähnten Methoden können durchaus erfolgreich sein, doch betreffen sie lediglich die äußere, materielle Welt. Sie haben deshalb auch Grenzen, denn nicht alle autonomen Vorgänge sind auf dieser Ebene erreichbar. Darum ist es von essenzieller Bedeutung, auch die innere Welt zu berücksichtigen, denn auf diese reagiert unser Organismus genauso. Letztlich können unwillkürliche Phänomene, selbst wenn sie als dysfunktional wahrgenommen und deshalb als Symptome bezeichnet werden, immer auch als adaptive Vorgänge verstanden werden. Adaptiv auf einen inneren Kontext, der meist nicht bewusst ist.

Die gute Botschaft lautet: Es gibt Möglichkeiten, die innere Welt zu beeinflussen. Durch Imagination können wir innere Kontexte kreieren, auf welche das autonome System reagiert. Wir alle kennen dieses Phänomen. Man kann z. B. die Speichelsekretion durch sinnesnahe Imagination einer saftigen Zitrone oder sonst einer Speise in Gang bringen, während ein direkter Befehl an sie nichts bewirken würde. Auch können Puls und Blutdruck durch eine aufregende Vorstellung hochgefahren werden. Gleichzeitig kann durch eine beruhigende Vorstellung oder das Aufsuchen eines inneren heilsamen, ruhigen, sicheren Ortes auch Ruhe einkehren mit entsprechenden physiologischen Auswirkungen. Somit lohnt es sich vor allem, die Kompetenz zur Gestaltung der inneren Welt zu fördern, um dort mehr Freiheit zu finden und eigener Regisseur auf der inneren Bühne zu werden. Im Therapie-Jargon spricht man von Empowerment und meint damit Zunahme der Fähigkeit zur Selbstregulation. Gary Bruno Schmid bietet mit seinen sechs dramaturgischen Elementen, implizit auch auf einer Theatermetapher basierend, einen strukturierten und doch auch spielerisch zu verstehenden Ansatz mit zahlreichen kreativen Anregungen. Dabei nimmt er auf plausible Art auch immer wieder Bezug auf wissenschaftliche Erkenntnisse. Dazu gehört vor allem auch die durch Hirnscans neurobiologisch bestätigte Tatsache, dass Imagination und Realität im Hirn am selben Ort repräsentiert sind. Mit anderen Worten: *„Die Welt und der Traum sind eins, amàn, amàn!"*

Um möglichst wirksam zu „träumen", sind Trancezustände sehr hilfreich, indem sie uns Imaginationen viel realistischer erleben lassen. Trance ist ein Alltagsphänomen, das durch intensive Fokussierung oft auch ohne formelle Induktion entstehen kann. Mit einfühlsamer, offener und kompetenter Begleitung kann in einer kreativen Atmosphäre der innere Raum im Hinblick auf möglichst heilsame Kontextbedingungen exploriert und modifiziert werden. Dafür bietet der Autor sehr praktische, strukturierte Regievorschläge für ein prozesshaftes Vorgehen. Durch Einbezug des Körpererlebens können Auswirkungen oft unmittelbar schon gespürt werden. Das fördert eine positive Heilungserwartung, was ja bekanntlich die wichtigste Voraussetzung für den Placeboeffekt ist. Placebo heißt aber nur „Ich werde gefallen". Nach neuerer Erkenntnis sind die Auswirkungen nicht nur psychologische, sondern auch physiologische und indirekt auch strukturelle, sodass die Bezeichnung Sanabo „Ich werde heilen" passender wäre.

Wichtig ist auch, dass den Patient*innen immer wieder bewusst wird, dass sie selbst diese Heilungsvorgänge bewirken und Therapeut*innen ja nur Teil der Umwelt sind.

Geleitwort zur 2. Auflage

Letztlich kommt die Selbstheilung nicht nur wie von selbst, sondern auch durch sich selbst zustande.

Der Begriff Selbstheilung wird allerdings eher zu oft und auch etwas inflationär verwendet, gerne von Heiler*innen, die sich weniger der Wissenschaft als wissenschaftlich nicht nachvollziehbaren Glaubenssystemen verpflichtet fühlen. Oft möchten sie sich dadurch von der von ihnen als mechanistisch oder gar als inhuman diffamierten Schulmedizin abgrenzen. Der Autor, sowohl Quantenphysiker als auch Psychotherapeut, geht mit bewundernswerter Gründlichkeit auf pseudowissenschaftliche, aber sehr gut klingende Therapien, wie z. B. Quantenheilung, ein und hilft, diese besser einordnen zu können.

Gary Bruno Schmid zeigt in diesem Buch, dass man sich nicht in abenteuerliche Glaubenssysteme versteigen muss, um das Phänomen Selbstheilung zu erklären. Auch auf dem soliden Boden der Naturwissenschaft lassen sich durchaus Erklärungen finden, wie durch Nutzung der Gestaltungsmöglichkeiten in der inneren Welt beachtliche heilsame Effekte erzielt werden können. Dafür braucht es Erfahrung, Empathie, Kreativität und einen wohlwollend ermutigenden sicheren Rahmen, um die Ressourcen, die in jedem Menschen vorhanden sind, optimal hilfreich zu nutzen. Wenn daraus heilsame innere Bilder entstehen, ist es schön zu wissen, dass diese auch jenseits der Innenwelt wirksam sind, denn *die Welt und der Traum sind eins, amàn, amàn!*

Winterthur
14. Februar 2024

Dr. med. Hans Wehrli
WinterthurSchweiz

Vorwort zur 2. Auflage

*„Das Gegenteil von einer Wahrheit ist eine Falschheit,
aber das Gegenteil von einer Weisheit ist auch eine Weisheit!"*
Aniele Jaffé (1903–1991)

Selbstheilung ist jedem Menschen angeboren und seine Stärkung mithilfe der Vorstellungskraft als Heilmittel ist lernbar. Jeder Mediziner[1] sollte wissen, dass jede Heilung letztendlich immer eine Selbstheilung ist, die mit der Vorstellungskraft (Placebo-/Sanaboeffekt) als Heilmittel aktiv unterstützt werden kann. Jeder birgt in sich eine individuelle, höchst komplexe körper- und geisteigene Apotheke, das Immunsystem, das jede künstlich hergestellte Medizin oder jeden Impfstoff übertreffen kann. Auch jeder Mensch, der im Krankenhaus von einer Erkrankung genesen ist, hat sich selbst geheilt.

§

Selbstverständlich ist die Schulmedizin eine der größten Errungenschaften der modernen Zivilisation. Sie ist ein sehr erwünschtes Kind der sich anhaltend exponentiell entwickelnden kulturellen Evolution und somit integraler Bestandteil jeglichen wissenschaftlichen Fortschritts.

Nichstdestotrotz: *Medicus curat – natura sanat.* Die Natur des Menschen heilt, nicht der Arzt, nicht die Medizin. Der Arzt, die Medizin, sorgt sich um den Menschen und unterstützt ihn, während er sich selbst heilt. Die Heilung per se findet letztendlich immer im Körper-Geist des Patienten statt.

---

[1] Zur besseren Lesbarkeit (und Vereinfachung des Sprachduktus) wird hier nur eine Form der Geschlechter verwendet, nämlich die männliche, wobei Frauen und sog. „andere Geschlechter" selbstverständlich mitgemeint sind. Das Gendersternchen und ähnliche Genderformen sind sprachlich unkorrekt und deshalb abzulehnen; darüber hinaus geben sie einer gewissen politischen Haltung Ausdruck und stellen somit einen Missbrauch der Sprache dar; als Autor, der eminent mit Sprache arbeitet, habe ich dieser gegenüber eine große Verantwortung. Die grammatikalischen Generika erlauben eine klare, einfache, gut lesbare, sprechbare und eben inklusive Sprache. (Für eine ausführliche wissenschaftliche Begründung siehe (Trutkowski und Weiß 2022)).

Insbesondere wegen der hoch technisierten und immer teureren medizinischen Angebote sind sich Laien – das sind die potenziellen Patienten – und auch die Mediziner viel zu wenig unserer Selbstheilungskräfte bewusst und wie sie gezielt gefördert werden könnten. Es ist so, dass bei vielen (schweren) Krankheiten die Schulmedizin zu einer schnelleren und weniger invalidisierenden Genesung beitragen kann, sodass der Mensch heutzutage gesünder, länger und mit mehr Lebensqualität lebt als je zuvor in der Geschichte der Menschheit. Trotz des teils geradezu überwältigend anmutenden medizinischen Fortschritts sind es letztlich immer die ureigenen Selbstheilungskräfte jedes einzelnen Menschen, die über Heilung entscheiden.

Die Schulmedizin versucht, eine Krankheit meist damit zu bewältigen, dass sie deren Ursache findet und diese auf irgendeine Art beseitigt. Zudem wurde die Ursache historisch primär im Körper gesucht. Dieses Vorgehen mag bei einfachen Problemen funktionieren, bei komplexen Krankheiten stößt es rasch an seine Grenzen. In der modernen Schulmedizin hat sich daher seit den 1970er-Jahren die Psychoneuroimmunologie entwickelt, wobei auch auf der Ebene der Psyche nach Gründen bzw. Zusammenhängen für die Krankheitsentstehung geforscht wird. Angemerkt sei noch, dass die Psychoneuroimmunologie im englischsprachigen Raum unter dem Namen „mind-body medicine" populär ist, die ich in diesem Werk unter dem deutschen Namen „Bewusstseinsmedizin" einführe.

§

Lebensbedrohlich erkranken kann potenziell jeder von uns. Die persönliche und kollektive Angst vor bzw. die Auseinandersetzung mit Krankheit, Gebrechen, Älterwerden und Tod werden durch die zunehmende Überalterung unserer westlichen Gesellschaften mit mehr Krebserkrankungen und größerer Infektanfälligkeit stark angesprochen und gefördert. Ein gutes Beispiel war die Pandemie des SARS-CoV-2-Virus von 2020–2023. Sehr sinnvoll und effektiv wäre es daher, jede solcher Bedrohungen als Anlass zu nehmen, bewusst auf die eigenen Selbstheilungskräfte zu fokussieren und sie zu stärken (Schmid 2017, 2018). Insbesondere spielt dabei der Placebo-/Sanaboeffekt (Wehrli 2014) eine wichtige Rolle, der trotz seiner Bekanntheit und erwiesenen Wirksamkeit vor allem in den geläufigen Diskussionen zur Krebsbehandlung und auch in der gerade überstandenen Corona-Krise immer noch viel zu wenig beachtet wird. So haben sich immer wieder Patienten, die an einer schwerwiegenden Krankheit wie z. B. Krebs litten, mit ihrem angeborenen Immunsystem und dessen Stärkung unter Zuhilfenahme verschiedener Behandlungsmethoden erfolgreich gegen die Krankheit durchgesetzt. Diese Immunisierungsprozesse (Salutogenese) können auch als körperliche Resilienz bezeichnet werden. Die einen haben dafür nur einen Feldweg zur Verfügung, die anderen eine 7-spurige Autobahn; trotzdem sollte das individuelle Selbstheilungsspektrum bei jedem einzelnen Menschen optimal gefördert werden, damit es sich so weit wie möglich entfalten kann.

§

Als langjähriger Psychotherapeut habe ich festgestellt, dass medizinische Hypnose zur Behandlung und Besserung praktisch aller Krankheiten wesentlich beiträgt. Aber wie genau hilft Hypnose eigentlich?

Vorwort zur 2. Auflage

Zum Leben müssen Grundbedürfnisse erfüllt werden: Jeder Mensch muss atmen, trinken, essen, sich bewegen und im nahen Kontakt mit anderen Menschen sein und kommunizieren. Was geschieht nun, wenn wir krank sind? Können, ja, müssen wir unsere Grundbedürfnisse anpassen? Und wenn ja, wie, um möglichst schnell wieder gesund zu werden?

Wissen kann linear oder sogar exponentiell zunehmen, aber nach einer gewissen Zeit wird der Anteil, der zu sehr auf eine spezifische Situation ausgerichtet war, veralten, nicht mehr benutzt werden und sterben. Auch Ärzte müssen mit dem sich ständig wandelnden Wissen umgehen und sollten stets auf dem neuesten Stand der Erkenntnis sein. Aber selbst unter der Annahme, dass in einigen Jahren die Hälfte dessen, was bisher veröffentlicht und im Medizinstudium gelehrt wurde, falsch sein wird, wissen wir nicht, welche Hälfte (Arbesman 2012). Immer wieder geraten sogar zeitlich stabile Fakten in Vergessenheit.

Die Anwendung der Hypnose im medizinischen Sinne reicht bis in die Antike und noch weiter zurück. Die alten Griechen setzten die Hypnose zur Vorbereitung von Operationen und zur Hypnoseheilung ein. Hieroglyphen auf ägyptischen Gräbern, die vermutlich aus dem Jahr 3000 v. Chr. stammen, zeigten den Einsatz von Hypnose bei religiösen Ritualen und chirurgischen Eingriffen. Wahrscheinlich wurde Hypnose schon seit Anbeginn der Menschheit in prähistorischen Zeiten von Zauberern, Schamanen oder Medizinmännern eingesetzt. Auch wenn die medizinische Hypnose von Zeit zu Zeit in den Hintergrund rückt, hat sie offensichtlich keine Halbwertszeit oder gar ein Ablaufdatum wie andere medizinische Behandlungsmethoden und ist weiterhin praktisch weltweit in allen Kulturen zu finden. Warum ist das so?

Zentrales Element der Hypnose ist unbestritten die Anwendung einer positiv suggestiven Kommunikation mit dem Patienten, um

- (non)verbale Placeboeffekte zu stärken und
- (non)verbale Noceboeffekte zu schwächen.

So können Sie sicher sein, dass alles, was Sie in diesem Buch über medizinische Hypnose lernen, wahr sein wird, solange es den Menschen noch gibt.

§

Medizinische Hypnose kann auch die eigene Vorstellungskraft, die einen entscheidenden Einfluss auf die körperliche und psychische Vitalität hat und sogar als Heilmittel dienen kann, aktivieren und verstärken. Wohltuende, hilfreiche Vorstellungen und Einstellungen wie auch Erfahrungen können wir, ähnlich wie unser Geld auf der Bank, bereits vor einer Erkrankung als Ressourcen anlegen und im Ernst- bzw. Krankheitsfall auf sie zurückgreifen. Selbst Menschen, die an Krebs erkrankt im Koma auf der Intensivstation eines Krankenhauses liegen, können von solchen „Immunersparnissen" profitieren. Selbstheilung kann man, wie den Schlaf, eigentlich nicht tun, sondern einladen und ermöglichen.

Diese Stärkung der Selbstheilung ist lehr- und lernbar. Eine wichtige Aufgabe für die Zukunft sehe ich darin, dass wir schon in der Schule ab der zweiten Klasse und bis zum Schulabschluss – mit altersgemäßen Anpassungen in jedem folgenden Schuljahr – lernen sollten, dass *jede Heilung letztendlich immer eine Selbstheilung ist, wobei die Vorstellungskraft als Heilmittel dienen kann.* Dieser Denkanstoß, dieses Wissen, sollte von Akzeptanz jeder Krankheit, Dankbarkeit für die eigene Gesundheit und einem Selbstwertgefühl für die Besserung und das Aufrechterhalten des Gesundheitszustands mithilfe der üblichen medizinischen Behandlung emotional begleitet werden. So können wir Menschen eine positive Haltung gegenüber Krankheit, ihrer Behandlung und unserem Selbstheilungspotenzial entwickeln und in einer erlebten Selbstheilungsgeschichte als hilfreich empfinden.

§

Als Psychotherapeut ist es mir wichtig, meine Patienten so gut wie möglich zu beraten und Hilfen aufzuzeigen, ohne ihre Hilf- und Ratlosigkeit mit leeren Versprechungen auszunutzen. Bei anhaltendem Wachstum des Gesundheitssektors und Fortschritten in der akademischen Bewusstseinsforschung beobachte ich ein großes Bestreben, das Bewusstsein an sich und die Quantenphysik für schnelles Geld zu nutzen – Stichwort Quantenheilung. Als Wissenschaftler – ursprünglich Physiker – mit einer Ahnung von der Komplexität der Quantenphysik und des Daseins versuche ich, die bereits zahlreichen quantenphysikalischen Erkenntnisse zu nutzen, um mit ihnen psychogene Heilungsphänomene gründlicher zu verstehen und medizinische Hypnose evtl. wirksamer einzusetzen. Aus dieser Bestrebung heraus entstand ein eigenes Buch zum Thema Quantum-Mind-Hypothese, ebenfalls vom Springer-Verlag herausgegeben, in dem ich das *Bewusstsein* aus beiden Perspektiven – als Quantenphysiker und Psychotherapeut – eingehend untersuche (Schmid 2025, im Druck).

§

Diese zweite überarbeitete Auflage enthält einen noch umfassenderen, wenn auch nicht erschöpfenden Überblick über die umfangreiche Fachliteratur zum Thema Psychoneuroimmunologie mit Betonung auf Selbstheilung durch Vorstellungskraft und Ergänzungen aus der gegenwärtigen Fachliteratur.

Sie bestärkt einmal mehr das Konzept von biopsychosoziodynamischen Krankheiten und ihren Behandlungen und verabschiedet ein strenges dichotomes Krankheitsverständnis – möge es einer Weiterentwicklung des Wissens über psychogene Heilung dienen. In diesem Zusammenhang lege ich dar, wie bedeutsam die medizinische Hypnose für die Potenzierung der Vorstellungskraft und der üblichen Behandlungsmethoden ist.

So wie ein Kreis sich im oder entgegen dem Uhrzeigersinn drehen kann, ist es im Prinzip letztendlich gleichwertig, ob man die Perspektive der *Psychogenese* oder der *Somatogenese* für das Verständnis der dynamischen Entwicklung von Krankheit oder Gesundheit wählt. *Patho-* wie auch *Sanogenese* stehen in einem immerwährenden dynamischen Gleichgewicht, das weder rein biologisch noch rein psychologisch, sondern immer sowohl biologisch als auch psychologisch ist: eine Zweieinigkeit von Körper und Geist.

Die Kraft zur Selbstheilung liegt in jedem von uns.

Jede Heilung ist letztendlich immer eine Selbstheilung und die Vorstellungskraft kann dabei wirksam als Heilmittel dienen.
Viel Freude beim Lesen!

Zürich, Schweiz	Gary Bruno Schmid
31. März 2024	gbschmid@mac.com

Literatur

Arbesman S (2012) *The half-life of facts: Why everything we know has an expiration date*. Current / Penguin Books, London

Schmid GB (2017) Stärkung der Selbstheilung. In: Eichenberg C, Brähler E, Hoefert H-W (Hrsg), *Selbstbehandlung und Selbstmedikation – medizinische und psychologische Aspekte* (S. 189–202). Hogrefe, Göttingen

Schmid GB (2018) *Selbstheilung stärken: Wie Sie durch Vorstellungskraft Ihre Gesundheit optimieren*. Springer, Heidelberg

Schmid GB (2025) *Quantum-Mind-Hypothese: Zum Ursprung des Bewusstseins*. Springer, Heidelberg (im Druck)

Trutkowski E, Weiß H (2022) Zeugen gesucht! Zur Geschichte des generischen Maskulinums im Deutschen. *lingbuzz/006520*

Wehrli H (2014) Hypnotische Kommunikation und Hypnose in der ärztlichen Praxis (Hypnotic communication and hypnosis in clinical practice). *Praxis 103*(14):833–839

Danksagung zur 2. Auflage

Frau Dr. med. Annette Rausch, Ärztin für Psychiatrie und Psychotherapie, danke ich besonders herzlich für ihre fachlich inspirierenden Kommentare, wiederholten Infragestellungen und Auseinandersetzungen mit der Thematik, die wesentlich zu einem vertieften inhaltlichen Verständnis und vor allem auch zur Lesbarkeit beigetragen haben. Erst durch ihre kontinuierliche seelische und praktische Mitarbeit habe ich die innere Kraft gefunden, dieses umfangreiche Werk fachlich zu überarbeiten, zu erweitern und zu vollenden. Insbesondere danke ich ihr auch für die Sprachaufnahmen für die Audio-Dateien.

An dieser Stelle bedanke ich mich besonders herzlich bei Frau Dr. med. Ursula Hanke, Fachärztin für Anästhesie FMH mit speziellem Interesse für Kinderanästhesie sowie für die medizinische Hypnose, für die vielen inspirierenden und fachlichen Diskussionen, für ihre seelische Begleitung und für die vielen fantastischen Bilder für die Audio-Dateien im Stil von Remedios Varo mit Dall-E 2 .

Mit großer Freude danke ich von Herzen einmal mehr meiner Tochter Marie-Hélène Talaya für die Schwarz-Weiß-Illustrationen (Medusa, Möbiusschleife).

Besonderer Dank gilt meinem Freund und „Hypnosemeister", Dr. med. Hans Wehrli, für sein Geleitwort zur 2. Auflage. Darüber hinaus bin ich ihm von Herzen dankbar für die vielfältigen und lehrreichen Vorbereitungen und Durchführungen von mehreren Hypnose-Ausbildungsworkshops für die Schweizerische Ärztegesellschaft für Hypnose (SMSH, www.smsh.ch), wobei ich als Psychotherapeut sehr viel über Hypnose und ihren Einfluss auf den Körper gelernt habe.

Meinem Freund und Hypnosekollegen, Dr. med. Walter Schweizer, danke ich von Herzen für die bereichernden Diskussionen während der Vorbereitung und Durchführung mehrerer Workshops zum Thema Salutogenese und Selbstheilung. Auch von ihm habe ich viel über praktische Anwendung von Hypnose bei primär körperlich kranken Menschen gelernt.

Ebenso sage ich aufrichtigen Dank meinen guten Freunden Dr. med. dent. Veit Meßmer, Dr. med. Hans-Uli Bürke, Dr. med. dent. Riccardo Colombo-Arnet und Dr. med. Erika Colombo-Arnet und einer langen Reihe von hier nicht namentlich erwähnten Menschen, die ich auf dem Weg zur Vollendung dieses Werkes überredet oder gedrängt habe, mir Literaturhinweise, spontane Einsichten und ihr fundiertes Wissen mitzuteilen und die ich leider nicht alle einzeln erwähnen kann. Dafür bitte ich sie hier ausdrücklich höflichst um Verständnis.

Besonderen Dank schulde ich meinen zahlreichen Patientinnen und Patienten für ihr Vertrauen, ihre Offenheit und ihre immer wieder mich geradezu beflügelnden Anregungen. Ebenso danke ich Ihnen aus tiefstem Herzen für die Erlaubnis zur Veröffentlichung ihrer Ideen, Bilder und Selbstheilungsgeschichten.

Nach getaner Arbeit bedanke ich mich besonders herzlich bei Frau Dr. med. Katharina Ruppert für die gründliche und kritische formale, inhaltliche und literarische Redaktion des vorliegenden Textes, die zu wertvollen Anregungen führte und das Verständnis der komplexen Sachverhalte wesentlich verbesserte. Als kompetente und geschätzte Gesprächspartnerin und Lektorin hat sie geholfen, Inhalte wie auch die Formulierungen einzelner Gedankengänge immer wieder zu ergänzen, zu verbessern oder zu verwerfen. Durch ihre unermüdliche Genauigkeit, Geduld, Intelligenz und Kreativität hatten wir über viele Monate hinweg eine überaus angenehme und produktive Zusammenarbeit.

Dem Springer-Verlag, und hier insbesondere Frau Renate Scheddin, Editorial Director, Medizin & Gesundheitsfachberufe / Biowissenschaften / Ernährungswissenschaften / Sportwissenschaften, und Frau Kerstin Barton, Projekt Manager, Books Editorial Service, Medicine & Life Sciences German, danke ich herzlichst für ihre nachhaltige Geduld und die stete freundliche, professionelle Förderung und Leitung dieses Buchprojekts. Dank ihrer Idee, Bilder mit Audioaufnahmen zu erstellen, wurde ich noch zusätzlich zu Trancen inspiriert und das Buch hat inhaltlich und formal an Tiefe und Verständnis gewonnen.

Vor allem danke ich nach wie vor auch den Vertretern der Schweizerischen Ärztegesellschaft für Hypnose (SMSH) für ihre beständige Ermutigung und Unterstützung während der Ausarbeitung meiner Ideen zur psychogenen Heilung.

Und last but not least bedanke ich mich bei meinen Töchtern, Marie-Hélène Talaya und Cendrine Chandra Schmid, bei ihrer Mutter Marion Louise Wagner und auch bei meinen Enkeln Mathilda ‚Liv' Zora alias Earthling, Dejan Serafin alias Ichor, Miro Jarim alias Anat und meiner sonstigen Familie im engsten und weitesten Sinne für ihr jeweilig liebevolles, begleitendes Dasein während der Arbeit an diesem Manuskript.

Inhaltsverzeichnis

Das Psychogene 1

Erregermodell der Krankheit vs. Ressourcenmodell der Gesundheit 53

Die Vorstellungskraft: Psychoneuroimmunologische Zusammenhänge 71

Vorstellungskraft und Immunabwehr 127

Bewusstseinsmedizin: Selbstheilung durch Vorstellungskraft 159

Medizinische Hypnose: Das Werkzeug der Bewusstseinsmedizin 329

Darmzentrierte Hypnotherapie 377

Fallbeispiele: Krebs und andere Krankheiten 413

Ausblick: Jede Heilung ist letztendlich immer eine Selbstheilung 475

Sach- und Namensregister 489

Über den Autor

Gary Bruno Schmid (Jahrgang 1946) wuchs als Kind deutsch-tschechischer Emigranten in den USA („Bloody Corner: 110th St. & Woodland Ave.", Cleveland, Ohio) auf. Als sog. Wunderkind übersprang er das 4. Schuljahr und wurde schon 14-jährig an der Western Reserve University angemeldet, nahm seine Anmeldung aber vor Studienbeginn zurück, aus Angst, von seinem sozialen Umfeld als „Freak" bezeichnet zu werden. 1964 Eintritt in die Medical School an der Western Reserve University. Bei großem Interesse an Mathematik 1968 Bachelor of Science (B. Sc.) in Mathematik. Im selben Jahr Beginn der Graduate School an der University of Arizona in Tucson mit Hauptfach Reaktorphysik. Als Fulbright-Stipendiat verbrachte er als Doktorand der Reaktorphysik ein Jahr (1970/71) bei Prof. Dr. Gottfried Falk, Lehrstuhl für Mathematische Physik, Universität Friedericiana Karlsruhe, und am Kernforschungszentrum (KFK) in Karlsruhe (BRD). 1971, bei seiner Rückkehr an die University of Arizona in Tucson, Wechsel des Hauptfachs von Reaktorphysik zu Astrophysik. 1974 Scheidung von seiner ersten Frau, Dian Howe Im selben Jahr Wechsel in die Atomphysik. Wegen seiner ausgezeichneten Leistungen wurde ihm die Masterarbeit erlassen, und er begann gleich mit der Dissertation.

1977 Promotion (Ph. D.). Von 1977–1980 Postdoc als Atomphysiker am Joint Institute for Laboratory Astrophysics (JILA) in Boulder, Colorado, sowie am Hahn-Meitner-Institut (HMI) in Berlin.

Von 1980–1985 wissenschaftlicher Mitarbeiter und Mitentwickler einer neuen Sprache der Physik basierend auf den mengenartigen physikalischen Größen (Energie, Entropie, Impuls, Information, Stoffmenge u. a.), wieder bei Prof. Dr. Gottfried Falk, jetzt Lehrstuhl für Didaktik der Physik, Universität Friedericiana Karlsruhe.

Das Interesse an medizinischer Forschung blieb über die Jahre bestehen und führte zu einer beruflichen Neuorientierung: 1988 Diplom als Analytischer Psychologe am C. G. Jung-Institut in Zürich (Schweiz) und seither eidgenössisch anerkannter Psychotherapeut ASP. (Seine Diplomarbeit ist erhältlich auf Englisch als Manuskript in der Zentralbibliothek Zürich: *The Roles of Knower & Known in the Sufism of Ibn 'Arabî, Analytical Psychology of C. G. Jung, Quantum Theory of John von Neumann: Concepts and Logic with Implications to the Phenomena of Psychogenic Death & Psychotherapy.*)

Autor des Buchs *Tod durch Vorstellungskraft: Das Geheimnis psychogener Todesfälle* (2000, 2009), in dem Fakten und Anekdoten über den psychogenen Tod gesammelt, kritisch bewertet und mit neuen Daten zu den wissenschaftlichen Grundlagen unterlegt werden, und des Buchs *Biunity (Îkilibirlik)* (2008), in dem das Gedankengut des Sûfî-Liebesmystikers Ibn ʿArabî (1165–1240) mit dem C. G. Jungs (1875–1961) und dem des Quantenmathematikers John von Neumann (1903–1957) verglichen und ein neuer Zugang zur Mind-Body-Problematik entwickelt wird.

Psychiatrische Forschung und klinische Arbeit mit Schwerpunkt Psychosen seit 1985 (Psychiatrische Universitätsklinik Zürich und Integrierte Psychiatrie Winterthur). Begründer der „Fantasietherapie", eine hypnotherapeutisch orientierte Gruppentherapie für akut psychotische Patienten, zusammen mit seiner Frau, Dr. med. Annette Rausch, Ärztin für Psychiatrie und Psychotherapie. 2015 publizierte er zusammen mit seinen Kolleginnen, Rebecca Eisenhut und Kae Ito, das Handbuch *Fantasietherapie: Die Realität in der Fantasie wiederfinden*. Im selben Jahr wurde sein Buch *Klick! Warum wir manchmal etwas wissen, das wir eigentlich nicht wissen können* veröffentlicht, das eine formal logische Analogie zwischen bestimmten synchronistischen Erlebnissen und dem Phänomen „Verschränkung" in der Quantenphysik aufzeigt. Im Springer-Verlag erschien 2010 die 1. Auflage des Buchs *Selbstheilung durch Vorstellungskraft* und 2018 *Selbstheilung stärken: Wie Sie durch Vorstellungskraft Ihre Gesundheit optimieren* – ein Handbuch zur SDE-Methode für Therapeuten und Patienten. 2025 wird, ebenfalls im SPRINGER-VERLAG sein neuestes Buch *Quantum-Mind-Hypothese: Zum Ursprung des Bewusstseins* erscheinen.

Seit 1988 psychotherapeutische Praxis in Zürich. Seit 1992 hypnotherapeutische Arbeit mit Schwerpunkt Psychosomatik, Infektions-, Immun- und Krebserkrankungen sowie chronische Schmerzen. Mitwirkung in der Ausbildung und Supervisor in der Schweizerischen Ärztegesellschaft für medizinische Hypnose (SMSH) (www.smsh.ch) mit Leitung einer Intervisionsgruppe für Ärzte in der Stadt Zürich. Zahlreiche wissenschaftliche Vorträge, Workshops und Fachpublikationen zu den Themen medizinische Hypnose, Bewusstseinswissenschaft (Mind-Body-Problem und Healing), psychogene Heilung und psychogener Tod, Psychose, Psychotherapie, Physik (Atomphysik, Chaostheorie, Didaktik der Physik u. a.).

Zahlreiche Gedichte mit Aufführungen auf Kleinkunstbühnen in den USA, Deutschland und der Schweiz (1977–1994) mit seiner damaligen Frau Marion Louise Wagner. Mit ihr hat er zwei Töchter: Marie-Hélène Talaya Schmid (*1983) und Cendrine Chandra Schmid (*1985). Inzwischen hat er noch drei Enkel von Cendrine: Mathilda Zora Schmid (*2011), Dejan Serafin Schmid (*2015) und Miro Jarim Schmid (*2016).

2019 Gründung der Firma Swiss NeuroCreations GmbH (Swiss NeuroChocolate: www.swiss-neurochocolate.ch) zusammen mit Frau Dr. med. Ursula Hanke, Fachärztin für Anästhesie FMH.

Von Marquis Who's Who mit dem Albert Nelson Marquis Lifetime Achievement Award als führende Persönlichkeit auf dem Gebiet der Psychotherapie und Hypnotherapie ausgezeichnet:

https://www.24-7pressrelease.com/press-release/465553/gary-bruno-schmid-phd-presented-with-the-albert-nelson-marquis-lifetime-achievement-award-by-marquis-whos-who.

Weltweit anerkannter klinischer Hypnotherapeut: https://www.whoishwho.com/worldwide-professionals/all-experts?name=Gary+Bruno+schmid&title=&language=&description=&location=&location_radius=100&location_lat=&location_lng=&bibliography=&qualifications_teachings_if_not_includ=&search=1&4e1df8422f-b8948514819168 94e41da6=1

Gary Bruno Schmid lebt mit seiner Familie in Zürich.

Abkürzungsverzeichnis

ACC	Anterior Cingulate Cortex/vorderes Cingulum
ACE	Angiotensin Converting Enzyme
ADHD	Attention Deficit Hyperactivity Disorder/Aufmerksamkeitsdefizit-Hyperaktivitätsstörung
AIDS	Acquired Immune Deficiency Syndrome
ANS	Autonomes Nervensystem
AT	Autogenic Training/Autogenes Training
ASW	Außersinnliche Wahrnehmung – siehe ESP
AVP	Arginin-Vasopressin
AZT	Azidothymidin
BRD	Bundesrepublik Deutschland
Ca	Kalzium
CA	Carcinoma/Karzinom
CAM	Complementary and Alternative Medicine/Komplementär- und Alternativmedizin
CBSM	Cognitive Behavioral Stress Management
CD	Crohn's Disease/Computer Disk
CDx	Cluster of Differentiation x
CD45RA	Cluster of Differentiation 45 Antigen
CED	Chronisch-entzündliche Darmerkrankung
CFS	Chronic Fatigue Syndrome/chronisches Erschöpfungssyndrom
CHD	Coronary Heart Disease/koronare Herzkrankheit
CLL	Chronische lymphatische Leukämie
CRP	C-reaktives Protein
CPU	Central Processing Unit
CT	Computertomografie/Computertomogramm
DA-System	Dopaminerges System
DIST-ANT	Distant Anticipation
DMILS	Distant Mentation In Living Systems – siehe FDILS
EBV	Epstein-Barr-Virus

EBV-VCA	Epstein-Barr Viral Capsid Antigen
EDV	Elektronische Datenverarbeitung
EEG	Elektroenzephalografie/Elektroenzephalogramm
EOS	Endogenes opioides System
ESP	Extra Sensory Perception – siehe ASW
ETH	Eidgenössische Technische Hochschule
FDILS	Ferndenken in lebenden Systemen – siehe DMILS
FN	Fußnote
FPI	Freiburger Persönlichkeitsinventar
FMH	Foederatio Medicorum Helveticorum/Verbindung der Schweizer Ärztinnen und Ärzte
fMRI	Functional Magnetic Resonance Imaging/funktionelle Kernspintomografie
GEP-NET	Gastro-Entero-Pankreatische Neuroendokrine Tumoren
GoD	Globales okkultes Denken
HAART	Highly Active AntiRetroviral Treatment
HBV	Hepatitis-B-Virus
HIV	Human Immunodeficiency Virus/humanes Immundefiziez-Virus
HMI	Hahn-Meitner-Institut
HPA	Hypothalamic-pituary-adrenal axis/hypothalamisch-hypophysär-adrenerge Achse
HR/IH	Health Realisation/Innate Health
HRV	Herzfrequenzvariabilität
HVL	High Viral Load
Hz	Hertz (Anzahl Schwingungen oder Zyklen pro Sekunde)
HZB	Herzzentrum Bodensee in Kreuzlingen/Thurgau
IBD	Inflammatory Bowel Disease
ICD	International Classification of Diseases
IFN-γ	Interferon-γ/Gamma-Interferon
IgA	Immunglobulin A
IgE	Immunglobulin E
IgG	Immunoglobulin G
IL	Interleukin
IR	Immunmodulierender Reiz
JILA	Joint Institute for Laboratory Astrophysics
KAM	Komplementär- und Alternativmedizin
KHM	Kinder- und Hausmärchen der Gebrüder Grimm
KG	Kriegsgefangenschaft
KR	Konditionierter Reiz
MCS	Multiple Chemical Sensitivity/multiple Chemikalien-Unverträglichkeit
MG	Myasthenia gravis
MRI	Magnetic Resonance Imaging/Magnetresonanztomografie

MS	Multiple Sklerose
N	Stickstoff
NF-κB	Nuklearfaktor-kappa-B
NHI	National Health Institute/staatliche Gesundheitseinrichtung
NHL	Non-Hodgkin-Lymphom
NKZ	Natürliche Killerzellen
NO	Stickstoffmonoxid
PANDAS	Pediatric Autoimmune Neuropsychiatric Disorders Associated with Streptococcal Infection
PBMC	Peripheral Blood Mononuclear Cell
PET	Positron Emission Tomography/Positronen-Emissions-Tomografie
PMR	Progressive Muscle Relaxation/Progressive Muskelentspannung
PNI	Psychoneuroimmunologie
PPI	Prepulse Inhibition
PNIE	Psychoneuroimmunoendokrinologie
PTSD	Posttraumatic Stress Disorder/Posttraumatische Belastungsstörung
ROS	Reactive Oxygen Species
RDS	Reizdarmsyndrom
RR	Relaxation Response/Entspannungsreaktion
SAg	Superantigen
SDE	Sechs Dramaturgische Elemente
SIDS	Sudden Infant Death Syndrome
SMPV	Schweizerischer Musikpädagogischer Verband
SMSH	Societé medicale suisse d'hypnose/Schweizerische Ärztegesellschaft für medizinische Hypnose
SPV	Schweizer Psychotherapeutenverband (ASP: Association Suisse des Psychothérapeutes)
SR	Sinnesreiz
SRC	Spontaneous Regression of Cancer/spontane Rückbildung von Krebs
SUDEP	Sudden Unexpected Death in Epilepsy
SUDS	Sudden Unexpected Death Syndrome/Syndrom des plötzlichen, unerwarteten Todes
SWS	Slow-Wave-Sleep
TAU	Treatment As Usual/übliche Behandlung
TCM	Traditionelle Chinesische Medizin
TMS	Transcranial Magnetic Stimulation
TNF	Tumor-Nekrose-Faktor
T-Zellen	Thymusabhängige Lymphozyten
UNO	United Nations Organization/Vereinte Nationen
UR	Unkonditionierter Reiz
USA	United States of America/Vereinigte Staaten von Amerika

VAKOG	Kürzel für die fünf Sinneskanäle: visuell, akustisch, kinästhetisch, olfaktorisch, gustatorisch
VZV	Varicella-Zoster-Virus
WHO	World Health Organisation/Weltgesundheitsorganisation der UNO
WwW	Wissen wirbt für Wirksamkeit
ZNS	Zentralnervensystem

Das Psychogene

> *„Ein Buch ist ein Spiegel, wenn ein Affe hineinguckt,
> so kann freilich kein Apostel heraus sehen."*
> Georg Christoph Lichtenberg (1742–1799),
> deutscher Schriftsteller und Physiker

Einführung

Jede Heilung ist letztendlich immer eine Selbstheilung, wobei die Vorstellungskraft als wirksames Heilmittel dienen kann. Die Angst vor Krankheit, Gebrechen, Älterwerden und Tod bzw. vor der Auseinandersetzung mit diesen wird durch eine lebensgefährliche Erkrankung stark verstärkt. In dieser Situation sind die Selbstheilungskräfte gefordert – vor allem ihre Stärkung durch die Vorstellungskraft.

Mit diesem Buch möchte ich meine Leser und Leserinnen zu einer Würdigung der eigenen Vorstellungskraft motivieren. Denn die Macht zur Selbstheilung liegt in jedem von uns. Jeder weiß von unbemerkt durchgemachten Infektionskrankheiten oder von wohltuenden Ablenkungen von Schmerzen, wenn z. B. ein Kind beim Laufenlernen hinfällt und die Mutter einen tröstenden Kuss gibt. Infolge des zunehmenden naturwissenschaftlichen Weltverständnisses haben wir uns angewöhnt zu fragen, warum etwas so ist, wie es ist. Und stellen trotz aller wissenschaftlichen Begründungen immer wieder fest, dass längst nicht alle Fragen einfach und logisch zu beantworten sind.

In Anlehnung an mein Buch Tod *durch Vorstellungskraft* (Schmid 2009) werde ich unser Thema im Zusammenhang mit Phänomenen des psychogenen Todes betrachten. Denn: Braucht der psychogene Tod nicht einfach einen Vorzeichenwechsel, um das Potenzial derselben Vorstellungskraft, die den Tod bedingen kann, für die eigene Heilung zu nutzen? Das Feld der psychogenen Heilung wird ferner mit Beispielen aus eigener Praxis bearbeitet und erläutert. Die Empirie der psychogenen Heilung ist ein Beweis für die Macht der Vorstellungskraft. Sie belegt zugleich die potenzielle somatische Heilwirkung, die Hypno- und Psychotherapie in sich bergen.

Die blinde Prinzessin

Zum Einstieg in das Thema möchte ich das seit Jahrhunderten bekannte Märchen „Die blinde Prinzessin" aus Siebenbürgen (Rumänien) (Konschitzky und Hausl 1979)[1] als fiktives Fallbeispiel präsentieren:

> **Fallbeispiel**
> Es war einmal ein König, der hatte eine Tochter, die war so schön, dass alle Leute sie bewunderten. Trotz ihrer außergewöhnlichen Schönheit wollte kein Prinz – aus keinem Lande – sie zur Frau nehmen, denn sie war schon seit ihrer Kindheit blind. Die Leute erzählten, die Königstochter sei bestimmt von der bösen Hexe, die im Lande hauste, verwunschen, denn der König hatte vor siebzehn Jahren die Tochter dieser gefürchteten Hexe auf dem Scheiterhaufen verbrennen lassen. Die Königstochter war damals drei Jahre alt und erblindete sofort nach dem Tod der jungen Hexe. Im selben Moment verschwand spurlos auch der älteste und getreueste Diener des Königs. Niemand kannte jedoch den Grund dieses Verschwindens. Der König war sehr traurig, da seine Tochter, die jetzt schon zwanzig Jahre alt war, von keinem Arzt im ganzen Lande geheilt werden konnte. Da die Ärzte des Landes seine Tochter nur plagten, aber ihr das Augenlicht nicht zurückgeben konnten, wurde der König böse und ließ keinen Arzt mehr ins Schloss. Als er aber sah, dass seine Tochter den ganzen Tag ihr Unglück beweinte, machte er einen Appell an alle Ärzte in allen Ländern und versprach, dass derjenige, der seine Tochter sehend mache, das halbe Königreich und die Tochter zur Frau bekäme. Wer aber sie zu heilen versuche und keinen Erfolg habe, würde am Galgen aufgehängt.
> Die berühmtesten Ärzte der Welt kamen herbei und versuchten ihr Glück. Aber nicht einem gelang es, die Königstochter wieder sehend zu machen. Alle, die es versuchten, wurden – wie abgemacht – am Galgen aufgehängt. Als die anderen Ärzte sahen, dass so viele ihr Leben lassen mussten, verging ihnen die Lust, es auch zu versuchen. Die Königstochter, die Hoffnung hatte, glücklich zu werden, weinte nun wieder, denn kein Arzt betrat mehr das Königsschloss. Damit die Königstochter ihr Unglück ein wenig vergesse, führte der König sie mit seiner Kutsche spazieren. Als sie an die Waldwiese kamen, wo der Schweinehirt des

---

[1] Erzählt von Johann Hellmann aus Alexanderhausen, aufgezeichnet von Ferdinand Heim.

Schlosses die Schweine hütete, machten sie halt. Die Königstochter stieg aus der Kutsche und erkundigte sich sogleich nach den Schweinen, denn sie war noch nie in ihrem Leben einem begegnet. Sie betastete sie mit großer Freude und fragte ihren Vater, ob die Schweine auch Augen haben.

„Ja, sie haben auch Augen", antwortete der König ganz traurig, „aber sie sind anders als unsere."

Nun wollte die Prinzessin auch den Schweinehirten kennenlernen. Er war ein prächtiger Junge, hatte blaue Augen, blondes Haar und war so alt wie sie. Sie betastete mit ihren zarten, weißen Händen seine Wangen, streichelte seinen blonden Schopf und sagte: „Jetzt weiß ich, wie du aussiehst, ich kann es mir genau vorstellen. Nicht ein Königssohn – von allen, die bei mir waren und die ich betastete – war so schön wie du!", und lachte.

Der König war froh, dass er seine Tochter wieder lachen sah, und gab dem jungen Schweinehirten vor Freude eine Goldmünze.

„Vater", sagte die Königstochter, „wenn du unseren Schweinehirten mit königlicher Kleidung anziehen würdest, wäre er der schönste Prinz!" Der König aber wollte von dem nichts wissen und sagte bloß, damit er seiner Tochter die Freude nicht nehme: „Ja, mein Kind, du hast recht, er ist ja nicht hässlich …"

Beim Abschied versprach die Königstochter, bald wiederzukommen, denn sie fühle sich hier zwischen den Schweinen sehr gut. Als nun die Kutsche mit den seltenen Gästen davongefahren war, setzte sich der Schweinehirt auf einen großen Stein am Rande eines Baches und dachte an die schöne und gutherzige Königstochter, die so freundlich zu ihm war. Es wurde schon dunkel und noch immer saß er auf diesem Stein und konnte die Gedanken von der schönen Königstochter nicht lassen. Erst als der Mond aufging, sprang er vom Stein, hob beide Arme in die Höhe und sagte laut: „Oh, warum bin ich kein Königssohn?! Ich würde diese schöne Prinzessin bestimmt zur Frau nehmen, wenn sie auch blind ist!"

„Wenn du mich erlöst, sage ich dir, wie du die Königstochter zur Frau bekommen kannst!", sagte eine Stimme, die sich so anhörte, als ob sie von weit her käme. Der Schweinehirt schaute erstaunt nach allen Seiten, konnte aber niemanden erblicken.

„Wer bist du und von wo sprichst du?", fragte der Schweinehirt.

„Ich bin der Diener des Königs, der vor siebzehn Jahren verschwunden ist, und spreche hier aus diesem Stein."

„Wie kommst du in den Stein?"

„Ich bin von der bösen Hexe verwunschen, weil ich nicht nach ihrem Gefallen handelte. Weil der König die Tochter der Hexe verbrennen ließ, wollte sie sich rächen und verlangte von mir, dass ich die Tochter des Königs, die damals drei Jahre alt war, zu ihr in den Wald bringe, denn sie wollte auch aus ihr eine Hexe machen. Da ich es aber nicht übers Herz bringen konnte, ihren Wunsch zu erfüllen, verwünschte sie uns beide. Ich musste in den Stein, und die Königstochter wurde blind."

„Ich werde von der Schmiede einen großen Hammer holen und versuchen, den Stein zu zerschlagen."

„Oh, nur das nicht! Das größte Unglück könnte dir passieren", sagte der verhexte Diener des Königs aufgeregt und setzte hinzu: „Du alleine schaffst es nicht, nur mit Hilfe der Königstochter kann ich befreit werden. Das habe ich erfahren, als die alte Hexe eines Nachts auf diesem Stein saß und kicherte: ‚So, jetzt habe ich dem König gezeigt, was ich kann … Umsonst kommen die Ärzte zu seiner Tochter, niemand kann sie heilen, hi, hi, hi! Wenn nur jemand wüsste, wie einfach es ist, sie wieder sehend zu machen!'

‚Augen küssen!', sagte der Papagei, der auf der Schulter der Hexe saß.

‚Pst! Pappel doch nicht!', sagte die Hexe böse und fuhr fort: ‚Den Schuft in diesem Steinblock kann auch niemand befreien, außer der Königstochter. Sie müsste aber zuerst sehen, doch sehen wird sie nie! Hi, hi, hi! Sie müsste nur bei Mondschein das Spiegelbild des Steines im Wasser sehen, und der Stein würde sich sofort öffnen!

Als sie dann wegging, sagte sie noch: ‚Keiner auf der Welt weiß, wie man mir die Kraft nehmen kann! Hi, hi, hi!'. ‚Peitsche Füße haun!' sagte der Papagei. ‚Pst, Dummerjan!', sagte die Hexe böse und ging davon."

„Ich glaube, man muss der Hexe mit der Peitsche über die Beine schlagen", sagte der Diener im Steine, „damit sie uns nicht wieder verwünschen kann, wenn wir mal befreit sind. Aber zuerst geh zur Königstochter, küsse sie auf beide Augen, und wenn sie wieder sieht, komm mit ihr bei Mondschein hier ans Wasser und lass sie das Spiegelbild des Steines betrachten. Vergiss aber nicht, die Peitsche mitzubringen!"

Der Schweinehirt stand sprachlos da und wollte seinen Ohren nicht glauben. Er trieb sogleich die Schweine in den Stall und eilte zum Königsschloss. Als der König ihn sah, fragte er nach dem Grund seines Kommens. „Ich will die Prinzessin wieder sehend machen!" „Du?", sagte der König und begann zu lachen. „Ja, ich", sagte der Schweinehirt, „und ich bin auch sicher, dass es mir gelingen wird!" „Rede doch keine Dummheiten! Hier waren berühmte Ärzte und konnten nichts machen, aber du … Willst du auch aufgehängt werden? Was mache ich dann ohne Schweinehirt?" „Exzellenz, lassen Sie mich doch bitte hinein! Sie werden sehen, dass ich sie heile!" Er bettelte so lange, bis der König nachgab und sagte: „Na gut, wenn du sterben willst, dann komm!" und führte ihn zur Prinzessin. Als sie an die Kammertür kamen, sagte der Schweinehirt: „Aber wenn ich mache, dass sie wieder sieht, bekomme ich sie zur Frau …" „Ja, ja", gab der König zurück und lachte. „Und sogar das halbe Königreich bekommst du", fügte er hinzu. „Gut", sagte der Schweinehirt, „aber ich muss alleine sein. Anders kann ich sie nicht heilen."

Einführung

> Als der Schweinehirt in die Kammer trat, sah er die Prinzessin im Bett liegen. Leise trat er an ihr Bett und küsste sie auf beide Augen, die sie geschlossen hielt. Sofort schlug sie die Augen auf und starrte auf den Schweinehirten, der vor lauter Spannung wie eine Statue vor ihr stand. Dann sprang sie auf, umschlang den Schweinehirten und rief laut: „Ich sehe, ich sehe!"
>
> Der König, der draußen vor der Tür stand, hörte es und sprang wie ein Wilder in die Kammer. Und wirklich, seine Tochter sah. Das Glück war groß.
>
> Der König ließ sogleich dem Schweinehirten königliche Kleidung bringen, und in derselben Nacht fuhren sie noch mit der Kutsche zum verhexten Stein und befreiten den alten Diener. Die Hexe hatte von dem auch zu riechen bekommen und eilte herbei, aber der Schweinehirt im Prinzgewand, der die Peitsche bei sich hatte, schlug ihr eins über die Beine. Sie lief gleich davon, denn sie hatte die Macht für immer verloren.
>
> Der Schweinehirt und die Königstochter feierten ein großes Hochzeitsfest und lebten glücklich miteinander bis an ihr Ende!

Wie könnte ein moderner Fachmann diese plötzliche und unerwartete Salutogenese der Königstochter erklären?

Ein Versicherungsgutachter würde sich primär auf die offensichtlich spontane Heilung der Königstochter konzentrieren: Heilung unbekannter Ursache, keine Versicherungsleistungen mehr erforderlich. Und er würde nachforschen, ob vorher alles mit rechten Dingen zu- und herging: Warum kann sie auf einmal sehen, wenn sie einen Freund hat?

Eine Richterin interessierte vor allem, ob es sich um einen Betrug durch den König und seine Tochter handelte oder ob es sonst eine logische Erklärung gebe. Sie könnte einen Arzt mit der Aufklärung beauftragen.

Ein Internist könnte als Heilungsursache der Prinzessin die phytotherapeutische Wirkung eines noch nicht identifizierten Krautes in ihrer Nahrung postulieren, während seine Kollegin, die Psychiaterin, vermutlich eine hysterische Blindheit der Jungfrau in die Diskussion einbrächte.

Wenn kein offensichtliches medizinisches Korrelat existiert, gibt es vielleicht noch eine ganz andere Erklärung, die nicht allein diese Prinzessin betrifft. Zur Antwort müssten sich die o. g. Fachleute an den Volkskundler wenden. In der Tat ist den Ethnologen schon seit Jahrzehnten eine Ursache für eine plötzliche und unerwartete Gesundung bekannt, die Menschen aus allen Kulturen und Epochen betrifft, die als archetypische Erklärung solcher Genesungen verstanden wird und die von der naturwissenschaftlichen Medizin erst in neuester Zeit (wieder) anerkannt wird: die psychogene Heilung.

Fachmann/-frau	ihm/ihr nahe liegende Heilungsursache
Versicherungsgutachter	Spontanheilung oder Betrug
Richter	Betrug oder logische Erklärung
Internist	Kryptogenes Heilmittel in der Nahrung
Psychiaterin	Hysterische Konversionsreaktion
Ethnologe	Psychogene Heilung

Beim psychogenen Heilungsprozess hat die (eigene) Psyche einen direkten, maßgebenden Einfluss auf das unmittelbare Objekt: den (eigenen) Körper.

Psychogene Heilung

„Psychogen" heißt so viel wie „ursprünglich aus der Aktivität der Psyche entstanden". Das Wort ist eine Zusammensetzung aus den griechischen Wörtern Psyche (Seele) und Genese (Geborenwerden). Bildhafter könnte man sagen: Psychogene Heilung ist eine „in der Seele geborene Genesung". Der Tiefenpsychologe würde vom Urbild der Heilung, also von der „Konstellation des Selbstheilungsarchetyps" oder von dem Geheilt-werden-/Sich-selbst-heilen-Komplex sprechen, der durch die Vorstellungskraft konstelliert wird.[2] Lassen Sie mich den Begriff anhand einiger Beispiele illustrieren.

- „Allein schon die Botschaft ‚Es sorgt jemand für mich' kann Selbstheilungskräfte im Körper anregen und Schmerzen lindern." (Dr. med. Margrit Fassler, NZZ am Sonntag, 30.11.2008) – siehe (Fassler 2010, 2011; Fassler et al. 2009, 2011, 2010)). Zum Beispiel wurde im Rahmen der zehnjährigen Nationalfondstudie „Leben in der Schweiz" gezeigt, dass Menschen, die mit anderen zusammenleben, im Schnitt einen Tag weniger lang im Krankenhaus bleiben müssen als die, auf die zu Hause niemand wartet: Beziehung wirkt als Heilmittel.
- Allein die Art und Weise, wie der Arzt mit seinem Patienten kommuniziert, hat einen signifikanten Einfluss auf den Verlauf einer Krankheit (Schwegler 2022). Hier wirkt die hypnotische Kommunikation besonders erfolgreich. Der Einsatz von hypnotischer Kommunikation zusammen mit praktischen Hypnosetechniken bei medizinischen

---

[2] In der tiefenpsychologischen Terminologie ist ein *Komplex* ein Bündel von Gedanken und Gefühlen, die man aus der eigenen Erfahrung unbewusst auf bestimmte andere Menschen, Objekte, Situationen oder Umstände projiziert; ein *Archetyp* ist eine Verhaltensweise oder Haltung gegenüber etwas, z. B. gegenüber dem Tod („Todesarchetyp"), die wir Menschen – analog einem Instinkt bei den Tieren – gemeinsam haben, unabhängig von Rasse, Kultur oder Zeitepoche; bei der Begegnung mit einem Archetyp werden diese Verhaltensweisen oder Haltungen in einem Menschen ausgelöst bzw. *konstelliert*.

Eingriffen hat eine lange Tradition (Flory et al. 2007). Die Forschung hat gezeigt, dass gute Kommunikationsfähigkeiten ein Schlüsselfaktor für bessere Behandlungsergebnisse und für die Zufriedenheit der Patienten sind (Lang EV 2012). Es war z. B. möglich, beobachtbare, bewährte und lehrbare „gute Kommunikationsverhaltensweisen" aus groß angelegten Versuchen in einer radiologischen Abteilung zu extrahieren. Der resultierende Kommunikationsansatz umfasst Techniken zur schnellen Kontaktaufnahme, einen patientenzentrierten Gesprächsstil und die Verwendung hypnotischer Sprache (Lang E 2019).

- Allein der Name eines Placebos (d. h. eines Medikaments ohne Wirkstoff), seine Farbe, sein Geschmack, seine Größe, der kulturelle Hintergrund, der Kontext, in dem es gegeben wird, die Menge, die Neuheit, der Preis, die Darreichungsform, mit oder ohne Rezept, oder die Verpackung können Selbstheilungskräfte im Körper anregen und Schmerzen lindern. Mehrere solche Beispiele werde ich im Abschn. „Ausblick: Selbstheilung und der Sanaboeffekt – alles nur ‚Placebo'?" im Kap. „Bewusstseinsmedizin: Selbstheilung durch Vorstellungskraft" ausführlich diskutieren.
- Allein eine schöne Aussicht aus dem Fenster des Krankenhauszimmers verhilft Patienten postoperativ zu mehr Zufriedenheit während des Krankenhausaufenthalts, zu kürzeren Verweildauern und zur Einnahme weniger starker Schmerzmittel im Vergleich zu anderen Patienten (vergleichbar in Alter, Geschlecht und Diagnose), die in ähnlich komfortablen Zimmern, jedoch mit Blick auf ein hässliches Backsteingebäude untergebracht waren (siehe Beispiel im Abschn. „Bewusst zugängliche bildhafte Repräsentanzen" im Kap. „Bewusstseinsmedizin: Selbstheilung durch Vorstellungskraft").
- Jedes einzelne der folgenden sechs dramaturgischen Elemente (SDE) – siehe Abschn. „Dramaturgie der psychogenen Heilung" – kann die Selbstheilungskräfte im Körper anregen und Schmerzen lindern:
  – Entspannung,
  – positive Gewissheit, gesund zu werden,
  – Entmystifizierung bzw. Akzeptanz der Krankheit,
  – Bejahung der üblichen Behandlung („treatment as usual", [TAU]),
  – Vertrauen auf die eigenen Selbstheilungskräfte anhand eines glaubwürdigen Selbstheilungsmythos,
  – erlebte Selbstsuggestion des gereinigten Körpers.

Solche Suggestionen können sowohl schädigend (Benedetti et al. 2007; Heier 2013; Schmid 2009) als auch heilend (Kaptchuk et al. 2008; Meissner et al. 2011; Schmid 2018c) wirken – als Nocebosuggestionen *(„Ich werde schaden")* oder Placebosuggestionen *(„Ich werde gefallen")*. Placebo kann mehr als nur gefallen und könnte treffender auch Sanabo *(„Ich werde heilen")* genannt werden (Wehrli 2014).

Ein weiteres Beispiel, das den Inhalt des Begriffs „psychogen" veranschaulicht:

> **Fallbeispiel**
> Ein Kleinkind wacht mitten in der Nacht mit einem Wadenkrampf auf und weint. Die Mutter legt ihre Hand auf das zitternde Bein und spürt, „wie ein kalter Strom den Schmerz meines Kindes in meine Hand, durch meinen Arm und meinen Körper hindurch bis hinunter in meine eigenen Waden führt. Gleichzeitig hörte das Kind auf zu weinen: Der Krampf und seine Schmerzen waren verschwunden." (Marion Schmid-Wagner 1988, persönliche Mitteilung – bereits zitiert in (Schmid 2009, S. 6))

In der Tat können – wie Experimente mit Hypnose gezeigt haben – solche symbolischen Stimuli (Engel 1976, S. 428) oder unbewussten Fantasien salutogenetische, physiologische Reaktionsmuster hervorrufen, bei denen z. B. schon der Gedanke an eine Symptom- oder Schmerzlinderung diese tatsächlich bewirkt oder das bildhafte Voraussehen einer Heilung eine Entzündung und/oder lokale Gewebsschädigung langsam, aber sicher bessert (Sandor et al. 2018). Analog dazu gibt es Lern- oder Konditionierungsvorgänge, durch die ein Mensch sich kognitiv oder durch Exposition Wissen aneignet, das dann bei ihm ein spezifisches Verhalten auslöst, z. B. das Wissen, dass die Einnahme eines bestimmten Mittels eine Beruhigung des Magens begünstigt.

Schließlich kennen wir alle typisch psychogene Phänomene, die in der Medizin bedeutsam sind:

- Placeboeffekt, d. h., die Wirkung eines Medikaments kann verstärkt werden, wenn der Patient von dem Medikament überzeugt ist;
- Noceboeffekt, d. h., die Nebenwirkungen im Beipackzettel eines Medikaments können verstärkt werden, wenn der Patient vor diesen Angst hat;
- der Einfluss von Stress auf die Fruchtbarkeit; Heilung hysterischer Symptome;
- Regulation körperlicher Funktionen, z. B. Atemfrequenz, Hautwiderstand, Herzfrequenz usw. durch biologische Rückkopplungsmethoden (Biofeedback);
- 4:6-Atemtechnik[3] (Schmid 2018c, S. 25–31) oder Meditationstechniken;
- Wirkung von Hypnose, Besprechen von Warzen usw. – siehe z. B. (Schaefer 1956; Surman et al. 1973).[4]

---

[3] Es gibt verschiedene Schreibweisen für die 4:6-Atemtechnik, die von mir über die Jahre benutzt wurden: 4-6-Atemtechnik, 4-6-Atemtechnik, 4-zu-6-Atemtechnik.

[4] Wenn nicht anders vermerkt, ist mit „Hypnose" in diesem Text immer „medizinische Hypnose" gemeint im Gegensatz zur Show- oder Bühnenhypnose, die mit den hier besprochenen Phänomenen und therapeutischen Behandlungen nur sehr am Rande zu tun hat, s. auch (Bongartz und Bongartz 1999).

Den Begriff „psychogene Heilung" möchte ich Ihnen anhand einer Studie über die plötzliche Rückbildung von Krebs (SRC = Spontaneous Regression of Cancer/Spontane Rückbildung von Krebs) näherbringen, in der bei fünf ausgewählten Patienten folgende drei psychologische Faktoren gefunden wurden (Ikemi et al. 1975, S. 90) – siehe auch Abschn. „Wunderheilungen" im Kap. „Bewusstseinsmedizin: Selbstheilung durch Vorstellungskraft":

1. Die Erkrankung bedeutete eine mehr oder weniger existenzielle Krise, der sie sich jedoch nicht passiv unterwarfen, sondern für deren Bewältigung sie aktiv die Verantwortung übernahmen.
2. Die Patienten zeigten vermutlich wegen ihrer tiefen Religiosität weder eine ängstliche noch eine depressive Reaktion.
3. Die dramatische Änderung der Lebensperspektive führte bei den Patienten zu einer Neubestimmung ihrer Identität („positive, existential shift or enlightenment").

Der erste und dritte Faktor finden sich in der übrigen Literatur im Zusammenhang mit

- aktiven Bewältigungsstrategien,
- positiver Gewissheit verbunden mit optimistischen Vorstellungen,
- Eigenverantwortung und dem
- Therapiebündnis.

Der zweite Faktor bezeugt die Wichtigkeit

- der Sinnfindung, z. B. „Sense of Coherence" (Antonovsky 1985; Lutgendorf et al. 1999),
- der Entspannung bzw. des Abbaus von Stress (Mastrolonardo et al. 2007) und
- der Entmystifizierung der Krankheit und ihrer Ursache.

Dass so schlichte psychologische Faktoren eine wichtige Rolle bei der Remission einer so tödlichen Krankheit wie Krebs spielen können, zeigt, wie mächtig unsere Vorstellungskraft sein kann. Wir werden im Verlauf dieser Lektüre sehen, dass es ein sehr breites Spektrum psychogener Faktoren gibt, die die Heilung unterstützen und die sich in lediglich sechs Kategorien klassifizieren lassen – siehe Abschn. **„Dramaturgie der psychogenen Heilung"**.

Von psychogener Heilung spreche ich bei einer maßgeblich durch die (eigene) Vorstellungskraft unterstützten Genesung:

Schmerzen oder andere schwerwiegende Beschwerden verschwinden plötzlich oder Krankheiten bilden sich unerwartet zurück – man spricht dann auch von Spontanremission – ohne dass zuvor, also in einem engen zeitlichen Zusammenhang, eine besondere Behandlung erfolgte: Kein spezifisches Medikament wurde verabreicht, keine Operation oder Bestrahlung durchgeführt. In gewissen Fällen wurde innerhalb eines

Zeitraums, der der Heilung vorausging oder parallel zu ihr verlief, ein psychologisch wirksames Verfahren wie Hypnose, Meditation, Placebo o. Ä. angewandt.

Neben dem expliziten Begriff „psychogene" Heilung findet man in der medizinischen Literatur eine Menge anderer Formulierungen, die offensichtlich dasselbe meinen, wie z. B. Mind-Body-Healing.

Eine psychogene Heilung kann, muss aber nicht ohne physiologischen Befund einhergehen. Das Fehlen einer organischen Erklärung darf nicht verabsolutiert werden und deutet eventuell nur auf die methodische Insuffizienz der jeweiligen Untersuchungstechnik. Wie Horst Kächele meine auch ich, dass *„eine Kohärenz naturwissenschaftlichen Geschehens angenommen werden muss, die auch ohne genaue Kenntnis der auslösenden Momente das Postulat einer durchgehenden Kausalität im biologischen Bereich berechtigt erscheinen lässt"* (Kächele 1970, S. 217). Und trotzdem werden wir auch mit dieser eher schlichten Haltung gegenüber Heilungsprozessen genug Wunderliches über psychische, oft stark gefühlsbesetzte Auslösemechanismen zu lesen bekommen.

Darüber hinaus möchte ich behaupten, dass die *bewusste* Intention oder der *bewusste* Wunsch zur Heilung für den Eintritt der Heilung selbst keine ursächliche oder wesentliche Wirkung hat. Meines Erachtens sind es eher *unbewusste* psychophysiologische Vorgänge, die maßgeblich den Heilungsprozess ermöglichen, steuern und vollenden, während bewusste, soziopsychologische Faktoren die Aktivierung des Heilungskomplexes oder des Geheilt-werden-/Sich-selbst-heilen-Komplexes nur begünstigen. Auch die drei oben erwähnten Faktoren beinhalten grundsätzlich unbewusste Prozesse, u. a. positive Gewissheit, Religiosität und intuitive Neubestimmung, die keineswegs durch Willenskraft realisiert werden können.

Heilung und physiologischer Prozess

Heilung („cure") umfasst den Vorgang des Heilens bis zur vollendeten Gesundung bzw. Heilung („healing"). Unter dem Begriff *Heilung* verstehen wir einen Prozess, der die stetig fortschreitende Besserung einer Störung bis zur Wiederherstellung eines möglichst beschwerdefreien Zustands, vergleichbar dem Zustand vor der Störung, beschreibt. Bei Verletzungen, Vergiftungen und akuten Infektionskrankheiten mit klarer Ursache (Ätiologie) stimmt dieses Bild im Großen und Ganzen.

Heilung kann man erst dann feststellen, wenn zuvor eine Krankheit vorlag: entweder über objektive Organbefunde oder das subjektive Befinden. Heilung hat dann stattgefunden, wenn die pathologischen Befunde bzw. zuvor vorhandenen Beschwerden nicht mehr nachweisbar sind. Mehrheitlich handelt es sich um „Mischfälle", d. h., mehr oder weniger stark verbesserte pathologische Befunde gehen einher mit einer spürbar besseren Befindlichkeit. Heilung lässt sich also objektiv und subjektiv feststellen: Während der pathologische Befund allmählich verschwindet, erlebt sich das Individuum zunehmend als beschwerdefrei; Organbefund und Befindlichkeit beeinflussen sich gegenseitig. Wichtig ist festzuhalten, dass es sich nicht notwendigerweise um kausale

Abfolgen handelt, sondern um sich selbst organisierende Veränderungen, die vermutlich mehr oder weniger parallel ablaufen und/oder miteinander verwoben sind und nur von unserem Bewusstsein in eine vernünftige und sprachlich mitteilbare Reihenfolge gebracht werden.

Konkret-operationell kann man unterscheiden:

- Vollumfängliche Gesundheit: sich gesund fühlen – Körper gesund.
- Rein subjektive Gesundheit: sich gesund fühlen – Körper krank,

z. B. Arteriosklerose, Bluthochdruck, Tumor im Frühstadium usw.

- Rein subjektive Krankheit: sich krank fühlen – Körper gesund,
  z. B. dissoziative oder somatoforme Störungen, Hypochondrie, Hysterie o. Ä.
- Vollumfängliche Krankheit: sich krank fühlen – Körper krank,
  z. B. Grippe, Magengeschwüre, Tumor im fortgeschrittenen Stadium usw.

Heilung kommt nur bei den letzten drei Kategorien infrage und zwar so, dass sich der Organbefund oder die Befindlichkeit bzw. beide bessern. Schon die Umwandlung einer manifesten, vollumfänglichen Krankheit in eine rein subjektive Krankheit oder rein subjektive Gesundheit wird vermutlich von den meisten Menschen als Besserung bzw. als Heilungsvorgang betrachtet. Selbstverständlich spricht man nicht von (psychogener) Heilung, wenn sich jemand zwar besser, vielleicht durch die Behandlung sogar subjektiv wohlfühlt, die Metastasen etc. sich aber immer mehr ausdehnen. Zu Beginn einer Behandlung kann es manchmal zu einer Verschlimmerung bzw. Zunahme von Krankheitssymptomen kommen, der sog. Erstverschlimmerung[5]; diese wird in der Regel von Medizinern als Hinweis auf eine beginnende Gesundung verstanden. Unabhängig vom Auslöser einer Genesung, d. h. ob psychogen oder somatogen, Heilung ist Heilung und die oben erwähnte Klassifikation bleibt für beide Arten salutogenetischer Ursachen gültig.

---

[5] Eine in der Homöopathie oft erwähnte kurzzeitige Intensivierung der (bereits vorhandenen) Symptomatik, die jedoch als Anzeichen für das Einsetzen der Heilreaktion verstanden wird. Auch in der Schulmedizin sind solche Reaktionen bekannt. Einige moderne Krebsmittel (z. B. Cetuximab) können einen (zuvor nicht vorhandenen) akneartigen Hautausschlag verursachen, dessen Schwere einen Hinweis auf die Wirkung gibt: Wessen Haut binnen weniger Wochen nach Behandlungsbeginn reagierte, dessen durchschnittliche Überlebenszeit war signifikant erhöht (Bachet et al. 2007). Ein ähnliches Phänomen tritt bei der modernen Brustkrebstherapie auf. Das Auftreten von Nebenwirkungen, neuer vasomotorischer Symptome oder Gelenkbeschwerden innerhalb der ersten drei Monate der Behandlung mit Arimidex, Tamoxifen, alleine oder in Kombination, ist ein brauchbarer Biomarker und zeigt, dass die Frauen bessere Chancen hatten, wenn sie solche Symptome entwickelten (Bachet et al. 2007). Der Mechanismus dieser Reaktion ist noch nicht vollständig geklärt. Im Fall von Cetuximab finden sich die vom Medikament blockierten Rezeptoren nicht nur im Tumor, sondern auch in bestimmten Zellen der Haut, was deren Mitreaktion nachvollziehbar macht.

Der – nicht vorhandene! – Organbefund hat im psychogenen Heilungsprozess eine vergleichbare Bedeutung wie im psychogenen Sterbeprozess. So wie der Tod eines Menschen ohne erkennbaren organischen Befund in der Autopsie ein Paradebeispiel für den psychogenen Tod darstellt (Schmid 2009), so spricht man von psychogener Heilung, wenn ein Mensch sich unerwartet von einer schweren – womöglich gar einer als unheilbar diagnostizierten – Krankheit erholt und kein pathologischer Befund mehr vorhanden ist, ohne dass der Heilungs*prozess* erwartbar oder einer medizinischen Intervention zuzuordnen gewesen wäre. Und noch ein Hinweis auf die Bedeutungsgebung des psychogenen Einflusses: Beim Tod ist den meisten Menschen klar, dass er durch Einwirkung von außen maßgeblich beschleunigt oder verlangsamt werden kann, z. B. durch Mord bzw. Reanimation. Beim sog. natürlichen Tod schließt man häufig auf etwas Psychogenes, wobei aber auch ein natürlicher Tod in der Regel nicht psychogen, sondern biologisch-organisch bedingt ist.

Bei der Heilung denkt man eher, dass der Arzt oder die medizinische Behandlung den Menschen heilt. Da natürlich jeder Mensch leben will, hat er im Krankheits- und Verletzungsfall den Wunsch nach Hilfe von außen, um gesund und geheilt zu werden. Oftmals wird übersehen und vergessen, dass letztendlich *jede* Heilung eine Selbstheilung ist, wobei die Vorstellungskraft als wirksames Heilmittel dienen kann.

Eigenzeit der Selbstheilung bei chronischen Verläufen

Bei rezidivierenden, sog. chronischen Erkrankungen gestaltet sich der Heilungsprozess kompliziert. Meiner Erfahrung nach verringern sich die meisten wiederkehrenden Beschwerden und Symptome während der Selbstheilung – egal, ob sie in Grundleiden psychischer (Angst, Depression, Panik, Psychose, Zwang etc.) oder physiologischer (Asthma, Ekzem, Heuschnupfen, Schmerz etc.) Natur wurzeln – in der Regel nach folgendem Schema: Zuerst *verkürzen* sich die *Phasen* der Beschwerden unter Persistenz bisheriger Intervalle und mehr oder weniger gleicher Intensität. Dann *vergrößern* sich die *Abstände* zwischen den akuten Phasen bei (mehr oder weniger) gleicher Intensität. Erst zuletzt lässt die *Stärke* der Beschwerden nach. Selbstverständlich gibt es auch Mischformen und Überschneidungen, wenn z. B. die Intensität von Anfang an abflaut.

Mit anderen Worten: Anfangs sind die beschwerlichen Phasen so intensiv wie immer (1), aber sie verkürzen sich, d. h. die Dauer der Leidenszeit wird kürzer; und (2) erfolgen sie in zunehmendem Abstand, d. h. die Schübe werden seltener. Diese (objektiven) Schritte bleiben dem Patienten eher unbewusst, fallen den Menschen in seinem Umfeld manchmal zuerst auf. Erst zuletzt merkt der Patient (subjektiv), dass auch (3) die Intensität abnimmt, d. h. das Ausmaß des Leidens wird geringer.

Der typische Verlauf kann schematisch dargestellt werden (Schmid 2017c, 2018c, S. 138–141), wobei die Dauer der Beschwerdephasen durch die Anzahl von X-Zeichen, die Dauer der beschwerdefreien Phasen durch Bindestriche und die Intensität durch die Buchstabengröße gekennzeichnet sind: *weniger lang, weniger oft, weniger stark.*

- (1: kürzer) XXXXXX-XXXXX-XXXX-XXXX-XXX- etc.
- (2: seltener) XXX-XXX--XXX---XXX---XXX-----XXX----- etc.
- (3: schwächer) XXX------XXX------XXX------XXX------XXX------XXX- etc.

Die Erfahrung zeigt, dass der individuelle Verlauf eine Mischform dieser drei Phasen ist.

Eine passende Metapher für den Verlauf einer chronischen und/oder in Schüben verlaufenden Krankheit bietet die eines ungebetenen Gastes: Bei jedem seiner Besuche sollte man versuchen, mit ihm Kontakt aufzunehmen,[6] ihn geduldig anhören und herausfinden, wie man ihn von Mal zu Mal schneller loswird und wie man ihn allmählich dazu bringt, immer seltener zu Besuch zu kommen.[7] Ob sein Benehmen während des jeweiligen Aufenthalts weniger störend wird, bleibt eine offene Frage. Auf jeden Fall versucht man mit der Zeit, das störende Verhalten des ungebetenen Gastes weniger bedeutsam zu machen.

Eine praktische Art und Weise, den Verlauf über einen Zeitraum von mehreren Monaten zu protokollieren, um eine Langzeitbesserung diagrammatisch objektiv festzustellen, findet man in (Schmid 2018c, S. 141–144).

Symptom-Rhythmus-Diagramm (Poincaré-Plot)

Patienten mit chronischen bzw. schubweise verlaufenden Erkrankungen verzweifeln oftmals in Phasen der Verschlimmerung. Im Verlauf des Heilungsprozesses fällt es ihnen schwer, Veränderungen hin zum Besseren festzustellen. Sie nehmen oftmals kaum wahr, dass die Phasen der Verschlimmerungen allmählich KÜRZER und die Zeitspannen zwischen den Krankheitsphasen langsam, aber sicher LÄNGER werden, auch wenn der Schweregrad der Beschwerden und Symptome sich wenig geändert bzw. reduziert hat.

Der subjektiv empfundene Schweregrad der Beschwerden, wie z. B. Schwäche, Husten, Schmerzen, Angst, Depression, Weinen, Anzahl Schmerztabletten, Anzahl Zigaretten oder Milliliter Alkohol, Schlafbeeinträchtigung, kann täglich während eines Monats in einer Liste protokolliert werden (Abb. 1). Um ein Symptom einer anhaltenden Erkrankung halbwegs einschätzen zu können, sollte man es mindestens drei Monate lang sorgfältig aufzeichnen und beobachten.

Verzweiflung ist Stress und Stress schwächt die Selbstheilungskräfte, sodass jede Behandlungsart, die die Verzweiflung, also den Stress und somit den Noceboeffekt mindert, per definitionem die Selbstheilung stärkt.

---

[6] Entspricht dem *Pacing* in der medizinischen Hypnotherapie. Insbesondere dient die Atmung des Patienten als Pacinghilfe während der Einführung des Patienten in die Trance (Induktion).

[7] Entspricht dem *Leading* in der medizinischen Hypnotherapie.

Kalendertag Monat	Symptom-Schweregrad: 0 = keine Symptome [>8 Stunden (h) Schlaf] 1–3 = bemerkbare Symptome (6–8h) 7–8 = kaum erträgliche Symptome (2–4h) 4–6 = erträgliche Symptome (4–6h) 9–10 = unerträgliche Symptome (0–2h)

Tag	Intensität	Bemerkungen
01.		
02.		
03.		
04.		
05.		
06.		
07.		
08.		
09.		
10.		
11.		
12.		
13.		
14.		
15.		
16.		
17.		
18.		
19.		
20.		
21.		
22.		
23.		
24.		
25.		
26.		
27.		
28.		
29.		
30.		
31.		

Abb. 1 Krankheitsverlauf-Protokoll

Vorteilhaft ist die Darstellung des Schweregrads der Beschwerden und Symptome (Abb. 1) mithilfe eines zweidimensionalen Symptom-Rhythmus-Diagramms (Abb. 2).

Monat: _____.

Heilung und physiologischer Prozess

Unerträglich: „Sehr schlecht!" (9–10)					
Kaum erträglich: „Schlecht!" (7–8)					
Erträglich: „Es geht!" (4–6)					
Mild: „Gut!" (1–3)					
Keine Symptome: „Sehr gut!" (0)					
Heute ⇧ Gestern ⇒	Keine Symptome (0)	Mild (1–3)	Erträglich (4–6)	Kaum erträglich (7–8)	Unerträglich (9–10)

Abb. 2 *Symptom-Rhythmus-Diagramm (Poincaré-Plot)*: Tragen Sie bitte den jeweiligen Schweregrad Ihrer Beschwerden von heute und von gestern an der Schnittstelle mit einem Punkt oder mit dem eingekreisten heutigen Datum in das entsprechende Kästchen ein

Die Idee eines Symptom-Rhythmus-Diagramms stammt aus der Chaostheorie, wo es als Poincaré-Plot[8] „return map" oder Zeitverzögerungsdiagramm (time-lag diagrams) bekannt ist: Messergebnisse werden zeitverzögert protokolliert[9]

In meiner Praxis verwende ich für medizinisch-psychotherapeutische Zwecke das Symptom-Rhythmus-Diagramm, in dem an der Schnittstelle: Ausprägung des Symptoms „heute" /Ausprägung des Symptoms „gestern" das Datum (Tag) von heute täglich eingetragen und umkreist wird   (Abb. 2).

Eine Besserung zeigt sich deutlich mit der Zeit (Wochen bis Monate), indem sich die Dichte der eingetragenen Punkte in Abb. 2 wie ein Schwarm aus dem Bereich des fett umrandeten Kästchens oben rechts langsam, aber sicher in den Bereich des gestrichelt umrandeten Kästchens verschiebt, sich dann weiter in den Bereich des punktiert umrandeten Kästchens bewegt, um schließlich – im Fall einer erfolgreichen Heilung – im Bereich des dünn umrandeten Kästchens in der Ecke links unten anzukommen.[10] Dabei gilt es, sich in Geduld zu üben! Selbstverständlich sind immer wieder Ausreißer (auch Rückfälle genannt), in der Regel mehrere, zu verzeichnen. Eine anhaltende Besserung ist in der Regel erst nach Wochen bis Monaten zu erkennen.

Bei fortschreitender Besserung der Symptomatik wird die Selbstheilung durch die Rekursivität der Psyche und das sich daraus entwickelnde positive Denken noch weiter gestärkt.

Der Patient soll möglichst aktiv sein: die Symptome sorgfältig beobachten, protokollieren und ggf. sogar die Behandlung (Dosis der Medikamente, Frequenz der Konsultationen) anpassen bzw. reduzieren. Während schwieriger und empfindsamer Phasen hingegen, wenn Symptome wieder auftauchen oder ausgeprägt sind, sollte er Stressoren bzw. Anstrengungen möglichst vermeiden und Medikamente sowie andere Therapien ggf. wieder erhöhen.

Mortalität und die Selbstbeurteilung der Gesundheit

Es gibt keine eindeutig positiven, d. h. direkt beobachtbaren Merkmale für Gesundheit. Gesundheit und Krankheit sind beobachterabhängige Konstrukte, wobei sich die

---

[8] Benannt nach dem französischen Mathematiker, theoretischen Physiker, Ingenieur und Philosophen Jules Henri Poincaré (1854–1912).

[9] Mithilfe solch eines Diagramms und komplizierter mathematischer Computeralgorithmen wird der dynamische Phasenraum, in dem das Verhalten des untersuchten Systems abläuft, rekonstruiert (Schmid 1998; Dünki und Schmid 1998; Schmid und Koukkou 1997; Schmid 1997a, b; Schmid und Dünki 1996; Dünki und Schmid 1996; Schmid und Dünki 1994; Schmid 1994; Schmid 1991).

[10] Die Darstellung eines typischen Symptom-Rhythmus-Diagramms beim Verlauf einer üblichen Erkältung oder Grippe finden Sie in der Abb. 7.6 in (Schmid 2018c, S. 143).

Beobachtung eines Behandlers von der Beobachtung des Erkrankten unterscheiden kann (objektivierende vs. subjektivierende Sicht). Der Begriff „Gesundheit" bezeichnet keinen absoluten Zustand, sondern die sich laufend verändernde Positionierung eines Menschen auf dem Gesundheits-Krankheits-Kontinuum (Hafen 2007). Die Selbstpositionierung auf dem Kontinuum wird primär durch die subjektive Befindlichkeit und Alltagsaktivitäten bestimmt.

Die Selbstbeurteilung der Gesundheit („self-reported health", SRH): *sehr gut | gut | es geht | schlecht | sehr schlecht* ist ein starkes überzeugungsabhängiges prognostisches Merkmal der eigenen Mortalität über einen Zeitraum von über 30 Jahren (Bopp et al. 2012). Der Sterberisiko-Faktor zwischen den Gruppen von Probanden, die ihre Gesundheit durchschnittlich als *sehr schlecht* bzw. *sehr gut* beurteilt hatten, beträgt 3,3 bei Männern und 1,9 bei Frauen. Mit anderen Worten: Für jeden Mann der Gruppe *sehr gut,* der während der Studie gestorben ist, sind 3,3 aus der Gruppe *sehr schlecht* gestorben; für jede Frau der Gruppe *sehr gut,* die während der Studie gestorben ist, sind 1,9 aus der Gruppe *sehr schlecht* gestorben.

Bei der Selbstbeurteilung wurden folgende Faktoren bereits berücksichtigt: ungünstiges Gesundheitsverhalten, soziale Benachteiligung, fragile Gesundheit, Erkrankung schon vorhanden. Die Korrelation ist in hohem Maße unabhängig von Kovarianten und bleibt über mehrere Jahrzehnte signifikant.

Die SRH bietet über den Fokus auf salutogenetische Signalwege mehr relevante und anhaltende Informationen zur Gesundheit, sie schneidet besser als die klassischen Risikofaktoren oder Krankheitsverläufe ab.

Fazit: Eine optimistische Selbsteinschätzung der Gesundheit begünstigt die Lebenserwartung.

Mortalität und die Selbstbeurteilung des Alters

Auch die Selbstbeurteilung des Alters hat eine signifikante und messbare Wirkung auf die Mortalität. Das subjektive Alter – *„Wie alt fühlen Sie sich?"* – integriert objektive Beurteilungen der Gesundheit, körperliche Einschränkungen und leibliches Wohlsein. Menschen, die sich jünger als ihr biologisches Alter fühlen, leben länger (Rippon et al. 2014; Rippon und Steptoe 2014).

Studie: Die Forscher fragten 6489 Leute über 52 Jahre, ob sie sich jünger oder älter fühlten, als sie tatsächlich waren. Die Studie startete 2004 und dauerte über 8 Jahre. Die jüngsten Teilnehmer waren 52 Jahre alt. Fast 70 % der Befragten fühlten sich mindestens 3 Jahre jünger als ihrem Pass zu entnehmen war, ca. 25 % fühlten sich ihrem Alter entsprechend und knappe 5 % ein oder mehrere Jahre älter.

Von den Teilnehmern starben rund 20 % (1298) im Verlauf der Studie. Da 70 % der Studienpopulation sich jünger fühlten, wäre zu erwarten gewesen, dass auch 70 % der Toten, nämlich 909 Menschen, sich jünger fühlten.

Resultat: Diejenigen, die sich jünger fühlten, machten nur 1/7 der Toten (185 = 14 %) aus. Die Wissenschaftler klammerten alle Verstorbenen aus, die schon zu Beginn der Studie an chronischen Krankheiten gelitten hatten. Bei der Statistik wurden viele Faktoren berücksichtigt, die das Sterberisiko beeinflussen können, einschließlich Krankheiten, ökonomischer Wohlstand, Bildung, Rauchen, Alkoholkonsum und körperliche Aktivität.

→ Das Todesrisiko während der Studie lag für Menschen, die sich ihrem Alter entsprechend oder älter fühlten, um über 40 % höher als bei denen, die sich jünger fühlten.

Fazit: Eine optimistische Selbsteinschätzung des biologischen Alters verlangsamt den biologischen Alterungsprozess.

Heilung und Vorstellungskraft

Die psychogene Heilung – begleitet von psychischer Beeinflussung (Fremd- oder Autosuggestion) und vollzogen durch die eigene, dem Körper innewohnende Vorstellungskraft – ist ein dramatisches Beispiel der potenziellen Macht, die innere Bilderwelt[11] und Sprache auf menschliches Leben haben können: Kein psychischer Einfluss auf den Körper – außer dem zum Tod führenden (Schmid 2009) – kann größer sein als derjenige, der die Selbstheilung hervorruft. Die Fakten und Falldarstellungen über psychogene Heilung, die ich in diesem Buch gesammelt und diskutiert und die Schlüsse, die ich daraus gezogen habe, sind Versuche, die Leser mit den Möglichkeiten der eigenen inneren Kraft vertraut zu machen, denn:

> Der Mensch birgt in sich das geistig-seelische Potenzial, seine Vorstellungskraft als Heilmittel in Anspruch zu nehmen.

Die Frage lautet nun:

„Welchen Einfluss kann die Vorstellungskraft auf die Selbstheilung haben?"
Sowohl positive als auch negative Einflüsse sind durch zahlreiche Einzelfallbeobachtungen belegt. Darüber hinaus wurden in mehreren kontrollierten Studien solche Effekte durch eine statistisch signifikante Korrelation bestätigt, wie es z. B. in der Psychoneuroimmunologie- und Hypnoseforschung üblich ist. Mit beiden Nachweismöglichkeiten werden wir uns im Verlauf dieses Kapitels noch näher beschäftigen.

---

[11] Die innere „Bilderwelt" besteht nicht notwendigerweise aus lebendigen Bildern vor dem geistigen Auge. Diese innere „Bilderwelt" umfasst die inneren Wahrnehmungen, in die all unsere Sinne einbezogen sind, also Sehen, Hören, Riechen, Schmecken, Fühlen/Tasten und Gleichgewicht. Wie in Träumen können diese Bilder einfach und klar oder komplex und vage strukturiert sein (siehe auch (Dünzl 2011).) Hier kommt auch das „primäre Denken" vor, eine „Trancelogik" oder „Traumlogik", bei der eine Person sich selbst gleichzeitig im Hier und Jetzt und im Dort und Dann erleben kann. Zum Beispiel, *„Ich erlebe mich in einem Zimmer auf einem Stuhl sitzend und sehe mich gleichzeitig durch die Tür in eben dieses Zimmer hereintreten."*

Selbstverständlich muss man festlegen, wie viel Zeit zwischen dem Auftreten des psychogenen Faktors und dem Eintritt der Heilung maximal vergehen darf, damit noch ein Zusammenhang angenommen werden kann. Diese Zeitspanne wird durch den Einsatz des mutmaßlich beeinflussenden psychogenen Faktors (z. B. Heilversprechen, Placebo, Ankunft im Wallfahrtsort, Selbstheilungsritual, Stressreduktion usw.) und den Eintritt des physiologischen Heilungsmechanismus (z. B. Wundheilung, Th1- oder Th2-Immunreaktion[12] usw.) festgelegt. Über die Dauer, die zwischen diesen beiden Zeitpunkten liegt, ist damit noch nichts gesagt. Vermutlich wird dieser Zeitraum sehr individuell sein, also von den jeweiligen Umständen abhängen. Sicher sollten die verstrichene Zeit zwischen beiden Punkten überschaubar, keine neuen Interventionen erfolgt und die eintretende Änderung – der Heilungsprozess – überraschend und unerwartet sein.

Bei einer einzelnen, isolierten Beobachtung ist eine statistische Aussage unmöglich und der Begriff „Einfluss" – wenn er nicht offensichtlich und eindeutig aus dem Kontext der jeweils gegebenen Heilungsursache zu erkennen ist – lässt Raum für Interpretationen. Auf jeden Fall und wie jeder Wissenschaftler weiß, der sich mit der Bewusstseinswissenschaft auseinandergesetzt hat, werden wir kaum mehr über den Einfluss der Vorstellung auf den Selbstheilungsprozess als auf jenen irgendeines motorischen Willensakts wissen können – siehe z. B. die Untersuchungen zum Thema „freier Wille" (Libet 1985a, 1985b, 1987; Libet et al. 1979).

Der Begriff Einfluss kann vielfältig aufgefasst werden: ein Faktor von vielen; ein determinierender Faktor, der alle anderen Einflüsse überragt; ein auslösender Faktor für eine bereits angelegte Bereitschaft, etwas zu tun (zu heilen, den Arm zu heben usw.); andere, bisher unbekannte Faktoren etc. Wie bei jeder wissenschaftlichen Untersuchung, die mit der Schnittstelle zwischen Geist („mind"[13]) und Materie zu tun hat, soll uns diese Vielzahl der Interpretationsmöglichkeiten nicht hindern, obigen oder ähnlichen Fragen nachzugehen.

Ziel dieses Unterfangens ist es, möglichst viele Fragen aufzuwerfen und ebenso viele Antworten zu finden. Unsere Suche ist einer Wanderung vergleichbar, die uns durch wilde, biblische, zivilisierte und klinische Landschaften führt. Unterwegs stolpern wir immer wieder über schwierige Fragen:

„Was versteht die Wissenschaft von der Wirkung der Vorstellungskraft als Heilmittel?"

---

[12] Eine Untergruppe der T-Lymphozyten sind die T-Helferzellen, die sich in Th1- und Th2-Zellen unterteilen. Idealerweise sollten Th1 und Th2 im Gleichgewicht sein. Diese produzieren verschiedene Zytokine: Th1 bezeichnet die T-Helfer-Typ-1-Immunreaktion, z. B. mithilfe der proinflammatorischen Zytokine, u. a. Interleukin IL_1, IL_2, IL_6, Tumor-Nekrose-Faktor (TNF)-&#xF061, IFN-Y; Th2 bezeichnet die T-Helfer-Typ-2-Immunreaktion, z. B. mithilfe der antiinflammatorischen Zytokine, u. a. IL_3, IL_4, IL_5, IL_{10}, IL_{13}.

[13] Der englische Begriff „mind" impliziert sowohl „Geist" wie auch „Seele", wobei der Begriff „Seele", wie ich ihn in diesem Buch benutze, sich auf das Seelenleben und nicht auf die religiöse/spirituelle/metaphysische Dimension dieses Begriffs bezieht. Psychologisch umfasst „mind" das Bewusstsein wie auch das Unbewusste.

„Wie kann ich, als moderner, aufgeklärter wissenschaftsgläubiger Mensch, über meine Vorstellungskraft einen wirksamen Zugang zur Selbstheilung finden?"

Folgende Feststellungen werden uns auf dem Weg zu den Antworten nützlich sein:

Es gibt für jeden Menschen unantastbare Versprechungen der Salutogenese im Zusammenhang mit bestimmten

- mächtigen Personen,
- Heilung versprechenden Objekten oder Ereignissen,
- kraftvollen, wohltuenden Orten oder Zeiten, die Hilfe und Hoffnung zur aktiven Bewältigung bedeuten,
- symbolträchtigen Bildern der emotionellen Bezogenheit auf sich selbst oder gegenüber der Umwelt,

mit denen er sein ureigenes Heilprinzip mit unbewussten physiologischen Aktivitäten und Prozessen im Körperinnern untrennbar verknüpft. Dies so sehr, dass er schon allein an der Vorstellung genesen kann, eine dieser Bedingungen, die für die Wiederherstellung oder den Erhalt seiner Gesundheit hinreichend ist, erfüllt zu haben.

Diese Feststellungen münden wiederum in eine noch schwieriger zu beantwortende Frage:

„Wie wurde es dem Menschen quasi zur Natur, dass ihm seine Vorstellungskraft unter den oben erwähnten Einflüssen, mit denen er sein ureigenes Heilprinzip in physiologischer Hinsicht untrennbar verknüpft, als Heilmittel dienen kann?"

Ich argumentiere zunächst, dass die vernetzte Kommunikation zwischen auseinanderliegenden Zellgruppen im Körper („binding" oder „connectivity") ein zusätzliches Kontrollsystem darstellt, das parallel zu den bekannten anatomischen, chemischen und elektrischen Einflüssen innerhalb des Körpers wirksam ist. Diese Kontrolle ist insbesondere für die kontextbezogene Informationsverarbeitung des Geist-Gehirns[14] wichtig. Darüber hinaus postuliere ich, dass die psychogene Heilung einen evolutionären Vorteil in sich birgt. Denn jede mentale Fähigkeit, die ein Organismus über Jahrtausende in sich trägt und die somit die Überlebenschancen für eine Spezies erhöht, ist für die Individuen im Besitz dieser Fähigkeit im darwinistischen, evolutionären Sinn von Vorteil.

Eine genetische Disposition zur psychogenen Heilung geht also für jedes so veranlagte Individuum mit einem großen Überlebensvorteil einher.[15] Gleichzeitig wird

---

[14] Im Folgenden benutze ich die Bezeichnung „Geist-Gehirn" als Pendant zum Konzept des englischen „mind-brain". Hierbei entspricht das englische Wort „brain" dem deutschen Wort Hirn bzw. Gehirn.

[15] Es lässt sich sogar die Hypothese aufstellen, dass *alle* Mitglieder der Gattung Mensch den Überlebensvorteil einer generellen Fähigkeit zur selbstheilenden Antizipation, Intuition, sensiblen Offenheit (erhöhte Sensibilität) und Reflexion haben können.

wiederum das Überleben der Gruppe begünstigt, indem die heilsame Wirkung kollektiver Glaubenssätze auf den Kranken oder Verwundeten im Sinne einer „fokussiert erlebten Selbstheilungssuggestion" den Geheilt-werden-/Sich-selbst-heilen-Komplex des zu heilenden bzw. sich selbst heilenden Individuums steigert. Auch fördert der Gruppenzusammenhalt das Gefühl der Zugehörigkeit, insbesondere das eines am Wallfahrtsort genesenden Menschen. (Können Mitglieder einer Gruppe nicht geheilt werden, so werden sie üblicherweise ausgegrenzt, um die Gruppe nicht zu schwächen.)

Andere nach meiner Auffassung eher fragwürdige Phänomene sind Fern-, Gebets- und Geistheilung – siehe (Schmid 2009, S. 215–247).

Als Basis für meine Untersuchungen benutze ich vor allem seriöse, nicht spekulative Artikel, die zum größten Teil in international anerkannten Fachzeitschriften veröffentlicht und schon vor der Publikation von Fachkollegen begutachtet wurden. Mit anderen Worten: Die Ideen der vorliegenden Arbeit sind auf einem streng naturwissenschaftlichen Boden gewachsen. Die meisten medizinischen Artikel stellen konkrete Fallbeispiele oder kontrollierte Studien dar. Gleichzeitig habe ich versucht, den nicht wissenschaftlichen Lesern einen erleichterten Zugang zum Thema zu verschaffen, indem ich immer wieder auf einen mythopoetischen, also bildhaft-dichterischen Stil zurückgreife. Leider – oder sollte ich besser sagen: erfreulicherweise – ist ein Problem von vornherein nicht zu vermeiden: der Gebrauch von häufig metaphysisch oder philosophisch aufgeladenen Begriffen wie „Energie", „Geist", „Psyche", „Seele" usw. Ich verwende diese Wörter im Sinne des Alltagsgebrauchs bzw. der üblichen enzyklopädischen Definitionen.

Psychogene Heilung nur bei leichtgläubigen Menschen?

Berichte über psychogene Heilung sind den Menschen schon seit Jahrtausenden bekannt. Sie wurden von autochthonen Medizinmännern und Schamanen der verschiedensten Völker und von Gläubigen der unterschiedlichsten religiösen und spirituellen Prägungen überliefert. Diese Tradition hat die Berührungsängste der Schulmediziner geschürt und eine wissenschaftliche Beurteilung, wie ich sie mit diesem Buch unternehme, außerhalb ethnologischer Kreise erschwert.

Die Medizin der alten Ägypter, Araber, Christen, Griechen, Inder, Indianer, Juden, Perser und anderer Urvölker korrelierte mindestens teilweise mit dem theologischen Verständnis des jeweiligen Volkes bzw. Stammes und beinhaltete daher neben einer empirisch-rationalen Heilkunst so gut wie immer auch einen magisch orientierten Heilsglauben. Dass die medizinische Heilkunst mit körperlichen Handlungen und materiellen Mitteln durchgeführt wurde und – wo diese versagte – das göttlich-spiritistische Heildogma mit Aberglaube, Gebet, Glaube, Gottesgnade, göttlicher Kraft, Zauberei usw. hantierte, führte auf die Länge zu zwei unterschiedlichen Auffassungen von Heilung: vernunft- vs. glaubensorientiert, die bis dato fortbestehen, wobei heutzutage das

Schwergewicht eher auf den vernunftorientierten Heilweisen liegt. Dabei trat das magische Denken – die in die Dinge oder Ereignisse der physikalischen Welt projizierte[16] Einbildung bzw. Vorstellungskraft – bei jeglichem Heilungsprozess weitgehend in den Hintergrund.

Beim Mediziner erwecken diese ethnologischen Beispiele meist den Eindruck, dass die psychogene Heilung, falls es sie denn wirklich geben sollte, lediglich bei leichtgläubigen oder bei sog. Primitiv- oder Naturvölkern vorkommt. So haben Feldforscher bis zu Beginn des 20. Jahrhunderts angenommen, psychogene Heilung sei auf die schwache Konstitution und neurotische Tendenz des überaus gläubigen oder primitiven Geistes beschränkt, auf den eingefleischten Glauben des Patienten, sein Unwissen und seinen Aberglauben.

Die Idee einer „Heilung aus der Psyche" erinnert auch an den vor mehr als 200 Jahren ausgefochtenen Streit zwischen den Materialisten, den sog. Fluidisten, die an Franz Anton Mesmers (1734–1815) physikalisches Fluidum für die Erklärung des Wirkmechanismus der Hypnose bzw. des Magnetismus glaubten, den Spiritisten oder den Animisten, die an rein übernatürliche, psychische Erklärungen für dieses Phänomen glaubten, und den Theoretikern, die der Ansicht waren, das physikalische Fluidum werde vom geistigen Willen gesteuert (Ellenberger HF 1973, S. 122) – siehe auch (Ellenberger HF 1952). Erst seitdem das Thema von einem breiteren Spektrum zeitgenössischer Ethnologen, Mediziner und Psychologen aufgenommen wurde, wird dieser Streit, ebenso wie das oben erwähnte Vorurteil, langsam, aber sicher obsolet. Die Empirie der psychogenen Heilung wird nicht mehr hinter den Kulissen eines unendlich komplexen philosophischen Mind-Body-Problems verdrängt. Spätestens seit Beginn der 90er-Jahre des 20. Jahrhunderts ist die psychogene Heilung im Rahmen kontrollierter Untersuchungen zu Placeboeffekt, Psychoneuroimmunologie (PNI) und Neurobiologie der Psychotherapie zu einem seriösen Studienobjekt geworden.

Die psychogene Heilung ist auch im Alltagsleben des modernen Menschen nichts Unbekanntes. Sie ist ein reales, allgegenwärtiges Phänomen, das auch nüchterne Bürger eines Industrielandes des 21. Jahrhunderts betrifft. Sie beruht auf einem jedem Menschen offen stehenden, unbewussten mentalen Zugang zu einer inneren Welt, die sich *„in trügerischen Anmutungen wieder und wieder selbst erzeugt, und die, obwohl subjektiv, dem Geist des Menschen eine objektive Realität"* vorgaukelt (Leonard 1906, S. 256). Auf diese Idee einer „unbewussten inneren Welt" komme ich zurück, wenn ich die „erwartungsvolle Aufmerksamkeit" diskutiere im Zusammenhang mit der mentalen Einstellung, die ich „Präsenz" nenne. Auf jeden Fall möchte ich an dieser Stelle die Wichtigkeit der im Unbewussten verankerten reflexiven Vorstellungskraft für das Einsetzen der psychogenen Heilung betonen.

---

[16] Unter anderem durch Ähnlichkeit oder Gleichnis (Fotos, Plastiken, Skizzen etc.) oder durch Berührung oder Teilen („pars pro toto" – siehe (Frazer 1928)).

Gelehrte wie C. G. Jung (1875–1961) (vgl. Jacobi 1945) und Jean Gebser (1905–1973) (vgl. (Gebser 1986a, b, c)) haben betont, dass der Mensch das ganze Spektrum seines Bewusstseins in Anspruch nimmt und insbesondere die mythischen, magischen und mystischen Bewusstseinszustände beachtet (vgl. (Dittrich 1985)). Darüber hinaus erinnert die Idee einer Vorstellungswelt, *„die sich in trügerischen Anmutungen wieder und wieder selbst erzeugt"* (Leonard, Arthur Glyn (1856-1909?), an die Idee von fortdauernder imaginativer Schöpfung in der Lehre des Sûfî-Liebesmystikers Ibn 'Arabî (1165–1240) (Corbin 1981; Schmid 1988, 2008).

Im Rahmen zeremonieller Heilung spricht der Ethnologe von „participation mystique" (Lévy-Bruhl 1927), die Psychologin von „Übertragung", „Projektion" oder „projektiver Identifikation": Projiziert eine Person im Rahmen eines Heilrituals (oder eines Arztbesuchs) ihr Heilungsinteresse ausschließlich auf einen Medizinmann (oder den Arzt), so fokussiert diese Person die Gefühle, die sie bisher dem Leben an sich entgegengebracht hat, jetzt ausschließlich auf den Heiler; übt er eine Heilhandlung aus, werden damit zugleich die eigenen inneren Heilungsprozesse des Patienten aktiviert. Die Grenze zwischen der äußeren Identität (Persona) und dem inneren Seelenleben (Anima) wird durchlässig. Der Betroffene erfährt suggestiv eine physiologische Wandlung und gesundet. Hierzu ein Zitat von C. G. Jung:

> *„Es ist das Natürliche und Gegebene, daß die unbewußten Inhalte projiziert sind. Das schafft beim relativ primitiven Menschen jene charakteristische Bezogenheit auf s Objekt, die LÉVY-BRUHL treffend als ‚mystische Identität' oder ‚mystische Partizipation' bezeichnet hat. So ist jeder normale und nicht über ein gewisses Maß hinaus besonnene Mensch unserer Zeit durch ein ganzes System unbewusster Projektionen an die Umgebung gebunden. Der Zwangscharakter dieser Beziehungen (eben das ‚Magische' oder ‚Mystisch-Zwingende') ist ihm ganz unbewußt, solange alles wohlsteht ... Solange also das Lebensinteresse, die Libido, diese Projektionen als angenehme und nützliche Brücken zur Welt gebrauchen kann, solange bilden die Projektionen auch eine positive Erleichterung des Lebens."* (Jung 1982, S. 293, Par. 507)

George Frazer (1854–1941) belegt und diskutiert in seinem Meisterwerk *Der Goldene Zweig: Das Geheimnis von Glauben und Sitten der Völker* (Frazer 1928) zahlreiche Beispiele von Naturvölkern, bei denen die ganze Sippe ihr Lebensprinzip in den Häuptling, Medizinmann oder Priester hineinprojiziert und folglich der festen Überzeugung ist, dass ihre Felder und Tiere gedeihen oder verderben werden, dass die Fruchtbarkeit der Frauen und der Jagd-/Kriegserfolg der Männer steigt oder sinkt, je nachdem ob dieser gesund oder krank bleibt. Es ist, als ob die Sozialgruppe sich als Ausdehnung seines leibhaftigen Körpers erlebt und mit der Schwächung des Häuptlings eine Art kollektiven Seelenverlust erleidet. So wird bei vielen Naturvölkern der Häuptling, Medizinmann oder Priester schon beim ersten ernsthaften Zeichen einer alters- oder krankheitsbedingten Schwäche rituell umgebracht und durch einen vitaleren, meist jüngeren Nachfolger ersetzt.

Eine ähnliche Haltung hatten und haben die Europäer ihren gekrönten Häuptern gegenüber, und heute findet man auch in den Industrieländern ein ausgesprochenes Bemühen, jedes Anzeichen von Schwäche oder Krankheit eines Staatsoberhaupts und sogar auch eines Film- oder Popidols zu bagatellisieren und zu verbergen. Diese Tendenz, die eigene Lebendigkeit, Stärke und Schönheit, Fähigkeit und Popularität in eine andere, für einen selbst bedeutsame Person zu projizieren und dort stellvertretend zu erleben, ist allgemein menschlich. Selbstverständlich funktioniert dieser Prozess des magischen Denkens umso besser, je weniger der Zuschauer sich als eigenständiges Individuum erlebt.

Aus dem gleichen Grund ist die überwältigende Euphorie einer Person einfach nachzuvollziehen, wenn sie einem Popidol, einem Filmstar, einem Sporthelden, einer Königin, einem Kriegshelden oder einem Staatsmann begegnet oder ihn/sie gar berührt: Ihre erwartungsvolle Aufmerksamkeit auf diese Zusammenkunft wirkt so wuchtig und positiv auf ihre Vorstellung wie ein Sechser im Lotto. Dass ein überall auf der Welt geliebter, attraktiver, reicher und begabter Musiker plötzlich und unerwartet vor ihr steht, ist für diese Person schlechthin unvorstellbar. Ein solches Geschehen kann praktisch jeden Menschen berühren, wenn nicht gar überwältigen und aus dem Tritt bringen.

Wie ist es nun, wenn ein Mensch, z. B. ein Priester, Schamane oder eine medizinische Koryphäe, in die wir und unsere Gemeinschaft eine nahezu göttliche Macht projizieren, einem von uns Heilung wünscht? Dieses Erlebnis kann den Heilungsprozess des Betroffenen eindrücklich begünstigen: Eine besonders wirksame Form dieser Art von psychogener Heilung kennt man als Voodoo-Heilung. Ich werde auf dieses Thema später noch zurückkommen.

Der Einfluss unbewusster Elemente auf somatische Prozesse, ob via Gedanken oder Bilder, ist in all diesen Beispielen offensichtlich. Da mentale Bilder als die eigentliche Verkörperung des Unbewussten gelten (in der Zwischenwelt, der man die Imagination zuordnet) und auch als der Stoff, aus dem die Träume sind, liegt die Frage nahe, was die wissenschaftlichen Ergebnisse der Traumforschung zum Verständnis des unbewussten Mechanismus psychogener Heilungsprozesse beitragen könnten.

Ein höchst intensives Traumphänomen, das eine Heilung einleitet, verdient wohl die Bezeichnung „healing dream" oder Heiltraum (Cagle 2004; Rousselle 1985; Selvini 1965; Siegel 2005; Tick 2004, 2005). Eine weitergehende Thematisierung dieser Frage – hier denke ich u. a. an die Heilträume im Äskulap-Kult der Antike – würde den Rahmen der vorliegenden Arbeit sprengen (siehe z. B. (Schmid 2009) für eine kurze Diskussion des Themas „Traum" in Bezug auf den Tod durch Vorstellungskraft).

Nun ist es durchaus statthaft, die inneren Erfahrungen einer Person in einer tiefen Traumphase u. U. mit dem Entzücken eines religiösen Ekstatikers zu vergleichen. Tatsächlich kann, nach C. G. Jung, vieles im lebhaften Traumerleben des Menschen, sogar eines modernen „normalen" Individuums, den „großen Träumen" primitiver Völker gleichen.

Hier unterscheidet Jung zwei Arten der Begegnung zwischen dem Ego und dem Inhalt des Unbewussten.

1. Das Ego ist vital auf der Höhe, jedoch überlagern unbewusste Faktoren das bewusste Erleben und sind so beherrschend, dass sie zeitweise die Aufmerksamkeit des Egos absorbieren.

2. Unbewusste Faktoren nehmen in normaler Stärke Einfluss auf das Bewusstsein, aber das Ego ist so schwach, dass es zeitweise von diesem Einfluss überschwemmt wird.

Beide Arten des Zusammentreffens führen zu tiefgreifenden inneren Erfahrungen, die einen erkennbar verändernden Einfluss auf die Betroffenen haben.

Im ersten Fall kann dieser Einfluss insofern als positiv gelten, als er letztlich zu einer Verringerung der Diskrepanz zwischen bewusster Haltung des Ichs und unbewussten Tendenzen des Selbst beiträgt und damit zu einer besseren Anpassung des Individuums an wachsende Erfordernisse des äußeren, objektiven wie auch des inneren, subjektiven Lebens führt. Mit einer der somatischen Medizin entlehnten Metapher könnte man sagen, die unbewussten Faktoren äußerten sich wie ein Fieber: als natürliche Reaktion des im Übrigen gesunden Körpers auf einen Infekt als Teil des Selbstheilungsprozesses. In der einschlägigen Fachliteratur wird hier manchmal von „spiritueller Krise", „kreativer Krise" oder „sublimer Hypochondrie"[17] gesprochen – siehe auch (Grof 1990). Zu erwähnen sind hier die hysterische Blindheit des Apostels Paulus von Tarsus (†60) und die von Adolf Hitler (1889–1945), die auch als sublime Hypochondrie bezeichnet wurden (Horstmann 2004).

In der zweiten Konstellation muss der Einfluss des Unbewussten eher als negativ bewertet werden, da er die bewusste Haltung mit unbewussten Tendenzen überschwemmt und zu einer weniger guten Anpassung an die wachsenden Erfordernisse der Außenwelt führt. Mit der obigen Metapher kann man die unbewussten Faktoren wiederum als Fieber betrachten, das nun aber einen bereits geschwächten oder kränkelnden Zustand verschlimmert. Diese Situation führt nicht selten zu einer Psychose.

Dieser Unterschied im Einfluss wird deutlich in den beschreibenden Begriffen der jeweiligen inneren Erfahrung: Im ersten Fall spricht man oft von Visionen, Inspirationen oder Eingebungen, im zweiten von Halluzinationen, Sendungsbewusstsein und

---

[17] In seinem Buch *Die Entdeckung des Unbewussten* bespricht Henry F. Ellenberger (1905–1993) eine Art kreativer erschöpfender Krankheit, die Novalis – Georg Philipp Friedrich Freiherr von Hardenberg (1772–1801) – einst als „sublime Hypochondrie" beschrieben hat. Wie der altägyptische mythische Vogel Phönix, der sich ins Feuer stürzte – nach anderer Überlieferung: sich in der Nähe des Feuers ein Nest baute – und darin verbrannte, um dann in jugendlicher Frische aus der Asche neu zu erstehen und einen weiteren Lebenszyklus zu vollenden, so taucht ein von sublimer Hypochondrie geplagter Mensch aus seinem Leiden mit einer neuen Lebensphilosophie und positiv veränderten Persönlichkeit auf und setzt seine Einsichten in die Praxis um. Diese „kreative Krise" befiel keinen Geringeren als den Begründer der Psychophysik, Gustav Theodor Fechner (1801–1887), den Vater der Psychoanalyse, Sigmund Freud (1856–1939) und Freuds Schüler Carl Gustav Jung (1875–1961), dessen Vorstellungen über Komplexe und Archetypen den Weg für die Dynamische Psychotherapie und das New Age ebneten. Ellenberger beschreibt detailliert die offensichtliche „Verrücktheit" im Verhalten dieser Pioniere – Fechner von 1840 bis 1843, Freud von 1894 bis 1900, Jung von 1913 bis 1919 – vor dem Durchbruch ihrer brillanten Ideen in der akademischen Welt.

Wahnvorstellungen. Der erste Prozess ist integraler Bestandteil dessen, was Jung Individuation nennt, der zweite integraler Bestandteil von Geisteskrankheiten wie Depression, Schizophrenie und Katatonie.

Fazit: Eine kritische wissenschaftliche Auseinandersetzung mit dem Phänomen beweist eindeutig, dass sich die psychogene Heilung auf eine jahrtausendealte Heiltradition berufen kann, die auch in der modernen Welt ihren Platz hat. Wir werden im Folgenden die empirisch-rationale Grundlage der Wirkungsweise dieser uralten Überlieferungen zur psychogenen Heilung kennenlernen. Diese finden sich auch in einigen aktuellen kommerziellen Heilmethoden und -techniken, siehe unten. Diese Vorgänge spielen sich im chthonischen Bereich des Unbewussten ab, dessen Triebkräfte tief verwurzelte Glaubenssätze sind, immun gegen jede Vernunft:

> Ein Glaube ist erst dann ein tödliches Gift oder wirksames Heilmittel, wenn dieser Glaube als solcher nicht erkannt wird.

Aber, wie Sie im Verlauf dieser Lektüre sehen werden, muss man gar nicht gläubig sein, um das Wesen solch eines Glaubens für die Selbstheilung in Anspruch zu nehmen.

Auf der Suche nach der verlorenen Ursache

Dem Menschen immanent ist ein praktisch unstillbares Kausalitätsbedürfnis. Jegliche Erklärung entlastet – insbesondere, wenn sich jemand in einer ausweg-, hilf- und hoffnungslosen Situation zu befinden glaubt, sucht er nach Gründen, ob und was er falsch gemacht hat. Denn wenn er die Ursache bzw. den Fehler kennt, gibt es Lösungen und vor allem Handlungsmöglichkeiten, diese Ursache zukünftig zu vermeiden.

In sehr vielen Situationen jedoch, umso mehr, wenn es sich um Krankheiten handelt, gestaltet sich die Ursachenfindung schwierig. Nun gibt es schon viele Krankheiten wie Infektionskrankheiten, gegen die „ich und mein Körper" vereint als Team kämpfen. Ganz anders sieht es aus bei einer Autoimmun- oder Krebserkrankung, bei einem Darmleiden oder chronischen Schmerzen, wenn der Körper sich gewissermaßen von innen selbst angreift, wenn es keine Distanz zwischen dem Körper und den angreifenden Agenten gibt, dann fühlt sich der Betroffene vom eigenen Körper verraten.

Was wird aus dem o. g. immanenten Kausalitätsbedürfnis in einer Situation, in der uns die Ursache nicht zugänglich ist? Wenn wir auf diese uns Menschen unvermeidliche Frage, ob und falls ja, was wir falsch gemacht haben, keine klare Antwort (Ursache) finden, fühlen wir uns ausgeliefert, zunehmend hilflos und bekommen Angst. Aus dem Gefühl der Hilflosigkeit heraus entspringt immer ein Gefühl von Schuld, weil der Betroffene fest davon überzeugt ist, nirgends außerhalb von sich selbst Hilfe herbeirufen zu können.

Um diese Angstgefühle in Griff zu bekommen und wieder handlungsfähig zu werden, tendieren wir bzw. unser Geist zu Fragen wie *„Was habe ich falsch gemacht, dass ich* *diese Krankheit bekommen habe?"* Oder wir suchen bei der Krankheit selbst und fragen *„Was will mir die Krankheit sagen, das ich noch nicht verstanden habe?"* Wir nehmen indirekt an, dass wir etwas falsch gemacht, ein Unrecht begangen haben – schuldig geworden sind – und unser Geist erfindet Begründungen, wie zu wenig gebetet, zu viel/ zu wenig gearbeitet, zu wenig gespendet etc., um unser Kausalitätsbedürfnis zu stillen – siehe Abschn. „Esoterik".

Wenn eine Wirkung[18] (Beschwerde, Symptom) feststellbar, aber keine zwingende Ursache erkennbar ist, verunsichert das den Menschen. Eine Gefahr, vor der man sich äußerlich gar nicht durch Flucht oder Kampf schützen kann, führt letztendlich zum Totstellreflex und früher oder später sucht man eine mögliche Ursache für sein Pech bei sich selbst oder bei einer höheren Gewalt, z. B. bei Gott, beim Universum oder im Unbewussten. So entwickelt der Mensch Schuldgefühle: *„Warum ich? Was habe ich getan, dass mir dieses Pech passierte?"*

Auch wenn ein einzelner Mensch gar keine Kontrolle über Gott und die Welt hat, so kann er doch sein Verhalten mehr oder weniger kontrollieren. Auf diese Art, also wenn er sein Verhalten steuert, kann er vielleicht wenigstens eine gewisse Kontrolle über sein Pech erlangen. Die Psycho-Logik dahinter ist klar: *„Finde ich heraus, was ich getan habe, dass dieses Pech mir passiert ist, muss ich in der Zukunft nur mein Verhalten ändern und kann die Wiederholung solch eines Pechs verhindern."* Das ist der Grund, warum ein Kind, das sein Verhalten und das der anderen nicht überblicken, reflektieren und beliebig verändern kann, in der Regel Schuld- und Schamgefühle entwickelt, wenn es missbraucht wird. Es fällt ihm nicht ein, die Schuld eindeutig beim übermächtigen Täter zu sehen und bei anderen Hilfe anzufordern.

Bei einer großen Pestepidemie 1576 ging San Carlo Borromeo (1538–1584) barfuß einer Prozession voran, weshalb er nach dem plötzlichen Verschwinden der Seuche sofort als Heiliger galt.[19] Im religiösen Kontext ist klar, dass Gottesgnade die Heilung bewirkte, vermutlich aufgrund des Opfers[20] und der Güte, die San Carlo Borromeo zeigte. Und die Ursache der Pest war mutmaßlich das Werk des Teufels mit der Beihilfe von

---

[18] Achtung: Üblicherweise wird in der Medizin mit dem Wort „Wirkung" die Wirkung von Behandlung (z. B. von Tabletten, Bestrahlungen) beschrieben. In diesem Absatz bezeichnet „Wirkung" hingegen ein Symptom bzw. mehrere Symptome.

[19] Borromeo wurde von einem Biografen als eine *"strenge, engagierte, humorlose und kompromisslose Persönlichkeit"* beschrieben. Die Geschichte dokumentiert, dass er alles andere als ein Heiliger war: Während seines Pastoralbesuchs im Mesoleina-Tal in der Schweiz wurden 150 Personen wegen Hexerei verhaftet. Elf Frauen und der Propst wurden von den Zivilbehörden verurteilt, lebendig verbrannt zu werden (Stacpoole 1911).

[20] Carlo selbst lebte in dieser Zeit fast nur von Wasser und Brot. Sein unermüdlicher Einsatz kostete ihn seine Gesundheit und schließlich sein Leben.

Hexen.[21] Nicht jeder kann wie San Carlo Borromeo Wunder bewirken, aber dem Teufel im Wege stehen und eine Hexe zum Scheiterhaufen tragen, ist für die meisten Geistlichen wohl möglich. Aus ihrer Hilflosigkeit der Pest gegenüber und wegen der Schuldgefühle Gott gegenüber, manifestierte sich der archetypische Heilungsweg: die Ursache besiegen, in diesem Fall die Hexen verbrennen.

Der Mensch möchte den kontinuierlich nahtlosen Zusammenhang zwischen Ursache und Wirkung verstehen, ohne Unterbrechung und in beiden Richtungen: Ursache ← → Wirkung. Wie komplex und schwierig der Zusammenhang zwischen Ursache und Wirkung bei Krankheiten zu verstehen ist, sollen die nachfolgenden Beispiele veranschaulichen.

Wenn ich mir beim Skilaufen ein Bein breche, ist es sowohl notwendig wie auch hinreichend, dass ein gewisses Maß an fokussierter Energie blitzartig auf mein Bein übertragen wurde, um einen Beinbruch zu verursachen. Die Kenntnis der Ursache meines Leidens hilft wenig bei der Behandlung und gar nicht bei der Ausheilung des Symptoms. Vielmehr motiviert mich das Symptom, aktiv zu werden und einen Heilungsprozess zu initiieren: zum Arzt gehen, offene Wunden desinfizieren, den Beinbruch schienen, die eigenen Selbstheilungskräfte mithilfe der Vorstellungskraft aktivieren usw.

Bei vielen Krankheiten kann man ohne einen allzu großen Zweifel auf einen plausiblen Zusammenhang schließen:

Für die Behandlung einer Lungenentzündung (Pneumonie) ist es sehr relevant, wodurch diese Entzündung hervorgerufen wurde.

Wenn Fremdkörper in die Lunge eindringen

a) durch aufsteigende Magensäure beim Erbrechen oder
b) durch starke Staubbelastung, giftige, reizende oder ätzende Substanzen oder
c) durch Keime oder Viren

und wenn das Immunsystem nicht damit fertig wird, entwickelt der Mensch in der Regel eine Lungenentzündung (Pneumonie) mit Symptomen wie Husten, Auswurf, Fieber, veränderter Atmung, allgemeiner Schwäche: Ursache → Wirkung.

Entsteht andersherum eine akute oder chronische Entzündung der Lungenbläschen beziehungsweise des Lungengewebes, schwellen die entzündeten Areale an und wird in

---

[21] Insgesamt wird geschätzt, dass in Europa im Zuge der Hexenverfolgung drei Millionen Menschen der Prozess gemacht wurde, wobei 40.000 bis 60.000 Betroffene hingerichtet wurden. Der Höhepunkt der Verfolgungswelle in Europa lag zwischen 1550 und 1650.
Die heutige (2021) Bevölkerung zu überzeugen, dass das Tragen einer Maske im Freien gegen die Ausbreitung der Corona-Pandemie nicht wirksam ist, ist etwa so hoffnungsvoll, wie im Mittelalter die Bevölkerung zu überzeugen, dass die Verbrennung von Hexen gegen die Ausbreitung des schwarzen Todes nicht wirksam ist.

der Lunge Flüssigkeit eingelagert, schließt man daraus, dass mit größter Wahrscheinlichkeit eine der obigen drei Ursachen im Spiel war: Wirkung → Ursache.

Üblicherweise ist es aus den Umständen mehr oder weniger eindeutig zu erkennen, um welche der oben angeführten Ursachen es geht. Mindestens eine von den drei Ursachen ist notwendig und hinreichend für die Wirkung, in diesem Fall eine Lungenentzündung. Die Kenntnis der Ursache hilft hier, die richtige, am besten unterstützende Behandlung für das Leiden zu finden. Das Symptom motiviert, eine angemessene Behandlung zu initiieren: zum Arzt zu gehen, die eine oder die andere Ursache mit entsprechenden Medikamenten zu beseitigen und die eigenen Selbstheilungskräfte mithilfe der Vorstellungskraft zu aktivieren.

Diese materiell erklärenden Ursachen beantworten aber nicht die Frage, warum ein Mensch überhaupt einen Unfall oder eine Krankheit erleidet.

Wenn ich mir beim Skilaufen ein Bein breche, kann ich aus verschiedenen Ursachen eine auswählen, die hinter der materiellen Ursache – blitzartige Übertragung der fokussierten Energie auf mein Bein – steckt:

verhaltenspsychologisch:
- mein Verhalten und mein Können des Skilaufens unter den gegebenen Bedingungen auf der Skipiste oder

tiefenpsychologisch:

- mein mir unbewusster Wunsch, einen Unfall zu erleiden, sodass ich krankgeschrieben werde und Mitleid bekomme oder

religiös-moralisch:

- als Strafe Gottes für diese oder jene Verfehlung meinerseits oder

abergläubisch-spirituell-metaphysisch:

- in meinem Schicksal im Sinne der Astrologie oder die Wirkung einer Verhexung durch den „bösen Blick" usw.

Je nachdem, welcher Überzeugung ich bin, kann ich mich bemühen, mit dieser Ursache beim nächsten Besuch auf der Skipiste oder in der Kirche umzugehen. So oder so muss ich aber mein gebrochenes Bein behandeln lassen, wobei eine zukünftige Besserung der einen oder der anderen möglichen Ursache – Verhalten, Unbewusstes, Strafe, Metaphysik – mir in der Gegenwart bei der Ausheilung meines Beinbruchs wenig helfen wird.

Wie bei einem Unfall, so ist es auch bei jeder Krankheit. Das Wissen um eine eventuelle Ursache hinter der offensichtlichen, materiellen Ursache, ob psychologischen, irdischen oder göttlichen Ursprungs, wird kaum helfen, das vorhandene Leiden zu lindern.

Es stimmt schon, Antibiotika sind hilfreich bei bakteriellen Infektionen und Impfungen können vor Ansteckungen schützen. In beiden Fällen wird das eigene Immunsystem unterstützt.

Jede Heilung ist letztendlich immer eine Selbstheilung, wobei die positiv eingestellte Vorstellungskraft als Heilmittel wirken kann.

Wirksam ist es in aller Regel, seine Krankheit mutig zu akzeptieren, sich seinem Schicksal zuversichtlich hinzugeben und Vertrauen in seine Selbstheilungskräfte und die medizinische Behandlung zu entwickeln.

Bei einer Krebserkrankung hilft es wenig, im Unbewussten nach einem kryptogenen Ursprung zu suchen.[22] Viel besser ist es, mithilfe der durch die Vorstellungskraft gestärkten Selbstheilungskräfte zu versuchen, den Tumor zu beseitigen. Wenn diese überfordert sind, können Chirurgie, Strahlen- und Chemotherapie sie unterstützen. Sobald der Krebs so gut wie möglich vom Körper eliminiert ist, können die Selbstheilungskräfte wieder übernehmen und die Heilung vorantreiben.

Komplexe, bislang von der Schulmedizin kaum verstandene Krankheiten wie amyotrophe Lateralsklerose (ALS), Krebs, multiple Sklerose (MS) u. a. organisieren sich selbst dynamisch aus unbewussten Prozessen, deren Entstehung bislang kaum auf eine eindeutig hinreichende und notwendige Ursache zurückzuführen ist. Wie wir aus der Quantenphysik schon lange wissen, können wir nicht alles, was in der Welt geschieht, linear-kausal verstehen.

Abgrenzung von Esoterik, Geistheilung, Metaphysik, Religion, Schamanismus, Scharlatanerie, Spiritualität o. Ä[23]

Sämtliche Ideen in diesem Buch gehören in den Bereich der modernen, evidenzbasierten Schulmedizin. Gleichzeitig ist die Idee „Selbstheilung" uralt und seit Anbeginn der Geschichte der Menschheit bis heute in Esoterik, Geistheilung, Religion, Schamanismus, Spiritualität etc. in der einen oder anderen Form immer wieder zu finden. Esoterik, Geistheilung, Religion, Schamanismus, Spiritualität etc. basieren auf metaphysischen

---

[22] Es ist zwecklos nach der Ursache einer Krankheit im Unbewussten des Patienten zu suchen. Die Ursache eines Brustkrebses, z. B. in einem Beziehungsproblem finden zu wollen, grenzt an Aberglaube. Es mag wohl sein, dass eine Beziehungsproblematik eine Frau sehr stresst und das Immunsystem durch den Stress geschwächt wird, sodass eine lauernde Veranlagung zur Krebserkrankung begünstigt und sogar getriggert wird, aber diese Problematik zu lösen, wird den Krebs sicherlich nicht aus dem Körper katapultieren. Eine Frau ist viel besser beraten, den Krebs selbst mit allen möglichen Mitteln anzupacken, wobei die Vorstellungskraft als Heilmittel zur Stärkung der Selbstheilung sehr hilfreich sein kann.

[23] Siehe auch das Kap. „Fallbeispiele", Abschn. „Entstehungsgeschichte und ‚Sinn' einer Krankheit".

Prämissen: Krankheiten entstehen z. B. durch die Besetzung des Körpers durch Dämonen, Heilung entsteht durch den Sieg des Schamanen über diese; oder Krankheiten wollen uns eine Botschaft vermitteln und Heilung entsteht aus der Bewusstwerdung und Befolgung dieser Botschaft; Krankheit sei eine Folge der karmischen Vergeltungskausalität und Heilung erfolge durch die Wiedergutmachung dieses schlechten Karmas; Krankheit entstehe aus Gottesferne und Heilung durch die neuerliche Annäherung an das Göttliche usw. Im krassen Gegensatz dazu stehen die Prämissen der Naturwissenschaft: Krankheiten entstehen z. B. durch Viren, Bakterien, Schmutz, Fehlfunktionen der Organe, fehlende Abwehrkräfte oder Störung der Dynamik der Chronobiologie.

Mit dieser Arbeit versuche ich klarzumachen, dass unter Berücksichtigung der Vorstellungskraft als Heilmittel im Sinne eines Placebo-/Sanoboeffekts sogar Fernheilung, Geistheilung, metaphysische Heilung o. Ä. schulmedizinisch erklärt und verstanden werden können, ohne auf irgendeine esoterische, spirituelle, religiöse oder sonstige Metaphysik (übersinnliche Kräfte usw.) zurückgreifen zu müssen. Umgekehrt schließt meine Erklärung jegliche Art von Heilung aus, bei der der Geheilte nichts von der „heilenden Bitte" weiß, z. B. Berichte von Menschen, die für andere Personen einen „Heilstrom" aufgenommen haben oder für diese Personen gebetet haben, ohne es ihnen mitzuteilen.

Der Mensch an sich und heutzutage wahrscheinlich noch mehr als früher hat größte Schwierigkeiten, die Gemeinheiten des Lebens und die Ungerechtigkeit ihrer Verteilung zu akzeptieren. So besteht die Gefahr, dass er sein Schicksal um Gerechtigkeit und Güte anfleht und sich mit Leichtgläubigkeit dem Geschäftsmodell eines Selbstheilungsapostels unterordnet und hingibt. Alternativ erfindet er vielleicht aus purer Verzweiflung haarsträubende, mythopoetische Anthropomorphismen, um die Entstehung seines Leidens zu erklären: Westlich psychologisierte Umdeutungen der karmischen Vergeltungskausalität projiziert er in sein mutmaßliches „fehlerhaftes" Verhalten usw.

Jedes Individuum trifft die Diagnose einer schweren Krankheit mehr oder weniger schwer, je nachdem, wie es diese aufgrund seiner Konstitution und Erfahrungen verarbeitet. Die Diagnose allein führt häufig zu einer vorübergehenden leichten bis mittelschweren Traumatisierung(Fang et al. 2012; Slovacek et al. 2009) bzw. zu einem mentalen Zustand, in dem der Betroffene in eine Art Spontantrance fällt: Sein Verstand hört quasi auf zu funktionieren und er ist offen für alle Art Suggestionen aus seiner Umwelt, vor allem für solche, die seinen Gesundheitszustand betreffen (Spiegel et al. 1988; Schmid 2013). Ähnlich wie ein Stammesmitglied in einer archaischen Kultur durch den Todesfluch des Medizinmanns riskiert der Betroffene, sich bei der Diagnosestellung aufzugeben und auch von den anderen aufgegeben zu werden (Stumpfe 1975, Stumpfe 1974, Stumpfe 1973, Schmid 2009): „Ich bin für die anderen tabu!"[24] Der Betroffene verfällt aus Verzweiflung ins magische Denken (Frazer 1928; Bell et al. 2007; Brugger und Graves 1997; Forgas 2013; Subbotsky 2010; Taylor et al. 2002; Zusne Jones 1989 – siehe auch (Schmid 2015c)).

---

[24] „Ich werde von den anderen gemieden!"

Scharlatane, Gesundheitsgurus und selbst gesalbte Heiler nutzen diese Verzweiflung maßlos aus, um gutes Geld zu verdienen. Nicht selten litten sie selbst an einer schwerwiegenden Verletzung oder Krankheit, die während der Anwendung von unzähligen Heilverfahren spontan und entgegen der schulmedizinischen Lehrmeinung ausheilte. Wie der Börsianer, der so lange an einem Anlage-Algorithmus herumgeschraubt hat, bis er endlich und eher per Zufall einen Treffer landet, einen falsch positiven Treffer,[25] und „Heureka!" schreit und der von diesem Augenblick an der felsenfesten Überzeugung ist, eine Art Schlüssel zum Gewinn entdeckt zu haben.

Im Internet und in den Buchläden wimmelt es von solch selbst gebastelten Hypothesen zur Entstehung von Krankheiten, zusammen mit fragwürdigen Heilverfahren wie „Aura/Psyche-Chirurgie", „Bioresonanz" (Dorsch und Kolt 2019), „Energie-Psychologie" u. a. m.

Leider ist es sowohl Laien wie auch Medizinern zu wenig bewusst, dass sogar die knallharten schulmedizinischen Verfahren, wie z. B. Chirurgie, Strahlentherapie und Chemotherapie, sich letztlich zu 100 % auf die Selbstheilungskräfte des Betroffenen verlassen müssen.

Wundersame Berichte über die Remission oft langjähriger Erkrankungen in eindeutigem Zusammenhang mit der mutmaßlichen Aufnahme eines „Heilstroms", einer göttlichen, höheren, metaphysischen, morphogenetischen, mystischen, spirituellen Kraft o. Ä. findet man in der Geschichte der Medizin sowie in esoterischen, religiösen und spirituellen Kreisen der Gegenwart in Hülle und Fülle. Hier meinen die Betroffenen zu *wissen* und *glauben* nicht nur, dass es so etwas wie eine *Vis vitalis,* eine sog. Lebenskraft gibt, die man wissenschaftlich nicht messen kann, die aber für den Betroffenen wahrnehmbar ist. Die heilende Wirkung dieser Lebenskraft sei in jedem Menschen vorhanden. Man müsse nur lernen, sich ihr (wieder) zu öffnen, um sie von außen oder von innen her auf irgendeine, der jeweiligen Überzeugung entsprechenden Art – im Sinne einer Selbstheilungsgeschichte – zu empfangen und wirken zu lassen. Selbstverständlich brauche man dazu einen Agenten in Form eines Gottes, Heilers, Objekts oder Orts, der dem Betroffenen diese Heilkraft zukommen lässt und/oder sie aktiviert.

Diese Art selbstheilender Ideen kann bei stark gläubigen und entsprechend sozialisierten Kranken zu spektakulären Heilungsergebnissen führen, z. B. sogar plötzlich während eines Vortrags. Es ist bemerkenswert, wie archetypisch die Erlebnisberichte solcher Spontanheilungen sind, d. h. wie sie sich ähneln quer durch die Geschichte der Menschheit, in den unterschiedlichsten Kulturkreisen und Glaubensbekenntnissen.

---

[25] Wenn man viele Versuche eines Heilverfahrens an Menschen durchführt, wird ein bestimmter Prozentsatz der Ergebnisse nur zufällig ein positives Resultat ergeben, d. h., es ist falsch positiv. Bei der Durchführung eines Hypothesentests mit Mehrfachvergleichen kann es vorkommen, dass ein Ergebnis auftritt, das scheinbar eine statistische Signifikanz in der abhängigen Variable zeigt, auch wenn keine vorhanden ist. Der Bonferroni-Test ist eine Art von Mehrfachvergleichstest, der in der statistischen Analyse verwendet wird, um solche statistischen Kurzschlüsse zu korrigieren.

Immer wieder begegnet man Internet-Webseiten oder -Filmen, in denen ein selbst ernannter Guru – siehe Abschn. „Der Profiheiler" im Kap. „Bewusstseinsmedizin: Selbstheilung durch Vorstellungskraft" – erzählt, wie er sich selbst von einer angeblich unheilbaren Krankheit spontan bzw. mit einer besonderen Methode geheilt hat, die er nun gerne weitergeben möchte. Eine Analyse der zugrunde liegenden Logik dieser Methoden zeigt in der Regel, dass jede mit den erwähnten sechs Elementen – siehe Abschn. „Psychogene Heilung" – jeweils zu einem ausgeklügelten, raffinierten „Businessmodell" aufgebaut und zusammengebastelt wurde.

Schamanismus

Es gibt seriöse Arbeiten, die den Schamanismus durch Bilder (Achterberg 1985) und magisches Denken (Frazer 1928) mit der modernen Medizin verbinden. Eine anthropologische Perspektive auf die Trancesprache, wie diese z. B. ausführlich von Professor Walter Bongartz auf dem virtuellen Jahreskongress der Schweizerischen Ärztegesellschaft für Hypnose (SMSH) 2020 vorgetragen wurde, zeigt, wie viel wir noch heute von der Weisheit unserer Vorfahren lernen können.

Aber das Weltbild des Schamanismus enthält eine Metaphysik, die mit der modernen Wissenschaft nicht kompatibel ist. Üblicherweise entstehen Krankheiten durch den Verlust der Seele bzw. von Seelenanteilen, die von Dämonen besetzt oder entführt wurden. Die Aufgabe des Schamanen ist es, diese Dämonen (in Trance) während des schamanischen Rituals zu erobern und die verlorene Seele bzw. die verlorenen Seelenanteile dem (kranken) Besitzer zurückzubringen. Das Gedankengut des Schamanismus könnte mehrere Bibliotheken füllen.

Aus der Perspektive der modernen medizinischen Hypnose spielt hier der Placebo-/Sanaboeffekt die maßgebende Rolle im Heilungsprozess und nicht der metaphysische Kampf zwischen dem Schamanen und den Dämonen in einer geistigen Welt.

Esoterik

Die Idee der „Selbstheilung" beruht auf der Idee, dass der Mensch mithilfe von seinem „Selbst" sich selbst heilen kann. Zugrunde liegt ein bewusstseinshierarchisches Menschenbild, in dem das „Ich" zuoberst auf einem „persönlichen Unbewussten" und dieses auf einem „kollektiven Unbewussten" liegt. Krankheiten entstehen aus Blockaden irgendwo in dem „persönlichen oder kollektiven Unbewussten". Diese Blockaden erleben wir als körperliche Beschwerden, wenn verdrängte, krank machende Bilder sich in einem Symptom materialisieren.

Das Ich, das persönliche Unbewusste und das kollektive Unbewusste lägen letztendlich oberhalb eines ursprünglichen „Ur-Unbewussten: Selbst", wo alles rein und frei von Blockaden (bzw. den daraus entstandenen Krankheiten) sei.

Dank unseren Symptomen können wir einiges über uns selbst auf der „Ich-Ebene" lernen, indem wir verstehen, was wir im persönlichen und kollektiven Leben alles verdrängen. Wenn wir diese Blockaden durchbrechen, werden wir von den daraus entstandenen Krankheiten befreit und erreichen den Zustand der Gesundheit, der jedem Menschen in seinem „Ur-Unbewussten: Selbst" angeboren ist.

Laut diesem Krankheitsmodell hätte nur eine absolut unbewusste Kreatur nichts zu verdrängen und wäre gänzlich ohne Blockaden total gesund.

Warum wird der Begriff „Selbstheilung" schnell in die Esoterik-Ecke abgeschoben?

Der vermeintlich hilflos an einer Krankheit leidende Mensch hat evtl. das Gefühl, unachtsam, fehlerhaft, lasterhaft und gesinnungslos gehandelt zu haben (Schuldprinzip I – siehe (Schmid 2015c)) und/oder das Gefühl, dem Schicksal vielleicht nicht genügend Opfer gebracht zu haben (Schuldprinzip II) und fragt sich sodann z. B.:

„Also, wenn ich so krank sein muss, was will diese Krankheit mir nun sagen?"

Früher haben wir Menschen derartige Probleme – Krankheit, Wetter, Hungersnot usw. – den Göttern überlassen bzw. magisch etwa so gedacht:

„Wir brauchen dringend Regen. Die Götter kontrollieren das Wetter. Wir haben keinen Regen, weil die Götter auf uns böse sind, und wir sind schuld. Selbst wenn uns nichts einfällt, warum die Götter überhaupt mit uns böse sein sollten, können wir trotzdem mit dem Opfer eines erstgeborenen Sohns versuchen, ihre Wut zu mildern."

Der magisch denkende Mensch stellte sich oft Fragen im Sinne von: *„Was will das Wetter von mir oder was will mir das Wetter sagen?"* Und noch heutzutage ist die psychologische Haltung des an einer ernsthaften Krankheit leidenden Menschen nicht so viel anders: Er sucht allzu oft und verzweifelt die Schuld bei sich, statt sich zuversichtlich mit einer aktiven Bewältigungsstrategie für diese herausfordernde Situation zu befassen.

Es ist zwar so, dass man bei Regenwetter dem häuslichen Leben mehr Aufmerksamkeit schenkt, aber das Regenwetter will einem dieses genauso wenig sagen, wie eine Krankheit dem Betroffenen irgendeine Botschaft vermitteln will. Es liegt in der Natur jedes gestressten, emotionell isolierten Menschen, dass er einen Grund für jedes Geschehen finden will. Er sucht Wege, um aus der Auswegs-, Hilf- und Hoffnungslosigkeit seiner Krankheit zu finden.

In dieser Käfigsituation entstehen Schuldgefühle als ein verzweifelter Versuch, die Kontrolle über den eigenen Körper wiederzugewinnen. Denn wäre der Betroffene durch sein Verhalten „selbst schuld" an seinem Leiden, bräuchte er bloß diese oder jene Verhaltensweise zu ändern, um sich wieder zu heilen (Schinardi und Schmid 2021). Über eine Wechselwirkung zwischen der Psyche und jeder einzelnen erkrankten Zelle hofft der Betroffene, sich seiner Defizite bewusst zu werden, durch diese Bewusstwerdung, sein wahres Ich „wiederzufinden", die Krankheit dadurch zu beeinflussen und eine Heilung zu begünstigen, ja, evtl. sogar im Falle einer schwerwiegenden Krankheit wie z. B.

Krebs, eine Wunderheilung zu ermöglichen. Aber nicht jeder Musiker ist ein Mozart, und so wird ein Mensch nur gelegentlich eine Wunderheilung erleben.

Insofern man das Selbst als eine geistige, vom Körper unabhängige Entität versteht, geschieht die „Selbst"-heilung durch immaterielle Prozesse, nicht wie beim Placebo-/Sanaboeffekt durch körperliche Wirkungsweisen.

Wissenschafts-, Pseudowissenschafts- und Verschwörungstheorien

Die uralte Idee der Selbstheilung taucht heutzutage in modernisierten Konzepten wieder auf: so spricht man von „Quantenheilung", „Energiemedizin", „Heilungsschlüssel" u. a. m. Anhand welcher Kriterien ist es möglich, zwischen einer ernst zu nehmenden Theorie/Überlegung und Humbug zu unterscheiden? Zu diesem Zweck mache ich einen kurzen Exkurs zum Begriff der Theorie.

Theorien sind Gedankengebäude mit z. B. einem wissenschaftlichen, geschäftsorientierten, schamanischen, esoterischen, spirituellen oder religiösen Inhalt, die – wie oben gerade ausgeführt – sogar auf metaphysischen Prämissen (z. B. Dämonen, Botschaften, Karma, Gott)[26] basieren können. Und dann gibt es noch Verschwörungstheorien, auf die ich unten ebenfalls näher eingehe.

Theorien haben drei Kernmerkmale:

1. Mustererkennung
2. Die Suche nach verborgenen Erklärungen und Antworten für bis dahin noch nicht verstandene, beobachtete Muster, wobei es vor allem um das Entdecken und Beschreiben einer Kraft hinter den Phänomenen und Ereignissen geht
3. Selbstkonsistenz bzw. eine in sich widerspruchsfreie Logik für diese Erklärungen, Antworten, Entdeckungen und Beschreibungen

Der Begriff „Verschwörung" im Wort „Verschwörungstheorie" unterstellt der Theorie, dass die gesuchte oder postulierte Kraft „böse" ist und hinter den Kulissen absichtlich schädlich wirkt, im Sinne einer negativen Macht, die gegen eine gute herrschende Ordnung intrigiert. Wissenschaft, Religion und Verschwörungstheorien akzeptieren die Welt nicht einfach so, wie sie erscheint, sondern suchen nach erklärenden vorhersagbaren Mustern, wobei jedes in sich widerspruchsfrei sein sollte. Während in der Wissenschaft

---

[26] Zum Beispiel die Besetzung des Körpers durch Dämonen und Heilung durch den siegreichen Kampf des Schamanen mit ihnen; oder Krankheiten wollen uns eine Botschaft vermitteln und Heilung entsteht aus der Bewusstwerdung und Befolgung dieser Botschaft; Krankheit sei eine Folge der karmischen Vergeltungskausalität und Heilung erfolge durch die Wiedergutmachung dieses schlechten Karmas; Krankheit entsteht durch Gottesferne und Heilung durch die neuerliche Annäherung an das Göttliche (*„Wenn Gott will!"*) usw.

nach Widersprüchen geradezu gesucht wird, geht es bei pseudowissenschaftlichen, spirituellen, religiösen und Verschwörungstheorien vor allem um unbedingten Glauben und die stete Bestätigung.

Wissenschaftliche Hypothesen können also prinzipiell widerlegt werden, oder anders ausgedrückt: Jede wissenschaftliche Wahrheit basiert auf *Induktion: „Weil es gestern so war und heute so ist, wird es auch morgen so sein!"* Kennen Sie die Geschichte von Bertrand Russels (1872–1970) Huhn (Russell 1959, S. 63)? Das unschuldige Huhn glaubte aus eigener Erfahrung fest daran, dass der Bauer es gut mit ihm meinte, da er ihm jeden Tag frischen, schmackhaften Mais kredenzte. Und dieser Glaube hielt sich mindestens bis zu diesem einen schicksalhaften Tag, an dem der Bauer außer dem Futter ein Beil mitbrachte! Nicht ungleich diesem Huhn setzen auch wir im Alltag etwas leichtgläubig voraus, dass z. B. alles, was nach oben entschwindet, auch irgendwann wieder zu Boden fallen wird oder dass die Sonne auch morgen wieder aufgehen wird.

Aus hypothetischen Theorien folgen konkret-operationelle Modelle. Ein Modell dient dazu, das Verhalten eines Systems, wie z. B. die Heilung des menschlichen Organismus, wiederzugeben und allenfalls sogar vorherzusagen. Aber wenn das Modell zu hohe Ansprüche erhebt, läuft es Gefahr, zu einem Prinzip oder zu einer Reihe von Prinzipien und als unbestreitbar wahr festgelegt zu werden. In diesem Fall wird das ursprünglich wissenschaftliche und per definitionem widerlegbare Modell als Dogma missbraucht.

Ein Ansatz, der auf einer wissenschaftlichen Theorie aufbaut, ist akzeptabel, wenn das Modell zu 85 % oder mehr mit der Realität übereinstimmt. Welche Parameter und wie diese gemessen werden, um die erwähnten 85 % Güte für die Vorhersage des gesundheitlichen Wohlergehens eines bestimmten Menschen oder gar der Weltbevölkerung zu erreichen, hängt von einer unüberschaubar großen Menge unabhängiger Wertesysteme[27] ab. Die so ermittelten Prognosen hängen letztendlich nur indirekt mit

---

[27] Mehr oder weniger orthogonale, dichotome Wertesysteme können eine maßgebende Rolle bei der Aufstellung eines Modells spielen. Zum Beispiel bei der sog. Corona-Krise 2020/2021: Die Todesrate minimieren vs. die Intensivpflegestationen nicht überfüllen; individuelle Bewegungsfreiheit maximieren vs. die Ansteckung minimieren; das menschliche Bedürfnis nach Nähe optimieren vs. die soziale Distanz in der Bevölkerung maximieren; die wirtschaftliche Freiheit maximieren vs. die wirtschaftlich einschränkenden Konsequenzen von Maßnahmen wie Lockdown/Kurzarbeit/Homeoffice minimieren; Demokratie maximieren vs. Verordnungen der Regierungen minimieren. So werden aus einst höchst wissenschaftlichen Modellen politisch motivierte Verbote wie Pilze aus dem Boden jeder Gesellschaft sprießen. Etwas spitzfindig könnte man sagen: *„Wenn Verbote etwas positiv revolutionieren würden, würden wir sie wählen. Aber wenn Wahlen etwas revolutionär verändern würden, wären sie verboten."*

Im Fall der erwähnten Corona-Pandemie von 2020/2021 könnten wir ein epidemiologisches Modell aufstellen, das beispielsweise die Infektions- oder Todesrate unter die Lupe nimmt. Dazu kommen Modelle, welche die Wirksamkeit der verschiedenen Gesichtsmasken, Social-Distancing-Maßnahmen, Quarantäne, Lockdowns u. a. m. einschätzen. Parallel dazu müssen wir zudem mit Modellen abschätzen können, wie die Individuen mit diesen verschiedenen Informationen umgehen: die gesundheitlichen Implikationen ihrer Ängste vor einer Ansteckung (Noceboeffekt), Panikreaktionen und ihre Bereitschaft, die wissenschaftlich evidenzbasierten Maßnahmen zu

dem ursprünglichen biodynamischen System unter Beobachtung, z. B. den Coronavirus-Infektions- und Todesraten von 2020/2021, zusammen.

Schlussendlich weiß tatsächlich niemand, wie es morgen wirklich sein wird, auch die Wissenschaft nicht. Bei Verschwörungstheorien und anderweitigen ist es genau das Gegenteil: Verschwörungstheoretiker und Gläubige wissen zu 100 %, wie es wirklich ist, sie kennen die (alleinige) Wahrheit – ganz wie Bertrand Russels Huhn! Gemeinsam ist allen drei Gedankenkonstrukten (Wissenschafts-, Pseudowissenschafts- und Verschwörungstheorien) eine Ähnlichkeit mit dem Wahn oder gemäß dem Philosophen Theodor W. Adorno (1903–1969): Die Paranoia ist die Kehrseite des Wissens.

In unserer Kultur haben wir die Demut verlernt, das Unausweichliche zu akzeptieren. Vielmehr versuchen wir, das Unabänderliche zu verleugnen und mit allerlei Tricks zu umgehen. Die Spitzenmedizin tut das, indem Therapien ad absurdum geführt und beträchtliche Nebenwirkungen in Kauf genommen werden, welche das Leben der Patienten zwar verlängern, ihre Lebensqualität oft aber beträchtlich schmälern. In esoterischen Kreisen sucht man Zuflucht zu haarsträubenden Theorien und Behandlungsmethoden, welche dem Patienten nichts nützen. Etwas provokativ haben sowohl die hartgesottenen Esoteriker als auch die übereifrigen Spitzenmediziner etwas gemeinsam: Aufgrund ihrer Unfähigkeit, im Angesicht einer schwerwiegenden Krankheit wie z. B. Krebs, den Tod in seiner Unabänderlichkeit zu akzeptieren, werden beide Konzepte so weit strapaziert, dass es nur noch um das nackte Überleben und nicht mehr um die Lebensqualität geht.

Das Feld psychogener Heilungsphänomene

Einer Nahtstelle zwischen seelischem und somatischem Geschehen begegnen wir bei der psychogenen Heilung. Dieses Rätsel ist Gegenstand interdisziplinärer Forschung, die u. a. Bereiche der Anthropologie, Ethnologie, Medizin, Philosophie, Physik, Psychologie, Soziologie und Theologie einbezieht. Um die wissenschaftlichen Ursprünge des Phä-

---

befolgen bzw. sich dagegenzustellen. Es braucht darüber hinaus auch Modelle zur Abschätzung der individuellen und gesellschaftlichen Reaktionen auf die sozialen Folgen der Maßnahmen zur Eindämmung der Infektion: Mass Psychogenic Illness (MPI), Panik, Demonstrationen, Verschwörungstheorien u. a. m. Des Weiteren brauchen wir Modelle für die wirtschaftlichen Konsequenzen der empfohlenen Maßnahmen und der Reaktionen auf diese Maßnahmen. Schließlich müssen wir das alles im Rahmen eines gegebenen politischen Systems modellieren: Diktatur vs. Demokratie, Sozialismus vs. Kapitalismus etc., sodass die jeweiligen Politiker Entscheidungen treffen können, die wiederum auf die verschiedenen Modelle rückwirken werden.

Ein Modell dient dazu, das Verhalten eines Systems wiederzugeben und allenfalls sogar vorherzusagen. Aber wenn das Modell darüber hinaus benutzt wird, das menschliche Verhalten zu bestimmen, läuft es Gefahr, zu einem Prinzip oder einer Reihe von Prinzipien und als unbestreitbar wahr festgelegt zu werden. In diesem Fall wird das ursprünglich wissenschaftliche und per definitionem widerlegbare Modell als Dogma missbraucht.

nomens und seiner Erklärung aufzudecken, habe ich vor allem die neuere medizinische Literatur herangezogen. Bis in die 90er-Jahre des letzten Jahrhunderts und vor dem Aufkommen der Psychoneuroimmunologie (PNI) war das Interesse der medizinischen Gemeinschaft viel zu gering, um zuverlässige Aussagen über mutmaßliche physiologische Mechanismen psychogener Heilung machen zu können. Gleichwohl und da dieses Thema archetypisch, d. h. zeitlos und transkulturell ist, habe ich mich von jedem Zwang zum Aktualismus befreit: Neben dem gegenwärtigen medizinischen Forschungsstand geht es auch um die geschichtliche Tradition psychogener Heilung.

Hier werden psychogene Heilungen berücksichtigt, deren unterschiedliche Aspekte in der jeweiligen Fachliteratur genauer ausgeführt werden. Dabei geht es unter anderem um folgende Phänomene:

- Klassische psychogene Heilung
  - Voodoo-Heilung
  - Placeboeffekt
  - Kraftort-/Tempel-/Wallfahrt-Heilung
  - Heilkraft/Heilzauber/Heilung durch Magie
- Entspannungsreaktion
  - stressreduktionsbedingte Verminderung des Todesrisikos im Fall ernsthafter Erkrankung
  - positives Denken
  - Gelächter/Humor
- Heilung durch Gebet oder Beichte bzw. Geständnis eines pathogenen Geheimnisses in Glaubensgemeinschaften, Sekten und bei Naturvölkern:
  - Gesundbeten
  - Exorzismus/Teufelsaustreibung
  - Geistheilung
  - Stärkung des Lebenswillens/Stärkung des Willens, nicht zu sterben[28]
  - Geheilt-werden-/Sich-selbst-heilen-Komplex
- Vorahnung der eigenen Heilung:
  - Heilung durch Traum, sog. Heilträume oder „healing dreams"
  - Jahrestagreaktion
  - Heilungsvorzeichen, Heilungsvorgeschichten u. Ä.
- Persönlichkeits-, neurose- oder psychosebedingte Selbstheilung, Katharsis
  - persönlichkeitsbedingte Verminderung des Todesrisikos im Fall ernsthafter Erkrankung
  - Rückgang von hysterischen/dissoziativen und somatoformen Funktionsstörungen durch psychotherapeutische Behandlung

---

[28] *„So lebe, was nicht sterben will!"*

- Rückgang von halluzinatorischen oder wahnhaften Coenästhesien[29] durch psychotherapeutische Behandlung
• Wunderheilung, Spontanremission, plötzliche Rückbildung von Krebs (SRC)

Die Liste lässt sich leicht verlängern.

Die obigen Bereiche sind zum Teil willkürlich eingeteilt und weder unter logischen noch phänomenologischen Gesichtspunkten streng voneinander zu trennen, und sie greifen ineinander über. Ellenberger unternahm eine *ethnologisch-geografische Unterteilung* diverser therapeutischer Auffassungen des psychogenen Heilungsphänomens in Verbindung mit der jeweiligen Krankheitstheorie (Ellenberger HF 1973, S. 21–88). So klassifiziert er psychogene Heilungsprozesse, die u. a. anhand von Bedürfnisbefriedigung, Dämonenaustreibung, Entfernung eines Krankheitsobjekts, Gegenmagie, Glauben, Hypnose, Inkubation, Magie, Vergebung, Zeremonien und Zurückführung nach Verlust der Seele zu differenzieren sind.

Wegen der Vielfalt gleichwertiger Klassifizierungen habe ich für die Gliederung dieses Buches eine eigene, nachvollziehbare Klassifikation psychogener Heilungsphänomene erstellt, die auch für den interessierten Laien gut verständlich sein soll.

Insofern als jede Form psychogener Heilung eine Art Drama darstellt, habe ich meine Darstellung sämtlicher psychogener Heilungsfälle an eine Theorie der Dramaturgie angelehnt, die für die Schöpfung, Entwicklung und Analyse in Film und Fernsehen sehr erfolgreich ist (Phillips und Huntley 1996). Das gleiche Schema habe ich schon zur Unterteilung psychogener Todesfälle benutzt (Schmid 2009). Das Wissen, das wir aus psychogenen Todesfällen über psychogene Heilung gewinnen, gibt diesem Schema eine empirische Basis. Die Präsentation der Argumente in diesem Buch basiert auf der Logik dieser Strukturierung, d. h. auf einer *dramaturgischen Unterteilung* unterschiedlicher Bilder des psychogenen Heilungsphänomens. Sämtliche psychogenen Heilungsfälle lassen sich mehr oder weniger gut in einem von vier Formenkreisen unterbringen (siehe unten). Außerdem sind bei praktisch allen Einzelfällen und Studien zum Placeboeffekt, zur Psychoneuroimmunologie (PNI) usw. sechs dramaturgische Elemente nachzuweisen.

Dramaturgie der psychogenen Heilung

„Wie weiß ich, was ich denke, bis ich fühle, was ich tue!"
Gary Bruno Schmid

Das Licht der Heilung, von einer glühenden, lebendigen Imagination ausstrahlend, breitet sich im Geist aus und scheint durch die vermeintliche Grenze, welche die Psyche

---

[29] Coenästhesien sind Leibhalluzinationen, d. h. Täuschungen in Bezug auf die Körperwahrnehmung. Differenzialdiagnostisch sind diese Leibhalluzinationen mitunter schwer abzugrenzen von körperlichen Missempfindungen oder körperlichen Beschwerden anderer Ursache.

vom Soma trennt, um die Krankheit des physischen Leibes zu verbrennen. Etwas weniger mythopoetisch kann man hier auch von der „Wirksamkeit symbolischer Stimulation physiologischer Prozesse" sprechen (Kächele 1970, S. 124, Fußnote 10), die zwangsläufig zur Heilung führen, oder schlichter noch von psychogener Heilung.

In den folgenden Kapiteln möchte ich die Heilung kraft glaubensstarker, gefühlsbetonter Vorstellungen diskutieren. Solche Vorstellungen nenne ich „erlebte Selbstsuggestionen" und werde im Kap. „Bewusstseinsmedizin: Selbstheilung durch Vorstellungskraft" auf diesen Begriff zurückkommen. Mir geht es vor allem um eine übergreifende, intensive Auseinandersetzung mit diesem Thema aus mehreren Perspektiven.

Zu diesem Zweck habe ich versucht, das menschliche Drama der psychogenen Heilung anhand vier verschiedener Handlungsarten zu klassifizieren, welche jeweils die heilende, die Immunabwehr unterstützende Wirkung eines unbewussten psychologischen Prozesses im Körper auslösen:

1. durch die suggestive Intervention einer autoritären Drittperson oder Instanz
    (z. B. durch die Handlungen eines berühmten Arztes, Medizinmanns, Schamanen, Zauberers usw.),
2. durch die suggestive Intervention eines besonderen Objekts oder Ereignisses
    (z. B. durch Placebo, Talisman, Heiltraum usw.),
3. durch die suggestive Heilwirkung eines besonderen Orts, einer besonderen Zeit oder Beziehung
    (z. B. durch einen Kraft- oder Wallfahrtsort, durch eine Jahrestagsreaktion, durch die geliebte Mutter usw.),
4. durch die suggestive Heilwirkung besonderer innerer Bilder
    (z. B. durch eine kreative oder spirituelle Krise o. Ä. oder auch durch eine Beichte, das Geständnis eines pathogenen Geheimnisses u. a. m.).

Diese Kategorien benenne ich wie folgt:

1. Autoritätsheileffekt,
2. Objektheileffekt,
3. Ortsheileffekt,
4. Selbstheileffekt.

Auf die Beziehung, in der jede einzelne Kategorie zur Menschheitsgeschichte steht bzw. wie sie im Laufe der Phylogenese entstanden ist, bin ich im Kap. „Phylogenetische Überlegungen" in (Schmid 2009, S. 215–247) näher eingegangen.

Um diese Dramen besser zu verstehen, ist es nützlich, etwas über die Dramaturgie des menschlichen Lebens zu sagen: Die Geschichte der Menschheit besteht aus einer unüberblickbaren Zahl von verschiedenen, zum Teil ineinander verwobenen Geschichten, die das Leben jedes einzelnen Individuums umfassen. Das objektive Ziel dieser Geschichte, das auch jeden einzelnen Menschen etwas angeht, ist der Fortbestand der Menschheit, die Evolution.

Jede Person erlebt diese Menschheitsgeschichte aus einem persönlichen Blickwinkel. Sie ist und bleibt die *Hauptfigur ("main character")* in ihrer eigenen Geschichte.

Ein *Protagonist* – für einen Menschen die Immunabwehr, für einen Priester sein Gott – treibt die Geschichte in Richtung eines Ziels voran.

Ein *Antagonist* versucht, die Geschichte bzw. das Erreichen des Ziels aufzuhalten: für den Priester ist dies der Teufel; für den Menschen ist dies die Krankheit (oder ein Unfall).

In diesem Sinne lebt jeder Mensch in seiner subjektiven Geschichte, in der er individuell möglichst lange und gesund überleben und sich fortpflanzen möchte. Dabei werden seine Motive und Handlungen immer wieder infrage gestellt: *„Soll ich weitermachen wie zuvor oder eher die Richtung ändern?"* Der hauptsächliche Widerstand erwächst in ihm in der Person seines Gegenspielers *(„obstacle character"),* der ihn zwingt, standhaft zu bleiben oder doch Veränderungen einzuleiten.

Inspiriert von diesen Ideen habe ich den Aufbau dieser Arbeit gestaltet.

In den oben erwähnten Dramen ist der mit der Fähigkeit zur psychogenen Heilung ausgerüstete Mensch immer die *Hauptfigur,* durch deren Augen wir das Drama seiner subjektiven Geschichte hautnah miterleben.

Der *Protagonist* im Drama der psychogenen Heilung ist dasjenige heilende Agens, welches jeweils die heilende, die Immunabwehr stärkende Wirkung eines unbewussten physiologischen Prozesses im Körper auslöst. Es kann ein Agens sein,

1. das die suggestive Intervention in der *Psyche* des Betroffenen vornimmt, z. B. ein Arzt, ein Medizinmann, ein Schamane oder ein Voodoo-Zauberer,
2. das als Objekt oder Ereignis für den Betroffenen eine heilende Wirkung symbolisiert, z. B. ein Placebo, Talisman oder Heiltraum,
3. das als Ort, Zeit oder Beziehung für den Betroffenen eine heilende Wirkung konkretisiert, z. B. ein Kraft- oder Wallfahrtsort, ein Jahrestag, eine Geliebte oder
4. das – verkörpert durch besondere innere Bilder – eine Heilwirkung suggeriert.

Der *Antagonist,* der die Absicht des Protagonisten verhindern und den Betroffenen evtl. sogar umbringen will, ist eine die Krankheit unterstützende Instanz, die den Verlauf des psychogenen Heilungsprozesses aufzuhalten versucht. (Allerdings vertritt der Antagonist bezogen auf die Menschheitsgeschichte die Krankheit an sich.) Der Antagonist kann

1. eine Zweitmeinung sein, die einen negativen und evtl. stärkeren suggestiven Eingriff in die Psyche des Betroffenen bewirkt, z. B. eine Hiobsbotschaft durch einen noch berühmteren Arzt oder mächtigeren Medizinmann als den vorangegangenen Heiler,
2. neue Informationen bringen, die das für den Betroffenen eine heilende Wirkung symbolisierende Objekt oder Ereignis enttarnen, z. B. als bloßes Placebo, gefälschter Talisman bzw. vom Teufel vorgetäuschten Heiltraum,
3. einen frühzeitigen Weggang vom Ort oder Verlassenwerden von einer Person symbolisieren, dem/der eine heilende Wirkung zugesprochen wurde, oder auch eine

Entweihung eines Kraft-/Wallfahrtsorts oder Enttäuschung durch die bis dahin als wohltuend betrachtete Beziehung,
4. die bislang durch besondere innere Bilder verkörperte Heilwirkung negieren, z. B. durch Angst, Depression oder Zweifel

und dabei die heilende Wirkung eines salutogenen, unbewussten physiologischen Prozesses zunichtemachen. Jeder Fallbericht einer psychogenen Heilung spiegelt solch einen dramaturgischen Ablauf.[30]

Die ersten drei Kategorien der psychogenen Heilung enthalten eher *passive* Handlungsarten, wobei der Betroffene einen anderen Menschen, ein Objekt oder einen Ort als Kontrollinstanz („locus of control") über die Krankheit versteht (Antonovsky 1992); die vierte Kategorie ist die eher *aktive* Handlungsart, bei der der Betroffene sich selbst als Kontrollinstanz über die Krankheit ansieht.

Alle vier Kategorien haben mit einer Begegnung zu tun:

Beim Autoritäts- und Objektheileffekt begegnet der Kranke einer Autoritätsperson bzw. einem Objekt oder einer Handlung.

Beim Orts- und Selbstheileffekt findet eine Begegnung an einem Ort bzw. mit dem eigenen Selbst statt.

Bei allen vier Formenkreisen wirkt entweder der Satz:

- *„Du wirst gesund!"* (beim Autoritätsheileffekt und Objektheileffekt) oder der Satz
- *„Ich werde gesund!"* (beim Ortsheileffekt und Selbstheileffekt)

in der Hintergrundgeschichte des Selbstheilungsdramas. In der Tat sind diese Sätze vielleicht die suggestiv wichtigsten Gefüge von nur drei Wörtern, die es bei einer Heilung überhaupt gibt (Placebo-/Sanaboeffekt). Sie sind die semantischen Entsprechungen eines angeborenen psychophysiologischen Reflexes auf Emotionen, der noch kulturell konditioniert und suggestiv verstärkt werden kann bis hin zu einer heilsamen Reaktion.

Jede persönliche Geschichte ist in eine bestimmte Kultur eingebettet. Als Kultur kann man eine Gruppe von Menschen mit gemeinsamen Erwartungen, Normen und Zuge-

---

[30] Im Rahmen einer literarischen Dramatisierung müsste man noch die Perspektive des Sparringpartners („obstacle character") einführen, der während der subjektiven Geschichte, also während der psychogenen
Heilung, die Natur bzw. Haltung des Betroffenen zu ändern versucht und so die Entwicklung des Dramas auf der subjektiven Ebene vorantreibt. Solch eine Figur wäre z. B. ein bester Freund, die Geliebte, ein Kind, der Vater oder eine andere Hauptbezugsperson aus dem sozialen Umfeld des Betroffenen. Da die vorliegende Arbeit jedoch ein Sachbuch und kein Roman ist, lasse ich diese Perspektive in meinen Ausführungen außer Acht. Außerdem wäre bei einer psychogenen Heilung ein Gegenspieler bzw. Sparringpartner kontraproduktiv.

hörigkeiten bezeichnen. Erwartungen verstehe ich hier als Glaubenshaltungen – auch wissenschaftliche –, mit denen wir das Verständnis unserer Erlebniswelt strukturieren. Diese bewussten und unbewussten Gedanken-, Gefühls-, Sinnes- und Intuitionskonstrukte erlauben uns, die Zukunft mehr oder weniger zu antizipieren und dadurch unsere Zweifel und unsere Angst vor dem Unbekannten zu minimieren.

Für viele Menschen geht die Vorstellung des völlig Unbekannten im Rahmen eines entsprechenden Realitätskonstrukts automatisch mit der Antizipation von Unheil einher (Noceboeffekt). Zum Glück lösen zwei anthropologische Realitätskonstrukte der objektiven Welt die Heilwirkung „*Du wirst gesund!*" aus: Autoritätsheileffekt und Objektheileffekt, und zwei weitere Realitätskonstrukte der subjektiven Welt die Heilwirkung „*Ich werde gesund!*" aus: Ortsheileffekt und Selbstheileffekt.

Die Empirie der psychogenen Heilung ist ein Beweis für die Macht der Vorstellungskraft. Sie belegt zugleich die potenzielle somatische Heilwirkung, die Hypno- und Psychotherapie in sich bergen.

Ausblick: Selbstheilung und das Leben per se

> *„Der menschliche Körper ist eine Maschine, die selbst ihre Federn aufzieht; ein lebendiges Ebenbild der unaufhörlichen Bewegung. Die Nahrung erhält das, was die Bewegung hervorruft. Ohne Nahrung siecht die Seele dahin, verfällt in Raserei und stirbt an Entkräftung."*
> Julien Offray de La Mettrie (1709–1751)

Stellen Sie sich vor: Es gäbe eine Uhr und sobald sie aufhörte zu ticken, finge sie an, sich zu zersetzen. Science-Fiction? Nein, jeder lebende Organismus ist genau solch eine Uhr!

Schließlich trägt unser Mikrobiom dazu bei, uns zu entsorgen, was im Englischen als „thanatomicrobiome" bezeichnet wird. Nach unserem Tod hört das Immunsystem – und damit auch unsere Selbstheilung – auf zu arbeiten, sodass sich unsere Mikroben frei ausbreiten können. Unsere Darmbakterien beginnen, den Darm und das umliegende Gewebe von innen heraus zu verdauen. Am Ende des Lebens dringen sie in die Kapillaren und Lymphknoten ein und breiten sich in allen Organen, ja im ganzen Körper aus, da sie sich von dem chemischen Cocktail ernähren, der aus den geschädigten Zellen austritt.

Ja, der Mensch ist wohl eine seltsame Uhr!

Der wesentliche Unterschied zwischen der künstlichen Intelligenz eines Computers oder Roboters und der verkörperten Intelligenz des Menschen ist die Verwesung (Schmid 2022): Man kann sämtliche energieverbrauchenden Informationsverarbeitungsprozesse – die Software – des Computers oder des Roboters ausschalten und der „Körper" – die Hardware – bleibt auch ohne Stromzufuhr intakt und kann zu jedem beliebigen Zeitpunkt wieder eingeschaltet werden; stoppt man beim Menschen die gesamte energieverbrauchende Informationsverarbeitung, dann stirbt er und der Körper verwest. Das bedeutet, dass die energieverbrauchenden Informationsverarbeitungsprozesse und der Körper des menschlichen Wesens untrennbar sind: Ein Mensch⟵⟶Maschine-Isomorphismus ist prinzipiell unmöglich.

Der Mensch denkt und fühlt mit seinem Körper auf allen physikalischen Ebenen bis hin zu den atomaren, subatomaren und quantenphysikalischen Bereichen (Schmid 2015d, 2016). Selbst wenn die energieverbrauchende Informationsverarbeitung eines Computers auch auf der Basis der Quantenphysik funktioniert, ist die Existenz seines „Körpers" davon unabhängig: Kein elektronischer Baustein, kein Computerchip verwest, wenn er nicht mehr mit der Hilfe von Energie Information verarbeitet.

Empirische Erkenntnisse aus den Bereichen Psychoneuroimmunologie (PNI), Psychosomatik, Neuroplastizität des Gehirns usw. zeigen, dass die Wahrnehmung und das Denken den Körper auf molekularer Ebene verändern. Diese Phänomene können als ein bestimmendes Merkmal des Lebens angesehen werden. Hat ein Computer oder ein Computernetzwerk, das einen programmierten, sich entwickelnden Algorithmus verwendet, jemals die molekulare Natur seines eigenen Mechanismus verändert? Wenn nicht, kann eine Maschine dann als „lebendig" bezeichnet werden?

Die energieverbrauchende Informationsverarbeitung eines Lebewesens – nach meiner Definition das „Wesen"[31] oder zu Englisch „being" – muss verkörpert werden bzw. sich seinen Körper selbst organisieren, so wie der Körper eines Lebewesens Information mithilfe von Energie verarbeiten muss, um seinem Wesen Leben einzuhauchen. Stirbt das Lebewesen, geht sowohl seine energieverbrauchende Informationsverarbeitung wie auch sein Körper zugrunde. Die Verkörperung der energieverbrauchenden Informationsverarbeitung eines Lebewesens – seinen „Körper" – bezeichne ich als den „Leib"[32].

Der Begriff „Leben" ist bedeutungslos ohne die Begriffe „Wesen" und „Leib"; der Begriff „Wesen" ist bedeutungslos ohne die Begriffe „Leib" und „Leben"; und der Begriff „Leib" ist bedeutungslos ohne die Begriffe „Leben" und „Wesen": Jeder Begriff setzt die Existenz der beiden anderen voraus.

Das Leben an sich – eines jeden lebenden Organismus vom Menschen bis zum Einzeller – ist ein triadisches Aggregat (Leben, Leib, Wesen). Solch eine semantische Verquickung dreier ineinander übergreifender Begriffe: Leben, Leib, Wesen nennt man eine *Zweieinigkeit,* zwischen dem Leben und seinem Leib bzw. zwischen dem Leib und seinem Wesen bzw. zwischen dem Wesen und seinem Leben – siehe auch die ausführliche Diskussion zum Begriff „Zweieinigkeit" in meinem Buch „Quantum-Mind Hypothese: Zum Ursprung des Bewusstseins, Abschn. „Zweieinigkeit" (Schmid 2025, im Druck).

---

[31] Laut dieser meiner Definition hat ein unbelebtes Ding wie ein Stein oder ein Atom eine *Existenz* aber kein *Wesen*. Das *Wesen* umfasst die aeroben und anaeroben biochemischen Prozesse sämtlicher Lebewesen vom Menschen bis zur Urbakterie (Archaeen) und im Übrigen auch von hirntoten Menschen.

[32] Ich wurde darauf aufmerksam gemacht, dass ein bekanntes Zitat von Karlfried Graf Dürckheim (1896–1988) auch in diese Richtung geht: *„Der Körper, den ich habe, der Leib, der ich bin."*

Das in der Bewusstseinswissenschaft umstrittene Mind-Body-Problem bzw. *Körper-Geist-Problem* lässt sich auf diese Weise als *Wesen-Leib-Zweieinigkeit des Lebens* verstehen. Diese Zweieinigkeit besteht aus den drei inhärent miteinander ontologisch verwobenen Teilen: Leib, Wesen, Leben.[33]

Das Konzept „Verkörperung" im Sinne vom „Leib" bedingt die Existenz ihrer „Informationsverarbeitung" im Sinne vom „Wesen" und die eines „Lebewesens" im Sinne vom „Leben";

Das Konzept „Informationsverarbeitung" im Sinne vom „Wesen" bedingt die Existenz ihrer Verkörperung im Sinne vom „Leib" und die eines Lebewesens im Sinne vom „Leben";

Das Konzept „Lebewesen" im Sinne vom „Leben" bedingt die Existenz seiner Verkörperung im Sinne vom „Leib" und die seiner Informationsverarbeitung im Sinne vom „Wesen". Im Falle des Lebewesens impliziert diese Verquickung eine ontologische, d. h. einen seienden Zusammenhang zwischen den drei Begriffen, da „Lebewesen" ein Ding ist, das durch die Beobachtung zum Objekt wird – siehe (Schmid 2025, im Druck).

Diesen Gedanken folgend könnte man sagen, dass das Gehirn nicht in erster Linie zum Denken da ist, sondern dass es als Leitzentrale für die informationsverarbeitenden Prozesse von Wesen und Leib fungiert, um das sich selbst organisierende Leben zu erhalten.

Die Hypothese, dass das Leben aus einer Selbstorganisation der Materie entsteht, das vom Anorganischen zum Organischen evolviert und schließlich im Menschen gipfelt, kann als radikaler Materialismus bezeichnet werden. Somit wird das Innenleben des Menschen samt Bewusstsein, Geist, Gefühlen usw. – sog. Qualia –, auf physikalische Regungen zurückgeführt. Diese Idee ist nicht neu. Die französischen Aufklärer des 18. Jahrhunderts vertraten sie, vor allem der Arzt Julien Offray de La Mettrie (1709–1751),

---

[33] Die Liebe ist auch eine Zweieinigkeit, in diesem Fall zwischen dem liebenden und dem geliebten Menschen: Der Begriff „Liebe" ist sinnlos, ohne dass es einen Liebenden wie auch einen Geliebten gibt; der Begriff „Liebender" ist sinnlos ohne einen Geliebten und die Liebe; der Begriff „Geliebter" sinnlos ohne die Liebe und einen Liebenden. Jeder der drei Begriffe: „Liebe", „Liebender", „Geliebte" allein ist sinnlos ohne die anderen beiden; jeder Begriff bedingt jeweils die Existenz der zwei anderen.

Wegen der Wichtigkeit und Schwierigkeit des Begriffs „Zweieinigkeit" wiederhole ich das oben Gesagte nochmals mit einer leicht abgeänderten Semantik:

Das begriffliche, triadische Aggregat (Geliebte/r, Liebende/r, Liebe) ist eine Zweieinigkeit. Das Konzept „Geliebte/r" bedingt die Idee einer/s Liebenden und die der Liebe; das Konzept „Liebende/r" bedingt die Idee einer/s Geliebten und die der Liebe; das Konzept „Liebe" bedingt die Idee einer/s Liebenden und die einer/s Geliebten. Im Falle der Liebe impliziert diese Verquickung eine epistemologische, d. h. einen erkenntnistheoretischen Zusammenhang zwischen den drei Begriffen, da „Liebe" kein Ding ist. Sie wird persönlich erlebt, aber nicht als Objekt beobachtet.

Ich werde im Verlauf des Buchs mehrmals auf den Begriff „Zweieinigkeit" zurückkommen Der Begriff wird in Schmid 2025 (im Druck), Abschn. „Das Von-Neumann-Erkenntnisfenster und die Subjekt-Objekt-Zweieinigkeit des Bewusstseins", ausführlich diskutiert.

Mitglied der Tafelrunde Friedrichs des Großen von Preußen (1712–1786) in Sanssouci, in der atheistischen Kampfschrift *L'Homme-Machine* (1748).[34] Der Geist ist also nicht in der Maschine, sondern die Maschine ist der Geist ist die Maschine ... (vgl. (Koestler 1967; McGinn 2001; Ryle 1949)). Inzwischen wurde das mechanistische, kausal-deterministische Bild durch ein eher geheimnisvolles, quantenphysikalisches Gedankengebäude ergänzt (vgl. (Popper 1978, S. 224)).

Quantenphysik und psychogene Phänomene

Zum Abschluss stelle ich gerne die folgende Hypothese über den Zusammenhang zwischen der Selbstheilung und dem Leben an sich vor:

Selbstheilung ist notwendig und hinreichend für das Leben: Materie, die sich selbst heilen kann, ist lebendig, also ein Lebewesen; andererseits ist Materie, die sich nicht selbst heilen kann, tote Materie und nicht lebensfähig. Somit geht mit einer Stärkung der Selbstheilung die Stärkung des Lebens selbst einher.

Letztendlich mag das Phänomen der Selbstheilung in noch ungeklärter Weise mit quantenphysikalischen Phänomenen im Geist-Gehirn zusammenhängen (Schmid 2015a, 2015b, 2015d, 2016, 2017a, 2017b, 2018a, 2018b; Schmid und Dünki 2011, 2012). Aus dem Phänomen der quantenphysikalischen Verschränkung wissen wir, dass zwei oder mehrere, sogenannte verschränkte Teilchen als Ergebnis des Messvorgangs bestimmte Quantenzustände parallel zueinander unmittelbar ausrichten und dass diese „spukhafte Fernwirkung" (Einstein et al. 1935) seit nunmehr fast einem Jahrhundert immer wieder experimentell bestätigt wird (Eisenberg et al. 2004; Schaetz 2015; Zukowski et al. 1993). Dennoch wurden solche harten Fakten von zahlreichen Autoren aus den Bereichen Schamanismus, Esoterik, Spiritualität und Religion sowie von seriösen Vertretern der Komplementär- und Alternativmedizin, die ich hier lieber nicht zitiere, oft falsch interpretiert und missbraucht.

Diese Ideen werde ich ausführlicher im Kapitel „Bewusstseinsmedizin: Selbstheilung durch Vorstellungskraft" diskutieren, insbesondere im Abschn. „Information und Bewusstsein" – siehe auch (Schmid 2025, im Druck), insbesondere der Abschn. „Ausklang zum Abschnitt I".

Die Bewusstseinsmedizin – auch Mind-Body-Medizin genannt – ist eine empirische und Erfahrungswissenschaft, eng verwandt mit der Psychoneuroimmunologie (PNI). Und wie jede Wissenschaft basiert sie auf Theorien. Eine Theorie ist hilfreich, um die

---

[34] Selbst die Sprache erklärt La Mettrie mechanisch (Brüning 2023, Donnerstag 7. September 2023): „*So wie eine Geigensaite oder eine Cembalotaste schwingt und einen Ton hervorbringt, so werden die Gehirnfasern, die von den Schallwellen getroffen werden, angeregt, die Worte, die sie treffen, wiederzugeben oder zu wiederholen*" (La Mettrie 1748).

Vielfalt des Lebens zu ordnen. Diese kann ein wissenschaftliches genauso gut wie ein anderweitiges (schamanisches, esoterisches, spirituelles, religiöses) Gedankengebäude sein, wie z. B. sogar eine Verschwörungstheorie. Hier möchte ich aber betonen, dass sämtliche Ideen in diesem Buch anhand der Fachliteratur aus der modernen, evidenzbasierten Schulmedizin belegt sind.

Literatur

Achterberg J (1985) Imagery in healing: Shamanism and modern medicine. Shambhala, Boston, MA

Antonovsky A (1985) The life cycle, mental health and the sense of coherence. Isr J Psychiatry Relat Sci 22(4):273–280

Antonovsky A (1992) Janforum: locus of control theory. J Adv Nurs 17(8):1014–1015

Bachet JB, Afchain P, Fermanian C, Bouchahda M, Mitry E, Landi B, Andre T, Lievre A, Louvet C, Aegerter P, Levi F, Rougier P (2007) Cetuximab efficacy in patients treated routinely in university hospitals. Gastroenterol Clin Biol 31(11):941–949

Bell V, Reddy V, Halligan P, Kirov G, Ellis H (2007) Relative suppression of magical thinking: a transcranial magnetic stimulation study. Cortex 43(4):551–557

Benedetti F, Lanotte M, Lopiano L, Colloca L (2007) When words are painful: unraveling the mechanisms of the nocebo effect. Neuroscience 147(2):260–271

Bongartz B, Bongartz W (1999) Hypnose: Wie sie wirkt und wem sie hilft. Rowohlt Taschenbuch, Reinbek bei Hamburg

Bopp M, Braun J, Gutzwiller F, Faeh D (2012) Health risk or resource? Gradual and independent association between self-rated health and mortality persists over 30 years. PLoS ONE 7(2):e30795

Brugger P, Graves RE (1997) Right hemispatial inattention and magical ideation. Eur Arch Psychiatry Clin Neurosci 247(1):55–57

Brüning B, Engels H, Hattstein M, Rooosen FL (2023) Die Philosophie-Kalendar 2023. In: © 2022 Athesia Kalendarverlag GmbH D-U (Hrsg). Harenberg, Dortmund

Cagle RA (2004) Dream healing. Altern Ther Health Med 10(2):12

Corbin H (1981) Creative Imagination in the Sufism of Ibn 'Arabi (Manheim R, Trans. Vol. XCI). Princeton University Press, Princeton, N.J

Dittrich A (1985) Aetiologie-unabhängige Strukturen veränderter Wachbewusstseinszustände. Enke, Stuttgart

Dorsch W, Kolt A (2019) Einfache Testverfahren zur Überprüfung der Aussagekraft von Bioresonanz-basierten medizinischen Befunden – der Leberkäse-Test. Allergo Journal 28(4):22–30

Dünki RM Schmid GB (1996) A biparametric nonlinear dynamical approach to EEG. The search for a marker of functional brain state. In: al. GM-Ke (Hrsg)

Dünki RM, Schmid GB (1998) Unfolding dimension and the search for functional markers in the human electroencephalogram. Phys Rev E 57(2):1–8

Dünzl G (2011) Hypnotherapeutische Kommunikation am Unfallort und in der Ersten Hilfe

Einstein A, Podolsky B, Rosen N (1935) Can quantum-mechanical description of physical reality be considered complete? Phys Rev 47:777–780

Eisenberg HS, Khoury G, Durkin GA, Simon C, Bouwmeester D (2004) Quantum entanglement of a large number of photons. Phys Rev Lett 93(19):193901

Ellenberger H (1952) Der Tod aus psychischen Ursachen bei Naturvölkern („Voodoo Death"). Psyche V:333–344

Ellenberger HF (1973) Die Entdeckung des Unbewussten, Theusner-Stampa G, Trans. Bd 1 & 2. Verlag Hans Huber, Bern

Engel GL (1976) *Psychisches Verhalten in Gesundheit und Krankheit: Ein Lehrbuch für Aerzte, Pychologen und Studenten* (Adler adEüvPDmR, Trans.). Verlag Hans Huber, Bern

Fang F, Fall K, Mittleman MA, Sparén P, Ye W, Adami H-O, Valdimarsdóttir U (2012) Suicide and cardiovascular death after a cancer diagnosis. New England J Med 366:1310–1318

Fassler M (2010) [Placebo interventions in medical practice]. Praxis (Bern 1994) 99(24):1495–1501

Fassler M (2011) Clinical strategies for maximizing the placebo effect. Fam Med 43(2):126

Fassler M, Gnadinger M, Rosemann T, Biller-Andorno N (2009) Use of placebo interventions among Swiss primary care providers. BMC Health Serv Res 9:144

Fassler M, Meissner K, Schneider A, Linde K (2010) Frequency and circumstances of placebo use in clinical practice--a systematic review of empirical studies. BMC Med 8:15

Fassler M, Gnadinger M, Rosemann T, Biller-Andorno N (2011) Placebo interventions in practice: a questionnaire survey on the attitudes of patients and physicians. Br J Gen Pract 61(583):101–107

Flory N, Salazar GM, Lang EV (2007) Hypnosis for acute distress management during medical procedures. Int J Clin Exp Hypn 55(3):303–317

Forgas JP (2013) Belief and affect: on the mental pre-cursors of health-related cognition and behaviour. J Health Psychol 18(1):3–9

Frazer JG (1928) *Der Goldene Zweig: Das Geheimnis von Glauben und Sitten der Völker* (Berlin DpHvB, Trans.). C.L. Hirschfeld, Leipzig

Gebser J (1986a) Kommentar. Deutscher Taschenbuch Verlag GmbH & Co. KG, München

Gebser J (1986b) *Ursprung und Gegenwart, Erster Teil: Die Fundamente der aperspektivischen Welt. Beitrag zu einer Geschichte der Bewusstwerdung* (Bd 2). Deutscher Taschenbuch Verlag GmbH & Co. KG, München

Gebser J (1986c) *Ursprung und Gegenwart, Zweiter Teil: Die Manifestationen der aperspektivischen Welt. Versuch einer Konkretion des Geistigen* (Vol. 2). Deutscher Taschenbuch Verlag GmbH & Co. KG, München

Grof S, Grof C (1990) Spirituelle Krisen und Bewusstseinsentwicklung. In: Grof S, Grof C (Hrsg) Spirituelle Krisen: Chancen der Selbstfindung. Kösel, München, S 22–54

Hafen M (2007) Was ist Gesundheit und wie kann sie gefördert werden? Gesundheit und Krankheit als Kontinuum. ZSozial Extra 5(6):32–36

Heier M (2013) Nocebo: Wer's glaubt wird krank. Gesund trotz Gentests, Beipackzetteln und Röntgenbildern, (3. Aufl. ed.). S. Hirzel, Stuttgart

Horstmann B (2004) Hitler in Pasewalk: Die Hypnose und ihre Folgen. Droste, Düsseldorf

Ikemi Y, Nakagawa S, Nakagawa T, Sugita M (1975) Psychosomatic consideration on cancer patients who have made a narrow escape from death. Dynamische Psychiatrie / Dynamic Psychiatry 8:77–91

Jacobi J (1945) Die Psychologie von C.G. Jung: Eine Einführung in das Gesamtwerk. Rascher, Zürich

Jung CG (1982) Allgemeine Gesichtspunkte zur Psychologie des Traumes. In: Jung-Merker LRüf E (Hrsg), Die Dynamik des Unbewussten (GW 8), 4 Aufl ed, Bd 8. Walter, Olten, S 265–308

Kächele H (1970) Der Begriff ‚psychogener Tod' in der medizinischen Literatur. Zeitschrift für Psychosomatische Medizin und Psychoanalyse:105–129 (I); 202–222 (II)

Kaptchuk TJ, Kelley JM, Conboy LA, Davis RB, Kerr CE, Jacobson EE, Kirsch I, Schyner RN, Nam BH, Nguyen LT, Park M, Rivers AL, McManus C, Kokkotou E, Drossman DA, Goldman

P, Lembo AJ (2008) Components of placebo effect: randomised controlled trial in patients with irritable bowel syndrome. Br Med J 336(7651):999–1003

Koestler A (1967) The ghost in the machine. Hutchinson, London

Konschitzky W Hausl H (Eds.) (1979) *Banater Volksgut, Erster Band, Märchen, Sagen und Schwänke* (Bd 1). Banater Volksgut, Bukarest

La Mettrie JO (1748 / 2003) *Machine man and other writings (L'Homme Machine - Man a Machine)* (Thomson A, Trans.). Cambridge University Press, Cambridge

Lang E (2019) Comfort talk(R): from the waiting room to the treatment suite. Dtsch Z Zahnarztl Hypn 25(1):22–24

Lang EV (2012) A better patient experience through better communication. J Radiol Nurs 31(4):114–119

Leonard AG (1906) *The Lower Niger And Its Tribes*. Macmillan and co., limited, London

Lévy-Bruhl L (1927) Die geistige Welt der Primitiven. Bruckmann, München

Libet B (1985a) Subjective antedating of a sensory experience and mind-brain theories: reply to Honderich (1984). J theor Biol 114:563–570

Libet B (1985b) Unconscious cerebral initiative and the role of conscious will in voluntary action. Behav Brain Sci 8:558–566

Libet B (1987) Are the mental experiences of will and self-control significant for the performance of a voluntary act? Behav Brain Sci 10(4):783–786

Libet B, Wright EW, Jr., Feinstein B Pearl DK (1979) Subjective referral of the timing for a conscious sensory experience: a functional role for the somatosensory specific projection system in man. Brain 102(1):193–224

Lutgendorf SK, Vitaliano PP, Tripp-Reimer T, Harvey JH, Lubaroff DM (1999) Sense of coherence moderates the relationship between life stress and natural killer cell activity in healthy older adults. Psychol Aging 14(4):552–563

Mastrolonardo M, Alicino D, Zefferino R, Pasquini P Picardi A (2007) Effect of psychological stress on salivary interleukin-1beta in psoriasis. Arch Med Res 38(2):206–211

McGinn C (2001) Wie kommt der Geist in die Materie? Das Rätsel des Bewusstseins. C.H. Beck, München

Meissner K, Bingel U, Colloca L, Wager TD, Watson A, Flaten MA (2011) The placebo effect: advances from different methodological approaches. J Neurosci 31(45):16117–16124

Phillips MA Huntley C (1996) Dramatica: a new theory of story (3rd Aufl). Screenplay Systems Incorporated, Burbank, California

Popper KR (1978) Of clouds and clocks: an approach to the problem of rationality and the freedom of man, objective knowledge: an evolutionary approach. Oxford University Press, Oxford

Rippon I, Kneale D, de Oliveira C, Demakakos P, Steptoe A (2014) Perceived age discrimination in older adults. Age Ageing 43(3):379–386

Rippon I Steptoe A (2014) Feeling old vs being old: associations between self-perceived age and mortality. JAMA Intern Med 175(2):307–309

Rousselle R (1985) Healing cults in antiquity: the dream cures of Asclepius of Epidaurus. J Psychohist 12(3):339–352

Russell B (1959) The problems of philosophy. Oxford University Press, Oxford

Ryle G (1949) The concept of mind. University of Chicago Press, Chicago

Sandor PS, Zindel JP, Ziegler C, Hurni R, Schmid GB, Kaiser H-J (2018) Medizinische Hypnose: Evidenz und klinische Implikationen. In: SMSH V (Hrsg), SMSH Skriptum: Begleitung zur Ausbildung Medizinischer und Zahnmedizinischer Hypnose, 4. Aufl. SMSH Schweizerische Ärztegesellschaft für Hypnose, Bern, , S 78–82

Schaefer H (1956) Ueber die Begriffe „vegetativ" und „psychogen". Acta Neuroveg 15:1f

Schaetz T (2015) Quantum physics: entanglement beyond identical ions. Nature 528(7582):337–338

Schinardi A, Schmid GB (2021) The cerebral functioning index (CFI): A theory about biomarkers of mental states. Swiss Archives of Neurology, Psychiatry and Psychotherapy (SGPP Jahreskongress / SSPP congrès annuel, Kongress der Schweizerischen Gesellschaft für Psychiatrie und Psychotherapie (SGPP)). S 49–50

Schmid GB (1988) The roles of knower & known in the Sufism of Ibn ‚Arabî, Analytical Psychology of C.G. Jung, Quantum Theory of John von Neumann: Concepts and Logic with Implications to the Phenomena of Psychogenic Death & Psychotherapy (Diploma Thesis: C.G. Jung-Institut Zürich / Zentral Bibliothek Zürich ed.). C.G. Jung-Institut Zürich, Zürich

Schmid GB (1991) Chaos theory and Schizophrenia: elementary aspects. Psychopathology 24(4):185–198

Schmid GB (1994) Chaostheorie und Prognose: Ein Plädoyer für eine neue prognostische Methode. Paper presented at the 4. Herbstakademie „Selbstorganisation in Psychologie und Psychiatrie", Universität Münster FRG

Schmid GB (1997a) Chaostheoretische Betrachtungen zu Psychiatrie, Psychologie und Psychotherapie. Teil 1: Die Sechs Grundeigenschaften des Chaos und eine Prozess-Orientierte Psychiatrie (POPSY). *Forschende Komplementärmedizin / Research in Complementary Medicine* 4(3):146–163

Schmid GB (1997b) Chaostheoretische Betrachtungen zu Psychiatrie, Psychologie und Psychotherapie. Teil 2: Neue Hypothese zur Natur der Psychose. Forschende Komplementärmedizin / Research in Complementary Medicine 4(4):194–208

Schmid GB (1998) The six fundamental characteristics of chaos and their clinical relevance to psychiatry: A new hypothesis for the origin of psychosis. In: Orsucci F (Hrsg), The complex matters of mind, Bd 6. World Scientific, Singapore, S 141–181

Schmid GB (2008) *Biunity (Îkilibirlik)* (Emed O, Trans.). Agarta Yayinlari, Ankara

Schmid GB (2009) Tod durch Vorstellungskraft: Das Geheimnis psychogener Todesfälle, 2. Aufl. Springer, Wien

Schmid GB (2013) Bewusstseinsmedizin: Psychogene Heilung durch Vorstellungskraft. Suggestionen: Forum der Deutschen Gesellschaft für Hypnose und Hypnotherapie e. V. – DGH Ausgabe 2013:6–40

Schmid GB (2015a) Die Quantenwelt ist die Welt des Kleinkinds. Deutsche Zeitschrift für zahnärztliche Hypnose DZzH 21(2):6–13

Schmid GB (2015b) Quantenphysik und Hypnose: Was können wir von der Quantenphysik über die Hypnose lernen? (Quantum Physics and Hypnosis: What can we learn about Hypnsis from Quantum Physics). Deutsche Zeitschrift für zahnärztliche Hypnose DZzH accepted for publication

Schmid GB (2015c) Und der Medizinmann sprach: »Du musst sterben … !«, also musst du ? Wirkung der Vorstellungskraft auf Heilung, Krankheit und Tod. In: Muffler E (Hrsg), Kommunikation in der Psychoonkologie. Der hypnosystemische Ansatz. Carl-Auer-Systeme, Heidelberg, S 179–217

Schmid GB (2015d) Zur Entstehung des Bewusstseins: Hypothese zur Rolle von Gliazellen, verzweigten Nervenenden und Dendritenarmen (On the origins of consciousness: hypothesis as to the roll of Glia cells, multi-branched nerve endings and dendrites). Schweizerische Zeitschrift für GanzheitsMedizin / Swiss J Integr Med 27(1):50–54

Schmid GB (2016) Signalübertragung in den Nerven und die Quantum-Mind Hypothese (Transmission of signals in neurons and the quantum mind hypothesis). Schweizerische Zeitschrift für GanzheitsMedizin / Swiss J Integr Med 28(4):231–240

Schmid GB (2017a) Quantum mind hypothesis on the origins of consciousness: how consciousness emerges from the 'Hidden Observer' of hypnotherapy (In French: hypothèse Quantum esprit sur les origines de la conscience: comment la conscience émerge de l' « observateur caché » de l'hypnotherapie), *HYPNOKAIROS*. Hypnokairos Webzine Nr. 7

Schmid GB (2017b) Quantum-mind hypothese: wie das Bewusstsein aus dem „versteckten Beobachter" der Hypnotherapie entsteht. Teil I: Der versteckte Beobachter. Suggestionen: Deutsche Gesellschaft für Hypnose und Hypnotherapie e. V. 3:20–23

Schmid GB (2017c) Stärkung der Selbstheilung. In: Eichenberg C, Brähler E, Hoefert H-W (Hrsg), Selbstbehandlung und Selbstmedikation – medizinische und psychologische Aspekte. Hogrefe, Göttingen, S 189–202

Schmid GB (2018a) Consciousness and the Quantum-Mind Hypothesis Part 2 (In French: hypothèse Quantum esprit sur les origines de la conscience Partie II), *HYPNOKAIROS*. Hypnokairos Webzine Nr. 7

Schmid GB (2018b) Quantum-Mind Hypothese: wie das Bewusstsein aus dem „versteckten Beobachter" der Hypnotherapie entsteht. Teil II: Von "It" zu "Bit". Suggestionen: Deutsche Gesellschaft für Hypnose und Hypnotherapie e. V. 4:48–51

Schmid GB (2018c) Selbstheilung stärken: Wie Sie durch Vorstellungskraft Ihre Gesundheit optimieren, 1. Aufl. Springer, Heidelberg

Schmid GB (2022) Unterstützung der Selbstheilungskräfte bei Krebs. In: Şchwegler C (Hrsg), Medizinische Kommunikation: Gesprächsführung in Krankenhäusern und in der ambulanten Patientenversorgung, 1 Aufl. Urban & Fisch in Elsevier GmbH, München, S 59–62

Schmid GB (2024) (in print)) Quantum-Mind-Hypothese zum Ursprung des Bewusstseins: Wie das Bewusstsein aus einem verborgenen Beobachter im Unbewussten entsteht. Springer, Heidelberg

Schmid GB, Dünki R (1994) Computer Algorithmus für die automatische, selbstkonsistente Erfassung von Grassberger-Procaccia D2, Kolmogorov K2 (Entropie) und f(alpha)-Spektren. Paper presented at the 4. Herbstakademie „Selbstorganisation in Psychologie und Psychiatrie", Universität Münster FRG

Schmid GB, Dünki RM (1996) Indications of nonlinearity, intraindividual specificity and stability of human EEG. The unfolding dimension. Physica D 93:165–190

Schmid GB, Dünki RM (2011) How quantum is the classical world? arXiv:11011794v1 *[quant-ph]*

Schmid GB, Dünki RM (2012) How Quantum is the classical world? Int J Prob Stat 1(4):80–94

Schmid GB, Koukkou M (1997) Die Dimensionale Komplexität des EEG in psychotischen und remittierten Zuständen. In: Schiepek GTschacher W, (Hrsg) Selbstorganisation in Psychologie und Psychiatrie. Vieweg, Braunschweig, S 151–170

Schwegler C (Hrsg) (2022) Medizinische Kommunikation: Gesprächsführung in Krankenhäusern und in der ambulanten Patientenversorgung. Urban & Fisch in Elsevier GmbH, München

Selvini MP (1965) Dream signs of evolution toward psychotherapeutic healing. Rass Neuropsichiatr 19(2):229–244

Siegel B (2005) Dream healing. Explore (New York, NY 1(6):423; discussion 423

Slovacek L, Slovackova B, Slanska I, Priester P, Petera J, Kopecky J, Vanaskova J (2009) Cancer and depression: a prospective study. Neoplasma 56(3):187–193

Spiegel D, Hunt T, Dondershine HE (1988) Dissociation and hypnotizability in posttraumatic stress disorder. Am J Psychiatry 145(3):301–305

Stacpoole LM (1911) Saint Charles Borromeo : a sketch of the reforming cardinal. Kelly, University of Toronto. Washbourne, London

Stumpfe K-D (1973) Der psychogene Tod (Vol. 22). Hippokrates Verlag GmbH, Stuttgart

Stumpfe K-D (1974) Der psychogene Tod in der Kriegsgefangenschaft und Maßnahmen zu seiner Verhütung und Therapie. Wehrmed Wsch 18:46–51

Stumpfe K-D (1975) Der psychisch ausgelöste Tod. Dynamische Psychiatrie / Dynamic Psychiatry 8(2):100–105

Subbotsky E (2010) Magic and the mind. Mechanisms, functions, and development of magical thinking and behavior. Oxford University Press, Oxford

Surman OS, Gottlieb SK, Hackett TP, Silverberg EL (1973) Hypnosis in the treatment of warts. Arch Gen Psychiatry 28(3):439–441

Taylor KI, Zach P, Brugger P (2002) Why is magical ideation related to leftward deviation on an implicit line bisection task? Cortex 38(2):247–252

Tick E (2004) Edward Tick, PhD: On Asklepios, dream healing, and talking with the dead. Interview by Bonnie Horrigan. Altern Therapies Health Med 10(1):64–72

Tick E (2005) Asklepian dream healing of irritable bowel syndrome. Explore (New York, NY) 1(4):290–291

Wehrli H (2014) Hypnotische Kommunikation und Hypnose in der ärztlichen Praxis (Hypnotic communication and hypnosis in clinical practice). Praxis 103(14):833–839

Zukowski M, Zeilinger A, Horne MA, Ekert AK (1993) „Event-ready-detectors" Bell experiment via entanglement swapping. Phys Rev Lett 71(26):4287–4290

Zusne L, Jones WH (1989) Anomalistic psychology: a study of magical thinking, 2. Aufl. Lawrence Erlbaum Associates, New York

Erregermodell der Krankheit vs. Ressourcenmodell der Gesundheit

„Denn Geist und Körper innig sind sie ja verwandt;

Ist jener froh, gleich fühlt sich dieser frei und wohl,

Und manches Übel flüchtet vor der Heiterkeit!"

- Johann Wolfgang von Goethe (1749–1832), deutscher Dichter [Das Zitat ist (in ursprünglicher Form) enthalten in Goethes „Prolog. Halle, den 6. August 1811". Der Prolog wurde bei der Eröffnung des Theaters gehalten. Gedruckt in der WA Abt. I, Band 13 I, S. 171ff. – vgl. (Nager 1999). WA steht als Abkürzung für „Weimarer Ausgabe" (Goethes Werke. Hrsg. im Auftrage der Großherzogin Sophie von Sachsen. [Weimarer Ausgabe.] 143 Bde. in 4 Abteilungen. Weimar 1887-1919). Das Zitat befindet sich dort in Abteilung I, Band 13 I auf S. 175. Für diese Informationen möchte ich mich bei Frau Dr. Gabriele Klunkert, Wissenschaftliche Mitarbeiterin, FB-Leitung Restaurierung, Klassik Stiftung Weimar, 4.1 Abteilung Medienbearbeitung und -nutzung, Direktion Goethe- und Schiller-Archiv, Burgplatz 4, 99423 Weimar | PF 2012, 99401 Weimar, herzlichst bedanken.]

Einführung

Ist der Heilungsprozess – ob der einer Allergie, einfachen Schnittwunde, bakteriellen oder viralen Entzündung, fortgeschrittenen Krebserkrankung, Neurose oder Psychose – eher physischer oder eher psychischer Natur? Für eine eindeutig körperliche Störung (Schnittwunde, Schnupfen, Lungenentzündung, Tumor usw.) muss das *Ergebnis* des Heilungsprozesses per definitionem physisch sein. Für eine eindeutig psychische Störung (Ängste, Depression, Zwänge, Wahnvorstellungen usw.) muss das *Ergebnis* des

Heilungsprozesses per definitionem auf psychischer Ebene zu finden sein. Aber gilt das auch für den Heilungs*prozess* an sich? Denn wenn Vorstellungen eine Krebserkrankung und Psychopharmaka eine Psychose bessern können, scheinen die Vorgänge, die zur jeweiligen Heilung führen, eher bidirektionaler Natur zu sein .

Das Ziel jeder Heilung wie auch der Selbstheilung ist Gesundheit. Was aber ist Gesundheit? In der Verfassung der Weltgesundheitsorganisation (WHO) von 1946 wird sie so definiert:

> „Gesundheit ist der Zustand vollständigen körperlichen, geistigen und sozialen Wohlbefindens und nicht nur die Abwesenheit von Krankheit und Gebrechen."

Erstaunlicherweise wird diese Definition wenig hinterfragt, obwohl mit keinem Wort gesagt wird, welche Kriterien erfüllt sein müssten, um diesen Gesundheitszustand zu erkennen, und unklar bleibt, wer bestimmt, dass dieser Gesundheitszustand vorhanden ist. Ist diese Definition also alltagstauglich: Wenn ich nicht krank bin und unter keinem Gebrechen leide, was müsste laut WHO dann noch erfüllt sein, damit ich gesund bin?

Diese Arbeit geht – im Gegensatz zur WHO-Definition – davon aus, dass körperliches und geistiges Wohlbefinden im Wesentlichen selbsterklärend sind – also keine Krankheit oder Gebrechen feststellbar sind. Bleibt noch die Frage, was mit „sozialem Wohlbefinden" gemeint sein könnte. Vielfach sind damit soziale Lebensbedingungen gemeint, wie Ernährungs-, Arbeits- und Wohnsituation. Das Adjektiv „sozial" wird in unzähligen Kontexten und oft auch positiv wertend gebraucht. Hier wird sozial primär als Kontakt zu anderen Menschen bzw. die Eingebundenheit in ein soziales Netz verstanden, zu dem Familienangehörige, Freunde, Nachbarn, Arbeitskollegen und weitere Kontaktpersonen gehören.

Die Zeit, in der Gesundheit als Abwesenheit von körperlicher Krankheit oder Gebrechen definiert wurde, ist längst vorbei (Huber et al. 2011).

Wegen der Unmöglichkeit einer allgemein handhabbaren Erklärung von Gesundheit geht es im Hinblick auf das Thema der Selbstheilung primär um Fragen, wie eine Krankheit zu erkennen ist und wer entscheidet, ob eine Krankheit vorliegt bzw. ob ein Mensch mehr oder weniger krank ist oder nicht. Handelt es sich dabei um eine Selbst- oder um eine Fremdbeurteilung?

Selbstbeurteilung vs. Fremdbeurteilung

Die intuitive Aussage bzw. Selbsteinschätzung: *„Ich bin gesund!"* wird im Alltag üblicherweise nicht hinterfragt und stimmt für jede Person so lange, wie sie beschwerdefrei ist. Zunächst entscheidet jeder selbst, ob er gesund ist oder unter von seinem gesunden Normalzustand abweichenden Beschwerden leidet und sich als krank erlebt. Erst dann stellt sich die Frage, ob die betroffene Person eigenständig Maßnahmen zur Besserung ergreift und/oder einen Arzt oder Apotheker etc. für eine Fremdbeurteilung und Behandlung aufsucht. Diese Fachperson wird die beklagten Beschwerden mittels Untersuchung gewissermaßen objektivieren und ggf. eine Diagnose stellen. Sofern Selbstbeurteilung und Fremdbeurteilung zum selben Ergebnis kommen, kann die Krankheit als gesichert gelten. Trotz dieses klar geregelten Ablaufs kommt es immer wieder zu teils extrem gegensätzlichen Einschätzungen: So leidet in einem Fall ein Mensch unter starken Schmerzen, der Arzt findet aber nichts, was diese Schmerzen erklären könnte. Und im umgekehrten Fall: Ein Mensch begibt sich bei gutem Befinden zu einem jährlichen Check-up, bei dem der Arzt eine fortgeschrittene Krebserkrankung diagnostiziert, an der der Patient voraussichtlich innerhalb weniger Monate sterben wird. Konsequenterweise müsste also zur Bestätigung (zur Objektivierung) der subjektiven Gesundheit jeweils noch eine Fremdbeurteilung durch eine Fachperson erfolgen. Wenn es um die Ausübung besonderer Fertigkeiten oder Berufe geht, werden Auskünfte über die Gesundheit oder auch Gesundheitszeugnisse verlangt; eine regelmäßige Bestätigung der Gesundheit wäre nicht einmal in den europäischen Ländern mit der höchsten Arztdichte wie in Österreich, Norwegen oder der Schweiz praktikabel, zumal sich auch gleich die Frage stellen würde, wie lange so ein Gesundheitszeugnis gelten sollte.[1]

Zwischen diesen Extremen gibt es viele Krankheiten, z. B. hoher Blutdruck oder Diabetes, die heutzutage so gut zu behandeln sind, dass Menschen weniger unter einer Krankheit leiden, sondern eher mit einer oder auch mehreren Krankheiten leben. Da viele Krankheiten dank Behandlung für andere gar nicht mehr wahrnehmbar sind, folgt nach der Äußerung „Ich bin gesund!" schnell die Nachfrage, *wie gesund* jemand ist bzw. welche Tabletten jemand nimmt oder ob er vielleicht zum Psycho- oder Physiotherapeuten geht.

Auch bei Menschen, die von Geburt an gemessen an Normalwerten gesundheitlich behindert sind und es bleiben werden, z. B. Menschen mit einem Herzfehler, Blindheit oder einer Zerebralparese, stellt sich die Frage nach ihrem Gesundheitszustand. Diese Menschen selbst erleben sich als gesund, weil es zu ihrem alltäglichen Normalzustand gehört, dass sie dieses oder jenes nicht können. Auch wenn sie im weiteren Lebensverlauf bemerken, dass sie im Vergleich zu anderen etwas nicht können, schätzen sie es bei sich weniger als ein gesundheitliches Problem ein, sondern eher als eine Andersartigkeit. Andere hingegen, Laien wie auch Gesundheitsfachleute, haben eher die Tendenz, Behinderungen als Gesundheitsdefizite und die Person als krank zu betrachten.

Krankheit

Krankheit lässt sich also als eine von einem selbst und/oder von einer Fachperson erkannte körperliche und/oder psychische Abweichung vom normalen Zustand erklären. Sogleich stellen sich Fragen, wie und warum es zu einer Krankheit kommen konnte? Wie

---

[1] In der Schweiz müssen z. B. Ärzte bei der Eröffnung einer Praxis ein von einem anderen Arzt erstelltes Gesundheitszeugnis vorlegen. Für die Anzahl der Ärzte in den erwähnten europäischen Ländern siehe https://aerztestellen.aerzteblatt.de/de/redaktion/medizinische-versorgung-weltweit-wo-gibt-es-die-meisten-aerztinnen-und-aerzte.

kommt es, dass sich unser vertrauter gesunder Normalzustand so verändert hat, dass wir uns nicht mehr wohl, sondern krank fühlen? Kurz: Warum werden wir krank? Und mindestens so wichtig: Was ist zu tun, um wieder den gesunden Normalzustand zu erreichen?

Erregermodell

Dem menschlichen Kausalitätsbedürfnis folgend (s. Kap. „Das Psychogene", Abschn. „Die Suche nach der verlorenen Ursache") nehmen wir beim *Erregermodell* objektorientiert als Ursache einer Krankheit in erster Linie biologische und/oder substanzartige Erreger (Allergen, Bakterie, Gen, Gift, Krebszelle, Neurotransmitter, Virus, Rauch etc.) an. So haben wir am ehesten das Gefühl, Kontrolle über die an sich chaotische Welt zu behalten und sie beeinflussen zu können. Das Erregermodell ist daher im magischen Denken schamanistischer Gesellschaften wie auch im rational-wissenschaftlichen Denken westlicher Industriegesellschaften weit verbreitet und generiert weiterhin den höchsten Forschungsaufwand. Nach wie vor führt es am zuverlässigsten zur Vorhersagbarkeit des Behandlungserfolgs für einen großen Teil der uns bekannten Erkrankungen.

Im Erregermodell erfolgt über die Identifizierung des materiellen Erregers (Biochemikalien, Viren, Bakterien, Gift, Verletzung usw.) und seines Verhaltens die Diagnose, die wiederum die Basis legt für die Behandlung (in erster Linie physische Beseitigung desselben mittels externer chemischer, chirurgischer, physikalischer usw. Maßnahmen)[2] und die Prognose, wie lange die Erkrankung voraussichtlich mit/ohne welche Behandlung dauern wird.

Klassisches Beispiel: Halsschmerzen, Fieber etc. (Krankheitssymptome) → Identifizierung eines Bakteriums (Diagnose) → spezifisches Antibiotikum tötet die Bakterien, die Krankheitssymptome verschwinden (Behandlung) → die Krankheit ist innerhalb von 10 Tagen geheilt (Prognose).

Wie inzwischen hinlänglich bekannt, wird auch die Behandlung mit Antibiotika immer schwieriger, da viele Bakterien immer mehr Resistenzen gegenüber Antibiotika entwickeln und weiterleben. Andere biologische und/oder substanzartige Erreger wie z. B. Viren, Rauch oder gar Autoantikörper sind von Beginn an schwieriger zu erkennen, geschweige denn zu eliminieren. Außerdem gibt es immer mehr Krankheiten, bei denen sich kein einziger Erreger finden lässt, sondern bei denen es sich eher um Kombinationen von schädigenden Bedingungen bis hin zu ganzen Bündeln von Risikofaktoren handelt. Großen Raum nehmen in den westlichen Ländern Krebs- und auch Autoimmunerkrankungen ein, bei deren Entstehung vielfältige genetische Prädispositionen und Umweltfaktoren (vor allem durchgemachte Infektionen) relevant sind.

---

[2] Zum Beispiel ist der medizinische Standardzugang zur Krebserkrankung und ihrer Behandlung immer gleich: Entferne, so viel du rausschneiden kannst, bestrahle, was du nicht rausschneiden kannst und vergifte, was sich nicht vernichten lässt (Cueni und Käch 2006).

Ist nicht schon das bloße Vorhandensein körperfremder Agenzien hinreichend für den Ausbruch einer Krankheit, egal, wie aktiv die Immunabwehr und wie schwach die Erreger sind? Keineswegs! Vermutlich hat jeder jederzeit Millionen aktiver Krankheitserreger einschließlich Krebszellen im Körper. Gemessen daran kommt es relativ selten zum Ausbruch einer Krankheit. Warum?

Fortwährend werden Erreger von der Immunabwehr beseitigt, sodass z. B. die Anzahl von Krebszellen im Gleichgewicht gehalten und eine gewöhnliche „Krebsgrippe" unbemerkt überstanden wird – siehe z. B. (Koebel et al. 2007; Teng et al. 2008). Falls ein potenziell gefährlicher Erreger vom Organismus nicht am Eindringen gehindert werden kann, muss er im Organismus irgendwie unschädlich gemacht bzw. abgetötet werden.

Durch das unheilvolle Wirken einzelner biologischer und/oder substanzartiger Erreger wie ansteckende oder giftige Agenzien, Verletzungen, Wucherung von körpereigenen Zellen (wie bei Krebs[3]) oder genetische Veranlagung etc. können die Mediatoren der Immunabwehr im Körper überfordert sein. Vergleichbar mit einem Orchester oder einer Armee, bei denen fähige Musiker oder Soldaten vorhanden sind, die aber *durch überwältigende äußere Einflüsse (Erdbeben, Wirbelsturm)* geschwächt, durcheinandergebracht oder isoliert werden, sodass sie ihre Musikinstrumente bzw. Waffen kaum mehr koordiniert einsetzen können.

Bei der Vielzahl der erwähnten möglichen und komplexen Krankheitsursachen ist es leicht ersichtlich, dass es in der Regel auch mehrerer verschiedener Strategien zur Besserung und Heilung der jeweiligen Erkrankung bedarf. Ebenso nehmen prognostische Fragen wie „Wie schnell und wie lange muss zur Schadensbegrenzung interveniert werden und/oder braucht es ein langfristiges Behandlungskonzept?" einen immer größeren Raum ein. Das Erregermodell kommt hier nicht nur in Bezug auf die Ursachen, sondern auch im Hinblick auf die Behandlung an seine Grenzen.

Das biopsychosoziodynamische Modell

Im nachfolgenden Zitat aus einem Artikel, der bereits 2008 publiziert wurde, wird sehr eindrücklich dargelegt, wie die verschiedenen biopsychosozialen Ebenen innerhalb des Systems „Mensch" zum Erhalt der Gesundheit permanent miteinander kommunizieren und sich dynamisch[4] aneinander und an die Umwelt anpassen müssen:

---

[3] Ein möglicher Stopp-Mechanismus, bei dem Immunvermittler eine ungewöhnliche Rolle spielen, ist die vorzeitige Alterung von Krebszellen (siehe u. a. Smadja 1968; Duchesne 1977; Holliday 1983; Burch 1984; Barrett et al. 1994; Laderoute 1994; Wynford-Thomas 1999; Sarasin 2003; Roninson 2003; Kahlem et al. 2004; Schmitt 2007; Soengas 2008).
[4] Die Bezeichnung *dynamisch* betont die energetische Komponente von funktionellen, systemischen Prozessen.

„Das ‚erweiterte biopsychosoziale Modell' ist eine fundamentale Theorie der Körper-Seele-Einheit und ermöglicht erstmals ein wissenschaftlich begründetes ganzheitliches Verständnis von Krankheit bzw. Gesundheit. ... Nach diesem Modell kann es keine psychosomatischen Krankheiten geben – genau so wenig wie es nicht-psychosomatische Krankheiten gibt. Krankheit stellt sich dann ein, wenn der Organismus die autoregulative Kompetenz zur Bewältigung von auftretenden Störungen auf beliebigen Ebenen des Systems ‚Mensch' nicht ausreichend zur Verfügung stellen kann und relevante Regelkreise für die Funktionstüchtigkeit des Individuums überfordert sind bzw. ausfallen. Wegen der parallelen Verschaltung der Systemebenen ist es nicht so bedeutsam, auf welcher Ebene oder an welchem Ort eine Störung generiert oder augenscheinlich wird, sondern welchen Schaden diese auf der jeweiligen Systemebene, aber auch auf den unter- oder übergeordneten Systemen zu bewirken imstande ist.

Krankheit und Gesundheit sind im erweiterten biopsychosozialen Modell nicht als ein Zustand definiert, sondern als ein dynamisches Geschehen. So gesehen muss Gesundheit in jeder Sekunde des Lebens ‚geschaffen' werden. ... " (Egger 2008)

Diese Theorie fokussiert in erster Linie auf die vielfältigen, letztlich nicht überblickbaren Wechselwirkungen innerhalb des Systems „Mensch" und wie ein Mensch unterstützt werden kann, seine autoregulative Kompetenz so weit zu verbessern, dass er seinen im Krankheitsfall überforderten und aus dem Gleichgewicht geratenen Organismus wieder in Griff bekommt und somit gesund wird. In jedem einzelnen Fall einer Erkrankung müssen möglichst alle biopsychosozialen Ebenen erfasst und in die Behandlung einbezogen werden.

Das Immunsystem funktioniert höchstwahrscheinlich im Sinne einer Schwarmintelligenz, d. h. ohne irgendeine sog. Exekutivfunktion, die aus einer Schaltzentrale heraus die Heilungsprozesse im Körper autonom dirigiert.[5] Ich komme zu dieser Hypothese durch folgende Überlegung: Wenn ein Mensch sich im selben Augenblick in den Finger schneidet, sich über den Atemweg mit Viren ansteckt und irgendwo im Körper noch ein Neoplasma bildet, reagiert das Immunsystem sofort und holistisch auf alle Angriffe gleichzeitig – es gibt meines Wissens keinen physiologisch identifizierbaren Ort, der eindeutig für die Steuerung des einen oder des anderen oder gar für all die verschiedenen Heilprozesse verantwortlich ist.

Ausgehend von den vielfältigen und untrennbaren Verknüpfungen zwischen den Körper-Geist-Ebenen haben sich in den letzten Jahren die Mind-Body-Medizin („mind-body medicine") und die Psychoneuroimmunologie (PNI) (s. Kap. „Die Vorstellungskraft: Psychoneuroimmunologische Zusammenhänge") entwickelt.

Aufgrund dieser Erkenntnisse muss davon ausgegangen werden, dass strukturelle oder funktionelle Störungen bzw. Schwächungen der Immunabwehr oder anormale physiologische Kontrollparameter Krankheiten grundsätzlich begünstigen, wenn nicht gar auslösen. Krankheitstheoretisch entspricht dieses dem Konzept der dynamischen

---

[5] Im Gehirn gibt es auch keinen anatomischen Ort bzw. keine Schaltzentrale, in der die Persönlichkeit bzw. eine Art Exekutivfunktion lokalisierbar wäre.

Krankheit („dynamical disease") (Belair et al. 1995; Glass 2015; Glass und Mackey 1988; Guevara et al. 1983; Mackey und Glass 1977; siehe auch Mergenthaler 2004; Vithoulkas und Carlino 2010), wobei die dynamische Informationsverarbeitung innerhalb und zwischen den verschiedenen als Ressourcen fungierenden Organsystemen, vor allem die mit der Psyche und dem Gehirn bzw. Nerven vernetzte Immunabwehr und das endokrine System, beeinträchtigt ist. Man könnte auch sagen, dass die Konnektivität oder „organ cross-talk" (Denechaud und Rabhi 2023; Horst et al. 2023) zwischen den verschiedenen Systemebenen gelockert ist (Diskonnektivität[6]), eine Situation, in der Erreger gute, erleichterte Bedingungen vorfinden, eine Krankheit hervorzurufen (Bélair et al. 2021).

Diskonnektivität, Immunabwehr und Vorstellungskraft

Spätestens seit dem Unfall im US-Atomkraftwerk Three Miles Island 1979 weiß man, dass katastrophale Störungen in komplexen, rückgekoppelten Systemen oft die Folge einer verzwickten Verkettung kleiner Irrtümer, Fehlkommunikationen und Missverständnisse sind, die für sich allein keinen Schaden anrichten würden, in ihrer Summe bzw. in ihrem Zusammenspiel jedoch verheerend sein können. Das gilt analog auch für den menschlichen Organismus – siehe auch (Glass und Mackey 1988; Guevara et al. 1983; Mackey und Glass 1977).

Wegen der zukunftsweisenden Bedeutung des Begriffs Konnektivität, die ich diesem wie auch seinem Gegenteil – der Diskonnektivität – zum Verständnis von Krankheiten beimesse, mache ich hier einen kurzen Exkurs in die Erforschung der Schizophrenie. Begriffe wie „funktioneller Cluster" („functional cluster") und „korrelative Information" („mutual information"), evtl. maßgebend für die Diagnose und Prognose der Störung (siehe auch u. a. (An und Liu 2005; Muc-Wierzgon et al. 2004; Spellberg 2000)), wurden in die psychiatrische Schizophrenie-Forschung längst eingeführt (Qiu 2005; Spencer et al. 2004; Tononi 2008; Tononi und Edelman 1998b), werden in der PNI-Forschung jedoch noch immer kaum verwendet.

Die *Konnektivitätshypothese* in der Psychiatrie geht davon aus, dass das komplexe Verhalten des Gehirns besser als funktionelle Gestalt innerhalb des gesamten neuronalen Netzwerks als in Form unabhängiger, lokaler struktureller Einheiten oder Anomalitäten

---

[6] *„Als Diskonnektivität bezeichnet man eine gestörte Kommunikation zwischen verschiedenen Gehirnarealen, wobei eine solche beeinträchtigte neurale Kommunikation als ätiologisch bedeutsam für die Pathophysiologie der Schizophrenie angesehen wird. Hierbei spielen vermutlich Myelinisierungsstörungen und Störungen der Oligodendrozytenfunktion eine wichtige Rolle, wobei letztere generell für die funktionsfähige Synchronizität neuraler Netzwerke verantwortlich sind. So kann nach neueren Untersuchungen der Verlust einer einzigen myelinisierenden Oligodendrogliazelle die Geschwindigkeit der neuralen Erregungsweiterleitung in bis zu vierzig Axonen beeinträchtigen"* (Stangl 2023).

der Hirnanatomie oder -chemie beschrieben werden kann (Sporns et al. 2000). Ausgehend von den Kernsymptomen der Schizophrenie wurde eine funktionelle frontotemporale Diskonnektivität postuliert (Tononi und Edelman 2000). Zur Prüfung dieser Diskonnektivitätshypothese wurden unter den Bedingungen eines Prepulse-Inhibition(PPI)-Experiments (siehe (Ludewig et al. 2002)) drei neuronale Netzwerkmodelle der Informationsverarbeitung in 18 ausgewählten kortikalen und limbischen Regionen bei 15 ersterkrankten, unmedizierten Schizophrenie-Patienten und einer entsprechenden Kontrollstichprobe gesunder Personen (n = 15) untersucht (Schmid et al. 2010):

Experiment und Analyse: Die Hirnaktivitätsmuster wurden eruiert anhand von H_2O-PET-Messungen unter den Bedingungen (a) Weißrauschen, (b) Schrecksignal alleine und (c) Schrecksignal nach einem vorangegangenen, unterschwelligen Warnsignal („*prepulse*"). Funktionell integrierte Hirnareale (Komplexe) wurden unter jeder Stimulus-Bedingung mit einer statistischen Größe geschätzt – „*integrated information*": $\Phi^c_m(S)$ – siehe (Tononi et al. 1994).

Ergebnis: Unabhängig von Netzwerkmodell und Bedingung wurden bei schizophrenen Patienten im Vergleich zu gesunden Kontrollpersonen folgende Resultate gefunden: (1) Phylogenetisch ältere Hirnregionen (Thalamus, Putamen, Nucleus accumbens) tauschen mehr Information innerhalb und untereinander aus als mit dem Rest des Gehirns, insbesondere mehr als mit dem Cortex, d. h., die funktionelle Konnektivität bei Schizophrenie zieht limbische Netzwerke den kortikalen vor; (2) basierend auf den Φ-Werten für die Hauptkomplexe, die bei den hier untersuchten Hirnarealen gefunden wurden, konzentriert sich bei den schizophrenen Patienten im limbischen System sehr viel mehr an Bewusstsein als bei gesunden Probanden, die das limbische System umfassend mit kortikalen Systemen kombinieren.

Diskussion: Diese Kombination von (1) Diskonnektivität zwischen limbischem und kortikalem System und (2) einer Konzentration von Bewusstsein innerhalb des limbischen Systems könnte helfen, das mentale Verhalten schizophrener Patienten zu erklären, und als eine Art limbischer Autismus bei Schizophrenie verstanden werden: Der limbischer Autismus (Hyperkonnektivität innerhalb des limbischen Systems im Vergleich zur Konnektivität mit den kortikalen Netzwerken) vermag die Spaltung zwischen den Funktionen Denken und Fühlen erklären und bestätigen, die der Schweizer Psychiater Eugen Bleuler (1857–1939) klinisch beschrieben hat. Wegen dieses psychischen Phänomens benannte er die Krankheit *Dementia praecox* in *Schizophrenie* um.[7]

---

[7] Unterbrechung, Unverbundenheit o. Ä. innerhalb oder zwischen ansonsten zusammenhängenden oder kommunizierenden Netzwerken: Das ist, laut Eugen Bleuler, das „Schizo" der „Schizo"-phrenie. Das folgende Beispiel aus der Praxis soll diese Spaltung zwischen Fühlen (Aggression gegen die Frau und Angst vor dem Verlassensein) und Denken (Überlegungen, Bilder) erläutern: Ein an Schizophrenie leidender Mann ist vom Gefühl her sehr verzweifelt und hat dabei folgende Gedanken: Es sei Krieg in Zürich und er müsse so schnell wie möglich in seine Wohnung fahren, um seine Frau zu retten, da sie gerade jetzt von feindlichen Soldaten gefoltert werde. In Tat und Wahrheit passiert nichts dergleichen in Zürich – man schreibt das Jahr 1998 – und seine Frau hatte ihm am Tag zuvor einen Brief in die Klinik geschickt, in dem sie ihm mitteilte, dass sie die Scheidung eingereicht hat. Sein konkreter, bildhafter Gedanke: „*Meine Frau wird gefoltert!*" drückt seine verdrängten, aggressiven Gefühle: „*Ich möchte ihr wehtun!*" wegen seiner extremen Verlassenheitsängste sehr plastisch aus.

Angeregt durch diese Beispiele (Atomkraftwerk-Unfall und Schizophrenie) aus der Kybernetik halte ich unter Annahme der Zweieinigkeit (s. auch Kap. „Das Psychogene", Abschn. „Ausblick: Selbstheilung und das Leben per se") bei jeglicher Krankheit eine Spaltung – Diskonnektivität – als eine spezifische Art der Störung für möglich, die durch eine veränderte, oftmals pathogene biochemische Kommunikation zwischen der Immunabwehr, der Vorstellungskraft und weiteren physiologischen Prozessen mit körperfremden oder sogar körpereigenen Agenzien verursacht wird.

Die Medaille Gesundheit

Auch die Medaille *Gesundheit* hat zwei Seiten: Krankheit bekämpfen – Heilung fördern. Es ist wie mit der Metapher „Das Glas ist halbvoll oder halbleer": Das Erreger-, das biopsychosoziodynamische Modell und auch die Theorie der dynamischen Krankheiten beschäftigen sich im Wesentlichen mit der Herleitung resp. Entstehung von Krankheiten. Im Hinblick auf das Ziel Gesundheit geht es darum, die betreffende Krankheit zu schwächen. Nähert man sich der Gesundheit hingegen von der anderen Seite (Heilung), geht es in erster Linie um heilungsfördernde Ressourcen, wobei die Vorstellungskraft, vermittelt und getragen von der Sprache, stets hinzugezogen werden sollte, um die bereits vorhandenen Ressourcen zu stärken und neue ausfindig zu machen. Heilung ist immer ein dynamischer Prozess. Dieser Einsicht zufolge kann Heilung als Ressourcenmodell bezeichnet werden, in dem, wie auch im *erweiterten biopsychosozialen Modell* (siehe oben), die Prämisse einer *Körper-Geist-Zweieinigkeit* bzw. einer *Leib-Seele-Identität* (Baruch Spinoza (1632–1677)), auch *organismische Einheit* („organic unity") oder *Körper-Geist-Einheit* („mind-body unity") genannt, im Vordergrund steht. Im vorangegangenen Kap. „Das Psychogene", Abschn. „Ausblick: Selbstheilung und das Leben per se" habe ich bereits eine konkret-operationelle Definition der Zweieinigkeit von Körper und Geist gegeben.

Ressourcenmodell

Grundlegende Ressource für jegliche Art von Gesundheit und Heilung ist die Überzeugung oder auch Gewissheit, *dass jede Heilung letztendlich immer eine Selbstheilung ist, wobei die Vorstellungskraft als wirksames Heilmittel dienen kann*; unterstützend wirken die zugehörige Dankbarkeit für die Gesundheit, die man gerade hat, und das Gefühl, es sich wert zu sein, noch gesünder zu werden. Gleichzeitig ist es erforderlich, die Krankheit zu akzeptieren.[8] In diesem Kontext heißt das, die Krankheit mit all ihrem Leid

---

[8] Beim Wort „akzeptieren" schwingt meist eine positive Note mit, bei der eine Bejahung oder ein Einverständnis mitklingt.

anzunehmen, im Sinne von *„Es ist, wie es ist, wie es ist!"*[9] Nur wenn die Krankheit akzeptiert wird, können ihre Schwächen entdeckt werden, und jeder Mensch kann seine individuellen Ressourcen sowie weitere Wege und Mittel zur Heilung finden.

Bei jeglichem Problem, bei jeglicher Beschwerde gilt es, zunächst einmal Ruhe zu bewahren, wie es in der Redewendung *„Abwarten und Tee trinken!"* treffsicher ausgedrückt wird. So kann die Immunabwehr ungestört ihre Arbeit machen, unterscheiden, was zum jeweiligen Menschen dazugehört und was nicht, und gleichzeitig wird beiden, dem Geist und dem Körper bzw. dem Körper und dem Geist, etwas Gutes getan, was die Immunabwehr wiederum aktiv unterstützt. Diese in der Psychotherapie gebräuchliche Einstellung ist in der Wissenschaft auch für die Verbindung zwischen Psychotherapie und Psychoneuroimmunologie bekannt (Schubert 2009).

Während es beim Erregermodell in erster Linie um Ursachenforschung – im Grunde unabhängig von der Befindlichkeit der Person – geht, steht im Ressourcenmodell zunächst der Mensch mit seinen Beschwerden bzw. Krankheitssymptomen und als Sitz der Heilung im Vordergrund. Von Beginn an geht es darum, seine Ressourcen, also alles, was funktioniert, damit es dem Menschen besser geht, zu betonen.

Nehmen wir das einfache Beispiel einer Schnittwunde. Auch wenn Schnittwunden grundsätzlich heilen, tauchen etliche Fragen auf: Muss sie gereinigt werden, wie tief und wie lang ist sie, reicht ein Pflaster oder muss sie genäht werden? Zeitdauer bis zur Heilung der Wunde? (Auch im Ressourcenmodell folgt die Prognose auf die Diagnose.) Wenn die Wunde versorgt und die voraussichtliche Heilungsdauer bekannt ist, welche Konsequenzen wird die Schnittwunde haben: Wird die Beweglichkeit beeinträchtigt? Kann ein Gärtner vielleicht ein paar Tage gar nicht arbeiten, während ein Buchhalter arbeiten kann, aber langsamer? Ist der Gärtner zudem selbstständig und hat er Angst, einen Auftrag zu verlieren? Oder welche Einbuße hätte ein Sportler, der einen Wettkampf absagen muss? Gab es in der Familie oder im Bekanntenkreis einmal eine tödlich verlaufende Sepsis?

Nehmen wir als ein zweites Beispiel den Heilungsprozess bei einem Schnupfen, auch hier können im Verlauf der Erkrankung die unterschiedlichsten Fragen auftreten. In der Regel verschwindet ein Schnupfen so, wie er gekommen ist. Aber ist es wirklich nur ein „einfacher" Schnupfen, bei dem ich voll und ganz auf mein Immunsystem vertraue, das den Schnupfen still und leise überwältigt? Oder ist er ein Anzeichen für eine schwere Krankheit wie Covid oder eine Bronchitis? Bin ich ansteckend – darf ich das Haus noch verlassen oder muss ich mich zu Hause isolieren? Wenn ich nicht zur Arbeit gehen darf, aber z. B. selbstständiger Gärtner bin und ich einen Auftrag verliere, was passiert dann? Oder welche Einbuße hätte ein Sportler, der einen Wettkampf absagen muss? Wie oft muss ich mir die Nase putzen? Wie sieht das Sekret aus: flüssig und durchsichtig oder

---

[9] Hier denke ich an den Aphorismus: *„Die Vergangenheit ist Geschichte; die Zukunft ist ein Geheimnis; aber jeder Augenblick ist ein Geschenk!"*

zäh und eitrig? Bekomme ich genügend Luft? Kommen weitere Beschwerden wie Husten, Heiserkeit, Nasenbluten, Fieber hinzu?

Einfache Schnittwunde oder banaler Schnupfen – bei beiden können mehr oder weniger existenzielle und somit für viele ängstigende Fragen auftauchen, die beachtet und benannt werden sollten, um Lösungen zu finden, auch wenn diese darin bestehen, ein unveränderliches Leiden besser auszuhalten. Andernfalls müsste das Immunsystem quasi auf zwei Hochzeiten tanzen: die Schnittwunde bzw. den Schnupfen heilen *und* Sorgen beruhigen. Das hieße, dass bei der Wund- bzw. Schnupfenheilung durch Sorgen und Ängste für die Heilung notwendige Kräfte abgezogen würden.

In derartigen Situationen ist die Überforderung des Immunsystems ebenso leicht vorstellbar wie die Gefahr der kurz-, mittel- und langfristigen Fehlentwicklungen in der zellulären Informationsverarbeitung. Umso wichtiger ist es, jegliche Ressourcen – insbesondere Vertrauen und Zuversicht in die eigenen Selbstheilungskräfte – zu nutzen und die Krankheitssymptome sowie die begleitenden Gefühle ernst zu nehmen und im Verlauf zu beobachten. Sofern es zu einer Verschlimmerung kommt, erfolgt die Diagnose wie beim Erregermodell zunächst über die feststellbaren Krankheitssymptome, weil die Identifikation der Art der Störung in der strukturellen oder funktionellen Konnektivität der Mediatoren innerhalb der Immunabwehr sowie zwischen den Mediatoren und der Vorstellungskraft bis heute kryptogen bleibt. Mangels Erregers ist die schulmedizinische Behandlung dann rein symptomatisch, indem Entzündungsreaktionen eingedämmt und/oder überschießende Reaktionen der Immunabwehr, vor allem bei Autoimmunerkrankungen, unterdrückt werden. In diesen Prozess, zu dem selbstverständlich die üblichen medizinischen Maßnahmen wie Schonung, Medikamente etc. gehören, wird neu die Vorstellungskraft aktiv zur Stärkung der Immunabwehr einbezogen. Mit und ohne Hypnose unterstützt die Vorstellungskraft dabei, bekannte Ressourcen nicht versiegen zu lassen und ggf. alte, erschöpfte und ausgediente durch neue zu ersetzen.

Die Schwächung der Immunabwehr besteht in der fehlerhaften, insuffizienten, verwirrten oder unkoordinierten Kommunikation zwischen ihren Mediatoren, wie z. B. bei Autoimmunerkrankungen, bei der Th1/Th2-Verschiebung (Berger 2000), bei dynamischen Krankheiten, bei Übermüdung etc. Denken Sie hier an das im Abschn. „Erregermodell" genannte Bild eines Orchesters oder einer Armee (Körper), in dem die Musiker bzw. die Soldaten *selbst* dermaßen schwach, durcheinander und nonkommunikativ sind, dass sie ihre Musikinstrumente oder Waffen kaum mehr koordiniert einsetzen können. Ein Paradebeispiel für das Erreger- und Ressourcenmodell ist eine Infektion mit HIV. Dieser Erreger, das HI-Virus (Humanes Immundefizienz-Virus „human immunodeficiency virus"), befällt und zerstört wichtige Teile (Ressourcen) des menschlichen Immunsystems, wodurch es schließlich zu AIDS („acquired immune deficiency syndrome" – „erworbenes Immunschwächesyndrom", auch „Akquiriertes Immun-Defizienz-Syndrom") mit opportunistischen Infektionen und Tumoren kommen kann.

Nur die Bezeichnung des Ressourcenmodells, nicht aber die zugrunde liegende Idee ist hier neu. Zum Beispiel schreiben Christian Schubert und Gerhard Schüßler in ihrer

Arbeit „Psychoneuroimmunologie: Ein Update" (Schubert und Schüßler 2009, S. 7) ganz im Sinne des Ressourcenmodells:

> „Virusinfektion und klinisches Erscheinungsbild hängen sowohl von der Pathogenität des Erregers als auch von der individuellen psychosozial beeinflussten Immunreaktion gegen den Erreger ab."

Um mehr Aufmerksamkeit auf diese Zusammenhänge zu lenken und die Bedeutung der menschlichen Imaginationsfähigkeit für Genesung und Gesunderhaltung stärker zu betonen, habe ich den Begriff „Bewusstseinsmedizin" geprägt.

Zusammengefasst ergänzen Erreger- und Ressourcenmodell sich perfekt. Das Erregermodell betrachtet zunächst das, was von außen kommt und schädigt, und ferner, was von außen gemacht werden kann, um den fremden Erreger wieder zu eliminieren bzw. unschädlich zu machen. Im Ressourcenmodell liegt der Schwerpunkt im Inneren: Welche Bedingungen im Körperinnern sorgen für die Aufrechterhaltung der Gesundheit, welche funktionieren bei Krankheit nicht und wie lässt sich das Innere, der Körper-Geist und umgekehrt Geist-Körper, stärken? Eine positive Geisteshaltung sowohl des Patienten als auch des Behandelnden ist bei jeder Krankheit eine wichtige Ressource für eine erfolgreiche Heilung. Schon der berühmte Schweizer Arzt und Heiler Theophrastus von Hohenheim alias Paracelsus (1493–1541) vermutete, dass der Glaube bzw. die Gewissheit des Patienten, er werde eine heilsame Behandlung erhalten, wie auch die positive Einstellung des Arztes zu Patienten und Therapie wesentlich zum Erfolg einer Behandlung beitragen.

Zur praktischen Überprüfung dieser Ideen hier eine in der Du-Form geschriebene Übung für zu Hause, die Sie jederzeit machen können. Zeitlicher Aufwand: vielleicht fünf Minuten. Außer Ihnen selbst brauchen Sie noch eine zweite, Ihnen vertraute Person.

> Stell dich einfach hin und strecke den Arm (deiner bevorzugten Hand) zur Seite gerade in Schulterhöhe weg. Dein Gegenüber hat die Aufgabe, deinen ausgestreckten Arm runterzudrücken – während du dir dein Gegenüber als persönlichen Feind vorstellst, dem du zeigen willst, wie stark du bist. Du stellst dir weiter vor, wie du ihn mit aller Kraft abwehrst, sodass er keine Chance hat, deinen Arm niederzudrücken. Mit einem Kopfnicken signalisierst du dem Gegenüber, dass du für den Test bereit bist. Wie lange und mit wie viel Widerstandskraft kannst du seinem Druck standhalten?
>
> Nach einer kleinen Ruhepause wiederhole die Übung: Strecke denselben Arm wieder gerade in Schulterhöhe zur Seite weg. Wie zuvor hat dein Gegenüber die Aufgabe, deinen ausgestreckten Arm runterzudrücken. Dieses Mal stellst du dir dich als Superhelden vor, du verfügst über unüberwindbare innere körperliche und seelische Kräfte, bis du sie in dir spürst und alle Kraft in deinen Arm strömt. Mit einem Kopfnicken signalisierst du dem Gegenüber, dass du für den Test bereit bist.

Bei welcher Vorstellung war es für dein Gegenüber schwieriger, deinen Arm hinunterzudrücken?

Üblicherweise ist es im 2. Durchgang schwieriger, den Arm niederzudrücken. Schon solch eine kleine Übung weist auf die innere Stärke zum Schutz des eigenen Lebens und auf die bedeutsame immanente Verknüpfung zwischen der Vorstellungskraft und dieser inneren Stärke, wenn du dich ganz auf dich und deine Kraft konzentrierst. Quintessenz: Es ist wirksamer, sich auf die eigene Stärke zu konzentrieren, als gegen die Stärke des Gegners anzukämpfen.

Psychologische Interventionsmethoden

Mithilfe seiner Vorstellungskraft kann der erkrankte Mensch während einer psychotherapeutischen Behandlung neue Ressourcen entdecken und diese mit den bereits vorhandenen bündeln, um so der strukturellen oder funktionellen Diskonnektivität in der Immunabwehr entgegenzuwirken und gesünder zu werden. Versteht man Gesundung als Determinante neurobiochemischer Reorganisationsprozesse der Immunabwehr, so können sie gefördert werden durch die Entwicklung und erfolgreiche Anwendung psychologischer Interventionsmethoden wie die der medizinischen Hypnose – siehe z. B. (Bastek und van Vliet 2023).

SDE-Methode: Erreger und Ressourcen

In der in diesem Buch vorgestellten und propagierten SDE-Methode zur Stärkung der Selbstheilung werden das Erreger- wie auch das Ressourcenmodell berücksichtigt. Die Abkürzung „SDE" steht für „Sechs Dramaturgische Elemente":

1. Entspannung
2. Vorstellung von Gesundheit
3. Krankheitsbild
4. Medizinische Behandlung
5. Vorstellung, wie der eigene Organismus sich selbst heilen kann (Selbstheilungsmythos)
6. Glaubwürdige und überzeugende Verankerung des Heilprozesses im Körper

Die ersten zwei Elemente stellen wichtige Ressourcen dar und werden mit der Vorstellungskraft umfassend verstärkt; Element 3 und 4 stellen die üblichen Elemente des Erregermodells dar; Element 5 und Element 6 haben eine integrative Funktion im Sinne des biopsychosoziodynamischen Modells. Im Hinblick auf die Heilung vernetzen sie die vorhandenen, wieder und neu entdeckten und gestärkten Ressourcen miteinander und mit den heilenden externen Maßnahmen, stimmen sie aufeinander ab, optimieren ihr Zusammenspiel.

Wichtig zu erkennen ist, dass das Erregermodell in der SDE-Methode nur ein Drittel des Selbstheilungspotenzials (Elemente 3 und 4) stellt, während die medizinische Forschung sich nahezu ausschließlich mit den Erregern und ihrer Vernichtung beschäftigt

(Element 3). Entsprechend gehen auch die Kosten im Gesundheitswesen vor allem zulasten dieser Bereiche, während die Bedeutung der Ressourcen und ihre Integration in die klassischen Behandlungen, die in der SDE-Methode immerhin zwei Drittel ausmachen, nur wenig beachtet und erforscht werden.

Die SDE-Methode sollte von der zweiten bis zur letzten Klasse in der Schule mit altersgemäßen Erweiterungen unterrichtet werden – so ließen sich langfristig viele Kosten für medizinische Behandlungen sparen.

Statistische Studien und Einzelfallberichte werden mit der Zeit zeigen können, ob bzw. inwiefern solche Methoden valabel sind, d. h. zuverlässig und vorhersagbar wirken (bei wem, wann und bis zu welchem Grad? – siehe z. B. (Schubert 2009)).

Diese Betrachtungen führen uns zu einem dynamischen, prozessorientierten Begriff von Gesundheit und Krankheit: Eine Person ist erst dann krank,

- wenn die Immunabwehr nicht mehr mit den Angriffen der Krankheitserreger fertig wird bzw.
- wenn die funktionelle Konnektivität zwischen der Erregeraktivität und der Immunabwehr, das sind die unterschiedlichen Teile des Nerven-, Endokrin-, Stoffwechsel- und Immunsystems einschließlich der Vorstellungskraft, bei Krankheit oder Verletzung maßgeblich gestört ist (vgl. (Glass und Mackey 1988; Tononi und Edelman 1998a)) und
- wenn die Gesundheit durch Krankheitssymptome gefährdet ist.

Metaphorisch ausgedrückt: Heilung entspricht weniger einem gnadenlosen Wettrennen zwischen Gesundheit und Krankheit, sondern eher einem komplex inszenierten Theaterstück mit körperlichen und psychischen Ressourcen und Krankheitserregern als Schauspielern. Gesundheit steht dramaturgisch auf dem Spielplan, solange die Ressourcen die Hauptrolle innehaben und ein Happy End in Sichtweite bleibt.

Um den Kollegen Josef W. Egger erneut zu zitieren (Egger 2008):

„Wegen der *parallelen* Verschaltung der Systemebenen ist es nicht so bedeutsam, auf welcher Ebene oder an welchem Ort eine Störung generiert oder augenscheinlich wird, sondern welchen Schaden diese auf der jeweiligen Systemebene, aber auch auf den unter- oder übergeordneten Systemen zu bewirken imstande ist. Krankheit und Gesundheit erscheinen folgerichtig *nicht* als ein Zustand, sondern als ein *dynamisches Geschehen*. So gesehen muss *Gesundheit* in jeder Sekunde des Lebens ‚geschaffen' werden."

Ausblick: Selbstheilung

Aufgrund der Hartnäckigkeit, mit der er seine stark kritisierte, aber im Kern originelle Perspektive im Hinblick auf die epidemiologische Verbreitung von Krankheiten vertrat (Evans 1985; Morabia 2007), verdanken wir dem Arzt und Begründer der modernen Hygiene Max von Pettenkofer (1818–1901) – siehe (Pai-Dhungat und Parikh 2015) – die inspirierende Idee, dass die Schwere einer Erkrankung vom Krankheitserreger *und* von der individuellen, auch psychosozial beeinflussten Konstitution abhängt (Paunovic et al. 2005). Betrachten wir die psychosozialen Bedingungen, insbesondere die damit verbundenen Stressfaktoren als untrennbaren Teil der Umwelt, können wir die bereits erwähnte *Verschiebung der Th1/Th2-Immunreaktion bei emotioneller Belastung* auch aus der Warte des Pettenkofer'schen Hygiene-Modells verstehen. Eine funktionierende Immunabwehr kann durch stressigen Kontakt mit der Umwelt u. U. der Dysfunktionalität anheimfallen.

Ähnlich wie Körperhygiene maßgeblich dafür verantwortlich ist, dass Erreger möglichst am Eindringen in den Körper gehindert werden, ist Psychohygiene mit dafür verantwortlich, neu eingedrungene oder schon im Körper lebende und sich vermehrende Erreger in Schach zu halten bzw. wieder zu eliminieren.

Spinnt man den Pettenkofer'schen Gedanken aus epidemiologischer Perspektive weiter, so lässt sich vermuten, dass angstauslösende Informationen über eine Krankheit, wie diese in unserem Zeitalter der grenzenlosen Kommunikation durch die Massenmedien (Fernsehen, Internet, Radio, Zeitschrift, Zeitung usw.) verbreitet und gefördert werden, ebenso an der Ausbreitung einer Pandemie beteiligt sein können wie die physische Ausbreitung der Bakterien oder Viren selbst. Hier denke ich z. B. an die Spanische Grippe von 1918–1920 und die Schweinegrippe[10] von 2009 und natürlich die Corona-Pandemie von 2020–2023 – siehe auch Kap. „Bewusstseinsmedizin: Selbstheilung durch Vorstellungskraft", Abschn. „Noceboeffekt und psychogene Massenerkrankung" und die Diskussion über Massenhysterie bzw. Mass Psychogenic Illness (MPI) in (Schmid 2009, S. 254–256) sowie auch (Bhatia und Choudhary 1998).

Das Ressourcenmodell bietet mithilfe der SDE-Methode ein brauchbares Denkgerüst für eine praktikable, effektive und zuverlässige Methode zur individuellen Selbstheilung an. Dieses Konzept stärkt den Glauben in die Leistungsfähigkeit der individuellen Schmerz- und Immunabwehr des Patienten. Natürlich konnte ich hier nur ein wenig an der Oberfläche der Bewusstseinsmedizin und des Konzepts der Zweieinigkeit von Körper und Geist kratzen. Gleichwohl hoffe ich, dass deutlich wurde, wie innig die beiden Seiten der Medaille Mind-Body legiert sind und sich gegenseitig beeinflussen.

Selbstheilung ist lernbar.
„Health is a matter of mind as well as a question of body."

---

[10] Es wird sogar behauptet, dass die „Spanische Grippe" kaum ansteckend war: Bei Versuchen in Boston und San Francisco im Herbst 1918 erkrankte, trotz aller Bemühungen, nicht eine der Versuchspersonen durch normale Ansteckung. Weitere Informationen, Originalzitate und Angabe der historischen Originalquellen: impf-report (Zeitschrift) Nr. 8/9, Juli/Aug. 2005; Nr. 10/11, Sept./Okt. 2005; Nr. 12/13, Nov./Dez. 2005 auf http://www.impf-report.de/infoblatt. Über die Gefährlichkeit des Schweinegrippe-Virus von 2009 und die Krankheitsfälle ist vermutlich noch nicht das letzte Wort gesprochen.

Literatur

An YR, Liu YQ (2005) Application of molecular immunologic technique in study of Chinese integrative medicine. Zhong Xi Yi jie He Xue Bao (Journal of Chinese Integrative Medicine) 3(2):91–94

Barrett JC, Annab LA, Alcorta D, Preston G, Vojta P, Yin Y (1994) Cellular senescence and cancer. Cold Spring Harb Symp Quant Biol 59:411–418

Bastek V, van Vliet M (2023) A whole new world of healing: exploring medical hypnotherapy for pediatric patients: A review. Eur J Pediatr:1–12

Belair J, Glass L, An Der Heiden U, Milton J (1995) Dynamical disease: Identification, temporal aspects and treatment strategies of human illness. Chaos 5(1):1–7

Bélair J, Nekka F, Milton JG (2021) Introduction to focus issue: Dynamical disease: A translational approach. Chaos 31(6):060401; https://doi.org/10.1063/5.0058345

Berger A (2000) Th1 and Th2 responses: what are they? BMJ 321(7258):424

Bhatia MS, Choudhary S (1998) Hysteria – a chameleon or a fossil? Indian J Med Sci 52(6):227–230

Burch PR (1984) Cancer and senescence: is there a biological link? Acta Genet Med Gemellol 33(3):457–465

Cueni TB, Käch S (2006) Medizinische Onkologie als Frontdisziplin. pharmaJournal, 01:6

Denechaud PD, Rabhi N (2023) Editorial: Intra and inter organ cross-talk and cellular communication. Front Endocrinol (Lausanne) 14:1209436

Duchesne J (1977) A unifying biochemical theory of cancer, senescence and maximal life span. J Theor Biol 66(1):137–145

Egger JW (2008) Grundlagen der „Psychosomatik"*: Zur Anwendung des biopsychosozialen Krankheitsmodells in der Praxis. Psychologische Medizin 19(2)

Evans AS (1985) Two errors in enteric epidemiology: the stories of Austin Flint and Max von Pettenkofer. Rev Infect Dis 7(3):434–440

Glass L (2015) Dynamical disease: Challenges for nonlinear dynamics and medicine. Chaos 25(9):097603

Glass L, Mackey MC (1988) From clocks to chaos: The rhythms of life. Princeton University Press, Princeton

Goethe JW (1887–1919) Prolog. Halle, den 6. August 1811. In: Sachsen GSv (Hrsg) Goethes Werke (Bd 13 I, S 171ff.). Weimarer Ausgabe, Weimar

Guevara MR, Glass L, Mackey MC, Shrier A (1983) Chaos in neurobiology. IEEE Trans Syst Man Cybern 13(5):790–798

Holliday R (1983) Cancer and cell senescence. Nature 306(5945):742

Horst K, Mollnes TE, Huber-Lang M, Hildebrand F (2023) Editorial: Organ cross talk and its impact on the clinical course in multiple trauma and critical illness. Front Immunol 14:1195371

Huber M, Knottnerus JA, Green L, van der Horst H, Jadad AR, Kromhout D, Leonard B, Lorig K, Loureiro MI, van der Meer JW, Schnabel P, Smith R, van Weel C, Smid H (2011) How should we define health? BMJ 343:d4163

Kahlem P, Dorken B, Schmitt CA (2004) Cellular senescence in cancer treatment: friend or foe? J Clin Invest 113(2):169–174

Koebel CM, Vermi W, Swann JB, Zerafa N, Rodig SJ, Old LJ, Smyth MJ, Schreiber RD (2007) Adaptive immunity maintains occult cancer in an equilibrium state. Nature 450(7171):903–907

Laderoute MP (1994) A new perspective on the nature of the cancer problem: anti-cellular senescence. Mol Carcinog 10(3):125–133

Ludewig K, Geyer MA, Etzensberger M, Vollenweider FX (2002) Stability of the acoustic startle reflex, prepulse inhibition, and habituation in schizophrenia. Schizophr Res 55:129–137

Mackey MC, Glass L (1977) Oscillation and chaos in physiological control systems. Science 197:287–289

Mergenthaler D (2004) Medicine as task – Karl E. Rothschuh's philosophy of medicine. Med Health Care Philos 7(3):253–260

Morabia A (2007) Epidemiologic interactions, complexity, and the lonesome death of Max von Pettenkofer. Am J Epidemiol 166(11):1233–1238

Muc-Wierzgon M, Nowakowska-Zajdel E, Kokot T, Sosada K, Zubelewicz B, Wierzgon J, Cichocka M, Fatyga E, Brodziak A (2004) On the holistic approach in cancer biology: tumor necrosis factor, colon cancer cells, chaos theory and complexity. J Biol Regul Homeost Agents 18(3–4):261–267

Nager F (1999) Der heilkundige Dichter: Goethe und die Medizin. Artemis & Winkler, Düsseldorf-Zürich

Pai-Dhungat JV, Parikh F (2015) Pettenkofer – father of experimental hygiene. J Assoc Physicians India 63(3):55–56

Paunovic K, Maksimovic M, Davidovic D, Milenkovic S, Slepcevic V (2005) Max Josef von Pettenkofer – founder of modern hygiene (1818–1901). Srp Arh Celok Lek 133(9–10):450–453

Qiu J (2005) Shadow of perception in schizophrenia. Nat Neurosci 6(4):1038

Roninson IB (2003) Tumor cell senescence in cancer treatment. Can Res 63(11):2705–2715

Sarasin A (2003) Choice between death by senescence or by cancer? DNA Repair 2(4):437–439

Schmid GB (2009) Tod durch Vorstellungskraft: Das Geheimnis psychogener Todesfälle, 2. Aufl. Springer, Wien

Schmid GB, Benz M, Tononi G, Seifritz E, Vollenweider FX (2010) Disrupted cortical-subcortical connectivity in unmedicated first-episode schizophrenia (A new approach to schizophrenia: limbic autism). In: Vollenweider FX (Hrsg) „Tag der Forschung" an der PUK, Donnerstag, 2.12.2010. Psychiatrische Universitätsklinik Zürich

Schmitt CA (2007) Cellular senescence and cancer treatment. Biochem Biophys Acta 1775(1):5–20

Schubert C (Hrsg) (2009) Psychoneuroimmunologie und Psychotherapie. Schattauer, Stuttgart

Schubert C, Schüßler G (2009) Psychoneuroimmunology: an update. Z Psychosom Med Psychother 55(1):3–26

Smadja A (1968) Cancer and senescence. Maroc Med 48(513):315–316

Soengas MS (2008) Cancer: Ins and outs of tumour control. Nature 454(7204):586–587

Spellberg B (2000) The cutaneous citadel: a holistic view of skin and immunity. Life Sci 67(5):477–502

Spencer KM, Nestor PG, Perlmutter R, Niznikiewicz MA, Klump MC, Frumin M, Shenton ME, McCarley RW (2004) Neural synchrony indexes disordered perception and cognition in schizophrenia. Proc Natl Acad Sci U S A 101(49):17288–93

Sporns O, Tononi G, Edelman GM (2000) Connectivity and complexity: the relationship between neuroanatomy and brain dynamics. Neural Netw 13(8–9):909–922

Stangl W (2023) Diskonnektivität. Online Lexikon für Psychologie & Pädagogik

Teng MW, Swann JB, Koebel CM, Schreiber RD, Smyth MJ (2008) Immune-mediated dormancy: an equilibrium with cancer. J Leukoc Biol 84(4): 988–93 https://doi.org/10.1189/jlb.1107774

Tononi G (2008) Consciousness as integrated information: a provisional manifesto. Biol Bull 215(3):216–242

Tononi G, Edelman GM (1998a) Consciousness and complexity. Science 282(5395):1846–1851

Tononi G, Edelman GM (1998b) Consciousness and the integration of information in the brain. Adv Neurol 77:245–279; discussion 279–280

Tononi G, Edelman GM (2000) Schizophrenia and the mechanisms of conscious integration. Brain Res Brain Res Rev 31(2–3):391–400

Tononi G, Sporns O, Edelman GM (1994) A measure for brain complexity: relating functional segregation and integration in the nervous system. Proc Natl Acad Sci USA 91(11):5033–5037

Trutkowski E, Weiß H (2022) Zeugen gesucht! Zur Geschichte des generischen Maskulinums im Deutschen. *lingbuzz/006520*

Vithoulkas G, Carlino S (2010) The „continuum" of a unified theory of diseases. Med Sci Monit 16(2):SR7–15

Wynford-Thomas D (1999) Cellular senescence and cancer. J Pathol 187(1):100–111

Die Vorstellungskraft: Psychoneuroimmunologische Zusammenhänge

> *„Imagination is not a talent of some people, but is the health of every person."*
>
> Ralph Waldo Emerson (1803–1882),
> amerikanischer Essayist, Dozent, Philosoph und Dichter

Einführung

Das oberste Ziel der Selbstheilung ist das Überleben des geschlechtsreifen Individuums, damit es sich fortpflanzen kann (Albrecht 2011c). Beim Einzeller ist das Ziel der Selbstreparatur schnell erreicht. Komplexere Organismen müssen ständig eine dynamische Balance zwischen den Zellen von spezialisierten Geweben und all den anderen Zellen von spezialisierten und unspezialisierten Geweben aufrechterhalten. Hauptsache, das Individuum überlebt – auch um den Preis der eingeschränkten Selbstheilungs- bzw. Selbstreparaturmöglichkeit der einen oder anderen Zelle bzw. eines Organs.

Diese Dynamik untermauert den Austausch von Informationen zwischen den verschiedenen Organen. Wie „psychogener Tod" bzw. „Tod durch Vorstellungskraft" bedeutet: *„Information kann töten"*, so heißt „psychogene Heilung" bzw. „Heilung durch Vorstellungskraft" analog: *„Information kann heilen"*. Vorstellungskraft bzw. Information kann in Abhängigkeit von der Bedingung zwei gegensätzliche Wirkungen haben: Gift[1] oder Heilmittel.

---

[1] *„Alle Dinge sind Gift, nichts ist ohne Gift; allein die Dosis bewirkt, dass ein Ding kein Gift ist."* (Geerk 1992, S. 169)

Die Psychoneuroimmunologie beschreibt und erklärt die evidenzbasierten Grundlagen für viele psychogene Reaktionen des menschlichen Organismus, nimmt aber leider relativ selten explizit Bezug auf die Vorstellungskraft. In diesem Kapitel geht es um die Basis der psychoneuroimmunologischen Zusammenhänge der Vorstellungskraft.

Das WwW-Prinzip: Wissen wirbt für Wirksamkeit

Wissen, d. h. Information, kann positive Veränderungen in der therapeutischen Wirksamkeit herbeiführen bzw. die Wirksamkeit einer Behandlung aktivieren (Moerman 2004, S. 67 ff.). Je besser der Patient[2] über Symptome, Krankheit und Behandlung informiert ist, je mehr er sich mit dem Therapeuten im Einklang befindet über Behandlung und Maßnahmen, desto eher werden die Beschwerden gelindert und desto erfolgreicher wird die Therapie ausgehen (Bass et al. 1986; Moerman 2004, S. 39–40; Starfield et al. 1981).

In der Tat scheinen das Wissen über die Behandlung und das Vertrauen in die Beziehung zwischen Therapeut und Patient eine unmittelbare Rolle für die Wirksamkeit jeder medizinischen Maßnahme zu spielen.[3] Ohne diesen Lern- und Kommunikationsprozess wären Selbstheilungsmethoden, wie z. B. dynamisch geführte Vorstellungen, kaum denkbar. Hierzu vier Beispiele:

Wurden die Patienten ausführlich über ihren gesundheitlichen Zustand, die Behandlungsplanung und ihren aktiven Beitrag dabei aufgeklärt und stimmten sie mit dem Arzt über die Art der Erkrankung überein, zeigten sie im Vergleich zu einer Gruppe, der bloß das Medikament und ein dazugehöriger Informationszettel gegeben wurde, eine eindeutig bessere Genesung (Bass et al. 1986; Bergmann et al. 1994; Starfield et al. 1981). Dabei hatten beide Gruppen Placebos erhalten!

Eine Metaanalyse[4] von 33 kontrollierten Untersuchungen zur Wirksamkeit des P-6-Akupunktur-Punktes zur Vorbeugung postoperativer Übelkeit zeigte, dass zwei Voraussetzungen gegeben sein müssen, damit die Behandlung wirksam wird: Erstens müssen Patienten von der Behandlung Kenntnis haben und zweitens muss die Behandlung echt sein, d. h. kein Placebo. Eine echte, aber unter Anästhesie eingesetzte Akupunkturnadel, von der der Patient nichts weiß, oder eine falsch platzierte oder gar vorgetäuschte Akupunkturnadel funktionieren nicht (Vickers 1996).

---

[2] Der Lesbarkeit wegen habe ich entschieden, auf die Nennung jeweils beider Geschlechter zu verzichten und ausschließlich das generische Maskulinum zu verwenden, wobei Frauen und Diverse selbstverständlich eingeschlossen sind. (Für eine ausführliche wissenschaftliche Begründung siehe (Trutkowski und Weiß 2022))
[3] Siehe (Esch et al. 2004; Slingsby und Stefano 2000; Stefano et al. 2001; Stefano 2004).
[4] Eine Metaanalyse ist eine Studie, die viele vorangegangene Studien zu einem bestimmten Thema miteinander vergleicht und ihre Resultate statistisch auswertet.

Die Akupunktur-Studie „A randomized trial comparing acupuncture, simulated acupuncture, and usual care for chronic low back pain" (Cherkin et al. 2009) zeigte jedoch, dass *alle* untersuchten Akupunkturformen (individualisiert = 157, standardisiert = 158, simuliert = 162 Probanden) eine andauernde, heilsame, klinisch bedeutsame Wirkung aufwiesen: 60 % Besserung in jeder der Akupunkturgruppen verglichen mit 39 % Besserung in der TAU[5]-Kontrollgruppe (161 Probanden) 8 Wochen nach Abschluss der Behandlung.

In einer Studie zur Behandlung krebsbedingter Schmerzen zeigten beide, Placebo wie Naproxen (nicht steroidaler Entzündungshemmer, ähnlich Aspirin® oder Ibuprofen, jedoch etwas stärker wirkend), eine signifikant bessere Wirksamkeit bei Patienten, die detailliert über die Studie informiert waren („informed consent") gegenüber einer uninformierten Kontrollgruppe (Bergmann et al. 1994). Die Schmerzbehandlung in der Placebo-Gruppe, die über die Wirksamkeit des Medikaments informiert wurde, war signifikant erfolgreicher als die tatsächliche Schmerzbehandlung in der *nicht* informierten medizinisch behandelten Gruppe!

Wenn die fragwürdigsten Verfahren wie „Aura/Psyche-Chirurgie", „Bioresonanz" (Dorsch und Kolt 2019), „Energie-Psychologie" u. a. m. im Einzelfall immer wieder einen gewissen Erfolg zeigen, könnte das dadurch erklärt werden, dass der Patient über die Art der Behandlung Bescheid weiß und eine gute Beziehung zwischen Therapeut und Patient vorliegt.

Ich habe an anderer Stelle (Schmid 2009) ausführlich dargelegt, dass Wissen bzw. Information auch töten kann. Wissen ist ein biopsychosoziales Phänomen, das eng mit unseren Denk-, Fühl-, Sinnes- und Intuitionsprozessen verflochten ist. Diese evidenzbasierten Überlegungen führen zur Hypothese, dass eine positive Einstellung des gut informierten Patienten für die wirksame Aktivierung der Immunabwehr äußerst wichtig ist.

Genauso wie es ein kognitives Wissen über eine Krankheit, ihre Behandlung und ihren Verlauf gibt, besteht auch ein bildhaftes Wissen, generiert aus Vorstellungen zu diesen Aspekten. Dies bringt uns zur zweiten empirischen Feststellung.

Imaginieren als eigenständiger mentaler Prozess

Das Denken in Bildern, das Imaginieren bzw. das Sich-etwas-Vorstellen ist ein eigenständiger mentaler Prozess und nicht einfach eine Unterart oder gar ein Epiphänomen von Denken, Fühlen, Sinneswahrnehmung oder Intuition. Vorstellung unterscheidet sich von den übrigen Kognitionen oder bewussten Wahrnehmungen dadurch, dass sie weniger mit willentlichen oder unterscheidenden Denkfunktionen, sondern mehr mit introspektiver Wahrnehmung des Bewusstseins, d. h. mit dem *Selbst*bewusstsein zusammenhängt. Hier ist Hypnose bzw. Trance der Königsweg, um eine erlebte Selbstsuggestion zu erfahren.

---

[5] TAU = „treatment as usual", die übliche, klinische Behandlung.

Studien zu den neuronalen Korrelaten von Vorstellungsbildern (Imagination) haben gezeigt, dass diese eigenständige neuropsychologische Repräsentanzen darstellen. Ein Beispiel: In einer Menschenmenge bewegt man sich automatisch wie ein Fisch im Schwarm, sodass man möglichst niemanden berührt. Sogar wenn jemand direkt entgegenkommt, schwanken beide so lange hin und her, bis sie stehen bleiben, umkehren oder sich aus dem Weg gehen, ohne dabei bewusst über die komplexe Aktivität[6] nachzudenken. Oder: Anstelle der kognitiven Entscheidung, wie ich mich für den Anlass heute Abend kleiden sollte, stelle ich mir vor, dass ich schon dort bin, schaue mir im Geiste die anderen Gäste an und frage mich, welches Outfit am besten zur Gesamtgruppe passen könnte. Mit der Zeit „sehe" ich immer mehr Grün. Voilà! Natürlich hat diese Übung lediglich mit Introspektion und gar nichts mit Hellsehen oder dergleichen zu tun. Noch ein Beispiel aus meiner Praxis: Eine Frau leidet unter Myasthenia gravis, die plötzlich und unerwartet zu einem muskulären Erschöpfungszustand führen kann (Grohar-Murray et al. 1998; Kittiwatanapaisan et al. 2003; Schmid 1989, 2010). Beim Bügeln stellt sie sich bewusst vor, wie gut sie in der gebügelten Bluse aussehen wird, um ihre mühsame Tätigkeit möglichst „wegzuimaginieren" und die Aufgabe erfolgreich erledigen zu können. Eine willentliche Anstrengung zur Aktivierung der Muskeln würde weit mehr Kraft kosten.

In der Regel haben wir keinen bewussten Zugang zu unseren unbewussten Informationsverarbeitungsprozessen. Ein Beispiel: Sie haben sich mit einem guten Kollegen zum Mittagessen verabredet. Der Kollege fragt Sie, ob Sie lieber italienisch oder thailändisch essen möchten. Sie überlegen, haben keine Ahnung und sagen, *„Es ist mir egal! Du kannst entscheiden."* Also sagt der Kollege, *„Okay, super, gehen wir zum Italiener!"* Im selben Augenblick ist Ihnen klar: Sie haben gar keine Lust auf italienisches Essen, sondern eindeutig auf die thailändische Küche. Unbewusst wussten Sie es schon, als der Kollege Sie fragte, aber bis Sie seine Reaktion wahrgenommen haben, hatten Sie keinen bewussten Zugang zu dieser Information.

Auch die Analyse von Gehirnwellen zeigt, dass Imaginieren ein eigenständiger Prozess ist. Im Elektroenzephalogramm (EEG) kennzeichnen *Delta-Wellen* (1–3 Hz[7]) Tiefschlaf, auch „Deep Sleep" oder „Slow-Wave-Sleep" (SWS) genannt; *Theta-Wellen* (4–7 Hz) weisen auf das Sehen innerer Bilder und die Visualisierung bzw. Vorstellungen hin; *Alpha-Wellen* (8–12 Hz) treten im entspannten Wachzustand der nach innen gerichteten Aufmerksamkeit auf, und *Beta-Wellen* (13–38 Hz) im Wachzustand mit nach außen gerichteter Aufmerksamkeit, gekennzeichnet durch hohe Konzentration und kognitives Denken. Eine Aktivität im Alpha-Bereich während der Hypnose dient als Index für hypnotisches Erleben und für Hypnotisierbarkeit (je mehr Alpha-Aktivität, desto

---

[6] Diese Aktivität läuft über einen Prozess, den man auf Englisch „phase locking" nennt.
[7] Das Symbol „Hz" steht für die Maßeinheit „Hertz", nach dem deutschen Physiker H. R. Hertz (1857–1894.) Es bedeutet: Anzahl Schwingungen oder Zyklen pro Sekunde. Demzufolge bedeutet 10 Hz: zehn Schwingungen pro Sekunde.

tiefer die Trance); eine Aktivität im Theta-Bereich nach Hypnose spricht für eine posthypnotische Entspannung bei Hypnotisanden mit hoher Hypnotisierbarkeit (Williams und Gruzelier 2001). Im EEG ist Vorstellung somit von anderen psychischen Aktivitätszuständen klar abgrenzbar – siehe auch (Pineda 2005).

Imagination im Rahmen des „mind wandering" (u. a. Tagträumen) wurde in jenen Teilen des Gehirns lokalisiert, die eher einfache mentale Routineaktivitäten steuern, u. a. im medialen präfrontalen Cortex,[8] im posterioren Cingulum (Brodmann-Areal 23) und im temporoparietalen Übergang. In einer neueren fMRI-Studie zeigte sich, dass gleichzeitig auch das Exekutivsystem (primär der dorsolaterale präfrontale Cortex [DLPFC], der anteriore cinguläre Cortex [ACC] und der orbitofrontale Cortex [OFC] – siehe (Koziol et al. 2012)) aktiviert wird, das vor allem beim komplexen, strategischen und lösungsorientierten Denken eine Rolle spielt (Christoff et al. 2009). Je weniger dem Probanden bewusst war, dass er von seinem zielgerichteten Gedankengang abschweife, desto intensiver funktionierten beide Netzwerke parallel. Eine Meta-Bewusstheit in Bezug auf das Tagträumen mag helfen, mentale Abschweifungen zu vermindern, die den Denker vom unmittelbaren gedanklichen Ziel (z. B. ein Buch zu lesen oder aufmerksam zu sein während einer Vorlesung) weglenken. Aber solche unbewussten Imaginationen befassen sich u. U. mit den wichtigeren Fragen im Leben, z. B. wie man eine drohende Gefahr umgehen, seine Karriere fördern oder sein Privatleben verbessern könnte. So scheint die Imagination im Hintergrund des Bewusstseins als eine Art Erfahrungssimulator und psychisches Immunsystem zu funktionieren, das mindestens teilweise dazu beiträgt, u. a. unseren Überlebenschancen, unserem Erfolg und unserem Glück Gestalt zu verleihen.

Neben dem inspirierten, bildhaften Denken, d. h. der dynamischen und unmittelbar Neues erschaffenden Fantasie, können Vorstellungsbilder auf mindestens zwei Arten indirekt erzeugt werden:

- Sensorische Informationen von bisher schon gesehenen Bildern werden aus dem Gedächtnis aufgerufen bzw. dort konsolidiert (Robertson 2012) und evtl. noch mit Konfabulationen versehen, d. h. beim Sich-Erinnern an früher wahrgenommene Dinge oder Ereignisse können auch erfundene, falsch interpretierte oder verzerrte Informationen dazukommen.
- Gespeicherte Informationen werden zu neuen, bisher noch nicht gesehenen Bildern kreativ zusammengesetzt und verwandelt, z. B. bei aktiver Imagination.

---

[8] Der präfrontale Cortex, insbesondere der evolutionär am weitesten entwickelte dorsolaterale, ist der Sitz des Arbeitsgedächtnisses und u. a. für emotionale Informationsverarbeitung, strategisches Denken, planvolles Handeln, Entscheidungen, flexibles Verhalten und soziale Interaktionen verantwortlich (Damasio 2000).

Solche Vorstellungsbilder führen zu Erlebnissen, die z. B. als Sehen mit dem „inneren Auge" oder Hören mit dem „inneren Ohr" bezeichnet werden. Sie verwandeln die dem Bewusstsein sonst unsichtbaren abstrakten Ideen und machen die gespeicherten Sinneswahrnehmungen durch die Transformation in Bilder sichtbar.

Vorstellungsbilder, Sinneswahrnehmungen, Bewusstsein und Wirklichkeit

Vorstellungsbilder verbinden ähnlich Sinneswahrnehmungen das Bewusstsein mit der Wirklichkeit. Dabei werden neuronale Strukturen aktiviert, die an sinnlicher, kinästhetischer und emotionaler Wahrnehmung und weiteren physiologischen Prozessen beteiligt sind. Diese neuronalen Strukturen beeinflussen autonome physiologische Prozesse wie Herzschlag oder Atmung. So fungieren Vorstellungsbilder als Stellvertreter für eine Sinneswahrnehmung, Situation oder deren Begleitumstände. Vorstellungsbilder entstehen auch über Assoziationen und Projektionen beim Betrachten realer Bilder.

Von Bewegungen ist z. B. Folgendes bekannt: Wenn Menschen die motorischen Aktivitäten anderer beobachten, wird der prämotorische Cortex (linker inferiorer frontaler Cortex) mittels sog. Spiegelneurone aktiviert.[9] Das motiviert, eine beobachtete Bewegung zurückzuspiegeln, also die gesehene Bewegung nachzumachen und spiegelbildlich zu übernehmen. Vermutlich werden deshalb die sechs sog. Grundemotionen: Angst, Ekel, Freude, Trauer, Überraschung und Wut in allen Kulturen von der Gesichtsmuskulatur gleich ausgedrückt und von der Psyche gleich wahrgenommen (Ekman et al. 1987). Jeder weiß, wie ansteckend z. B. Gähnen ist und kennt den Reflex beim Winken. Viele Menschen verfügen gar über so viel Einbildungskraft, dass sie schon bei der Vorstellung, jemanden gähnen zu sehen, selbst gähnen müssen (Pineda 2005). Und für ganz Sensible nimmt das Wort den Platz der Sache selbst ein und löst den entsprechenden

---

[9] Das System der *Spiegelneurone* befindet sich in der Insula und ist in Zusammenarbeit mit dem Dopaminsystem im Neokortex und im Nucleus accumbens für das Erahnen der Absichten, Gedanken und Gefühle anderer (Theory of Mind) verantwortlich (Decety und Lamm 2006; Singer 2006). Das Nachahmen basiert auf der automatischen (unbewussten) Aktivierung motorischer Repräsentanzen durch Beobachtung des Verhaltens eines Gegenübers: „*Lächle, und die Welt lächelt zurück.*" Diese extern aktivierten motorischen Repräsentanzen werden zur Wiederholung, d. h. Nachahmung der beobachteten Bewegungen benutzt (z. B. Gähnen, Winken). Diese Fähigkeit zur Nachahmung basiert auf perzeptiven und propriozeptiven, motorischen Quervernetzungen im Gehirn (Brass und Heyes 2005). Die Spiegelneurone sind auch für die sog. *Straßenhypnose* verantwortlich – der im Bus sitzende „Hypnotiseur" kratzt sich am Kopf u./o. schlägt die Beine übereinander und der „Proband" spiegelt diese Gesten – siehe auch (Bauer 2006; Blakemore und Frith 2005; Buxbaum et al. 2005; Fadiga et al. 2005; Ferrari et al. 2005; Hauser und Wood 2009; Pineda 2005; Pomeroy et al. 2005; Rizzolatti und Arbib 1998; Rizzolatti und Fadiga 1998; Stefan et al. 2005; Uddin et al. 2005).

körperlichen Vorgang aus, sodass sie schon beim Lesen oder Hören dieses Textes gähnen müssen.

In einem privaten Blog „Massenhysterie und Spiegelneurone"[10] hat der Mediziner Peter Teuschel 2012 die Hypothese besprochen, dass Phänomene wie psychogene Erkrankung der Masse (Mass Psychogenic Illness [MPI] – siehe auch (Schmid 2015, 2016) bzw. die „Ansteckung" mehrerer Menschen mit psychiatrisch-neurologischen Symptomen evtl. auf Spiegelneurone zurückzuführen sei (Lee und Tsai 2010). In einem späteren Beitrag „Spieglein, Spieglein im Gehirn" vom 28.10.2020 im Ärzte-Blog DocCheck[11] hat der Mediziner seine Ideen erweitert und sich gefragt, ob Spiegelneurone sogar bei der Entstehung aktueller Verschwörungsmythen und insbesondere an der Schwächung der Abgrenzung gegenüber sektiererischen Gedankengebäuden im Sinne einer „Folie en masse" beteiligt sein könnten. Nun ist es im Rahmen der aktuellen (2020/2021) Corona-Krise noch nicht erwiesen, in welche Richtung die Nachahmung eigentlich sektiererischer ist: im Lager der „Zeugen Coronas" oder in dem der „Covidioten"; in dem der Befürworter des „Great Reset"[12] (Stakeholder Kapitalismus) oder in dem der Wirtschaftsliberalen (Befürworter der individuellen Handlungs- und Gedankenfreiheit).

Der Zusammenhang zwischen vorgestellten Bildern und motorischen Aktivitäten geht noch weiter. Studien haben gezeigt, dass Gedanken an eine spezifische körperliche Bewegung die Motoneuronen aktivieren, die für diese zuständig sind (Jacobsen 1929). Die Zeit, um sich eine Bewegung (z. B. den Gang zwischen zwei Orten, das Rotieren eines Objekts usw.) Schritt für Schritt vorzustellen, liegt erstaunlich nahe bei der physikalischen Zeit, die man zur Ausführung der jeweiligen Bewegung tatsächlich bräuchte. Das Sich-Vorstellen bestimmter Bewegungen kann nicht nur die einzelnen relevanten Hirnareale entsprechend ausbilden, sondern auch Vernetzungen zwischen informationsverarbeitenden Prozessen in auseinanderliegenden neuronalen Netzen implementieren. Solche Vernetzungen, auch als Konnektivität bezeichnet, können ihrerseits komplexe Leistungen fördern. Das erklärt, warum die mentale Übung von Bewegungen tatsächlich körperliche Geschicklichkeit und Leistung verbessern kann (Mental-Coaching im Sport).

Das Imaginieren setzt größtenteils dieselbe neuronale, hormonelle und immunologische Maschinerie in Gang, die eine tatsächliche Sinneswahrnehmung benötigt, um dem Bewusstsein etwas in derselben Sinnesmodalität mitzuteilen (Polyn et al. 2005). Emotionsbesetzte Vorstellungsbilder beeinflussen daher den Körper, u. a. das Neuroendokrinsystem[13] und die Amygdala (Mandelkern), im Wesentlichen in ähnlichem Ausmaß wie ein reales Sinnes-, Bewegungs- oder Affekterlebnis eines Objekts, einer Situation,

---

[10] https://schraeglage.blog/massenhysterie-und-spiegelneurone/ – zugegriffen am 30.04.2025.
[11] http://www.doccheck.com/ – zugegriffen am 30.04.2025.
[12] https://www.weforuhttps://www.weforum.org/stories/2020/06/now-is-the-time-for-a-great-reset/ und https://www.weforum.org/stories/2020/08/building-blocks-of-the-great-reset/ – zugegriffen am 30.04.2025.
[13] Der Einfachheit halber spreche ich ab jetzt von „Neuroendokrinsystem", wenn ich mich auf Nerven- und Hormonsystem beziehe.

eines Ereignisses. In diesem Zusammenhang ist es interessant zu wissen, dass unsere Informationsverarbeitung im Gehirn und unsere soziale Einordnung des emotionalen Inhalts einer Schlagzeile wesentlich beeinflusst werden, selbst wenn sie aus einer Quelle stammt, der wir misstrauen (Baum und Abdel Rahman 2021). In der Konsequenz tendieren wir in der Regel dazu, der haarsträubenden Hiobsbotschaft einer Heilsekte zur Schwere einer Krankheit eher zu glauben als einer ärztlich fundierten Ermunterung zur Selbstheilung.

Diese neuronale und hormonelle Aktivierung hat immunologische Konsequenzen: Dieselben Körperzellen, die auf materiell vorhandene Allergene reagieren, können fast genauso gut allein durch die Vorstellung des Allergens stimuliert werden. Mit anderen Worten: Die Vorstellung einer Erfahrung hat mehr oder weniger dieselbe neuroendokrine Wirkung auf Körper und Geist, als würde das Objekt tatsächlich gesehen bzw. die Situation real erlebt werden. Die vorgestellten Bilder dienen als eine Art Brücke zwischen den sensorisch erlebten Dingen der Außenwelt und den gespeicherten Erfahrungen der Innenwelt (Kosslyn et al. 1997; Schmid 1988, 2008). Vor diesem Hintergrund ist es verständlich und sinnvoll, z. B. eine Spinnenphobie zunächst mit der Vorstellung einer Spinne therapeutisch anzugehen (Desensibilisierung).

Brücken zwischen Bewusstsein und Wirklichkeit

Die Vorstellung von einer Spinne ruft nicht nur dieselben, sondern auch weitere, u. U. noch ganz andere Gefühle hervor als ihr Anblick in Echtzeit oder ihre Abbildung. Das gilt allgemein für Vorstellungsbilder im Vergleich zu unmittelbar wahrgenommenen Objekten oder Bildern.

Die Emotionen und Wahrnehmungen, die als Reaktion auf innere Bilder auftauchen, haben also im Gehirn z. T. andere Verarbeitungswege als jene, die mit realen Sinneswahrnehmungen einhergehen (Kosslyn et al. 2001).

Der Unterschied zwischen wahrgenommenen Objekten und vorgestellten Bildern ist eindeutig: Das Objekt, das ich mit meinen Augen sehe, können auch andere Menschen sehen, und in der Regel kann ich es auch anfassen. Stelle ich mir ein Bild hingegen vor, kann nur ich allein es sehen, und ich kann es sicher nicht berühren. Wie bildet sich dieser Unterschied in der Wahrnehmung im Gehirn ab? Real betrachtete Bilder werden von den Augen aufgenommen, Informationen über den 2. Hirnnerven (N. opticus) weitergeleitet, anschließend werden im Gehirn die medialen Okzipitalstrukturen (Sehrinde) aktiviert. Vorstellungsbilder hingegen aktivieren den mittleren frontalen Cortex und die Insula anterior, den Zentralbereich für Rückkopplungen im autonomen Nervensystem. In der Summe werden bei visuellen Wahrnehmungen und auch bei Vorstellungsbildern jeweils 14 identische Hirnareale aktiviert; bei einem Wahrnehmungsbild kommen noch 2 weitere Hirnareale hinzu, bei einem Vorstellungsbild werden noch 5 weitere Hirnareale gebraucht, das sind 2 ½ Hirnareale mehr als bei einer realen Wahrnehmung (Kosslyn et al. 1997).

Hierzu noch ein Beispiel: Die primäre Hörrinde A1, die üblicherweise afferente Signale von den Ohren aufnimmt, wird während der Hörvorstellung *nicht* aktiviert. Ansonsten scheint die Hörvorstellung den größten Teil jener neuronalen Strukturen zu benutzen, die auch beim realen Hören gebraucht werden. (Zum Beispiel spielen einige der Strukturen, die für die Diskriminierung der Tonhöhe entscheidend sind, während der Hörvorstellung eine ähnliche Rolle.)

Das Sich-etwas-Vorstellen ist eine komplexe und differenzierte Fähigkeit, die sich aus einer Kombination zusammenhängender Kognitionen generiert, bei der jede für sich gestört, verbessert oder sonst wie verändert werden kann.

Die Gesamtheit dieser evidenzbasierten Überlegungen steht im Einklang mit der Hypothese, dass die Arbeit mit persönlich evozierten Vorstellungsbildern einen eigenständigen Zugang zur Aktivierung physiologischer Prozesse einschließlich der Immunabwehr eröffnen[14] könnte, komplementär zu den üblichen Wegen über den Körper.

Nachfolgend versuche ich, diese „metaphorischen Dialoge" aufzuschlüsseln, um einen prägnanten Überblick über die höchst komplexe Fülle an Wechselwirkungen zwischen den drei physiologischen Systemen der Immunabwehr – Nerven-, Hormon- und Immunsystem – zu vermitteln.

Vorstellungskraft im Dialog mit dem Nervensystem

Den Dialog zwischen Vorstellungskraft und Nervensystem verstehe ich als eine Art Kommunikation und gegenseitige Beeinflussung, wie er – zumindest im Prinzip – zwischen inneren Bildern und nervalen Gegebenheiten geführt wird. Die Grundlage dieses Dialogs ist die Formbarkeit des Hirngewebes, die sog. neuronale Plastizität. Diese wird anhand von Beispielen aus der Behandlung von Schmerzen und unerwünschten Verhaltensmustern (Nägelkauen und Rauchen) nachfolgend veranschaulicht und diskutiert.

Neuronale Plastizität und ihre Eigenschaften

Nicht nur bei Kindern und Jugendlichen, sondern auch bei Erwachsenen ist das Gehirn formbar, was man als neuronale Plastizität bezeichnet. Neue Bahnungen entstehen und oft benutzte Bahnen werden stärker ausgeprägt als vernachlässigte und umgekehrt. Die kortikalen Repräsentanzen der einzelnen Körperregionen werden nach jahrelanger Übung (z. B. durch Sport) oder Beanspruchung, sprich Gewohnheit (z. B. Rauchen), mit

---

[14] Unter Immunabwehr verstehe ich den Komplex immunologischer, neuroendokriner und metabolischer Systeme, Essenz und Kern dessen, was uns gesund macht und erhält. Über den Dialog der Vorstellungskraft mit dem Nerven-, Hormon- und Immunsystemen kann die Immunabwehr aktiviert werden.

denen anderer Körperteile vernetzt. Wenn diese Verknüpfungen unerwünschte Folgen für den Betroffenen haben, spricht man auch von Kontamination, das ist eine schädliche Vermengung, sozusagen eine Verunreinigung. Diese neuronalen Netze können durch konsequente *mentale* Übung auf- bzw. ausgebaut und aufrechterhalten werden (z. B. durch Gedächtnistraining) oder, im Fall unerwünschter Verhaltensweisen, mit entsprechenden Übungen (z. B. durch geführte Vorstellungen) reduziert oder sogar ganz zurückgebildet werden. Dasselbe geschieht auch bei anhaltenden Schmerzen (vgl. Abschn. „Vorstellungsarbeit bei anhaltenden Schmerzen").

Schmerz als Beispiel des Dialogs zwischen Vorstellungskraft und Nervensystem

Schmerz ist eine Wahrnehmung sowohl im Körper wie auch im Geist. Schmerz macht den Körper bewusst. Schmerz lässt sich in der Regel im Körper verorten, und so mancher Schmerz verkörpert eine Gefühlslage. Kopfschmerz z. B. kann (vereinfacht) als körperliches Barometer für ein „seelisches Gewitter" verstanden werden. Laut der WHO (World Health Organisation) ist Schmerz eine unangenehme Sinnes- und Gefühlserfahrung, die mit aktueller oder potenzieller Gewebsschädigung verknüpft ist oder mit Begriffen einer solchen Schädigung beschrieben wird (Raja et al. 2020).

Der Ausdruck *schmerzhaft* kann sich auf eine emotional äußerst unangenehme Situation und/oder auf eine physische Verletzung oder Beeinträchtigung beziehen. Die facettenreiche Geschichte unserer Vorstellungen zum Phänomen Schmerz legt eine Mehrdeutigkeit nahe (Perl 2007). Ob Schmerz ein eigenständiger Sinneseindruck ist, d. h. das Produkt eines dem Schmerzempfinden zugeordneten neuronalen Mechanismus (Nozizeptoren) oder eine Überreizung der üblichen Berührungsnerven, lässt sich bis heute nicht eindeutig sagen. Zurzeit scheint es angemessen, den Schmerz als beides zu verstehen: als spezifischen Sinneseindruck und als Emotion, die durch die Aktivität spezifischer peripherer und zentraler Neurone zustande kommen. Der Schmerz bzw. das Schmerzempfinden oder besser noch der Schmerzausdruck wird stark durch Gemütslage, Persönlichkeit sowie kulturelle Einbettung geprägt.

Die Schmerzmechanismen schließen rezeptive Organe, selektive und konvergente Bahnen, Plastizität der Empfindsamkeit und interaktive Modulation (Horn-Hofmann et al. 2018) ein. Keine Theorie[15] vermag die modernen Kenntnisse über das Schmerzphänomen vollständig zu erfassen. Als Arbeitshypothese erscheint eine Kombination der anerkannten Theorien sinnvoll, da sich so sehr viele Forschungsergebnisse integrieren lassen. Die Beobachtung, dass eine therapeutische Beeinflussung des vegetativen

---

[15] Als geläufige Theorien gelten: Schmerz als Emotion; als spezifischer Sinneseindruck mit eigenen Sinnesorganen und -bahnen; als intensive Aktivierung der afferenten Systeme, die anderen Sinneswahrnehmungen dienen etc.

Nervensystems oft einen chronischen Schmerz abklingen oder sogar ganz verebben lässt, legt die Erweiterung der Schmerztypen (neuropathisch, nozizeptiv, psychogen) um den autonomen Schmerz nahe (von Orelli 2003).

Der Einfluss der Vorstellung auf das Schmerzempfinden ist nachweisbar (Kong et al. 2008). Wird einem gesunden Probanden z. B. ein Hitzeschmerz in den Waden suggeriert, steigt die neuronale Aktivität im anterioren Gyrus cinguli signifikant und der Proband empfindet stark brennende Wadenschmerzen, obwohl die Schmerzrezeptoren der Haut überhaupt nicht gereizt wurden (Derbyshire et al. 2004). Die Schmerzforscher verglichen die fMRT-Bilder, die während der Schmerzsuggestion in Hypnose entstanden waren, mit solchen, die auf tatsächlichen Schmerzreizen – man setzte den Probanden 49° Celsius warme Hitzeimpulse – beruhten. Egal, ob durch Hypnose oder tatsächlichen Schmerzreiz – die Hirnaktivitäten waren in beiden Fällen verblüffend ähnlich. Die Experimente belegen, dass Hypnose Schmerzempfindungen auslösen kann, die von der hypnotisierten Person als absolut real empfunden werden. *„Einige Arten von Schmerz können wirklich im Kopf beginnen"*, kommentiert Dr. David Oakley, einer der beteiligten Wissenschaftler, seine Ergebnisse und betont: *„Patienten, die unter dieser Art von Schmerzen leiden, bilden sich diese tatsächlich nicht einfach ein."*

Die Lokalisation von Schmerzsuggestionen ist analog den physiologischen Schmerzreizen:

- anteriorer cingulärer Cortex (ACC) (Schmerzverarbeitung, emotionale Bewertung von Schmerzen),
- präfrontaler Cortex (Handlungsplanung),
- sensomotorischer Cortex (primär: *Lokalität, Intensität*; sekundär: *Qualität),*
- Insula (allgemeine Störungsmeldung),
- Thalamus (mit Ausnahme der Riechbahn führen auf dem Weg zur Großhirnrinde alle aufsteigenden sensibel-sensorischen Bahnen durch den Thalamus),
- Rückenmark *(Schaltung)* und periphere Nerven.

Schon Suggestion allein kann schmerzrelevante Areale beeinflussen, wird jedoch noch prägnanter nach Hypnose-Induktion (stärkere ACC-Beteiligung).

Grant und Rainville setzten 13 Zen-Meister und 13 vergleichbare Nicht-Praktizierende gleich starker schmerzhafter Hitze aus, während sie die Gehirnaktivitäten ihrer Probanden in einem funktionellen Magnetresonanztomografen (fMRI) maßen (Grant et al. 2010). Die Ergebnisse zeigten, dass die Meditierenden weniger Schmerzen empfanden als die Probanden der Kontrollgruppe. Diese Wahrnehmung spiegelte sich in den Ergebnissen des fMRI wider: Die Meditierenden hatten im Vergleich zu Menschen, die nicht meditierten, eine dickere graue Substanz, insbesondere im anterioren Cingulum, wo die Schmerzwahrnehmung beeinflusst wird. Diese neuroplastischen Unterschiede waren vermutlich die Ursache für die geringere Schmerzempfindlichkeit der meditierenden Probanden. In einer weiteren Studie stellte sich heraus, dass eine einfach strukturierte mentale Haltung und die Entkopplung von exekutiven und schmerzbezogenen Cortizes eine geringe Schmerzempfindlichkeit bei Zen-Meditierenden voraussagten (Grant et al. 2011).

Bildgebende Verfahren der Neuroradiologie zeigen, dass der vordere cinguläre Cortex („anterior cingulate cortex", ACC) bei Schmerzen und Depression überaktiv ist (Derbyshire und Jones 1998; Smith et al. 1999). Diese Überaktivität kann durch Signale aus der präfrontalen Hirnrinde modifiziert werden, und eine bewusste, positive Erwartungshaltung (und die Entspannung, die diese Erwartungshaltung begleitet) vermag diese Signale zu kontrollieren.[16] Des Weiteren ist bekannt, dass psychischer und körperlicher Schmerz das periphere und zentrale Nervensystem gemeinsam nutzen: Sie beeinflussen sich gegenseitig.

Weitere Studien haben gezeigt, dass die persönliche Reaktion auf einen schmerzhaften Stimulus nicht nur von dem aus den äußeren Zonen des Körpers stammenden, afferenten Signal[17] abhängt, sondern auch vom gedanklichen und emotionalen Kontext der Schmerzerfahrung. So wird ein Stimulus als umso weniger schmerzhaft empfunden, je mehr die betroffene Person Kontrolle darüber zu haben glaubt (Hunt und Mantyh 2001; Salomons et al. 2004). Kontrollverlust ist einer der größten Stressoren überhaupt, und Stress kann das Schmerzempfinden verstärken.

Das subjektive Schmerzerleben hat seinen Ursprung in physiologischen Gegebenheiten *und* psychosozialen Faktoren, zu denen auch Glaube und ängstliche Erwartungen des jeweiligen Individuums zählen. So werden zwei Mechanismen postuliert, wie Angst in Schmerz umgewandelt wird. Schon vor dem Eintreffen des Reizes im zentralen Nervensystem (ZNS) entstehen:

1. Aktivierung von Hypothalamus, Hypophyse und Nebennierenrinde.
2. Aktivierung des vom Cholecystokinin abhängigen pronozizeptorischen Systems.

Der erste Weg (1) lässt sich durch Benzodiazepine blockieren; der zweite (2) durch den Cholecystokinin-Rezeptor-Blocker Proglumid. Cholecystokinin – ein im Darm produziertes Hormon – scheint die Angst[18] in Schmerzen umzuwandeln, wie sich bei Menschen mit einer ängstlichen Erwartungshaltung zeigt (Enck et al. 2008; Enck und Klosterhalfen 2008).

Man weiß, dass die durch den Placebo-Effekt herbeigeführte Erwartung einer Schmerzreduktion tatsächlich zur Linderung von Schmerzen und anderen Symptomen führen

---

[16] Siehe z. B. (Armony und LeDoux 1997; Fricchione und Stefano 2005; LeDoux 2000; LeDoux 2003; Stefano et al. 2006, S. HY27) und auch (Derbyshire et al. 1994; Derbyshire et al. 1998; Derbyshire et al. 1999; Derbyshire 2002; Vogt et al. 1996).
[17] Genauer: vom peripheren nozizeptiven afferenten Signal
[18] Der Rekonsolidierungs-Update-Mechanismus kann bei der Behandlung von Angststörungen helfen (Kindt et al. 2009a; Schiller et al. 2010).

kann.[19] Bei der Erwartung von Schmerzlinderung werden die dopaminerge (DA) und endogen-opioide (EO) Neurotransmission aktiviert. Bei der Erwartung von Schmerzen unter Placebo (Nocebo-Reaktionen) hingegen sind beide deutlich weniger aktiv (Scott et al. 2008). Diese placeboinduzierte Aktivierung der EO-Neurotransmission wurde in der Studie von Scott et al. in verschiedenen Hirnregionen[20] registriert. Diese gesteigerten DA- und EO-Aktivitäten, die mit der erwarteten und subjektiv wahrgenommenen schmerzlindernden Wirksamkeit des Placebos einhergehen, werden als Belohnungsnetzwerk („reward circuitry") bezeichnet.

Eine DA-Aktivierung in den ventralen Basalganglien inklusive Nucleus accumbens war auch in anderen Placebo-Studien zu beobachten (de la Fuente-Fernandez et al. 2002; de la Fuente-Fernandez und Stoessl 2002; Miwa 2007). Zudem wurde eine reduzierte Aktivität verschiedener Teile des insularen Cortex mit einer Abschwächung des Schmerzempfindens bei drei verschiedenen Schmerzdämpfungsstrategien gefunden (Schulz et al. 2019).

Als „Schmerzgedächtnis" wird die sog. Schmerzmatrix des limbischen Systems (insbesondere der anteriore Gyrus cinguli) bezeichnet, wo nicht hinreichend organisch erklärbare (somatoforme) Schmerzerinnerungen gespeichert und durch psychosozialen Stress oder retraumatisierende Erfahrungen jederzeit mobilisiert werden können, selbst wenn die peripheren Schmerzsensoren (Nozizeptoren) und schmerzleitenden Nerven (C-Fasern) nicht stimuliert sind. Schmerzen können also allein aufgrund gespeicherter Vorstellungen resp. Erinnerungen von Schmerz als eine Art Affekt in der Schmerzmatrix entstehen.

Eine Komponente der Empathie ist unsere Fähigkeit, die Schmerzen eines Gegenübers in der Vorstellung mitzuerleben. Es konnte gezeigt werden, dass das entsprechende neuronale Substrat nicht die gesamte Schmerzmatrix in Anspruch nimmt, sondern nur jenes Areal (vordere Insula bilateral, vorderes Cingulum [ACC] rostral), das die affektiven, nicht aber die sensorischen Qualitäten eines erlebten Schmerzes repräsentiert (Singer et al. 2004).[21] So wird verständlich, dass die Schmerzmatrix auch durch Suggestionen unter Hypnose beeinflusst werden kann – siehe z. B. (Derbyshire 2000, 2002; Derbyshire et al. 2004; Genius 1995; Hawkins et al. 1998; Hilgard und Hilgard 1975;

---

[19] Eine Studie hat bis hinunter auf das Zellniveau gezeigt, dass bei Parkinson-Patienten die Neuronen im subthalamischen Nucleus in Reaktion auf den Placebo-Effekt eine dramatische Reduktion in der Schaltfrequenz sowie in der Impulsaktivität aufweisen (Benedetti et al. 2004).

[20] Bei den Hirnregionen handelt es sich um das anteriore Cingulum, die orbitofrontale und insulare Hirnrinde sowie den Nucleus accumbens, die Amygdala und die periaquäduktale graue Substanz.

[21] Die Aktivität in der posterioren Insula und im sekundären somatosensorischen Cortex, im sensomotorischen Cortex (SI/MI) und im caudalen vorderen Cingulum (ACC) wurde durch *zugefügten* Schmerz hervorgerufen. Die bilaterale vordere Insula (AI), das rostrale ACC, Hirnstamm und Cerebellum wurden aktiviert, sowohl wenn Probanden Schmerz tatsächlich zugefügt wurde, als auch wenn sie wussten, dass eine nahestehende Person Schmerzen erlebte. Die AI- und ACC-Aktivität korrelierte positiv mit den jeweiligen Werten auf einer Empathie-Skala.

Jones und Derbyshire 1996; Katz et al. 1987; Kellerman et al. 1983; Kulkarni et al. 2005; Langenfeld 2000; Lu et al. 2001; Milling et al. 2007; Stern et al. 1977; Syrjala et al. 1992).

Vorstellungsarbeit bei akuten Schmerzen
Die Wirksamkeit von Hypnose bei der Dämpfung akuter Schmerzen ist schon seit Langem bekannt, etwa bei der Behandlung von Brandwunden, Krebs, Wehenschmerzen und in der Zahnheilkunde. Eine Vergleichsstudie über experimentell induzierte Schmerzen kam zum Ergebnis, dass die Wirksamkeit von Hypnose zur Schmerzlinderung die von Akupunktur, Aspirin®, Biofeedback, Diazepam und sogar Morphium übersteigen kann (Stern et al. 1977).

In den letzten Jahren wurden in randomisierten kontrollierten klinischen Studien (RCTs) klinische Belege für die Wirksamkeit von Hypnose bei der Behandlung von akuten Schmerzen bei chirurgischen Eingriffen gefunden (Kendrick et al. 2016). Diese Metaanalyse zeigt, dass Hypnose die Schmerzen im Vergleich zu Standardbehandlungen und Kontrollgruppen verringert und dass sie mindestens so wirksam ist wie vergleichbare begleitende psychologische oder Verhaltenstherapien. Darüber hinaus führte die Anwendung von Hypnose in mehreren Sitzungen vor dem Tag des Eingriffs zum höchsten Prozentsatz an signifikanten Ergebnissen. Hypnose war zudem am effektivsten bei kleinen chirurgischen Eingriffen.

Vorstellungsarbeit bei anhaltenden Schmerzen
Bei anhaltenden Schmerzen (Schmerzspitzen) feuern Schmerznervenzellen unablässig, solange bis sie sich infolge der neuronalen Plastizität verdrahten. Um solche Schmerzen zu verringern, müssen wir andere nicht am Schmerz beteiligte Funktionen und Nervenregionen aktivieren. „What gets fired, gets wired. What you don't use, you lose." Auf Deutsch: Durch Nervenaktivitäten werden neue Synapsen gebildet, und die, die benutzt werden, werden verstärkt. Nicht benutzte Verbindungen können allmählich verloren gehen.

Diesem „Schmerzfeuer" muss man durch das Befeuern anderer Nervenzellen in anderen Regionen aktiv Gegenwehr bieten. Unter Berücksichtigung und Würdigung des Schmerzes (*„Ich stelle mir den Schmerz vor, wie …"*) können im Gehirn wohltuende und hilfreiche Wege (*„Ich stelle mir vor, wie ich den Schmerz lindern kann …"*) neu aktiviert und kreiert werden. Gewissermaßen verdrahtet sich das Gehirn vom Schmerz weg neu, im besten Fall verlieren die feuernden Schmerznerven an Gewicht.

Das Gehirn ist eine Lernmaschine. Der Patient kann Selbstwirksamkeit lernen und sich bzw. das Gehirn während der Schmerzspitzen ablenken und das Gehirn auf diese Weise mit hilfreichen Reizen überfluten und verändern:

- Ruhe bewahren,
- sich Hilfe gönnen,
- sich in eine angenehme Umgebung bringen,

- sich den Schmerz bewusst machen, Schmerz skalieren,
- sich angenehme, wohltuende Berührungen, Druckempfindungen (z. B. Umarmung), Temperaturen vorstellen; angenehme Düfte, Geschmäcker, Klänge und Naturgeräusche als erlebte Selbstsuggestionen unterhalten,
- Aufmerksamkeit auf wohltuende Aktivitäten konzentrieren, beruhigende Emotionen aktivieren: Achtsamkeit, Freude, Friedfertigkeit, Gelassenheit und das Wohlfühlen,
- wohltuende Bewegungen (Propriozeption) ausführen oder sich vorstellen – z. B. sich Erinnerungsbilder an eine Wanderung etc. bewusst machen,
- sich ablenken und die Aufmerksamkeit auf andere Gegebenheiten fokussieren – dem Schmerz mental weniger Gewicht, weniger Relevanz geben; die kortikale „Schmerzkarte" schrumpfen,
- angenehme und starke, schmerzfreie Erinnerungen aufrufen,
- sich den Körper frei vom Schmerz vorstellen; angenehme Bilder unterhalten,
- Veränderbarkeit des Schmerzes realisieren – Schmerz beeinflussen.

Die Wahrnehmung von Schmerz korreliert mit erhöhter Hirnaktivität, insbesondere im anterioren cingulären Cortex. Hypnosebasierte Schmerzkontrolle vermindert die Aktivität in dieser Region mit entsprechender Verminderung des Schmerzes. Die Resultate vieler klinischer Studien zeigen deutlich, dass Hypnose eine wirksame Linderung vielfältiger Schmerzen herbeiführen kann (Erickson und Rossi 1999).

Hypnose ist besonders bei Patienten mit chronischen Schmerzen indiziert, bei denen die Verabreichung chemischer Substanzen mit einem hohen Risiko für Toleranzbildung und Abhängigkeit (z. B. Morphin) behaftet ist oder andere gravierende Nebenwirkungen wie Magenschleimhautblutungen (z. B. Acetylsalicylsäure) nach sich ziehen kann. Hypnose wird in speziellen Situationen wie bei Allergien auf Anästhetika oder auf expliziten Wunsch des Patienten hin sogar als einziges analgetisches Agens bei chirurgischen Eingriffen eingesetzt. (Hier ist anzumerken, dass auch bei breiterer Anwendung vermutlich nicht jeder Patient für ausgedehnte medizinische Eingriffe unter dem ausschließlichen Einsatz von Hypnose in Betracht kommt.)

Hypnose blockiert den Schmerz über eine Wirkung auf höhere Hirnregionen, d. h. über eine Dämpfung der Aktivität im vorderen cingulären Cortex, der maßgeblich am Schmerzerleben beteiligt ist (Rainville et al. 1997). Inwiefern Hypnose den Schmerz auch über die somatosensorische Hirnrinde beeinflusst, in der Schmerzsignale aus der Peripherie des Körpers verarbeitet werden, bleibt noch offen. Auf jeden Fall bewertete bereits 1996 eine Expertengruppe des Nationalen Gesundheitsinstituts (NHI) der USA in Bethesda (Maryland) Hypnose als effiziente Therapiemethode zur Linderung von Schmerzen bei Patienten mit einem Krebsleiden oder anderen chronischen Schmerzzuständen.

Zur Beantwortung der Frage, ob psychosoziale Faktoren die sensorische Schmerzleitung oder den Schmerzaffekt verändern oder ob die Angabe von weniger Schmerzen einfach eine psychosoziale Unterordnung des Patienten unter die Wünsche und Suggestionen des behandelnden Therapeuten darstellt, haben Forscher placeboinduzierte Analgesien in zwei fMRI-Experimenten untersucht (Wager et al. 2004). Das Resultat zeigte eine Minderung der Hirnaktivität in schmerzsensiblen Hirnregionen einschließlich des vorderen Cingulums, des Thalamus und der Insula. Daneben wurde während der Antizipation von Schmerz eine erhöhte Hirnaktivität im präfrontalen Cortex gefunden. Diese Ergebnisse zeigen, dass Placebo, respektive Glaube und Erwartungen des Individuums, das Schmerzerleben verändern können und diese Veränderung auch im Gehirn stattfindet und sichtbar gemacht werden kann. Entsprechend wäre eine ähnliche, wenn nicht gar noch wirksamere Beeinflussung durch Hypnose zu erwarten.

Schmerzstillung (Analgesie) durch Hypnose übersteigt den Effekt einfacher Entspannung oder Selbstablenkung auf zwei Arten: Sie reduziert sensorische Schmerzsignale *und* lindert subjektives Leiden. Die hypnotische Analgesie scheint u. a. durch Endorphine zustande zu kommen. Diese Vorteile übertreffen bei Weitem die übliche Placebo-Wirkung, die bei allen aktiven analgetischen Agenzien zu erwarten ist. Eine noch detailliertere Beschreibung der allgemeinen Behandlung von Schmerzen mit geführten Vorstellungen würde den Rahmen der vorliegenden Arbeit sprengen (vgl. u. a. (Hilgard und Hilgard 1975)).

Vorstellungsarbeit bei Phantomschmerzen
Wie dem Homunkulus – dem schematischen Abbild kortikaler Repräsentanzen der verschiedenen Körperpartien – entnommen werden kann, grenzen auf dem motorischen und dem somatosensorischen Cortex die neuronalen Netze des Gesichts und der Hände aneinander. Solch eine anatomische Nachbarschaft hat u. U. wichtige subjektive und funktionelle Konsequenzen für uns Menschen. Nach einer Handamputation z. B. können die kortikalen Karten des Gesichts das bisher von der amputierten Hand belegte neuronale Netz übernehmen. Nachfolgend kann das Berühren des Gesichts (z. B. beim Schminken oder Rasieren) extrem unangenehme Gefühle (Kribbeln, Brennen usw.) in der nicht mehr vorhandenen Hand auslösen. Solche Empfindungen sind als Phantomschmerzen bekannt.[22]

Je weiter dieser Prozess der neuronalen Kontaminierung fortschreitet, umso hartnäckigere Symptome erleiden die Patienten. Eine Linderung der Phantomschmerzen kann durch gezielte Vorstellungsübungen erreicht werden, die zu einer messbaren Reduktion der Wucherungen der angrenzenden neuronalen Netze führen. Die beste nicht invasive Therapiemethode[23] besteht offensichtlich darin, diese unerwünschte neuronale Verschränkung frühzeitig mit Vorstellungsübungen zu verhindern bzw. durch *intensive* mentale Übung rückgängig zu machen. Aber wie?

---

[22] Je traumatisierender und schmerzhafter die Gliedmaße vom Körper abgetrennt wurden, desto heftiger wird in der Regel der assoziierte Phantomschmerz sein.
[23] Eine nicht invasive Therapie ist die medizinische Hypnose. Invasive, in den Körper eindringende Methoden sind z. B. chirurgische Behandlungen, Spritzen und Akupunktur. Diese sind nicht immer erfolgreich.

Wird das Gehirn aufgefordert, sich seinen Körper in einer bestimmten Bewegung vorzustellen – diese Handlung also mental zu repräsentieren –, zeigt es eine ähnliche Aktivität wie während des realen motorischen Aktes. Das heißt: Allein der Gedanke, Hand, Arm oder Bein zu bewegen, mobilisiert nahezu dieselben neuronalen Netze und kortikalen Karten wie die ausgeführte Bewegung. Diesen Effekt macht sich z. B. die Feldenkrais-Methode zunutze, die erfolgreich in der Rehabilitation nach Unfällen und Schlaganfällen sowie zur Linderung chronischer Schmerzen des Bewegungsapparats eingesetzt wird, wenn Bewegungsabläufe neu oder vorsichtiger erlernt werden müssen. Moishe Feldenkrais (1904–1984), Doktor der Physik, Judo-Lehrer und sehr interessiert an der seinerzeit noch jungen Wissenschaft der Psychoneurologie, beschäftigte sich viele Jahre mit Bewegungsabläufen und ihrer Wirkung auf Körperhaltung und Denkvorgänge (*Bewusstheit durch Bewegung* – siehe (Feldenkrais 1978)). Die intensive Vorstellung einer Bewegung kann als Trigger für die Ausführung dienen. Im oben genannten Fall einer fehlenden Hand besteht die Behandlung der Phantomschmerzen darin, den Wildwuchs (fremde Repräsentanzen) der Gesichtspartien in den entsprechenden Rindenregionen für die fehlende Hand allmählich mit geführten Vorstellungen von Handbewegungen zu mindern oder ganz zu eliminieren. Die medizinische Hypnose kann diese Rückbildung fördern.

Neuronale Plastizität am Beispiel Nägelkauen und Rauchen

Im Zusammenhang mit dem Homunkulus wurde bereits erwähnt, dass die Repräsentanzen der Nervenbahnen zwischen Gesicht und Gehirn und jene zwischen Hand und Gehirn auf der Großhirnrinde benachbart angesiedelt sind. Wegen der sensomotorischen Assoziationen der Finger mit dem Gesicht ist zu erwarten, dass bei einer Person, die über Jahrzehnte raucht oder Nägel kaut, die kortikalen Repräsentanzen des Gesichts sich mit denen der Hände überlappen. Im Vergleich zu einer Person, die nicht diese langjährige Gewohnheitsbildung hinter sich hat, fällt es ihr schwer, die Finger vom Mund wegzuhalten.

Von diesen Erkenntnissen ausgehend hilft man Menschen, die sich Rauchen oder Nägelkauen abgewöhnen möchten, in Trance eine bewusste und aktive mentale Darstellung des erwünschten Verhaltens samt allen positiven Konsequenzen (und allen negativen bei einem eventuellen Rückfall) zu entwickeln und zu stabilisieren. Wie bei der Behandlung von Phantomschmerzen geht es primär darum, mittels geführter Vorstellungen den „Wildwuchs" (fremde Repräsentanzen) allmählich zurückzubilden.

Die neuronale Plastizität kann für die Umorientierung im Sinne einer Rekonditionierung bei schlechten Gewohnheiten genutzt werden. Das Wissen vom Homunkulus für die somatosensorischen und motorischen Systeme kann für die Vorstellungsarbeit wertvolle Hinweise geben. Diese Art der Behandlung zur vorstellungsgesteuerten Raucher- oder Onychophagie-Entwöhnung wird im Einzelfall mit Erfolg praktiziert.

Diese und ähnliche Überlegungen stehen im Einklang mit der Hypothese, dass die Arbeit mit persönlichen Vorstellungsbildern einen Dialog mit dem Nervensystem eröffnen kann.

Vorstellungskraft im Dialog mit dem Hormonsystem

Ich habe oben im Abschn. „Vorstellungsbilder, Sinneswahrnehmungen, Bewusstsein und Wirklichkeit" angedeutet, dass die bloße Vorstellung einer Spinne bei Spinnenphobikern eine Adrenalinausschüttung mit Zittern, Schwitzen sowie Flucht-oder-Kampf-Verhalten auslösen kann. Auch bei Frischverliebten oder Eifersüchtigen werden beim Gedanken an die betreffende Person Hormone freigesetzt, die das „verrückte" Verhalten des Verliebten sozusagen fremdsteuern (siehe auch das dem Flucht-oder-Kampf-Verhalten verwandte, eher frauenspezifische stressregulierende Verhaltensmuster „tend and befriend", das sind sich selbst und die Familie schützende Aktivitäten und das Schaffen unterstützender sozialer Netzwerke (Taylor et al. 2000)).

Das Wort *Hormon* stammt aus dem Griechischen ὁρμή und bedeutet Stoßkraft. Hormone sind molekulare Botenstoffe (Steroide oder Peptide), die von Drüsen entweder direkt (sog. endokrine Hormone) oder über einen Kanal (sog. exokrine Hormone[24]) in die Blutbahn freigesetzt werden und z. B. das Wachstum sowie weitere körperliche Funktionen wie Wundheilung oder Zuckerkonzentration im Blut regulieren. Über diese Mechanismen steuern sie wesentlich die Stimmungslage, das körperlich-seelische Gleichgewicht (Homöostase) einschließlich der Reaktion des Organismus auf Stress und Verletzungen. Schon die geringste Änderung der Hormonkonzentration hat Einfluss auf die Körperfunktionen. Die wichtigsten Organe des Endokrinsystems sind Epiphyse (Zirbeldrüse), Hypothalamus, Hypophyse (Hirnanhangdrüse), Schilddrüse, Thymusdrüse, Nebennieren (Rinde und Mark), Bauchspeicheldrüse (Pankreas) und Keimdrüsen (Eierstöcke bzw. Hoden).

Die Freisetzung von Hormonen durch emotionsbesetzte, in der Regel mit Stress einhergehende mentale Bilder (u. a. Angst, Bitterkeit, Eifersucht, Ekel, Freude, Panik, Scham, Sex, Trauer, Überraschung, Verlegenheit, Verliebtsein, Wut usw.) – v. a. wahrscheinlich über die Innervation der Organe des Endokrinsystems – ist jedem Menschen unmittelbar über körperliche Begleiterscheinungen erlebbar: Atemstocken, Blutdruckerhöhung, Erröten, Gänsehaut, Herzklopfen, Hyperventilation, Kloß im Hals, Schwitzen, sexuelle Erregung, Speichelfluss, Tränen, Übelkeit, Wallungen, Zittern u. a. m. Auch wenn nicht immer genau bekannt ist, was welches Hormon gerade tut, sprechen wir bei den genannten unspezifischen körperlichen Beschwerden gerne davon, dass die Hormone verrückt spielen. Wie die Vorstellungskraft das Hormonsystem beeinflussen kann, wird am deutlichsten am Beispiel Stress: In Prüfungssituationen z. B. kommt es vielfach zu Herzklopfen, Urin- und Stuhldrang, Schwitzen sowie Schlafstörungen.[25]

---

[24] Exokrine Hormone können auch von Zelle zu Zelle diffundieren („paracrine signalling").
[25] Wie bereits an anderer Stelle ausführlich dargelegt (Schmid 2009), kann Stress sogar töten (DeSilva und Lown 1978; Engel 1971; Uehata 1991).

Als Gegenpol, im Sinne der Salutogenese (Antonovsky 1979, 1985, 1993; Antonovsky und Sagy 2017; Dobos et al. 2006), ist die Entspannungsreaktion (Relaxation Response [RR]) zur Stressreduktion wissenschaftlich bis jetzt am besten untersucht und eignet sich optimal für einen heilenden Dialog der Vorstellungskraft mit dem Hormonsystem (siehe auch Literatur in Abschn. 2.4.1, S. 37–38 in (Schmid 2018)). Da die Entspannungsreaktion auch das Nerven- und vor allem das Immunsystem betrifft, wird sie erst im Kap. „Vorstellungskraft und Immunabwehr" ausführlich behandelt.

Vorstellungskraft im Dialog mit dem Immunsystem

Das Immunsystem gestaltet sich höchst komplex. Es umfasst verschiedene Organe und Prozesse, die miteinander verschränkt sind und permanent in zahlreichen Wechselwirkungen stehen. Seit Langem weiß man, dass Veränderungen im Immunsystem sich vielseitig zeigen können: durch Modulation der Blutspiegel von Kortikosteroiden (Lowy et al. 1984), Prostaglandinen und opioiden Peptiden (Calabrese et al. 1986) oder durch verstärkte sympathische Aktivität, allein oder in Kombination. Es können auch unspezifische Immunmediatoren beteiligt sein: aus der zellulären Abstammungslinie der Phagozyten, z. B. Makrophagen,[26] oder als humorale Bestandteile, z. B. Wachstumsfaktoren. Die Störung in der zellulären Immunfunktion infolge einer beeinträchtigten Mitogenreaktion[27] bei depressiven Patienten wurde bereits in der Literatur beschrieben (Bartlett et al. 1995; Calabrese et al. 1986; Keller et al. 1990; Kronfol et al. 1983; Lowy et al. 1984; Schleifer et al. 2002, 1999, 1984, 1985; Sengar et al. 1982). Diese Vielschichtigkeit macht es praktisch unmöglich, einen „Homunkulus des Immunsystems" irgendwo im Körper zu identifizieren oder gar zu lokalisieren, wie es z. B. für das motorische und somatosensorische Nervensystem möglich ist. Trotzdem ist die Erwartung berechtigt, dass auch hier die Vorstellungskraft unmittelbar Einfluss nehmen kann (Ader 1981, 1985; Ader und Cohen 1975, 1981; Ader et al. 1987, 1995; Hall 1982–1983; Locke et al. 1985; Locke und Heisel 1977; Locke und Hornig-Rohan 1983; Minning 1982; Schneider et al. 1984).

Die homöostatischen Mechanismen sind das Produkt eines integrierten Systems von Abwehrmechanismen, von denen das Immunsystem eine entscheidende Komponente ist. Es ist inzwischen klar, dass die Immunfunktion durch die Aktivität des autonomen Nervensystems und durch die Freisetzung von Hormonen beeinflusst wird. Umgekehrt beeinflussen Zytokine und Hormone, die von einem aktivierten Immunsystem freigesetzt werden, neurale und endokrine Prozesse. Regulatorische Peptide und Rezeptoren, die einst vorgeblich auf das Gehirn beschränkt waren, werden sowohl vom Nerven- als auch vom Immunsystem exprimiert und ermöglichen es jedem System, die Aktivitäten des je-

---

[26] Makrophagen sind große, vielseitige Fresszellen.
[27] Mitogene sind chemische Substanzen – üblicherweise Eiweiße –, die den Beginn einer Zellteilung anregen.

weils anderen zu überwachen und zu modulieren. Es ist daher kaum überraschend, dass die immunologische Reaktivität durch Lebenserfahrungen oder durch pawlowsche Konditionierung beeinflusst werden kann (Ader 2003).

Selbst und Nichtselbst

Die wichtigste Fähigkeit des Immunsystems ist das Unterscheiden zwischen *Selbst* und *Nichtselbst*,[28] um Eindringlinge abwehren zu können, ohne eine Autoimmunität hervorzurufen (Marraffini und Sontheimer 2010). Körpereigene Zellen werden normalerweise nicht vom Immunsystem attackiert. Begegnet das Immunsystem Zellen oder Organismen, die körperfremde Moleküle enthalten, wird die Körperabwehr sofort „Immuntruppen" mobilisieren, um die Eindringlinge zu eliminieren.

Das Immunsystem hat somit eine Abwehrfunktion, die gleichzeitig der Erhaltung der Art und dem Schutz der persönlichen Individualität dient. Diese These bietet sogar eine naturwissenschaftliche Erklärung dafür, Fremde auf Distanz zu halten: Die Xenophobie verhindert Ansteckung und sichert das Überleben (Michel 2010).[29] Die entscheidenden Substanzen des Immunsystems sind aus Eiweißmolekülen zusammengesetzt, und jeder Mensch generiert sein eigenes Eiweiß, das ihn als einmaliges Individuum kennzeichnet. Wird das Immunsystem geschwächt, so sind die biologische Identität und Beständigkeit bedroht, denn Krankheiten können entstehen.

Körperfremde Substanzen (organisch oder nicht, Staub, Pollen, Bakterien etc.), die eine Immunreaktion auslösen, werden Antigene genannt.[30] Ein Antigen verrät seine

---

[28] Die Unterscheidung von *eigen* und *fremd* wird durch die Histokompatibilitätsantigene ermöglicht, die im Major Histocompatibility Complex (MHC) kodiert werden (Eggert und Ferstl 1997).

[29] Unsere Fremdenfurcht, das legen Experimente nahe, fungiert als „vorderste Frontlinie unseres Immunsystems". So formuliert es der Psychologe Mark Schaller von der kanadischen University of British Columbia. Denn: „*Es macht durchaus Sinn, unbekannte Menschen, die ansteckende Krankheitskeime in sich tragen könnten, gegen die wir noch nicht immun sind, gar nicht an uns heranzulassen*" (Michel 2010, S. 24). Unter dem Begriff des „verhaltensbasierten Immunsystems" fasst Schaller zusammen: „*Die Evolution belohnte Maßnahmen, welche die Individuen gar nicht erst in Situationen brachten, sich zu infizieren*" (S. 26). „*Dieses verhaltensbasierte Immunsystem reagiert nicht nur auf morphologische Unregelmäßigkeiten im Aussehen von Menschen, sondern auch auf jene Indizien, die darauf hinweisen, dass ein Individuum fremd ist in der lokalen Bevölkerung*" (S. 27). Diese These lässt sich sehr gut mit meiner evolutionsbasierten Erklärung für die Entwicklung der vier Formenkreise des psychogenen Todes, insbesondere des Todes durch Heimweh, vereinbaren – siehe (Schmid 2009, S. 215–247).

[30] Das können Fremdkörper, Pollen, Staub usw. sein, Bakterien, Parasiten, Pilze, Viren oder sogar bloß Teile oder Produkte eines dieser Organismen. Auch Gewebe, Organe oder Zellen aller anderen tierischen oder menschlichen Individuen sind ebenfalls Antigene. Eine Ausnahme gibt es nur bei monozygoten Zwillingen, deren Immunsystem die genetisch identischen Zellen nicht als fremd erkennen kann. In diesem Sinne klassifiziert das Immunsystem Spenderorgane als fremd und will sie folglich eliminieren. Der Körper lehnt sogar nahrhafte Proteine ab, wenn sie nicht zuvor im Verdauungssystem in primäre, nicht antigen wirkende molekulare Bausteine zerlegt wurden.

Fremdheit durch charakteristische Gestaltmerkmale, die aus der Oberfläche ragen und als Epitope bezeichnet werden. Die meisten Antigene, sogar die einfachsten Mikroben, tragen mehrere Hundert unterschiedlicher Epitope auf der Oberfläche. Dennoch ist nicht primär die Anzahl der Epitope entscheidend: Einige lösen aus bisher unbekannten Gründen schneller als andere eine Immunreaktion aus.

Grad und Dauer dieser Reaktion hängen unter anderem von Art und Menge des Antigens ab und vom Weg, den es in den Körper genommen hat. Die Immunreaktion wird ferner durch Erbfaktoren bedingt: Je nach genetischer Konstellation gibt es Individuen, die eher eine starke, eine schwache oder gar keine Immunreaktion auf ein und dasselbe Antigen zeigen. Bei manchen Menschen können an sich harmlose Substanzen wie z. B. Pollen, Milben oder Katzenhaare das Immunsystem derart provozieren, dass eine Allergie, eine fehlgeleitete und letztlich für den Organismus schädliche Reaktion ausgelöst wird. In diesen Fällen werden die Antigene als Allergene bezeichnet.

Bei Autoimmunerkrankungen wie z. B. rheumatoider Arthritis, Myasthenia gravis oder systemischem Lupus erythematodes verkennt das Immunsystem *Selbst* als *Nichtselbst* und reagiert mit einer gezielten, aber falschen Immunattacke – siehe z. B. (Eggert und Ferstl 1997; Schauenstein et al. 1997).

Für weitere Informationen über die Wirkungsweise des Immunsystems verweise ich auf die Fachliteratur.

Lernfähigkeit des Immunsystems

Das Immunsystem gleicht den Nerven- und Hormonsystemen hinsichtlich Komplexität und Verflochtenheit und zeigt ein vielfältiges und außerordentlich differenziertes Verhalten. Jedes Fremdmolekül wird erkannt und mittels passgenau produzierter Moleküle und Zellen eliminiert. Außerdem hat es die Fähigkeit, die Differenz zwischen eigen und fremd in einer Art Immungedächtnis zu speichern. In spezifischen Fällen werden B- und T-Lymphozyten in Gedächtniszellen umgewandelt, die bei einem neuerlichen Kontakt die bereits existierenden Antikörper wieder aktivieren und neu produzieren: Wenn Sie einmal Masern hatten, erinnert sich das Immunsystem und verhindert so einen erneuten Ausbruch der Krankheit.[31] Bei der Desensibilisierung wird die Lernfähigkeit des Immunsystems aktiv und erfolgreich genutzt.

Immunsystem und Nervensystem

Das Gehirn kann das Immunsystem unmittelbar beeinflussen („top-down"): Ganze Netzwerke von Nervenfasern verbinden es u. a. mit Thymus, Milz, Lymphknoten und

---

[31] Schon im fünften Jahrhundert vor der Zeitwende bemerkten griechische Ärzte, dass Menschen, die sich einmal von der Pest erholt hatten, diese Krankheit nie wieder bekamen, d. h., sie wurden immun.

Knochenmark. Der Sympathikus z. B. innerviert und beeinflusst das Immunsystem (Felten et al. 1987; Giron et al. 1980; Livnat et al. 1987; Madden et al. 1989); der Parasympathikus ist bidirektional mit dem Immunsystem verbunden (Pavlov und Tracey 2017; Tracey 2002). Studien weisen auch ein immunregulatorisches „Zwiegespräch" zwischen sympathischen Nerven und superantigen-aktivierten[32] Immunzellen nach (Besedovsky und Rey 1991; del Rey et al. 2002).

Bei der Produktion und Speicherung weißer Blutkörperchen dienen Neuronen der unmittelbaren Verbindung zwischen Gedanken und physiologischen Immunfunktionen (Zeller et al. 1996a, b). Experimente haben gezeigt, dass die Immunabwehr geschädigt werden kann, wenn die für diese Organe verantwortlichen Hirnareale zerstört werden. Die Wirkungsweise der Immunabwehr kann auch durch unsere psychische Verfassung beeinflusst werden. Unterschiede in den Antikörper- und T-Zell-Antworten auf Hepatitis-B- und Influenzaimpfungen zeigen, wie Stress die zellulären und auch die humoralen Immunantworten auf Impfstoffe und neue Krankheitserreger bei jüngeren und älteren Erwachsenen verändert (Glaser 2005). Auch Depressionen führen immer wieder zu einer Schwächung der zellulären Immunfunktion,[33] die über eine Vielfalt von Hormonen, Botenstoffen und Neuropeptiden[34] abläuft. Umgekehrt habe ich in meiner psychotherapeutischen Praxis mehrmals erlebt, dass eine depressive Störung plötzlich und unerwartet allein durch eine schwere Grippe ausgelöst wurde („bottom-up") – siehe (Dantzer et al. 1999a, b; Irwin und Miller 2007; Pollak und Yirmiya 2002; Yirmiya et al. 1999) sowie auch unter Abschn. „Krankheitsverhalten". Das Risiko für viele somatische Störungen wie z. B. Herz-Kreislauf-Krankheiten, Krebs und Virusinfektionen wie auch die allgemeine Mortalität werden durch unsere Psyche in beide Richtungen beeinflusst.

Komplexe bidirektionale Wechselwirkungen existieren zwischen neuronalen und immunologischen Einflüssen auf mehreren Ebenen. Sowohl neuroendokrine Bahnen (z. B. über die HPA-Achse: Hypothalamus-Hypophysen[35]-Nebennierenrinde-Achse bzw.

---

[32] Superantigene (SAgs) sind eine Klasse von Antigenen, die eine nicht spezifische Aktivierung von T-Zellen verursachen, die in polyklonale T-Zell-Aktivierung und die massive Freisetzung von Zytokinen mündet.

[33] In diesem Zusammenhang möchte ich auf eine Arbeit zur pathophysiologischen Verbindung zwischen dem Epstein-Barr-Virus (EBV), chronischem Erschöpfungssyndrom (CFS), Entzündung und Krebs hinweisen (Glaser et al. 2005).

[34] Neuropeptide sind hormonähnliche Substanzen, die von den Nervenzellen sezerniert werden.

[35] Die Hypophyse („pituitary gland") ist die maßgebende Hormondrüse bei Wirbeltieren. Als Hirnanhangdrüse ist sie über über einen Stiel mit dem Hypothalamus verbunden. Der Hypophysen-Hinterlappen (Neurohypophyse) ist eine unmittelbare Verlängerung des Hypothalamus und besteht ausschließlich aus Nervengewebe. Er speichert zwei im Hypothalamus erzeugte Hormone: antidiuretisches Hormon und Oxytocin. Der Hypophysen-Vorderlappen (Adenohypophyse) setzt neben direkt auf Körperfunktionen einwirkenden Hormonen (Somatotropin und Prolactin) auch die gonadotropen und nicht gonadotropen Hormone frei, die wiederum die Aktivitäten anderer Drüsen (Nebennieren, Keimdrüsen und Schilddrüse) steuern.

„hypothalamic-pituitary-adrenal axis") wie auch neuronale Bahnen (z. B. über die direkte sympathische Innervation der Lymphorgane) sind an der Kontrolle der humoralen und zellulären Immunreaktionen beteiligt. Unter anderem wurde eine immunsuppressive Wirkung der acetylcholinfreisetzenden Neuronen des parasympathischen Nervensystems nachgewiesen. Das Immunsystem wiederum beeinflusst das zentrale Nervensystem in erster Linie durch Zytokine. Neuro- und Immunobotenstoffe (Hormone, Neurotransmitter, Neuropeptide, Zytokine) und ihre Rezeptoren gehören derselben übergeordneten Kategorie an und ermöglichen die gegenseitige Kommunikation. Am besten untersucht sind die Zytokin-Neuropeptid-Neurotransmitter-Wechselwirkungen.

Immunzellen fungieren als Sensoren, die das Eindringen fremder Partikel erkennen und dann dem Gehirn chemische Warnsignale schicken. Das Gehirn seinerseits kann darauf mit Signalen antworten, die u. a. die Lymphorgane steuern. Zudem besitzen Immunzellen (Monozyten) Rezeptoren für chemische Botenstoffe wie Neurotransmitter und Neuropeptide, um Botschaften des Nervensystems empfangen zu können (Chopra 1990, S. 62 ff.) – siehe auch Abschn. „Das WwW-Prinzip: Wissen wirbt für Wirksamkeit".

Psychoneuroendokrinoimmunologische Kommunikationsnetze

Seit mehr als drei Jahrzehnten gibt es viele Beweise für die enge Verkopplung des Immunsystems mit dem Neuroendokrinsystem auf mehreren Ebenen. Immunfaktoren triggern neuroendokrine Aktivität (Besedovsky und Rey 2002; Besedovsky und Sorkin 1977; Smith et al. 1986) und das Neuroendokrinsystem kann das Immunsystem modulieren (Guillemin et al. 1985) – siehe z. B. (Bittman et al. 2005; Glaser und Kiecolt-Glaser 2005; Marques-Deak et al. 2005). So wie Hormone (z. B. Cortisol) und Neuropeptide an die Zellen des Neuroendokrinsystems und weitere Organe Botschaften übermitteln, können sie auch Signale an das Immunsystem senden (Hench et al. 1949a, b; Morley et al. 1987; Plotnikoff et al. 1986; Rossi und Cheek 1994, S. 197–203). Makrophagen und T-Zellen besitzen Rezeptoren für diverse Neuropeptide, und auch die Killerzellen reagieren auf Neuropeptide. Noch überraschender ist die Feststellung, dass einige Makrophagen und aktivierte Lymphozyten bestimmte Neuropeptide sogar selbst produzieren. Parallel dazu können von aktivierten Lymphozyten abgesonderte Lymphokine Informationen ins Neuroendokrinsystem übertragen. Und vom Thymus produzierte Hormone wirken auch auf Zellen im Gehirn.

Dank der direkten neuronalen Regulierung des Immunsystems, einschließlich der Innervation von Thymusdrüse, Knochenmark, Milz und Lymphknoten, kann sich die Stimulation der peripheren Nerven oder des Gehirns tiefgreifend auf Immunantworten auswirken, einschließlich der klassischen Konditionierung von Immunfunktionen (Ader 1981, 1985, 2003; Ader und Cohen 1975, 1981, 1982; Ader et al. 1995).

Der Erfolg des Immunsystems als „Sinnesorgan" (Blalock 1984) basiert auf einem äußerst komplex ausgebauten und dynamisch sich selbst regulierenden Kommunikationsnetzwerk, das zur weiteren Optimierung eng mit dem Neuroendokrinsystem verbunden ist. Alle drei Systeme (Immunsystem, Hormonsystem und Nervensystem) sprechen sozusagen eine gemeinsame biochemische Sprache: die Sprache der Liganden und Rezeptoren (Blalock 1989, 1994; Blalock und Smith 1985; Carr und Blalock 1989).

Zytokine etwa dienen als „Wörter" und die entsprechenden Rezeptoren als „Ohren". Im „Gespräch" geht es vor allem um eine ständige Regulierung und Deregulierung, wobei z. B. der Nervus vagus als „Sprachrohr" dient.

Wie Zytokine die Blut-Hirn-Schranke überwinden bzw. die Information des Immunsystems ins Gehirn gelangt, kann immer genauer erklärt werden (Einzelheiten dazu in (Schubert und Schüßler 2009)). Die Psychoneuroendokrinoimmunologie erlaubt dem ZNS, das Immunsystem über neuroendokrine und neuronale Kanäle zu regulieren und ermöglicht dem Immunsystem, dem Gehirn über neuronale und humorale Routen lebenswichtige Signale zu senden, z. B. per Immunmediatoren und Zytokine. Das Resultat ist ein empfindliches System gegenseitiger Kontrolle, das rasch eine passende, wirksame und sich selbst limitierende Immunreaktion hervorruft.

Das Regulationssystem spielt eine wichtige Rolle bei der Anfälligkeit bzw. Widerstandsfähigkeit gegenüber Autoimmun-, Entzündungs- und Infektionskrankheiten sowie Allergien und Osteoporose und auch depressiven und psychotischen Störungen (Marques-Deak et al. 2005). Als Paradebeispiel für diese Wechselwirkungen können die Nebennieren fungieren, die als Antwort auf emotionalen Stress und die entsprechenden zerebralen Signale Kortikoide in die Blutbahn abgeben, die im Körper die notwendigen Reaktionen hervorrufen. Diese sog. Stresshormone helfen dem Menschen, im Notfall die Energiereserven des Körpers anzuzapfen. Im Gegenzug aber verringern dieselben Hormone die Menge und Wirksamkeit der Antikörper und Lymphozyten.

Dieser Mechanismus führt zu einer Art Energieerhaltungssatz:

„Unsere Regenerationsfähigkeit hat viel mit dem Energiehaushalt zu tun. Es kostet viel zu viel Energie, alle Zellen unseres Körpers in einem perfekten Zustand zu halten. Die aufwendige Reparatur von Zellschäden geschieht in unserem Körper nur in den Keimzellen. Und die Regeneration braucht ihre Zeit. Würde dieser Aufwand für alle Zellen betrieben, müsste unser Immunsystem noch aktiver sein, um in der Zwischenzeit – also im Verlauf der Reparatur – Attacken von Bakterien abzuwehren und den Heilungsprozessen die benötigte Zeit zu geben." (Albrecht 2011a).

Befällt eine Krankheit den Organismus, wird Energie aus den Körperreserven für die Immunabwehr benötigt und muss durch spezifisches Krankheitsverhalten (siehe unten) wieder eingespart werden.

Immundysfunktionen bei Patienten mit funktionellen gastrointestinalen Störungen sind ebenfalls bekannt (Iwama 2020; Kindt et al. 2009b, c). Auch der Alterungsprozess schwächt die Wirkung des Immunsystems (Pawelec 2018, 2019).

Ein weiteres Beispiel für das Zusammenspiel zwischen den psychophysiologischen Reaktionen des Nerven-, Hormon- und Immunsystems ist der unter Abschn. „Der Entzündungsreflex als Paradigma des Kommunikationsnetzwerks der Immunabwehr" ausführlich beschriebene Entzündungsreflex – siehe z. B. (Feldmeier 2003).

Das Open-Window-Phänomen der Immunabwehr: Anstrengung und Ansteckung

Wer kennt das nicht: Kurz nach Abschluss einer intensiven, Stress auslösenden Herausforderung bei der Arbeit, im Studium oder beim Sport bricht eine Erkältung oder Grippe aus. Das Gleiche kennen wir aus vielen anderen Lebenssituationen, und zwar aus angenehmen Situationen (nach einem bombastischen Hochzeitsfest erkrankt die Braut oder der Bräutigam; bei der Ankunft in lang ersehnte Ferien muss der Urlauber notfallmäßig ins Krankenhaus oder der Sohn bekommt nach ermutigender Nachricht vom schwer kranken Vater einen Hexenschuss) wie auch aus unangenehmen Situationen (der Mann verunfallt, dessen Scheidung endlich rechtsgültig wurde; der Gastgeber bricht nach der Abreise ungebetener Gäste zusammen oder die Tochter erkrankt nach der traurigen Nachricht vom Tode ihres schwer kranken Vaters).

Sportliche Aktivität

Wie allgemein bekannt beugt eine angemessene sportliche Aktivität Infekten und einigen anderen Leiden vor (Albrecht 2011b). Durch die Anstrengung werden Muskelfasern strapaziert, und es kommt zu kleinsten Verletzungen, sog. Mikroläsionen. Zur Reparatur dieser Schäden aktiviert der Körper die Immunabwehr. Das Immunsystem wird regelmäßig mäßig beansprucht, es wird gewissermaßen trainiert, sodass das Immunsystem von Sportlern schneller reagiert und in Stresssituationen, z. B. durch Infektionen, in der Regel leistungsfähiger ist. Allerdings ist ebenso bekannt, dass übereifrige bis extreme sportliche Aktivität schadet. Das Abwehrsystem wird dann so stark beansprucht, dass der stimulierende Effekt in eine Überlastung umschlägt. Beispielsweise sind Marathonläufer in den ersten drei Tagen nach dem Lauf besonders anfällig für Infektionen. Wegen der gehäuft auftretenden Beeinträchtigung der Immunabwehr bei Spitzensportlern nach körperlicher Anstrengung (Marathonlauf oder „overtraining" (Nieman 2003; Pedersen et al. 1996)) beschäftigt sich die Sportmedizin seit ein paar Jahrzehnten wissenschaftlich mit der Thematik des „offenen Fensters" bzw. dem Open-Window-Phänomen (Akerstrom und Pedersen 2007; Kakanis et al. 2010; Nielsen und Lyberg 2004; Nieman 1995, 1997, 1999, 2000, 2003, 2007, 2008; Nieman und Pedersen 1999; Pedersen et al. 1999, 1996; Tsai et al. 2010). Das Risiko eines „offenen Fensters" kann durch Faktoren wie z. B. Kontakt mit neuartigen Pathogenen während einer Reise, Schlafdefizit, starke mentale Belastung, Mangelernährung oder Gewichtsverlust noch verstärkt werden (Nieman 1999).

Tanz der Immunabwehr

Die Immunreaktion des Körpers besteht aus einer Art Tanz zwischen den mikrobiologischen und biochemischen Bestandteilen zweier Immunsysteme: das adaptive und das angeborene Immunsystem.

Die *angeborene* Immunabwehr (aus Haut, Haaren, Makrophagen, natürlichen Killerzellen [NKZ] und neutrophilen Granulozyten etc.) liefert Abwehrmechanismen, die u. a. die Unterscheidung zwischen körpereigenen und -fremden Strukturen, die Erkennung von krank machenden Mikroorganismen und anderen Krankheitserregern (Pathogene), die Phagozytose oder entzündliche Reaktionen ermöglichen, ohne dass der Organismus vorher mit dem Erreger selbst Kontakt hatte. Es wird angenommen, dass die meisten Infektionen durch die angeborene Immunabwehr erkannt und erfolgreich bekämpft werden.

Die *adaptive* (auch: spezifische oder erworbene) Immunabwehr entwickelte sich aus der phylogenetisch älteren, *angeborenen* (auch: unspezifischen) Immunabwehr im Verlauf der Evolution. Sie bietet mithilfe von Antikörpern und Gedächtniszellen in Zusammenarbeit mit B- und T-Lymphozyten gezielt zelluläre Verteidigungsmechanismen, die u. a. die humorale Immunität und das „Bewusstsein" oder die Lernfähigkeit der Immunabwehr ausmachen.

Das „Open-Window-Phänomen" in der Immunabwehr

Das *„offene Fenster" in der Immunabwehr* wird durch anhaltenden Stress (länger als 90 min) intensiver körperlicher und/oder emotionaler Anstrengung in der angeborenen Immunabwehr geöffnet (**Abb. 1, Abb. 2**) – vgl. (Nieman 1997, S. 345) und (Nieman 1995, S. 1229). Dieses „Fenster" besteht in der Schwächung bzw. Unterdrückung bestimmter Funktionen der Leukozyten bzw. der Phagozyten oder in der Verminderung der Konzentration bestimmter Zellen und Globuline (vor allem Lymphozyten, Makrophagen, NKZ und sekretorische IgA im Speichel) (Akerstrom und Pedersen 2007; Kakanis et al. 2010; Nielsen und Lyberg 2004), insbesondere in der Haut, in der Schleimhaut der oberen Atemwege, im Bauchfell, in den Lungen und in den Muskeln (Nieman 2000, 2003).

Von diesem *„offenen Fenster" der veränderten Immunüberwachung* scheinen weitere Faktoren betroffen zu sein: trainingsbedingte Änderungen der Stresshormon- und Zyto-

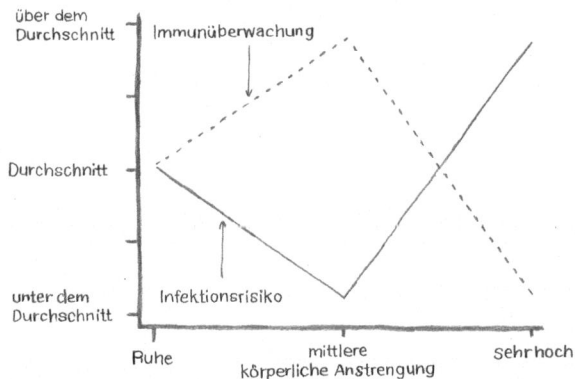

Abb. 1 Open-Window-Phänomen: Risiko einer Infektion (durchgezogene Linie) bzw. Immunüberwachung (gestrichelte Linie) in Abhängigkeit vom Ausmaß (unterdurchschnittlich, durchschnittlich, überdurchschnittlich) und von der Intensität der körperlichen Aktivität (sitzend, mäßig, extrem). Das „offene Fenster" beginnt jenseits der Kreuzung der zwei Linien. (Aus Nieman 2003, S. 240; mit freundl. Genehmigung von Prof. David C. Nieman)

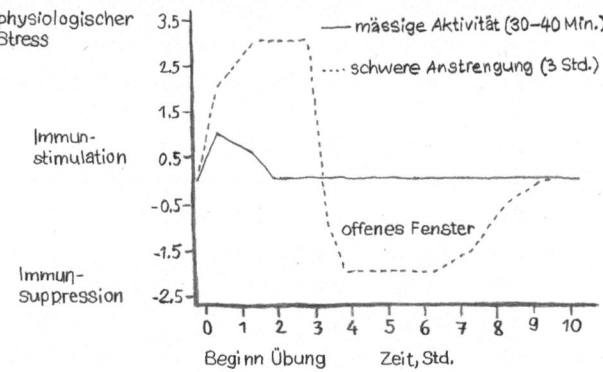

Abb. 2 Open-Window-Phänomen: Immunreaktion (Unterdrückung, Stimulation, physiologischer Stress) vs. Zeit (0 = Beginn Übung; Stundenzahl). Mäßiges körperliches Training (30–45 min – durchgezogene Linie) bedingt milde Änderungen in der Immunüberwachung; im Gegenzug führt ein zeitlich ausgedehntes, intensives Training (90 min oder länger; hier 3 h – gestrichelte Linie) zu einem negativen Knick in der Immunüberwachung, wodurch die Wahrscheinlichkeit opportunistischer Infektionen der oberen Atemwege erhöht wird. (Aus Nieman 2003, S. 241; mit freundlicher Genehmigung von Prof. David C. Nieman)

kinspiegel, der freien Sauerstoffradikale, der Körpertemperatur, der Durchblutung und des Elektrolyt- und Wasserhaushalts (Nieman 2007, 2008; Pedersen et al. 1999; Tsai et al. 2010). In Abhängigkeit vom Immunparameter kann das „offene Fenster" zwischen 3 und 72 h anhalten (Niemann 1999). In diesem Zeitraum können Viren und Bakterien die Überhand gewinnen, und das Risiko einer subklinischen oder klinischen Infektion steigt.

Eine mäßige, mindestens 30-minütige sportliche Aktivität wie etwa mehr oder weniger tägliches, flottes Gehen (z. B. Nordic Walking) im Vergleich zur Inaktivität hilft dabei, die Immunabwehr zu stärken (z. B. wurde in einer Studie die Anzahl der Krankentage über eine Zeitspanne von 12 bis 15 Wochen halbiert). Hier wird eine summarische Stärkung der gesamten Immunüberwachung durch unspezifische positive Wirkmechanismen vermutet, die während jeder Trainingsphase aktiviert werden (Nieman und Pedersen 1999).

Anstrengung und Ansteckung bei Autoimmunerkrankungen – z. B. Myasthenia gravis

Man kann das Konzept des Open-Window-Phänomens auf eine Störung der Immunüberwachung nach einer erschöpfenden, stressigen, körperlichen oder geistigen Anstrengung beliebiger Ätiologie anwenden, wie die alltäglichen Beispiele am Anfang dieses Abschnitts zeigen.

Die in diesem Abschnitt erwähnten evidenzbasierten Studien beschäftigen sich hauptsächlich mit dem Zusammenhang zwischen Muskelerschöpfung infolge von sportlicher Höchstleistung und Schwächung der Immunüberwachung. Dem Erschöpfungszustand des Muskelgewebes durch eine sportliche Höchstleistung liegt eine andere Ätiologie zugrunde als der Muskelerschöpfung bei Myasthenia gravis (MG). Die Beobachtung, dass die Gefahr einer Ansteckung oder Verschlimmerung von Infektionskrankheiten bei einem an MG – oder an einer anderen Autoimmunerkrankung – leidenden Menschen im Vergleich zu einem Gesunden erhöht ist, wird vielleicht durch die Open-Window-Reaktion (OWR) wissenschaftlich erklärbar. Allerdings müsste man wohl sagen, dass das Fenster bei Autoimmunerkrankungen immer geöffnet ist, mal mehr, mal weniger. Kontrollierte Studien, die sich gezielt mit dem Zusammenhang MG und OWR befassen, stehen noch aus.

Fazit: Aus der Sicht des Biologen hält der Körper gewissermaßen eine Balance zwischen einem notwendigen Reparaturzustand, hoher Reaktionsfähigkeit gegenüber fremden Agenzien bei optimaler Energieausbeute.

Der Entzündungsreflex als Paradigma des Kommunikationsnetzwerks der Immunabwehr

Wenn Gewebe geschädigt wird, sei es durch Verletzung, Mikroben, Gift oder Minderdurchblutung, kennt der Organismus als einzige, reflexartige Antwort die Entzündung. Die Entzündungsreaktion – auch Entzündungsreflex genannt – ist eine der elementarsten körpereigenen Reaktionen und gehört zu den ältesten bekannten medizinischen Phänomenen. Bereits im Jahr 40 n. Chr. beschrieb der römische Enzyklopädist Aulus Cornelius Celsus (ca. 25 v. Chr. – ca. 50 n. Chr.) die charakteristischen Merkmale: Rubor (Röte), Calor (Überwärmung), Dolor (Schmerz) und Tumor (Schwellung). Diese vier Symptome sind jedem geläufig, der sich schon einmal in den Finger geschnitten oder anderweitig verletzt hat. Sie sind allerdings nur die sichtbaren Zeichen eines alltäglichen Vorgangs, an dem eine Vielzahl von Zellen, Botenstoffen und Enzymen beteiligt ist.

Zunächst tritt eine Akute-Phase-Reaktion auf, d. h. eine unspezifische Immunreaktion des Körpers zur Kontrolle einer Entzündung, die häufig (1) lokal körperliche – siehe Merkmale oben –, (2) systemisch körperliche (Fieber, Katabolismus, Koagulation, Neutrophilen-Freisetzung usw.) und (3) psychische (insbesondere „sickness behavior" – siehe Abschnitt „Krankheitsverhalten") Auswirkungen hat.

Diese Akute-Phase-Reaktion lässt sich in vier Hauptschritte unterteilen: Das verletzte Gewebe setzt Histamine frei, wodurch der lokale Blutfluss erhöht wird; Histamine machen die Kapillaren durchlässig für Phagozyten und Blutgerinnungsfaktoren und ermöglichen ihnen damit Zugang zum verwundeten Gewebe; Phagozyten fressen Bakterien, tote Zellen und zellulären Abfall; Blutplättchen verlassen die Kapillaren und verschließen die Wundstelle. Im Verlauf der Wundheilung werden Blutplättchen, Neutrophile, Makrophagen, Fibroblasten und Lymphozyten an der Wundstelle gehäuft rekrutiert und aktiviert durch vier ineinander übergreifende Phasen der Koagulation (Endothelzell-Proliferation), Inflammation (Proliferation der neutrophilen Leukozyten), Proliferation von Fibroblasten und Lymphozyten und Kollagen- bzw. Narbenbildung („remodeling"). Diese letzte Phase kann sich je nach Verletzungsgrad über mehr als 2 Wochen hinziehen.

Freund oder Feind?

Die Unterscheidung „Freund oder Feind?" ist ebenso wichtig wie jene über *Selbst* oder *Nichtselbst*. Der Organismus muss wissen, ob bei einer Gewebeschädigung echte Krankheitserreger eingedrungen sind oder nicht – denn eine Infektion ist für den Körper meist bedrohlicher als der reine Entzündungsreflex. Um rasch reagieren zu können, benötigen übergeordnete Steuermechanismen eindeutige Informationen über Lokalisation und Art der Schädigung, so wie die Einsatzzentrale der Feuerwehr für die effektive Brandbekämpfung Angaben zu Ort und Ursache des Feuers braucht. Damit wie bei einem Feuer unklarer Ausdehnung und unbekanntem Brandbeschleuniger sofort alle verfügbaren Kräfte mobilisiert werden, aktiviert der Körper bei einer Infektion die Gegenmittel sofort mit maximaler Geschwindigkeit. Dabei werden manchmal auch Kollateralschäden in Kauf genommen, wenn ein Überschuss an entzündungsfördernden Substanzen produziert wird, die dann auch gesundes Gewebe angreifen können.

Aus dieser Taktik der maximalen Kräftemobilisierung folgt konsequenterweise, dass die Entzündungsreaktion wieder heruntergefahren wird, sobald der Erreger beseitigt und/oder das verletzte Gewebe repariert ist. Zur Unterstützung solch diffiziler Entscheidungen gibt es – ähnlich wie zur Steuerung komplexer technischer Prozesse – zahlreiche Kontrollpunkte im Körper, an denen Informationen über den Ist-Zustand abgefragt werden können. Diese Schaltstellen rücken zunehmend in den Mittelpunkt der Entzündungsforschung.

Anhalten oder Weitermachen?

Seit Kurzem ist bekannt, dass Teile des vegetativen Nervensystems an Aktivierung und Hemmung der Immunreaktionen beteiligt sind. Besonders dem Vagusnerv, der mit allen inneren Organen, dem Rückenmark und vermutlich auch den Gelenken vernetzt ist, kommt eine wichtige Funktion bei der Steuerung von Entzündungsreaktionen zu. Über afferente Fasern, die von der Peripherie ins Gehirn laufen, wird eine wichtige Schaltzentrale im Zwischenhirn über Zeitpunkt und Ort einer Gewebeschädigung informiert. Die efferenten Nervenfasern sorgen dafür, dass die Entzündungsreaktion gebremst wird, sobald einer der Kontrollpunkte das entsprechende Signal gibt. Bei einer Entzündung spielt also neben Immunzellen und Hormonen auch das autonome Nervensystem eine Rolle.

Interessanterweise läuft dieser Drosselungsvorgang über den Botenstoff Acetylcholin, der normalerweise für die Kommunikation der parasympathischen Nervenzellen untereinander sorgt. Wie neue Forschungen ergeben haben, besitzen Makrophagen, die als Fresszellen eine wichtige Funktion innerhalb des Immunsystems wahrnehmen, Rezeptoren für Acetylcholin. Werden nun diese Rezeptoren durch Acetylcholin besetzt, stellen die Makrophagen die Produktion des entzündungsevozierenden Tumor-Nekrose-Faktors (TNF) ein (Benoist und Mathis 2002; Nathan 2002). Da Makrophagen und

TNF sich stets mit Entzündungen vergesellschaften und der Parasympathikus über feine Verästelungen nahezu alle Körperregionen erreicht, erscheint die Übermittlung durch Acetylcholin als Methode der Wahl, um über die TNF-Produktion den Motor der Inflammation wieder herunterzuregulieren.

Krankheitsverhalten

Interessant im Zusammenhang mit der Entzündungsreaktion ist vor allem die Beobachtung, dass Stress über die sympathischen und parasympathischen Signalwege die Entzündungsreaktion fördern kann (vgl. (Raison et al. 2006)) und dass Zytokine neuronale Vorgänge bis hin zu psychischen Funktionen beeinflussen (Tazi et al. 1988) und zu einem Krankheitsgefühl führen: *„Ist der Körper krank, leidet auch die Seele"* (Knecht 2009, S. 20). Ein erhöhter Blutspiegel des pleiotropen inflammatorischen Zytokins Interleukin-1, das zusammen mit anderen Botenstoffen von bestimmten Zellen (z. B. Phagozyten, Fibroblasten und Endothelzellen) freigesetzt wird, kann „bottom-up" zu einem als Krankheitsverhalten („sickness behavior") bekannten Verhaltenssyndrom führen (Dantzer und Kelley 2007), das Ähnlichkeiten mit dem Verhalten bei Heimweh sowie mit dem „Sich aufgeben" aufweist: Lethargie, vernachlässigte Körperpflege, reduzierte Nahrungs- und Flüssigkeitsaufnahme, Somnolenz u. a. (Montkowski und Schöbitz 1997) – siehe auch (Clement et al. 1997; Eggert und Ferstl 1997).

Wir erfahren hier eine sinnvolle Reaktion, die uns zwingt, möglichst ruhig und im Bett zu bleiben, um unsere Energie hauptsächlich für die Selbstheilung bereitzustellen, insbesondere im Tiefschlaf. Unser erkrankter Organismus wird in seinem Erleben und Verhalten maßgeblich durch die Aktivität des Immunsystems gesteuert, gewissermaßen in den Schongang geschaltet, damit er seine Kräfte für die Heilung sammeln und sich umfassend erholen kann. Der Organismus führt einen Überlebenskampf auf zwei Ebenen: mikrokosmisch mithilfe der Immunabwehr und makrokosmisch über sinnvoll reduziertes, ökonomisches Verhalten. Dieses bei allen Säugetieren und Vögeln vorkommende Krankheitsverhalten spricht dafür, dass die Kommunikation zwischen Immunsystem und Gehirn im Verlauf der Evolution für eine psychophysiologisch adaptive Reaktion im Sinne eines Überlebensvorteils gesorgt hat. Da Zytokine im Gehirn ein überlebensförderndes Verhaltensprogramm auslösen, liegt die Vermutung nahe, dass eine unangemessene oder zeitlich ausgedehnte Aktivierung des Immunsystems an einer Anzahl von überlebensbenachteiligenden bzw. pathologischen Störungen im Gehirn (Alzheimer-Krankheit, Depression, Hirnschlag etc.) beteiligt sein könnte (Dantzer und Kelley 2007).

Interleukin-1 gilt als „Hormon des Immunsystems". Das proinflammatorische Zytokin löst zusammen mit dem Krankheitsverhalten auch Fieber und eine Verstärkung der Schmerzreaktion (Hyperalgesie) aus. Auf komplexen Wegen bekämpft es Infektionen und spielt auch eine komplizierte Rolle bei Entzündungen im ZNS sowie bei der Alzheimer-Krankheit – siehe z. B. (Shaftel et al. 2008). Interleukin-1 wird heutzutage auch künstlich hergestellt und als biologischer Reaktionsmodifikator eingesetzt, um in der Krebsbehandlung das Immunsystem zu unterstützen. Interleukin-1 kann über den sog. *Indoleamin-Pathway* den Serotoningehalt im Gehirn reduzieren, was wiederum „top-down" die Befindlichkeit des Menschen in mehrfacher Hinsicht verschlechtern kann: Ängstlichkeit, depressive Verstimmung, Erschöpfung, Minderwertigkeitsgefühl u. a. m.[36] Auch Interleukin-6 könnte einen Beitrag zu den depressionsähnlichen Symptomen des Krankheitsverhaltens leisten (Musselman et al. 2001; Pace et al. 2006).

Wie beschrieben gibt es bei der Immunaktivität Parallelen und Analogien zwischen Krankheitsverhalten und Angst, Depression und psychischer Belastung,[37] insbesondere im Rahmen der Makrophagen-Theorie der Depression.[38]

Neue Ansätze in der Behandlung von Krankheiten

Die neuen Erkenntnisse über den Entzündungsreflex ermöglichen alternative Ansätze in der Behandlung überschießender Immunreaktionen. So hat sich das Medikament CNI-1493, eine psychoaktive Substanz, die besonders auf das parasympathische Nervensystem wirkt, in klinischen Studien als wirksam in der Behandlung des Morbus Crohn[39] erwiesen (Kurtovic und Segal 2004; Osterman und Lichtenstein 2007; Sandborn 2003). Diese Autoimmunerkrankung des Verdauungstrakts ist gekennzeichnet durch eine überschießende Freisetzung des Tumor-Nekrose-Faktors aus der Darmwand. Weitere Substanzen, die selektiv den Vagusnerv stimulieren, werden zurzeit im Tiermodell getestet.

Aus der neurologisch-pharmakologischen Forschung kennt man bereits eine ganze Palette von Substanzen, die die Acetylcholin-Rezeptoren besetzen und die Wirkung des Botenstoffs nachahmen (Agonisten), oder aber Substanzen, die das Acetylcholin abbauende Enzym blockieren. Einer der wirksamsten Acetylcholin-Agonisten ist Nikotin. Wird Nikotin über ein Pflaster kontinuierlich freigesetzt, wird es über die Haut aufgenommen und kann sich an die Acetylcholin-Rezeptoren der Makrophagen binden. Eine erste Studie bei Patienten mit Colitis ulcerosa[40] zeigte, dass dadurch die Intensität der Entzündung reduziert werden kann – siehe z. B. (Aldhous et al. 2008; Ben-Horin und

---

[36] Siehe z. B. (Anderson et al. 2004; Baumann 1985; Cryan und Leonard 2000; Miura et al. 2008; Muller und Schwarz 2007; Myint und Kim 2003; Oderfeld-Nowak et al. 1980; Turner et al. 2006).

[37] Siehe z. B. (Dantzer et al . 1999a; Dantzer et al. 1999b; Herbert und Cohen 1993a, b; Kiecolt-Glaser et al. 2003; Neurauter et al. 2008; Widner et al. 2002; Yirmiya 1996; Yirmiya et al. 1999; Zorrilla et al. 2001).

[38] Siehe z. B. (Maes 1993; Maes et al. 1993a, b, c, d, e, f, g, h).

[39] Auch als Enteritis regionalis Crohn oder „Crohn's Disease" (CD) bzw. als Ileitis terminalis, Enterocolitis regionalis oder sklerosierende chronische Enteritis bezeichnet. Morbus Crohn ist eine schubförmig und chronisch verlaufende Entzündung des Verdauungstrakts, die zur Bildung von Stenosen und Fisteln führen kann. Zusammen mit Colitis ulcerosa wird sie unter die CED (chronisch entzündliche Darmerkrankung, engl. „inflammatory bowel disease", IBD) subsumiert.

[40] Colitis ulcerosa ist eine schwere chronisch entzündliche Erkrankung des Dickdarms.

Chowers 2008; Fujii et al. 2008; Ingram et al. 2008; Kikuchi et al. 2008; Kozuch und Hanauer 2008).

Das autonome Nervensystem mit Sympathikus und Parasympathikus lässt sich beeinflussen. Denkbar ist, den Vagusnerv gezielt elektrisch zu stimulieren, beispielsweise über einen implantierten Minisender, wie er u. a. bereits in der Epilepsiebehandlung eingesetzt wird. Natürlich bieten sich auch alternativmedizinische Methoden an, z. B. ketogene Diät (streng kohlenhydratlimitiert) oder Akupunktur, um eine überschießende Reaktion via Vagusnerv zu bremsen. Durch gut erlernbare Methoden wie Biofeedback, Hypnose oder Meditation können über übergeordnete Hirnzentren vom vegetativen Nervensystem gesteuerte Funktionen wie Blutdruck, Darmaktivität und Herzfrequenz gut moduliert werden.

Über Einstellungen, Hoffnungen, Glaube und Sinnfindung kann das Gehirn bis zu einem gewissen Grad „Widerstand" gegenüber Krankheiten leisten und die immunsuppressiven Effekte von Stress neutralisieren. Durch die antiviralen und antitumoralen zytotoxischen Aktivitäten im Zusammenhang mit Belohnungssystem, Neokortex und limbischen Strukturen eröffnen sich neue Richtungen für die Therapie von Immunstörungen (Wrona 2006) – siehe Kap. „Erregermodell der Krankheit vs. Ressourcenmodell der Gesundheit".

Stressbedingte Immunsuppression

Stress definiere ich als „psychisch induzierte Überforderung der Immunabwehr". Psychosoziale Belastungen und Lebenskrisen führen zu kurz und lang anhaltenden psychopathologischen Zuständen (Angst, Depression, Panik) und Verhaltensstörungen (Ernährungs- und Schlafstörungen, Substanzmissbrauch etc.), die über physiologische Signalwege – mit Beteiligung des autonomen Nervensystems (Noradrenalin, β-adrenerge Rezeptoren) und der HPA-Achse (Cortisol) – in Veränderungen der Immunabwehr und die damit verbundene Krankheitsanfälligkeit münden. Es wird vermutet, dass stressbedingte physiologische Modifikationen die Ausschüttung von molekularen Botenstoffen (z. B. Nuklearfaktor-kappa-B [NF-κB]) fördern, die wiederum Immunzellen zu erhöhter Zytokin-Produktion[41] anregen (Miller und O'Callaghan 2002). Zytokine wurden gefunden bei der Verschlimmerung unterschiedlichster Krankheiten (AIDS, Arthritis, Asthma, Atherosklerose, septischer Schock), bei der Ausbildung einer Chemotherapie-Resistenz, beim Übergang von gutartigen in maligne Tumorzellen und bei der Ausbildung von Blutgefäßen in einem Tumor (Aggarwal et al. 2006a, b; Garg und Aggarwal 2002a, b).

---

[41] Zytokine sind Proteine, die u. a. Entzündungsreaktionen verursachen.

Der Einfluss von interpersonellem Stress auf Anzahl und Aktivität natürlicher Killerzellen (NKZ)[42] ist vielseitig. Beobachtet wurden verringerte Anzahl und Aktivität bei Einsamkeit (Kiecolt-Glaser et al. 1984), bei der Pflege von Angehörigen mit Morbus Alzheimer (Esterling et al. 1994, 1996), bei Trennung und Scheidung (Kiecolt-Glaser et al. 1987) und beim Tod des Ehepartners (Irwin und Miller 2007).

Bei jungverheirateten, angeblich glücklichen Ehepaaren (n = 90; 20–37 J.) führte ein 30-minütiges Streitgespräch 24 Stunden später zu signifikant verringerten Werten in vier funktional immunologischen Proben (NKZ-Lysis, blastogenetische Reaktion auf zwei Mitogene, proliferative Reaktion auf monoklonale Antikörper des T3-Rezeptors), zu signifikant größerer Anzahl der T-Lymphozyten insgesamt und zu erhöhtem Blutdruck. Paare mit stärkerer Feindseligkeit zeigten eine verringerte Anzahl und Aktivität der NKZ, eine verminderte Teilungsfähigkeit der peripheren Blutzellen mit rundem Zellkern (PBMC[43]) und höhere EBV(Epstein-Barr-Virus)-Antikörpertiter (Kiecolt-Glaser et al. 1993). (Die Wahrscheinlichkeit negativer immunologischer Veränderungen war bei den Frauen größer als bei den Männern.) Alle Resultate sind durchgehend konsistent mit einer Schwächung der Immunabwehr.

Man hat u. a. herausgefunden, dass die Konzentrationen bestimmter Zytokine (z. B. Interleukin-6 [IL-6][44]) viel höher sind bei Personen, die unter Angst, Depression, Trauer, Verzweiflung und anderen belastenden Emotionen leiden (Corcos et al. 2002; Raison et al. 2006). Andere Befunde zeigen eine verminderte Aktivität der Killerzellen bei depressiven Patienten (Dahmen und Hiemke 1997) und psychologische Triggermechanismen bei Hauterkrankungen (Scholz 1997). Behandelt man Patienten mit Lichttherapie, z. B. gegen Winterdepression („seasonal affective disorder", SAD), so steigt die Anzahl der Helfer- und Suppressor-T-Zellen im Blut (Rosenthal et al. 1994).

Die deutlich positive Wirkung der Vorstellungskraft auf das humorale Immunsystem wird belegt durch das nachfolgende Beispiel der Beeinflussung einer Dermatomyositis via Meditation und visuelle Imagination (Collins und Dunn 2005).

Diese Einzelfallstudie berichtet von einer 54-jährigen Patientin ohne Medikation: Die Behandlung erstreckte sich über eine Zeitspanne von 294 Tagen mit täglicher Meditation

---

[42] Killerzellen sind eine Untergruppe der T-Lymphozyten: die zytotoxischen T-Zellen. Sie können Körperzellen töten, die durch Viren infiziert oder durch Krebs verändert worden sind, und sie können Apoptose induzieren. Sie werden oft „natürliche" Killerzellen genannt, da sie schon aktiv werden, ohne vorher ein spezifisches Antigen erkennen zu müssen. Die natürlichen Killerzellen (NKZ) sind Bestandteil der angeborenen Immunität. Stress führt zu einer Reduktion in Zahl und Aktivität der NKZ (Cortisol, β-adrenerg) (Herbert und Cohen 1993b; Zorrilla et al. 2001). IL-2, Interferone und Adrenalin können Zahl und Aktivität der NKZ steigern.

[43] „Peripheral Blood Mononuclear Cell" (PBMC) bezeichnet jegliche Blutzelle mit einem runden Kern, z. B. Lymphozyt, Monozyt oder Makrophage.

[44] Obwohl Interleukin-6 (IL-6) ein wesentlicher Bestandteil der Immunabwehr ist, scheint es auch Krankheiten auslösen zu können, wenn seine Konzentrationen chronisch erhöht sind – siehe z. B. (Naugler und Karin 2008).

und zusätzlichen visuellen Imaginationen unter Berücksichtigung von Lebensereignissen (Stressoren) (= 3 unabhängige Variablen). Täglich gemessen wurden die Muskelkraft der Arme und zwei Hautmanifestationen (Ausschlag und Schmerz) (= 2 abhängige Variablen). Die Regressionsanalyse der zeitlichen Abhängigkeit zwischen unabhängigen und abhängigen Variablen zeigte einen statistisch signifikanten Einfluss auf die Gesundung für Meditation (p = 0,02 bis 0,001) und visuelle Imagination (p = 0,02 bis 0,002). Stress hatte einen signifikant negativen Einfluss auf die Hautmanifestationen, nicht aber auf die Armmuskelkraft. (Spontanremission ist bei dieser Krankheit sehr unwahrscheinlich.)

Die Rückenmark-Darm-Immun-Achse kann als ein Hauptregulator für die Gesundheit angesehen werden. Neben der Wiederherstellung der neurologischen Funktion ist daher bei einer Verletzung des Rückenmarks auch das Zusammenspiel zwischen dem Rückenmark, dem Darm und dem Immunsystem zu bedenken (Kigerl et al. 2020). Nach einer Rückmarkverletzung verändert sich die Zusammensetzung der Darm-Mikrobiota, was zu einem chronischen Zustand der Darmdysbiose führt. Derzeit braucht es weitere Untersuchungen, um die Veränderungen in der Dynamik der Mikrobenpopulationen mit spezifischen mikrobiellen Funktionen besser zu erfassen, die die Entwicklung und das Fortschreiten von Stoffwechselerkrankungen, Immunstörungen und affektiven Störungen nach Rückenmarkverletzungen beeinflussen können.

Stress und Krebsrisiko

Noch konnte nicht bewiesen werden, dass psychische Krankheiten wie Angststörungen oder Depressionen die Anfälligkeit für Infektions- oder andere Krankheiten wie Diabetes oder Krebs erhöhen, doch ist seit Langem weitgehend akzeptiert, dass negative Emotionen das Fortschreiten dieser und weiterer Leiden beschleunigen (Glaser 2005; Glaser und Kiecolt-Glaser 2005; Glaser et al. 1985a, b)[45] und Angst, Depression sowie Stress zur Unterdrückung der Immunabwehr (u. a. der natürlichen Killerzellen) bzw. Aktivierung von Entzündungen (z. B. IL-6 (Maes et al. 1993g)) beitragen (Zorrilla et al. 2001).

Stressoren einschließlich Depression sind mit verminderten zytotoxischen T-Lymphozyten- und natürlichen Killerzell-Aktivitäten assoziiert, die Prozesse wie die Immunüberwachung von Tumoren und Ereignisse beeinflussen, die ihrerseits die Entwicklung und Akkumulation somatischer Mutationen und genomischer Instabilitäten modulieren (Reiche et al. 2004).

Chronische psychische Belastung

---

[45] Siehe auch (Albrecht et al. 1985; Calabrese et al. 1986; Cappel et al. 1978; DeLisi et al. 1984; Gottlieb-Stematsky et al. 1981; King et al. 1985; Kronfol et al. 1983; Linn et al. 1984; Locke et al. 1984; Maes et al. 1993b, d; Pokorny et al. 1973; Schleifer et al. 1984; Schleifer et al. 1985; Sengar et al. 1982; Stein et al. 1985).

- stimuliert die Makrophagen-Aktivität und Entzündungen (IL-1, IL-6, TNF-α),[46]
- hemmt über die Aktivierung des sympathischen Nervensystems (Katecholamine) und der HPA-Achse (Cortisol) Anzahl und Aktivität der NKZ und
- bedingt eine Verschiebung von Th1- zur Th2-Immunität (Reiche et al. 2005).

In diesem Zusammenhang wurde eine stressbedingte Verringerung der Lyse und Apoptose[47] von Krebszellen beobachtet (Delgado 1997).

Seit Jahren wird behauptet, dass Stress die Wahrscheinlichkeit bzw. die Anfälligkeit für Krebs erhöhen könne. Tatsächlich wurde gezeigt, dass eine ganze Palette von Stressoren – von einer relativ harmlosen Prüfung bis hin zum schwerwiegenden Verlust des Lebenspartners – die Immunressourcen (z. B. die Anzahl B- und T-Lymphozyten[48]) verringern, die Reaktion der natürlichen Killerzellen schwächen und die Anzahl der Immunglobulin-A(IgA)-Antikörper[49] im Speichel reduzieren kann (Jemmott et al. 1983).

Es gibt auch klinische Hinweise, dass Stress eine latente Neoplasie aktivieren und/oder die Immunüberwachung während einer kritischen Lebensphase schwächen kann (Biondi et al. 1996). Laut einer Bemerkung vom 03.12.2020 im Ärzte-Blog DocCheck[50] von Herrn Dr. med. Jürgen Lindner zu einem Artikel über die Reaktivierung ruhender

---

[46] Entzündung, insbesondere die damit verbundene „Reactive Oxygen Species" (ROS), Wachstums- und Angiogenese-Faktoren, Proteasen, proinflammatorische Zytokine, begünstigt die Entstehung und das Fortschreiten von Krebs durch verstärkte DNA-Schäden, verminderte DNA-Reparatur, verminderte Apoptose und Metastasierung. Die systemische Wirkung von IL-1, IL-6 und TNF-α umfasst die Induktion der Akute-Phase-Proteine (u. a. CRP), Leukozytose, HPA-Aktivierung und Energiemobilisierung (Fett, Muskel-Kachexie).

[47] Apoptose, oder programmierter Zelltod, ist ein allgemeiner und physiologischer Mechanismus des Zelltods mit ausgeprägten morphologischen Merkmalen, dessen grundlegende Mechanismen in der Evolution seit den Wirbellosen konserviert sein könnten. Seit seiner Beschreibung in Tumoren vor über 20 Jahren hat eine große Anzahl von Untersuchungen die Apoptose in verschiedene Aspekte der Immunologie, der Entzündungsreaktion und in die Kontrolle der Virusreplikation und des Tumorwachstums einbezogen. Es ist inzwischen gut belegt, dass die Produkte mehrerer Tumorsupressorgene und Onkogene die Apoptose regulieren und dass der Erfolg mehrerer Krebsbehandlungen von der Apoptoseinduktion in Tumorzellen abhängt.

[48] Lymphozyten sind eine Untergruppe der weißen Blutkörperchen. Sie werden in den Lymphdrüsen produziert und spielen eine Schlüsselrolle in der Immunabwehr. B-Lymphozyten, auch B-Zellen genannt, werden im Knochenmark produziert und entwickeln sich zu Plasmazellen, die Antikörper produzieren. T-Lymphozyten, auch T-Zellen genannt, organisieren die zelluläre Immunabwehr. Sie werden im Thymus produziert und sondern Lymphokine ab. Lymphokine dirigieren und regulieren wesentlich die Immunreaktion.

[49] Immunglobuline gehören zur Familie großer Proteinmoleküle, die auch Antikörper genannt werden. Antikörper werden von den B-Zellen produziert und sezerniert als spezifische Reaktion auf das jeweilige Antigen, verbinden sich mit ihm und machen es damit unschädlich. Ein Antigen ist wiederum jegliche Substanz, die, in den Körper eingedrungen, vom Immunsystem als fremd erkannt wird.

[50] http://www.doccheck.com/ – zugegriffen am 30.04.2025.

Tumorzellen durch modifizierte Lipide aus stressaktivierten Neutrophilen (Perego et al. 2020) beeinflusst Stress auch die Barrierefunktion des Darms negativ. Es werden dann vermehrt Antigenfragmente aus dem Darm aufgenommen, die das Immunsystem negativ beeinflussen können.

Bei Brustkrebspatientinnen (n = 116, invasiv) mit kürzlich erfolgter Diagnose und Operation geht die psychische Belastung mit verringerter Anzahl und Aktivität der NKZ sowie verminderter Teilungsfähigkeit der PBMC einher (Andersen et al. 1998) – siehe auch (Yang et al. 2008).

Bei Patienten mit Bauchspeicheldrüsen-, Speiseröhren- oder Brustkrebs ist schwere Depression mit höheren IL-6-Levels assoziiert als bei Krebspatienten ohne Depression oder körperlich gesunden depressiven Patienten (Musselman et al. 2001).

Patientinnen mit fortgeschrittenem Ovarial-CA (n = 61) zeigen höhere IL-6-Levels und stärker gedrückte Stimmung im Vergleich zu Patientinnen mit niedrigmalignem Ovarial-CA (n = 13) und diese zeigen wiederum höhere IL-6-Levels und stärker gedrückte Stimmung im Vergleich zu Patientinnen mit gutartigem Ovarialtumor (n = 16); bei den Patientinnen mit fortgeschrittenem Ovarial-CA (n = 61) ist bessere soziale Bindung mit geringeren IL-6-Levels assoziiert, sodass psychosoziale Faktoren einen signifikanten Beitrag zum Ausgang der Erkrankung leisten könnten (Costanzo et al. 2005).

In einer Studie mit 90 Brustkrebspatientinnen (Stadium I und II) wurden postoperativ immunologische und psychosoziale Untersuchungen durchgeführt (Levy et al. 1991): 5 Tage, 3 Monate und 15 Monate nach OP; 29 Frauen erlitten ein Rezidiv innerhalb von 5 Jahren. Die Aktivität der NKZ erwies sich als prädiktiv für ein Brustkrebsrezidiv ($CHI2 = 6{,}9$, $p < 0{,}001$); wurden zusätzlich Stimmung und psychosoziale Faktoren berücksichtigt, konnte die Zeit bis zum Rezidiv genauer geschätzt werden ($CHI2 = -4{,}1$, $p < 0{,}01$).

Verglichen mit einer Kontrollgruppe (n = 36) zeigte sich in einer Therapiegruppe (n = 50) – Patientinnen mit metastasierendem Brustkrebs – 10 Jahre nach einer einjährigen, wöchentlichen Gruppentherapie mit Selbsthypnose gegen Schmerzen eine längere durchschnittliche Überlebenszeit (37 vs. 19 Monate) (Spiegel et al. 1989). (Die Differenz in der durchschnittlichen Überlebenszeit zwischen den Gruppen zeigte sich erst 8 Monate nach Beendung der Therapiesitzungen.)

Verglichen mit einer Kontrollgruppe (n = 26) zeigte sich in einer Therapiegruppe (n = 35) – Patienten mit einem malignen Melanom – 6 Monate nach einer 6-wöchigen CBSM-Gruppentherapie (Edukation, Problemlösung, Stress-Management, soziale Unterstützung – siehe unten) eine signifikant erhöhte Anzahl und Aktivität der NKZ (Fawzy et al. 1990b); nach 6 bis 7 Jahren (Kontroll- und Therapiegruppe mit je n = 34) waren in der Therapiegruppe weniger Rezidive (13/34 vs. 7/34) und verbesserte Überlebensraten (10/34 vs. 3/34, jedoch keine Assoziation mit NKZ) zu verzeichnen (Fawzy et al. 1993).

Verglichen mit einer Kontrollgruppe (n = 11) zeigte sich in einer Therapiegruppe (n = 18) – Patientinnen mit Brustkrebs im frühen Stadium (I und II) – 3 Monate nach einer 10-wöchigen CBSM-Gruppentherapie eine signifikant erhöhte Lymphozyten-Vermehrung (T1-T3, plus 37 % vs. minus 12 %) und eine signifikante Korrelation zwischen

„benefit finding" (etwas Positives aus der Erkrankung ziehen) und der Lymphozytenreaktion (T1-T3) (McGregor et al. 2004).

Obwohl die unterdrückende Wirkung von Stress und der unterstützende Einfluss der Vorstellungskraft auf die Immunabwehr mehrfach bestätigt wurden, ist der Zusammenhang zwischen psychosozialen Faktoren und der Entstehung von Krebs in der Fachliteratur inkonsistent: Einerseits findet man Studien, in denen ein Rezidiv eher mit Stress assoziiert wird bzw. eine positive Wirkung des Stressmanagements auf Lebensqualität und Überlebensrate nachgewiesen wird (z. B. Fawzy et al. 1990a, b, 1993; Kuchler et al. 1999; Spiegel et al. 1989; Spiegel et al. 1998a, b); andererseits gibt es Studien, die keine positive Wirksamkeit des Stressmanagements gegen den Ausbruch einer Krebserkrankung nachweisen können, z. B. (Cunningham et al. 1998, b; Edelman et al. 1999; Richardson et al. 1990).

Als gesichert gilt, dass psychosozial unterstützende Situationen wie

- häufiger, täglicher Kontakt mit anderen,
- das Vorhandensein einer vertrauten Person,
- Partnerschaft oder Ehe

einen gewissen Schutz gegen das Fortschreiten einer bestehenden Krebserkrankung bieten. Darüber hinaus zeigen retrospektive Daten, dass bei Patienten mit Rezidiv oder Malignität belastende Lebensereignisse in der Vorgeschichte häufiger auftreten und somit zur Krebsmorbidität beitragen.

Insgesamt wirken psychotherapeutisch vermittelbare Faktoren wie

- Ausdrücken von Gefühlen wie Ärger, Angst, Enttäuschung, Trauer usw.,
- Hoffnung,
- Mut,
- Motivation bzw. Entwicklung eines „Fighting Spirits",
- Erlernen und Förderung bzw. Training von aktiven Bewältigungsstrategien,
- emotionale/soziale Unterstützung bzw. Schutz und Verbesserung persönlich wichtiger Beziehungen,
- Ressourcen aktivieren,
- Freiheit in der Geborgenheit (Amae-Zustand)

als eine Art „Puffer" gegen die negative Wirkung von Stress auf die Immunabwehr, indem sie Leid, Angst und Depression vermindern, die Immunabwehr fördern und die Überlebenszeit verlängern. Sie nützen gegen das Fortschreiten einer Krebserkrankung und beugen evtl. sogar dem Ausbruch vor (Spiegel et al. 1998a, b).

Stress führt zu erhöhten Serumspiegeln des Stresshormons Noradrenalin, welches Granulozyten aktiviert, die proinflammatorische S100A8/A9-Proteine freisetzen. Das wiederum bewirkt, dass Granulozyten spezielle Lipide freisetzen, die schlafende Tumorzellen aktivieren (Perego et al. 2020). In einer Bemerkung zum Artikel von Perego et al.

führt Herr PD Dr. med. Johannes W. Dietrich am 03.12.2020 im Ärzte-Blog DocCheck[51] fort, dass er sich *„noch mindestens zwei weitere Mechanismen vorstellen könnte, über die Stress die Krebsentwicklung fördert: Immunsuppression durch erhöhte Konzentration von Glukokortikoiden (mittelschnelle Stressantwort) und Stimulation von Integrinrezeptoren durch erhöhte T4-Konzentration auf der Grundlage einer allostatischen Last vom Typ 2 (langsame Stressantwort)"*.

Krebs-Stammzellen

Als Beispiel für die zentrale Rolle der Informationsübertragung bei der Entstehung von Krankheiten sollen die derzeitigen Hypothesen über Krebs-Stammzellen[52] angeführt werden (Dick 1996; Zandonella 2007). Diese Zellen tragen auf der Oberfläche charakteristische Proteine, die sie von anderen Tumorzellen unterscheiden. Man nimmt an, dass sie in vielen, wenn nicht gar allen Tumoren eines bestimmten Menschen zu finden sind und wie kleine Zeitbomben funktionieren, die nur auf das Signal zum Hochgehen warten (Clarke et al. 2006; Dick 2003, 2008; Dirks 2005, 2006, 2008; Kennedy et al. 2007). Das Signal kommt auf pathologischen biochemischen Wegen daher und teilt der Zelle mit, wann sie sich zu teilen und wie im Körper zu verbreiten hat. Falls also solch eine biochemische Signalübertragung stattfindet, könnte ein pathologisches Zellwachstum einsetzen, das wir als Krebs bezeichnen.

Vor diesem Hintergrund wird nach Antikörpern gesucht, die in der Lage sind, jene Proteine zu blockieren, die das Überleben der Krebs-Stammzellen sichern (Bernstein et al. 1986; Bhatia et al. 2005; Lord et al. 1992), ohne gleichzeitig die normalen Stamm-

---

[51] http://www.doccheck.com/ – zugegriffen am 30.04.2025.

[52] Die Entstehung einer Krebserkrankung kann analog zu der einer Infektionskrankheit betrachtet werden: Die Balance zwischen dem körperfremden und/oder pathogenetischen Material und den Widerstandskräften des Wirts bestimmen den Ausbruch der Krankheit. Vor mehr als 40 Jahren haben Forscher mehrere wichtige Dinge in Bezug auf Krebs entdeckt: (1) Mehrere Millionen Zellen müssen injiziert werden, um einen Tumor auf ein Labortier zu übertragen. (2) Obwohl Chemotherapie und Bestrahlung einen Tumor scheinbar ausrotten, kann er wieder wachsen und/oder metastasieren. (3) Tumoren bestehen nicht nur aus einer Zellart, sie bergen vielmehr einige unterschiedliche Zelltypen, die wahrscheinlich aus früheren Zellgenerationen stammen. Diese Beobachtungen führten zu zwei konkurrierenden Theorien: Entweder hat jede Tumorzelle eine geringe, aber gleichwertige Chance der Proliferation und Neoplasie (stochastisches Modell) oder nur eine kleine Untereinheit von Krebszellen besitzt die Kapazität zur Bildung neuer Tumoren (Krebs-Stammzell-Modell) (Zandonella 2007). Diese Stammzellen verhalten sich in der Regel ruhig und teilen sich nur selten. Diese wirklich seltenen Stammzellen sollten nicht mit den sich vorübergehend vermehrenden Zellen verwechselt werden, die höher differenziert und äußerst proliferativ sind. Die Krebs-Stammzelle repliziert sich nur selten. Auch normale adulte Stammzellen sind im Labor nur schwierig zur Teilung zu bewegen, und Krebs-Stammzellen machen da keine Ausnahme.

zellen zu schädigen.[53] Potenzielle therapeutische Konzepte werden erforscht, die der Überwachung und oder Vernichtung von Krebs-Stammzellen dienen könnten (Bergstein 2000, 2003; Robbins et al. 2006).

Ausblick: Krebsbehandlung mit medizinischer Hypnose

Empirische Befunde

1. zur Rolle des immunologischen Widerstands beim Wachstum und bei der Ausbreitung von Krebs,
2. zum Einfluss von emotionalem Stress auf Immunmechanismen und den adrenal-kortikosteroidalen Spiegel und
3. zu den emotionalen Faktoren in Bezug auf die Entstehung einer Krebserkrankung

stützen Hypothesen zur möglichen Rolle der Psychologie in der Ätiologie von Krebs (Solomon 1993; Solomon und Moss 1964). Könnte es sein, *„… dass wir noch lange nicht genug darüber wissen, wie der therapeutische Veränderungsprozess im Innersten vonstatten geht – was sogar Grawe konzediert (1993), einfach weil wir die aufwendige Prozess-Ergebnisforschung, z. B. über detaillierte Einzelfallstudien, noch nicht lange und noch nicht ausreichend genug betrieben haben?"* (Tschuschke et al. 1998).

Die Bewusstseinsmedizin ihrerseits würde hier den Schwerpunkt auf Fragen legen wie: Inwieweit und zusätzlich zu den üblichen salutogenetischen, psychosozialen und psychoonkologischen Faktoren[54] könnten psychologische Interventionen wie geführte Imagination und medizinische Hypnose spezifische biochemische Prozesse zur De-aktivierung karzinogener Stammzellen beeinflussen? (Siehe auch (Greer 1983; Rapkin et al. 1991)).

Literatur

Ader R (Hrsg) (1981) Psychoneuroimmunology. Academic, New York, San Diego
Ader R (1985) Behaviorally conditioned modulation of immunity. In: Guillemin R, Cohn M, Melnechuk T (Hrsg) Neural modulation of immunity. Raven Press, New York, S 55–69

---

[53] Siehe z. B. (Cho et al. 2008; Dalerba et al. 2007; Dylla et al. 2008; Quintana et al. 2008; Lopez et al. 1987; Namouni et al. 1997; Pein et al. 1998; Reya et al. 2001; Wang und Dick 2005; Wang et al. 2007).
[54] Siehe (Gündel et al. 2003; Kiecolt-Glaser und Greenberg 1984; Kiecolt-Glaser et al. 1984a, b; Kiecolt-Glaser et al. 1985a, b; Kiecolt-Glaser et al. 1987; Kiecolt-Glaser et al. 1993; Kiecolt-Glaser et al. 2002; Schüßler und Schubert 2001).

Ader R (2003) Conditioned immunomodulation: research needs and directions. Brain Behav Immun 17(Suppl 1):51–57

Ader R, Cohen N (1975) Behaviorally conditioned immunosuppression. Psychosom Med 37(4):333–340

Ader R, Cohen N (1981) Conditional immunopharmacology response. In: Ader R (Hrsg), Psychoneuroimmunology. Academic Press, New York

Ader R, Cohen N (1982) Behaviorally conditioned immunosuppression and murine systemic lupus erythematosus. Science 215(4539):1534–1536

Ader R, Cohen N, Felten DL (1987) Brain, behavior, and immunity. Brain Behav Immun 1(1):1–6

Ader R, Cohen N, Felten D (1995) Psychoneuroimmunology: interactions between the nervous system and the immune system. Lancet 345(8942):99–103

Aggarwal BB, Ichikawa H, Garodia P, Weerasinghe P, Sethi G, Bhatt ID, Pandey MK, Shishodia S, Nair MG (2006a) From traditional Ayurvedic medicine to modern medicine: identification of therapeutic targets for suppression of inflammation and cancer. Expert Opin Ther Targets 10(1):87–118

Aggarwal BB, Shishodia S, Sandur SK, Pandey MK, Sethi G (2006b) Inflammation and cancer: how hot is the link? Biochem Pharmacol 72(11):1605–1621

Akerstrom TC, Pedersen BK (2007) Strategies to enhance immune function for marathon runners: what can be done? Sports Med 37(4–5):416–419

Albrecht H (2011a) „Eine Runde laufen": Der Münsteraner Entwicklungsbiologe Hans Schöler über eigene Verletzungen, die Grenzen der Selbstheilung und seine Beziehung zu Ärzten. Die Zeit:30 (21. Juli 2011)

Albrecht H (2011b) Heilung, die von innen kommt: Symptome verschwinden einfach, Krankheiten heilen von selbst? Das geschieht häufiger, als wir meinen. Warum Mediziner und Patienten mehr auf die unterschätzte Kraft der Regeneration vertrauen sollten. Die Zeit 30 (21. Juli 2011)

Albrecht H (2011c) Viele gute Ratschläge: Die natürliche Regeneration fasziniert viele Menschen. Lässt sie sich auch von außen steuern? Die Zeit 31 (21. Juli 2011)

Albrecht J, Helderman JH, Schlesser MA, Rush AJ (1985) A controlled study of cellular immune function in affective disorders before and during somatic therapy. Psychiatry Res 15(3):185–193

Aldhous MC, Prescott RJ, Roberts S, Samuel K, Waterfall M, Satsangi J (2008) Does nicotine influence cytokine profile and subsequent cell cycling/apoptotic responses in inflammatory bowel disease? Inflamm Bowel Dis 14(11):1469–1482

Andersen BL, Farrar WB, Golden-Kreutz D, Kutz LA, MacCallum R, Courtney ME, Glaser R (1998) Stress and immune responses after surgical treatment for regional breast cancer. J Natl Cancer Inst 90(1):30–36

Anderson AD, Oquendo MA, Parsey RV, Milak MS, Campbell C, Mann JJ (2004) Regional brain responses to serotonin in major depressive disorder. J Affect Disord 82(3):411–417

Antonovsky A (1979) The salutogenetic model of health. In: Antonovsky A (Hrsg) Health, stress and coping: New perspectives on mental and physical well-being. Jossey-Bass, San Francisco, S 182–197

Antonovsky A (1985) The life cycle, mental health and the sense of coherence. Isr J Psychiatry Relat Sci 22(4):273–280

Antonovsky A (1993) The structure and properties of the sense of coherence scale. Soc Sci Med 36(6):725–733

Antonovsky A, Sagy S (2017) Aaron Antonovsky, the scholar and the man behind salutogenesis. In: Mittelmark MB, Sagy S, Eriksson M, Bauer GF, Pelikan JM, Lindstrom B, Espnes GA (Hrsg) The handbook of salutogenesis. Springer, Cham, S 15–23

Armony JL, LeDoux JE (1997) How the brain processes emotional information. Ann N Y Acad Sci 821:259–270

Bartlett JA, Schleifer SJ, Demetrikopoulos MK Keller SE (1995) Immune differences in children with and without depression. Biol Psychiatry 38(11):771–774

Bass MJ, Buck C, Turner L, Dickie G, Pratt G, Robinson HC (1986) The physician's actions and the outcome of illness in family practice. J Fam Pract 23(1):43–47

Bauer J (2006) Warum ich fühle, was du fühlst: Intuitive Kommunikation und das Geheimnis der Spiegelneurone. Heyne, München

Baum J, Abdel Rahman R (2021) Emotional news affects social judgments independent of perceived media credibility. Soc Cogn Affect Neurosci 16:280–291

Baumann P (1985) Transport systems and enzymes involved in the metamorphosis of tryptophan into serotonin. Pharmacopsychiatry 18(2):188–192

Ben-Horin S, Chowers Y (2008) Neuroimmunology of the gut: physiology, pathology, and pharmacology. Curr Opin Pharmacol 8(4):490–495

Benedetti F, Colloca L, Torre E, Lanotte M, Melcarne A, Pesare M, Bergamasco B, Lopiano L (2004) Placebo-responsive Parkinson patients show decreased activity in single neurons of subthalamic nucleus. Nat Neurosci 7(6):587–588

Benoist C, Mathis D (2002) Mast cells in autoimmune disease. Nature 420(6917):875–878

Bergmann JF, Chassany O, Gandiol J, Deblois P, Kanis JA, Segrestaa JM, Caulin C, Dahan R (1994) A randomised clinical trial of the effect of informed consent on the analgesic activity of placebo and naproxen in cancer pain. Clin Trials Metaanal 29(1):41–47

Bergstein I (2000) When is precancerous actually postcancerous? Mol Carcinog 29(3):129–133

Bergstein I (2003) A non-Darwinian role for mutagenesis in stem cell-derived cancers. Mol Carcinog 36(1):1–5

Bernstein A, Dick JE, Huszar D, Robson I, Rossant J, Magli C, Estrov Z, Freedman M Phillips RA (1986) Genetic engineering of mouse and human stem cells. Cold Spring Harb Symp Quant Biol 51(2):1083–1091

Besedovsky H, Sorkin E (1977) Network of immune-neuroendocrine interactions. Clin Exp Immunol 27(1):1–12

Besedovsky HO, del Rey A (1991) Feed-back interactions between immunological cells and the hypothalamus-pituitary-adrenal axis. Neth J Med 39(3–4):274–280

Besedovsky HO, del Rey A (2002) Introduction: immune-neuroendocrine network. Front Horm Res 29:1–14

Bhatia S, Robison LL, Francisco L, Carter A, Liu Y, Grant M, Baker KS, Fung H, Gurney JG, McGlave PB, Nademanee A, Ramsay NK, Stein A, Weisdorf DJ Forman SJ (2005) Late mortality in survivors of autologous hematopoietic-cell transplantation: report from the Bone Marrow Transplant Survivor Study. Blood 105(11):4215–4222

Biondi M, Costantini A, Parisi A (1996) Can loss and grief activate latent neoplasia? A clinical case of possible interaction between genetic risk and stress in breast cancer. Psychother Psychosom 65(2):102–105

Bittman B, Berk L, Shannon M, Sharaf M, Westengard J, Guegler KJ, Ruff DW (2005) Recreational music-making modulates the human stress response: a preliminary individualized gene expression strategy. Med Sci Monit 11(2):BR31–40

Blakemore SJ, Frith C (2005) The role of motor contagion in the prediction of action. Neuropsychologia 43(2):260–267

Blalock JE (1984) The immune system as a sensory organ. J Immunol 132(3):1067–1070

Blalock JE (1989) A molecular basis for bidirectional communication between the immune and neuroendocrine systems. Physiol Rev 69(1):1–32

Blalock JE (1994) The syntax of immune-neuroendocrine communication. Immunol Today 15(11):504–511

Blalock JE, Smith EM (1985) A complete regulatory loop between the immune and neuroendocrine systems. Fed Proc 44(1 Pt 1):108–111

Brass M, Heyes C (2005) Imitation: is cognitive neuroscience solving the correspondence problem? Trends Cogn Sci 9(10):489–495

Buxbaum LJ, Kyle KM, Menon R (2005) On beyond mirror neurons: internal representations subserving imitation and recognition of skilled object-related actions in humans. Brain Res Cogn Brain Res 25(1):226–239

Calabrese JR, Skwerer RG, Barna B, Gulledge AD, Valenzuela R, Butkus A, Subichin S, Krupp NE (1986) Depression, immunocompetence, and prostaglandins of the E series. Psychiatry Res 17(1):41–47

Cappel R, Gregoire F, Thiry L, Sprecher S (1978) Antibody and cell-mediated immunity to herpes simplex virus in psychotic depression. J Clin Psychiatry 39(3):266–268

Carr DJ, Blalock JE (1989) A molecular basis for intersystem communication between the immune and neuroendocrine systems. Int Rev Immunol 4(3):213–228

Cherkin DC, Sherman KJ, Avins AL, Erro JH, Ichikawa L, Barlow WE, Delaney K, Hawkes R, Hamilton L, Pressman A, Khalsa PS, Deyo RA (2009) A randomized trial comparing acupuncture, simulated acupuncture, and usual care for chronic low back pain. Arch Intern Med 169(9):858–866

Cho RW, Wang X, Diehn M, Shedden K, Chen GY, Sherlock G, Gurney A, Lewicki J, Clarke MF (2008) Isolation and molecular characterization of cancer stem cells in MMTV-Wnt-1 murine breast tumors. Stem Cells 26(2):364–371

Chopra D (1990) Quantum healing: exploring the frontiers of mind/body healing. Bantam Books, New York

Christoff K, Gordon AM, Smallwood J, Smith R, Schooler JW (2009) Experience sampling during fMRI reveals default network and executive system contributions to mind wandering. Proc Natl Acad Sci USA 106:8719–8724

Clarke MF, Dick JE, Dirks PB, Eaves CJ, Jamieson CH, Jones DL, Visvader J, Weissman IL, Wahl GM (2006) Cancer stem cells – perspectives on current status and future directions: AACR workshop on cancer stem cells. Cancer Res 66(19):9339–9344

Clement H-W, Hasse C, Wesemann W (1997) Serotonin und Immunfunktionen. In: Schulz K-H, Kugler J, Schedlowski M (Hrsg) Psychoneuroimmunologie: Ein interdisziplinäres Forschungsfeld. Hans Huber, Bern, S 274–282

Collins MP, Dunn LF (2005) The effects of meditation and visual imagery on an immune system disorder: dermatomyositis. J Altern Complement Med 11(2):275–284

Corcos M, Guilbaud O, Hjalmarsson L, Chambry J, Jeammet P (2002) Cytokines and depression: an analogic approach. Biomed Pharmacother 56(2):105–110

Costanzo ES, Lutgendorf SK, Sood AK, Anderson B, Sorosky J, Lubaroff DM (2005) Psychosocial factors and interleukin-6 among women with advanced ovarian cancer. Cancer 104(2):305–313

Cryan JF, Leonard BE (2000) 5-HT1A and beyond: the role of serotonin and its receptors in depression and the antidepressant response. Hum Psychopharmacol 15(2):113–135

Cunningham AJ, Edmonds CV, Jenkins GP, Pollack H, Lockwood GA, Warr D (1998) A randomized controlled trial of the effects of group psychological therapy on survival in women with metastatic breast cancer. Psychooncol 7(6):508–517

Cunningham D, Pyrhonen S, James RD, Punt CJ, Hickish TF, Heikkila R, Johannesen TB, Starkhammar H, Topham CA, Awad L, Jacques C, Herait P (1998) Randomised trial of irinotecan plus supportive care versus supportive care alone after fluorouracil failure for patients with metastatic colorectal cancer. Lancet 352(9138):1413–1418

Dahmen N, Hiemke C (1997) Neuropsychiatrische Erkrankungen und Immunfunktionen. In: Schulz K-H, Kugler J, Schedlowski M (Hrsg) Psychoneuroimmunologie: Ein interdisziplinäres Forschungsfeld. Hans Huber, Bern, S 329–346

Dalerba P, Dylla SJ, Park IK, Liu R, Wang X, Cho RW, Hoey T, Gurney A, Huang EH, Simeone DM, Shelton AA, Parmiani G, Castelli C, Clarke MF (2007) Phenotypic characterization of human colorectal cancer stem cells. Proc Natl Acad Sci USA 104(24):10158–10163

Damasio AR (2000) Ich fühle, also bin ich: Die Entschlüsselung des Bewusstseins. List, München

Dantzer R, Kelley KW (2007) Twenty years of research on cytokine-induced sickness behavior. Brain Behav Immun 21(2):153–160

Dantzer R, Wollman E, Vitkovic L, Yirmiya R (1999a) Cytokines and depression: fortuitous or causative association? Mol Psychiatry 4(4):328–332

Dantzer R, Wollman EE, Vitkovic L, Yirmiya R (1999b) Cytokines, stress, and depression. Conclusions and perspectives. Adv Exp Med Biol 461:317–329

de la Fuente-Fernandez R, Stoessl AJ (2002) The biochemical bases for reward. Implications for the placebo effect. Eval Health Prof 25(4):387–398

de la Fuente-Fernandez R, Phillips AG, Zamburlini M, Sossi V, Calne DB, Ruth TJ, Stoessl AJ (2002) Dopamine release in human ventral striatum and expectation of reward. Behav Brain Res 136(2):359–363

Decety J, Lamm C (2006) Human empathy through the lens of social neuroscience. Sci World J 6:1146–1163

del Rey A, Kabiersch A, Petzoldt S, Besedovsky HO (2002) Involvement of noradrenergic nerves in the activation and clonal deletion of T cells stimulated by superantigen in vivo. J Neuroimmunol 127(1–2):44–53

Delgado L (1997) Apoptose. Rev Port Pneumol 3(3):245–257

DeLisi LE, King AC, Targum S (1984) Serum immunoglobulin concentrations in patients admitted to an acute psychiatric in-patient service. Br J Psychiatry 145:661–665

Derbyshire SW (2000) Exploring the pain „neuromatrix". Curr Rev Pain 4(6):467–477

Derbyshire SW (2002) Measuring our natural painkiller. Trends Neurosci 25(2):67–68

Derbyshire SW, Jones AK (1998) Cerebral response to pain in two depressed patients. Depress Anxiety 7(2):87–88

Derbyshire SW, Jones AK, Collins M, Feinmann C, Harris M (1999) Cerebral responses to pain in patients suffering acute post-dental extraction pain measured by positron emission tomography (PET). Eur J Pain 3(2):103–113

Derbyshire SW, Jones AK, Devani P, Friston KJ, Feinmann C, Harris M, Pearce S, Watson JD, Frackowiak RS (1994) Cerebral responses to pain in patients with atypical facial pain measured by positron emission tomography. J Neurol Neurosurg Psychiatry 57(10):1166–1172

Derbyshire SW, Jones AK (1998) Cerebral response to pain in two depressed patients. Depress Anxiety 7(2):87–88

Derbyshire SW, Whalley MG, Stenger VA, Oakley DA (2004) Cerebral activation during hypnotically induced and imagined pain. Neuroimage 23(1):392–401

DeSilva RA, Lown B (1978) Ventricular premature beats, stress and sudden death. Psychosomatics 19:649–661

Dick JE (1996) Normal and leukemic human stem cells assayed in SCID mice. Semin Immunol 8(4):197–206

Dick JE (2003) Breast cancer stem cells revealed. Proc Natl Acad Sci USA 100(7):3547–3549

Dick JE (2008) Stem cell concepts renew cancer research. Blood 112(13):4793–4807
Dirks PB (2005) Brain tumor stem cells. Biol Blood Marrow Transplant 11(2 Suppl 2):12–13
Dirks PB (2006) Cancer: stem cells and brain tumours. Nature 444(7120):687–688
Dirks PB (2008) Brain tumour stem cells: the undercurrents of human brain cancer and their relationship to neural stem cells. Philos Trans R Soc Lond B Biol Sci 363:139–152
Dobos G, Altner N, Lange S, Musial F, Langhorst J, Michalsen A, Paul A (2006) Mind-body medicine as a part of German integrative medicine. Bundesgesundheitsblatt, Gesundheitsforschung, Gesundheitsschutz 49(8):723–728
Dorsch W, Kolt A (2019) Einfache Testverfahren zur Überprüfung der Aussagekraft von Bioresonanz-basierten medizinischen Befunden – der Leberkäse-Test. Allergo Journal 28(4):22–30
Dylla SJ, Beviglia L, Park IK, Chartier C, Raval J, Ngan L, Pickell K, Aguilar J, Lazetic S, Smith-Berdan S, Clarke MF, Hoey T, Lewicki J, Gurney AL (2008) Colorectal cancer stem cells are enriched in xenogeneic tumors following chemotherapy. PLoS One 3(6):e2428
Edelman S, Lemon J, Bell DR, Kidman AD (1999) Effects of group CBT on the survival time of patients with metastatic breast cancer. Psychooncology 8(6):474–481
Eggert F, Ferstl R (1997) Major Histocompatibility Complex, olfaktorische Signale und sexuelle Selektion. In: Schulz K-H, Kugler J, Schedlowski M (Hrsg) Psychoneuroimmunologie: Ein interdisziplinäres Forschungsfeld. Hans Huber, Bern, S 198–210
Ekman P, Friesen WV, O'Sullivan M, Chan A, Diacoyanni-Tarlatzis I, Heider K, Krause R, LeCompte WA, Pitcairn T, Ricci-Bitti PE et al (1987) Universals and cultural differences in the judgments of facial expressions of emotion. J Pers Soc Psychol 53(4):712–717
Enck P, Benedetti F, Schedlowski M (2008) New insights into the placebo and nocebo responses. Neuron 59(2):195–206
Enck P, Klosterhalfen S (2008) Placebo effects in pain therapy. MMW Fortschr Med 150(36–37):46–47
Engel GL (1971) Sudden and rapid death during psychological stress: folklore or folk wisdom? Ann Intern Med 74:771–782
Erickson MH, Rossi E (1999) Hypnotherapie: Aufbau, Beispiele, Forschungen (Stein B, Übers, 5. Aufl, Bd 49). Pfeiffer bei Klett-Cotta, Stuttgart
Esch T, Guarna M, Bianchi E, Zhu W, Stefano GB (2004) Commonalities in the central nervous system's involvement with complementary medical therapies: limbic morphinergic processes. Med Sci Monit 10(6):MS6–17
Esterling BA, Kiecolt-Glaser JK, Bodnar JC, Glaser R (1994) Chronic stress, social support, and persistent alterations in the natural killer cell response to cytokines in older adults. Health Psychol 13(4):291–298
Esterling BA, Kiecolt-Glaser JK, Glaser R (1996) Psychosocial modulation of cytokine-induced natural killer cell activity in older adults. Psychosom Med 58(3):264–272
Fadiga L, Craighero L, Olivier E (2005) Human motor cortex excitability during the perception of others' action. Curr Opin Neurobiol 15(2):213–218
Fawzy FI, Cousins N, Fawzy NW, Kemeny ME, Elashoff R, Morton D (1990a) A structured psychiatric intervention for cancer patients. I. Changes over time in methods of coping and affective disturbance. Arch Gen Psychiatry 47(8):720–725
Fawzy FI, Fawzy NW, Hyun CS, Elashoff R, Guthrie D, Fahey JL, Morton DL (1993) Malignant melanoma. Effects of an early structured psychiatric intervention, coping, and affective state on recurrence and survival 6 years later. Arch Gen Psychiatry 50(9):681–689
Fawzy FI, Kemeny ME, Fawzy NW, Elashoff R, Morton D, Cousins N, Fahey JL (1990b) A structured psychiatric intervention for cancer patients. II. Changes over time in immunological measures. Arch Gen Psychiatry 47(8):729–735
Feldenkrais M (1978) *Bewußtheit durch Bewegung*. Suhrkamp, Frankfurt

Feldmeier H (2003) Ist die Entzündung ein Reflex? *Neue Zürcher Zeitung (30. Juli 2003)*
Felten DL, Felten SY, Bellinger DL, Carlson SL, Ackerman KD, Madden KS, Olschowki JA, Livnat S (1987) Noradrenergic sympathetic neural interactions with the immune system: structure and function. Immunol Rev 100:225–260
Ferrari PF, Rozzi S, Fogassi L (2005) Mirror neurons responding to observation of actions made with tools in monkey ventral premotor cortex. J Cogn Neurosci 17(2):212–226
Fricchione G, Stefano GB (2005) Placebo neural systems: nitric oxide, morphine and the dopamine brain reward and motivation circuitries. Med Sci Monit 11(5):MS54–65
Fujii T, Takada-Takatori Y, Kawashima K (2008) Basic and clinical aspects of non-neuronal acetylcholine: expression of an independent, non-neuronal cholinergic system in lymphocytes and its clinical significance in immunotherapy. J Pharmacol Sci 106(2):186–192
Garg A, Aggarwal BB (2002a) Nuclear transcription factor-kappaB as a target for cancer drug development. Leukemia 16(6):1053–1068
Garg AK, Aggarwal BB (2002b) Reactive oxygen intermediates in TNF signaling. Mol Immunol 39(9):509–517
Geerk F (1992) Paracelsus – Arzt unserer Zeit. Leben, Werk und Wirkungsgeschichte des Theophrastus von Hohenheim. Benziger, Zürich
Genius ML (1995) The use of hypnosis in helping cancer patients control anxiety, pain, and emesis: a review of recent empirical studies. Am J Clin Hypn 37(4):316–325
Giron LT Jr., Crutcher KA, Davis JN (1980) Lymph nodes – a possible site for sympathetic neuronal regulation of immune responses. Ann Neurol 8(5):520–525
Glaser R (2005) Stress-associated immune dysregulation and its importance for human health: a personal history of psychoneuroimmunology. Brain Behav Immun 19(1):3–11
Glaser R, Kiecolt-Glaser JK (2005) Stress-induced immune dysfunction: implications for health. Nat Rev Immunol 5(3):243–251
Glaser R, Kiecolt-Glaser JK, Stout JC, Tarr KL, Speicher CE, Holliday JE (1985a) Stress-related impairments in cellular immunity. Psychiatry Res 16(3):233–239
Glaser R, Strain EC, Tarr KL, Holliday JE, Donnerberg RL, Kiecolt-Glaser JK (1985b) Changes in Epstein-Barr virus antibody titers associated with aging. Proc Soc Exp Biol Med 179(3):352–355
Gottlieb-Stematsky T, Zonis J, Arlazoff A, Mozes T, Sigal M, Szekely AG (1981) Antibodies to Epstein-Barr virus, herpes simplex type 1, cytomagalovirus and measles virus in psychiatric patients. Arch Virol 67:333–339
Grant JA, Courtemanche J, Duerden EG, Duncan GH, Rainville P (2010) Cortical thickness and pain sensitivity in zen meditators. Emotion 10(1):43–53
Grant JA, Courtemanche J, Rainville P (2011) A non-elaborative mental stance and decoupling of executive and pain-related cortices predicts low pain sensitivity in Zen meditators. Pain 152(1):150–156
Greer S (1983) Cancer and the mind. Maudsley Bequest Lecture delivered before the Royal College of Psychiatrists, February 1983. Br J Psychiatry 143:535–543
Grohar-Murray ME, Becker A, Reilly S, Ricci M (1998) Self-care actions to manage fatigue among myasthenia gravis patients. J Neurosci Nurs 30(3):191–199
Guillemin R, Cohn M, Melnechuk T (Hrsg) (1985) Neural modulation of immunity. Raven Press, New York
Gündel H, Lordick F, Tobias B, Würschmidt F, Schüssler J, Leps B, Sendler A, Mert E, Pouget-Schors D, von Schilling C, Peschel C, Sellschopp A (2003) Psychoedukative Patientengruppen im Rahmen einer interdisziplinären Tumortherapie. *Z Pschosom Med Psychother* 49:246–261
Hall H (1982) Hypnosis and the immune system: a review with implications for cancer and the psychology of healing. Am J Clin Hypn 25(2–3):92–103

Hauser M, Wood J (2010) Evolving the capacity to understand actions, intentions, and goals. Annu Rev Psychol 61:303–324

Hawkins PJ, Liossi C, Ewart BW, Hatira P, Kosmidis VH (1998) Hypnosis in the alleviation of procedure related pain and distress in pediatric oncology patients. Contemp Hypn 15(4):199–207

Hench PS, Kendall EC, et al. (1949a) The effect of a hormone of the adrenal cortex (17-hydroxy-11-dehydrocorticosterone; compound E) and of pituitary adrenocorticotropic hormone on rheumatoid arthritis. Mayo Clin Proc 24(8):181–197

Hench PS, Kendall EC, Slocumb CH, Polley HF (1949b) Adrenocortical hormone in arthritis: preliminary report. Ann Rheum Dis 8(2):97–104

Herbert TB, Cohen S (1993a) Depression and immunity: a meta-analytic review. Psychol Bull 113(3):472–486

Herbert TB, Cohen S (1993b) Stress and immunity in humans: a meta-analytic review. Psychosom Med 55(4):364–379

Hilgard ER, Hilgard JR (1975) *Hypnosis in the relief of pain.* Kaufman, Los Altos

Horn-Hofmann C, Kunz M, Madden M, Schnabel E-L, Lautenbacher S (2018) Interactive effects of conditioned pain modulation and temporal summation of pain – the role of stimulus modality. Pain 159(12):2641–2648

Hunt SP, Mantyh PW (2001) The molecular dynamics of pain control. Nat Rev Neurosci 2(2):83–91

Ingram JR, Rhodes J, Evans BK, Thomas GA (2008) Nicotine enemas for active Crohn's colitis: an open pilot study. Gastroenterol Res Pract 2008:237185

Irwin MR, Miller AH (2007) Depressive disorders and immunity: 20 years of progress and discovery. Brain Behav Immun 21(4):374–383

Iwama S (2020) Endocrine dysfunction associated with immune checkpoint blockade. Gan To Kagaku Ryoho 47(2):203–206

Jacobsen E (1929) Electrical measurements of neuromuscular states during mental activities: Imagination of movement involving skeletal muscle. Am J Physiol 91:597–608

Jemmott JB 3rd, Borysenko JZ, Borysenko M, McClelland DC, Chapman R, Meyer D, Benson H (1983) Academic stress, power motivation, and decrease in secretion rate of salivary secretory immunoglobulin A. Lancet 1(8339):1400–1402

Jones AK, Derbyshire SW (1996) Cerebral mechanisms operating in the presence and absence of inflammatory pain. Ann Rheum Dis 55(7):411–420

Kakanis MW, Peake J, Brenu EW, Simmonds M, Gray B, Hooper SL, Marshall-Gradisnik SM (2010) The open window of susceptibility to infection after acute exercise in healthy young male elite athletes. Exerc Immunol Rev 16:119–137

Katz ER, Kellerman J, Ellenberg I (1987) Hypnosis in the reduction of acute pain and distress in children with cancer. J Pediatr Psychol 12(3):379–394

Keller SE, Schleifer SJ, Bartlett JA (1990) Depression, altered immunity, and health: clinical implications for psychoimmunologic processes. Res Publ Assoc Res Nerv Ment Dis 68:179–182

Kellerman J, Zeltzer L, Ellenberg L (1983) Adolescents with cancer: Hypnosis for the reduction of the acute pain and anxiety associated with medical procedures. J Adolesc Health 4(2):85–90

Kendrick C, Sliwinski J, Yu Y, Johnson A, Fisher W, Kekecs Z, Elkins G (2016) Hypnosis for acute procedural pain: a critical review. Int J Clin Exp Hypn 64(1):75–115

Kennedy JA, Barabe F, Poeppl AG, Wang JC, Dick JE (2007) Comment on „Tumor growth need not be driven by rare cancer stem cells". Science 318(5857):1722

Kiecolt-Glaser JK, Bane C, Glaser R, Malarkey WB (2003) Love, marriage, and divorce: newlyweds' stress hormones foreshadow relationship changes. J Consult Clin Psychol 71(1):176–188

Kiecolt-Glaser JK, Fisher LD, Ogrocki P, Stout JC, Speicher CE, Glaser R (1987) Marital quality, marital disruption, and immune function. Psychosom Med 49(1):13–34

Kiecolt-Glaser JK, Garner W, Speicher C, Penn GM, Holliday J, Glaser R (1984a) Psychosocial modifiers of immunocompetence in medical students. Psychosom Med 46(1):7–14

Kiecolt-Glaser JK, Greenberg B (1984) Social support as a moderator of the aftereffects of stress in female psychiatric inpatients. J Abnorm Psychol 93(2):192–199

Kiecolt-Glaser JK, Malarkey WB, Chee M, Newton T, Cacioppo JT, Mao HY, Glaser R (1993) Negative behavior during marital conflict is associated with immunological down-regulation. Psychosom Med 55(5):395–409

Kiecolt-Glaser JK, McGuire L, Robles TF, Glaser R (2002) Emotions, morbidity, and mortality: new perspectives from psychoneuroimmunology. Annu Rev Psychol 53:83–107

Kiecolt-Glaser JK, Speicher CE, Holliday JE, Glaser R (1984b) Stress and the transformation of lymphocytes by Epstein-Barr virus. J Behav Med 7(1):1–12

Kiecolt-Glaser JK, Stephens RE, Lipetz PD, Speicher CE, Glaser R (1985) Distress and DNA repair in human lymphocytes. J Behav Med 8(4):311–320

Kigerl KA, Zane K, Adams K, Sullivan MB, Popovich PG (2020) The spinal cord-gut-immune axis as a master regulator of health and neurological function after spinal cord injury. Exp Neurol 323:113085

Kikuchi H, Itoh J, Fukuda S (2008) Chronic nicotine stimulation modulates the immune response of mucosal T cells to Th1-dominant pattern via nAChR by upregulation of Th1-specific transcriptional factor. Neurosci Lett 432(3):217–221

Kindt M, Soeter M, Vervliet B (2009a) Beyond extinction: erasing human fear responses and preventing the return of fear. Nat Neurosci 12(3):256–258

Kindt S, Tertychnyy A, de Hertogh G, Geboes K, Tack J (2009b) Intestinal immune activation in presumed post-infectious functional dyspepsia. Neurogastroenterol Motil 21(8):832–856

Kindt S, Van Oudenhove L, Broekaert D, Kasran A, Ceuppens JL, Bossuyt X, Fischler B, Tack J (2009c) Immune dysfunction in patients with functional gastrointestinal disorders. Neurogastroenterol Motil 21(4):389–398

King DJ, Cooper SJ, Earle JA, Martin SJ, McFerran NV, Rima BK, Wisdom GB (1985) A survey of serum antibodies to eight common viruses in psychiatric patients. Br J Psychiatry 147:137–144

Kittiwatanapaisan W, Gauthier DK, Williams AM, Oh SJ (2003) Fatigue in myasthenia gravis patients. J Neurosci Nurs 35(2):87–93, 106

Knecht T (2009) Psychoimmunologie – Schnittstelle zwischen Leib und Seele. ZOOM Personalzeitung des Spitals Thurgau AG 3:20–21

Kong J, Gollub RL, Polich G, Kirsch I, Laviolette P, Vangel M, Rosen B, Kaptchuk TJ (2008) A functional magnetic resonance imaging study on the neural mechanisms of hyperalgesic nocebo effect. J Neurosci 28(49):13354–13362

Kosslyn SM, Ganis G, Thompson WL (2001) Neural foundations of imagery. Nat Rev Neurosci 2(9):635–642

Kosslyn SM, Thompson WL, Alpert NM (1997) Neural systems shared by visual imagery and visual perception: a positron emission tomography study. Neuroimage 6:320–334

Koziol LF, Budding DE, Chidekel D (2012) From movement to thought: executive function, embodied cognition, and the cerebellum. Cerebellum 11(2):505–525

Kozuch PL, Hanauer SB (2008) Treatment of inflammatory bowel disease: a review of medical therapy. World J Gastroenterol 14(3):354–377

Kronfol Z, Silva J Jr., Greden J, Dembinski S, Gardner R, Carroll B (1983) Impaired lymphocyte function in depressive illness. Life Sci 33(3):241–247

Kuchler T, Henne-Bruns D, Rappat S, Graul J, Holst K, Williams JI, Wood-Dauphinee S (1999) Impact of psychotherapeutic support on gastrointestinal cancer patients undergoing surgery: survival results of a trial. Hepatogastroenterology 46(25):322–335

Kulkarni B, Bentley DE, Elliott R, Youell P, Watson A, Derbyshire SW, Frackowiak RS, Friston KJ, Jones AK (2005) Attention to pain localization and unpleasantness discriminates the functions of the medial and lateral pain systems. Eur J Neurosci 21(11):3133–3142

Kurtovic J, Segal I (2004) Recent advances in biological therapy for inflammatory bowel disease. Trop Gastroenterol 25(1):9–14

Langenfeld MC (2000) The effects of hypnosis on pain control with people living with HIV-AIDS. Dis Abstr B 60(11-B):5780

LeDoux J (2003) The emotional brain, fear, and the amygdala. Cell Mol Neurobiol 23(4–5):727–738

LeDoux JE (2000) Emotion circuits in the brain. Annu Rev Neurosci 23:155–184

Lee YT, Tsai SJ (2010) The mirror neuron system may play a role in the pathogenesis of mass hysteria. Med Hypotheses 74(2):244–245

Levy SM, Herberman RB, Lippman M, D'Angelo T, Lee J (1991) Immunological and psychosocial predictors of disease recurrence in patients with early-stage breast cancer. Behav Med 17(2):67–75

Linn MW, Linn BS, Jensen J (1984) Stressful events, dysphoric mood, and immune responsiveness. Psychol Rep 54(1):219–222

Livnat S, Madden KS, Felten DL, Felten SY (1987) Regulation of the immune system by sympathetic neural mechanisms. Prog Neuropsychopharmacol Biol Psychiatry 11(2-3):145–152

Locke SE, Ader R, Besedovsky H, Hall H, Solomon GF, Strom T (Hrsg) (1985) Foundations of psychoneuroimmunology. Aldine, Hawthorne

Locke SE, Heisel JS (1977) The influence of stress and emotions on the human immune response. Biofeedback and Selfregulation 22:320

Locke SE, Hornig-Rohan M (Hrsg) (1983) Mind and immunity: Behavioral immunology. An annotated bibliography 1976–1982. Institute for the Advancement of Health, New York

Locke SE, Kraus L, Leserman J, Hurst MW, Heisel JS, Williams RM (1984) Life change stress, psychiatric symptoms, and natural killer cell activity. Psychosom Med 46(5):441–453

Lopez M, Zucker JM, Urresola R, Douay L, Quintana E, Kemshead J, Gorin NC, Vilcoq JR (1987) Influence of single and double immunomagnetic depletion on the hemopoietic capacity of marrow in patients with advanced neuroblastoma submitted to autologous bone marrow transplantation. Bone Marrow Tansplant 2(4):413–419

Lord BI, Gurney H, Chang J, Thatcher N, Crowther D Dexter TM (1992) Haemopoietic cell kinetics in humans treated with rGM-CSF. Int J Cancer 50(1):26–31

Lowy MT, Reder AT, Antel JP, Meltzer HY (1984) Glucocorticoid resistance in depression: the dexamethasone suppression test and lymphocyte sensitivity to dexamethasone. Am J Psychiatry 141(11):1365–1370

Lu DP, Lu GP, Kleinman L (2001) Acupuncture and clinical hypnosis for facial and head and neck pain: a single crossover comparison. Am J Clin Hypn 44(2):141–148

Madden KS, Felten SY, Felten DL, Sundaresan PR, Livnat S (1989) Sympathetic neural modulation of the immune system. I. Depression of T cell immunity in vivo and vitro following chemical sympathectomy. Brain Behav Immun 3(1):72–89

Maes M (1993) A review on the acute phase response in major depression. Rev Neurosci 4(4):407–416

Maes M, Bosmans E, Meltzer HY, Scharpe S, Suy E (1993a) Interleukin-1 beta: a putative mediator of HPA axis hyperactivity in major depression? Am J Psychiatry 150(8):1189–1193

Maes M, Meltzer H, Jacobs J, Suy E, Calabrese J, Minner B, Raus J (1993b) Autoimmunity in depression: increased antiphospholipid autoantibodies. Acta Psychiatr Scand 87(3):160–166

Maes M, Meltzer HY, Cosyns P, Suy E, Schotte C (1993c) An evaluation of basal hypothalamic-pituitary-thyroid axis function in depression: results of a large-scaled and controlled study. Psychoneuroendocrinol 18(8):607–620

Maes M, Meltzer HY, Scharpe S, Bosmans E, Suy E, De Meester I, Calabrese J, Cosyns P (1993d) Relationships between lower plasma L-tryptophan levels and immune-inflammatory variables in depression. Psychiatry Res 49(2):151–165

Maes M, Meltzer HY, Scharpe S, Cooreman W, Uyttenbroeck W, Suy E, Vandervorst C, Calabrese J, Raus J, Cosyns P (1993e) Psychomotor retardation, anorexia, weight loss, sleep disturbances, and loss of energy: psychopathological correlates of hyperhaptoglobinemia during major depression. Psychiatry Res 47(3):229–241

Maes M, Meltzer HY, Suy E, Minner B, Calabrese J, Cosyns P (1993f) Sleep disorders and anxiety as symptom profiles of sympathoadrenal system hyperactivity in major depression. J Affect Disord 27(3):197–207

Maes M, Scharpe S, Meltzer HY, Bosmans E, Suy E, Calabrese J, Cosyns P (1993g) Relationships between interleukin-6 activity, acute phase proteins, and function of the hypothalamic-pituitary-adrenal axis in severe depression. Psychiatry Res 49(1):11–27

Maes M, Stevens WJ, Declerck LS, Bridts CH, Peeters D, Schotte C, Cosyns P (1993h) Significantly increased expression of T-cell activation markers (interleukin-2 and HLA-DR) in depression: further evidence for an inflammatory process during that illness. Prog Neuropsychopharmacol Biol Psychiatry 17(2):241–255

Marques-Deak A, Cizza G, Sternberg E (2005) Brain-immune interactions and disease susceptibility. Mol Psychiatry 10(3):239–250

Marraffini LA, Sontheimer EJ (2010) Self versus non-self discrimination during CRISPR RNA-directed immunity. Nature 463(7280):568–571

McGregor BA, Antoni MH, Boyers A, Alferi SM, Blomberg BB, Carver CS (2004) Cognitive-behavioral stress management increases benefit finding and immune function among women with early-stage breast cancer. J Psychosom Res 56(1):1–8

Michel K (2010) Gesundes Urmisstrauen: Skepsis und Ablehnung gegenüber Fremden gelten weithin als Charakterfehler, als ethischer Verstoß. Zu Unrecht. Naturwissenschaftler haben die Wurzeln der Fremdenangst erforscht. Ihre Befunde überraschen. Die Weltwoche (7. Januar 2010), S 24–30

Miller DB, O'Callaghan JP (2002) Neuroendocrine aspects of the response to stress. Metabolism 51(6 Suppl 1):5–10

Milling LS, Shores JS, Coursen EL, Menario DJ, Farris CD (2007) Response expectancies, treatment credibility, and hypnotic suggestibility: mediator and moderator effects in hypnotic and cognitive-behavioral pain interventions. Ann Behav Med 33(2):167–178

Minning C (1982) Correlations between imagery, imagery ratings, personality factors, and blood neutrophil functions. Unpublished doctoral, Michigan State University, Michigan

Miura H, Ozaki N, Sawada M, Isobe K, Ohta T, Nagatsu T (2008) A link between stress and depression: shifts in the balance between the kynurenine and serotonin pathways of tryptophan metabolism and the etiology and pathophysiology of depression. Stress 11(3):198–209

Miwa H (2007) Placebo effect in Parkinson's disease. Brain Nerve 59(2):139–146

Moerman DE (2004) Meaning, medicine and the ‚placebo effect'. Cambridge University Press, Cambridge

Montkowski A, Schöbitz B (1997) Verhaltenseffekte von Interleukin-1. In: Schulz K-H, Kugler J, Schedlowski M (Hrsg) Psychoneuroimmunologie: Ein interdisziplinäres Forschungsfeld. Hans Huber, Bern, S 173–180

Morley JE, Kay NE, Solomon GF, Plotnikoff NP (1987) Neuropeptides: conductors of the immune orchestra. Life Sci 41(5):527–544

Muller N, Schwarz MJ (2007) The immune-mediated alteration of serotonin and glutamate: towards an integrated view of depression. Mol Psychiatry 12(11):988–1000

Musselman DL, Miller AH, Porter MR, Manatunga A, Gao F, Penna S, Pearce BD, Landry J, Glover S, McDaniel JS, Nemeroff CB (2001) Higher than normal plasma interleukin-6 concentrations in cancer patients with depression: preliminary findings. Am J Psychiatry 158(8):1252–1257

Myint AM, Kim YK (2003) Cytokine-serotonin interaction through IDO: a neurodegeneration hypothesis of depression. Med Hypotheses 61(5–6):519–525

Namouni F, Doz F, Tanguy ML, Quintana E, Michon J, Pacquement H, Bouffet E, Gentet JC, Plantaz D, Lutz P, Vannier JP, Validire P, Neuenschwander S, Desjardins L, Zucker JM (1997) High-dose chemotherapy with carboplatin, etoposide and cyclophosphamide followed by a haematopoietic stem cell rescue in patients with high-risk retinoblastoma: a SFOP and SFGM study. Eur J Cancer 33(14):2368–2375

Nathan C (2002) Points of control in inflammation. Nature 420(6917):846–852

Neurauter G, Schrocksnadel K, Scholl-Burgi S, Sperner-Unterweger B, Schubert C, Ledochowski M, Fuchs D (2008) Chronic immune stimulation correlates with reduced phenylalanine turnover. Curr Drug Metab 9(7):622–627

Nielsen HG, Lyberg T (2004) Long-distance running modulates the expression of leucocyte and endothelial adhesion molecules. Scand J Immunol 60(4):356–362

Nieman DC (1995) Upper respiratory tract infections and exercise. Thorax 50(12):1229–1231

Nieman DC (1997) Risk of upper respiratory tract infection in athletes: an epidemiologic and immunologic perspective. J Athl Train 32(4):344–349

Nieman DC (1999) Nutrition, exercise, and immune system function. Clin Sports Med 18(3):537–548

Nieman DC (2000) Special feature for the Olympics: effects of exercise on the immune system: exercise effects on systemic immunity. Immunol Cell Biol 78(5):496–501

Nieman DC (2003) Current perspective on exercise immunology. Curr Sports Med Rep 2(5):239–242

Nieman DC (2007) Marathon training and immune function. Sports Med 37(4–5):412–415

Nieman DC (2008) Immunonutrition support for athletes. Nutr Rev 66(6):310–320

Nieman DC, Pedersen BK (1999) Exercise and immune function. Recent developments. Sports Med 27(2):73–80

Oderfeld-Nowak B, Simon JR, Chang L, Aprison MH (1980) Interactions of the cholinergic and serotonergic systems: re-evaluation of conditions for inhibition of acetylcholinesterase by serotonin and evidence for a new inhibitor derived from this natural indoleamine. Gen Pharmacol 11(1):37–45

von Orelli F (2003) Nonorganic pain – only psychogenic? *Praxis (Bern 1994)* 92(48):2044–2049

Osterman MT, Lichtenstein GR (2007) Current and future anti-TNF therapy for inflammatory bowel disease. Curr Treat Options Gastroenterol 10(3):195–207

Pace TW, Mletzko TC, Alagbe O, Musselman DL, Nemeroff CB, Miller AH, Heim CM (2006) Increased stress-induced inflammatory responses in male patients with major depression and increased early life stress. Am J Psychiatry 163(9):1630–1633

Pavlov VA, Tracey KJ (2017) Neural regulation of immunity: molecular mechanisms and clinical translation. Nat Neurosci 20(2):156–166

Pawelec G (2018) Age and immunity: What is „immunosenescence"? Exp Gerontol 105:4–9

Pawelec G (2019) Does patient age influence anti-cancer immunity? Semin Immunopathol 41(1):125–131

Pedersen BK, Bruunsgaard H, Jensen M, Toft AD, Hansen H, Ostrowski K (1999) Exercise and the immune system – influence of nutrition and ageing. J Sci Med Sport 2(3):234–252

Pedersen BK, Rohde T, Zacho M (1996) Immunity in athletes. J Sports Med Phys Fitness 36(4):236–245

Pein F, Michon J, Valteau-Couanet D, Quintana E, Frappaz D, Vannier JP, Philip T, Bergeron C, Baranzelli MC, Thyss A, Stephan JL, Boutard P, Gentet JC, Zucker JM, Tournade MF, Hartmann O (1998) High-dose melphalan, etoposide, and carboplatin followed by autologous stem-cell rescue in pediatric high-risk recurrent Wilms' tumor: a French Society of Pediatric Oncology study. J Clin Oncol 16(10):3295–3301

Perego M, Tyurin VA, Tyurina YY, Yellets J, Nacarelli T, Lin C, Nefedova Y, Kossenkov A, Liu Q, Sreedhar S, Pass H, Roth J, Vogl T, Feldser D, Zhang R, Kagan VE, Gabrilovich DI (2020) Reactivation of dormant tumor cells by modified lipids derived from stress-activated neutrophils. *Sci Transl Med 12*(572)

Perl ER (2007) Ideas about pain, a historical view. Nat Rev Neurosci 8(1):71–80

Pineda JA (2005) The functional significance of mu rhythms: Translating „seeing" and „hearing" into „doing". Brain Res Brain Res Rev 50(1):57–68

Plotnikoff NP, Morley JE, Kay NE (1986) Neuropeptides and psychoneuroimmunology. Psychopharmacol Bull 22(4):1089–1092

Pokorny AD, Rawls WF, Adam E, Mefferd RB, Jr. (1973) Depression, psychopathy, and herpesvirus type I antibodies. Lack of relationship. *Arch Gen Psychiatry* 29(6):820–822

Pollak Y, Yirmiya R (2002) Cytokine-induced changes in mood and behaviour: implications for „depression due to a general medical condition", immunotherapy and antidepressive treatment. Int J Neuropsychopharmacol 5(4):389–399

Polyn SM, Natu VS, Cohen JD, Norman KA (2005) Category-specific cortical activity precedes retrieval during memory search. Science 310(5756):1963–1966

Pomeroy VM, Clark CA, Miller JS, Baron JC, Markus HS, Tallis RC (2005) The potential for utilizing the „mirror neurone system" to enhance recovery of the severely affected upper limb early after stroke: a review and hypothesis. Neurorehabil Neural Repair 19(1):4–13

Quintana E, Shackleton M, Sabel MS, Fullen DR, Johnson TM, Morrison SJ (2008) Efficient tumour formation by single human melanoma cells. Nature 456(7222):593–598

Rainville P, Duncan GH, Price DD, Carrier B, Bushnell MC (1997) Pain affect encoded in human anterior cingulate but not somatosensory cortex. Science 277(5328):968–971

Raison CL, Capuron L, Miller AH (2006) Cytokines sing the blues: inflammation and the pathogenesis of depression. Trends Immunol 27(1):24–31

Raja SN, Carr DB, Cohen M, Finnerup NB, Flor H, Gibson S, Keefe FJ, Mogil JS, Ringkamp M, Sluka KA, Song XJ, Stevens B, Sullivan MD, Tutelman PR, Ushida T, Vader K (2020) The revised International Association for the Study of Pain definition of pain: concepts, challenges, and compromises. Pain 161(9):1976–1982

Rapkin DA, Straubing M, Holroyd JC (1991) Guided imagery, hypnosis and recovery from head and neck cancer surgery: An exploratory study. Int J Clin Exp Hypn 39(4):215–226

Reiche EM, Morimoto HK, Nunes SM (2005) Stress and depression-induced immune dysfunction: implications for the development and progression of cancer. Int Rev Psychiatry 17(6):515–527

Reiche EM, Nunes SO, Morimoto HK (2004) Stress, depression, the immune system, and cancer. Lancet Oncol 5(10):617–625

Reya T, Morrison SJ, Clarke MF, Weissman IL (2001) Stem cells, cancer, and cancer stem cells. Nature 414(6859):105–111

Richardson JL, Zarnegar Z, Bisno B, Levine A (1990) Psychosocial status at initiation of cancer treatment and survival. J Psychosom Res 34(2):189–201

Rizzolatti G, Arbib MA (1998) Language within our grasp. Trends Neurosci 21(5):188–194

Rizzolatti G, Luppino G, Matelli M (1998) The organization of the cortical motor system: new concepts. Electroencephalogr Clin Neurophysiol 106(4):283–296

Robbins MA, Li M, Leung I, Li H, Boyer DV, Song Y, Behlke MA, Rossi JJ (2006) Stable expression of shRNAs in human CD34+ progenitor cells can avoid induction of interferon responses to siRNAs in vitro. Nat Biotechnol 24(5):566–571

Robertson EM (2012) New insights in human memory interference and consolidation. Curr Biol 22(2):R66-71

Rosenthal NE, Brown C, Oren DA, Galetto G, Schwartz PJ, Malley JD (1994) Effects of light on T-cells in HIV-infected subjects are not dependent on history of seasonal affective disorder. Photochem Photobiol 59(3):314–319

Rossi EL, Cheek DB (1994) Mind-body therapy. Methods of ideodynamic healing in hypnosis. W. W. Norton & Co., New York

Salomons TV, Johnstone T, Backonja MM, Davidson RJ (2004) Perceived controllability modulates the neural response to pain. J Neurosci 24(32):7199–7203

Sandborn WJ (2003) Strategies for targeting tumour necrosis factor in IBD. Best Pract Res Clin Gastroenterol 17(1):105–117

Schauenstein K, Haas HS, Liebmann PM (1997) Neuroimmunologie bei Autoimmunerkrankungen. In: Schulz K-H, Kugler J, Schedlowski M (Hrsg) Psychoneuroimmunologie: Ein interdisziplinäres Forschungsfeld. Huber, Bern, S 307–313

Schiller D, Monfils MH, Raio CM, Johnson DC, Ledoux JE, Phelps EA (2010) Preventing the return of fear in humans using reconsolidation update mechanisms. Nature 463(7277):49–53

Schleifer SJ, Bartlett JA, Keller SE, Eckholdt HM, Shiflett SC, Delaney BR (2002) Immunity in adolescents with major depression. J Am Acad Child Adolesc Psychiatry 41(9):1054–1060

Schleifer SJ, Keller SE, Bartlett JA (1999) Depression and immunity: clinical factors and therapeutic course. Psychiatry Res 85(1):63–69

Schleifer SJ, Keller SE, Meyerson AT, Raskin MJ, Davis KL, Stein M (1984) Lymphocyte function in major depressive disorder. Arch Gen Psychiatry 41(5):484–486

Schleifer SJ, Keller SE, Siris SG, Davis KL, Stein M (1985) Depression and immunity. Lymphocyte function in ambulatory depressed patients, hospitalized schizophrenic patients, and patients hospitalized for herniorrhaphy. *Arch Gen Psychiatry 42*(2):129–133

Schmid GB (1988) *The roles of knower & known in the sufism of Ibn 'Arabî, analytical psychology of C.G. Jung, quantum theory of John von Neumann: Concepts and logic with implications to the phenomena of psychogenic death & psychotherapy* (Diploma thesis: C.G. Jung-Institut Zürich / Zentral Bibliothek Zürich, Hrsg). C.G. Jung-Institut Zürich, Zürich

Schmid GB (1989) Abdruck eines Merkblattes zur tiefenpsychologisch-orientierten Psychotherapie. *DMG-Aktuell: Zeitschrift der Deutschen Myasthenie Gesellschaft 3/89:*36–43

Schmid GB (2008) *Biunity (İkilibirlik)* (Emed O, Übers). Agarta Yayinlari, Ankara

Schmid GB (2009) Tod durch Vorstellungskraft: Das Geheimnis psychogener Todesfälle, 2. Aufl. Springer, Wien

Schmid GB (2010) *Myasthenie und Psyche: Müdigkeit und Imagination* (4. Aufl ed.). Deutsche Myasthenie Gesellschaft, Geschäftsstelle, Westerstrasse 93, D-28199 Bremen, Bremen

Schmid GB (2015) *Psychogene Krankheit als Massenphänomen (Vortrag anlässlich der MEG-Jahrestagung in Bad Kissingen vom 19. bis 22. März 2015, ca. 30 min auf DVD MEG15-V10)*. Auditorium-Netzwerk Verlag für audiovisuelle Medien, Müllheim-Baden

Schmid GB (2016) Mass Psychogenic Illness: Psychogene Krankheit als Massenphänomen. Jahreszeitschrift der Deutschen Gesellschaft für Hypnose und Hypnotherapie e. V. (DGH). Suggestionen 46–48

Schmid GB (2018) Selbstheilung stärken: Wie Sie durch Vorstellungskraft Ihre Gesundheit optimieren. Springer, Heidelberg

Schneider J, Smith W, Witcher S (1984, 25. October 1984) The relationship of mental imagery to white blood cell (neutrophil) function in normal subjects. Paper presented at the 36th Annual Scientific Meeting of the International Society for Clinical & Experimental Hypnosis, San Antonio, Texas

Scholz OB (1997) Psychoneuroimmunologie und Hauterkrankungen. In: Schulz K-H, Kugler J, Schedlowski M (Hrsg) Psychoneuroimmunologie: Ein interdisziplinäres Forschungsfeld. Huber, Bern, S 314–328

Schubert C, Schüßler G (2009) Psychoneuroimmunology: an update. Z Psychosom Med Psychother 55(1):3–26

Schulz E, Stankewitz A, Witkovsky V, Winkler AM, Tracey I (2019) Strategy-dependent modulation of cortical pain circuits for the attenuation of pain. Cortex 113:255–266

Schüßler G, Schubert C (2001) The influence of psychosocial factors on the immune system (psychoneuroimmunology) and their role for the incidence and progression of cancer. Z Psychosom Med Psychother 47(1):6–41

Scott DJ, Stohler CS, Egnatuk CM, Wang H, Koeppe RA, Zubieta J-K (2008) Placebo and nocebo effects are defined by opposite opioid and dopaminergic responses. Arch Gen Psychiatry 65(2):220–231

Sengar DP, Waters BG, Dunne JV, Bouer IM (1982) Lymphocyte subpopulations and mitogenic responses of lymphocytes in manic-depressive disorders. Biol Psychiatry 17(9):1017–1022

Singer T (2006) The neuronal basis and ontogeny of empathy and mind reading: review of literature and implications for future research. Neurosci Biobehav Rev 30(6):855–863

Singer T, Seymour B, O'Doherty J, Kaube H, Dolan RJ, Frith CD (2004) Empathy for pain involves the affective but not sensory components of pain. Science 303(5661):1157–1162

Slingsby BT, Stefano GB (2000) Placebo: Harnessing the power within. Mod Asp Immunobiol 1:144–146

Smith EM, Morrill AC, Meyer WJ, Blalock JE (1986) Corticotropin releasing factor induction of leukocyte-derived immunoreactive ACTH and endorphins. Nature 321(6073):881–882

Smith GS, Reynolds CF, 3rd, Pollock B, Derbyshire S, Nofzinger E, Dew MA, Houck PR, Milko D, Meltzer CC, Kupfer DJ (1999) Cerebral glucose metabolic response to combined total sleep deprivation and antidepressant treatment in geriatric depression. Am J Psychiatry 156(5):683–689

Solomon GF (1993) Whither psychoneuroimmunology? A new era of immunology, of psychosomatic medicine, and of neuroscience. Brain Behav Immun 7(4):352–366

Solomon GF, Moss RH (1964) Emotions, immunity, and disease; a speculative theoretical integration. Arch Gen Psychiatry 11:657–674

Solomon S, Shaftel SS, Griffin WST, O'Banion MK (2008) The role of interleukin-1 in neuroinflammation and Alzheimer disease: an evolving perspective. J Neuroinflammation 5(7):12 at http://www.jneuroinflammation.com/content/15/11/17

Spiegel D, Bloom JR, Kraemer HC, Gottheil E (1989) Effect of psychosocial treatment on survival of patients with metastatic breast cancer. Lancet 2(8668):888–891

Spiegel D, Sephton SE, Terr AI, Stites DP (1998a) Effects of psychosocial treatment in prolonging cancer survival may be mediated by neuroimmune pathways. Ann N Y Acad Sci 840:674–683

Spiegel D, Stroud P, Fyfe A (1998b) Complementary medicine. West J Med 168(4):241–247

Starfield B, Wray C, Hess K, Gross R, Birk PS, D'Lugoff BC (1981) The influence of patient-practitioner agreement on outcome of care. Am J Public Health 71(2):127–131

Stefan K, Cohen LG, Duque J, Mazzocchio R, Celnik P, Sawaki L, Ungerleider L, Classen J (2005) Formation of a motor memory by action observation. J Neurosci 25(41):9339–9346

Stefano GB (2004) Endogenous morphine: a role in wellness medicine. Med Sci Monit 10(6):ED5

Stefano GB, Fricchione GL, Esch T (2006) Relaxation: molecular and physiological significance. Med Sci Monit 12(9):HY21–31

Stefano GB, Fricchione GL, Slingsby BT, Benson H (2001) The placebo effect and relaxation response: neural processes and their coupling to constitutive nitric oxide. Brain Res Brain Res Rev 35(1):1–19

Stein M, Keller SE, Schleifer SJ (1985) Stress and immunomodulation: the role of depression and neuroendocrine function. J Immunol 135(2 Suppl):827s–833s

Stern JA, Brown M, Ulett GA, Sletten I (1977) A comparison of hypnosis, acupuncture, morphine, valium, aspirin, and placebo in the management of experimentally induced pain. Ann N Y Acad Sci 296:175–193

Syrjala KL, Cummings C, Donaldson GW (1992) Hypnosis or cognitive behavioral training for reduction of pain and nausea during cancer treatment: A controlled clinical trail. Pain 48:137–146

Taylor SE, Klein LC, Lewis BP, Gruenewald TL, Gurung RA, Updegraff JA (2000) Biobehavioral responses to stress in females: tend-and-befriend, not fight-or-flight. Psychol Rev 107(3):411–429

Tazi A, Dantzer R, Crestani F, Le Moal M (1988) Interleukin-1 induces conditioned taste aversion in rats: a possible explanation for its pituitary-adrenal stimulating activity. Brain Res 473(2):369–371

Tracey KJ (2002) The inflammatory reflex. Nature 420(6917):853–859

Trutkowski E, Weiß H (2022) Zeugen gesucht! Zur Geschichte des generischen Maskulinums im Deutschen. lingbuzz/006520

Tsai ML, Chou KM, Chang CK, Fang SH (2010) Changes of mucosal immunity and antioxidation activity in elite male Taiwanese taekwondo athletes associated with intensive training and rapid weight loss. Br J Sports Med 45(9):729–34

Tschuschke V, Banninger-Huber E, Faller H, Fikentscher E, Fischer G, Frohburg I, Hager W, Schiffler A, Lamprecht F, Leichsenring F, Leuzinger-Bohleber M, Rudolph G, Kachele H (1998) Psychotherapy research – how it should (not) be done. An expert reanalysis of comparative studies by Grawe et al. (1994). *Psychother Psychosom Med Psychol* 48(11):430–444

Turner EH, Loftis JM, Blackwell AD (2006) Serotonin a la carte: supplementation with the serotonin precursor 5-hydroxytryptophan. Pharmacol Ther 109(3):325–338

Uddin LQ, Kaplan JT, Molnar-Szakacs I, Zaidel E, Iacoboni M (2005) Self-face recognition activates a frontoparietal „mirror" network in the right hemisphere: an event-related fMRI study. Neuroimage 25(3):926–935

Uehata T (1991) Long working hours and occupational stress-related cardiovascular attacks among middle-aged workers in Japan. J Hum Ergol Tokyo 20:147–153

Vickers AJ (1996) Can acupuncture have specific effects on health? A systematic review of acupuncture antiemesis trials. J R Soc Med 89(6):303–311

Vogt BA, Derbyshire S, Jones AK (1996) Pain processing in four regions of human cingulate cortex localized with co-registered PET and MR imaging. Eur J Neurosci 8(7):1461–1473

Wager TD, Rilling JK, Smith EE, Sokolik A, Casey KL, Davidson RJ, Kosslyn SM, Rose RM, Cohen JD (2004) Placebo-induced changes in FMRI in the anticipation and experience of pain. Science 303(5661):1162–1167

Wang J, Guo LP, Chen LZ, Zeng YX, Lu SH (2007) Identification of cancer stem cell-like side population cells in human nasopharyngeal carcinoma cell line. Can Res 67(8):3716–3724

Wang JC, Dick JE (2005) Cancer stem cells: lessons from leukemia. Trends Cell Biol 15(9):494–501

Widner B, Laich A, Sperner-Unterweger B, Ledochowski M, Fuchs D (2002) Neopterin production, tryptophan degradation, and mental depression – what is the link? Brain Behav Immun 16(5):590–595

Williams JD, Gruzelier JH (2001) Differentiation of hypnosis and relaxation by analysis of narrow band theta and alpha frequencies. Int J Clin Exp Hypn 49(3):185–206

Wrona D (2006) Neural-immune interactions: an integrative view of the bidirectional relationship between the brain and immune systems. J Neuroimmunol 172(1–2):38–58

Yang HC, Brothers BM, Andersen BL (2008) Stress and quality of life in breast cancer recurrence: moderation or mediation of coping? Ann Behav Med 35(2):188–197

Yirmiya R (1996) Endotoxin produces a depressive-like episode in rats. Brain Res 711(1–2):163–174

Yirmiya R, Weidenfeld J, Pollak Y, Morag M, Morag A, Avitsur R, Barak O, Reichenberg A, Cohen E, Shavit Y, Ovadia H (1999) Cytokines, „depression due to a general medical condition", and antidepressant drugs. Adv Exp Med Biol 461:283–316

Zandonella C (2007) Overview: How to defuse a time bomb. Therapies against cancer stem cells. New York Academy of Sciences. Available: www.nyas.org/ebriefreps/main.asp?intEBriefID=631

Zeller JM, McCain NL, McCann JJ, Swanson B, Colletti MA (1996a) Methodological issues in psychoneuroimmunology research. Nurs Res 45(5):314–318

Zeller JM, McCain NL, Swanson B (1996b) Immunological and virological markers of HIV-disease progression. J Assoc Nurses AIDS Care 7(1):15–27

Zorrilla EP, Luborsky L, McKay JR, Rosenthal R, Houldin A, Tax A, McCorkle R, Seligman DA, Schmidt K (2001) The relationship of depression and stressors to immunological assays: a meta-analytic review. Brain Behav Immun 15(3):199–226

Vorstellungskraft und Immunabwehr

> *"If I had a world of my own, everything would be nonsense. Nothing would be what it is, because everything would be what it isn't.*
> *And contrary wise; what it is, it wouldn't be, and what it wouldn't be, it would.*
> *You see?"* [„Hätte ich meine eigene Welt, so wäre alles darin blanker Unsinn. Nichts wäre, was es ist, weil alles wäre, was es nicht ist. Und umgekehrt; was es ist, wäre es nicht und was es nicht wäre, das wär's. Weißt du?"]
>
> Alice in Alice's Adventures in Wonderland,
>
> Lewis Carroll (1832–1898), britischer Schriftsteller

Einführung

Bewusste und unbewusste neuronale Prozesse kommunizieren über ein komplexes Signalnetzwerk und verknüpfen so das zentrale Nervensystem (ZNS) mit dem Immunsystem einschließlich hormoneller Komponenten (Stefano et al. 2006, S. HY22-HY23). Obwohl viele körperliche Prozesse ohne Beteiligung des Bewusstseins bzw. eines bewussten Signals vonstattengehen, erlaubt die Selbstwahrnehmung mittels speziell erlernter kognitiver Interventionen und entsprechender Vorstellungen, unbewusste Prozesse bis zu einem gewissen Grad zu steuern. Auf diese Art kann der Geist[1] bzw. die Psyche Abläufe des Körpers modulieren, sodass man von einer Rekursivität zwischen Vorstellungskraft und Immunabwehr sprechen kann.

---

[1] In diesem Buch benutze ich die Begriffe „Geist", „Mind" und „Psyche" synonym.

Seit fast einem halben Jahrhundert weiß man, dass „alle wesentlichen Organfunktionen oder homöostatischen Immunmechanismen mehr oder weniger dem Einfluss der Umwelt und psychosozialer Faktoren unterliegen" – Stichwort: *Konditionierung des Immunsystems* (Ader 1981, Vorwort; Engel 1977; Jemmott und Locke 1984; Kiecolt-Glaser et al. 1984; Muscatell 2020). Moderne psychosomatische Konzepte betonen die dynamischen Wechselbeziehungen zwischen psychosozialen Faktoren und dem Nerven-, Hormon- und Immunsystem. Diese weisen auf die Zweieinigkeit von Psyche und Physiologie hin, an der die Immunabwehr teilhat.

Unter Immunabwehr verstehe ich den gesamten Komplex immunologischer, neuroendokriner und metabolischer Systeme; Essenz und Kern dessen, was uns gesund macht und erhält. Im Buch *Tod durch Vorstellungskraft* (Schmid 2009) habe ich mich ausführlich mit dieser Idee bzw. mit der *„Vorstellungskraft als Gift"* befasst. Im Folgenden werden wir uns vorwiegend mit der spiegelbildlichen Idee *„Vorstellungskraft als Heilmittel"* bzw. *„Selbstheilung durch Vorstellungskraft"* beschäftigen.

Dank ihrer Kommunikations- und Lernfähigkeit vermag die Immunabwehr auf Emotionen,[2] Gedanken sowie innere und äußere Bilder zu reagieren – siehe z. B. (Langley et al. 2006). In einer 2005 erschienenen Ausgabe der Fachzeitschrift *Psychotherapie – Psychosomatik – Medizinische Psychologie* mit dem Schwerpunktthema Psychoneuroimmunologie[3] fassen die Herausgeber die Beiträge wie folgt zusammen (Schulz und Gieler 2005, S. 4):

> „Wir können also mittels der vorliegenden Studien aus dem Bereich der Psychoneuroimmunologie ableiten, dass es einen teilweise spezifischen, teilweise unspezifischen Zusammenhang von Gefühlen und Affekten und immunologisch beeinflussbaren Erkrankungen wie z. B. Psoriasis oder Neurodermitis gibt."

Als Beispiel für den Zusammenhang zwischen Emotionen, Nervenzellen und immunologischen Faktoren bietet sich das Krankheitsbild der Narkolepsie an:

Patienten, die an Narkolepsie leiden, reagieren auf starke Gefühle wie Ärger oder Freude mit einer kurzzeitigen Muskellähmung, nicken plötzlich ein, sind generell tagsüber müde und haben einen unregelmäßigen Schlafrhythmus. Seit den 1980er-Jahren gibt es zunehmende Hinweise darauf, dass diese Krankheit durch einen Angriff des Immunsystems auf den eigenen Körper ausgelöst wird, sowie insbesondere darauf, dass bei Narkoleptikern das Immunsystem die Nervenzellen abtötet, die ein Weck-Hormon freisetzen (Cvetkovic-Lopes et al. 2010; Fortuyn et al. 2010; Nishino und Okuro 2010).

---

[2] Bereits bald nach der Geburt, innerhalb der ersten Lebensmonate, sind im expressiven Bereich sieben basale Affektqualitäten nachweisbar: Ärger, Ekel, Freude, Furcht, Interesse/Neugier, Traurigkeit, Überraschung (Frischenschlager 2008). Der Umgang mit Affekten wird m. E. im Sinne einer Seelensprache schon sehr früh von den Menschen in der Umgebung, v. a. von der Mutter (falls Hauptbezugsperson), gelernt. Siehe z. B. (de Oliveira und Krause 1989; Ekman et al. 1987; Krause 2003; Malatesta und Haviland 1982).

[3] Siehe nächstes Kap. „Bewusstseinsmedizin: Selbstheilung durch Vorstellungskraft", Abschn. „Bewusstseinsmedizin, Psychoneuroimmunologie und Selbstheilung".

Placebos und klassische Konditionierung als Paradigma zur Beeinflussung der Immunabwehr

Placebos waren höchstwahrscheinlich seit jeher Bestandteil von Heilverfahren. Placeboeffekte sollten daher künftig stärker bewusst berücksichtigt werden, wenn wir die Wirksamkeit von Placebos, ihre psychosozialen Grundlagen und die neurobiologischen Mechanismen besser verstehen wollen (Witt 2022). Die Forschung über Depression, Schmerz und Parkinson-Krankheit hat einige der infrage kommenden neurobiologischen Mechanismen von Placebo-/Sanaboeffekten aufgedeckt (Pacheco-Lopez et al. 2006). Diese Daten deuten darauf hin, dass die bewusste Erwartungshaltung und unbewusste Verhaltenskonditionierung die wichtigsten Mechanismen zu sein scheinen, die endogene Neurotransmitter und/oder Neurohormone freisetzen, die pharmakologische Wirkungen nachahmen.

Die Immunabwehr reagiert auf psychosoziale Faktoren und kann durch sie konditioniert und durch imaginative Verfahren positiv oder negativ beeinflusst werden (Ader 1985; Ader und Cohen 1975, 1981; Niemi et al. 2006; Pacheco-Lopez et al. 2006). Die Fähigkeit des Gehirns, die periphere Immunreaktivität zu modulieren, wurde durch Verhaltenskonditionierung in Tierversuchen und Humanstudien eindrucksvoll nachgewiesen. Somit können Placeboeffekte durch positive Erwartungen und Verhaltenskonditionierungsprozesse die Funktion der Endorgane und die allgemeine Gesundheit des Einzelnen fördern.

Zur experimentellen Überprüfung gibt es eine klassische Versuchsanordnung mit zwei Elementen:

1. Ein immunmodulierender Reiz (IR, z. B. Immunsuppressivum oder -stimulanz), der zu einer bestimmten Veränderung (V) der Immunreaktivität (bzw. Krankheitsaktivität) führt: IR→V. Diese Veränderung wird unkonditionierter Reiz (UR) genannt.
2. Ein Sinnesreiz (SR, möglichst hervorstechend, z. B. süßer Geschmack), der zu keiner Veränderung der Immunreaktivität führt (Placebo): SR→¬V (wobei ¬ „keine" bedeutet). Dieser neutrale Reiz wird konditionierter Reiz (KR) genannt.

und zwei Ausführungsschritten:

1. Wiederholte Stimulation der Versuchsperson mit beiden Reizen UR+KR gleichzeitig: (IR+SR)→V (Lerndurchgang).
2. Mehrere Lerndurchgänge [(IR+SR)→V]. Dieser Konditionierungsprozess, wobei der Sinnesreiz allein jetzt zu einer Veränderung führt: SR→V, wird konditionierte Stimulation (KS) genannt.

Die Dynamik der Immunabwehrprozesse kann bis zur klassischen (Pawlow'schen) Konditionierung von Immunreaktionen zurückverfolgt werden, wie es die Arbeiten von Serge Metalnikov (1870–1946) et al. am Pasteur-Institut in Paris und die von sowjetischen Forschern in den 1920er Jahren des letzten Jahrhunderts beschreiben (Kusnecov et al. 1989; Spector 1987). Bis heute ist das bestbekannte Beispiel eines konditionierten Reflexes das des Pawlow'schen Hundes (1928).[4] Dabei führte schlussendlich nur ein Glockenton (SR) bei Hunden zu Speichelfluss (V): SR⟶V, wenn der Ton den Tieren zuvor mehrfach kurz vor der täglichen Fütterung (IR) präsentiert worden war: [(IR + SR)⟶V].

Etwa 50 Jahre später weckte ein Artikel von Robert Ader (1932–2011) und Nicholas Cohen Interesse am Thema „behavioristisch konditionierte Immunmodulation". Es führte zu einer Reihe von Arbeiten in Kanada, Deutschland, den USA und anderswo sowohl über konditionierte Suppression als auch konditionierte Stärkung der körpereigenen Abwehrsysteme, einschließlich der Steigerung von Aktivität und Anzahl natürlicher Killerzellen (Ader und Cohen 1975; Buske-Kirschbaum und Hellhammer 1997, S. 117–120; Gorczynski und Kennedy 1987; Kusnecov et al. 1989).

Solch eine Konditionierung wurde inzwischen auf eine Vielzahl anderer physiologischer Systeme erweitert, z. B. autonome motorische und viszerale Prozesse (Miller 1969). Die klassisch konditionierte Modulation unterschiedlicher humoraler und zellulärer Immunfunktionen, wie z. B. die Steigerung der allergischen Mastzellreaktion und die Erhöhung der Anzahl von Mastzellen (Gauci et al. 1994), ermöglicht eine systematische Erforschung der Wechselwirkungen zwischen ZNS und Immunsystem sowie eine Überprüfung afferenter und efferenter Kommunikationsbahnen zwischen Gehirn und Immunsystem (Murphy et al. 2008). Typische Beispiele für den immunmodulierenden Reiz IR sind Antigene (z. B. Hausstaub), Hormone, immunmodulierende Pharmaka (z. B. Cyclosporin A) und Zytokine (z. B. IFN-γ); für den Sinnesreiz SR sind Geruch- und Geschmacksreize sowie visuelle Reize denkbar, für die unbedingte (bei IR) und bedingte (bei SR) Veränderung V neben humoralen und zellulären Parametern auch Veränderungen von krankheitsbedingten Parametern im Zusammenhang mit Abstoßungsreaktionen, Allergien, Autoimmun- und Tumorerkrankungen – siehe auch (Exton et al. 1998; Olness und Ader 1992).

Die bisher dokumentierten konditionierten Veränderungen einer physiologischen Reaktion zeigen, dass

1. die im Lernparadigma gezeigte Reaktion durch das ZNS kontrolliert wird;
2. die untersuchten Immunfunktionen sich dabei als stimulierbar und auch als unterdrückbar erweisen;
3. der Organismus in der Lage ist, auf einen spezifischen Hinweisreiz mit einer physiologischen Reaktion antizipativ zu reagieren;
4. bei klassischen Pawlow-Experimenten nur Sekunden bis Stunden vergehen bis zum erfolgreichen Eintreten der Konditionierung KS zwischen dem Sinnesreiz SR und der bedingten Reaktion V, bei der Immunkonditionierung sind es jedoch u. U. mehrere Tage.

---

[4] Ivan Petrowitsch Pawlow (1849–1936), russischer Mediziner und Physiologe, Träger des Nobelpreises für Medizin 1904 für seine Arbeiten über die Verdauungsdrüsen.

Weitere Forschung muss klären,

1. wie die Immunkonditionierung vermittelt wird: über B-Zellen (humoral) (Booth et al. 1995; Gauci et al. 1994), T-Zellen (zellulär) (Cohen und Fairchild 1979) oder neuraladrenerg (Exton et al. 1998, 2000a, b, c; Smith und McDaniel 1983) u. a.;
2. ob Immunreaktionen direkt konditioniert werden oder indirekt, d. h. über Prozesse, die bei Immunschwankungen vermutlich beteiligt sind (z. B. Angst, Depression, Stress, Glukokortikoid-Freisetzung etc.);
3. inwiefern diese Reaktionen (s. o., 2. Aufzählungspunkt) natürlicherweise auftreten und Krankheitsprozesse tagtäglich unbewusst beeinflussen;
4. ob und inwieweit die Konditionierbarkeit krankheits- und/oder personenbedingt ist (z. B. bestimmte psychosomatische und immunbedingte Erkrankungen);
5. ob und bis zu welchem Grad Immunkonditionierung in der klinischen Praxis bewusst genutzt bzw. von Patienten erlernt werden kann.

Ausführliche Berichte zum Thema „Klassische Konditionierung von Immunfunktionen" (z. B. therapieassoziierte Effekte bei Tumorpatienten wie antizipatorisches Erbrechen, antizipatorische Immunmodulation und antizipatorische Übelkeit) (Stockhorst und Klosterkalfen 1997) sind in der weiterführenden Literatur leicht zu finden – siehe z. B. (Buske-Kirschbaum und Hellhammer 1997). Eins ist klar:

> „Der menschliche Organismus ist also nicht nur in der Lage, eine Immunreaktion zu lernen, sondern er besitzt auch die Fähigkeit, zwischen zwei Reizen unterschiedlicher immunologischer Konsequenz zu differenzieren und bei einer erneuten Konfrontation mit den jeweiligen Reizen antizipativ mit einer Immunreaktion oder Nullreaktion zu antworten." (Buske-Kirschbaum und Hellhammer 1997, S. 120)

Entspannungsreaktion

Die Stressreaktion bzw. ihre Gegenspielerin, die Entspannungsreaktion, dienen als Paradebeispiel für das Zusammenspiel von Immunabwehr und Vorstellungskraft. Die Heilwirkung der Entspannungsreaktion und die schädigende Belastung durch Stress wurden in zahlreichen medizinischen Studien bestätigt.[5] In diesem Abschnitt gehe ich zunächst auf das Phänomen Stress ein, um sodann die Aufmerksamkeit auf die Entspannung und ihre heilsamen Effekte zu lenken.

---

[5] Unter anderem in (Alexander et al. 1989; Beary und Benson 1974; Bekelman et al. 2007; Csermely et al. 2007; Esch et al. 2002c; Freed 1989; Goyeche et al. 1982; Ikemi et al. 1986; Jacobs 2001; Kutz et al. 1985; Milgrom 2004; Mills et al. 1990; Nagakawa und Ikemi 1982; Stefano und Esch 2005a, b; Stefano et al. 2003; Teshima et al. 1982; Ulett 1996; Wirth und Barrett 1994). Siehe auch (Bergmann et al. 1994; Phillips et al. 1993; Vickers 1996).

Ein kurzzeitiger Stress hilft dem Organismus über eine sog. Alarmreaktion, rasch mit maximaler Leistung zu funktionieren und so ein plötzliches, unerwartetes Hindernis oder eine akute Bedrohung zu bewältigen. Dauerstress hingegen vermindert die Leistung jeglicher Abwehrkraft und muss in der Regel als schädlich betrachtet werden. Jede erlebte Stressreaktion kann die Situation, die ursächlich dazu geführt hat, noch stressiger machen: Stress stresst! Das allegorische Symbol einer Schlange, die sich selbst aus dem eigenen Rachen gebiert (Ouroborus), liefert hierfür das Bild: Der Stress beißt sich sozusagen in den eigenen Schwanz, verstärkt sich aus sich selbst heraus und setzt damit einen Teufelskreis zwischen den neuronalen, hormonellen und immunologischen Systemen in Gang (Esch Tobias et al. 2002a). Stress kann praktisch alle Organe bis hin zu Ausbruch oder Verschlimmerung einer körperlichen oder geistigen Krankheit belasten (Esch Tobias et al. 2002a; Katz et al. 1977; Mulak und Bonaz 2004). Historisch gesehen war die Rolle, die Stress bei Entstehung und Verlauf von Herzerkrankungen spielt – siehe (Schmid 2009, S. 268–279) –, einer der Forschungsschwerpunkte der Psychoneuroimmunologie.

Ein einfaches Beispiel für den negativen Einfluss von Stress ist die Wundheilung. Da Stress – siehe auch (Schmid 2009, S. 256 f.) – die Wundheilung verzögert, sollten Operationen nach Möglichkeit auf Zeiten geringer psychischer Belastung verschoben werden. Hier kann man auch an das im letzten Kapitel diskutierte Open-Window-Phänomen denken.

Ausdauer („Hardiness") und aktive Copingstrategien des Individuums helfen, den Stress immunologisch zu kompensieren (Dolbier et al. 2001), (Stowell et al. 2001). Deshalb wirkt jede stressmindernde Behandlung im Sinne einer Reduktion der Stressempfindung („perceived stress") positiv auf den allgemeinen Heilungsprozess. Schlaf z. B. greift in die Regulation der spezifischen und unspezifischen Immunabwehr ein (Hansen et al. 1997). Auch wenn der Volksmund sagt: *„Schlaf dich gesund!"*, können wir leider die meisten Krankheiten – mindestens schwerere – nicht einfach „wegschlafen". Doch die Forschung zeigt, dass im Tiefschlaf z. B. Wachstumsfaktoren (z. B. Somatotropin) sezerniert werden, die auch reparative Prozesse unterstützen.

Bekannt für die nachweislich heilsame Wirkung auf Stress ist vor allem die Entspannungsreaktion (Relaxation Response) (Beary und Benson 1974; Benson et al. 1974, 1975a, b; Carrington et al. 1980):

> „Die Relaxation Response (RR) wird durch eine Menge integrierter physiologischer Mechanismen und ‚Einstellungen' definiert, die in Gang gesetzt werden, wenn ein Subjekt sich aktiv mit einer repetitiven psychischen oder körperlichen Tätigkeit beschäftigt und gleichzeitig ablenkende Gedanken passiv ignoriert." (Esch et al. 2003, S. RA24)

Die erwähnten Mechanismen und Einstellungen umfassen u. a. die Normalisierung von Blutdruck und peripherem Blutfluss, Herzfrequenz, Hormonspiegeln (vor allem Adrenalin und Cortisol), Stoffwechsel und Verdauung.

Wiederholtes Üben bewirkt einen Lernprozess, der die Bahnung und Stabilisierung der Entspannungsreaktion unterstützt. Diese Reaktion wird mit der Zeit zu einer konditionierten Reaktion auf einen gekoppelten Reiz, z. B. die Sitzposition, innere Bilder und formelhafte Sätze oder bestimmte Vorstellungsbilder (Ruheort/Oase), die willkürlich ausgelöst und hypnotherapeutisch im Sinne einer posthypnotischen Reaktion geprägt werden kann.

In den letzten Jahren wurden vermehrt Erkenntnisse über die körperlichen Vorgänge während der Entspannungsreaktion gewonnen. Sie ist gekennzeichnet durch elektrodermale, endokrinologische, immunologische, kardiovaskuläre, neuromuskuläre, respiratorische und zentralnervöse salutogenetische Veränderungen :

Elektrodermal:	Abnahme der Hautleitfähigkeit
Endokrinologisch:	Abnahme der Cortisolkonzentration im Speichel
Immunologisch:	Regulation der Menge an CD95-T-Zellen Stärkung der spezifischen Immunität gegen das Varicella-Zoster-Virus (VZV) Steigerung der Phagozytose Steigerung der NK-Zell- und T-Zell-Reaktion auf pflanzliche Hämagglutinine Steigerung der Anzahl der zirkulierenden T-Helfer-Zellen im Blut Stärkung der spontanen Lymphozyten-Blastogenese Erhöhung des Zytokinspiegels Senkung der Anzahl suppressorischer/zytotoxischer T-Zellen
Kardiovaskulär:	Vasodilatation mit Steigerung der Hauttemperatur Senkung des arteriellen Blutdrucks
Neuromuskulär:	Verminderung des Muskeltonus Verminderung der Reflextätigkeit
Respiratorisch:	Abnahme der Atemfrequenz Gleichmäßigkeit der Atemzyklen
Zentralnervös:	Veränderung der hirnelektrischen Aktivität Veränderung der neurovaskulären Aktivität

Die Entspannungsreaktion aktiviert die zuständigen Hirnareale für Aufmerksamkeit, Motivation und Gedächtnis (i. e. vorderes Cingulum und Teile des Hippocampus) und reguliert die für das psychische Geschehen wichtigen Strukturen (Amygdala). Sie kann ebenso die Kontrolle des Vegetativums erleichtern, Angst reduzieren und bei Depression insbesondere Konzentration und kognitive Funktionen verbessern.[6] Langfristig kommt es zu einer Abnahme der sympathoadrenergen Erregungsbereitschaft und zur Modulation zentralnervöser Prozesse.

---

[6] Zum Vegetativum siehe z. B. (Cunningham et al. 2000; Lazar et al. 2000; Telles und Naveen 1997); zur Angstreduktion (Eppley et al. 1989; Kabat-Zinn et al. 1992; Linden 1994; Miller et al. 1995; Sakai 1997); zur Depression, Konzentration und Verbesserung der kognitiven Funktionen (Elias und Wilson 1995; Janakiramaiah et al. 2000; Lester 1999; Levy et al. 1998; Newberg et al. 2001; Stetter und Kupper 1998; Tooley et al. 2000; Travis et al. 2000).

Die immunologischen Veränderungen während der Entspannungsreaktion sind für die Selbstheilung von größtem Interesse (Edwards et al. 2006; Irwin et al. 2004; Mayr und Mayr 1998; Timmons und Bar-Or 2007). Inzwischen gibt es eine umfassende Theorie zum molekularen Hintergrund der Entspannungsreaktion; die Theorie besagt zudem, dass die Entspannungsreaktion wahrscheinlich in Verbindung mit vielen anderen Prozessen für die im Vergleich zu anderen Spezies relativ lange Lebensspanne der Säugetiere verantwortlich ist (Stefano et al. 2006, S. HY28).

Entspannung führt zur Entspannungsreaktion (Relaxation Response), die durch eine allgemeine Verminderung der Hirnaktivität bei gleichzeitiger Aktivierung in spezifischen Hirnarealen, z. B. in jenen, die mit dem Denken zu tun haben (Jacobs et al. 1996; Lazar et al. 2000; Newberg et al. 2001), durch einen verminderten Stoffwechsel, eine langsamere Atem- und Herzfrequenz, einen reduzierten Blutdruck sowie eine erhöhte Hauttemperatur charakterisiert ist. Vermutlich spielt die Aktivierung grundlegender Stickstoffmonoxid(NO)-Stoffwechselwege[7] eine entscheidende Rolle in der Modulation des Gefäßlumens und des vaskulären Tonus, evtl. über den Einfluss auf Norepinephrin-Prozesse auf mehreren Ebenen einschließlich Synthese, Freisetzung und Aktivität.[8]

Letztlich führen alle Entspannungsverfahren auf sehr unterschiedlichen Wegen zu ähnlichen physiologischen und in der Wirkung beruhigenden Reaktionen (Relaxation Response). Die Wirksamkeit progressiver Muskelentspannung (PMR) nach Edmund Jacobson (1885–1976), von autogenem Training (AT) nach Johannes Heinrich Schultz (1884–1970), Meditation, lautem Beten usw. ist in der medizinischen Literatur gut dokumentiert, wenn auch die zugrunde liegenden biochemischen Mechanismen noch nicht völlig identifiziert wurden (Perlitz et al. 2004; Solberg et al. 2004) – siehe auch (Lutz et al. 2004).

Die Relaxation Response wurde erstmals ausgiebig im Rahmen von Meditationsgruppen klinisch getestet. Solche Gruppen werden in der Regel für ambulante Patienten angeboten, weil oft eher ein Kamel durch ein Nadelöhr geht, als dass man in einer Klinik Patienten mit akuten Beschwerden findet, die in der Lage und bereit sind, zu meditieren.[9]

---

[7] „constitutive nitric oxide synthase (cNOS)-derived nitric oxide (NO) release" (Stefano et al. 2003).

[8] Siehe z. B. (Esch et al. 2002a, b, c, 2003; Fricchione und Stefano 2005; Stefano et al. 2001, 2003, 2008; Stefano und Esch 2005a, b) und auch (Cadet et al. 2004; Esch und Stefano 2005a, b; Fricchione et al. 1996; Hoglund et al. 2006; Makker et al. 2006; Panossian und Wikman 2008; Pryor et al. 2005; Reid 2000; Singh et al. 2002; Stefano und Esch 2005a, b).

[9] Dasselbe gilt für Patienten mit einer akuten Psychose. Gleichwohl haben Studien aus über 10 Jahren gezeigt, dass es durchaus möglich ist, solche Patienten für eine Imaginations- und Fantasietherapie zu gewinnen, was einen neuen Ansatz in der Gruppentherapie akut psychotischer Patienten eröffnet. Während dieser Therapie werden die Patienten aktiv zum Denken, Fühlen etc. motiviert und schließlich aufgefordert, sich hinzulegen, entspannt und mit geschlossenen Augen in einer Art Trance-Setting, nicht unähnlich dem der Hypnotherapie. Inwieweit Fantasietherapie an Hypnotherapie anknüpft, wurde an anderer Stelle untersucht (Schmid 2001a; Schmid 2002). Vielleicht erklärt die Relaxation Response am besten Nutzen und Effektivität dieser schamanischen Therapieform nach nur wenigen Sitzungen (Schmid und Wanderer 2007; Schmid und Brunisholz 2007).

Gleichwohl zeitigt das wiederholte Üben einer Entspannungsmethode zwangsläufig einen Lerneffekt im Sinne einer konditionierten Reaktion, die heilsam sein kann. Wie unter Hypnose kann auch während Biofeedback-Übungen oder geführten Vorstellungsreisen ein außergewöhnlicher Bewusstseinszustand auftreten. Somit optimiert und übertrifft Hypnose den positiven Effekt üblicher Entspannungsübungen.

Vertrauen spielt eine sehr wichtige Rolle bei der hypnotherapeutischen Konditionierung bzw. beim kognitiven Erlernen eines Entspannungsverfahrens (Stefano et al. 2006, S. HY28): Erst wenn wir meinen zu *wissen* und nicht nur *glauben*, dass wir uns an einem sicheren und Vertrauen spendenden Ort befinden, können wir uns optimal entspannen. Und erst dann, wenn wir wirklich überzeugt sind, dass wir aktiv etwas Wirksames zur Bewältigung unserer Beschwerden und Krankheiten tun, wird der Genesungsprozess optimal beeinflusst. Zudem zeigen empirische Studien (Peseschkian 2004; Taylor 1993; Taylor und Gollwitzer 1995; Taylor et al. 2000), dass dreierlei Vorstellungen wichtige psychische Ressourcen sind, die in Zeiten körperlicher Krankheit oder seelischer Verzweiflung lebensrettend sein können:

- Hoffnung/Optimismus[10] für die Zukunft,
- ein sicheres Gefühl, dass ich durch mein Tun eine bestimmte Kontrolle über meine Situation im Hier und Jetzt habe, und

---

[10] Hier scheint die Wirkung von Optimismus von der Qualität des Stresses abhängig zu sein: Bei einfachem (akutem, kontrollierbarem) Stress wirkt Optimismus eher förderlich auf die Immunabwehr, bei kompliziertem (chronischem, unkontrollierbarem) Stress eher nachteilig (Cohen et al. 1999). In mehreren Studien wurde ein positiver Zusammenhang zwischen Optimismus und der Placeboreaktion festgestellt; außerdem ist größere Angst mit einer erhöhten Noceboreaktion verbunden (Kern et al. 2020).

Der Optimist nimmt den einfachen Stress als Herausforderung; sein Selbstvertrauen verwandelt situative Verunsicherung in Zuversicht, Angst in Mut, Hilflosigkeit in Tatkraft. (Sogar der Pessimist kann bei einer als Belastung oder Bedrohung eingeschätzten Situation [einfacher Stress] oft eine Lösung finden.) Beim komplizierten Stress jedoch erschöpft sich das anhaltende Selbstvertrauen des Optimisten zusehends und verwandelt Verunsicherung in Zweifel, Angst in Wut, Hilflosigkeit in Panik. (Für den Pessimisten ist es von vornherein schwierig, eine dauerhaft belastende Veränderung [komplizierter Stress] auszuhalten oder abzuwenden.)

Stress an sich bietet uns die Möglichkeit, eine die Belastung reduzierende Verhaltensänderung einzuleiten. Allerdings können uns auch beide Arten des Stresses – akut oder chronisch – überfordern und krank machen. Stress beeinflusst Gehirn und Psyche (Cathomas et al. 2024).

Einen ähnlichen, negativen Zusammenhang zwischen Stress und Optimismus finden wir beim psychogenen Tod im Rahmen des Sich- aufgeben-/Aufgegeben-sein-Komplexes: Der Optimist gibt sich konsequenter seelisch auf als der Pessimist – Enttäuschungshypothese (Affleck 1997) –, sobald er zu erkennen glaubt, dass seine optimistische Grundhaltung nicht bestätigt wird (Schmid 2009, S. 86–87).

Zur Erklärung dieser inkonsistenten Ergebnisse bezüglich Optimismus und Gesundheit gibt es noch eine *Engagement-Hypothese*: Der Optimist strengt sich viel mehr an als der Pessimist, sich widerstrebende Ziele zu erreichen, und erhöht so den akuten Stress (Segerstrom 2001).

- die Fähigkeit, einen Sinn in meinen gegenwärtigen und vergangenen persönlichen Erlebnissen zu finden.

Darüber hinaus ist anzumerken, dass zwischenmenschliche Beziehungen an sich für die Seele ebenso wichtig sind wie Nahrung für den Körper (Schmid 2009). In Verbindung mit Beziehungen tragen diese drei Vorstellungen quasi automatisch dazu bei, den Stress zu mildern, der eine schwerwiegende körperliche oder seelische Störung begleitet.[11]

Optimale Atmung für die Entspannung

Ein gesunder Mensch atmet üblicherweise durch die Nase über die Luftröhre bis tief in die Lunge (Zwerchfellatmung) ein und auf diesem Wege auch wieder aus. Hierbei wird der Vagusnerv stimuliert, was die Herzfrequenz senkt. Das Wechselspiel zwischen Sympathikus und Parasympathikus wird im Sinne eines dynamischen Gleichgewichts auf allen Ebenen (z. B. Atmung, Kreislauf etc.) laufend reguliert und den aktuellen Bedürfnissen stets automatisch angepasst.[12]

Atmung ist ein leistungsfähiger Modulator der Herzfrequenz und der Baroreflex- oder Chemoreflex-Sensitivität (Bernardi et al. 2001). Diese Modulation geschieht über den mechanischen Effekt der Atmung, der die kardiovaskulären Variablen mit dem Atemrhythmus synchronisiert, insbesondere wenn mit der langsamen Frequenz tief geatmet wird, die mit den Mayer-Wellen im arteriellen Druck übereinstimmt (ungefähr 6 Zyklen/min – 1 Zyklus ist 1 Atemzug, der aus 4 s Einatmung und 6 s Ausatmung besteht). Die Mayer-Wellen[13] stehen gleichermaßen mit der vagalen (parasympathischen) und sympathischen Aktivität des Herzens in Verbindung (Julien 2006, 2020), (Ghali et al. 2020, 2022), (Frontiers Editorial Office 2021; Ghali und Ghali 2020). Es wird angenommen, dass der im Folgenden beschriebene Effekt zumindest teilweise aus der Synchronisation der durchschnittlichen Atemfrequenz mit den zentralen kardiovaskulären Rhythmen re-

---

[11] Siehe z. B. (Bongartz 1998; Evans et al. 1989; Fox 1995; Locke und Heisel 1977; Neuenschwander 2001; Rabkin und Streuning 1976; Rood et al. 1993; Segerstrom 2001; Segerstrom et al. 1998; Snyder et al. 1993). Für eine widersprechende Studie zur Beziehung zwischen Stress und Brustkrebsrezidiv siehe (Graham et al. 2002).

[12] Der Sympathikus aktiviert üblicherweise die Organe, was im Übermaß zu Stress führt und die Leistung mindert: Wenn das Herz z. B. zu schnell schlägt (Tachykardie), kann es nicht mehr genügend Blut transportieren. Der Parasympathikus wirkt in der Regel dämpfend und führt im Extremfall bis zur Bewegungslosigkeit: Wenn das Herz zu langsam schlägt (Bradykardie), kann es nicht mehr genügend Blut transportieren.

[13] Mayer-Wellen sind spontane, nicht atemabhängige, niederfrequente (0,05–0,20 Hz: durchschnittlich ca. 10 s) periodische Schwankungen des arteriellen Blutdrucks, wahrscheinlich eine vasogene Autorhythmie.

sultiert, evtl. über den Hirnstamm (Jerath und Barnes 2009) – vgl. Craniosakral-Therapie.

Eine rhythmische Atmung – mit einer Frequenz von 6 Atemzügen pro Minute, siehe oben – hat vorteilhafte, beruhigende physiologische und psychologische Auswirkungen, u. a. eine Reduktion von Blutdruck und Herzfrequenz.[14] Diese Atemfrequenz wird z. B. durch das Singen bestimmter Lieder oder durch die Rezitation in vorgegebenen Rhythmen erreicht. Die Rezitation des Rosenkranzes oder das repetitive Aufsagen der meisten Mantren (formelhafte Wortfolgen wie z. B. „*om mani padme hum*") ziehen eine ähnliche Verstärkung dieser langsamen Rhythmen nach sich, während alltägliches Sprechen und normale Atmung dies nicht tun.

Qualitativ ähnliche Effekte (wie durch langsame und rhythmische Atmung) können sogar durch das passive Hören von mehr oder weniger rhythmischen Stimuli, z. B. Trommeln, erzielt werden; das Geschwindigkeitsmaß des Rhythmus (weniger des Musikstils) scheint eine der Hauptdeterminanten für die Reaktion der kardiovaskulären und respiratorischen Systeme zu sein.

Solche Rhythmusformeln *erhöhen* die Baroreflex-Sensitivität und *verringern* die Chemoreflex-Sensitivität, d. h. sie führen zu einer *Zunahme der parasympathischen* bzw. zu einer *Verringerung der sympathischen* Aktivität. Der gegenteilige Effekt kann während mündlicher Prüfungen oder psychologischer Belastungstests beobachtet werden. Schnelle und unregelmäßige Atmung führt zu einer erhöhten sympathischen Reaktion, z. B. mit Anstieg der Herzfrequenz (Eckberg 2000).

Diese Feststellungen stützen bzw. erklären die Wirksamkeit der Musiktherapie in der Onkologie (Rose et al. 2004) und bei der Behandlung allergischer Hautreaktionen. Bei einer latexinduzierten allergischen Hautreaktion hat z. B. die Musik von Mozart (Wolfgang Amadeus Mozart, 1756–1791) bei den Zuhörern zu einer Abnahme sowohl der Produktion des Gesamt-IgE sowie des latexspezifischen IgE geführt, mit gleichzeitiger Erhöhung der Th1-Zytokinproduktion und Abnahme des Th2-Zytokinspiegels in den peripheren mononuklearen Blutzellen (Kimata 2003), mit durchaus klinischer Bedeutung (Bernardi et al. 2005). Auch das liturgische Singen kann, nachgewiesen am Beispiel des Requiems von Mozart, Cortisol (Hydrocortison) und die Konzentration des IgA im Blut statistisch signifikant erhöhen (Bastian 2004; Bittman et al. 2005). Schon allein die Beschäftigung mit Musik in der Freizeit kann die menschliche Stressreaktion besänftigen (Bittman et al. 2005). (Interessanterweise werden Dirigenten trotz ihres offenbar stressigen Berufs oft sehr alt.)

---

[14] Eine regelmäßige rhythmische Atmung von ca. 3 min dreimal am Tag (morgens, mittags, abends) führt im Laufe der Zeit zu einer gesundheitsfördernden Erhöhung der Herzratenvariabilität (HRV).

4:6-Atmung

Die von mir verfeinerte 4:6-Atemtechnik[15] – langsam tief einatmen und ohne nennenswerte Pause noch langsamer ausatmen,[16] ungefähr 6 Zyklen/min, wobei 1 Zyklus ca. 4s Einatmen und ca. 6s Ausatmen umfasst – optimiert den Kreislauf während der hypnotischen Tranceinduktion. Sie kann im Rahmen einer hypnotherapeutischen Behandlung die Toleranz u. a. für Schmerzen, für Harn- und Stuhldrang oder für Angst, Stress, Ungeduld und Panik erhöhen. Eine während des Eintretens einer Stresssituation – oder besser noch vorher – zeitweilige Einflussnahme auf die Atmung kann die autonome Steuerung der kardiovaskulären und respiratorischen Systeme kurzfristig anpassen und klinisch relevante Krankheiten wie Bluthochdruck, Panik und Herzinsuffizienz verbessern, die Lebensqualität erhöhen und letztlich sogar die Lebenszeit verlängern.

Anbei noch eine kuriose mathematische Feststellung zur 4:6-Atemtechnik: Das Verhältnis 2:3 entspricht der Zahl 0,666 …, die nahezu dem „Goldenen Schnitt" – auch „Proportio Divina" oder „Sectio Aurea" („Golden Mean") genannt – 0,618033989 … entspricht, welcher der Kunst seit Jahrhunderten als Leitfaden zur Gestaltung harmonischer Bilder dient. (Obwohl sie als die „irrationalste aller irrationalen Zahlen"[17] bekannt ist, können wir sie annäherungsweise mit dem Bruch 4/6 = 2/3 = 0,666 … ausdrücken.) Es scheint mir interessant, dass derselbe Bruch, der über die 4:6-Atemtechnik in Verbindung mit unserer Entspannung und Achtsamkeit gebracht werden kann, einen Querbezug zur Schönheit in der bildenden Kunst hat.[18]

Der psychophysiologische Zustand, der mit der 4:6-Atemtechnik erreicht wird, führt zu einer optimalen Synchronisation von Atmung, Blutdruck, Herzschlag und Liquor ce-

---

[15] Es gibt verschiedene Schreibweisen für die 4:6-Atemtechnik, die von mir über die Jahre benutzt wurden: 4-6-Atemtechnik, 4–6-Atemtechnik, 4-zu-6-Atemtechnik.

[16] Um eine längere Ausatmung zu gewährleisten, ohne mehr Luftvolumen als normal einatmen zu müssen, kann man die Ausatmung entweder durch die Lippenbremse oder die Ujjai-Atmung aus dem Pranayama Yoga dosieren: Lippenbremse bedeutet, durch einen dünnen Spalt zwischen den Lippen wie durch einen Strohhalm auszuatmen; Ujjai-Atmung konzentriert sich auf das Atmen durch die Nase, während die Öffnung der Kehle sanft verengt wird, um einen weichen, flüsternden Ton zu erzeugen, der „siegreicher" oder „ozeanischer" Atem genannt wird. Das Geräusch des ausatmenden Atems kann mit dem Geräusch des Windes in den Bäumen oder den Wellen verglichen werden, die das Ufer verlassen und ins Meer zurückkehren.

[17] Rationale Zahlen sind reelle Zahlen, die durch einen Bruch mit ganzen Zahlen ausgedrückt werden können, z. B. 2 = 4/2 oder 0,3333... = 1/3.

[18] Passt der geübte „4:6-Atmer" unbewusst seine Ein- und Ausatmung enger an den reinen Goldenen Schnitt oder an exakte 4/6-Atemzüge an?

rebrospinalis[19] entsprechend der Entspannungsreaktion. In solch einem Zustand besteht eine gewisse Harmonie zwischen dem limbischen System, das die Emotionen steuert, und dem kortikalen System (Neokortex), dem der Sitz für Bewusstsein und Verstand zugeordnet wird.[20] Ähnliche Atemübungen zeigten schon vielversprechende Resultate bei der Behandlung von viral infizierten Patienten (z. B. signifikanter Abfall von Angst und Depression sowie der IgG-Titer gegen Herpes-simplex-Virus-2 (HSV-2) (Gruzelier 2002a, b); Stärkung der Immunabwehr mit Erhöhung der CD4-Zellzahl, der Immunüberwachung und Verlangsamung der Krankheitsentwicklung bei „human immunodeficiency virus type 1" (HIV-1-Infizierten) (LaPerriere et al. 1990, 1991, 1994) – siehe auch (Nanda Biswas 2007). Für eine ausführliche Diskussion zur 4:6-Atemtechnik siehe auch (Schmid 2018, Kap. 2).

4:6-Atmung bei Long Covid und Dysautonomien

Seit 2020 fordert das Covid-19-Virus die Welt auf allen Ebenen heraus. Im hier behandelten Zusammenhang von Immunantwort und Entspannung gehe ich nachfolgend auf das postakute Covid-Syndrom bzw. Long Covid ein.

Wie beobachtet wurde, ist bei vielen Patienten mit Long Covid die Atmung deutlich verändert: Sie atmen eher flach durch den Mund und in den oberen Brustkorb. Erwartungsgemäß führt das zu erniedrigten Kohlendioxidwerten im Blut (Hypokapnie) – siehe z. B. (Frei 2021) und (O'Rourke 2021). Eine solche Hypokapnie[21] kann durch Hyperventilation bzw. flache, schnelle Atmung durch den Mund wie bei Stress bzw. großer Angst ausgelöst werden.

Ursächlich für die veränderte Atmung sind bei Long Covid möglicherweise Veränderungen im Lungengewebe nach stattgehabter Lungenentzündung oder eine Dysregulation der Atmung bei Zustand nach Beteiligung des zentralen Nervensystems. Darüber hinaus muss davon ausgegangen werden, dass eine beeinträchtigte Atmung infolge einer

---

[19] In der Osteopathie wird von einem „primär respiratonischen Rhythmus" gesprochen, auch „craniosacraler Rhythmus", „Vitalrhythmus", „Atem des Lebens (breath of life)" genannt. Dieser Rhythmus entspricht einer gezeitenähnlichen Bewegung in der Zirkulation des Liquors cerebrospinalis (Gehirn- und Rückenmarksflüssigkeit) im Schädel und der Wirbelsäule.

[20] Interessant ist die Beobachtung, dass man beim Rauchen ungefähr im Verhältnis 4:6 atmet. Ob diese durch das Rauchen erzwungene 4:6-Atmung dafür verantwortlich ist, dass man sich dabei entspannt bzw. beim Aufhören und trotz medikamentöser Unterstützung (Nikotinpflaster o. Ä.) weiterhin nervös wird?

[21] Eine Hypokapnie ist ein Zustand reduzierten Kohlendioxids im Blut und führt zu einer Alkalose (Überschuss an Basen), wie z. B. bei der Hyperventilation. Hier kann die 4:6-Atemtechnik helfen, um die CO_2-Konzentration im Blut und somit den Säuregehalt im Blut zu erhöhen und den pH-Wert zu senken. Deshalb setzt man im Notfall einen Plastiksack vor Mund und Nase des Betroffenen, damit er vermehrt CO_2 einatmet.

Gewebsschädigung bei manchen Menschen zu Angst führt, wodurch der Teufelskreis einer Hyperventilation noch verstärkt wird.

Als eine andere Erklärung für Long Covid wird diskutiert, dass das Covid-19-Virus oder die Immunantwort des Körpers auf dieses Virus bei manchen Personen das autonome Nervensystem (ANS)[22] gewissermaßen aus der Bahn wirft: Kurzatmigkeit und Herzrasen bei kleinsten Anstrengungen – schon bei kleinen, alltäglichen Anstrengungen wie dem Aufstehen vom Stuhl kann der Puls bis auf 180/min steigen – stehen im Vordergrund. Die erkrankten Menschen leiden unter chronischer Erschöpfung und können sich kaum noch selbst versorgen. Rein von den Laborwerten her scheinen sie gesund zu sein.

Das ANS scheint durch Krankheiten oder Immunantworten dramatisch dereguliert zu werden. Erkrankungen, die die Funktion des autonomen Nervensystems beeinträchtigen, fasst man unter dem Begriff Dysautonomie zusammen. Außer bei Long Covid kann eine Dysautonomie auch nach anderen Infektionen auftreten. Unspezifische Erschöpfungssyndrome wie z. B. Fibromyalgie oder das chronische Müdigkeitssyndrom (CFS) werden immer wieder mit Infektionskrankheiten wie einer Borreliose, dem Epstein-Barr-Virus oder auch einer Influenza in Verbindung gebracht.

Um das Atemmuster bei den vorgenannten Krankheitsbildern wieder zu normalisieren, könnte die 4:6-Atemtechnik sehr hilfreich sein. Voraussetzung dafür ist selbstverständlich, dass keine zu starke Lungenrestriktion vorliegt, welche tiefe Atemzüge verhindert. Da durch die gezielte 4:6-Atmung auch die Herzfrequenz kontrolliert werden kann, können Patienten einen plötzlichen Pulsanstieg – überbordende Reaktion des Sympathikus – mit bewussten Atemzügen abfangen, durch die der Parasympathikus stimuliert wird. Kurzatmigkeit, Schwindelgefühle oder der Gehirnnebel („brain fog" oder „fuzzy head") gehen zurück.

Das Zusammenwirken von Immunologie und psychischem Befinden

In den oben erwähnten Studien (s. Abschn. „Klassische Konditionierung als Paradigma zur Beeinflussung der Immunabwehr") fand man heraus, dass menschliche Immunkräfte unter Laborbedingungen sowohl angeregt als auch gedämpft werden. Insbesondere wurde gezeigt, dass Stress endokrine Leitungsbahnen, die Hypothalamus-Hypophysen-Nebennierenrinden-Achse (HPA-Achse) und den Sympathikus aktiviert, die die Immunfunktion verändern und so den Organismus anfällig für eine große Palette von Krankheiten machen. Generell wurde in diesen Studien der Top-down-Zugang gewählt: Vorgänge im Gehirn bewirken Veränderungen im Immunsystem. Inzwischen belegt die Datenlage zunehmend,

---

[22] Das autonome Nervensystem reguliert die Körpervorgänge, die auch bei Gesundheit nicht bewusst wahrgenommen und gesteuert werden können, wie z. B. Körpertemperatur, Verdauung oder Herz-Kreislauf-Funktionen.

dass die Beeinflussung auch in die Gegenrichtung läuft, wenn aktivierte inflammatorische Prozesse auf multiple Aspekte der ZNS-Funktionen einschließlich Neurotransmittermetabolismus, Neuroendokrinaktivität und Informationsübertragung einwirken (Irwin und Miller 2007). Elemente der Immunreaktion, z. B. Zytokine, können u. a. Agitiertheit, motorische Unruhe, Angst, Appetit, Erbrechen, Fieber, Müdigkeit, Schlaf, Schüttelfrost, Schwäche, Sehstörungen, Übelkeit, Verwirrtheit und Wahnvorstellungen auslösen (Montkowski und Schöbitz 1997, Tab. 3); auch Gedächtnis, Konzentration, Sexualverhalten und Schmerzempfinden können beeinträchtigt sein, und sogar Depressionen und Psychosen können entstehen (DeLisi und Crow 1986; Raison et al. 2006). Es wurde eine Variante von Antikörpern entdeckt, die allem Anschein nach sowohl die charakteristischen Beeinträchtigungen von Menschen mit neuropsychisch ausgelöstem Lupus erythematodes erklärt als auch die Neigung zu spezifischen Lern- und/oder Verhaltensanomalien bei deren Kindern (Matussek und Bondy 1986).

Es gibt auch eine Flut von Studien über den Zusammenhang zwischen einer Streptokokkeninfektion und neuropsychiatrischen Autoimmunstörungen bei Kindern und Jugendlichen: PANDAS (Pediatric Autoimmune Neuropsychiatric Disorders Associated with Streptococcal Infection). Zum Beispiel wurden Antikörper gefunden, die über molekulare Tarnung (Mimikry) Kreuzreaktionen mit spezifischen Strukturen im Gehirn zeigen, die für diese Anomalien zentral sind.[23] (Siehe auch Diskussion über „sickness behavior" im Kapitel „Die Vorstellungskraft: Psychoneuroimmunologische Zusammenhänge", Abschnitt „Krankheitsverhalten".) Alles in allem existiert also eine bidirektionale Kommunikation zwischen Gehirn bzw. psychischer Befindlichkeit und Immunabwehr (Chrousos et al. 2006).

Suggestionen zur Immunstärkung am Beispiel HIV

Suggestionen zur Entspannung zeigen eine zuverlässige Wirkung auf die Immunaktivität, insbesondere bei HIV-Erkrankung. Eine Versuchsreihe (Sedgeman 2005; Sedgeman und Sarwari 2006) hat ergeben, dass das kurze psychoedukative Programm: „Health Realization/Innate Health (HR/IH)" HIV-positiven Patienten Hoffnung vermitteln kann und sie schult, auf eigene Widerstandskräfte und psychisches Wohlbefinden zurückzugreifen und diese einzusetzen, um angst- und stressfrei weiterleben zu können.

---

[23] Siehe z. B. (Allen et al. 1995; Capuron et al. 2002a, b, c; Cleeland et al. 2003; Garvey et al. 1998; Garvey et al. 1999; Giedd et al. 2000; Henry et al. 1999; Hirschtritt et al. 2008; Irwin und Miller 2007; Kirvan et al. 2006a, b; Leonard und Swedo 2001; Lougee et al. 2000; Majer et al. 2008; Malemud und Miller 2008; Miller 1998, 2008; Miller et al. 2008; Miller et al. 1999; Miller und Raison 2006; Murphy et al. 2007; Musselman et al. 2001a, b; Nater et al. 2008; Pace et al. 2006; Pace et al. 2007; Perlmutter et al. 1998; Perlmutter et al. 1999; Perrin et al. 2004; Raison et al. 2008; Raison und Miller 2003; Singer et al. 2004; Snider et al. 2004; Snider et al. 2005; Snider und Swedo 2003, 2004; Swedo 1994, 2002; Swedo et al. 2001; Swedo und Grant 2005; Swedo et al. 1998; Swedo et al. 1997; Swedo et al. 2004; Yoshida et al. 2005).

Diese Studie öffnet die Tür für Forschung zur Wirkung der natürlichen Widerstandskraft und psychischer Ressourcen auf das Immunsystem angesichts der entmutigenden Umstände einer lebensbedrohlichen Krankheit. Der nächste Schritt sind Untersuchungen zur Wirkung der HR/IH-Intervention und zu den immunpathologischen Mechanismen der viralen Pathogenese. Verschiebt die Intervention den „viralen Grenzpunkt", indem sie die Immunreaktion verstärken und so den Einsatz von Virostatika hinauszögern kann?

Das im weitesten Sinne vergleichbare 10-wöchige Gruppenprogramm „Kognitiv behaviorales Stressmanagement (Cognitive Behavioral Stress Management, CBSM)" (1,5 h/Sitzung) mit

- Informationsvermittlung (u. a. Bewusstmachung psychosomatischer Zusammenhänge),
- kognitiver Umstrukturierung (Veränderung maladaptiver kognitiver Bewertungen),
- Krankheitsbewältigungsübungen (u. a. Äußern von Ängsten, Emotionsregulation, Entspannung) und
- sozialer Unterstützung (u. a. in Alltag und Partnerschaft)

bewirkt eine Immunstärkung über Veränderungen in der Aktivität des autonomen Nervensystems und der HPA-Achse (Cortisol) (Antoni 2003a, b).[24]

Bei nicht lebensbedrohlichen HIV-Symptomen zeigten Patienten (n = 50), die ein 5-wöchiges aerobes Trainingsprogramm (Atemübungen) – siehe 4:6-Atmung oben – abgeschlossen hatten (n = 25), im Vergleich zu einer Kontrollgruppe (n = 25, Warteliste) eine signifikante Reduktion von Angst/Depression sowie des IgG-Titers von HSV-2 (LaPerriere AR et al. 1990) und einen signifikant höheren Wert der CD4- und CD45RA+CD4+-Zellzahl (LaPerriere A et al. 1991, 1994). Die beobachtete durchschnittliche Erhöhung von ca. 50 Zellen/mm^3 ist sogar mit der positiven Wirkung des AIDS-Medikaments Azidothymidine (AZT) vergleichbar.

Eine weitere Studie mit Patienten ohne lebensbedrohliche AIDS-Symptome (n = 30), die ein 10-wöchiges CBSM-Trainingsprogramm abschlossen, zeigte eine positive Dosis-Wirkung-Korrelation zwischen der Übungsfrequenz zu Hause und der Abnahme des Cortisolspiegels im Speichel vor und nach einer jeweils 45-minütigen Entspannungsübung innerhalb der 1,5-stündigen CBSM-Sitzung während der ersten 3 Wochen des Programms (Cruess et al. 2000).

Bei HIV-negativen (n = 45) und -positiven (n = 74) Männern mit schwerem Verlusterlebnis hatte CBSM (hier im Sinne von „bereavement support group intervention", einmal pro Woche, 10 Wochen lang, jeweils 90 min) einen günstigen Effekt auf die CD4-Zahl, der bis zu 6 Monate andauerte (Goodkin et al. 1998) – siehe auch (Antoni et al. 1991).

Bei 23 HIV-positiven Männern zeigten

- eine positive Einstellung vs. Verzweiflung bei der Diagnosestellung,
- Annahme vs. längere (mindestens 5 Wochen) Verleugnung der Diagnose und
- gute vs. schlechte Zusammenarbeit („compliance") in einem CBSM-Programm

---

[24] Siehe auch (Antoni et al. 2005; Antoni et al. 2008; Berger et al. 2008; Carrico et al. 2006; Carrico et al. 2005a, b; Jones et al. 2007).

langfristig (2 Jahre Follow-up) eine positive bzw. negative Korrelation mit der CD4-Zellzahl sowie eine negative bzw. positive Korrelation mit dem Ausbruch von AIDS und der Mortalität (Ironson et al. 1994) – siehe auch (Nanda Biswas 2007).

Die Forschung zu positivem Denken, positiven Illusionen und positivem Selbstwert zeigt – vermutlich im Zusammenhang mit der Entspannungsreaktion – eine günstige (hemmende) Wirkung auf die Progression der Krankheit (Peseschkian 2004; Taylor 1993; Taylor et al. 2000): signifikante Erhöhung der T-Zellen und eine Reduktion der Angst bei der Nachuntersuchung einen Monat später. In der Tat sind praktisch alle komplementären oder alternativen Behandlungsformen (Complementary and Alternative Medicine, CAM) einschließlich Hypnose hilfreich, Lebensqualität und Prognose der Betroffenen zu verbessern (Duggan et al. 2001).

Vorstellungskraft, Immunabwehr und Hypnose

Sofort eintretende sowie verzögerte Immunreaktionen sind durch Hypnose erreichbar (Bongartz 1990; Zachariae et al. 1989). Nachgewiesen wurde z. B., dass hypnotische Suggestionen Einfluss nicht nur auf Blutdruck, Hauttemperatur und Herzfrequenz, sondern auch auf den peripheren Kreislauf (Black et al. 1963a), das Blutbild[25] und die allergische Soforttypreaktion nehmen können (Bongartz 1996, 1998; Fry et al. 1964); durch Hypnose werden z. B. Plasmacortisol und Leukozyten reduziert (Bongartz 1986); eine Zunahme der natürlichen Killerzellen kann erreicht werden (Fox et al. 1999); deren Abnahme bei Stress kann verhindert werden (Gruzelier et al. 2001a, b); mehr T-Helferzellen und B-Zellen (Rzylla-Smith et al. 1995) und weniger neutrophile Granulozyten (Bongartz 1987) werden produziert; die CD3+- und CD4+-T-Lymphozyten nehmen zu, sodass eine Wiederherstellung der immunologischen Regulation bei akutem Stress erreicht werden kann (Kiecolt-Glaser et al. 2001). Ebenso können natürliche Killerzellen bei Brustkrebs (Frühstadium I, II) (Bakke et al. 2002) und gegen virulente und chronische Herpes-simplex-Viren Typ 2 aktiviert werden (Gruzelier 2002a; Kossak 2004, S. 137). Zur Illustration erwähne ich zwei interessante Experimente (Kossak 2004):

> Nach Ansehen eines Videos über das Immunsystem wurden Kinder instruiert, in Selbsthypnose die Bildung ihrer Immunglobuline im Speichel zu kontrollieren. Dabei erreichten sie eine bedeutende Zunahme von IgA ($p < 0{,}01$) gegenüber einer Gruppe ohne spezifische Suggestion (Olness et al. 1989).
>
> Ein 10-jähriges Kind mit einer Hundehaarallergie erhält unter Hypnose die Suggestion, sich vorzustellen, einen Hund streicheln zu können, ohne dabei allergische Reaktionen zu zeigen. Die Behandlung dauerte ein Jahr. Schon nach 5 Monaten wurden keine relevanten Reaktionen mehr im Allergietest festgestellt (Perloff und Spiegelman 1973). Ähnliche Erfolge wurden erzielt durch Hypnosebehandlungen von Allergien gegen Unkraut, Katzen, Schokolade (Kroger 1964) und Hühner (Clarkson 1937).

---

[25] Zum Beispiel quantitative Veränderungen der Leukozyten, die bei den zellvermittelten Immunreaktionen wirksam sind.

Dass Hypnose zuverlässig gegen Warzen wirkt, ist längst bekannt. Suggestionen unter Hypnose können die unterschiedlichsten immunologischen Reaktionen beeinflussen, z. B. die Mantoux-Reaktion[26] unterdrücken (Black et al. 1963b) und die Dosis-Wirkungs-Kurve der Prausnitz-Küstner-Reaktion[27] verschieben (Black 1963a, b; Smith und McDaniel 1983). Von den insgesamt 59 Studien einer Metaanalyse zur Hypothese, dass psychologische Interventionen (Entspannung, Hypnose, klassische Konditionierung, Sich-emotional-Öffnen, Stressmanagement) die Immunreaktion des Menschen modulieren können, bewährten sich nur Hypnose und klassische Konditionierung – siehe oben – als zuverlässig wirksame Mittel zur Veränderung humoraler (B-Zell-, Th2-)Immunaktivität (Miller und Cohen 2001). Ferner möchte ich noch darauf hinweisen, dass allgemein bei bestimmten Allergien, Asthma, Haut-, Herz-, Hirn- und Kreislauferkrankungen durch Entspannung, positive Suggestion, Hypnose und Selbsthypnose Besserungen erreicht werden können (Kossak 2004).

Suggestionen zielen auf Unterdrückung bzw. Anregung von Immunprozessen, während man sich in tiefer Entspannung (Trance) befindet. Neurobiologische Wirkungswege dürften insbesondere okzipitale Gehirnregionen (Entspannung), den linken präfrontalen Cortex (u. a. Suggestion, willentliche Beeinflussung autonomer Körperfunktionen, „betriebsame Persönlichkeit"/„activated temperament") und das autonome Nervensystem (ANS) betreffen (Gruzelier 1989).

Ausblick: Von der Immunabwehr zur Selbstheilung

Physiologische Erklärungen und Hintergründe der psychogenen Genesung sollten durch psychoneuroimmunologische Forschung zur Feinregulierung bzw. zum „Tuning" des autonomen Neuroendokrino-Immunsystems ergänzt werden. Der Genesung bringende Suggestionsprozess kann im Rahmen der Hypnose als eine Art Verkörperung von bewussten und unbewussten Vorstellungen gedacht werden, so wie auch im umgekehrten Fall bei Tod durch Vorstellungskraft (vgl. (Lex 1974)). Hypnose funktioniert hier als eine Art Informationsverstärker für das Geist-Gehirn (vgl. (Peseschkian 2004; Taylor 1993; Taylor und Gollwitzer 1995; Taylor et al. 2000). Dies wird u. a. durch die jahrtausendelange Geschichte der Hypnose – wie die des psychogenen Todes (Schmid 2009) – und die Fülle an wissenschaftlicher Literatur aus der Neuzeit belegt.

Es gibt keine psychogene Heilung (und keinen psychogenen Tod) ohne begleitendes physiologisches Korrelat. Ob das Körper-Geist-Korrelat im Sinne von Dualität, Polarität, Parallelität, Spiegelung, Zweieinigkeit („biunity") oder einem anderen Symbol für

---

[26] Der Mantoux-Skin-Test, auch „Mantoux Screening Test", „Tuberculin Sensitivity Test", „Pirquet Test" oder „PPD(Purified Protein Derivative)-Test" dient der Diagnose von Tuberkulose.
[27] Der Prausnitz-Küstner-Versuch oder die Prausnitz-Küstner-Reaktion stellt einen Test auf eine Allergie vom Soforttyp dar (Göring 2007).

das Gegensatzpaar Körper/Geist definiert wird, kommt auf das jeweilige philosophische Weltbild an – siehe (Schmid 2009, S. 176–188). Vielleicht ist die humanmedizinische Realität letztlich eine Art *Vexierbild*,[28] das in (mindestens) zwei Varianten gedeutet werden kann: Die eine Variante ist das Bild des Körpers, die andere das des Geistes. Egal, wie wir diese scheinbaren Gegensätze aufzufassen versuchen, besteht jeder Mensch aus beidem: *Körper und Geist*.

Für die physische Seite der Medaille Mensch gibt es eine Fülle empirischer Studien, die die Rolle der Vorstellungskraft bei der Auslösung körperlicher Prozesse belegen: einerseits (schädlich) bei Stress, Nocebo oder Tod und andererseits (kurativ) bei Entspannung, Placebo oder Heilung. In diesem Kapitel habe ich das Gewicht vor allem auf psychoneuroimmunologische Stress- und Entspannungsmechanismen gelegt, da diese in letzter Zeit rege beforscht werden und am ehesten über eine eindeutige Kausalkette vom psychischen Auslöser bis hin zur körperlichen Heilung (bzw. zum physischen Tod) zu verfolgen sind. Die kurativen Aspekte eines positiven Zusammenspiels von Entspannung, Lösungsorientierung, Stressreduktion, Hoffnung, Tatkraft, Sinn und Beziehung auf persönlicher wie kultureller Ebene stärken die Selbstheilungskräfte und können sie nachgerade induzieren.

Literatur

Ader R (Hrsg) (1981) Psychoneuroimmunology. Academic, New York
Ader R (1985) Behaviorally conditioned modulation of immunity. In: Guillemin R, Cohn M, Melnechuk T (Hrsg) Neural modulation of immunity. Raven Press, New York, S 55–69
Ader R, Cohen N (1975) Behaviorally conditioned immunosuppression. Psychosom Med 37(4):333–340
Ader R, Cohen N (1981) Conditional immunopharmacology response. In: Ader R (Hrsg) Psychoneuroimmunology. Academic Press, New York
Alexander CN, Langer EJ, Newman RI, Chandler HM, Davies JL (1989) Transcendental meditation, mindfulness, and longevity: an experimental study with the elderly. J Pers Soc Psychol 57(6):950–964
Allen AJ, Leonard HL, Swedo SE (1995) Case study: a new infection-triggered, autoimmune subtype of pediatric OCD and Tourette's syndrome. J Am Acad Child Adolesc Psychiatry 34(3):307–311

---

[28] Vexierbilder – auch „doppeldeutige Figuren" und manchmal auch „Kippfiguren" genannt – sind Bilder, die je nach physikalischer Blickrichtung ein anderes Bild zeigen (z. B. Lamellenbilder) oder je nach psychologischer Betrachtungsweise unterschiedlich wahrgenommen bzw. aufgefasst werden können: z. B. alte Frau oder junge Frau? Ente oder Hase? Es geht dabei um ambivalente visuelle Reize, die von Menschen auf zwei unterschiedliche Arten interpretiert werden können. Das englische Original war wohl „ambiguous figures" oder „ambiguous patterns" oder „plane anamorphs". Das zugrunde liegende neuropsychologische Phänomen heißt auf Englisch: „optical rivalry".

Antoni MH (2003a) Stress management and psychoneuroimmunology in HIV infection. CNS Spectr 8(1):40–51

Antoni MH (2003b) Stress management effects on psychological, endocrinological, and immune functioning in men with HIV infection: empirical support for a psychoneuroimmunological model. Stress 6(3):173–188

Antoni MH, Baggett L, Ironson G, LaPerriere A, August S, Klimas N, Schneiderman N, Fletcher MA (1991) Cognitive-behavioral stress management intervention buffers distress responses and immunologic changes following notification of HIV-1 seropositivity. J Consult Clin Psychol 59(6):906–915

Antoni MH, Cruess DG, Klimas N, Carrico AW, Maher K, Cruess S, Lechner SC, Kumar M, Lutgendorf S, Ironson G, Fletcher MA, Schneiderman N (2005) Increases in a marker of immune system reconstitution are predated by decreases in 24-h urinary cortisol output and depressed mood during a 10-week stress management intervention in symptomatic HIV-infected men. J Psychosom Res 58(1):3–13

Antoni MH, Pereira DB, Marion I, Ennis N, Andrasik MP, Rose R, McCalla J, Simon T, Fletcher MA, Lucci J, Efantis-Potter J, O'Sullivan MJ (2008) Stress management effects on perceived stress and cervical neoplasia in low-income HIV-infected women. J Psychosom Res 65(4):389–401

Bakke AC, Purtzer MZ, Newton P (2002) The effect of hypnotic-guided imagery on psychological well-being and immune function in patients with prior breast cancer. J Psychosom Res 53(6):1131–1137

Bastian HG (2004) Singing boosts immune system. J Behav Med – zitiert in https://www.abc.net.au/news/2004-01-19/scientists-say-singing-boosts-immune-system/121668?utm_campaign=abc_news_web&utm_content=link&utm_medium=content_shared&utm_source=abc_news_web – zugegriffen am 30.04.2025

Beary JF, Benson H (1974) A simple psychophysiologic technique which elicits the hypometabolic changes of the relaxation response. Psychosom Med 36(2):115–120

Bekelman DB, Dy SM, Becker DM, Wittstein IS, Hendricks DE, Yamashita TE, Gottlieb SH (2007) Spiritual well-being and depression in patients with heart failure. J Gen Intern Med 22(4):470–477

Benson H, Alexander S, Feldman CL (1975) Decreased premature ventricular contractions through use of the relaxation response in patients with stable ischaemic heart-disease. Lancet 2(7931):380–382

Benson H, Beary JF, Carol MP (1974) The relaxation response. Psychiatry 37(1):37–46

Benson H, Greenwood MM, Klemchuk H (1975) The relaxation response: psychophysiologic aspects and clinical applications. Int J Psychiatry Med 6(1–2):87–98

Berger S, Schad T, von Wyl V, Ehlert U, Zellweger C, Furrer H, Regli D, Vernazza P, Ledergerber B, Battegay M, Weber R, Gaab J (2008) Effects of cognitive behavioral stress management on HIV-1 RNA, CD4 cell counts and psychosocial parameters of HIV-infected persons. AIDS 22(6):767–775

Bergmann JF, Chassany O, Gandiol J, Deblois P, Kanis JA, Segrestaa JM, Caulin C, Dahan R (1994) A randomised clinical trial of the effect of informed consent on the analgesic activity of placebo and naproxen in cancer pain. Clin Trials Metaanal 29(1):41–47

Bernardi L, Porta C, Spicuzza L, Sleight P (2005) Cardiorespiratory interactions to external stimuli. Arch Ital Biol 143(3–4):215–221

Bernardi L, Sleight P, Bandinelli G, Cencetti S, Fattorini L, Wdowczyc-Szulc J, Lagi A (2001) Effect of rosary prayer and yoga mantras on autonomic cardiovascular rhythms: comparative study. BMJ 323:1446–1449

Bittman B, Berk L, Shannon M, Sharaf M, Westengard J, Guegler KJ, Ruff DW (2005) Recreational music-making modulates the human stress response: a preliminary individualized gene expression strategy. Med Sci Monit 11(2):BR31–40

Black S (1963a) Inhibition of immediate-type hypersensitivity response by direct suggestion under hypnosis. Br Med J 1(5335):925–929

Black S (1963b) Shift in dose-response curve of Prausnitz-Kustner reaction by direct suggestion under hypnosis. Br Med J 1(5336):990–992

Black S , Edholm OG, Fox RH, Kidd DJ (1963A) The effect of suggestion under hypnosis on the peripheral circulation in man. Clin Sci 25:223–230

Black S, Humphrey JH, Niven JS (1963B) Inhibition of Mantoux reaction by direct suggestion under hypnosis. Br Med J 1(5346):1649–1652

Bongartz W (1986) Abnahme von Plasmacorisol und weißen Blutzellen nach Hypnose. Experimentelle und klinische Hypnose 1(2):101–107

Bongartz W (1987) Messung der verminderten Granulozytenzahl nach Hypnose mit dem Chemiluminiszenzverfahren. Experimentelle und Klinische Hypnose 3(2):101–107

Bongartz W (1990) Hypnose und immunologische Funktionen. In: Klinische Hypnose (Hrsg) Revenstorf D. Springer, Berlin, S 116–136

Bongartz W (1996) Der Einfluss von Hypnose und Stress auf das Blutbild. Lang, Frankfurt

Bongartz W (1998) Beeinflussung der Haftfähigkeit (Adhärenz) von weißen Blutzellen (Granulozyten) durch Hypnose und Stress. Hypnose und Cognition 15(1+2):33–41

Booth RJ, Petrie KJ, Brook RJ (1995) Conditioning allergic skin responses in humans: a controlled trial. Psychosom Med 57(5):492–495

Buske-Kirschbaum A, Hellhammer D (1997) Klassische Konditionierung von Immunfunktionen. In: Schulz K-H, Kugler J, Schedlowski M (Hrsg) Psychoneuroimmunologie: Ein interdisziplinäres Forschungsfeld. Huber, Bern-Göttingen-Toronto-Seattle, S 105–122

Cadet P, Rasmussen M, Zhu W, Tonnesen E, Mantione KJ, Stefano GB (2004) Endogenous morphinergic signaling and tumor growth. Front Biosci 9:3176–3186

Capuron L, Gumnick JF, Musselman DL, Lawson DH, Reemsnyder A, Nemeroff CB, Miller AH (2002a) Neurobehavioral effects of interferon-alpha in cancer patients: phenomenology and paroxetine responsiveness of symptom dimensions. Neuropsychopharmacology 26(5):643–652

Capuron L, Hauser P, Hinze-Selch D, Miller AH, Neveu PJ (2002b) Treatment of cytokine-induced depression. Brain Behav Immun 16(5):575–580

Capuron L, Ravaud A, Neveu PJ, Miller AH, Maes M, Dantzer R (2002c) Association between decreased serum tryptophan concentrations and depressive symptoms in cancer patients undergoing cytokine therapy. Mol Psychiatry 7(5):468–473

Carrico AW, Antoni MH, Duran RE, Ironson G, Penedo F, Fletcher MA, Klimas N, Schneiderman N (2006) Reductions in depressed mood and denial coping during cognitive behavioral stress management with HIV-positive gay men treated with HAART. Ann Behav Med 31(2):155–164

Carrico AW, Antoni MH, Pereira DB, Fletcher MA, Klimas N, Lechner SC, Schneiderman N (2005a) Cognitive behavioral stress management effects on mood, social support, and a marker of antiviral immunity are maintained up to 1 year in HIV-infected gay men. Int J Behav Med 12(4):218–226

Carrico AW, Antoni MH, Weaver KE, Lechner SC, Schneiderman N (2005b) Cognitive-behavioural stress management with HIV-positive homosexual men: mechanisms of sustained reductions in depressive symptoms. Chronic Illn 1(3):207–215

Carrington P, Collings GH, Jr., Benson H, Robinson H, Wood LW, Lehrer PM, Woolfolk RL, Cole JW (1980) The use of meditation – relaxation techniques for the management of stress in a working population. J Occup Med 22(4):221–231

Cathomas F, Lin HY, Chan KL, Li L, Parise LF, Alvarez J, Durand-de Cuttoli R, Aubry AV, Muhareb S, Desland F, Shimo Y, Ramakrishnan A, Estill M, Ferrer-Perez C, Parise EM, Wilk CM, Kaster MP, Wang J, Sowa A, Janssen WG, Costi S, Rahman A, Fernandez N, Campbell M, Swirski FK, Nestler EJ, Shen L, Merad M, Murrough JW Russo SJ (2024) Circulating myeloid-derived MMP8 in stress susceptibility and depression. Nature 626(8001):1108-1115

Chrousos GP, Kaltsas GA, Mastorakos G (Hrsg) (2006) Neuroendocrine and immune crosstalk. Blackwell, Boston, Massachusetts

Clarkson AK (1937) A nervous factor in juvenile asthma. BMJ 2:845

Cleeland CS, Bennett GJ, Dantzer R, Dougherty PM, Dunn AJ, Meyers CA, Miller AH, Payne R, Reuben JM, Wang XS, Lee BN (2003) Are the symptoms of cancer and cancer treatment due to a shared biologic mechanism? A cytokine-immunologic model of cancer symptoms. Cancer 97(11):2919–2925

Cohen JJ, Fairchild SS (1979) Thymic control of proliferation of T cell precursors in bone marrow. Proc Natl Acad Sci USA 76(12):6587–6590

Cruess DG, Antoni MH, Kumar M, Schneiderman N (2000) Reductions in salivary cortisol are associated with mood improvement during relaxation training among HIV-seropositive men. J Behav Med 23(2):107–122

Cohen F, Kearney KA, Zegans LS, Kemeny ME, Neuhaus JM, Stites DP (1999) Differential immune system changes with acute and persistent stress for optimists vs pessimists. Brain Behav Immun 13(2):155–174

Csermely P, Korcsmaros T, Sulyok K (Hrsg) (2007) Stress responses in biology and medicine: Stress of life in molecules, cells, organisms, and psychosocial communities (Bd 1113). Blackwell, Boston, Massachusetts

Cunningham C, Brown S, Kaski JC (2000) Effects of transcendental meditation on symptoms and electrocardiographic changes in patients with cardiac syndrome X. Am J Cardiol 85:653–655

Cvetkovic-Lopes V, Bayer L, Dorsaz S, Maret S, Pradervand S, Dauvilliers Y, Lecendreux M, Lammers GJ, Donjacour CE, Du Pasquier RA, Pfister C, Petit B, Hor H, Muhlethaler M, Tafti M (2010) Elevated Tribbles homolog 2-specific antibody levels in narcolepsy patients. J Clin Invest 120(3):713–719

de Oliveira GE, Krause R (1989) Do small children react emotionally to affective mimic stimuli? Acta Paedopsychiatr 52(1):26–35

DeLisi LE, Crow TJ (1986) Is schizophrenia a viral or immunologic disorder? Psychiatr Clin North Am 9(1):115–132

Dolbier CL, Cocke RR, Leiferman JA, Steinhardt MA, Schapiro SJ, Nehete PN, Perlman JE, Sastry J (2001) Differences in functional immune responses of high vs. low hardy healthy individuals. J Behav Med 24(3):219–229

Duggan J, Peterson WS, Schultz M, Khude S, Charkaborty J (2001) Use of complementary and alternative therapies in HIV-infected patients. AIDS Patient Care STDS 15(3):159–167

Eckberg DL (2000) Physiological basis for human autonomic rhythms. Ann Med 32(5):341–349

Edwards KM, Burns VE, Ring C, Carroll D (2006) Individual differences in the interleukin-6 response to maximal and submaximal exercise tasks. J Sports Sci 24(8):855–862

Ekman P, Friesen WV, O'Sullivan M, Chan A, Diacoyanni-Tarlatzis I, Heider K, Krause R, LeCompte WA, Pitcairn T, Ricci-Bitti PE et al. (1987) Universals and cultural differences in the judgments of facial expressions of emotion. J Pers Soc Psychol 53(4):712–717

Elias AN, Wilson AF (1995) Serum hormonal concentrations following transcendental meditation – potential role of gamma aminobutyric acid. Med Hypotheses 44:287–291

Engel K (1977) Psychosocial rehabilitation of children with chronic kidney failure. Prax Kinderpsychol Kinderpsychiatr 26(3):110–111

Esch T, Stefano GB (2005a) Love promotes health. Neuro Endocrinol Lett 26(3):264–267

Esch T, Stefano GB (2005b) The neurobiology of love. Neuro Endocrinol Lett 26(3):175–192

Esch T, Stefano GB, Fricchione GL, Benson H (2002a) An overview of stress and its impact in immunological diseases. Mod Asp Immunobiol, 2:187–192

Esch T, Fricchione GL, Stefano GB (2003) The therapeutic use of the relaxation response in stress-related diseases. Med Sci Monit 9(2):RA23–34

Eppley KR, Abrams AJ, Shear J (1989) Differential effects of relaxation techniques on trait anxiety: a meta-analysis. J Clin Psychol 45:957–974

Esch T, Stefano GB, Fricchione GL, Benson H (2002b) Stress in cardiovascular diseases. Med Sci Monit, 8(5):RA93–RA101

Esch T, Stefano GB, Fricchione GL, Benson H (2002c) Stress-related diseases – a potential role for nitric oxide. Med Sci Monit, 8(6):RA103–118

Evans DL, Leserman J, Pedersen CA, Golden RN, Lewis MH, Folds JA, Ozer H (1989) Immune correlates of stress and depression. Psychopharmacol Bull, 25(3):319–324

Exton MS, Schult M, Donath S, Strubel T, Nagel E, Westermann J, Schedlowski M (1998) Behavioral conditioning prolongs heart allograft survival in rats. Transplant Proc, 30(5):2033

Exton MS, Elfers A, Jeong WY, Bull DF, Westermann J, Schedlowski M (2000a) Conditioned suppression of contact sensitivity is independent of sympathetic splenic innervation. Am J Physiol Regul Integr Comp Physiol, 279(4):R1310–1315

Exton MS, von Auer AK, Buske-Kirschbaum A, Stockhorst U, Gobel U, Schedlowski M (2000b) Pavlovian conditioning of immune function: animal investigation and the challenge of human application. Behav Brain Res, 110(1–2):129–141

Exton MS, von Horsten S, Strubel T, Donath S, Schedlowski M, Westermann J (2000c) Conditioned alterations of specific blood leukocyte subsets are reconditionable. Neuroimmunomodulation 7(2):106–114

Fortuyn HA, Lappenschaar MA, Furer JW, Hodiamont PP, Rijnders CA, Renier WO, Buitelaar JK, Overeem S (2010) Anxiety and mood disorders in narcolepsy: a case-control study. Gen Hosp Psychiatry, 32(1):49–56

Fox BH (1995) The role of psychological factors in cancer incidence and prognosis. Oncology (Williston Park), 9(3):245–253; discussion 253–246

Fox PA, Henderson DC, Barton SE, Champion AJ, Rollin MS, Catala J, McCormack SM, Gruzelier J (1999) Immunological markers of frequently recurrent genital herpes simplex virus and their response to hypnotherapy: a pilot study. Int J STD AIDS 10(11):730–734

Freed S (1989) Acupuncture as therapy of traumatic affective disorders and of phantom limb pain syndrome. Acupunct Electrother Res 14(2):121–129

Frei A (2021) Neuer Therapie-Ansatz macht Long-Covid-Betroffenen Hoffnung. Tagesanzeiger (10.03.)

Fricchione G, Stefano GB (2005) Placebo neural systems: nitric oxide, morphine and the dopamine brain reward and motivation circuitries. Med Sci Monit 11(5):MS54–65

Fricchione GL, Bilfinger TV, Hartman A, Liu Y, Stefano GB (1996) Neuroimmunologic implications in coronary artery disease. Adv Neuroimmunol 6(2):131–142

Frischenschlager O (2008) Das Affektgeschehen als Schaltstelle zwischen psychischer und psychosomatischer Symptomatik. Psychotherapie Forum 16(1):31–38

Frontiers Editorial Office (2021) Retraction: Mechanisms contributing to the generation of Mayer waves. Front Neurosci 15:793064

Fry L, Mason AA, Pearson RS (1964) Effect of hypnosis on allergic skin responses in asthma and hay-fever. Br Med J 1(5391):1145–1148

Garvey MA, Giedd J, Swedo SE (1998) PANDAS: the search for environmental triggers of pediatric neuropsychiatric disorders. Lessons from rheumatic fever. J Child Neurol 13(9):413–423

Garvey MA, Perlmutter SJ, Allen AJ, Hamburger S, Lougee L, Leonard HL, Witowski ME, Dubbert B, Swedo SE (1999) A pilot study of penicillin prophylaxis for neuropsychiatric exacerbations triggered by streptococcal infections. Biol Psychiatry 45(12):1564–1571

Gauci M, Husband AJ, Saxarra H, King MG (1994) Pavlovian conditioning of nasal tryptase release in human subjects with allergic rhinitis. Physiol Behav 55(5):823–825

Ghali GZ, Zaki Ghali MG, Ghali EZ (2020) Spinal genesis of Mayer waves. Neural Regen Res 15(10):1821–1830

Ghali GZ, Zaki Ghali MG, Ghali EZ (2022) Retraction: Spinal genesis of Mayer waves. Neural Regen Res 17(5):947

Ghali MGZ, Ghali GZ (2020) Mechanisms contributing to the generation of Mayer waves. Front Neurosci 14:395

Giedd JN, Rapoport JL, Garvey MA, Perlmutter S, Swedo SE (2000) MRI assessment of children with obsessive-compulsive disorder or tics associated with streptococcal infection. Am J Psychiatry 157(2):281–283

Goodkin K, Feaster DJ, Asthana D, Blaney NT, Kumar M, Baldewicz T, Tuttle RS, Maher KJ, Baum MK, Shapshak P, Fletcher MA (1998) A bereavement support group intervention is longitudinally associated with salutary effects on the CD4 cell count and number of physician visits. Clin Diagn Lab Immunol, 5(3):382–391

Gorczynski RM, Kennedy M (1987) Behavioral trait associated with conditioned immunity. Brain Behav Immun 1(1):72–80

Göring H-D (2007) Die passive Übertragung der Soforttyp-Allergie im Selbstversuch durch Carl Prausnitz und Heinz Küstner – ein Meilenstein in der Allergieforschung. Akt Dermatol 33:87–91

Goyeche JR, Abo Y, Ikemi Y (1982) Asthma: the yoga perspective. Part II: Yoga therapy in the treatment of asthma. J Asthma 19(3):189–201

Graham J, Ramirez A, Love S, Richards M, Burgess C (2002) Stressful life experiences and risk of relapse of breast cancer: observational cohort study. BMJ 324(7351):1420

Gruzelier J, Smith F, Nagy A, Henderson D (2001) Cellular and humoral immunity, mood and exam stress: the influences of self-hypnosis and personality predictors. Int J Psychophysiol 42(1):55–71

Gruzelier JH (1989) Lateralisation and central mechanisms in clinical psychophysiology. In: Turpin G (Hrsg) Handbook of clinical psychophysiology. Wiley, Chichester, S 135–174

Gruzelier JH (2002a) A review of the impact of hypnosis, relaxation, guided imagery and individual differences on aspects of immunity and health. Stress 5(2):147–163

Gruzelier JH (2002b) The role of psychological intervention in modulating aspects of immune function in relation to health and well-being. Int Rev Neurobiol 52:383–417

Gruzelier JH, Levy J, Williams JD, Henderson D (2001) Self-hypnosis and exam stress: comparing immune and relaxation-related imagery for influences on immunity, health and mood. Contemporary Hypnosis 18(2):97–110

Hansen K, Fehm H-L, Born J (1997) Schlaf und Immunfunktion. In: Schulz K-H, Kugler J, Schedlowski M (Hrsg) Psychoneuroimmunologie: Ein interdisziplinäres Forschungsfeld (S 181–197). Huber, Bern

Henry MC, Perlmutter SJ, Swedo SE (1999) Anorexia, OCD, and streptococcus. J Am Acad Child Adolesc Psychiatry 38(3):228–229

Hirschtritt ME, Hammond CJ, Luckenbaugh D, Buhle J, Thurm AE, Casey BJ, Swedo SE (2008) Executive and attention functioning among children in the PANDAS subgroup. Child Neuropsychol 15(2):179–194

Hoglund CO, Axen J, Kemi C, Jernelov S, Grunewald J, Muller-Suur C, Smith Y, Gronneberg R, Eklund A, Stierna P, Lekander M (2006) Changes in immune regulation in response to examination stress in atopic and healthy individuals. Clin Exp Allergy, 36(8):982–992

Ikemi A, Tomita S, Kuroda M, Hayashida Y, Ikemi Y (1986) Self-regulation method: psychological, physiological and clinical considerations. An overview. Psychother Psychosom 46(4):184–195

Ironson G, Friedman A, Klimas N, Antoni M, Fletcher MA, Laperriere A, Simoneau J, Schneiderman N (1994) Distress, denial, and low adherence to behavioral interventions predict faster disease progression in gay men infected with human immunodeficiency virus. Int J Behav Med 1(1):90–105

Irwin M, Pike J, Oxman M (2004) Shingles immunity and health functioning in the elderly: Tai Chi Chih as a behavioral treatment. Evid Based Complement Alternat Med 1(3):223–232

Irwin MR, Miller AH (2007) Depressive disorders and immunity: 20 years of progress and discovery. Brain Behav Immun 21(4):374–383

Jacobs GD (2001) The physiology of mind-body interactions: the stress response and the relaxation response. J Altern Complement Med 7(Suppl 1):S83-92

Jacobs GD, Benson H, Friedman R (1996) Topographic EEG mapping of the relaxation response. Biofeedback Self Regul 21(2):121–129

Janakiramaiah N, Gangadhar BN, Naga Venkatesha Murthy PJ, Harish MG, Subbakrishna DK, Vedamurthachar A (2000) Antidepressant efficacy of Sudarshan Kriya Yoga (SKY) in melancholia: a randomized comparison with electroconvulsive therapy (ECT) and imipramine. J Affect Disord 57(1–3):255–259

Jemmott JB 3rd, Locke SE (1984) Psychosocial factors, immunologic mediation, and human susceptibility to infectious diseases: how much do we know? Psychol Bull 95(1):78–108

Jerath R, Barnes VA (2009) Augmentation of mind-body therapy and role of deep slow breathing. J Complement Integr Med 6(1):1–7

Jones DL, McPherson-Baker S, Lydston D, Camille J, Brondolo E, Tobin JN, Weiss SM (2007) Efficacy of a group medication adherence intervention among HIV positive women: the SMART/EST Women's Project. AIDS Behav 11(1):79–86

Julien C (2006) The enigma of Mayer waves: Facts and models. Cardiovasc Res 70(1):12–21

Julien C (2020) An update on the enigma of Mayer waves. Cardiovasc Res 116(14):e210–e211

Kabat-Zinn J, Massion AO, Kristeller J, Peterson LG, Fletcher KE, Pbert L, Lenderking WR, Santorelli SF (1992) Effectiveness of a meditation-based stress reduction program in the treatment of anxiety disorders. Am J Psychiatry 149(7):936–943

Katz JL, Weiner H, Gallagher TF, Hellman L (1977) Stress, distress, and ego defenses: Psychoendocrine response to impending breast tumor biopsy. In: Monat A, Lazarus RS (Hrsg) Stress and coping: An anthology. Columbia University Press, New York

Kern A, Kramm C, Witt CM, Barth J (2020) The influence of personality traits on the placebo/nocebo response: A systematic review. J Psychosom Res 128:109866

Kiecolt-Glaser JK, Garner W, Speicher C, Penn GM, Holliday J, Glaser R (1984) Psychosocial modifiers of immunocompetence in medical students. Psychosom Med 46(1):7–14

Kiecolt-Glaser JK, Marucha PT, Atkinson C, Glaser R (2001) Hypnosis as a modulator of cellular immune dysregulation during acute stress. J Consult Clin Psychol 69(4):674–682

Kimata H (2003) Listening to Mozart reduces allergic skin wheal responses and in vitro allergen-specific IgE production in atopic dermatitis patients with latex allergy. Behav Med 29(1):15–19

Kirvan CA, Swedo SE, Kurahara D, Cunningham MW (2006a) Streptococcal mimicry and antibody-mediated cell signaling in the pathogenesis of Sydenham's chorea. Autoimmunity 39(1):21–29

Kirvan CA, Swedo SE, Snider LA, Cunningham MW (2006b) Antibody-mediated neuronal cell signaling in behavior and movement disorders. J Neuroimmunol 179(1–2):173–179

Kossak H-C (2004) Hypnose. Lehrbuch für Psychotherapeuten und Ärzte. Beltz, Weinheim

Krause R (2003) Emotion als Mittler zwischen Individuum und Umwelt. In: Adler RH, Herrmann JM, Köhle K, Langewitz W, Schonecke OW, Uexküll T, v, Wesiak W (Hrsg) Psychosomatische Medizin 6 Aufl. Urban & Fischer, München, S 207–278

Kroger WS (1964) Current status of hypnosis in allergy. Ann Allergy 22:1–23

Kusnecov A, King MG, Husband AJ (1989) Immunomodulation by behavioural conditioning. Biol Psychol 28(1):25–39

Kutz I, Borysenko JZ, Benson H (1985) Meditation and psychotherapy: A rationale for the integration of dynamic psychotherapy, the relaxation response, and mindfulness meditation. Am J Psychiatry 142(1):1–8

Langley P, Fonseca J, Iphofen R (2006) Psychoneuroimmunology and health from a nursing perspective. Br J Nurs, 15(20):1126–1129

LaPerriere A, Fletcher MA, Antoni MH, Klimas NG, Ironson G, Schneiderman N (1991) Aerobic exercise training in an AIDS risk group. Int J Sports Med 12 Suppl 1:S53–57

LaPerriere A, Ironson G, Antoni MH, Schneiderman N, Klimas N, Fletcher MA (1994) Exercise and psychoneuroimmunology. Med Sci Sports Exerc 26(2):182–190

LaPerriere AR, Antoni MH, Schneiderman N, Ironson G, Klimas N, Caralis P, Fletcher MA (1990) Exercise intervention attenuates emotional distress and natural killer cell decrements following notification of positive serologic status for HIV-1. Biofeedback Self Regul 15(3):229–242

Lazar SW, Bush G, Gollub RL, Fricchione GL, Khalsa G, Benson H (2000) Functional brain mapping of the relaxation response and meditation. Neuroreport 11(7):1581–1585

Leonard HL, Swedo SE (2001) Paediatric autoimmune neuropsychiatric disorders associated with streptococcal infection (PANDAS). Int J Neuropsychopharmacol 4(2):191–198

Lester D (1999) Zen and happiness. Psychol Rep 84:650

Levy AJ, Bauer VK, Cutler NL, Sack RL (1998) Melatonin treatment of winter depression: a pilot study. Psychiatry Res 77:57–61

Lex BW (1974) Voodoo death: New thoughts on an old explanation. American Anthropologist New Series 76(4):818–823

Linden W (1994) Autogenic training, a narrative and quantitative review of clinical outcome. Biofeedback Self Regul 19:227–264

Locke SE, Heisel JS (1977) The influence of stress and emotions on the human immune response. Biofeedback Self Regul 22:320

Lougee L, Perlmutter SJ, Nicolson R, Garvey MA, Swedo SE (2000) Psychiatric disorders in first-degree relatives of children with pediatric autoimmune neuropsychiatric disorders associated with streptococcal infections (PANDAS). J Am Acad Child Adolesc Psychiatry 39(9):1120–1126

Lutz A, Greischar LL, Rawlings NB, Ricard M, Davidson RJ (2004) Long-term meditators self-induce high-amplitude gamma synchrony during mental practice. PNAS 101(46):16369–16373

Majer M, Welberg LA, Capuron L, Pagnoni G, Raison CL, Miller AH (2008) IFN-alpha-induced motor slowing is associated with increased depression and fatigue in patients with chronic hepatitis C. Brain Behav Immun, 22(6):870–880

Makker R, Mehta Y, Trehan N, Bapna R (2006) Therapeutic application of inhaled nitric oxide in adult cardiac surgical patients. Indian Heart J 58(6):432–436

Malatesta CZ, Haviland JM (1982) Learning display rules: the socialization of emotion expression in infancy. Child Dev 53(4):991–1003

Malemud CJ, Miller AH (2008) Pro-inflammatory cytokine-induced SAPK/MAPK and JAK/STAT in rheumatoid arthritis and the new anti-depression drugs. Expert Opin Ther Targets 12(2):171–183

Matussek N, Bondy B (1986) Ethnic differences in reactions to drugs and xenobiotics. Receptor and binding proteins in endogenous psychoses. Prog Clin Biol Res 214:357–365

Mayr B, Mayr A (1998) Interactions between the immune system and the psyche. Tierarztl Prax Ausg K Kleintiere Heimtiere 26(4):230–235

Milgrom LR (2004) Patient-Practitioner-Remedy (PPR) Entanglement, Part 7: a gyroscopic metaphor for the vital force and its use to illustrate some of the empirical laws of homeopathy. Forsch Komplementarmed Klass Naturheilkd 11(4):212–223

Miller AH (1998) Neuroendocrine and immune system interactions in stress and depression. Psychiatr Clin North Am 21(2):443–463

Miller AH (2008) Mechanisms of cytokine-induced behavioral changes: Psychoneuroimmunology at the translational interface. Brain Behav Immun 23(2):149–158

Miller AH, Ancoli-Israel S, Bower JE, Capuron L, Irwin MR (2008) Neuroendocrine-immune mechanisms of behavioral comorbidities in patients with cancer. J Clin Oncol 26(6):971–982

Miller NE (1969) Learning of visceral and glandular responses. Science 163:434–445

Miller AH, Raison CL (2006) Cytokines, p38 MAP kinase and the pathophysiology of depression. Neuropsychopharmacology 31(10):2089–2090

Miller GE, Cohen S (2001) Psychological interventions and the immune system: a meta-analytic review and critique. Health Psychol 20(1):47–63

Miller JJ, Fletcher K, Kabat-Zinn J (1995) Three-year follow-up and clinical implications of a mindfulness meditation-based stress reduction intervention in the treatment of anxiety disorders. Gen Hosp Psychiatry 17:192–200

Miller AH, Pariante CM, Pearce BD (1999) Effects of cytokines on glucocorticoid receptor expression and function. Glucocorticoid resistance and relevance to depression. Adv Exp Med Biol 461:107–116

Mills PJ, Schneider RH, Hill D, Walton KG, Wallace RK (1990) Beta-adrenergic receptor sensitivity in subjects practicing transcendental meditation. J Psychosom Res 34(1):29–33

Montkowski A, Schöbitz B (1997) Verhaltenseffekte von Interleukin-1. In: Schulz K-H, Kugler J, Schedlowski M (Hrsg) Psychoneuroimmunologie: Ein interdisziplinäres Forschungsfeld. Huber, Bern-Göttingen-Toronto-Seattle, S 173–180

Mulak A, Bonaz B (2004) Irritable bowel syndrome: a model of the brain-gut interactions. Med Sci Monit, 10(4):RA52–RA62

Murphy KM, Travers P, Walport M (2008) Janeway's immunobiology (7 Aufl). Garland Science, New York

Murphy TK, Snider LA, Mutch PJ, Harden E, Zaytoun A, Edge PJ, Storch EA, Yang MC, Mann G, Goodman WK, Swedo SE (2007) Relationship of movements and behaviors to Group A Streptococcus infections in elementary school children. Biol Psychiatry 61(3):279–284

Muscatell KA (2021) Social psychoneuroimmunology: Understanding bidirectional links between social experiences and the immune system. Brain Behav Immun Mar:93:1–3 https://doi.org/10.1016/j.bbi.2020.12.023

Musselman DL, Lawson DH, Gumnick JF, Manatunga AK, Penna S, Goodkin RS, Greiner K, Nemeroff CB, Miller AH (2001a) Paroxetine for the prevention of depression induced by high-dose interferon alfa. N Engl J Med 344(13):961–966

Musselman DL, Miller AH, Porter MR, Manatunga A, Gao F, Penna S, Pearce BD, Landry J, Glover S, McDaniel JS, Nemeroff CB (2001b) Higher than normal plasma interleukin-6 concentrations in cancer patients with depression: preliminary findings. Am J Psychiatry, 158(8):1252–1257

Nagakawa T, Ikemi Y (1982) A new model of integrating occidental and oriental approaches. J Psychosom Res 26(1):57–62

Nanda Biswas U (2007) Promoting health and well-being in lives of people living with HIV and AIDS. Psychology Developing Societies 19(2):215–247

Nater UM, Youngblood LS, Jones JF, Unger ER, Miller AH, Reeves WC, Heim C (2008) Alterations in diurnal salivary cortisol rhythm in a population-based sample of cases with chronic fatigue syndrome. Psychosom Med 70(3):298–305

Neuenschwander M (2001) Die Bedeutung von personalen Ressourcen, sozialen Stressoren und sozialer Vernetzung für die Gesundheit junger Erwachsener. VWB-Verlag für Wissenschaft und Bildung, Berlin

Newberg A, Alavi A, Baime M, Pourdehnad M, Santanna J, d'Aquili E (2001) The measurement of regional cerebral blood flow during the complex cognitive task of meditation: a preliminary SPECT study. Psychiatry Res 106(2):113–122

Niemi MB, Pacheco-Lopez G, Kou W, Harting M, del Rey A, Besedovsky HO, Schedlowski M (2006) Murine taste-immune associative learning. Brain Behav Immun 20(6):527–531

Nishino S, Okuro M (2010) Emerging treatments for narcolepsy and its related disorders. Expert Opin Emerg Drugs 15(1):139–158

O'Rourke M (2021) Unlocking the mysteries of Long COVID. The Atlantic (13.03.21, 12:52)

Olness K, Ader R (1992) Conditioning as an adjunct in the pharmacotherapy of lupus erythematosus. J Dev Behav Pediatr 13(2):124–125

Olness K, Culbert T, Uden D (1989) Self-regulation of salivary immunoglobulin A by children. Pediatrics 83(1):66–71

Pace TW, Hu F, Miller AH (2007) Cytokine-effects on glucocorticoid receptor function: relevance to glucocorticoid resistance and the pathophysiology and treatment of major depression. Brain Behav Immun 21(1):9-19

Pace TW, Mletzko TC, Alagbe O, Musselman DL, Nemeroff CB, Miller AH, Heim CM (2006) Increased stress-induced inflammatory responses in male patients with major depression and increased early life stress. Am J Psychiatry 163(9):1630–1633

Pacheco-Lopez G, Engler H, Niemi MB, Schedlowski M (2006) Expectations and associations that heal: Immunomodulatory placebo effects and its neurobiology. Brain Behav Immun 20(5):430–446

Panossian A, Wikman G (2008) Pharmacology of Schisandra chinensis Bail.: an overview of Russian research and uses in medicine. J Ethnopharmacol 118(2):183–212

Perlitz V, Cotuk B, Schiepek G, Sen A, Haberstock S, Schmid-Schönbein H, Petzold ER, Flatten G (2004) Synergetik der hypnoiden Relaxation (Synergetics of hypnoid relaxation). Psychother Psych Med 54:250–258

Perlmutter SJ, Garvey MA, Castellanos X, Mittleman BB, Giedd J, Rapoport JL, Swedo SE (1998) A case of pediatric autoimmune neuropsychiatric disorders associated with streptococcal infections. Am J Psychiatry 155(11):1592–1598

Perlmutter SJ, Leitman SF, Garvey MA, Hamburger S, Feldman E, Leonard HL, Swedo SE (1999) Therapeutic plasma exchange and intravenous immunoglobulin for obsessive-compulsive disorder and tic disorders in childhood. Lancet, 354(9185):1153–1158

Perloff MM, Spiegelman J (1973) Hypnosis in the treatment of a child's allergy to dogs. Am J Clin Hypn 15:269–272

Perrin EM, Murphy ML, Casey JR, Pichichero ME, Runyan DK, Miller WC, Snider LA, Swedo SE (2004) Does group A beta-hemolytic streptococcal infection increase risk for behavioral and neuropsychiatric symptoms in children? Arch Pediatr Adolesc Med 158(9):848–856

Peseschkian H (2004) Salutogenetische Psychotherapie: Ressourcenorientiertes Vorgehen aus der Sicht der Positiven Psychotherapie. Psychotherapie Forum 12:16–25

Phillips DP, Ruth TE, Wagner LM (1993) Psychology and survival. Lancet 342(8880):1142–1145
Pryor SC, Zhu W, Cadet P, Bianchi E, Guarna M, Stefano GB (2005) Endogenous morphine: opening new doors for the treatment of pain and addiction. Expert Opin Biol Ther 5(7):893–906
Rabkin JG, Streuning EL (1976) Life events, stress and illness. Science 194:1013–1020
Raison CL, Miller AH (2003) Depression in cancer: new developments regarding diagnosis and treatment. Biol Psychiatry 54(3):283–294
Raison CL, Capuron L, Miller AH (2006) Cytokines sing the blues: inflammation and the pathogenesis of depression. Trends Immunol 27(1):24–31
Raison CL, Borisov AS, Majer M, Drake DF, Pagnoni G, Woolwine BJ, Vogt GJ, Massung B, Miller AH (2008) Activation of central nervous system inflammatory pathways by interferon-alpha: relationship to monoamines and depression. Biol Psychiatry 65(4):296–303
Reid G (2000) Association of sudden infant death syndrome with grossly deranged iron metabolism and nitric oxide overload. Med Hypotheses 54(1):137–139
Redaktion Neural Regeneration Research (2022) 17(5):947
Rood YR, Bogaards M, Goulmy E, Houwelingen HC (1993) The effects of stress and relaxation on the in vitro immune response in man: a meta-analytic study. J Behav Med 16(2):163–181
Rose J-P, Brandt K, Weis J (2004) Musiktherapie in der Onkologie: Eine kritische Analyse zum Stand der Forschung. Psychother Psych Med 54:457–470
Rzylla-Smith P, Barabasz A, Barabasz M, Warner D (1995) Effects of hypnosis on the immune response: B-cells, T-cells, helper and suppressor cells. Am J Clin Hypn 38(1):71–79
Sakai M (1997) Application of autogenic training for anxiety disorders: a clinical study in a psychiatric setting. Fukuoka Igaku Zasshi 88:56–64
Schmid GB (2001) Die Bedeutung Benedettis für die Therapie der Schizophrenie. Zu Ehren von Gaetano Benedetti. Forum für Kunsttherapie 1(2):3–19
Schmid GB (2009) Tod durch Vorstellungskraft: Das Geheimnis psychogener Todesfälle, 2. Aufl. Springer, Wien
Schmid GB (2018) Selbstheilung stärken: Wie Sie durch Vorstellungskraft Ihre Gesundheit optimieren. Springer, Heidelberg
Schmid GB, Brunisholz K (2007) Evaluation of use of complementary and alternative medicine by schizophrenic patients. Forsch Komplementmed 14(3):167–172
Schmid GB, Wanderer S (2007) Phantasy therapy: Statistical evaluation of a new approach to group psychotherapy for stationary and ambulatory psychotic patients. Forsch Komplementmed 14(4):216–223
Schmid GB, Eisenhut R, Rausch A, Ito K, Dampfle S, Frei K (2002) Phantasy therapy in psychiatry: rediscovering reality in phantasy. A special treatment for in- and outpatients in general psychiatry. Forsch Komplementarmed Klass Naturheilkd 9(5):283–291
Schulz K-H, Gieler U (2005) Molekulare Psychosomatik? Psychother Psychosom Med Psychol 55(1):3–4
Sedgeman JA (2005) Health Realization/Innate Health: can a quiet mind and a positive feeling state be accessible over the lifespan without stress-relief techniques? Med Sci Monit 11(12):HY47–52
Sedgeman JA, Sarwari A (2006) The effect of a Health Realization/Innate Health psychoeducational seminar on stress and anxiety in HIV-positive patients. Med Sci Monit 12(10):CR397–399
Segerstrom SC (2001) Optimism, goal conflict, and stressor-related immune change. J Behav Med 24(5):441–467
Segerstrom SC, Solomon GF, Kemeny ME, Fahey JL (1998) Relationship of worry to immune sequelae of the Northridge earthquake. J Behav Med 21(5):433–450
Singer HS, Loiselle CR, Lee O, Minzer K, Swedo S, Grus FH (2004) Anti-basal ganglia antibodies in PANDAS. Mov Disord 19(4):406–415

Singh RB, Kartik C, Otsuka K, Pella D, Pella J (2002) Brain-heart connection and the risk of heart attack. Biomed Pharmacother 56 Suppl 2:257s–265s

Smith GR Jr, McDaniel SM (1983) Psychologically mediated effect on the delayed hypersensitivity reaction to tuberculin in humans. Psychosom Med 45(1):65–70

Snider LA, Swedo SE (2003) Post-streptococcal autoimmune disorders of the central nervous system. Curr Opin Neurol 16(3):359–365

Snider LA, Swedo SE (2004) PANDAS: current status and directions for research. Mol Psychiatry 9(10):900–907

Snider LA, Lougee L, Slattery M, Grant P, Swedo SE (2005) Antibiotic prophylaxis with azithromycin or penicillin for childhood-onset neuropsychiatric disorders. Biol Psychiatry, 57(7):788–792

Snider LA, Sachdev V, MaCkaronis JE, St Peter M, Swedo SE (2004) Echocardiographic findings in the PANDAS subgroup. Pediatrics 114(6):e748-751

Snyder BK, Roghmann KJ, Sigal LH (1993) Stress and psychosocial factors: effects on primary cellular immune response. J Behav Med, 16(2):143–161

Solberg EE, Holen A, Ekeberg O, Osterud B, Halvorsen R, Sandvik L (2004) The effects of long meditation on plasma melatonin and blood serotonin. Med Sci Monit 10(3):CR96–101

Spector NH (1987) Old and new strategies in the conditioning of immune responses. Ann N Y Acad Sci 496:522–531

Stefano GB, Esch T (2005a) Integrative medical therapy: examination of meditation's therapeutic and global medicinal outcomes via nitric oxide (review). Int J Mol Med 16(4):621–630

Stefano GB, Esch T (2005b) Love and stress. Neuro Endocrinol Lett 26(3):173–174

Stefano GB, Fricchione GL, Esch T (2006) Relaxation: Molecular and physiological significance. Med Sci Monit 12(9):HY21–31

Stefano GB, Stefano JM, Esch T (2008) Anticipatory stress response: a significant commonality in stress, relaxation, pleasure and love responses. Med Sci Monit 14(2):RA17–21

Stefano GB, Esch T, Cadet P, Zhu W, Mantione K, Benson H (2003) Endocannabinoids as autoregulatory signaling molecules: coupling to nitric oxide and a possible association with the relaxation response. Med Sci Monit 9(4):RA63–75

Stefano GB, Fricchione GL, Slingsby BT, Benson H (2001) The placebo effect and relaxation response: neural processes and their coupling to constitutive nitric oxide. Brain Res Brain Res Rev 35(1):1–19

Stetter F, Kupper S (1998) Autogenes Training – Qualitative Meta-Analyse kontrollierter klinischer Studien und Beziehungen zur Naturheilkunde (Autogenic training – qualitative meta-analysis of controlled clinical studies and relation to naturopathy). Forsch Komplementarmed Klass Naturheilkd 5(5):211–223 https://doi.org/10.1159/000021116

Stockhorst U, Klosterkalfen S (1997) Klinische Anwendungen der klassischen Konditionierung von Immunfunktionen. In: Schulz K-H, Kugler J, Schedlowski M (Hrsg) Psychoneuroimmunologie: Ein interdisziplinäres Forschungsfeld. Huber, Bern-Göttingen-Toronto-Seattle, S 373–388

Stowell JR, Kiecolt-Glaser JK, Glaser R (2001) Perceived stress and cellular immunity: when coping counts. J Behav Med 24(4):323–339

Swedo SE (1994) Sydenham's chorea. A model for childhood autoimmune neuropsychiatric disorders. JAMA 272(22):1788–1791

Swedo SE (2002) Pediatric autoimmune neuropsychiatric disorders associated with streptococcal infections (PANDAS). Mol Psychiatry 7(Suppl 2):S24-25

Swedo SE, Grant PJ (2005) Annotation: PANDAS: a model for human autoimmune disease. J Child Psychol Psychiatry 46(3):227–234

Swedo SE, Garvey M, Snider L, Hamilton C, Leonard HL (2001) The PANDAS subgroup: recognition and treatment. CNS Spectr 6(5):419–422, 425–416

Swedo SE, Leonard HL, Garvey M, Mittleman B, Allen AJ, Perlmutter S, Lougee L, Dow S, Zamkoff J, Dubbert BK (1998) Pediatric autoimmune neuropsychiatric disorders associated with streptococcal infections: clinical description of the first 50 cases. Am J Psychiatry 155(2):264–271

Swedo SE, Leonard HL, Mittleman BB, Allen AJ, Rapoport JL, Dow SP, Kanter ME, Chapman F, Zabriskie J (1997) Identification of children with pediatric autoimmune neuropsychiatric disorders associated with streptococcal infections by a marker associated with rheumatic fever. Am J Psychiatry 154(1):110–112

Swedo SE, Leonard HL, Rapoport JL (2004) The pediatric autoimmune neuropsychiatric disorders associated with streptococcal infection (PANDAS) subgroup: separating fact from fiction. Pediatrics 113(4):907–911

Taylor SE (1993) Positive illusions and affect regulation. In: Wegner DM, Pennebaker JW (Hrsg) Handbook of mental control. Prentice-Hall, Englewood Cliffs, S 325–343

Taylor SE, Gollwitzer PM (1995) Effects of mindset on positive illusions. J Pers Soc Psychol 69(2):213–226

Taylor SE, Kemeny ME, Reed GM, Bower JE, Gruenewald TL (2000) Psychological resources, positive illusions, and health. Am Psychol 55(1):99–109

Telles S, Naveen KV (1997) Yoga for rehabilitation: an overview. Indian J Med Sci 51:123–127

Teshima H, Kubo C, Kihara H, Imada Y, Nagata S, Ago Y, Ikemi Y (1982) Psychosomatic aspects of skin diseases from the standpoint of immunology. Psychother Psychosom 37(3):165–175

Timmons BW, Bar-Or O (2007) Lymphocyte expression of CD95 at rest and in response to acute exercise in healthy children and adolescents. Brain Behav Immun 21(4):442–449

Tooley GA, Armstrong SM, Norman TR, Sali A (2000) Acute increases in night-time plasma melatonin levels following a period of meditation. Biol Psychol 53:69–78

Travis F, Tecce JJ, Guttmann J (2000) Cortical plasticity, contingent negative variation, and transcendent experiences during practice of the Transcendental Meditation technique. Biol Psychol 55:41–55

Trutkowski E, Weiß H (2022) Zeugen gesucht! Zur Geschichte des generischen Maskulinums im Deutschen. lingbuzz/006520

Ulett GA (1996) Conditioned healing with electroacupuncture. Altern Ther Health Med 2(5):56–60

Vickers AJ (1996) Can acupuncture have specific effects on health? A systematic review of acupuncture antiemesis trials. J R Soc Med 89(6):303–311

Wirth DP, Barrett MJ (1994) Complementary healing therapies. Int J Psychosom 41(1–4):61–67

Witt CM (2022) Placebo und Nocebo: Wissen und Skills für die künftigen Ärztinnen und Ärzte. Swiss Medical Forum 22(40):658–659

Yoshida K, Alagbe O, Wang X, Woolwine B, Thornbury M, Raison CL, Miller AH (2005) Promoter polymorphisms of the interferon-alpha receptor gene and development of Interferon-induced depressive symptoms in patients with chronic hepatitis C: preliminary findings. Neuropsychobiology, 52(2):55–61

Zachariae R, Bjerring P, Arendt-Nielsen L (1989) Modulation of type I immediate and type V delayed immunoreactivity using direct suggestion and guided imagery during hypnosis. Allergy 44(8):537–542

Bewusstseinsmedizin: Selbstheilung durch Vorstellungskraft

> *„You can be too (un)imaginative to be conscious,*
> *but never too (un)conscious to be imaginative."*
>
> Gary Bruno Schmid

Einführung

Bekannt aus der griechischen Mythologie ist das weibliche Ungeheuer Medusa. Aus dem monströsen Haupt wachsen Schlangen statt Haare und jeder Mensch versteinert, sobald er ihm den Blick zuwendet. Weniger verbreitet ist die Legende der Antike, wonach das Blut der Medusa eine andere Wirkung hat, je nachdem von welcher Seite des Monsters es stammt: Das Blut aus der linken Seite der Medusa ist ein tödliches Gift, das aus der rechten Seite soll Tote wieder zum Leben erwecken können (Abb. 1). So ist auch die menschliche Vorstellungskraft eine Art zweischneidiges Schwert, das sowohl töten als auch heilen kann.

Die Bewusstseinsmedizin – auf Englisch „mind-body medicine" – ist ene empirische Wissenschaft, auch Erfahrungswissenschaft genannt, und eng verwandt mit der Psychoneuroimmunologie (PNI) (Schulz et al. 1997). Sie untersucht die Wechselwirkungen

---

Ergänzende Information Die elektronische Version dieses Kapitels enthält Zusatzmaterial, auf das über folgenden Link zugegriffen werden kann https://doi.org/10.2991/978-3-662-70089-1_5. Die Videos lassen sich durch Anklicken des DOI-Links in der Legende einer entsprechenden Abbildung abspielen oder indem Sie diesen Link mit der SN More Media App scannen.

© Der/die Herausgeber bzw. der/die Autor(en), exklusiv lizenziert an Springer-Verlag GmbH, DE, ein Teil von Springer Nature 2025
G. Schmid, *Selbstheilung durch Vorstellungskraft*,
https://doi.org/10.2991/978-3-662-70243-7_5

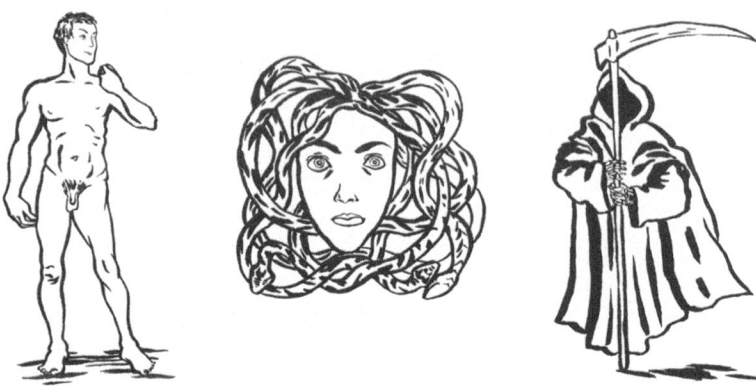

Abb. 1 Psychogener Tod oder psychogene Heilung? (Medusa)

zwischen (bewussten und unbewussten)[1] Vorstellungsbildern (Imaginationen) und den informationsverarbeitenden und -übertragenden Systemen (Nerven-, Endokrin- und Immunsystem einschließlich dem Stoffwechsel), die in der Psychoneuroimmunologie zusammengefasst werden. Die Psychoneuroimmunologie beschreibt und erklärt die Grundlagen für viele psychogene Reaktionen des menschlichen Organismus. Darüber hinaus untersucht sie den Einfluss psychosozialer Faktoren auf das Immunsystem (Schüßler und Schubert 2001). Die PNI setzt sich in den letzten Jahren verstärkt mit der Frage auseinander, inwieweit psychosozialer Stress die für eine angemessene Immunabwehr notwendigen Differenzierungsprozesse stören kann und wie sich dies auf die Entwicklung verschiedener Krankheiten auswirkt – siehe (Schubert 2009, S. 7).

Nichtsdestotrotz nimmt die PNI wenig direkten Bezug auf die Vorstellungskraft. Aus diesem Grund habe ich den Begriff „Bewusstseinsmedizin" („*Information kann heilen wie töten*") eingeführt.

Wie die PNI strebt auch die Bewusstseinsmedizin nach einer rigorosen wissenschaftlichen Überprüfung, nach eventueller Falsifizierung und Weiterentwicklung. Sie basiert auf empirischen Prinzipien, die sich an gesicherten psychogenen Todes- und Heilungsphänomenen festmachen lassen, u. a. am Nocebo- bzw. Placebo-/Sanaboeffekt. Diese Phänomene deuten darauf hin, dass krank machende bis todbringende ebenso wie lindernde und heilende, körperlich erlebte Prozesse nicht einfach das Resultat linearer,

---

[1] Die Begriffe „bewusst" und „unbewusst" werden hier nicht nach Sigmund Freud (1856–1939) in ihrem Freud'schen, sondern in ihrem Jung'schen Sinn verstanden. Für C. G. Jung (1875–1961) ist „alles, was nicht bewusst ist, unbewusst". Das Unbewusste nach C. G. Jung enthält keine Weisheit oder Botschaft, sondern ist ein „geistiges" Naturphänomen nicht ungleich dem physischen Naturphänomen Wetter.

Einführung

physiologischer Faktoren sind, die jenseits der Kontrolle der menschlichen Psyche[2] liegen. Da das Bewusstsein noch immer „ein neurobiologisches Rätsel" (Koch 2005) ist und wahrscheinlich bis auf Weiteres bleiben wird, erlaube ich mir, weiterhin von Bewusstseinsmedizin zu sprechen, ohne mich hoffnungslos im Versuch verstricken zu müssen, eine konzise Definition dessen zu geben, was die Wissenschaft eigentlich unter Bewusstsein versteht.

Zentrales Thema der Bewusstseinsmedizin ist die Mind-Body-Schnittstelle[3] bzw. die Zweieinigkeit von Körper und Geist und wie man sie nutzen kann, um den menschlichen Organismus[4] gesund zu erhalten oder genesen zu lassen – siehe z. B. (Schwartz 2010). Wo genau man die Trennlinie zwischen Körper und Geist zieht, ist meiner Meinung nach arbiträr, ähnlich der Lösung, die der Mathematiker und Physiker John von Neumann (1903–1957) für das Problem des psychophysikalischen Parallelismus in seiner Abhandlung über die Trennung von Beobachter und beobachtetem Objekt in der Quantenphysik anbietet (von Neumann 1932, S. 222–237).

Die Bewusstseinsmedizin stellt einseitige somatische Hypothesen über Entwicklung, Bestehen und Ausheilung von Krankheit infrage. Sie fordert die gegenwärtigen Definitionen von Krankheit und Gesundheit heraus (Hafen 2007), insbesondere die Rolle von negativen und positiven Überzeugungen während des Krankheits- und Genesungsprozesses – siehe auch (Sedgeman 2005; Sedgeman und Sarwari 2006) für ähnliche Überlegungen zur Rolle von Stress und Entspannung bei Entstehung und Heilung von Krankheit. Die klinische Relevanz der Bewusstseinsmedizin wird in dieser Arbeit durch die SDE-Methode gestützt, die das Wissen des Patienten unter Hypnose mit Gefühl, Handlung und Sinn verknüpft (siehe Abschn. „Die SechsDramaturgischeElemente(SDE)-Methode zur Selbstheilung").

Die Grundidee der Bewusstseinsmedizin lautet:

> Eine körperliche Krankheit ruft eine angeborene Abwehrreaktion hervor, deren Ablauf mit medizinischen Maßnahmen unterstützt werden kann. Diese Abwehrreaktion umfasst eine dynamische Wechselbeziehung zwischen den informationsverarbeitenden Modulen der Immunabwehr, des Stoffwechsels, des Hormon- und des Nervensystems

---

[2] Ich verstehe den Begriff „Psyche" nicht als metaphysische Realität, sondern als dynamische, informationsbildende und -austauschende, sich aufrechterhaltende Selbstorganisation der strukturellen und funktionellen Zusammenhänge vor allem zwischen dem Nerven-, Hormon- und Immunsystem, die zu Generierung, Aufrechterhaltung, Austausch und Löschung messbarer Information führt.

[3] Körper-Geist bzw. Leib-Seele bzw. Soma-Psyche. Der Begriff *Mind-Body* wird benutzt, um die Dualismus-Kontroverse zu vermeiden, ob das menschliche Verhalten letztlich körperlichen oder psychischen Ursprungs ist, und weist auf die Idee der Zweieinigkeit von Körper und Geist hin.

[4] Den Organismus verstehe ich als die Gesamtheit von Leib und Seele bzw. von Körper und Geist bzw. von Psyche und Soma etc.

und den unbewussten und bewussten Vorstellungen. Im Verlauf werden neue, heilsame, informationsverarbeitende Repräsentanzen gebildet und – immer mithilfe der Vorstellungskraft – weiter modifiziert und gesteuert. Die Repräsentanzen und Prozesse der energieverbrauchenden Informationsübertragung und -verarbeitung in und zwischen den genannten Systemen können verstanden werden als Selbstheilungskräfte, mit denen der menschliche Organismus den eigenen Gesundheitszustand kontrolliert und reguliert. Die Erfahrung zeigt, dass diese endogenen Prozesse – obwohl notwendig – nicht immer für die Genesung hinreichen.

Dieses Zusammenspiel eröffnet dem Individuum den Zugang zu innewohnenden schützenden (oder tödlichen) Prozessen, die grundsätzlich auch ohne externe Einwirkung (Medikamente etc.) ablaufen. Eine besondere Rolle kommt menschlicher Beziehung (Kommunikation/Information) zu, die immer in irgendeiner Art und Weise notwendig und bestimmend ist. Hierbei sind der Gesundheit dienende, selbst organisierende Strukturen und Prozesse mittels Vorstellungskraft zu erkennen, anzuregen, aufrechtzuerhalten und zu stärken.

Grundpfeiler ist die Hypothese,[5] dass die molekularen Komponenten der menschlichen Vorstellung bzw. ihre konstitutiven Formationen und ihr Zusammenspiel kontinuierlich wahrgenommen und bis zu einem gewissen Grad stimuliert oder kontrolliert werden können, um einen erwünschten Heileffekt zu bewirken (Selbstheilungseffekt). Eine Vorstellung wird zum Heilmittel (oder zum todbringenden Seelengift), das am besten wirkt, wenn wir meinen zu *wissen* und nicht nur *glauben,* dass es wirkt, z. B. unter Hypnose.

Hier stellt sich die Frage, ob für die Aktivierung der Selbstheilungskräfte mithilfe der Vorstellungskraft Hypnose erforderlich ist oder nicht. Grundsätzlich geht es auch ohne Hypnose, aber mit Hypnose ist die Aktivierung viel wirksamer. Auch bei der SDE-Methode muss Hypnose beim Aufbau der Selbstheilungsgeschichte nicht unbedingt eingesetzt werden; ein guter Rapport[6] zwischen dem Patienten und seinem Behandelnden[7] zusammen mit der Suggestibilität des Autoritäts-, Objekt-, Orts- und Selbstheileffekts sind maßgebend. Für die Verankerung der Selbstheilungsgeschichte im Körper ist die medizinische Hypnose sehr empfehlenswert.

---

[5] Streng genommen sind wissenschaftliche Hypothesen nur falsi- und nicht verifizierbar. Hypothesen in der Medizin werden in der Regel so formuliert, dass sie immer wieder bestätigt, bis sie irgendwann empirisch falsifiziert werden – siehe (Arbesman 2012).

[6] Rapport ist ein Fachwort aus der Hypnotherapie und meint eine Beziehung, die durch Übereinstimmung, gegenseitige erwartungsvolle Aufmerksamkeit, Verständnis und Einfühlungsvermögen gekennzeichnet ist und die Kommunikation möglich oder einfach macht.

[7] Der Begriff „Behandelnde" umfasst alle in einer Behandlung involvierten Fachpersonen: Ärzte, Pfleger, Psychotherapeuten, Physiotherapeuten, Alternativmediziner, Logopäden u. a. m. einschließlich Schamanen, Medizinmänner und Zauberer o. Ä. bei den Naturvölkern. Bezüglich des verwandten Begriffs „Behandler" gibt es zudem kritische Stimmen (Vesper 2011), aber Worte sind wandelbar.

Die Vorstellungskraft zusammen mit der psychosozialen Situation und kulturellen Tradition, in die sie eingebettet ist, versetzt uns in eine kulturelle Kollektivtrance, in der der Glaube[8] zu Wissen und die entsprechenden Suggestionen zu Gewissheit werden. Mit anderen Worten: *„Die mentale Einstellung hat einen maßgeblichen Einfluss auf die Gesundheit."*

Nur die Formulierung dieser Idee ist neu, die Anwendung des zugrunde liegenden Prinzips ist in der Medizingeschichte seit mindestens 6000 Jahren bekannt. Therapeutische Interventionen der Bewusstseinsmedizin können die im Verlauf der Evolution entwickelte und angeborene Fähigkeit zur Selbstheilung nutzen. Ergebnisse aus Einzelfallstudien und -beobachtungen zeigen, dass Menschen, die Einblick in die Grundregeln und Prinzipien von Imagination gewinnen und sich in einen positiven Bewusstseinszustand versetzen (lassen), ihr alltägliches Leben und ihre Gesundheit positiv beeinflussen können.[9]

Andere Autoren vertreten ähnliche Ideen (Hall 1982–1983; McGrady et al. 1992; Rider und Achterberg 1989; Rider et al. 1990), nämlich dass Menschen lernen können, ihre Haltung sich selbst und der Umwelt gegenüber durch Biofeedback, geführte Vorstellungen, Hypnose oder andere psychologische Interventionen zu stärken – die Welt weniger bedrohlich und mehr unterstützend zu sehen – und damit ihre Gesundheit zu fördern.

Dieses Kapitel befasst sich vor allem mit folgenden Fragen:

Inwiefern kann Vorstellungskraft die biochemischen Prozesse von Entspannung, Schmerzlinderung und Immunabwehr steuern?

Wie können wir diese uns eher unbewusste Vorstellungskraft bewusst, systematisch und zuverlässig zur Selbstheilung einsetzen?

Information und Bewusstsein

„Es gibt nicht nur ansteckende Krankheiten,
es gibt auch ansteckende Gesundheit."
Kurt Hahn (1886–1974),
dt.-brit. Pädagoge, Gründer der Internatsschule Salem.

Neben den literarischen, magischen, metaphysischen und mystischen Assoziationen und Traditionen, die mit dem psychogenen Tod in Zusammenhang gebracht werden, ist der Tod durch Vorstellungskraft eine medizinisch belegte, letale Informationsverarbeitung

---

[8] Glaube ist nicht im religiösen Sinne zu verstehen. Glaube heißt eine unerschütterliche Gewissheit oder auch Überzeugung. Wikipedia: Im Gegensatz zum *Wissen* gründet die *Wahrheitsvermutung* eines Glaubens nicht auf *Logik* und *Einsicht*, sondern allein auf den Aussagen von *Autoritäten* (https://de.wikipedia.org/wiki/Glaube_(Religion)#cite_note-1).

[9] Siehe z. B. auch (Erickson und Rossi 1999; Horrigan und Rossman 2002; Rossi 1986; Rossi und Cheek 1994; Sedgeman 2005; Sedgeman und Sarwari 2006; Taylor et al. 2000).

im menschlichen Organismus. Um diesen Punkt zu verdeutlichen, erkläre ich hier in aller Kürze, wie man einen gewöhnlichen Computer softwaremäßig zu allen vier Klassen des Phänomens „psychogener Tod" programmieren könnte (siehe auch Abschn. „Was können wir aus psychogenen Todesfällen über psychogene Heilung lernen?", in dem die vier Klassen erläutert werden).

Der Computer „stirbt" bzw. schaltet sich selbst aus, sobald eine der folgenden vier Bedingungen verletzt wird:

- „Todesfluch": Ein falsches Passwort oder ein bestimmter „Voodoobuchstabe" wird beim Einloggen getippt (Voodootod).
- „Tabubruch": Eine verbotene Datei wird nach erfolgreichem Einloggen angeklickt (Tabutod).
- „Heimweh": Ein bestimmter GPS-Koordinatenbereich wird nach erfolgreichem Einloggen verlassen (Heimwehtod).
- *„Sudden Unexpected Death Syndrome (SUDS)*[10]": Eine „tödliche" Systemaktivität wird nach erfolgreichem Einloggen entdeckt, z. B. ein Versuch, die Festplatte zu kopieren oder das Computersicherheitsprogramm zu modifizieren. Oder ein anderer unbefugter Eingriff wird getätigt, z. B. von einem mutmaßlichen Virus/ Wurm/Trojaner o. Ä.(Seelentod).

Klar wäre die Programmierung einer informationsverarbeitenden Maschine auf einen potenziellen „psychogenen Tod" relativ einfach. Im Gegensatz dazu wäre die Programmierung einer potenziellen „psychogenen Heilung", d. h. einer Selbstreparatur, viel schwieriger zu bewerkstelligen, wenn nicht unmöglich. Und so ist es auch bei uns Menschen. Nichtsdestotrotz: Für den menschlichen Organismus ist genau ein solcher psychogener Selbstheilungsmechanismus fortwährend im Einsatz.

Denkende Materie

Dass ein mentales Ereignis ein nicht mentales Ereignis verursachen kann bzw. dass Gedanken Moleküle bewegen können (Spitzer 2000) und umgekehrt, dass die Materie denken kann (McGinn 2001), ist ein Zentralthema der Neurophilosophie und gehört zum umstrittenen *Mind-Body-Problem* (Bunge 1980, S. 84) mitsamt dem *Problem des psychophysikalischen Parallelismus* (Boring 1950; Schmid GB 1988b, 2008, 2009, S. 180–188, 207 f.; von Neumann 1932; Weiner 1977).

Diese beiden Eigenschaften bzw. Prozesse, ein molekülanstoßendes Denken und eine denkende Materie, dürften notwendige Bedingungen für das Leben an sich sein (siehe auch Kap. „Das Psychogene", Abschn. „Ausblick: Selbstheilung und das Leben per se").

---

[10] Syndrom des plötzlichen, unerwarteten Todes.

Zum Leben braucht der Mensch neben Luft, Wasser, Nahrung, Bewegung und Licht auch Beziehung und unbewusste Informationsverarbeitung bzw. Bewusstsein an sich. Diese Notwendigkeiten, die jeder unmittelbar aus seiner Alltagserfahrung heraus versteht, waren mit Ausnahme des Begriffs „Bewusstsein an sich" bereits in der Wissenschaft des Mittelalters geläufig. Aus einer modernen wissenschaftlichen Perspektive sind diese Begriffe schwammig und nur wenig prägnant zu definieren, zuvorderst das „Bewusstsein an sich". Als Beitrag zur Modernisierung sowie einer deutlicheren Trennung in der Begriffsbildung schlage ich deshalb folgende Einteilung vor:

„Stoff"[11] als gemeinsamer Nenner und allgemeiner und umfassender Begriff für die vier klassischen Säulen Luft, Wasser, Nahrung und Licht. „Energie" als gemeinsamer Nenner für die drei Säulen Nahrung, Bewegung und Licht. (Die Zuordnung von Nahrung und Licht in zwei unterschiedliche Kategorien berücksichtigt die physikalische Tatsache, dass es keine Energieübertragung ohne gleichzeitige Übertragung von Stoff im Sinne von Materie geben kann.)

„Information" als gemeinsamer Nenner der drei Säulen Licht, Beziehung und Bewusstsein an sich. (Die Idee von Licht als Energie und Information trägt der physikalischen Tatsache Rechnung, dass es keine Informationsübertragung [Signal] ohne gleichzeitige Übertragung von Energie geben kann.)

In diesem Modell, das philosophische Fragen beiseitelässt, konstituiert sich der Organismus aus einem dynamischen Zusammenspiel bestimmter Stoff-, Energie- und Informationsformen.

So wie das Fehlen von Licht, Beziehung und Bewusstsein an sich, d. h. von Information, dem Menschen in der Regel schadet, kann deren Anwesenheit in Form von Information dem Menschen als Heilmittel dienen. Dies führt uns zurück zum Grundsatz der Bewusstseinsmedizin: *Information kann pathogen oder salutogen wirken.*[12]

Betrachtungen zum körpergebundenen Denkprozess

In den Bewusstseinswissenschaften und in der Forschung zu künstlicher Intelligenz spricht man neuerdings von „verkörperter Intelligenz" („embodied intelligence"): Wir denken und fühlen mit dem ganzen Körper. Organe und Gehirn tauschen permanent unterschiedliche Informationen (Wahrnehmungen, Gedanken, Gefühle, Intuitionen)

---

[11] Den Begriff „Stoff" ziehe ich dem Begriff „Materie" aus zwei Gründen vor: (1) Der Begriff „Stoffmenge" N ist in der modernen Wissenschaft wohldefiniert und ein Maß für die Menge an vorhandener Materie, die sich an chemischen Bindungen beteiligen kann. Der Begriff „Stoffmenge" ist nicht dasselbe wie der Begriff „Masse" M. (2) Seit Einsteins spezieller Relativitätstheorie wissen wir, dass Masse (das übliche Maß für Materie) und Energie identisch sind – siehe (Schmid GB 1981, 1982, 1983, 1984, 1986, 1988a, 2006; Falk et al. 1983; Herrmann et al. 1985).

[12] „Health and healing begin in your head" oder „Health and healing are matters of mind as well as questions of body."

miteinander aus. Chemische Botenstoffe übertragen Signale zwischen Gehirn und entferntesten Körperregionen in beide Richtungen. Der Löwenanteil dieser Kommunikation verläuft unbewusst. Als Hinweis auf einen direkten Zusammenhang zwischen Gedanken und Körperzellen kann z. B. das Vorkommen von Neuronen in Bereichen der Produktion und Speicherung von weißen Blutzellen verstanden werden (Zeller et al. 1996) – siehe auch (Williams und Bargh 2008). Die Bewusstseinsmedizin zielt darauf ab, eine Brücke zu schlagen zwischen bewussten, psychischen Denk- und Vorstellungsprozessen, die wir zum Teil willentlich steuern können, und unbewussten körperlichen Immun-/Schmerzabwehr- und Heilungsprozessen (ISH-Prozessen), die mehr oder weniger autonom unser körperliches Funktionieren und Befinden regulieren. Wichtig dabei ist der wechselseitige Informationsaustausch zwischen unbewussten ISH-Prozessen im weitesten Sinne und aktiv unterstützenden Vorstellungsbildern in Form aktiver Imagination. Schon im Kap. „Das Psychogene", Abschn. „Ausblick: Selbstheilung und das Leben per se" habe ich diskutiert, dass der Mensch eine seltsame Uhr ist: eine Zweieinigkeit aus den drei inhärent ontologisch miteinander verwobenen Teilen: Leib, Wesen, Leben.

Wenn Sie sich davon überzeugen wollen, dass der ganze Körper denkt, lade ich Sie zu einem kleinen Experiment ein. Sie wachen am Morgen auf und denken: *„Ich habe geträumt, aber ich weiß nicht mehr, was."* Bleiben Sie einfach mit geschlossenen Augen ganz ruhig liegen und versuchen Sie, den Traum im Gedächtnis vom Ende her aufzurollen.[13] Sollten Ihnen keine Traumfetzen einfallen, wechseln Sie langsam die Körperstellung. Bleiben Sie nun in einer anderen Position ruhig im Bett liegen, halten Sie die Augen weiterhin geschlossen und versuchen Sie nochmals, den Traum aufzurollen. Probieren Sie verschiedene Körperhaltungen aus, vor allem solche, in denen Sie am liebsten schlafen. Sie werden staunen: Wenn Sie die Stellung gefunden haben, in der Sie (wahrscheinlich zuletzt) geträumt haben, kommen die Traumbilder (mit ein bisschen Glück) langsam zurück. Die Liegeposition zu ändern, um den Traum aus dem (Körper-)Gedächtnis wieder abzurufen, gleicht dem Blättern durch ein Buch, um eine bestimmte Stelle zu finden. Ihr Körper fungiert sozusagen als Ihr persönliches Traumbuch.

Nur ca. ein Hundertstel Prozent (0,01 %) der Gesamtaktivität des Gehirns ist dem Menschen bewusst (Schmid GB 2005a, S. 39–44), während der große Rest (99,99 %) der mentalen Informationsbearbeitung unbewusst abläuft. Mit anderen Worten: Parallel zu dem einen Film, der unser bewusstes Leben darstellt und dem wir den Titel „Die Realität" geben, laufen noch ca. 10.000 andere Filme unbewusst ab. Zählen wir noch das Denken des ganzen Körpers dazu, klafft das Verhältnis von bewusstem zu unbewusstem Erleben noch weiter auseinander. Selbst wenn nur ein Teil dieser Kommunikation der üblichen unbewussten Immunabwehr dient, steht uns für die vorstellungsgestützte Immunabwehr ein enormes Selbstheilungspotenzial zur Verfügung. Allerdings arbeitet das Gehirn grundsätzlich unbewusst, d. h. nur die Ergebnisse, nicht aber die Prozesse

---

[13] Die Einnahme von 40 mg Vitamin B6 vor dem Einschlafen fördert bei den meisten Menschen das Traumgedächtnis nach dem Aufwachen.

der Informationsverarbeitung sind durch Introspektion erschließbar (Schüßler 2002). Dies bedeutet u. a., dass – bis auf die körperlichen Gefühle und Wahrnehmungen im Zusammenhang mit dem Krankheitsverhalten (siehe Kap. 2, „Die Vorstellungskraft: Psychoneuroimmunologische Zusammenhänge", Abschn. „Krankheitsverhalten") – ein inneres Sensorium für die Entstehung einer Krankheit zu fehlen scheint. Mögliche Gründe dafür finden sich vielleicht in der Evolution.

Einerseits befinden sich die Systeme des Organismus in dauernder dynamischer Anpassung an die physikalische und psychosoziale Umwelt und regulieren ihre Aktivität durch eine Vielzahl von Rückkopplungsmechanismen (Besedovsky und Sorkin 1977; Besedovsky und del Rey 1991, 2002). Dabei dürften besonders jene Umweltbedingungen adaptiven Stellenwert besitzen, die für das Individuum von subjektiver, emotionaler Bedeutung sind (von Uexküll 1986; Wesiack 1983). Krankheit resultiert vielmals aus Störungen dieser dynamischen Anpassungsleistungen an jede Art von Veränderung und zeigt sich v. a. in gestörten Parameterdynamiken (dynamische Krankheit) (Glass und Mackey 1988; Mackey und an der Heiden 1982; Mackey und Glass 1977).

Andererseits ist unser Körper im Grunde genommen immer noch als „Jäger und Sammler" programmiert. Vor rund 10.000 Jahren[14] z. B. kamen die meisten Menschen schon lange vor Erreichen des 40. Lebensjahres durch Infektionen und gewaltsame Ereignisse zu Tode – Geburtskomplikationen, Unfälle, Raubtierangriffe, Zweikämpfe und Kleinkriege usw. – und starben eher selten im reiferen Alter an Herz-Kreislauf-Krankheiten oder Krebs wie heutzutage. Für das Überleben der Spezies Mensch fokussierte der menschliche Organismus sein Bewusstsein auf äußere Gefahren. Da wir heute die meisten dieser traditionellen Gefahrenquellen eliminiert haben, können wir nun diese frei gewordene Energie für die Selbstheilungsprozesse einsetzen.

Darüber hinaus haben wir es beim Spannungsfeld der Gegensätze „Heilung vs. Sterben" mit dem zweiten Hauptsatz der Thermodynamik zu tun. Alle physikalischen Systeme – besonders lebendige – brauchen zur Aufrechterhaltung ihrer strukturbildenden Prozesse Energie. Einfacher und etwas salopp ausgedrückt: Es kostet uns viel weniger Anstrengung, ein Zimmer oder unseren Körper vergammeln zu lassen, als das Zimmer bzw. den Körper wieder in Ordnung zu bringen. Der verhältnismäßig größere Erfolg des „bösen Zauberers" im Vergleich zu seinem heilenden Pendant, dem „Medizinmann", hat m. E. genau diesen Hintergrund: Wegen des zweiten Hauptsatzes der Thermodynamik ist es wahrscheinlicher, dass ein System langsam auseinanderfällt, als dass es seine Schäden immer wieder spontan repariert und sich selbst ordnet. Aus einer darwinistischen Perspektive ist somit der gezielte Einsatz psychischer Ressourcen für die eigene Gesundheit eine Herausforderung für die Zukunft.

---

[14] Rechnet man 25 Jahre für eine Generation, so entsprechen 10.000 Jahre knapp 400 Generationen. Mit so wenigen Generationen kann sich vom Standpunkt der Evolutionstheorie aus eine Spezies genetisch kaum weiterentwickeln. Für eine kritische Relativierung dieses Standpunkts siehe (Hawks et al. 2007, 2008).

Der Mensch orientiert sich über den Körper

Der große Bruder der Sicherheit ist der Mut! Und die rechte Hand des Mutes ist die Orientierung. Der menschliche Organismus orientiert sich physisch in der Welt, indem er sich gleichzeitig drei Fragen stellt bzw. drei unabhängige Urteile fällt:

- Ist für mich das, was ich wahrnehme und erlebe, wahr oder nicht wahr?
- Ist mir das, was ich wahrnehme und erlebe, eigen oder fremd?
- Fühle ich mich wohl oder nicht wohl mit dem, was ich wahrnehme und erlebe, ist das für mich wertvoll oder nicht wertvoll; fordert es von mir eher Nähe oder Distanz?

Diese Fragen beantwortet der Organismus über den Körper via Nerven-, Immun- und Hormonsystem.

Mithilfe dieser Fragen ordnet der Organismus die Dinge und Geschehnisse der Welt in drei rationale, dichotome Kategorien ein, von denen jede metaphorisch mit den Grundfunktionen neurologischer, immunologischer und endokriner Prozesse assoziiert werden kann. Die entsprechenden Antworten schaffen ihm sodann einen Sinn für jeweils unterschiedliche körperliche Perspektiven auf die Welt. Die folgende Darstellung versucht, dies zu verdeutlichen:

Urteil	System	Orientierungssinn bzw. der Sinn für ...
Wahr/nicht wahr	Nervensystem	die objektive Realität (Seinsgefühl)
Eigen/fremd	Immunsystem	mich selbst (Ich-Gefühl)
Wertvoll/nicht wertvoll („fight or flight")	Hormonsystem	die subjektive Realität (Selbstgefühl)

Diese drei Systeme zusammen[15] umfassen das, was ich als Immunabwehr definiert habe (s. o.). Eine Möglichkeit, den bewussten Kontakt mit der Immunabwehr über einen der drei Orientierungssinne herzustellen, besteht in der Arbeit mit persönlich geeigneten Vorstellungsbildern, z. B. unter Hypnose.

Wie können wir sicher sein, dass diese Systeme zur Abwehr dienstbereit sind? Die Wirkungsweise des Nervensystems kann man sich einfach bewusst machen, indem man z. B. einen Arm in die Luft streckt; jene des Hormonsystems, indem man sich an eine besonders emotionsgeladene Situation erinnert, z. B. an eine speziell ängstigende, abscheu-, besorgnis-, ekel- oder furchterregende, peinliche oder – besser noch – an eine angenehme Begegnung, und spürt, wie der Körper reagiert. Wie geht das nun mit dem Immunsystem, wie können wir uns bewusst machen – ohne erst krank zu werden –, dass das Immunsystem funktioniert? Es scheint so, als ob wir uns der Existenz und Funktion

---

[15] Einschließlich metabolischer Prozesse.

unserer Abwehrkräfte nur bewusst werden können, wenn wir physisch oder psychisch erkranken.

Wir werden noch sehen, wie wir mithilfe der Vorstellungskraft mit dem Immunsystem in Kontakt kommen und so die Immunabwehr mehr oder weniger steuern können.

Zunächst wenden wir uns dem Körperbewusstsein zu.

Ein einfaches Vorstellungsexperiment zum Körperbewusstsein (Audio-Datei 1)
Setzen Sie sich bitte aufrecht auf einen Stuhl. Machen Sie es sich bequem und sitzen Sie so, dass keine unangenehmen Druckstellen entstehen können. Atmen Sie 3- bis 4-mal tief und langsam ein, und noch langsamer wieder aus. Versuchen Sie nun, während des Ausatmens, sich so schwer wie nur irgend möglich zu machen. Achten Sie darauf, wie die Schwerkraft Ihren Körper fest auf die Sitzfläche, den Rücken fest an die Lehne, die Arme fest auf die Armlehnen (oder den Schoß) und die Füße fest auf den Boden drückt. Auf diese einfache Art erleben Sie bewusst, dass Ihr Körper existiert bzw. dass Sie da sind und dass Ihr Gleichgewichtssinn funktioniert.

Nun fixieren Sie ein Objekt im Raum, den Kopf gerade und ausbalanciert über der Wirbelsäule (evtl. anlehnen, nicht aber hängen lassen), und atmen sanft durch die Nase ein, langsam und gleichmäßig, dabei still und langsam bis 4 zählen, beim Ausatmen durch den Mund – noch langsamer und gleichmäßiger mit der „Lippenbremse" – still bis 6 zählen, ohne betonte Pause zwischen Ein- und Ausatmen. Sie werden beim Ausatmen ein bisschen dosieren müssen, um den Rhythmus richtig hinzukriegen (4:6-Atmung).

Wiederholen Sie diese Übung noch mindestens 2-mal. Strecken Sie jetzt Arme und Beine beim Einatmen, und entspannen Sie sich beim Ausatmen, indem Sie sich wieder so schwer wie möglich machen, und achten Sie auf die Bewegungen der Glieder in beiden Phasen. Davon wird Ihr Geist belebt und Ihre Kraft und die Funktion Ihres Nervensystems werden Ihnen bewusst. Achten Sie während der ganzen Zeit auch auf die Wärme des Körpers an den Stellen, an denen er den Stuhl berührt. Achten Sie auf die Geräusche

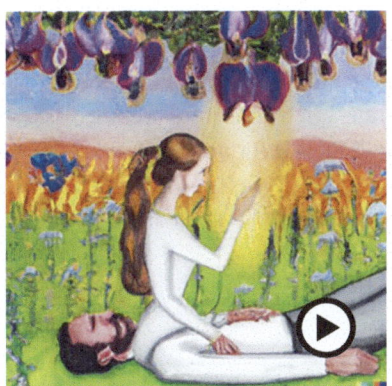

Audio-Datei 1 Ein einfaches Vorstellungsexperiment zum Körperbewusstsein. (Text: Gary Bruno Schmid / Stimme: Annette Rausch / Bild: Ursula Hanke) (▶ https://doi.org/10.1007/000-d43)

draußen auf der Straße und auch im Zimmer. Riechen Sie, wie es im Zimmer duftet? Achten Sie auf den Geschmack auf der Zunge, auf das Gefühl Ihrer Kleider am Körper. Auf diese einfache Art können Sie Ihre Sinne aktivieren (Sehen, Gleichgewicht, Hören, Riechen, Schmecken, Tasten) und sich der Energie im Körper sowie der Kraft und Funktion des Nervensystems bewusst werden.

Denken Sie nun an eine geistige Aufgabe, die ein bisschen Konzentration erfordert, z. B. können Sie probieren, in Siebenerschritten von hundert auf null zu zählen. Wissen Sie schon, welche Ziffer als letzte vor der Null kommt?[16] So einfach wird Ihre Denkfunktion in Gang gesetzt, und Sie können sich bewusst werden, wie leicht es ist, das Hirn zur Lösung einer Aufgabe einzusetzen.

Stellen Sie sich nun tagtraumartig etwas besonders Positives vor, z. B. eine geliebte Person oder ein Haustier. Überlegen Sie in allen Einzelheiten, wie dieser Mensch oder dieses Tier aussieht, und stellen Sie sich vor, was er oder es vielleicht gerade jetzt tut. Können Sie langsam die Gefühle spüren, die Sie diesem Menschen oder Tier entgegenbringen? So einfach ist es, Ihre Seele mit positiven, gefühlsbetonten Bildern in Wallung zu bringen und sich damit die Auswirkungen Ihrer Hormone bewusst zu machen. (Wahrscheinlich ist es einfacher, sich eine bedrohliche oder negative Szene vorzustellen und damit das Hormonsystem in die falsche Richtung zu locken, nur möchte ich davon abraten.)

Wenn es also so einfach ist, sich vom eigenen Dasein, Denken und Fühlen bewusst zu überzeugen, warum ist es dann so schwierig, sich der eigenen Gesundheit bewusst zu sein? Vielleicht betrachten wir unseren bei der Geburt gegebenen Zustand als normal und gesund. Die Gesundung hingegen ist selbstverständlich spürbar – und sobald dieser Prozess abgeschlossen ist, wird die Gesundheit einen Moment lang wahrnehmbar, bis sie wieder selbstverständlich geworden ist.

Es gehört zu unseren alltäglichen Erfahrungen, dass bestimmte künftige Ereignisse, z. B. ein Gespräch mit dem Chef, uns beunruhigen und bei uns körperliche Stressphänomene wie Herzklopfen, Schwitzen, Zittern, Harn- oder Stuhldrang usw. auslösen können. Gleichzeitig wissen wir, dass wir diese Symptome in der Regel mit positiven (entspannenden) Vorstellungen beeinflussen, eventuell sogar verhindern oder deaktivieren können. Da wir wissen, dass Stress und Entspannung unser Immunsystem negativ bzw. positiv beeinflussen und Vorstellungen uns wiederum stressen oder entspannen können, dürfen wir erwarten, dass letztere dasselbe mit der Immunabwehr tun können. Für ihre Manifestation sind neuronale, hormonelle und immunologische Substrate im Organismus verantwortlich. Die Nerven- und Endokrinsysteme sammeln und tauschen Informationen aus, die wiederum vom Immunsystem verarbeitet werden, sodass dieses die Informationen in eigen und fremd zu unterscheiden vermag und die notwendigen Schritte in die Wege leiten kann.

---

[16] Lösung: die Zwei, weil 14 x 7 = 98.

Konnektivität vs. Chemie

Als Beispiel für die Wichtigkeit von Prozessen der Informationsverarbeitung im Rahmen der Gesundheit möchte ich die Netzwerk-Hypothese („connectivity hypothesis") für die Entstehung einer Depression oder Psychose erwähnen: Probleme der Informationsverarbeitung innerhalb eines Netzwerkes und zwischen mehreren neuronalen, hormonalen und immunologischen Netzwerken sind eher verantwortlich für deren Entstehung als biochemische Störungen im neurobiologischen Gleichgewicht (Castrén 2005) bzw. (Burns et al. 2003; Schmid GB 2005a). Andere Studien gehen noch weiter und argumentieren, grundsätzlich könnten eher Probleme der Informationsverarbeitung ernsthaften physischen wie psychischen Erkrankungen zugrunde liegen als Veränderungen der chemischen Balance.[17] Die Vorstellungskraft bzw. Imagination verstehe ich als Quelle innerer Informationen, die die Kommunikation innerhalb eines Netzwerkes und zwischen den genannten Netzwerken beeinflussen kann. Mit dem Begriff *innere Information* meine ich all das, was man in der Bewusstseinswissenschaft *Qualia* nennt (Balduzzi und Tononi 2009; Globus 1973; Gregory 1996; Hubbard 1996; Kanai und Tsuchiya 2012; Koch C. 2004b; Korf 2014; Misselbrook 2014).

Der Begriff *Qualia* bezieht sich auf das subjektive Erlebnis eines jeden Menschen von der Welt:

- im engeren Sinn auf Sinneswahrnehmungen wie z. B. Farben, Töne, Gerüche, Geschmäcker, Berührungen, Temperatur, Bewegungen, Schmerzen usw. und
- im weiteren Sinn auf Gedanken, Gefühle (Angst, Freude usw.) sowie Erinnerungen einschließlich psychologischer Komplexe, konditionierte und angeborene Reflexe, innere Bilder, Eindrücke (Zeitgefühl usw.), Intuitionen …

All diese Qualia sind wie Mosaiksteine, die das Gesamtbild unseres augenblicklichen Verständnisses ausmachen.[18] Es ist dieses Gesamtbild, in dem wir uns befinden, das wir irgendwie zur Kenntnis nehmen und mithilfe dessen wir das, was wir „Imagination" nennen, geistig aufrufen können. *Qualia* sind sowohl notwendig wie auch hinreichend für das, was wir *Bewusstsein* nennen – siehe (Schmid GB 2025, im Druck) für eine ausführliche Diskussion des Begriffs *Qualia*.

Die Kenntnis der bidirektionalen, rückgekoppelten Kommunikationswege zwischen Körper und Geist und davon, wie Vorstellungen darin eingreifen, hat besonderes Gewicht

---

[17] Siehe (Castrén 2005; Glass und Mackey 1988; Mackey und an der Heiden 1982; Mackey und Glass 1977; Schmid GB 2010a; Schmid et al. 2015a).
[18] Bei einer Psychose ist jeder einzelne Mosaikstein erkennbar, aber das Gesamtbild, d. h. der Kontext, stimmt nicht.

in der Bewusstseinsmedizin. Psyche und Neurophysiologie bilden ein nahtloses Netz, das Lebenserfahrung, Anatomie und Körperchemie umfasst (i. e. Neuroplastizität (Brand und Markowitsch 2006; Spitzer 1999). Neben den seit Langem bekannten starken genetischen, biochemischen und anatomischen Einflüssen auf das Verhalten ist inzwischen anerkannt, dass umgekehrt Erfahrung wesentlich den genetischen, biochemischen und anatomischen Ausdruck prägt – Stichwort „Epigenetik" (Fish et al. 2004; Moss 2002; Nuyt und Szyf 2007; Szyf und Slack 2000; Weaver et al. 2004; Wright RJ et al. 2005).

Die Mind-Body-Schnittstelle

Ganze Bibliotheken wurden schon gefüllt mit Büchern über die Psychobiologie des Mind-Body-Heilungsprozesses. Wenn ich hier von Bewusstseinsmedizin schreibe, sprechen andere Autoren – wie in der Einführung schon aufgelistet – von

- Cyberphysiology[19] (Hall und Johnson 1989),
- Geistheilung (Benor 1990),
- holistischer Heilung/Medizin (Sommer 1996),
- ideodynamischer Heilung (Rossi und Cheek 1994),
- Mind-Body-Medizin (Dobos et al. 2006; Jacobs 2001; Rossi 1986, 1991; Schlitz et al. 2005),
- Neurobiologie der Psychotherapie (Schiepek 2004),
- Placebo-/Sanaboeffekt (Brody und Brody 2002; Moerman 2004; Motherby 1785; Reuter 2000; Salinger 1955; Shapiro und Shapiro 1997),
- Psychoneuroimmunologie (PNI) (Hennig 1998; Schedlowski und Tewes 1996; Schulz et al. 1997),
- Quantenheilung (Chopra 1990),
- Synergetik in der Psychologie (Haken und Schiepek 2006),
- systemischer Medizin (Stierlin und Grossarth-Maticek 2006)
- u. a. m.

Diese und andere Forscher beschäftigen sich mit dem bis heute wissenschaftlich und philosophisch ungelösten Problem der Mind-Body-Schnittstelle und der gegenseitigen Transduktion von psychischen in biologische Informationen und umgekehrt, die ihre Erklärung wahrscheinlich irgendwo in der Psychobiologie gewöhnlicher und außergewöhnlicher Bewusstseinszustände findet (Hinterhuber 2001; Koch Christoph 2004b; McGinn 2001; Popper und Eccles 1977; Spitzer 2000; Weiner 1977) – siehe auch (Marcus 2001).

---

[19] Gemeint ist der Bereich der Physiologie, in dem es um die Selbstregulation autonomer Körperfunktionen geht.

Eine Metapher für diese Schnittstelle könnte annäherungsweise ein Puzzle sein: Das ganze Bild repräsentiert die Gesamtansicht einer mentalen Abbildung (psychologische Information), wie das Gehirn sie erkennt, erlebt und versteht. Die Einzelteile (physiologische Information) hingegen stehen für kleinere, spezifische Informationseinheiten, die Signale zu den diversen Systemen im ganzen Körper tragen. Im Gehirn – dem physischen Puzzle – wird die Bedeutung des Gesamtbildes im Körper sozusagen materialisiert.

Wie stark ist nun die Wechselwirkung zwischen Körper und Geist? Leider ist den Bewusstseinswissenschaften bis heute keine Mind-Body-Kopplungskonstante bekannt, die uns einen konkreten, messbaren Zugriff auf die psychophysikalischen Beziehungen zwischen Geist und Körper geben könnte.

Kopplungskonstanten – physikalische Größen, die die Intensität einer Wechselwirkung beschreiben – sind in der Physik wohlbekannt und genauestens gemessen worden, z. B. die zwischen Ladung und Masse eines Elektrons. *Aber kann man als Wissenschaftler den Geist als selbstständige physikalische Größe ansehen, die mit der Größe Materie in einem wohldefinierten Verhältnis steht?* Hier tappen die Bewusstseinswissenschaftler trotz aller ausgeklügelten Modelle immer noch im Dunkeln. Wegen dieser Leerstelle spreche ich lieber von einer Mind-Body- bzw. einer Körper-Geist-Zweieinigkeit[20] statt von einer Polarität oder gar Dualität zwischen dem, was wir „Geist" und dem, was wir „Körper" nennen (Schmid 2005a, 2008, 2009, S. 180–188, 2017, 2018b). Anders ausgedrückt stehen Geist und Materie vielleicht Rücken an Rücken wie die zwei Seiten einer Medaille. In diesem Fall könnte es gar keine Kopplungskonstante zwischen dem geistigen und physikalischen Leben des Individuums geben (siehe Abschn. „Der Mensch ist eine seltsame Uhr" und Kap. 1, „Das Psychogene", Abschn. „Ausblick: Selbstheilung und das Leben per se".)

Die permanente Rekursivität des zweiseitigen Gebildes „Mind-Body" lässt sich vielleicht am besten mit der Bewegung auf der immer wieder zu sich selbst zurückkehrenden Oberfläche eines Möbiusbandes[21] darstellen. Je mehr wir über die in vielen imaginativen Heilverfahren genutzte Kommunikation zwischen Vorstellungskraft und Selbstheilungsprozessen herausfinden, desto besser werden wir wahrscheinlich verstehen, wie Geist und Körper sich wechselseitig beeinflussen.

---

[20] Der Begriff *Körper-Geist-Zweieinigkeit* lässt sich mit dem Begriff *Biologie der Subjekte* aus der Semiotik vergleichen: „(…) in der zeitlebens Körper und Seele als eine unverbrüchliche Einheit unserer psychosomatischen Existenz angesehen werden und erhalten bleiben. (…) Die ‚Biologie der Subjekte' geht auf allen Stufen von Einheiten aus, in denen sich, wie es das Modell des Funktionskreises beschreibt, Subjekt und Objekt gegenseitig (kontrapunktisch) bestimmen." (Sauer und Emmerich 2009, S. 145, 150).

[21] Das Möbiusband ist benannt nach August Ferdinand Möbius, Mathematiker und Astronom. Das Gebilde kann als Konstrukt so beschrieben werden: ein zweiseitiges Band, das durch Drehen der einen Seite um 180° und anschließendes Zusammenfügen beider Enden zu einem Objekt wird, das nur noch eine Seite hat.

Die moderne Medizin hat immer noch keine vollständige und eineindeutige Erklärung dafür, wie es denn möglich ist bzw. welche psychobiologischen Prozesse notwendig und hinreichend dafür sind, dass der Gedanke „*Ich hebe meinen linken Arm hoch*" zur entsprechenden Handlung führt (oder umgekehrt? – vgl. die umstrittenen Arbeiten von (Libet Benjamin 1985a, 1985b, 1987; Libet B. et al. 1979). Trotzdem gelingt es einem gesunden Menschen, genau solch einen Gedanken jedes Mal und tadellos in die Tat umzusetzen. Insofern sollte es uns nicht weiter beunruhigen, dass bis dato keine befriedigende Erklärung für das *Mind-Body-Healing* existiert.

Das eigentliche Problem ist nicht das *Was*, sondern das *Wie*. Jeder Mensch hat auch ein angeborenes Gefühl dafür, d. h., er weiß instinktiv, *was* er tun muss, um den Arm zu heben. Und jeder Mensch hat auch mehr oder weniger ein Gefühl dafür, *was* er tun oder lassen muss, um gesund zu leben. *Wie* er eigentlich auf dieses Gefühl kommt, mag im Alltag irrelevant sein, ist jedoch für den Zweck der Selbstheilung durch Vorstellungskraft der wesentliche Knackpunkt.

Das bewusstseinsbasierte Instrumentarium, das ich in dieser Arbeit vorstelle, könnte Relevanz für die Allgemeinpraxis gewinnen, speziell bei häufigen oder rezidivierenden Infektionen, bei chronischen Entzündungen und Schmerzen und auch bei Krebs. Klinische Erfahrungen lassen auf eine Linderung und Besserung jener Erkrankungen hoffen, die mit einer Beeinträchtigung der Immunregulation einhergehen. Der gesamte Heilungsprozess verläuft in einem rekursiven, die Immunabwehr stärkenden Zirkelschluss: Mentale Unterstützung des Informationsaustausches der Zellen führt zur Auflösung von Blockaden im Gewebe, erleichtert den interzellulären Informationsfluss, stärkt den Zusammenhalt im Organismus usw.

Vorstellungskraft als Heilmittel

„Das Gefühl der Gesundheit erwirbt man durch Krankheit."
Georg Christoph Lichtenberg (1742–1799), deutscher Aphoristiker und Physiker

Sind Sie gesund? Wie wissen Sie das?[22] Und falls Sie momentan an einer Krankheit leiden: Wann können Sie sicher sein, wieder gesund zu sein? Bestimmt werden Sie erleichtert sein, wenn Ihr Arzt Ihnen mitteilt, dass Sie genesen sind respektive Ihnen die „Absolution" von der Krankheit erteilt wird. Aber werden Sie dann die Gesundheit in Ihrem Körper so bewusst erleben, wie Sie jetzt diese Worte lesen? Bedeutet Gesundheit für Sie persönlich das Fehlen von Krankheitssymptomen, so wie Sicherheit zu Hause das Fehlen von Zeichen eines Einbruchs bedeutet? Was, wenn der Räuber sich im Keller versteckt hat? Resultiert Sicherheit aus der Fähigkeit ihres Hauses, den Tunichtgut draußen

---

[22] Das pleiotrope inflammatorische Zytokin Interleukin-1 vermittelt das Gefühl, krank zu sein – siehe die Diskussion über „sickness behavior" im Kapitel „Die Vorstellungskraft: Psychoneuroimmunologische Zusammenhänge", Abschnitt „Krankheitsverhalten".

zu halten, oder liefert die Polizei Sicherheit, indem sie missliebige Gestalten im Voraus abschreckt oder nachher verhaftet, oder garantieren Sie Sicherheit mit Ihrer Fähigkeit, den Räuber außer Gefecht zu setzen, falls er trotz aller Sicherheitsmaßnahmen eingebrochen ist? Wie können Sie je sicher sein, dass Ihr Körper heil bzw. gesund ist?

In diesem Buch benutze ich das Wort „Heilung" im Sinne des englischen „healing", d. h. als psychophysiologischen Prozess der gesundheitlichen Besserung in Richtung Genesung, ohne dass eine vollständige Ausheilung der jeweiligen körperlichen Beschwerden wie Infekt, Krankheitsgefühl, Schmerz, Wunden etc. erreicht werden muss. Entsprechend verstehe ich den Begriff „Selbstheilung"[23] im Sinne einer Unterstützung der natürlichen, dem Menschen innewohnenden Heilkräfte mithilfe von inneren Vorstellungen visueller, akustischer, kinästhetischer, olfaktorischer, gustatorischer, emotionaler, gedanklicher und/oder intuitiver Art. Unter „Heilkräften" einschließlich Immunabwehr[24] verstehe ich alle psychophysiologischen Prozesse, die zur Gewebereparatur, Beseitigung von Schäden und schädlichen Stoffen im weitesten Sinne inklusive Fremdkörpern usw. beitragen. Von sämtlichen nicht wissenschaftlichen Nuancen der Begriffe *Heilung, Heilkraft, Heilmittel* usw. distanziere ich mich. Den Ausdruck „Selbstheilung durch Vorstellungskraft" benutze ich synonym für „Vorstellungskraft als Heilmittel".

Heutzutage hat die Vorstellungskraft nichts Mystisches mehr. Vorstellungen sind wohl subjektiv, eine Art Zwischenwelt, aber ihre Repräsentanzen können durch elektronische und bildgebende Verfahren (EEG, fMRI, PET usw.) objektiv sichtbar gemacht werden. Sogar das Stimmenhören schizophrener Patienten (Gaser et al. 2004; Hubl et al. 2004; Hunter und Woodruff 2004; Ritsher et al. 2004), die innere Ruhe des Meditierenden (Lutz et al. 2004) und die ekstatischen Erlebnisse des religiös Verzückten (Persinger 2004) haben ihre Niederschrift im Soma. Haben wir vielleicht das Mystische in die Gefilde jenseits der hermeneutischen Deutung der Windungen und Wendungen des Gehirns verbannt? Obwohl solche Überlegungen spannend sind und in gewisser Weise auch in den Bereich der Bewusstseinsmedizin gehören, lasse ich solche philosophischen Fragen zunächst beiseite.

Ziel ist es, mit Vorstellungsmethoden – hier: geführte Imagination unter Hypnose – günstige Bedingungen zu schaffen für die Implementierung und Aufrechterhaltung einer optimalen Orchestrierung der dynamischen Kontrollzyklen rund um die seelische und

---

[23] Eigentlich ist jede Heilung eine Selbstheilung, sodass der Begriff „Selbstheilung" streng genommen überflüssig ist. (Dasselbe kann übrigens auch von der Hypnose behauptet werden: Jede Hypnose ist im Grunde eine Selbsthypnose.) Trotzdem spreche ich im Folgenden insbesondere dann von Selbstheilung, wenn der Mensch unter Einsatz seiner Vorstellungskraft sich aktiv um Einleitung, Aufrechterhaltung oder Verstärkung der Heilungsprozesse im Organismus bemüht.

[24] Der Einfachheit halber spreche ich ab jetzt von Immunabwehr, wenn ich mich auf Nerven-, Hormon- und Immunsystem zusammen (oder kürzer: das neuroendokrine Immunsystem) beziehe.

körperliche Gesundheit. Dass diese Regelkreise stets, also ob krank oder gesund, sich selbst organisieren, ist in der dynamischen (Glass und Mackey 1988) und psychiatrischen (Tononi 2008; Tononi und Edelman 2000) Krankheitslehre wie auch in der Komplementär- und Alternativmedizin (CAM/KAM) wohlbekannt (Gruber 2001). Sie funktionieren nach eigenen intrinsischen Regeln, was der Gesundheit eine Art eigenes Denken oder Intelligenz („mind") verleiht, die offensichtlich keiner bewussten Kontrollleistung unterliegt. Sinn und Zweck der geführten Imagination ist es nun, mit diesem Steuerungsmechanismus in Kontakt zu kommen, einen intelligenten Dialog zu unterhalten und damit das heilsame Wechselspiel zwischen den genannten Zyklen zu optimieren.

Ein einfaches Experiment zu Vorstellungskraft und Sinneswahrnehmung

Um ein überzeugendes Gefühl dafür zu bekommen, inwiefern die Vorstellungskraft Ihre unbewusste Sinneswahrnehmung beeinflussen kann, lade ich Sie zu einem einfachen Experiment ein. Sie brauchen dazu nur sich selbst, zwei Weinbeeren und einen ruhigen Ort. Machen Sie es sich dort bequem und suchen Sie sich einen neutralen Gegenstand an der Wand vis-à-vis, etwas oberhalb der Höhe Ihrer Stirn, z. B. ein Bild, eine Blume, eine Kerze o. Ä., und fixieren Sie dieses Objekt, ohne zu blinzeln, beide Augen leicht nach oben gerollt.

Nehmen Sie sich Zeit und achten Sie darauf, ruhig und bequem zu sitzen, und versuchen Sie, auf diesem Stuhl oder Sessel so entspannt und locker wie nur möglich zu sein. Still und langsam zählen Sie bis 4, während Sie tief einatmen … und beim Ausatmen zählen Sie ebenso langsam bis 6 und machen sich so schwer wie irgend möglich … es ist so leicht, sich schwer zu machen … und schwerlich schwer, weit und breit zu gähnen …

Weinbeere – Vorstellungsreise I (Audio-Datei 2)

Sind Sie nun bereit, auf eine kleine Vorstellungsreise zu gehen? Falls ja, lesen Sie bitte die folgende erste Anleitung bis zum!STOP! und führen Sie dann die Anweisungen mit geschlossenen Augen aus – oder Sie lassen sich diese Anleitung von jemandem vorlesen und befolgen sogleich die Anweisungen mit geschlossenen Augen. Den Text hinter dem!STOP!-Zeichen bitte erst nach Ihrer Reise lesen – oder sich vorlesen lassen. Sind Sie bereit?!

> Mit geschlossenen Augen nehmen Sie bitte eine der beiden Weinbeeren in die Hand. Stellen Sie sich nun eine äußerst negative, unangenehme, aber durchaus erträgliche Situation aus der näheren oder ferneren Vergangenheit vor, z. B. Beispiel einen Streit oder eine Meinungsverschiedenheit mit der Partnerin, dem Partner … mit Chef oder Chefin … oder mit einem Freund, Bekannten, Nachbarn oder sonst jemandem. (Falls die Vorstellung zu unangenehm wird, können Sie selbstverständlich die Augen jederzeit wieder öffnen.) Wann war das? Jahreszeit? Tageszeit? Wo waren Sie genau? Können Sie sich an die Umgebung, die Szene noch gut erinnern, sie mit dem inneren Auge plastisch vor sich sehen? Wie sah

Audio-Datei 2 Weinbeere – Vorstellungsreise I. (Text: Gary Bruno Schmid / Stimme: Annette Rausch / Bild: Ursula Hanke)
(▶ https://doi.org/10.1007/000-d3k)

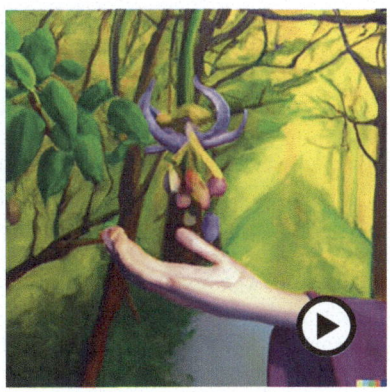

es da aus? Mit wem waren Sie zusammen? Wie hat er oder sie ausgesehen? Gab es noch andere Menschen? Wie haben sie ausgesehen? Wie haben die anderen auf die Situation reagiert? Wie fühlten Sie sich dabei? Was haben Sie gehört oder hören müssen? Gab es einen besonderen Geruch in der Luft, einen besonderen Geschmack auf der Zunge? Können Sie diese unangenehmen Emotionen von damals immer noch heraufbeschwören? Erfüllten diese Emotionen Sie mit Scham, … mit Wut … mit Verlegenheit … mit Bitterkeit! … Sind Sie wegen dieser Ungerechtigkeit immer noch verbittert … ach, stocksauer?

Wenn Sie mit geschlossenen Augen diese Vorstellung Revue passieren lassen, bitte ich Sie, die eine Beere in den Mund zu nehmen … sie langsam zu verzehren … und herunterzuschlucken.

»!STOP!«

Weinbeere – Vorstellungsreise II (Audio-Datei 3)

Sind Sie schon bereit, auf eine zweite kleine Vorstellungsreise zu gehen? Falls ja, lesen Sie bitte die folgende zweite Anleitung bis zum!STOP! – und führen Sie dann die Anweisungen mit geschlossenen Augen aus – oder Sie lassen sich auch diese zweite neue Anleitung von jemandem vorlesen und befolgen wie zuvor die Anweisungen mit geschlossenen Augen.

Audio-Datei 3 Weinbeere – Vorstellungsreise II. (Text: Gary Bruno Schmid / Stimme: Annette Rausch / Bild: Ursula Hanke)
(▶ https://doi.org/10.1007/000-d3m)

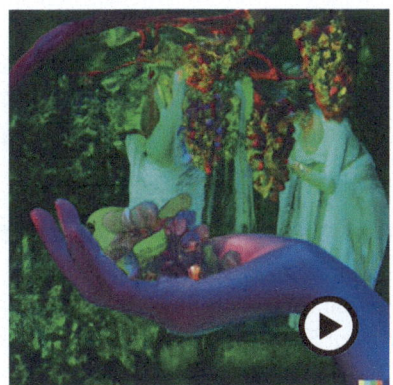

Erst wenn Sie diese zweite Vorstellungsreise durchgeführt haben, sollten Sie den Text hinter dem!STOP!-Zeichen lesen – oder sich vorlesen lassen. Sind Sie bereit?!

> Mit geschlossenen Augen nehmen Sie bitte die zweite Weinbeere in die Hand. Stellen Sie sich diesmal eine äußerst positive, angenehme, ja, schöne Situation aus der näheren oder ferneren Vergangenheit vor. (Falls Ihnen solch eine wohltuende Situation nicht sofort einfällt, können Sie einfach an Ihre schönsten Ferien denken.) Wann war das genau? Jahreszeit? Tageszeit? Wo waren Sie genau? Können Sie sich an die Umgebung, die Szene immer noch gut erinnern, sie mit dem inneren Auge plastisch vor sich sehen? Wie sah es da aus? Mit wem waren Sie zusammen? Wie hat er oder sie ausgesehen? Gab es noch andere Menschen? Wie haben sie ausgesehen? Was haben Sie und die anderen gemacht? Hat es Spaß gemacht? Oder haben Sie es einfach wohltuend, gemütlich und ruhig miteinander gehabt? Was haben Sie dort gehört oder am liebsten hören wollen? Können Sie immer noch diese schönen Emotionen von damals erleben? Erfüllten diese Emotionen Sie mit Ruhe … mit Vertrauen … mit Mut … mit einer süßen Freude? … Können Sie sich immer noch in diese positive, süße Stimmung versetzen? Lag ein besonders süßer Geruch in der Luft … ein besonderer, süßer Geschmack auf der Zunge?
>
> Wenn Sie diese zweite Vorstellung mit geschlossenen Augen genossen haben, bitte ich Sie, die zweite Beere in den Mund zu nehmen … sie langsam zu kosten … und herunterzuschlucken.
>
> »!STOP!«

Wieder da? Frisch und munter? Und nun, welche der beiden Trauben hat süßer geschmeckt? Die erste bei der negativen, unangenehmen Vorstellung? Oder die zweite bei der positiven, angenehmen Vorstellung?

Diese Übung habe ich über die Jahre mehrmals bei öffentlichen Vorträgen im Publikum machen lassen, und das Resultat war immer dasselbe: Die überwiegende Mehrzahl der Zuhörer hat die erste Weinbeere eher als sauer, die zweite eher als süß empfunden. Die physiologische Sinneswahrnehmung wird also stark von der Vorstellungskraft beeinflusst. Und immer dann, wenn eine Suggestion zur glaubwürdigen Wirklichkeit wird, herrscht die Hypnose.

Können Sie sich vorstellen, dass Sie ähnlich wie bei diesem Experiment – gerade jetzt, da Sie diesen Text lesen, unbewusst und ohne irgendeine Absicht oder Anstrengung Ihrerseits – Ihre natürlichen Selbstheilungsprozesse durch Ihre Vorstellungskraft beeinflussen? Und können Sie sich noch dazu vorstellen, dass Sie augenblicklich, also ohne irgendwelche Spezialkenntnisse oder komplizierte Ausbildungen, diese Ihre natürlichen Selbstheilungsprozesse durch Ihre Vorstellungskraft unterstützen und fördern? Halten Sie Selbstheilung durch Vorstellungskraft für möglich?

Ein einfaches Experiment zur Macht des Negativen

Wären Sie nun einverstanden, bei einem zweiten Vorstellungsexperiment mitzumachen? Sitzen Sie immer noch bequem? Diesmal können Sie die Augen geöffnet lassen und sich die folgenden Bildpaare einfach tagtraumartig vorstellen. Sind Sie bereit?

Vorstellungskraft als Heilmittel

Welches Bild der folgenden Bildpaare können Sie sich leichter vorstellen:

1. Das Bild eines heilsamen Ortes, wo Ihre Selbstheilungskräfte gestärkt werden, oder das Bild eines vergifteten Ortes, wo es Ihnen mit Sicherheit gesundheitlich schlecht geht?
2. Das Bild eines gesunden, vitalen Körpers oder das Bild eines von Krankheit gezeichneten Körpers?
3. Das Bild der körpereigenen Immunabwehr oder das Bild der Krankheitserreger (Bakterien, Viren, Krebszellen usw.)?
4. Das Bild, wie eine medizinische Behandlung den Körper stärkt und heilt, oder das Bild, wie Krankheitserreger oder Schadstoffe in den Körper eindringen?
5. Das Bild, wie physiologische Prozesse Krankheitserreger und Schadstoffe abbauen und aus dem Körper ausscheiden, oder das Bild, wie Krankheitserreger oder Schadstoffe den Körper schwächen und krank machen?

Wieder frisch und munter? ... Und nun: Welche Bilder waren einfacher vorstellbar?

Sich durch Vorstellungskraft selbst zu schaden, fällt den meisten Menschen relativ leicht, z. B. fällt der Gedanke an einen möglichen Unfall leichter als die Vorstellung, sich von einer Krankheit selbst zu heilen. Ein Beispiel:

> Sie kommen zurück von einer längeren Reise in den Tropen und stellen einen abscheulichen, schmerzhaften und sich ausbreitenden Hautausschlag fest. Der eine Tropenarzt informiert Sie, dass es sich um eine seltene, aber hartnäckige Form eines harmlosen Ekzems handelt:
>
> „Halten Sie es einfach sauber, lassen Sie viel Luft und Licht dran, und es wird innerhalb weniger Wochen von selbst ausheilen",
>
> werden Sie mit einem verständnisvollen, empathischen Lächeln beraten. Entlastet erzählen Sie es Ihrer Familie, Ihren Freunden und Bekannten. Durch abweisende Reaktionen Ihrer Umgebung auf die eklig aussehenden Hautstellen sind Sie wieder beunruhigt und holen eine zweite Meinung bei einem anderen Spezialisten ein. Dieser eröffnet Ihnen mit dröhnender Stimme:
>
> „Setzen Sie sich bitte, ich muss Ihnen leider eine unangenehme Mitteilung machen. Es sieht so aus, als ob Sie eine sehr seltene und hartnäckige Form einer tödlich verlaufenden Malaria tropica aufgelesen haben. Ich gebe Ihnen höchstens noch einige Monate, bis die Infektion sich auf den ganzen Körper ausgebreitet hat. Es tut mir wirklich sehr leid ..."

Welchem Arzt schenken Sie mehr Glauben? Welche Vorstellungen dominieren Ihre Gedanken und Gefühle, die von der Gesundung oder die vom nahenden Tod? Warum? Ist die ärztliche Suggestion Ihrer baldigen Genesung selbstverständlicher, d. h. eingängiger und stärker als die von der unabänderlichen Verschlimmerung? Wenn nein, warum nicht?

Die meisten Menschen würden sich von einer negativen ärztlichen Prognose beeinflussen lassen. Wir halten fest: Es ist für den Körper leichter, sich über Vorstellungskraft stressen zu lassen und sich selbst zu schaden, als sich zu entspannen oder selbst zu heilen – siehe Abschn. „Information und Bewusstsein", Beispiele zur Programmierung eines

Computers, sich selbst abzuschalten vs. sich selbst zu reparieren; siehe auch Abschn. „Noceboeffekt und psychogene Massenerkrankung (Mass Psychogenic Illness [MPI])". Dieser Unterschied ist wahrscheinlich evolutionsbedingt, sodass wir Vorsicht walten lassen und uns eher auf Gefahren einstellen: Lieber einen Wald voller Wölfe vorstellen, als im Wald sorglos herumspazieren und gefressen werden; oder ein Wasserloch für vergiftet halten und zum nächsten weitergehen, als vergiftetes Wasser trinken und tot umfallen.

Innere Einstellung: Präsenz, Klarheit, Verankerung

Eine positiv wirksame innere Einstellung ist nicht einfach entspanntes, optimistisches oder positives Denken, sondern es handelt sich vielmehr um die emotionale Haltung oder Offenheit, sich etwas Gutes zukommen zu lassen. Das hat in erster Linie mit Selbstwertgefühl und erst in zweiter mit Wollen oder Wünschen zu tun. Mit anderen Worten enthält diese selbstschätzende Haltung weniger das Wollen: *„Ich will gesund werden oder bleiben!"* oder den Wunsch: *„Ich möchte gesund werden oder bleiben!"*, sondern mehr das bewusste Wohlwollen sich selbst gegenüber, im Sinne von:

„Ich gönne mir meine Gesundheit, ich bin es wert und vertraue darauf, gesund zu werden und zu bleiben."

Dabei gönnt sich der Patient eine immer besser währende Gesundheit und bleibt bewusst dankbar für die Gesundheit, die er bislang genießen durfte, im Sinne von:

„Ich bin dankbar für die Gesundheit, die ich hier und jetzt immer noch haben darf!"

Diese Haltung mündet in die Gewissheit, dass ein Sinn im Geschehen steckt, ohne Anspruch darauf, wie dieser Sinn erfüllt werden soll. Um diese Einstellung besser zu verstehen, führe ich drei neue Begriffe ein: *Präsenz, Klarheit* und *Verankerung*.

Das Konzept *Präsenz* definiert eine Geisteshaltung

1. der vorurteilsfreien, *akzeptierenden* Wahrnehmung des Hier und Jetzt (Offenheit);
2. der unvoreingenommenen, *empathischen* Identifikation (Mitgefühl, Empathie, teilhabendes Interesse) mit der Situation, dem Objekt bzw. der Person vis-à-vis[25] sowie
3. der absichtslosen, vigilanten, *erwartungsvollen* Aufmerksamkeit[26] (Neugier, Vigilanz) auf die Situation etc. und/oder ihre Veränderung.

---

[25] Die empathische Wahrnehmung *„steht für eine gesamtheitliche Sicht des Patienten, wobei seine Bedürfnisse und Ressourcen samt seiner Situation umfassender erkannt werden können"* (Köhl 2009, S. 248).
[26] Manchmal auch „freischwebende Aufmerksamkeit" genannt.

Es wird vermutet, dass der psychophysiologische Zustand, der durch Übung einer „passiven Konzentration" erreicht wird, die prohomöostatische und selbst normalisierende Selbstheilungskapazität des Organismus unterstützt. Zum Beispiel zeigt sich während des empathischen Wahrnehmens ein charakteristisches Vegetativum (Köhl 2009). (Weiter unten im Kapitel werde ich im Abschn. „Innere Haltung" speziell von „therapeutischer Präsenz" sprechen.)

Stellen Sie sich z. B. vor, dass Sie eine Blume betrachten. Hier bedeutet *Präsenz* nichts weiter, als dass Sie (1) diese Blume akzeptieren im Hier und Jetzt, (2) sich mit der Blume empathisch identifizieren (*„Sie lässt ein Blatt hängen, sie scheint wieder Wasser zu brauchen!"*) bzw. das Sein (Farbe, Form, Schönheit usw.) der Blume auf sich wirken lassen (*„Wie mich ihre farbige Blüte erfreut!"*) und (3) der Blume Ihre erwartungsvolle Aufmerksamkeit schenken (*„Ich frage mich, ob sie wirklich am richtigen Ort steht!"* o. Ä.). Beim Lesen einer interessanten Geschichte oder während eines spannenden Films sind wir fast immer präsent. Um sich während einer langweiligen oder gar unangenehmen Geschäftssitzung in einen Zustand der *Präsenz* zu bringen, muss man wahrscheinlich seine Vorstellungskraft etwas aktivieren, wenn nicht gar anstrengen: *„Die Teilnahme an dieser Sitzung gehört zu meiner Funktion, und wenigstens gefällt mir die Innendekoration des Raumes. Der Chef langweilt mich, aber er trägt eine schicke Krawatte. Mal sehen, was er uns Neues sagen wird, das wir nachher praktisch anwenden können."*

Präsenz ist eng verwandt, wenn nicht identisch, mit vielen anderen Begriffen:

- Absorption,
- Achtsamkeit (Mindfulness),
- Centering,[27]
- COAL (Curiosity, Openness, Acceptance, Love)[28] – Neugier, Offenheit, Akzeptanz, Liebe,
- Flow,
- LAURS (Listen, Accept, Utilise, Reframe, Suggest),[29]
- Offenheit,
- erhöhte Sensibilität,
- Serendipity[30] usw.

Diese Art *gegenwärtiger, wohlwollender, mitfühlender, neugieriger, erwartungsvoller Aufmerksamkeit auf den Körper und seine Prozesse* ist es, die das Heilungsgeschehen

---

[27] Wohlwollende, rezeptive Zugewandtheit (z. B. Stephen Gilligan).
[28] Neugier, Offenheit, Akzeptanz, Liebe (z. B. Daniel Siegel).
[29] Zuhören, akzeptieren, nutzen, umdeuten, vorschlagen (z. B. Elvira Lang).
[30] Die Gabe, zufällig glückliche und unerwartete Entdeckungen zu machen – Entdeckung, Glück, Spürsinn, glücklicher Zufall.

belebt. Sie ermöglicht uns, immer wieder aufs Neue zu versuchen, einen heilsamen Zusammenhang zwischen Vorstellungsbildern und Faktoren der Schmerz- oder Immunabwehr herzustellen und aufrechtzuerhalten. *Präsenz* kann auch als Voraussetzung für eine erfolgreiche Intuition (vgl. Experimente von (Braud und Schlitz 1991)) sowie als eine Art Vorstufe zur *Klarheit* verstanden werden.

Klarheit definiere ich als den subjektiven Zustand der *Selbst*-Präsenz, d. h. des gegenwärtigen, wohlwollenden, mitfühlenden, neugierigen Interesses an den eigenen inneren Wandlungen und wie diese mithilfe von Gedanken, Vorstellungen oder Empfindungen begriffen werden können. Der eine oder andere Zustand der Meditation kann nach dieser Definition als Beispiel für *Klarheit* gelten. Erst in einem solchen Bewusstseinszustand kann die Selbstheilung ihre volle Wirkung entfalten. *Klarheit* ist wiederum eine Art Vorstufe zur *Verankerung*.

Verankerung definiere ich als ein rekursives Zusammenwirken von psychischen und physischen Prozessen, wie der Mensch mit seiner Vorstellungskraft Einfluss auf körperliche Prozesse nehmen und diesen Einfluss unmittelbar erleben kann (vgl. Abschn. „Die SechsDramaturgischeElemente(SDE)-Methode zur Selbstheilung", Begriff „Körperanker"). Sehr wichtig dabei ist, dass dieses Zusammenwirken von einer eher nüchternen und abwartenden Haltung begleitet wird, d. h. nicht primär von absichts-, wunsch- oder angstgetriebenen Erwartungen (s. u. Begriff „Tagtraum"). Als alltägliches Beispiel für Verankerung erwähne ich den Schlaf: Wenn ich am nächsten Tag eine Prüfung habe, ist es hilfreich, wenn ich ausgeschlafen bin und deshalb am Abend früh ins Bett gehe. Hinderlich ist aber jegliche Intention, früh einschlafen oder eine bestimmte Anzahl von Stunden schlafen zu *müssen* oder auch die Angst, nicht einschlafen zu können. Ähnlich verhält es sich mit Gesundungsprozessen. Es ist wichtig, bereit zu sein, gesund zu werden, während es unmöglich ist, die Gesundheit herbeizuzwingen.

Viele Beobachtungen sprechen dafür, dass die Organisation labiler körperlicher Prozesse, wie sie bei Krankheit oft herrschen, an einen emotional achtsam besetzten Trancezustand gekoppelt und positiv beeinflusst werden kann. Dafür ist neben Wohlwollen und Empathie auch ein aufmerksames Interesse an den Gesundungsprozessen notwendig. Über diese *Verankerung* können labile physiologische Prozesse (Krankheit) wieder zu einem stabileren, geordneteren Ablauf (Gesundheit) gelangen – siehe z. B. die Experimente zum „Feldbewusstsein", diskutiert in (Radin 1997, Kap. 10, S. 157–174). Meine Erfahrung zeigt, dass komplexe, rekursive Wechselwirkungen die *Verankerung* zwischen inneren Vorstellungsbildern und der Schmerz- oder Immunabwehr ausmachen.

Heilsamer außergewöhnlicher Bewusstseinszustand

Wie kommt man via Vorstellungskraft in einen heilsamen außergewöhnlichen Bewusstseinszustand? Wäre das eine Art innerer Zustand der Fantasie und unser Abmühen mit der Vorstellung eine Art „therapeutische Fantasie" bzw. „Fantasietherapie" (Schmid et al.

2015)?³¹ Fantasievoll genannt zu werden, ist immer ein Kompliment, fantastisch kann wundersam oder grotesk sein und ein Fantast ist ein Träumer und weltfremd. Was wollen wir mit unserer Vorstellungskraft im Dienst einer therapeutischen Fantasie bzw. einer „*Fantasie*therapie"? Soll sie – wie eine Rheumatherapie – den Patienten von seiner Fantasie, also den kranken Körper vom Wahn seiner Krankheit, von seiner Realitätsfremdheit befreien? Oder soll sie ähnlich wie die Bewegungstherapie, die Fantasie des Patienten in ihren Dienst stellen? Aber was hat Fantasie oder Vorstellungskraft eigentlich mit Heilung zu tun?

Die ersten Gelehrten, die sich mit der Fantasie begrifflich auseinandergesetzt haben, waren vermutlich die Gnostiker und Mystiker des Altertums. Aus deren Sicht werden vier hierarchische Stufen von Fantasie unterschieden, die niedrigste *gottesfern*, die höchste *gottesnah*. Trotz dieser religiösen wissenschaftsfremden Terminologie können diese Stufen vom Standpunkt der modernen Psychiatrie aus wohl als mehrere außergewöhnliche Bewusstseinszustände verstanden werden:

I. Auf der niedrigsten Stufe befinden sich Wahn und *Psychose*. Beide werden laut christlicher Mystik vom Teufel eingegeben. Die Psychiatrie kennt durchaus mehrere Ausprägungen dieser Kategorie, z. B. Formen der Wahnstimmung, des Beeinflusstwerdens, des schizophrenen Stimmenhörens oder des Sendungsbewusstseins (wahnhafte Inspiration). (Wenn jemand z. B. eine AIDS- oder Krebserkrankung hat, könnte man analog dazu sagen, dass sein Körper sozusagen an einer „Körperpsychose" leidet.) Wir wissen aus der Psychiatrie, dass es immer wieder Patienten gibt, die der wahnhaften Überzeugung sind, schon tot zu sein, und doch sterben sie an dieser unerschütterlichen Realitätsverschiebung nicht. Wenn also der Mensch im Wahn nicht psychogen sterben kann, liegt die Vermutung nahe, dass er sich auch im Wahn kaum psychogen heilen kann. Der heilsame außergewöhnliche Bewusstseinszustand liegt also mit Sicherheit nicht im Wahn.

II. Auf der nächsthöheren Stufe liegen *Tagtraum* und gewöhnlicher *Nacht-* oder *auch der Albtraum*, die aus weltlichen Ängsten oder Wünschen geboren werden. Anhaltendes Grübeln, depressive Ideation und Zwangsgedanken gehören m. E. ebenfalls in diese Kategorie. Hier bleiben die meisten Menschen im verzweifelten Versuch stecken, sich durch „magisches Denken" (Frazer 1928) selbst zu heilen. Sie meinen, mit Willenskraft und Analogiedenken ihre Ängste überwinden und das Ziel, wieder gesund zu werden, irgendwie durch Wunschdenken, Aberglauben o. Ä. herbeizaubern zu können. Wenn es so einfach wäre, müsste eigentlich niemand krank bleiben! Der heilsame außergewöhnliche Bewusstseinszustand liegt also mit Sicherheit auch nicht im Bereich des Wunsch- oder Traumdenkens.³²

---

³¹ In meinem Buch „*Fantasietherapie*" wird der Begriff „Fantasie" nur im Zusammenhang mit der von mir entwickelten und unter diesem Begriff in die Fachliteratur eingeführten Form der Psychosentherapie verwendet – siehe z. B. (Schmid et al. 1997, 2000, 2002, 2015; Schmid GB 2001, 2002, 2005a, b, 2010b; Schmid und Brunisholz 2007; Schmid und Wanderer 2007).

³² Ich zweifle nicht daran, dass der Mensch der Antike durch den Glauben an die Kraft eines göttlichen Heilers (z. B. Aeskulap), der ihm im Traum erschien, in einen heilsamen außergewöhnlichen Bewusstseinszustand versetzt werden konnte. Ich sage lediglich, dass dies erst *nach* dem Traum, d. h. im Wachzustand im Sinne des Autoritätsheileffekts geschieht.

III. Als noch eine Stufe höherstehend wird *die Imagination* betrachtet: Eine Art Zwischenwelt,[33] in der die körperlichen Gegenstände der materiellen Welt zu Bildern vergeistigt und die psychischen Dinge der geistigen Welt in Bildern verkörpert werden. Je nach religiöser Auffassung gehört diese Stufe sogar zur Kategorie des Gebets (u. a. im orthodoxen Christentum, Islam und Judentum). Laut anderen Auffassungen wird sie dem Bereich der Meditation zugeordnet (z. B. im Buddhismus, Hinduismus und Sufismus). Auch Jean-Martin Charcot (1825–1893) sprach von einem großen Zwischenreich, das zwischen dem klaren Bewusstsein und der organischen Hirnphysiologie liegt, und er wurde auf die Heilung durch Glauben aufmerksam (Charcot 1893). Wissenschaftlich betrachtet ist die Imagination eben jene Vorstellungskraft, für die die Psychologie heute so unterschiedliche Bezeichnungen hat wie: aktive Imagination, kreative Imagination, geführte Bilderreisen, Flow, Hypnose, katathymes Bilderleben, Trance, Y-State (Meares 1960) u. a. m. Meines Erachtens liegt der heilsame außergewöhnliche Bewusstseinszustand gerade in dieser sog. Zwischenwelt bzw. Mind-Body-Schnittstelle.

IV. Die vierte und höchste Stufe der Fantasie ist aus gnostischer/mystischer Sicht *die Inspiration*, die laut dem Alten und Neuen Testament und dem Koran von den Engeln oder gar von Gott selbst stammt und die auch zur Kategorie der Vision, des Wahrtraums, des zweiten Gesichts usw. gehört. Aus psychologischer Sicht bedeutet eine realitätsbezogene Inspiration schlicht ein Aha-Erlebnis. Etwas bescheidener und für unsere Arbeit treffender spreche ich von einem sinn- und richtungsgebenden „Ah-ja-Effekt", d. h. von einer verstärkenden Wirkung durch ein erhöhtes, kontext- und realitätsbezogenes, selbstreflexives Verstehen: *„Ah ja, jetzt verstehe ich den tieferen, verborgenen Sinn hinter meinem Verhalten und was ich evtl. ändern müsste oder könnte, um so eine positive Wende in meinem Leben bzw. in meiner Gesundheit herbeizuführen!"* o. Ä. – siehe auch (Schmid GB 2005a, b, 2010b; Schmid et al. 1997, 2002, 2000, 2015). Vor allem für den religiösen oder spirituellen Menschen findet sich m. E. der heilsame außergewöhnliche Bewusstseinszustand auch hier.

Grundsätzlich und für den Zweck der Selbstheilung betrachte ich die Fantasie im Sinne der Imagination (III. Stufe, s. o.) als eine wesentliche menschliche Fähigkeit, die jeder Person zur Verfügung steht – siehe z. B. (Mazzoni et al. 2009). Diese Stufe umfasst etliche psychologische Interventionen, die auf Beeinflussung der Immunabwehr zielen: Entspannung, Hypnose, geführte Vorstellungsreisen („guided imagery"/ „visualization") usw. Ich verstehe Fantasie zum Zwecke der Selbstheilung auch als diejenige Vorstellungskraft, die den körperlich Kranken zum besseren Umgang mit seiner Beeinträchtigung im Sinne des bereits erwähnten, realitätsbezogenen „Ah-ja-Effekts" (IV. Stufe, s. o.) führen kann. Für die Selbstheilung durch Vorstellungskraft sind esoterisch angehauchte Menschen in der Regel auf die IV. Stufe fixiert und bauen darauf haarsträubende Geschäftsmodelle auf.

---

[33] Eine Art feinstofflicher oder subtiler Zustand, der z. B. in der arabischen Terminologie der „Creative Imagination" im Sufismus des Ibn ʻArabî (als ʻâlam al-mithâl bezeichnet wird (Corbin 1981, S. 217; Schmid GB 1988b, 2008). Hier denke ich auch an die Ideenwelt Platons.

Bewusst zugängliche bildhafte Repräsentanzen

Bildhafte Repräsentanzen können unterschiedliche Reaktionen unserer Immunabwehr hervorrufen. Zum Beispiel kann bei gegen Rosen allergischen Menschen allein die Vorstellung von Rosen einen Asthmaanfall auslösen. Zur Vermeidung müsste der Patient sich diese in einem hypoallergenen Material, z. B. Pappmaché oder Plastik, bewusst vorstellen (sogenanntes Reframing in der Hypnosetherapie).

Bildhafte Repräsentanzen beeinflussen nicht nur unsere Immunabwehr, sie steuern z. B. auch die schnelle Einschätzung des energetischen Werts eines Nahrungsmittels in Bezug auf seinen Fettgehalt (Toepel et al. 2009).[34] Damit die dynamischen bildhaften Repräsentanzen eine dem Bewusstsein zugängliche Wirkung haben können, sind die angeborenen und erworbenen Fähigkeiten des Patienten entscheidend, sich mithilfe einer Vorstellungsmethode wie der Hypnose in einen außergewöhnlichen heilsamen Bewusstseinszustand zu versetzen – siehe Abschn. „Die SechsDramaturgischeElemente(SDE)-Methode zur Selbstheilung".

Tab. 1 zeigt mögliche Zugänge der Vorstellungskraft zur Immunabwehr und Selbstheilungskraft.

Die folgende Studie belegt die heilende Wirkung der Vorstellung im weitesten Sinne, d. h. angenehme Bilder mit positiv besetzten Assoziationen ohne Hilfe von Hypnose:

> Postoperative Patienten eines Vorortkrankenhauses in den USA, denen Zimmer mit Aussicht in die Natur zugewiesen wurden, hatten kürzere postoperative Krankenhausaufenthalte, waren durch eine kleinere Anzahl negativer Bemerkungen in der Krankengeschichte aufgefallen und hatten weniger starke Schmerzmittel genommen im Vergleich zu anderen Patienten (vergleichbar in Alter, Geschlecht und Diagnose), die in ähnlich komfortablen Zimmern, jedoch mit Sicht auf die gegenüberliegende Mauer eines Backsteingebäudes untergebracht waren (Ulrich 1984).[35]

---

[34] Essverhalten und Fettmetabolismus sind unabhängige, aber koordinierte Reaktionen des Nervensystems auf die (vorgestellte) Verfügbarkeit von Nahrungsmitteln (Srinivasan et al. 2008).

[35] Zitat aus der Zusammenfassung des zitierten Artikels: *„Records on recovery after cholecystectomy of patients in a suburban Pennsylvania hospital between 1972 and 1981 were examined to determine whether assignment to a room with a window view of a natural setting might have restorative influences. Twenty-three surgical patients assigned to rooms with windows looking out on a natural scene had shorter postoperative hospital stays, received fewer negative evaluative comments in nurses notes, and took fewer potent analgesics than 23 matched patients in similar rooms with windows facing a brick building wall."*

Tab. 1 Mögliche Zugänge der Vorstellungskraft zur Immunabwehr und Selbstheilungskraft

System	Systemaktivierende bildhafte Repräsentanz bzw. Vorstellung oder Sinnesreiza	Bewusste Systemaktivierung durch Vorstellungen, in Trance oder durch Konditionierung?
Motorisches Nervensystem einschließlich Willkürmotorik (z. B. die Ausübung einer sportlichen Aktivität, Gähnen oder Winken …)	(1) Vorstellung der Ausübung einer sportlichen Aktivität (Bereitschaftspotenzial) (2) Wahrnehmung von jemandem, der gähnt bzw. winkt usw. (Spiegelneurone)	(1) ja, immer (2) ja, bedingt
Vegetatives Nervensystem (z. B. Herzschlag, Schmerzen, Schwitzen, Speichelfluss, Verdauung …)	– Vorstellung einer Pendelbewegung als Surrogat für den Herzrhythmus – Vorstellung der Hitze einer Feuerstelle als Surrogat für die Schmerzintensität – Vorstellung von der Stärke eines Regenfalls als Surrogat für die Schweißentwicklung – Sinnesreiz, z. B. ein akustischer Reiz (Glockenton), der im Zusammenhang mit einem den Speichelfluss modulierenden Reiz (Geruch eines Nahrungsmittels) zu einer bestimmten Veränderung des Speichelflusses führt (Konditionierung)	ja, bedingt
Hormonsystem (z. B. Freude oder Angst …)	– Vorstellung eines friedlichen bzw. stressigen Ortes/Umstandes/Zustandes, z. B. das Bild eines Ferienortes, Geburtstagsfestes bzw. Begegnung mit einer Spinne – Sinnesreiz, z. B. ein olfaktorischer Reiz (Parfüm), der im Zusammenhang mit einer schönen Erinnerung (der Duft eines geliebten Menschen) zu einer affektiven Reaktion führt	ja, bedingt
Immunsystem (z. B. Allergene, Antikörper-, Entzündungsreaktion …)	– Vorstellung einer Rose bei Rosenallergie – Vorstellung der Bildung von Immunglobulinen im Speichel – Sinnesreiz, z. B. ein visueller oder gustatorischer Reiz (Farbe bzw. Geschmack eines Medikaments), der im Zusammenhang mit einem immunmodulierenden Reiz (s. Ader und Cohen 1981) zu einer Veränderung der Immunreaktivität führt (Konditionierung)	ja, bedingt

(Fortsetzung)

Tab. 1 (Fortsetzung)

System	Systemaktivierende bildhafte Repräsentanz bzw. Vorstellung oder Sinnesreiza	Bewusste Systemaktivierung durch Vorstellungen, in Trance oder durch Konditionierung?
Selbstheilungskräfte	Sechs suggerierte dynamische Bilder und ihre Konsolidierung zu einem konditionierten Körpergefühl (Körperanker) über den Fokus auf eine individuell abgestimmte Selbstheilungsgeschichte (SDE-Methode)	Die Entwicklung einer Selbstheilungsgeschichte anhand der suggerierten Bilderreihe hat eine eigene, aktive Dynamik, die in Trance zugänglich ist Das konsolidierte, begleitende Körpergefühl – erreichbar nach Konditionierung durch Übung in Trance – kann bewusst aufgerufen werden

Diese Studie aus den 1980er Jahren zeigt deutlich, dass die einfache Zuteilung eines Zimmers mit Aussicht in die Natur eine genesungsfördernde Wirkung hat siehe auch Abschn. „Ortsheileffekt".)

Auch das Gegenteil, also der schädliche Einfluss der Vorstellung auf die Gesundheit (Noceboeffekt) wird bereits untersucht. Stressoren jeglicher Art bieten in unserer modernen Welt reichlich Nahrung für Krankheit (Pace et al. 2009). Wenn Menschen in Ergänzung ihrer evolutionär geprägten, zur Vorsicht gemahnenden Alarmhaltung vermehrt lernen, die sicheren, nährenden Seiten dieser Welt zu betonen, gehen entzündliche Reaktionen zurück und diese Menschen mit den alltäglichen Stressoren besser um. Dass u. a. Stress die Wundheilungszeit beeinflusst, ist unbestritten (Kiecolt-Glaser und Newton 2001), weshalb größere Operationen für ruhigere Zeiten geplant werden sollten. Nach der Diagnose eines wahrscheinlich bösartigen Tumors brauchen Patient und Arzt genügend Zeit, den diagnosebedingten Stress etwas abzubauen und sich auf die Operation vorzubereiten. Selbst ein gewöhnlicher Ehestreit erhöht die lokale und systemische, entzündungsfördernde Zytokinproduktion und verzögert die Wundheilung mindestens um einen Tag (Kiecolt-Glaser et al. 2005) – siehe Abschn. „Stressbedingte Immunsuppression" im Kap. „Die Vorstellungskraft: Psychoneuroimmunologische Zusammenhänge". Wie lange ein Mann und eine Frau miteinander schmusen müssten, um die Wundheilung um mindestens einen Tag zu beschleunigen, wurde meines Wissens noch nicht untersucht. Es gibt aber eine Studie zur selektiven Reduktion allergenspezifischer IgE-Produktion bei Patienten mit atopischem Ekzem oder allergischer Rhinitis, bei der ein salutogener Shift zur Th1-Immunreaktion nach 30-minütigem Küssen zwischen Geliebten bei leiser Musik festgestellt wurde (Kimata 2006).

Was können wir aus psychogenen Todesfällen über psychogene Heilung lernen?

Der psychogene Tod ist als Phänomen seit über einem Jahrhundert in der medizinischen Literatur dokumentiert: Information kann töten (Schmid GB 2009). Das Zusammenspiel soziopsychologischer und psychobiologischer Faktoren beim Tod durch Vorstellungskraft ist belegt, obwohl über den genauen Wirkmechanismus noch spekuliert wird. Tiefenpsychologisch im Sinne C. G. Jungs gesprochen bringen die tragischen Konstellationen des Todesarchetyps einen normalen, aber entsprechend eingestellten Menschen in einen außergewöhnlich veränderten Bewusstseinszustand, der schließlich in den psychogenen Tod führt. Diese exorbitant negative, gespannte Erwartungshaltung treibt den verzweifelten Menschen in eine stressvolle Käfigsituation, die charakterisiert ist durch Gefühle von Hilf- und Hoffnungslosigkeit und emotionaler Isolation ohne erkennbaren Ausweg, was ihn zusätzlich resignieren lässt.

Ein Zusammenspiel von Ausweg-, Hilf-, Hoffnungs- und Beziehungslosigkeit auf der persönlichen wie kulturellen Ebene in Kombination mit der negativ suggestiven Aura einer wichtigen Person, eines speziellen Objekts, eines besonderen Orts oder einer stark geprägten Einbildung funktioniert wie eine Art Informationsverstärker für den Mind-Body, der den Menschen buchstäblich in den Tod treiben kann (Schmid GB 2009). Die Jahrtausende lange Geschichte des psychogenen Todes und die Fülle an wissenschaftlicher Literatur aus der Neuzeit belegen diese Feststellung in allen erdenklichen kulturellen und wissenschaftlichen Kontexten.

In diesem Kapitel zeige ich, dass der Umkehrschluss zulässig ist und für ein fruchtbares Zusammenspiel von Möglichkeit, Tatkraft, Sinn, Hoffnung und Beziehung gilt – eine Art Nestsituation, insbesondere wenn die jeweilige positive Suggestion mit einer Entspannungs- und Vorstellungstechnik wie Hypnose unterstützt wird. Um es verständlicher zu gestalten, werde ich zunächst folgender Frage nachgehen:

„Was können wir von psychogenen Todesphänomenen für die Selbstheilung lernen?"

Zauberer und Priester bei den indigenen Völkern wissen das tödliche Potenzial ihrer Voodoohandlungen und Tabus geschickt mit der Kenntnis des Opfers über kulturelle Implikationen von Gefühl, Handlung und Sinn zu kombinieren. Wissen und autosuggestiver Einfluss des Opfers plus eine käfigartige Situation aus kulturellen Faktoren und Suggestionskräften des übelwollenden Behandelnden optimieren die Effizienz des todbringenden Handelns. Analog ist zu erwarten, dass die Wirksamkeit der Selbstheilung durch eine therapeutische Methode optimiert wird, die das *Wissen* des Patienten mit einem kulturellen Zusammenspiel von Gefühl, Handlung, Sinn und Hypnose verbindet. Dies bringt uns zur Hypothese, dass Vorstellungskraft als Heilmittel eingesetzt werden kann.

Tod durch Vorstellungskraft lässt sich in vier klassische Kategorien einteilen (Abb. 2): Voodootod, Tabutod, Heimwehtod und Seelentod. (Für weitere Informationen über Phänomene wie Sudden Unexpected Death Syndrome [SUDS], perniziöse Katatonie etc. – siehe (Schmid GB 1988b, 2009).)

Abb. 2 Die vier Formenkreise des psychogenen Todes

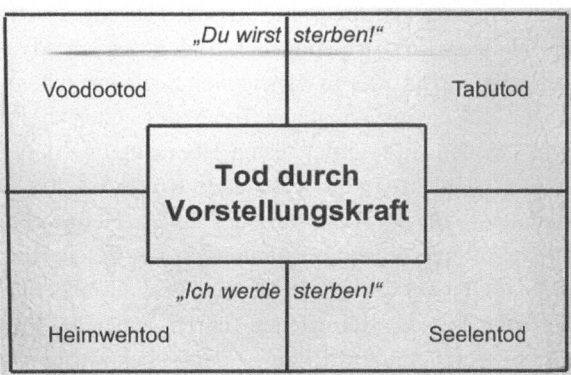

Unter Berücksichtigung des konsensuellen psychosozialen und kulturellen Kontexts kann die glaubhafte Suggestion einer mächtigen Autorität (Voodoo), eines Verbots in Bezug auf bestimmte Objekte, Orte, Zeiten oder Ereignisse (Tabu), einer physisch-emotionalen Verbannung (Heimweh) oder einer imaginierten persönlichen Situation oder Kondition (Seelenlage) eine veränderte Realität konstituieren, die zum plötzlichen und unerwarteten Tod einer Person führt, wenn noch drei zusätzliche (fatale) Bedingungen erfüllt sind:

- Die Person und ihr Umfeld haben ihre Lebensprinzipien unauflösbar an diese Autoritäten, Objekte, Orte oder persönlichen Situationen und Konditionen gebunden.
- Der Glaube wird nicht als solcher erkannt, sondern vom Betroffenen und seinen wichtigsten Bezugspersonen als gesichertes Wissen (kognitiv, emotional, intuitiv, sensorisch) und/oder unbestreitbare Wahrheit oder Realität aufgefasst und angenommen.
- Das Wissen schließt die Vorstellung ein, dass eine Befolgung (oder Verletzung) der jeweiligen Vorschriften stattgefunden hat, die als ausreichend zur Beendigung (resp. notwendig zur Aufrechterhaltung) des Lebens angesehen wird.

Negative psychogene Einflüsse können auch in der modernen Industriegesellschaft wirksam werden. Gerade in Zeiten erhöhten und chronischen Stresses schädigen destruktive, sogar tödliche Ängste, Depressionen, Zweifel usw. unsere Immunabwehr und wie radioaktive Substanzen schwächen sie langsam, aber sicher unsere Gesundheit.

Es lassen sich nun mit umgekehrten Vorzeichen entsprechende Kategorien und Beispiele zum positiven Einfluss der Vorstellungskraft auf die Heilung bzw. für die Heilung durch Vorstellungskraft bilden.

Die vier Heileffekte

In Anlehnung an die psychogenen Todesphänomene werden nachfolgend vier allgemeine Kategorien des Phänomens Heilung durch Vorstellungskraft konzipiert und diskutiert. Die ersten drei Heilungsprozesse geschehen mittelbar, d. h. mithilfe eines notwendigen

Übergangsobjekts; die vierte Art der Heilung durch Vorstellungskraft vollzieht sich wie die vierte Art des psychogenen Todes (Seelentod) allein durch eigene Einbildung, von innen kommend oder in der eigenen Seele entstehend, d. h. endogen.

Im Fall des psychogenen Todes der ersten drei Kategorien sind der Betroffene und sein soziales Umfeld der festen Überzeugung, dass eine bestimmte Person oder ein besonderes Objekt eine todbringende Kraft (Voodoo- bzw.. Tabutod) oder eine zwingende Bedingung für die Auslösung des Todes (Heimwehtod) in sich birgt. Die Erfüllung oder Nichterfüllung einer bestimmten Vorschrift, die im Zusammenhang mit dieser Person, diesem Objekt oder Ort steht, wird deshalb unvermeidlich, unerbittlich und unwiderruflich zum Tod des Betroffenen führen, außer der Prozess kann rasch genug durch spezifische, wohldefinierte Rituale „ungeschehen" gemacht bzw. angehalten werden – siehe (Schmid GB 2009).

Im Fall der psychogenen Heilung sind bei den vergleichbaren ersten drei Klassen der Betroffene und sein soziales Umfeld der festen Überzeugung, dass eine bestimmte Person oder ein besonderes Objekt eine heilende Kraft (Autoritäts- bzw. Objektheileffekt) oder eine zwingende Bedingung für die Wiederherstellung der Gesundheit (Ortsheileffekt) in sich birgt. Die Erfüllung oder Nichterfüllung einer bestimmten, vorgeschriebenen Bedingung, die im Zusammenhang mit dieser Person, diesem Objekt oder Ort steht, wird deshalb zwingend die Selbstheilungskräfte des Betroffenen fördern. Diese drei Kategorien psychogener Phänomene, ob tod- oder heilbringend, sind repräsentativ für das sog. magische Denken (Frazer 1928; Gebser 1986a, b, c).

Das magische Denken ist in der menschlichen Psyche archetypisch verankert. Mit dem Aufkommen der dogmatischen, monotheistischen Weltreligionen hat man diese drei Arten von tod- und heilbringenden Objekten mit einer Gottesvorstellung verknüpft, in der es die Gottesgestalt alleine ist, die dem Menschen Tod oder Heil bringt. So gibt es in den heiligen Schriften, z. B. in der Bibel, viele Augenzeugenberichte für Todesfälle oder Heilungen durch die Kraft Gottes (Budrys 2007). Für den eher spirituell orientierten Gläubigen oder den religiösen Menschen ohne vorgefertigtes Gottesbild ist der Glaube an Übergangsobjekte in Form von Heilkraft spendenden Dingen oder Orten teilweise noch erhalten.

Bei der vierten Kategorie des psychogenen Todes oder der psychogenen Heilung liegt die Kontrolle („locus of control") über den Todes- bzw. Heilungsprozess einzig und allein beim bzw. im Betroffenen. In der Bibel findet man für solche Todes- oder Heilungsvorgänge keinerlei Beispiele, da sie als Teufelswerk, Hexerei, Magie oder bestenfalls als Aberglaube abgestempelt werden. Eine New-Age-Hilfe für den esoterischen, spirituellen oder religiösen Menschen, jene Todes- oder Heilungsfälle durch Vorstellungskraft zu verstehen, die ohne Übergangsobjekt stattfinden, ist die sog. Gotteskraft. Diese wird in den Menschen selbst projiziert und als dort wohnhaft verstanden im Sinne von „das Selbst als die Gottheit in mir" oder „das Selbst als Jesus in mir" o. Ä. Übergangsobjekte wie auch wohldefinierte und kanonisierte Heilsvermittler erleichtern es, die Heilkräfte für sich selbst durch disziplinierte Vorstellungsübungen in Anspruch zu nehmen und zu nutzen, wie ich noch ausführlich erklären werde. Ist ein Heilsvermittler vorhanden, gelingt es eher, die Heilung zu instrumentalisieren, zu institutionalisieren und für die Machtbedürfnisse eines politischen, religiösen oder wirtschaftlichen Systems unter Kontrolle zu halten. Für den gläubigen Menschen kann es hilfreich sein, ein Gottesbild bzw. die Vorstellung einer göttlichen Kraft als Übergangsobjekt zum Selbst in dem von mir benannten Selbstheileffekt zu verstehen (siehe Abschn. „Selbstheileffekt").

Autoritätsheileffekt
Der Autoritätsheileffekt ist der Partner des Voodootods – siehe z. B. (Houston 1938). Hier ist die *Person* des Heilers entscheidend für die Besserung der Krankheit. Eins der ältesten und bekanntesten Beispiele finden wir in der Bibel. Im Markusevangelium (Mk 8, 22–25) wird die Geschichte einer Blindenheilung in Bethsaida erzählt. Die Menschen glaubten fest – ja, sie meinten zu wissen –, dass Jesus heilen konnte. Ein blinder Mann wurde zu Jesus gebracht mit der Bitte, dem Mann das Augenlicht zurückzugeben. Jesus führte ihn an der Hand aus dem Dorf. Nachdem er die Augen des Blinden mit etwas Speichel bestrichen und anschließend seine Hände auf dessen Augen gelegt hatte, konnte der Mann sofort wieder klar sehen. Vergleichbare biblische Heilungen durch die Autorität Jesu sind die eines Gelähmten in Kapernaum (Mk 2, 1–12) und die eines Verkrüppelten in einer nicht näher bezeichneten Synagoge (Mk 3, 1–5) – siehe auch die Heilung von Leprakranken (Mt 8, 2–3; Mk 1, 40–42; Lk 17, 14; auch im AT: 4 Kön 5, 14 durch Eliseus). Zum Vergleich zitiere ich hier noch ein moderneres Beispiel zum Autoritätsheileffekt:

„Eine junge Patientin, 4 Jahre alt, mit einem blutenden Knie wegen eines Fahrradunfalls, wurde notfallmäßig von einer eher hysterischen Mutter in meine Allgemeinpraxis gebracht. Die Mutter war vom erbärmlichen Weinen ihrer Tochter offensichtlich überfordert. Je weniger es mir möglich war, herauszufinden, ob und was der Tochter fehlte, desto nervöser wurde die Mutter und desto lauter das Klagegeschrei des Kindes. Plötzlich flog die Tür zu meiner Praxis auf. Es war der Vater, der am Arbeitsplatz bereits alarmiert worden war, dass seine Tochter wegen eines Unfalls zu mir gebracht worden war. Offensichtlich an solche emotionalen Ausbrüche seiner Frau gewöhnt, schaute er mich mit einem verstohlenen, wissenden Blick an, nahm seine Tochter in die Arme und nahm sie sodann auf den Schoß, küsste sanft ihr Knie und sagte: ‚Dein Papa ist jetzt da, alles wird schon gut!' Das Kind hörte bald auf zu weinen und meinte, das Knie täte nicht mehr weh. Sobald der Vater die Tränen getrocknet hatte, verspürte die kleine Patientin keine Schmerzen mehr, und ich konnte endlich eine harmlose Fleischwunde versorgen und das Mädchen mit seinen Eltern wieder nach Hause schicken."[36] (Persönliche Mitteilung – siehe auch (Benson und McCallie 1979; Moerman 2004, S. 32–46))

---

[36] *„A young girl patient, 4 years of age with a bloody knee from a bicycle accident, had been brought to my general practice as an ‚emergency' by a rather hysterical mother who was obviously overwhelmed by her daughter's crying. The less I was able to find anything seriously wrong with the injury, the more nervous the mother got, and the louder the child was complaining. Suddenly the door to my examination room flew open. It was the girl's father who had been alarmed*

Der Autoritätsheileffekt kann in der Literatur auch unter dem Placebo/Sanaboeffekt (bei positiver Wirkung – lateinisch: placebo „*Ich werde gefallen*"; sanabo „*Ich werde heilen*") oder Noceboeffekt (bei negativer Wirkung – lateinisch: nocebo „*Ich werde schaden*") gefunden werden.

Objektheileffekt
Der Objektheileffekt entspricht dem Tabutod. Hierzu zitiere ich eine weitere Heilungsgeschichte aus der Bibel (Mk 5, 25–29; vgl. Mk 5, 38–43 und Mk 6, 53–56 sowie Lk 8, 43–44):

> „Und da war eine Frau, die hatte den Blutfluss seit zwölf Jahren und hatte viel gelitten von vielen Ärzten und all ihr Gut dafür aufgewandt; und es hatte ihr nichts geholfen, sondern war noch schlimmer mit ihr geworden. Als die von Jesus hörte, kam sie in der Menge von hinten heran und berührte sein Gewand. Denn sie sagte sich: ‚Wenn ich nur seine Kleider berühren könnte, so würde ich gesund.' Und sogleich versiegte die Quelle ihres Blutes, und sie spürte am Leibe, dass sie von der Plage geheilt war."

Die Überlieferung geht etwas weiter und zeigt, dass sogar Jesus klar war, dass die Heilung letztendlich in der eigenen Vorstellungskraft der Frau und nicht in ihm persönlich ihren Ursprung hatte (Mk 5, 34 und Lk 8, 48):

> „Er aber sprach zu ihr: Meine Tochter, dein Glaube hat dich gesund gemacht; geh hin in Frieden und sei gesund von deiner Plage!"

Auch der Objektheileffekt ist in der medizinischen Literatur als Placebo-/Sanaboeffekt bekannt. Im Abschn. „Ausblick: Selbstheilung und der Sanaboeffekt – alles nur ‚Placebo'?" werde ich mehr darüber sagen.

Ortsheileffekt
„Danielle ist eben die Gallenblase operativ entfernt worden. Ihr Zimmer im Krankenhaus ist hell und sonnig. Es hat einen wunderschönen Blick auf einen weiten, von Bäumen gesäumten Rasen und die Krankenschwestern sind besonders freundlich und aufmerksam. Danielle ist nach nur zehn Tagen wieder auf den Beinen und fühlt sich großartig – obwohl die meisten Gallenblasenpatienten drei bis vier Wochen benötigen, um sich zu

---

earlier at work by the mother that she was taking their daughter to the doctor because of an accident. Obviously used to these kinds of high-expressed emotion events, the father exchanged a knowing glance to me and calmly took his daughter into his arms and then onto his lap, kissed her knee gently and simply told her: ‚Daddy's here now, everything's going to be o.k.' The child immediately stopped crying and claimed that her knee doesn't hurt anymore. After drying her tears, I was able to diagnose a simple flesh wound and sent her home with her parents for a quiet day's rest."

erholen"[37] (Brody und Brody 2002, S. 8) Siehe auch die schon im Abschn. „Bewusst zugängliche bildhafte Repräsentanzen" erwähnte Studie von postoperativen Patienten eines Vorortkrankenhauses in den USA, denen Zimmer mit Aussicht in die Natur zugewiesen wurden (Ulrich 1984).

Der Ortsheileffekt entspricht dem Heimwehtod – siehe z. B. (Shapiro und Shapiro 1997, S. 49–50). Eines der ältesten und bekanntesten Beispiele dafür finden wir wiederum in der Bibel. Im Johannesevangelium (Joh 5,1–15) wird die Geschichte einer Krankenheilung am Teich Betesda (auch Bethsaida) erzählt. Dort, beim Schaftor, gab es Hallen, in denen viele Kranke lagen: Blinde, Lahme und Ausgezehrte. Die Menschen glaubten fest – ja, sie meinten zu wissen – der Teich werde von Zeit zu Zeit von einem Engel besucht, der als Zeichen seiner Anwesenheit das Wasser im Teich aufwühle. Der Erste, der nach dem Engelsbesuch ins Wasser träte, würde geheilt. Dort lag ein schon seit 38 Jahren gelähmter Mensch. Wegen seines Gebrechens schaffte er es nicht, sich nach dem Engelsbesuch als Erster ins Wasser zu begeben. Laut der religiösen Überlieferung half ihm der damals noch unbekannte Jesus, schneller in den Teich zu gelangen, und der Mann wurde sofort geheilt. Da Jesus dem Mann völlig unbekannt war, ist ein Autoritätsheileffekt hier auszuschließen, was Johannes leider nachträglich nicht hinderte, die Heilung Jesus persönlich zuzuschreiben.

Das heilige Gemach oder *Abaton* war ein unterirdischer Raum, der bei der „Heilung durch Inkubation" – einer Art „Tempel-Heilung" – benutzt wurde (siehe (Ellenberger HF 1973, S. 64–66, 76–81)). Inkubation bedeutet „auf dem Boden liegen":

> „Der Patient sollte auf dem Boden liegend eine Nacht in einer Höhle verbringen. Er pflegte dort einen Traum oder eine Art Vision zu haben, durch die er geheilt wurde." (Ellenberger HF 1973, S. 65)

Später wurde ein Ruhebett für den Heilschlaf oder -traum benutzt, das man „Kline" nannte und an die Analytiker-Couch von heute erinnert. So wurden stille Orte wie Höhlen, Schwitzhütten, Tempel usw. zu Heilorten erkoren, die dank entsprechender Inneneinrichtung (z. B. Bäder, Labyrinthe, Liegen – siehe (Kern 1983)) dem in psychischer Regression körperlich leidenden Menschen einen heilsamen Ort der Ruhe oder Geborgenheit anbieten konnten, ähnlich dem Schoß der Mutter für das weinende Kind.

Ein bekanntes Beispiel für den Ortsheileffekt ist die Wirkung eines heiligen Ortes wie bei einer Wallfahrt nach Lourdes (Leuret und Bon 1957, S. 36; Leven 2006). Die

---

[37] *„Danielle just had her gall bladder removed in an operation. Her room in the hospital is bright and sunny. It has a spectacular view overlooking a wide-open, grassy lawn lined with trees. The nurses are especially friendly and heedful. After only 10 days, Danielle is back on her feet again and feels splendid – although most patients need 3 to 4 weeks to recover from a gall bladder operation."*

(archetypische) Sehnsucht nach der Rückkehr ins Paradies, d. h. an den Ort, wo keine Krankheit wohnt, ist mindestens so alt wie die Bibel und erinnert auch an den esoterischen Glauben an sog. Energie- oder Kraftorte, die eine heilende Wirkung auf den dort weilenden Menschen haben sollen.

Eine Entwicklung dieser Haltung im Sinne des New Age gegenüber der wohltuenden Wirkung dieser Plätze finden wir z. B. bei den Anhängern der sog. Ökopsychologie oder Ökotherapie (Goleman 1993; Mariategui 1978; Rapaport 1971; Stevens 1993; Wilkinson und O'Connor 1982). Diese Haltung hat ihren Ursprung wahrscheinlich in der „Biophilia Hypothesis" von Edward O. Wilson (*1929) und Stephen R. Kellert (Kellert und Wilson 1993; Wilson 1984) und erinnert auch an die poetische Vision von der Natur, die u. a. Gotthilf Heinrich von Schubert (1780–1860), Henri Bergson (1859–1941) und Teilhard de Chardin (1881–1955) pflegten – siehe z. B. (Ellenberger HF 1973, S. 290). Nach dieser Auffassung, die m. W. bislang nicht empirisch bestätigt wurde, hat der Mensch ein genetisch bedingtes Bedürfnis, sich mit der Natur emotional zu verbinden.[38] Diese Idee wurde benutzt, um sog. Wilderness Programs zu veranstalten, wobei Einzelne oder Gruppen von Menschen ihr Heil in der vermeintlich „gesunden" Abgeschiedenheit suchen, weit weg von jeglichen Orten sog. krank machender Zivilisation.

Ein interessantes, modernes Beispiel von einer Art Ortsheileffekt findet man in der statistisch signifikant niedrigen Todesrate durch Herzkrankheit innerhalb der ortsgebundenen, gesundheitsfördernden Sozialstruktur der Einwohner von Roseto, einer Dorfgemeinde in der Gebirgslandschaft im östlichen Pennsylvania, USA (Gladwell 2008, S. 3–11). Auf Okinawa lässt sich ein ähnliches Phänomen beobachten (Okinawa Centenarian Study), desgleichen auf Sardinien und in Neuschottland. Augenscheinlich tragen Ort, soziale Einbettung, Bewegung, Ernährung und auch religiöse Verankerung[39] neben einer genetischen Komponente von 20–30 % zur Langlebigkeit bei. Oft überschneiden sich die Wirkfaktoren und sind nicht scharf gegeneinander abzugrenzen.

Als weniger romantisch, dafür etwas objektiver erweist sich die sog. klinische Ökologie, d. h. die Untersuchung des Zusammenhangs zwischen Ort und/oder Umwelt und Gesundheitszustand der Bevölkerung (Bousquat und Cohn 2004; Satterthwaite 1993; Walters 1985; Young und Mollins 1996). Hierzu erwähne ich auch die Idee der „Ökologischen Heilung" (Kreisberg 2005; Miller und Crabtree 2005). Es geht mir dabei weniger um die negativen oder positiven Einflüsse krank machender oder gesundheitsfördernder Faktoren in der Umwelt (Allergene, Gifte, Strahlung, Stress, verseuchtes Wasser bzw. frische Luft, vitaminreiche Nahrung usw.), sondern mehr um den heilenden Einfluss einer psychosozial wohltuenden Umgebung auf den Menschen, insbesondere im Zusammenspiel mit seinem Glaubenssystem.

---

[38] Jean-Jaques Rousseaus „Zurück zur Natur" und Henry David Thoreau, amerikanischer Schriftsteller, lassen grüßen.

[39] Siehe (Willcox et al. 2006a, b, 2007a, b, c, 2008a, b).

Ungeachtet aller mutmaßlichen genetischen oder metaphysischen Erklärungen wurde in praxi längst bestätigt, dass ein besonderer Ort, sei dies der Schoß für ein Kleinkind oder ein freundliches Krankenhauszimmer für den Kranken, einen heilsamen Effekt auf die Genesung haben kann. Das oben erwähnte Beispiel aus der Fachliteratur über postoperative Patienten zeigt deutlich, dass schon einfache, unscheinbare und oft unbeachtete Maßnahmen sowie minimale Veränderungen der Umgebung genesungsfördernde Wirkung haben können (Ulrich 1984) – siehe auch (Miller und Crabtree 2005). Daher (und nicht nur aus ökonomischen Gründen) ist die Entwicklung hin zu immer weniger und immer kürzeren Krankenhausbehandlungen bei gleichzeitigem Ausbau ambulanter Behandlungsangebote einschließlich Pflege zu Hause zu begrüßen.

Selbstheileffekt

> „Charles bekommt Krebs und unterzieht sich der üblichen Operation und Chemotherapie. Da er fest an die Heilkraft des Geistes glaubt, beginnt er darüber hinaus zu meditieren, positiv zu denken und allen Menschen zu verzeihen, auf die er einen Groll hat. Er hört zudem auf, sich selbst dafür verantwortlich zu machen, dass er die Krankheit bekommen hat. Es ist schlimm, doch nicht seine Schuld. Er fühlt sich nicht nur besser und hat mehr Freude am Leben, sondern ist auch noch Jahre später symptomfrei."[40] (Brody und Brody 2002, S. 8)

Das positive Pendant zum Seelentod ist der Selbstheileffekt, d. h. die Selbstheilung durch innere Bilder. Da in streng religiösen Kreisen eine Heilung ohne die Hilfe Gottes als Aberglaube, wenn nicht gar Blasphemie verstanden wird, findet man dafür keine Beispiele in der Bibel. Wenn nicht unmittelbar durch den Willen der Gottheit selbst, so kann Heilung dem Dogma zufolge nur durch göttliche Boten (Engel, Heilige usw.), göttliche Gnade (z. B. als Resultat einer Beichte oder eines Exorzismus), göttliche Magie (z. B. vermittelt über eine Reliquie) oder göttliche Gegenwart (z. B. über einen heiligen Ort) stattfinden. Aber die Tatsache steht fest: Jeglicher Heilungsprozess ist letztlich immer eine Selbstheilung durch eigene Vorstellungskraft, die in vielen Fällen neben den Bildern des eigenen Vorstellungspotenzials auch durch die Vorstellung einer heilenden Autorität, eines heilenden Objekts oder eines heilvollen Ortes verstärkt und aufrechterhalten wird. Die meisten Belege zum Selbstheileffekt im eigentlichen Sinne sind in der indigenen Heilkunst zu finden, die sich abergläubischer, hypnotischer, magischer und zeremonieller Praktiken bedient – siehe z. B. (Ellenberger HF 1973, S. 53–64, 67–76). Diese können wesentlich als Anwendungen hypnotherapeutischer Prinzipien verstanden werden.

---

[40] *„Charles is diagnosed with cancer and undergoes the usual operation and chemotherapy. Since he sincerely believes in the healing power of the mind, he begins – in addition to his customary treatment – to meditate, to think positively, and to forgive everyone with whom he bears a grudge. Furthermore, he stops making himself responsible for having gotten cancer. It may be terrible, but it's not his fault. He's not guilty for having it. Not only does he feel better and has more appreciation of being alive, he also remains free of symptoms years later."*

Zusammenfassung

Die vielen Anekdoten und Geschichten zur Heilung ohne Anwendung medizinisch wirksamer Maßnahmen liefern – unter Ausschluss von Lüge und Betrug – einfache Beispiele der Heilung durch Vorstellungskraft und zeigen, dass der „Wille zur Gesundung" bzw. die Bereitschaft, sich von einer Autorität, einem Objekt, einem Ort oder einem inneren Bild heilen zu lassen, eine Grundvoraussetzung für Heilung ist. Dies wussten schon Sokrates (um 470 bis um 399 v. Chr.) und sein Schüler Platon (um 427 bis 348/347 v. Chr.):

> „Sokrates berichtete seinen griechischen Landsleuten, dass die barbarischen Thraker in einer Hinsicht der Zivilisation voraus seien. Sie wüssten, dass der Körper nicht ohne den Geist geheilt werden könne. ‚Aus diesem Grunde', fuhr er fort, ‚vermögen die Ärzte von Hellas viele Krankheiten nicht zu heilen, weil sie von dem Zusammenhang nichts wissen.'" (Wright HB 1958, Einleitung)

Es ist also eine uralte Tradition, dass Vorstellungskraft dem Menschen als Heilmittel dienen kann. Wir unterscheiden vier klassische Kategorien von Heilung durch Vorstellungskraft (Abb. 3):
Autoritätsheileffekt, Objektheileffekt, Ortsheileffekt und Selbstheileffekt.
Unter Berücksichtigung des psychosozial-kulturellen Kontexts kann die Suggestion

- einer glaubwürdigen und mächtigen Autorität für Heilung und Wohlbefinden (Autoritätsheileffekt),
- eines zur Genesung benötigten besonderen Gegenstands oder Verfahrens mit besonderen, heilsamen Eigenschaften (Objektheileffekt),
- eines überzeugenden physisch-emotionalen Eindrucks, an einem wohltuenden bzw. heilsamen Ort zu sein (Ortsheileffekt),
- eines inneren Zustands, der sicher zu Gesundheit und Wohlergehen führt (Selbstheileffekt),

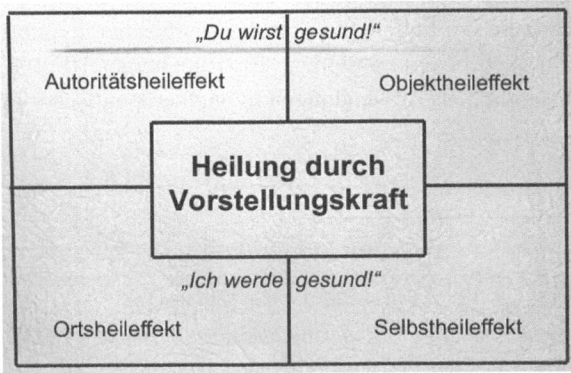

Abb. 3 Die vier Formenkreise der psychogenen Heilung

eine glaubhafte alternative Realität konstituieren, die zur Genesung beiträgt. Zusätzlich müssen – wie beim psychogenen Tod – die folgenden drei, hier positiv konnotierten, Bedingungen erfüllt sein:

- Der Glaube wird nicht als solcher erkannt, sondern vom Betroffenen und auch seinen wichtigsten Bezugspersonen als gesichertes Wissen (kognitiv, emotional, intuitiv, sensorisch) und/oder unbestreitbare Wahrheit oder Realität aufgefasst und angenommen.
- Das Wissen schließt die Vorstellung ein, dass eine Befolgung (oder das Stoppen) der jeweiligen Vorschriften (z. B. Medikament schlucken bzw. mit Rauchen aufhören) stattgefunden hat, die als ausreichend zur Heilung (resp. Grund zur Verschlimmerung) angesehen wird.
- Die Person und ihr Umfeld haben ihre Heilungsprinzipien unauflösbar an diese Autoritäten, Objekte, Orte oder persönlichen Situationen und Konditionen gebunden.

Im Folgenden werde ich die formale Logik dieser soziopsychobiologischen Mind-Body-Phänomene von Tod und Heilung kurz darstellen.

Sechs tödliche psychologische Faktoren

In der medizinischen Literatur zum Thema „Tod durch Vorstellungskraft" findet man eine Geisteshaltung, die so gut wie allen Opfern eines psychogenen Todes gemeinsam ist. Es lassen sich sechs grundlegende Eigenschaften bzw. psychologische Faktoren extrahieren, die praktisch allen Fällen von psychogenem Tod (und psychogener Heilung – siehe nächster Abschnitt) gemeinsam sind. Jede dieser Eigenschaften kann empirisch belegt werden.

- *Todesmythos:* eine klare, zwingende, allgemein akzeptierte und von allen geteilte Geschichte von der allmächtigen, unerbittlichen Vollstreckung eines Todesurteils und all dem, was zu diesem Urteil gehört. Ein gefürchteter „Medizinmann" im Besitz eines bestimmten tödlichen Fluchs bei indigenen Völkern; ein besonderer Traum mit dem Hinweis für den Träumer oder die Träumerin, welche Nahrungsmittel für sie persönlich verboten, da tödlich sind; ein besonders fremdartiger oder befremdender Ort, Status oder Umstand, der den Betroffenen emotional isoliert; eine spezifische Idee, wie ein Todesengel aussieht oder wie seine Stimme sich anhört …
„Ich weiß (aus dem einen oder anderen mythischen Grund), dass ein Mensch sterben wird, falls er ein Tabu bricht!"
- *Todesritual bzw. zum Tode führende Handlungen:* unkritische Akzeptanz der todbringenden Umstände (Voodoo, Tabu, Heimweh, Todesbotschaft o. Ä.) sowie eine klare Idee davon, was der Betroffene oder eine Drittperson tun muss, um den Todesprozess unwiderruflich in Gang zu setzen. Der „Medizinmann" muss dem Betroffenen

gegenüber einen besonderen Fluch *äußern*; der Betroffene muss eine bestimmte, ihm verbotene Speise (in diesem Fall Hühnerfleisch) *essen*; er muss zu einem besonderen Ort *gehen*, wo er unmöglich Post bekommen oder senden kann oder sonst wie Kontakt mit der Außenwelt hat; der Betroffene muss sich eine bestimmte Vision eines Todesengels *vorstellen*, der seinen bevorstehenden Tod verkündet ...
„*Ich weiß, dass Hühnerfleisch für mich tabu ist!*"

- *Todesurteil:* Eine bewusste Vorstellung, dass man hier und jetzt unausweichlich im Sterben liegt bzw. die zum Tode führenden Handlungen de facto und ritualkonform für den Betroffenen in Gang gesetzt wurden.
„*Ich weiß, dass ich Hühnerfleisch gegessen habe!*"
- *Fremdsuggestionen des Todesprozesses*: Ein intensiver, durch das vorangegangene **Todesurteil ritualkonform ausgelöster** Dauerstress (ängstlich-gespannte Erwartungshaltung auf den bevorstehenden Tod) wird im familiären und sozialen Umfeld verstärkt.
„*Ich weiß, dass in meinem Umfeld schon die Vorbereitungen für meine Beerdigung getroffen werden!*"
- *Selbstsuggestionen des Todesprozesses:* unerschütterlicher Glaube an die (abergläubisch bedingten/metaphysischen/religiösen/spirituellen) Mechanismen, nach denen der psychogene Todesprozess, **der ritualkonform durch das Todesurteil ausgelöst wurde**, in dieser oder einer metaphysischen Welt abläuft sowie ein subjektives Maß für das Fortschreiten des Todesprozesses.
„*Ich weiß, dass das Hühnerfleisch in meinem Körper wie ein tödliches Gift wirkt, das meine Lebensenergie blockiert und mich nach und nach schwächt!*"
- *Mythos- und urteilskonforme Somatisierung des Todesprozesses, die häufig durch die Erkenntnis, dass das Ritual einer „Begnadigung" entfällt, getriggert wird*: Ein prinzipiell mögliches Gegenmittel, z. B. Agenzien, Handlungen, Energien, Kräfte oder Mechanismen, die den psychogenen Todesprozess rückgängig machen könnten, fehlt de facto: Ein zweiter, noch mächtigerer „Medizinmann" müsste ein besonderes Gebet im Dienste des zum Voodootod Geweihten laut sprechen; der zum Tabutod bestimmte Mensch müsste zur Kenntnis nehmen, dass die vermeintliche Tabuspeise in Tat und Wahrheit eigentlich ein ganz anderes, ihm nicht verbotenes Nahrungsmittel ist; der vom befürchteten Heimwehtod Betroffene wäre von seiner Reise dispensiert; der zum Seelentod Auserkorene müsste eine zweite Vision von einem noch mächtigeren Engel haben, der ihm eine göttliche Erlösung vom Todesengel verkündet etc. Zum Ritual gehört häufig auch die Angabe eines subjektiven Maßes dafür, wie das Fortschreiten des Todesprozesses im eigenen Körper erkannt, erlebt und nachvollzogen werden kann.
„*Ich weiß, dass meine Familie sich die Dienste eines Zauberers nicht leisten kann, der mich mithilfe seiner weißen Magie vor dem sicheren Tod retten könnte!*"
„*Das Hühnerfleisch kündigt mir seine todbringende Wirkung nach und nach mit einem (mythoskonformen) vibrierenden Gefühl in den Gliedern an!*"

Daraus resultiert eine tödliche Käfigsituation, d. h. ein zutiefst stressendes Mind-Body-Wechselspiel von Ausweg-, Hilf-, Hoffnungslosigkeit und emotionaler Isolation in einer Spirale sich aufschaukelnder lebensbedrohlicher Umstände.

Käfigsituation = Stress x Ausweglosigkeit × Hilflosigkeit × Hoffnungslosigkeit × emotionelle Isolation × Resignation.

Das Zusammenspiel dieser Faktoren in der Vorstellung eines Menschen führt zu einer allumfassenden, soziopsychobiologischen, seine Umwelt überzeugenden und ihm selbst glaubwürdigen Erzählung („compelling narrative") im Sinne einer Selbst- oder Fremdsuggestion, die sein Bewusstsein in einen außergewöhnlichen Zustand treibt und ihn selbst damit zwangsläufig in den Tod.

Sechs heilende, suggestive, psychosoziale Faktoren

Durch eine einfache Umkehr der Vorzeichen dieser Faktoren hat man bereits eine Gebrauchsanleitung für eine rationale, zuverlässige Methode bzw. Inszenierung der Selbstheilung (s. u.). In Anlehnung an das japanische *Amae-Prinzip* (Doi 1982; Ito 1994; Ito und Takei 2001; Schmid et al. 2002, 2015) bezeichne ich den gesunden psychischen Zustand, in dem der Betroffene aus der Käfigsituation seiner Krankheit befreit ist, als einen Zustand der wiedergewonnenen Freiheit in der Geborgenheit bzw. als *Amae-Zustand*. Dies bringt uns zu sechs grundlegenden Faktoren, die wichtig sind für Gesundheit und Heilung und die eine neue Perspektive auf die diversen Placebowirkungen eröffnen.

- *Gesundheitsmythos:* eine klare Geschichte der Erreichbarkeit und Aufrechterhaltung von Gesundheit und allem, was dazugehört. Zum Beispiel ein kompetenter Behandler im Besitz eines bestimmten Medikaments oder gesundheitsfördernden Mittels; ein bedeutungsvoller Traum, der Aufschluss gibt, welches Medikament, Mittel oder Verhalten für den Träumer persönlich zielführend ist; besonders heilsame Orte, Situationen oder Umstände; eine spezifische Idee, wie ein Schutzengel oder Krafttier[41] aussieht oder sich anhört …

„*Ich weiß (aus dem einen oder anderen mythischen Grund), dass ein Besuch in Lourdes mich heilen kann!*"

---

[41] Im schamanischen Weltbild ist ein Krafttier oder auch Totemtier ein persönlicher, schützender Begleiter und Helfer auf geistiger Ebene. Ein Krafttier kann in fast jeder Tierform in Erscheinung treten und verkörpert bestimmte Charaktereigenschaften und Ressourcen, die der betroffenen Person zugeordnet werden.

- *Heilungsrituale bzw. heilsame Maßnahmen:* vorbehaltlose Akzeptanz der zur Genesung eingesetzten Elemente (Autorität, Objekt, Ort, Genesungsbotschaft o. Ä.) sowie eine klare Idee davon, was der Kranke und/oder eine Drittperson tun muss, um den Heilungsprozess in Gang zu setzen. Zum Beispiel muss der Arzt dem Betroffenen gegenüber eine besondere Heilsbotschaft *äußern*; der Betroffene muss ein bestimmtes, ihm empfohlenes Medikament *anwenden*; er muss einen Heilung spendenden oder wohltuenden Ort *aufsuchen*; er muss sich eine Helferfigur, einen Schutzengel oder ein Krafttier *vorstellen*, das seine bevorstehende Heilung verkündet …

  „Ich weiß, dass ein Engel sich für meine Heilung einsetzt, wenn während meines Bads im Quellwasser von Lourdes ein Regenbogen erscheint!"

- *Heilungsurteil:* eine bewusste, klare, positive Vorstellung, dass der Genesungsprozess hier und jetzt vor sich geht bzw. dass die heilsamen Maßnahmen de facto und **ritualkonform** in Gang gesetzt wurden.

  „Während meines Bads im Quellwasser von Lourdes erschien ein Regenbogen!"

- *Fremdsuggestionen des Genesungsprozesses:* eine intensive, durch das vorangegangene **Heilungsurteil ritualkonform ausgelöste** Entspannung (freudige Erwartungshaltung auf die bevorstehende Heilung) wird im familiären und sozialen Umfeld verstärkt.

  „Ich weiß, dass meine Familie und Gemeinde schon die Vorbereitungen für meine Heimkehr aus Lourdes treffen!"

- *Selbstsuggestionen des Genesungsprozesses:* unerschütterlicher Glaube an die Mittel, Energien, Kräfte, Mechanismen o. Ä., nach denen der psychogene Heilungsprozess, **der ritualkonform durch das Heilungsurteil ausgelöst wurde**, in dieser oder einer metaphysischen Welt abläuft sowie ein subjektives Maß für das Fortschreiten der Gesundung (gleichzeitiges Abklingen der Erkrankung und ihre Überwindung).

  „Ich weiß, dass die Marienerscheinung in meinem Körper wie ein Wundermittel wirkt, das meineLebensenergie stärkt, mich heilt und mich nach und nach mit Lebensfreude erfüllt!"

- *Mythoskonforme Somatisierung des Läuterungsprozesses, die häufig durch ein Zeichen der „Begnadigung" getriggert wird:* unerschütterlicher Glaube an den Sieg über die Krankheit mit Zerstörung und unwiderruflicher Ausscheidung jeglicher Krankheitsursache aus dem Körper und anschließender Reinigung des Organismus. Klare Vorstellungen, wie eine solche Läuterung stattfinden könnte, oder wie bzw. durch welche abergläubischen/metaphysischen/religiösen/spirituellen/wissenschaftlichen Agenzien, Energien, Kräfte, Mechanismen o. Ä. der psychogene Läuterungsprozess vollzogen werden könnte: Ein zweiter, noch berühmterer Arzt bestätigt z. B. die Remission; oder die bis dahin durchgeführte medikamentöse Behandlung wird erfolgreich abgeschlossen; oder der Patient wird aus der Klinik entlassen und darf wieder arbeiten; oder der Betroffene erlebt die Vision eines Engels o. Ä., der ihn für geheilt erklärt usw. Zum Ritual gehört häufig auch die Angabe eines subjektiven Maßes für den Grad der Reinigung und wie diese im eigenen Körper erkannt, nachvollzogen und erlebt werden kann.

„Maria ist mir im Traum erschienen, hat den Teufel und alles Sündige aus mir hinausgetrieben und meinen Körper durch ihre Gnade mit Heilung erleuchtet! Sie hat mir die Wirkung der Heilkraft des Heilands nach und nach mit einem mythoskonformen vibrierenden Gefühl in den Gliedern angekündigt!" „Ich erlebe den Heilungsprozess durch eine Symptombesserung!"

Aus diesem Ablauf resultiert eine heilsam entspannende, stabile und flexible Verbindung von Körper und Geist. Erfahrungen, wie ähnlich unangenehme Situationen in der Vergangenheit bewältigt wurden, erleichtern die Einübung aktiver Copingstrategien in der Gegenwart und motivieren die Entwicklung von Zielvorstellungen für das künftige Leben, wodurch wiederum Raum für emotionale Unterstützung von außen geschaffen wird:

Nestsituation = Entspannung × Möglichkeiten × Hilfe/Training × Hoffnung × emotionale Unterstützung × Motivation.[42]

Ähnliche Ideen wurden in der medizinischen Literatur zum positiven Denken (Peseschkian 2004; Seligman und Csikszentmihalyi 2000; Taylor SE 1993; Taylor SE und Gollwitzer 1995; Taylor SE et al. 2000) und zur sozialen Unterstützung (Friedman et al. 2007; Iny et al. 1993; Uchino et al. 1996) bereits ausführlich abgehandelt.

Die Studien zu Nocebo-/Placebo-/Sanaboeffekt, Psychoneuroimmunologie, Neurobiologie der Psychotherapie usw. lassen sich in die eine oder die andere dieser sechs psychologischen Faktoren einordnen. Das Zusammenspiel dieser psychischen Faktoren in der Vorstellung des Individuums führt zu einer umfassenden, stringenten Erzählung („compelling narrative") bzw. einer soziopsychobiologischen Suggestion, die für die Umwelt des Individuums überzeugend und für das Individuum selbst glaubwürdig ist und die es in einen außergewöhnlichen Bewusstseinszustand versetzt, der unausweichlich in die Gesundheit führt.

Bewusstseinsmedizin, Psychoneuroimmunologie und Selbstheilung

„Das Unbewusste ist das eigentlich reale Psychische, uns nach seiner inneren Natur so unbekannt wie das Reale der Außenwelt und uns durch die Daten des Bewusstseins ebenso unvollständig gegeben wie die Außenwelt durch die Angaben unserer Sinnesorgane."
Sigmund Freud (Freud 1945, S. 580)

---

[42] Siehe die obige Formel für die Käfigsituation und jene weiter unten für den Schlüssel zum Erfolg.

Während die Psychoneuroimmunologie (PNI) die neurobiologische Basis des Bewusstseins und des Unbewussten betont (Schüßler 2004), fokussiert die Bewusstseinsmedizin – Mind-Body-Medizin – auf die bewusste und unbewusste psychologische Fundierung der Neurobiologie. *Die (bewusste und unbewusste) Verarbeitung von Information im lebenden Organismus kann heilen wie auch krank machen oder gar töten.* Dies kann als Leitsatz der Bewusstseinsmedizin gelten. Hypnose betrachte ich als die meistversprechende psychologische Intervention, um Verbindungen zwischen PNI und Bewusstseinsmedizin herzustellen.

Psychoneuroimmunologie

Erstmals 1964 wurde von George Freeman Solomon (1931–2001) im Rahmen einer Studie zum Zusammenhang zwischen Emotionen und Immunaktivität bei rheumatoider Arthritis der Begriff „Psychoimmunologie" verwendet (Solomon und Moss 1964), und die ersten Lehrbücher erschienen in den 90er-Jahren des letzten Jahrhunderts – siehe z. B. (Hennig 1998; Schedlowski und Tewes 1996; Schulz et al. 1997). Diese befassen sich mit der wechselseitigen Beeinflussung von Nerven-, Endokrin- und Immunsystem. Imagination bzw. Vorstellungskraft wurde in den meisten Werken bis auf einen gelegentlichen Hinweis auf Entspannung, geführte Vorstellungen, Hypnose oder Meditation ausgeklammert oder auf einfache Entspannungsübungen reduziert. Zuweilen wird die geführte Vorstellungsarbeit als Teil der Psychoneuroimmunologie verstanden, dann wieder nicht. Der Einbezug der Psyche wurde weitgehend vernachlässigt, vermutlich wegen der vielseitigen, komplexen Zusammenhänge des Forschungsgegenstands und auch wegen des enormen Wissenszuwachses in der Neurobiologie in den letzten Jahren, wobei die Verbindungen zur Psychotherapie nach wie vor nur vermutet werden können. Erst seit Ende des 20. Jahrhunderts zieht der Einfluss psychosozialer Faktoren auf die Immunabwehr ernsthaft das Interesse der PNI-Forschungsgemeinde auf sich. 1993 findet man z. B. folgende Definition der PNI:

> *„PNI erforscht die psychologischen und sozialen Einflüsse auf die Immunfunktionen und befasst sich u. a. mit den endokrinen und neuronalen bidirektionalen Verbindungswegen."* (Spector Kumar und Arora 1993, S. 233)[43]

Die Psyche erlebt sozusagen ein Revival in der *Psycho*neuroimmunologie. Christian Schubert und Gerhard Schüßler z. B. sagen, die Psychoneurobiologie *„... befasst sich mit den Wechselwirkungen zwischen Faktoren des Psychischen und Faktoren des*

---

[43] *„PNI is the study of psychological and social influences upon immune functions, and deals in part with the bidirectional endocrine and neural loops by which these systems are interconnected."*

Nerven-, Hormon- und Immunsystems" (Schubert et al. 2003).[44] Die PNI stellt die somatische Basis für die unterschiedlichen Ansätze der Bewusstseinsmedizin dar, z. B. für die ideodynamische Heilung durch Hypnose (Rossi und Cheek 1994). Schon Ende des 19. Jahrhunderts erklärte der französische Neurologe Hippolyte Bernheim (1840–1919) die Wirkung der Suggestion mit seiner Idee von Ideodynamismus als die *Tendenz einer Vorstellung, sich in einer Handlung zu verwirklichen* (Bernheim 1886).

Die Kommunikation innerhalb der Immunabwehr, d. h. zwischen Immunsystem und Neuroendokrinsystem, gilt als fester Bestandteil der PNI (siehe z. B. (Locke et al. 1985)). Ein wirksamer Austausch zwischen Vorstellungskraft und Immunabwehr führt zu einem zirkulären bzw. rekursiven Zusammenhang des Stoffwechsels von vier Systemen:

... ⇒ Stoffwechsel ⇔ Immunsystem ⇔ Endokrinsystem ⇔ Nervensystem ⇔ Vorstellungskraft ⇒ ...

Diese rekursive Verbindung ist dem menschlichen Bewusstsein über die Vorstellungskraft (Imagination) zugänglich und kann von Fall zu Fall bis zu einem gewissen Grad systematisch und zuverlässig (u. a. mittels medizinischer Hypnose)[45] gesteuert werden. Gesundheit und Selbstheilung sind gleichzeitig Angelegenheiten des Geistes wie auch des Körpers und können gelehrt, gelernt und geübt werden, oder auf Englisch:

Health is a matter of mind as well as a question of body.

Studien weisen auf die Verwobenheit von psychischen und immunologischen Funktionen hin. Zum Beispiel werden Krankheits-, Schlaf- und Sexualverhalten durch immunologische Parameter („bottom-up") beeinflusst (Imeri und Opp 2009; Pressman und Cohen 2005; Webb 1993), die wiederum von körperlichen, psychischen und via Konditionierung und Ontogenese frühzeitig erworbenen Verhaltensmustern maßgeblich („top-down") moduliert werden. Zerebrale Neurotransmitter (hauptsächlich Arginin-Vasopressin [AVP], Dopamin und Serotonin) und Stresshormone (z. B. Adrenalin, Cortisol) können über die Innervation lymphatischer Organe[46] Einfluss auf die Immunabwehr

---

[44] Wegen der gemeinsamen biochemischen Sprache dürfte man auch ebenso gut von einem Psycho-Neuro-Immuno-Endokrin-Netzwerk sprechen bzw. von einer PNIE-Forschungsgemeinde – siehe z. B. (Besedovsky H und Sorkin 1977; Besedovsky HO und del Rey 1991, 2007; Blalock 1989; Blalock und Costa 1989; Carr und Blalock 1989; Carr et al. 1989).

[45] Der Begriff „medizinische Hypnose" bezieht sich auf die Techniken und Ansätze der Hypnose, die ausschließlich der therapeutischen Behandlung psychischer und physischer Störungen dienen. Er exkludiert dezidiert alle Glaubenssysteme, die frühere Leben beinhalten, jede parapsychologische Forschung wie die über Fernwahrnehmung und auch jedes kommerzielle oder unterhaltsame Unterfangen wie Showhypnose etc.

[46] Unter anderem Knochenmark, Lymphknoten, Milz, schleimhautassoziiertes lymphatisches Gewebe, Nebennierenrinde, Thymus und Tonsillen.

nehmen („top-down") und umgekehrt („bottom-up"). Es handelt sich hier um eine multidirektionale, metabolische Kommunikation zwischen Nerven-, Hormon- und Immunsystem – (Schulz et al. 1997, Teil II). Nerven befinden sich im Funktionsgewebe aller immunkompetenten Organe, die u. a. über adrenerge, cholinerge, katecholaminerge und kortikoide Mechanismen gesteuert werden – siehe z. B. (Novotny 1997; Rinner 1997).

Die konsistentesten Ergebnisse der PNI-Forschung werden dort erzielt,

> „… wo in der PNI nahe am Ort des Immungeschehens geforscht wird, zum Beispiel direkt im Bereich der Wunde, und dort, wo der psychische Belastungsgrad einer Person leicht objektivierbar ist, nämlich in der langjährigen Pflege eines Familienangehörigen" (Schubert 2009, S. 19).

Die Bewusstseinsmedizin legt den Schwerpunkt auf die mentalen Komponenten der Psychoneuroimmunologie. Ich hoffe, mit diesem Neologismus einen Paradigmenwechsel in der klassischen PNI vom Gehirn zur Psyche anzuregen und damit ein wohldefiniertes Forum für Forschung und Praxis anzubieten. Darin soll die mentale Beeinflussung der Immunabwehr durch Entspannung, Hypnose, geführte Vorstellungen, Psychotherapie usw. die Hauptrolle spielen. In diesem Sinne erlaube ich mir, den Beitrag „Psychoneuroimmunologie: Ein Update" (Schubert und Schüßler 2009, S. 3) von Christian Schubert und Gerhard Schüßler:

> „Der Forschung in der Psychoneuroimmunologie (PNI), die eng mit Erkenntnissen zur wechselseitigen Beeinflussung von Psyche/Gehirn und Immunsystem assoziiert ist, kommt eine zunehmende Bedeutung zu."

leicht umzuschreiben:

> „Der Forschung in der Bewusstseinsmedizin, die eng mit Erkenntnissen zur rekursiven, metabolischen Beeinflussung von Psyche (Vorstellungswelt), Gehirn und Körper assoziiert ist, soll eine zunehmende Bedeutung zukommen."

Psychobiologische/neuroanatomische Hypothesen

Schon 1985 hat Jeanne Achterberg (1942–2012) ein neuroanatomisches Modell vorgeschlagen, wie der Vorstellungsprozess mithilfe des Nervensystems suggerierte Sinneseindrücke und wohltuende Stimmungen in gesunde körperliche Veränderungen umwandelt, vor allem im Dienste eines sympathisch-parasympathischen Gleichgewichts (Achterberg 1985) – siehe auch (Horrigan und Rossman 2002). Darüber hinaus beschreibt sie, wie die Entstehung von Vorstellungsbildern und die Verarbeitung von Emotionen nebeneinander in der rechten Hirnhälfte stattfinden und in eine autonome Reaktion übersetzt werden. Die bewusste, willentliche Kontrolle von Vorstellungsbildern moduliert sodann den Signalweg der autonomen emotionalen Reaktion, was durch das Vorhandensein eines ausgedehnten Netzes neuronaler Verbindungen zwischen der rechten Hemisphäre und dem limbischen System unterstützt wird (Achterberg 1985, S. 123).

Vann Williams Donaldson vermutet, dass jeder Gedanke eine physiologische Reaktion hervorruft: Vorstellungen können Gedanken stimulieren, die immunologische Reaktionen nach sich ziehen, z. B. verändern visualisierte Suggestionen das Blutbild (Donaldson 2000). Diese Wechselwirkungen wurden inzwischen in vielen Studien nachgewiesen (Hall et al. 1992a, 1996; Hall et al. 1992b; Hall et al. 1992c; Hall NRS et al. 1994).

Diese und andere Modelle nehmen eine natürliche, angeborene Fähigkeit zur Selbstheilung des Organismus an und versuchen, sie zu erklären.

John H. Gruzelier hat 2002 eine Übersicht verschiedener psychologischer Interventionen publiziert (Gruzelier JH 2002b), die eine Beeinflussung der Immunabwehr zum Ziel haben: Entspannung, geführte Vorstellungen und Hypnose, begleitet von Suggestionen zur Stimmungsverbesserung. Aufgehellte Stimmung und Zunahme des Wohlgefühls wirkten sich positiv auf die Immunabwehr aus; zudem wurden noch Unterschiede in Abhängigkeit von der Persönlichkeit gefunden – siehe auch (Heisel et al. 1986).

Seine Analyse fokussierte ausschließlich auf die publizierten Untersuchungen, die objektive Immunparameter nur einer Interventionsart (Entspannung *oder* Hypnose *oder* ...) berücksichtigten:

- Anzahl weiße Blutkörperchen (einschließlich Granulozyten, Lymphozyten und natürliche Killerzellen [NKZ]),
- NKZ- und Lymphozytenkompetenz (Teilungshäufigkeit),
- Cortisol (Speichel oder Plasma),
- humorale Immunität,
- Immunglobuline.

Im Ergebnis zeigte sich bei Stärkung der auf die Gesundheit positiv wirkenden Persönlichkeitsmerkmale („active cognitive engagement") eine erhöhte Immunkompetenz:

- Humor,
- positive Affekte,
- Extrovertiertheit,
- körperliche Ertüchtigung,
- aktive Bewältigungsstrategien bei Konflikten und
- Kämpfernatur.

Vor allem jene Personen, die über persönliche Eigenschaften oder Verhaltensweisen verfügen, die die Aktivierung der linken Gehirnhälfte, vor allem des linken präfrontalen

Cortex begünstigen⁴⁷ („left hemispheric specialisation of cognitive activation"/Lateralisierung⁴⁸ des Immunsystems (Gruzelier JH 1989)), waren erfolgreicher in der positiven Beeinflussung ihrer Gesundheit im Sinne einer positiven Immunaktivität – siehe auch (Fernandez-Ballesteros 1998; Gruzelier J et al. 2001; Gruzelier JH et al. 2001).

Eine Lateralisierung des Immunsystems wurde in den letzten Jahrzehnten mehrmals untersucht und bestätigt. Die Immunreaktion zeigte bei 20 gesunden Frauen einen extremen Unterschied in der Lateralisierung der Frontalhirnrinde. Bei jenen mit rechtsseitiger Dominanz zeigte sich eine signifikant geringere NKZ-Aktivität und ein höherer Immunglobulinspiegel der M-Klasse (Kang et al. 1991). Dieses Ergebnis, das sich nicht auf zwei andere Immunmarker (Lymphozytenproliferation und T-Zellensubpopulationen) übertragen ließ, stützt die Hypothese eines spezifischen Zusammenhangs zwischen Frontalhirnasymmetrie und bestimmten Immunreaktionen.

Diese Hypothese wird durch mehrere Beobachtungen untermauert:

- Linkshänder haben vermehrt Autoimmunkrankheiten (Geschwind und Galaburda 1985a; b, c).
- HIV-Infizierte (n = 27) mit funktionaler Präferenz für die linke Hemisphäre haben nach 2–3 Jahren höhere T-Helferzellzahlen als jene mit rechtsfunktionaler Präferenz (Gruzelier J et al. 1996).
- Schädigung der linken Gehirnhälfte (mit nachfolgender Dominanz der rechten Hemisphäre) ist mit verminderter Lymphozytenproliferation in der Milz und Antikörperbildung sowie verminderter Sensibilität von Lymphozyten gegenüber IL-2 und vermehrtem sIL-2r-Level im Blut assoziiert (Rogers et al. 1998).
- Transkranielle Magnetstimulation (TMS) über dem temporo-parieto-okzipitalen Cortex zeigte bei Probanden, die aufleuchtende Wörter laut vorlasen („vocalization reaction time tasks"), eine Lateralisierung der Immunreaktion: Bei Stimulation links stieg die Anzahl der Lymphozyten, CD4+-, CD8+- und CD16+(NK)-Zellen innerhalb von 6 Stunden im Blut an; bei Stimulation rechts sank die Anzahl innerhalb von 24 Stunden ab; bei Probanden, die gegenüber den dargebotenen Reizen passiv und unaufmerksam blieben, gab es keine signifikante Immunreaktion (Amassian et al. 1995) – siehe auch (Amassian et al. 1998).

---

⁴⁷ Zum Beispiel Rechtshändigkeit, Ausdruck von positiven Gefühlen, kognitive und verhaltensorientierte Aktiviertheit, schnelles Denken und Reden usw.

⁴⁸ Belohnungen, positive Zielsetzungen und positive Emotionen führen zu erhöhter Aktivität im links-dorsolateralen Bereich des präfrontalen Cortex, bei Depression hingegen zu Hypoaktivität. Bestrafungen, die Vermeidung von Zielen und negative Emotionen führen zu einer erhöhten Aktivität im rechts-dorsolateralen Bereich des präfrontalen Cortex, bei Depression entsprechend zu einer Hyperaktivität links-dorsolateral.

- In einer anderen TMS-Studie zur asymmetrischen, kortikalen Steuerung der Immunfunktion bei gesunden Probanden (n = 16) wurden im Abstand von mindestens einer Woche der rechte und der linke temporo-parieto-okzipitale Cortex stimuliert. In beiden Fällen wurde eine unmittelbare Erhöhung des Antikörper-Immunoglobulins A im Speichel (S-IgA) festgestellt. Nach Berechnung der Freisetzung von S-IgA (µg/min) unter Berücksichtigung des asymmetrischen Speichel-Volumens konnte eine Erhöhung nach der Stimulation der linken, nicht aber der rechten Hemisphäre beobachtet werden (Clow et al. 2003).

Selbstheilung

Gesundheit nehmen wir in der Regel als selbstverständlich hin. Deshalb fällt es uns schwer, eine positive Definition zu finden. Unser gesunder Organismus muss sich von Geburt an mit einer fremden Umgebung und ihren potenziellen Gefahren auseinandersetzen. Jeder Mensch befindet sich sozusagen permanent in einem Zustand der Selbstheilung. Erst wenn diese andauernden Selbstheilungsprozesse überhandnehmen und die Immunabwehr zu sehr strapaziert und überfordert wird, kommen medizinische Maßnahmen zum Zuge. Diese werden wiederum den körpereigenen Selbstheilungskräften angepasst und dienen der Besserung des Gesundheitszustandes. Trotz der Fortschritte der modernen Medizin ist die Bedeutsamkeit der Selbstheilungskräfte jedes einzelnen Menschen in den letzten Jahren wieder mehr in den Vordergrund getreten. Dies gilt insbesondere für schwerwiegende, lebensbedrohliche und zur Chronifizierung neigende Erkrankungen, wie z. B. AIDS, Autoimmunerkrankungen und Krebs.

Entspannung und positives Denken sind wie Medikamente und andere medizinische Maßnahmen lediglich Mittel zur Selbstheilung. Die Fähigkeit zur Selbstheilung wird primär durch den Glauben an diese Veranlagung genährt, und dieser Glaube wiederum wird sekundär verstärkt durch den Glauben an Gleichgewicht und Gesundheit im Körper. Jeder Mensch hat ein ihm innewohnendes Gefühl für Entspannung und kann sich in der Vorstellung willentlich an einen sicheren Wohlfühlort begeben und dort voller guter Gedanken und Hoffnung sein. Aber bei schweren und/oder chronischen Krankheiten, bei starken Schmerzen, Appetit- und Schlaflosigkeit usw. ist der Glaube an die Selbstheilungskräfte oftmals nur schwer aufrechtzuerhalten, und es braucht zu deren Aktivierung großen Mut und enorme Kraft und vielmals auch Unterstützung von außen (siehe Kap. 1 „Das Psychogene", Abschn. „Eigenzeit der Selbstheilung bei chronischen Verläufen").

Oft sage ich den Patienten, dass jeder ein paar gefährliche Bakterien, Viren und Krebszellen im Körper hat, aber nicht jeder erkrankt, da eine intakte Immunabwehr damit fertig wird. Leider kann eine Kombination von Umwelt-, emotionalen, genetischen und anderen Faktoren diese Immunkräfte so weit schwächen, dass die Erreger die Oberhand gewinnen. Unsere Aufgabe ist es dann, das Kräftegleichgewicht zugunsten unserer Ressourcen wiederherzustellen, wenn nötig auch mithilfe medizinischer Interventionen. Aktivierung und Förderung bzw. Anpassung der Selbstheilungskräfte an eine besonders herausfordernde Situation wie eine schwere Krankheit verlangen eine überzeugende Geschichte, die verschiedene Selbstheilungsfaktoren kombiniert und vernetzt (siehe Abschn. „Die SechsDramaturgischeElemente(SDE)-Methode zur Selbstheilung"), dem Patienten glaubhaft erscheint und von ihm auch geglaubt wird, indem sie z. B. unter Hypnose erlebbar und gefestigt wird.

Gern versuche ich, den Patienten die Selbstheilungsarbeit anhand eines Lichtreglers zu erklären, der langsam und kontinuierlich die Helligkeit (Gesundheit) in einem Raum (Körper) erhöht, der zuvor dunkel (krank) war. Gesundheit ist kein „Ein-oder-aus-Zustand". Die Annäherung an die Gesundheit gestaltet sich wie eine längere Reise durch mehr oder weniger unwegsames Gelände, wobei das Ziel selbst nicht immer klar umrissen ist. Sie gleicht vielmehr einem Prozess, dessen Fortschreiten eher in Zentimetern als in Kilometern gemessen wird. Der erwartete Gesundheitsgewinn durch Treppensteigen statt Liftfahren bietet sich als alltagstauglicher Vergleich an. Vielleicht müssen Gewohnheiten geändert, neue Verhaltens- und Sichtweisen entwickelt werden, um Besserung wahrzunehmen. Selbstverständlich kann jedes Behandlungsverfahren zur Anwendung kommen, sofern der Patient dieses als unterstützend für den Heilungsprozess qualifiziert. Wann das Ziel, der wünschenswerte Grad der Selbstheilung oder Genesung erreicht wird, bestimmen die Patienten selbst, d. h., wenn sie sich wieder auf einem akzeptablen, möglichst beschwerdefreien Level bewegen und eventuell bleibende krankheitsbedingte Veränderungen selbstständig bewältigen können, wenn möglich mit weniger oder sogar ganz ohne Medikation.

Krankheits- und Heilungsverlauf – allgemeine Betrachtungen

Der Verlauf einer Krankheit und ihrer Heilung (Behandlung) wird neben der Art des Erregers primär durch drei Hauptfaktoren dirigiert:

1. die innewohnenden Abwehr- und Selbstheilungskräfte des Patienten,
2. die Fähigkeit des Patienten, diese innewohnenden Abwehr- und Selbstheilungskräfte mit seiner Vorstellungskraft zu stärken,
3. die Haltung des Patienten der Krankheit und Behandlung gegenüber.

Patienten können ihre Kompetenzen zur Selbstheilung auf natürliche Weise aktivieren und optimieren (Schmid GB 2018c). Der Erfolg dieser Faktoren im Selbstheilungsprozess hängt zudem ab von der Labilität oder Hartnäckigkeit der Krankheit an sich und der Medizin mit ihren modernen diagnostischen und therapeutischen Methoden. Gleichwohl hält sich bis heute bei vielen Menschen hartnäckig die Meinung, dass nur die moderne Medizin zur Heilung führt und bestimmte Krankheiten sogar unwiderruflich in einen körperlich verheerenden Zustand, wenn nicht gar in den Tod münden.

Jede Krankheit zeigt einen ähnlich komplexen Verlauf wie ein Theaterstück: Beginn, Entwicklung, Höhepunkt und Ausgang. Und wie im Theater sind Dramaturgie und Plot des Krankheits- und Heilungsverlaufs trotz eindeutiger Diagnose und spezifischer Gesetzmäßigkeiten sehr individuell ausgeprägt, insbesondere was Symptomatik, Dauer und Ausgang der Erkrankung betrifft (siehe Kap. „Das Psychogene", Abschn. „Eigenzeit der Selbstheilung bei chronischen Verläufen").

Statistische vs. individuelle Betrachtungsweise von Gesundheit und Krankheit

Die Medizin diente ursprünglich der Heilung, der Wiederherstellung von Gesundheit bzw. der Linderung des Leidens. Prävention, also die Verhütung von Krankheit, findet demnach außerhalb der medizinischen Versorgung statt. Die logische Folgerung lautet: Wo diese der Prävention dienenden nicht medizinischen Bereiche abnehmen, steigen Arztbesuche bzw. Krankheitshäufigkeit an.

Eine verblüffende Statistik erschien in einer Schweizer Zeitung mit der Überschrift: „Seelsorger und Arztkosten" – siehe auch (Mettnitzer 1999): Je mehr Konfessionslose in einem Schweizer Kanton, desto höher die Gesundheitskosten. Sind religiöse Menschen gesünder oder heilt sie der Pfarrer? Verglichen mit Personen, die nie zum Gottesdienst gingen, zeigten Kirchgänger, die den Gottesdienst mehr als einmal pro Woche besucht hatten, über 12 Jahre eine statistisch signifikant geringere Mortalität sowie geringere IL-6-Plasmalevel (Lutgendorf et al. 2004). Diese Studie zeigte sogar eine klassische Dosis-Wirkungs-Beziehung: Je häufiger die Menschen in die Kirche gingen, desto länger lebten sie. Diese Statistiken lassen vermuten, gesundheitliche Probleme könnten durch Seelsorge so weit geklärt werden, dass die betreffenden Menschen nicht mehr ernsthaft krank werden. Offensichtlich geht mit dem Rückgang der Seelsorge eine für die Gesundheitsprävention wesentliche Maßnahme verloren. Wie können wir diese und ähnliche Statistiken am besten verstehen?

Diese und ähnliche Fakten liegen in der Natur der statistischen Verteilung[49]: Um den Durchschnitt eines beliebigen charakteristischen Wertes zu errechnen, damit man später ablesen kann, wie viele Personen zu weit über oder unter diesem Durchschnitt, d. h. *statistisch signifikant* darüber oder darunter liegen, gibt es auf beiden Seiten *immer* eine hohe Anzahl derer, die außerhalb der Standardabweichung positioniert sind.

---

[49] Eine symmetrische „glockenförmige" Verteilung ist eine sog. Normalverteilung (Gauß'sche Glockenkurve). Je nachdem welches statistische Phänomen untersucht wird, kann die Verteilung auch schief sein, d. h. nach einer Seite hängen.

Jeder Mensch ist ein Individuum mit einem persönlichen Krankheits- bzw. Genesungsverlauf, der grundsätzlich nicht vorhersehbar ist. Die wissenschaftliche Medizin kann nur statistische Aussagen über unpersönliche durchschnittliche Krankheits- und Genesungsverläufe auf der Basis der Verteilung eines Patientenkollektivs machen.

Der Patient sollte sich stets vor Augen halten, dass ein Patientenkollektiv, das dieser statistischen Verteilung unterliegt, aus einzelnen Menschen besteht. Streng genommen kann die Gesundheit einer einzelnen Person aus einer objektiven Perspektive nur durch die Behandlung von Krankheiten gefördert werden, da nur eine erfolgreiche Behandlung der Krankheit (durch das Verschwinden der Symptome) die Positionierung des Individuums auf dem Kontinuum in Richtung Gesundheit verschiebt. Durch die Bekämpfung der Risikofaktoren und die Förderung der Schutzfaktoren wird die Wahrscheinlichkeit für das Auftreten neuer Krankheiten verringert und die objektive Positionierung auf dem Kontinuum in Richtung Gesundheit (statistisch gesehen) verschoben.

Jeder Patient hat einen eigenen Spielraum, in dem er mit einer ängstlich-pessimistischen Haltung seine Situation eventuell eher verschlimmern (Noceboeffekt) oder sie mit einer zuversichtlich-optimistischen Haltung (Placeboeffekt) eher verbessern kann.[50] Dies liegt an der Natur der medizinischen Statistik:

> Jede Person, als statistische Einheit, wird vom Arzt im Sinne des „Good Clinical Practice" am Mittelwert einer Verteilung geortet, die eine Bandbreite (Varianz) zwischen dem Extrem: „sehr leichte Ausprägung" oder „sehr schnelle Besserung" und dem anderen gegenüberliegenden Extrem „sehr schwere Ausprägung" bzw. „sehr langsame Besserung" beschreibt. Erst über einen längeren Zeitraum kann man immer besser einschätzen, wo genau ein Individuum innerhalb der jeweiligen statistischen Verteilung eigentlich liegt. Eins ist sicher: Je besser die Wirksamkeit der Selbstheilung durch Vorstellungskraft, z. B. mithilfe der SDE-Methode, gestärkt wird, desto größer ist die Wahrscheinlichkeit, dass der Gesundheitszustand und/oder der Heilungsverlauf des Individuums vom kollektiven Durchschnitt der jeweiligen Verteilung abweichen und sich in Richtung eines günstigen Verlaufs bewegen wird (Abb. 4).

Mit der SDE-Methode kann der Patient zuversichtlich mithilfe der Imagination und dem Gefühl der Selbstheilung aktiv etwas tun, damit er besonders gut von einer Therapie und der Verminderung von Risikofaktoren profitiert und seinen Krankheits- und Heilungsverlauf mithilfe einer Selbstheilungsgeschichte in eine günstige Richtung innerhalb der Verteilung verschiebt. Natürlich hängt Heilung noch von vielen anderen Faktoren ab, die nicht alle den Selbstheilungskräften zugänglich sind.

---

[50] Ein Mathematiker würde sagen, dass der spontane unbewusste Beitrag unserer Selbstheilungskräfte (Placeboeffekt) und unsere bewusste psychologische Arbeit mit der Vorstellungskraft, um die Wirkung unserer Selbstheilungskräfte zu optimieren, nur einen Teil der Varianz einer statistischen Verteilung erklären kann, die den Verlauf einer Krankheit, den Ausgang einer Operation oder die Wirkung (oder Nebenwirkungen) eines Medikaments beschreibt.

Krankheits- und Heilungsverlauf – allgemeine Betrachtungen

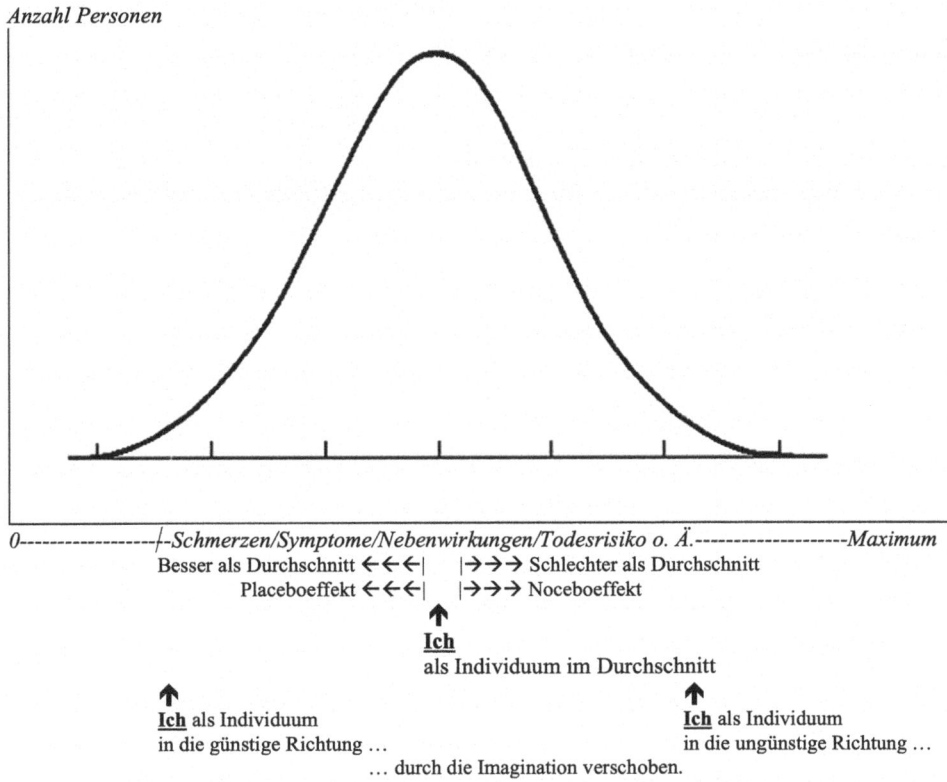

Abb. 4 *Statistische Normalverteilung (Gauß'sche Glockenkurve).* Ich, als statistische Einheit, werde vom Arzt am Mittelwert geortet. Je besser die Selbstheilung durch Vorstellungskraft, z. B. mithilfe der SDE-Methode, desto größer ist die Wahrscheinlichkeit, dass der Gesundheitszustand und/oder der Heilungsverlauf des Individuums vom kollektiven Durchschnitt der Normalverteilung nach links abweicht (Schmid GB 2018c, Abb. 7.1)

Fazit: Ein „gefühlter Selbstheilungsprozess" beeinflusst die Statistik hinter der „Selbstheilung durch Vorstellungskraft" in eine günstige Richtung. Wegen der Wichtigkeit dieser Frage verweise ich auf meine ausführlichen Ausführungen in Schmid (2018c), insbesondere auf den Abschn. „Ein ‚gefühlter Selbstheilungsprozess' beeinflusst die Statistik hinter der ‚Selbstheilung durch Vorstellungskraft'", S. 128–132.

Statistische vs. individuelle Lebenserwartung

Menschen, die über einen längeren Zeitraum an einer starken seelischen Störung leiden, ob an einer Angststörung, Depression, Psychose oder „bloß" am alltäglichen Stress, sterben signifikant früher und häufiger an Herz-, Infektions- und Krebserkrankungen als solche, die im Vergleich psychisch relativ unbelastet sind (Andersen BL et al. 1998; Schmid GB 2009; Stefano et al. 2006, S. HY27). So kann man sagen, dass Stress – wie auch ein beliebiger anderer psychischer Risikofaktor – ein Karzinogen ist (Garssen und Goodkin 1999; Hamer et al. 2009; Yang et al. 2008). Die Frage ist, wie viel ein Mensch davon verträgt, bis dieser Stress pathogen wird.

Für den modernen, aufgeklärten Menschen ist diese Feststellung fast zur Binsenweisheit geworden. Und trotzdem:

1. Jedes Jahr sterben viele Personen an Herz-, Infektions-[51] und Krebserkrankungen, die eben *nicht* für längere Zeit an einer starken seelischen Belastung litten.
2. Es gibt viele Menschen, die für längere Zeit an einer starken seelischen Belastung leiden, die aber *nicht* frühzeitig an einer Herz-, Infektions- oder Krebserkrankung sterben.

Offensichtlich ist lang anhaltender, schwerer psychischer Stress bei einer gegebenen Person weder notwendig (erster Fall) noch hinreichend (zweiter Fall) für eine Krankheit.

Bei einer Zufallsstichprobe zur Lebenserwartung werden ungefähr 15 % der Menschen signifikant länger leben als der Durchschnitt und weitere 15 % werden bedeutend früher sterben.[52] Menschen mit einer gravierenden Krankheit haben, ohne irgendetwas zu unternehmen, eine Chance zur Spontanheilung von etwa 0,0001 %. Glauben dieselben Menschen jedoch genügend stark an etwas, geht es 30 % von ihnen besser, egal wie unnütz vom wissenschaftlichen Standpunkt aus dieses „Etwas" auch sein mag. Allein der (empirisch belegte) Placebo-/Sanaboeffekt bewirkt diese erstaunliche Besserung. Bei einer evidenzbasierten medizinischen Behandlung muss die Remissionsquote daher weit über 30 % liegen. Wenn ein Medikament so reliabel sein soll wie z. B. ein physikalisches Experiment, müsste es mindestens 95 % der Betroffenen helfen. Dabei müsste Hilfe keineswegs vollständige Heilung bedeuten, sondern könnte heißen, dass das Medikament im Vergleich zum Placebo zu einer gewissen Abschwächung der Symptome führt. Wenn mit irgendeiner Behandlungsmethode eine zuverlässige und anhaltende Besserungsrate erreicht wird, die signifikant über 30 % liegt, kann sie bereits als evidenzbasiert bezeichnet werden, auch wenn die Ergebnisse immer noch weit unter dem naturwissenschaftlichen Standard von 95 % liegen.

---

[51] Selbstverständlich spielen Infektionen in der westlichen industriellen Welt eher eine untergeordnete Rolle.

[52] Die Standardabweichung σ beschreibt die Breite einer Normalverteilung. Berücksichtigt man die tabellierten Werte der Verteilungsfunktion, gilt näherungsweise folgende Aussage:

* 68,27 % aller Messwerte haben eine Abweichung von höchstens σ vom Mittelwert,
* 95,45 % aller Messwerte haben eine Abweichung von höchstens 2σ vom Mittelwert,
* 99,73 % aller Messwerte haben eine Abweichung von höchstens 3σ vom Mittelwert.

Jeder Patient sieht sich primär als lebendiges Individuum und nicht als Nummer. Das heißt, dass bei der Lebenserwartung *jeder* zu den ältesten 15 % gehören möchte. Und *jeder*, der an einer schweren Krankheit leidet, wünscht sich, entweder unter den 0,0001 % spontan Geheilten zu sein oder mindestens unter den 30 % der Bevölkerung, denen der Placebo-/Sanaboeffekt zugutekommt, oder zu jenen mehr als 30 %, denen mit einer anderen Behandlungsmethode zuverlässig geholfen werden kann. Das aber ist leider unmöglich. Auch im Falle einer wohlbekannten Krankheit, die mit den besten und effektivsten Medikamenten der Welt bekämpft werden kann, sprechen jeweils etliche Menschen nicht auf die Behandlung an. *Niemand* will zu diesen unglücklichen gehören, aber einige Menschen sind leider unausweichlich davon betroffen. Im Prinzip ist jede Methode zu begrüßen, die wenigstens die 30 %-Hürde zuverlässig überwindet.

Die Buchläden sind voll von vielversprechenden Werken, die uns sagen, wie wir gesund leben und evtl. sogar gesund werden können: von Aerobic, Bio-Lebensmitteln und Entspannungsübungen bis zu Vitaminen, Yoga und Zen-Meditation etc. Das sind fast ausnahmslos globale, allgemeine Strategien, die auf einer statistischen Ebene bis zu 30 % wirksam sein mögen.

Wenn Krebs in China weniger häufig vorkommt als in Schottland (Wild et al. 2006), liegt es dann daran, dass die traditionelle chinesische Medizin (TCM) wirksamer gegen Krebs ist als die westliche Schulmedizin, oder eher daran, dass man in Schottland mehr oder stärkeren Krebsauslösern ausgesetzt ist? Egal, wie die richtige Antwort lautet, was hilft es mir als Individuum zu wissen, dass meine Landsleute in Schottland eher als die Chinesen an Krebs sterben? Von Belang ist für mich letztlich nur eine Antwort auf die eine Frage: „Was kann *ich* persönlich tun, damit ich nie Krebs bekomme oder, falls die Diagnose schon gestellt wurde, um wieder gesund zu werden?"

Fazit: Obwohl wir wissen, wie wir statistisch gesehen, d. h. als unpersönliches Mitglied der Menschheit, gesund und immer gesünder leben können, ist es noch wichtiger zu wissen, inwiefern jede/r von uns mit der eigenen Vorstellungskraft etwas *Persönliches* tun kann, um gesund zu bleiben bzw. um *sich selbst als Individuum* zu heilen.

Wunderheilung

Sehr beeindruckend sind die Erzählungen über die Wunderheilungen von Jean-Martin Charcot (1825–1893), einem der größten Neurologen seiner Zeit, der erst 10 Jahre vor seinem Tod einen berühmten Vortrag über Hypnotismus hielt und seither einen weltweiten Ruf als Wundertäter genoss (Ellenberger H 1952, S. 151).

Lange vor Charcot initiierte bereits Paracelsus (1493–1541) wundersame Heilungen, für die er nebst der Bewunderung der Massen auch den Zorn der Behörden auf sich zog, die ihn als Scharlatan ablehnten (Ellenberger H 1952, S. 646). Und natürlich gibt es reichlich Geschichten von Wunderheilungen, die Jesus vollbracht haben soll. Obwohl die Ära der Wunderheilungen, wie Joseph Philippe Francois Deleuze (1753–1835) einst anmerkte (Deleuze 1810), schon mit Franz Anton Mesmer (1734–1815) und Armand-Marie-Jacques de Chastenet, Marquis de Puységur (1751–1825) zu Ende gegangen sei, existiert bis in die heutige Zeit der sehnliche Wunsch, dass so etwas doch irgendwie möglich sei und womöglich sogar hinter den statistisch sehr unwahrscheinlichen Fällen von Spontanremission stecke.

Wir wissen noch nicht, wie die Übertragung von mentalen Informationen (Gedanken, Emotionen, Sinneseindrücke, Intuitionen) in physiologische Prozesse abläuft. Diese Frage ist Gegenstand laufender Forschung. Wir stellen bereits fest, dass physiologische Veränderungen parallel zu hypnotischen Tranceerlebnissen entstehen und messbar werden (Revenstorf und Peter 2015). Ebenso kennen wir die Bedingungen, unter denen sie entstehen: durch Imagination und Erinnerung an Bilder mit emotionaler Beteiligung. In der Hypnose werden Erinnerungen aktiviert und neue Imaginationen entwickelt. Durch diese hypnotherapeutische Trancearbeit mit gesundheitsfördernden Einflussfaktoren in Form von subjektiven Empfindungen wird körperliches Leiden gelindert (Ebell und Schuckall 2004).

Man hört von Zeit zu Zeit von sog. Wunderheilungen, bei denen eine Suggestion oder ein aus wissenschaftlicher Perspektive harmloses Mittel einen todkranken Menschen plötzlich und unerwartet geheilt hat.

Eine moderne Art von „Wunderheilung"?

„Halb tot fand man ihn. Obwohl ihm sofort der Magen ausgepumpt wurde, wollten seine Lebensgeister nicht zurückkehren. Was für mörderische Tabletten hatte er nur genommen? Als die Ärzte von dem Testmedikament erfuhren, baten sie die Firma, die die klinische Studie durchführte, den Code zu entschlüsseln. Da zeigte sich: Der Student war in der Placebogruppe gewesen. Alles, was seine Kapseln enthielten, waren Stärke und Traubenzucker. Als er das erfuhr, besserte sich sein Zustand rapide." (Berndt 2013 – siehe auch Heier 2013)

Die US-amerikanische Tanzpionierin Anna Halprin (1920–2021) berichtet z. B., wie sie ihre Krebserkrankung mithilfe von Tanz selbst geheilt habe („Breath made visible" [2009], http://www.imdb.com/video/wab/vi2140210201/). Solche Spontanremissionen, d. h. Rückbildung bis zur Heilung ohne Anwendung der üblichen medizinischen Verfahren, sind extrem selten und werden auf ca. einen Fall pro 80.000 (Ikemi Y et al. 1975) und auf einen pro 100.000 (Stierlin und Grossarth-Maticek 2006, S. 93) bis 1.000.000 (Chopra 1990) diagnostizierte Krebsfälle (Spontaneous Regression of Cancer, SRC) geschätzt.[53]

Egal, wie rar Spontanremissionen auch sein mögen, lassen sie die Frage nach psychischen salutogenen Faktoren zu, die in dieser Situation eine Rolle spielen: Überlebenswille, Orientierung des eigenen Verhaltens in Richtung Selbstheilung, Wohlbefinden im und Freude am Leben, Zuversicht und die Lust am Weiterleben, Zufriedenheit in

---

[53] Zum Vergleich: Die Chance für einen Sechser im Lotto beträgt ca. 1 zu 5,8 Milliarden (5.864.443.200 = 45 x 44 x 43 x 42 x 41 x 40)

Beziehungen, Sinnfindung und Erfülltsein in Freizeit und Beruf, Gelassenheit, Religiosität oder Spiritualität u. a. m. Ich habe schon im Kap. „Das Psychogene", Abschn. „Psychogene Heilung" drei psychologische Faktoren aufgelistet, die bei jedem der fünf ausgewählten Patienten mit Spontanremission ihrer Krebserkrankung eine Rolle spielen. Darüber hinaus mussten folgende Kriterien erfüllt sein (Ikemi Y et al. 1975, S. 90):

1. Es musste eine teilweise oder gänzliche Rückbildung eines histologisch einwandfrei diagnostizierten Tumors ohne jegliche aktive Anti-Krebs-Therapie vorliegen;
2. die Patienten mussten den Ausbruch ihrer Krankheit infolge extrem verzögerten Fortschreitens oder übermäßig langen Stillstands der Metastasenbildung lange überleben;
3. die Todesursache lange nach Ausbruch der Krankheit, die einmalig oder über lange Zeit behandelt wurde, musste eine andere als Krebs sein.

Es folgt eins der berühmtesten und bestbelegten Beispiele einer solchen Spontanremission bzw. sog. Wunderheilung, die Mitte der 1950er-Jahre in den USA stattgefunden hat (Klopfer 1957, S. 337–339; Rossi 1986, S. 4–7):

Todgeweiht: Aufgegeben werden
Herr Wright litt im mittleren Alter[54] an einem Lymphosarkom, d. h. an einer schwerwiegenden Krebserkrankung im Terminalstadium. Er galt als austherapiert, einzig palliative Maßnahmen waren in Anbetracht einer geschätzten Lebensdauer von 2 Wochen noch vorgesehen. Ein neues, vielversprechendes Medikament durchlief eben die Phase klinischer Erprobung und man suchte geeignete Kandidaten mit einer Lebenserwartung von mindestens 3 Monaten. Doch Herr Wright hatte so viel Hoffnung in das neue Medikament gesetzt und so beharrlich auf der Teilnahme bestanden, dass die Ärzte nachgaben und ihn aufnahmen.

Objektheileffekt
Schon nach der ersten Spritze besserte sich sein Zustand überraschend schnell, bei den anderen Teilnehmern blieb der Heilungsprozess jedoch aus (Wunderheilung/SRC). Der Therapieerfolg hielt 2 Monate lang an, bis Herr Wright in der Zeitung las, an der Wirkung des Medikamentes werde gezweifelt.

Sich aufgeben
Diese Information (bzw. Suggestion) entmutigte ihn und bald darauf lag er wieder auf dem Sterbebett.

---

[54] Das genaue Lebensalter von Herrn Wright ist mir leider nicht bekannt.

Autoritätsheileffekt
Mit letzter Hoffnung setzte der Arzt auf den Placebo-/Sanaboeffekt und log seinen Patienten diesmal bewusst an: Dass das neue Medikament überarbeitet und verbessert worden sei und nun anhaltende Wirkung habe. Er verabreichte Herrn Wright eine Spritze, die reines Wasser enthielt, und abermals gingen die Tumoren enorm zurück. Über 2 Monate war sein Zustand erfreulich gut und stabil, er ging sogar auf Reisen.

Sich endgültig aufgeben und aufgegeben sein
Als er aber erneut las, das Medikament sei definitiv als wirkungslos eingestuft und würde nicht zugelassen werden, verlor Herrn Wright endgültig jegliche Hoffnung, so dass er innerhalb von 2 Tagen starb.

Hier wurde durch eine positive Suggestion ein todkranker Mensch zu einer vorübergehenden Besserung seines Zustands geführt und dann durch die eigene Vorstellungskraft wieder dem Tode geweiht. Solche Berichte – siehe auch die Fallskizzen in Stierlin und Grossarth-Maticek (2006, S. 93–99) – lassen jeden Menschen hoffen, sich durch eigene Vorstellungskraft mit oder ohne Medikamente heilen zu können. Aber wie geht das? Welche einheitliche Methodik kann einem beliebigen Menschen zuverlässig die felsenfeste Überzeugung eines Herrn Wright vermitteln, sich am eigenen Schopf aus dem Sumpf eines hoffnungslosen körperlichen Zustands ziehen zu können?[55]

Die Antwort ist schnell gefunden: Nicht jeder Deckel passt auf jeden Topf. Also ist keine Methodik generell geeignet, sondern sie muss individuell zugeschnitten und ausprobiert werden. Das Problem mit Placebo-/Sanaboeffekt, Hypnose und derlei Behandlungen und Heilmethoden, insbesondere mit „Wundern", ist, dass kein Behandler zuverlässig vorhersagen kann, welchem Patienten wann und in welchem Ausmaß geholfen werden kann. Multiple Einflüsse torpedieren u. U. den erwünschten Erfolg. Jedoch sind nur allgemein relevante, statistisch signifikante Aussagen wissenschaftlich gültig, da sie mindestens für eine Mehrheit zutreffen und falsifizierbar sind.

Begünstigt wird die Rückbildung von Krebs möglicherweise, wenn der Patient – wie Herr Wright – sich aktiv eine psychische Situation schafft, in der er Zuversicht finden kann. Parallel zu den beschriebenen psychologischen Bedingungen der spontanen Rückbildung von Krebs vermute ich auch einen signifikanten Unterschied der immunologischen Reaktionen der betroffenen Patienten zu jenen anderer Krebspatienten (vgl. (Ikemi Y et al. 1975, S. 90)).

Unbegreifbare Wunder sind vermeintlich unverständliche Heilungen und beweisen eindeutig die mögliche, wenn auch eher eigensinnige Kraft der eigenen Vorstellung. Eine psychogene Heilung – wie ihr negatives Pendant, der psychogene Tod – entspringt einem

---

[55] Mit dieser Metapher beziehe ich mich auf die unglaublichen Berichte des Freiherrn von Münchhausen, die 1786 von Gottfried August Bürger bearbeitet und erweitert worden sind.

komplexen Zusammenspiel von angeborenen psychischen und psychophysiologischen sowie erworbenen Fähigkeiten und sozialen Umgebungs- und schicksalsbedingten Faktoren.

Bei der Inszenierung der Selbstheilungskräfte bilden psychologische Interventionen wie Hypnose eine Art Brücke zwischen den statistisch belegten Heilungsmöglichkeiten der kollektiven Vorstellungen und der Realisation dieser Möglichkeiten im Einzelfall mittels Vorstellungskraft des Individuums. Der Gang über diese Brücke ähnelt einem Tanz auf dem Seil, wobei jede Person ihre erworbenen Fähigkeiten mit der ihr eigenen angeborenen Begabung[56] zum Seiltanzen höchst individuell kombinieren muss.

Wie lässt sich nun dieser Tanz über die Verbindung zwischen kollektiver Vorstellung und ihrer Verwirklichung im Einzelfall bewerkstelligen, egal, wie begabt oder tollpatschig ein Mensch sein mag? Das Immunsystem wird umso funktionstüchtiger, je entspannter, hoffnungsvoller, williger, realistischer, sich selbst bewusster und überzeugter ein Mensch ist. Stress, Resignation, Widerstand gegen die verordnete Behandlung („treatment as usual", TAU), Unsicherheit und Zweifel schwächen die Abwehrkräfte (Redaktion Lancet 1987).

Tiefenpsychologische und existenzielle Hypothesen zur psychogenen Heilung

Ein tiefenpsychologischer oder existenzieller Blick auf somatoforme Schmerzen und Erkrankungen präsentiert u. a. die folgenden Hypothesen:

Die klassische Psychoanalyse nach Sigmund Freud z. B. schreibt die Symptombildung somatoformer Schmerzen und Erkrankungen der neurotischen (psychischen) Verarbeitung frühkindlicher Konflikte zu, etwa eines depressiven Grundkonflikts, d. h. als Abwehr neurotischer Konflikte. Sobald diese Konflikte durch eine Psychoanalyse gelöst werden, sollten die Schmerzen und Krankheiten wieder verschwinden – man könnte diesen Prozess als psychogene Heilung bezeichnen.

Die Analytische Psychologie nach Carl Gustav Jung betont die Selbstregulation von Komplexen im persönlichen und/oder von Archetypen im kollektiven Unbewussten, weder in der Vergangenheit noch zukunftsorientiert, sondern im Hier und Jetzt. Was nach der älteren *Jung'schen Analytischen Psychologie* „Komplexe" sind, sind in anderen, nachfolgenden Therapierichtungen, z. B. der sog. *Ego-State-Therapie* und der *Teile-Therapie*, „Ich-Zustände" bzw. „Teile" – alter Wein in neuen Schläuchen. Wenn diese Komplexe (oder Ego-States oder Teile) psychotherapeutisch verarbeitet werden, können die körperlichen Symptome sich auflösen – auch hier handelt es sich um psychogene Heilung.

---

[56] Wie beim Seiltanzen bestehen auch hier sehr große individuelle Unterschiede in der Fähigkeit, den Heilungsprozess via Vorstellungskraft wirksam in Gang zu bringen.

Bei Alfred Adler (1870–1937) können einzelne Organe oder sogar ganze Organsysteme mangelhaft ausgebildet sein und unter einer sog. Organminderwertigkeit leiden. Auch wenn Organe korrekt ausgebildet sind, jedoch ihre Aufgabe nicht vollständig erfüllen, d. h. in ihrer Arbeitsweise eingeschränkt sind, spricht Adler von Organminderwertigkeit. Ein Mensch mit einer Organminderwertigkeit muss sich dieser stellen und versuchen, den Mangel zu kompensieren. Gelingt die Kompensation, so kann der Nachteil, beispielsweise durch intensives Training, sogar in einen Vorteil gekehrt werden. Scheitert der Mensch an der Kompensation, könnte er eine Neurose entwickeln. Allerdings würde bei Adler ein Mensch allein aufgrund einer neurotischen Störung keine organische Funktionsstörung oder Erkrankung entwickeln.

Ein existenzieller Blick auf somatoforme Schmerzen und Erkrankungen versteht diese als Rebellion gegen unzumutbare Seinsbedingungen. Die Daseinsanalyse von Ludwig Binswanger (1881–1966) geht davon aus, dass die Empfindsamkeit für unzumutbare Seinsbedingungen, beispielsweise für die Last einer existenziellen Schuld, dazu disponiert, dagegen zu opponieren. Diese Revolte wird im Falle somatoformer Schmerzen und Erkrankungen nicht in neurotischen Symptomen ausgetragen, sondern an den Leib delegiert.

Zahlreiche andere psychologische, komplementäre, alternative und esoterische Modelle, die auf teilweise haarsträubenden Hypothesen basieren, sind leicht zu finden.

Vereinfacht zusammengefasst: Sämtliche tiefenpsychologische und andere Gedankengebäude sind nutzbare „Sprachen", mit deren Hilfe man einen hypothetischen Ursprung für jegliche Beschwerde im Sinne eines Selbstheilungsmythos glaubhaft (für den Patienten) und überzeugend (für den entsprechend ausgebildeten Therapeuten) beschreiben und erarbeiten kann. Bei Freud liegt dieser mutmaßliche Ursprung in der Vergangenheit, bei Jung und Binswanger in der Gegenwart und bei Adler in der Zukunft. Das primär psychosomatische Konzept, das Symptom als „Botschaft" zu verstehen, werde ich im Abschn. „Metaphern in der Psychosomatik" erläutern.

Psychotherapeutische Interventionen insbesondere mithilfe von Hypnose können

1. zusätzlich zu den üblichen medizinischen Maßnahmen eingesetzt werden, *um die Immunreaktion zu unterdrücken* (Ader 1981, 1985; Ader und Cohen 1975, 1982; Ader et al. 1995; Bovbjerg et al. 1982).
2. zusätzlich zu den üblichen medizinischen Maßnahmen eingesetzt werden, *um die Immunreaktion zu stärken* (Kiecolt-Glaser et al. 1985; Kusnecov et al. 1989; Spector 1987).
3. im Sinne der Salutogenese eingesetzt werden (Antonovsky 1979, 1997).

Die SechsDramaturgischeElemente(SDE)-Methode zur Selbstheilung

„Erkläre mir und ich vergesse.
Zeige mir und ich erinnere.
Lass es mich tun und ich verstehe."
Konfuzius 551 bis 479 vor Chr.

In diesem Abschnitt beschreibe ich eine psychotherapeutische Intervention, die eine zuverlässig wirkungsvolle Unterstützung der Immunabwehr in Verbindung mit den übrigen medizinischen Maßnahmen bietet. Die Grundlagen und Eigenschaften der Immunabwehr, auf denen diese Intervention basiert, wurden bereits skizziert. Die Kenntnis dieser Mechanismen im Einzelnen ist für die praktische Umsetzung nicht erforderlich, vermutlich aber hilfreich. Es ist wohl wirksamer, die Intervention unter Hypnose durchzuführen, sie ist jedoch für die Wirkung per se nicht erforderlich. Wesentlich ist das gefühlsbetonte Wissen, dass beide – die Immuno- und die Psychodynamik – sich gegenseitig beeinflussen – siehe auch (Solms und Lechevalier 2002).

In der Fachliteratur zum Thema Placebo-/Noceboeffekt findet man eine Fülle von Studien, die die statistisch zuverlässige Wirksamkeit der Vorstellungskraft belegen – siehe Abschn. „Ausblick: Selbstheilung und der Sanaboeffekt – alles nur ‚Placebo'?" in diesem Kapitel. Mehrere Autoren benutzen Methoden zur Immunstärkung und Selbstheilung, ob im Rahmen indirekter Suggestion mit Reframing[57] und Metaphern (Peter B und Gerl 1984), mit standardisierten Bildern und Tonkassetten (Simonton et al. 1998) oder mit individuellen Bildern (Newton 1982a, b, 1984a). Die Resultate lassen sich sechs Kategorien von Heileffekten zuordnen – siehe Abschn. „Sechs heilende, suggestive, psychosoziale Faktoren". Der methodische Weg zur Aktivierung jedes einzelnen Effekts ist objektivierbar und durch zahlreiche Untersuchungen bestätigt.

Durch eine einfache, praxisbezogene Systematisierung der erwähnten *sechs heilenden, suggestiven und psychosozialen Faktoren* (Gesundheitsmythos, mythoskonformes Heilungsritual, ritualkonformes Heilungsurteil, urteilskonforme Fremdsuggestion, urteilskonforme Selbstsuggestion, mythos- und urteilskonform suggerierte Somatisierung des Heilungsprozesses) hat man bereits eine Gebrauchsanleitung für eine rationale, zuverlässige Methode bzw. Inszenierung der Selbstheilung. Diese sechs grundlegenden Faktoren ermöglichen eine individuell zugeschnittene Dramaturgie der Selbstheilung.

---

[57] Entwicklung einer neuen begrifflichen oder emotionalen Sichtweise in Bezug auf erlebte Situationen und Einordnung in einen anderen Rahmen („frame"), der die Tatsachen oder Beweise ebenso gut berücksichtigt, aber die Bedeutung verändert – Rekonstruktion der erfahrungsbezogenen Sichtweise einer Person.

Sie sind wichtig für Gesundheit und Heilung und eröffnen eine neue Perspektive auf die diversen Placebo-/Sanabowirkungen und sonstigen soziopsychobiologischen Mind-Body-Heilungsphänomene. Der inhaltliche Aufbau der Selbstheilungsdramaturgie hängt wesentlich von der erlebten Symptomatik bzw. von den Beschwerden (z. B. Schmerz, Müdigkeit …) und der jeweiligen Diagnose (z. B. Darmleiden, multiple Sklerose) ab.

Die SDE-Methode bietet ein klar abgestimmtes, praktisches Behandlungskonzept, das den Menschen gesamthaft in Richtung eines besseren Reaktionsvermögens lenken soll, sodass er die bewussten und unbewussten Ressourcen seiner Schmerz- und Immunabwehr erkennen und sie mindestens z. T. eigenständig verstärken kann. Die (hypnotische) Sprache wird als Hauptvehikel genutzt, um heilvolle Suggestionen zu formulieren und erlebbar zu machen. Hier spielen Bilder und Metaphern eine zentrale Rolle. Die Methode ermöglicht somit eine rationale Anwendung der irrationalen Placebo-/Sanaboeffekte ohne Täuschung: ein eklektisches Paradigma,[58] d. h. hier ein Reframing[59] der Krankheitssituation mithilfe von individualisierten Bildern und Metaphern in standardisierter Form. Das bedeutet: Wege zu Gesundheit und Genesung können gefunden, gelehrt, gelernt und geübt werden.

Die SDE-Methode:

1. reduziert Stress mithilfe der 4:6-Atemtechnik zusammen mit Vorstellungsbildern eines Wohlfühlorts (*Entspannungsreaktion*).
2. motiviert mithilfe von *Vorstellungsbildern von der Gesundheit*, Hoffnung, Selbstwertgefühl, Vertrauen und mit Dankbarkeit für die Gesundheit an sich.
3. entmystifiziert die Krankheit, indem sie dem Patienten hilft, sich ein realistisches *Bild von der Krankheit* mit menschlichen Dimensionen zu machen.
4. fördert beim Patienten die *Akzeptanz der üblichen medizinischen und anderen Behandlungen* („treatment as usual", TAU) und somit die Zusammenarbeit mit seinen Behandelnden. Sie unterstützt ihn bei der Suche nach aktiven Bewältigungsstrategien und Lösungswegen aus der gesundheitlichen Krise (Therapiebündnis).

---

[58] Der Begriff *Eklektik* geht zurück auf die Eklektiker, hellenistische Philosophen, die aus verschiedenen Lehren ihnen Zusagendes auswählten und daraus ihre eigene, scheinbar neue Philosophie zusammenstellten. Der Begriff *Paradigma* bedeutet Beispiel oder Muster.

[59] „Durch Umdeutung wird einer Situation oder einem Geschehen eine andere Bedeutung oder ein anderer Sinn zugewiesen, und zwar indem man versucht, die Situation in einem anderen Kontext (oder „Rahmen") zu sehen. Die Metapher hinter dem Ausdruck geht darauf zurück, dass ein Bilderrahmen entscheidend dafür sein kann, ob ein Kunstwerk dem Betrachter unscheinbarer oder schöner erscheint. Rahmen bedeutet auch ein Konzept, das unsere Sicht eingrenzt. Verlassen wir diese geistige Festlegung, so können neue Vorstellungen und Deutungsmöglichkeiten entstehen." (Zitat aus Wikipedia 2009. http://de.wikipedia.org/wiki/Umdeutung_(Psychologie)).

5. mobilisiert die Immun- und Schmerzabwehr mit Vorstellungsbildern, wie die Selbstheilungskräfte gegen Krankheit und Schmerz erfolgreich wirken (*Selbstheilungsmythos des Psychoneuroimmunisationsprozesses*). Der Selbstheilungsmythos bildet eine Brücke zwischen der Vorstellungskraft des Patienten und seiner Immunabwehr.
6. gibt dem Patienten durch die erlebte Somatisierung des Selbstheilungsprozesses (*Körperanker*) die Selbstsicherheit, Kontrollinstanz über die gegenwärtige Situation, vor allem über die eigene Genesung, zu sein.

Diese sechs Elemente fördern den Patienten bei der Suche nach Sinn in seinen (vergangenen und gegenwärtigen) persönlichen Erlebnissen sowie in seiner gegenwärtigen Lebenssituation – siehe (Taylor SE et al. 2000). Sie gehen ein in die Schöpfung einer von dem Patienten selbst entworfenen Selbstheilungsgeschichte (s. u.).

Zur Unterstützung der Immunabwehr wird die aus sechs Elementen bestehende Selbstheilungsgeschichte glaubhaft gestaltet, wobei medizinische Hypnose ihre Wirksamkeit verstärken kann. Sie hat zum Ziel, den krankheitsbedingten komplizierten (chronischen, unkontrollierbaren) Stress in einen einfachen (akuten, handhabbaren) Stress zu verwandeln und letzteren sodann abzubauen. Dies geschieht mittels der sechs erwähnten psychologisch dramaturgischen Elemente (SDE) und ihren inneren bildhaften Repräsentanzen, die nachfolgend detailliert erklärt und anhand von Beispielen illustriert werden.

(1) Entspannung an einem Wohlfühlort (Audio-Datei 4)

Entspannung gelingt am besten in Ruhe und Sicherheit, wenn der Patient in der Vorstellung in eine Zeit oder an einen Ort zurückgeht, wo es ihm besonders gut ging und er eine angenehme oder wohltuende Tätigkeit mit Freude und Selbstsicherheit ausüben konnte.

Audio-Datei 4 Vorstellungsreise zur Entspannung am Wohlfühl- und Kraftort. (Text: Gary Bruno Schmid / Stimme: Annette Rausch / Bild: Ursula Hanke) (▶ https://doi.org/10.1007/000-d3n)

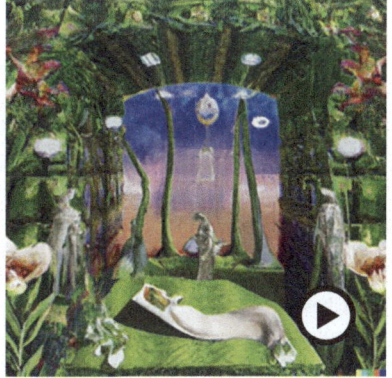

Eine solche vertraute und angenehme Situation, die lebendig und eindrucksvoll im Kontext besonders wohltuender, ruhiger und sicherer Umstände vorgestellt wird, nennt man *„safe place"* oder auf Deutsch: *Ruheort* oder sicherer Ort oder Ort der Geborgenheit.[60] Die Vorstellung des *„safe place"* im erweiterten Sinne eines Wohlfühl-, Kraft- oder Energieorts ruft körperliches, geistiges und seelisches Wohlbefinden hervor.

Der Wohlfühlort ist je nach Patient bzw. Hypnotisand auf verschiedene Art und Weise über mehrere Sinneskanäle (VAKOG – siehe Abschn. „Generische Vorstellung: ‚Ich erlebe mich an meinem Wohlfühlort.'") erlebbar:

- aus der Erinnerung, z. B.
  - visuell beim Betrachten eines sommerlichen Sonnenuntergangs am Strand,
  - akustisch beim Hören von Musik oder wohltuenden Naturgeräuschen,
  - kinästhetisch beim Schaukeln im Frühlingsgarten der Großmutter am frühen Morgen,
  - olfaktorisch beim Geruch des wohlriechenden Herbstlaubs in einem geliebten Waldstuck oder
  - gustatorisch beim Geschmack von Schokolade während eines der geliebten Ausflüge mit dem Lieblingsonkel;
- in der Fantasie, z. B. beim Fliegen durch eine in himmlisches Sonnenlicht getauchte Wolkendecke, begleitet vom Gesang der Schwalben;
- in einem Traum, z. B. an einem heißen, knisternden Lagerfeuer tief im geheimnisvollen dunklen Wald mit dem Kopf auf dem Schoß der Seelenpartnerin liegend.

Der Patient bzw. Hypnotisand fühlt sich an seinem Wohlfühlort besonders geborgen, sicher und wohl, frei von jeglichem Stress oder Erwartungen. Der Wohlfühlort ist eine individuelle sinnesbezogene Ressource,[61] die von jedem entdeckt, gestaltet, vereinnahmt und immer wieder schnell und mühelos nach Bedarf abgerufen werden kann.

---

[60] Der Begriff „safe place" stammt ursprünglich aus der Traumatherapie, in der es in erster Linie um einen absolut sicheren Ort geht. In der Hypnose ist es eher angebracht, von einem Ort der Erholung bzw. der Ruhe und des Wohlbefindens zu sprechen.

[61] Der Begriff *Ressource* bezieht sich auf Kraftquellen und Fähigkeiten des Hypnotisanden, die in der gegenwärtigen Situation aufgerufen oder aufgedeckt und sodann zum Wohl des Patienten genutzt werden können. Diese können bewusst erlebte Motivationen, Vorlieben und Begabungen sein, die schon jetzt bei der Lösung gegenwärtiger Probleme helfen. Es können aber auch verborgene oder brachliegende Möglichkeiten sein, die früher geholfen haben und die bisher nicht mehr bewusst genutzt und in die Tat umgesetzt wurden. Der „safe place" ist unter vielen anderen eine solche Ressource.

Wenn der Therapeut mit dem Hypnotisanden einen *Rapport* aufgebaut, mit ihm einen für den Hypnotisanden glaubwürdigen *Ort der Geborgenheit* gefunden und die *Ressourcen* des Hypnotisanden aufgedeckt hat, kann er all das, was der Hypnotisand in die Therapie mitbringt, *utilisieren*.

Wie können wir erwarten, eine Krankheit zu überwinden, wenn wir uns während des Heilungsprozesses nicht einmal entspannen können? Die lebhaften Erinnerungen an eine Zeit, als wir uns als besonders vital und gesund empfanden, an einen Ort, wo wir uns absolut locker und sicher fühlten, an eine Handlung, bei der wir uns ausgesprochen selbstsicher und erfolgreich erlebten, ebenso wie vielversprechende Zukunftsaussichten stellen Ressourcen dar, die Heilung und Gesundheit fördern und aufrechterhalten. Die Aktivierung dieser Ressourcen kann eine heilsame Entspannungsreaktion (Relaxation Response [RR]) bewirken, die den ungesunden Stress abbaut.

Grundidee und wissenschaftliche Basis
Entspannung wirkt salutogenetisch und heilend. Der Zusammenhang zwischen Stressoren und deren Auswirkungen auf die psychische und physische Gesundheit, insbesondere auf die diversen Körpersysteme, ist aus saluto- und pathogenetischer Sicht von großem Interesse. Eine Vielzahl von Studien zeigt, dass dem Stressgeschehen bei Entstehung und im Verlauf zahlreicher körperlicher und psychischer Erkrankungen eine zentrale Rolle zukommt. Eine biopsychosoziale Betrachtungsweise ist hier von eminenter Bedeutung (Engel 1977).

Kristallisationspunkt der wissenschaftlichen Erkenntnisse ist die „Relaxation Response".[62] Entspannungsverfahren fördern im Patienten die Überzeugung, selbst etwas gegen Beschwerden tun und den Genesungsprozess beeinflussen zu können. Die Entspannungsreaktion kann kognitiv erlernt werden, wobei Vertrauen eine sehr wichtige Rolle spielt (Stefano GB et al. 2006, S. HY28). Einige Studien zur Stressbewältigung zeigen, dass auch die Verminderung von Stress gelernt und dadurch Gesundheit und Wundheilung gefördert werden können.[63] Als Illustration erwähne ich folgende Studie zum Einfluss der unter Hypnose durchgeführten Entspannung auf die zelluläre Immunfunktion im Rahmen einer Prüfung, einer üblichen Stresssituation (Kiecolt-Glaser und Glaser 2001).

Zwei Blutproben wurden miteinander verglichen: (1) während einer stressfreien Zeit; (2) drei Tage vor der ersten Hauptprüfung des Semesters. Im Intervall zwischen den beiden Blutproben wurde die Hälfte der Teilnehmer einer Gesamtpopulation (n = 33) in Entspannung via Selbsthypnose unterwiesen. Im Vergleich zur Kontrollgruppe zeigte diese Gruppe stressbedingt im Durchschnitt eine signifikante Dämpfung der stressbezogenen Abnahmen von

---

[62] Siehe z. B. (Beary und Benson 1974; Benson 1975, 1982, 1984, 1989, 1997; Benson et al. 1974a, b, 1975, 1977a, b1978, 1981, 2006; Benson und Goodale 1981; Bernardi et al. 2005; Bhasin et al. 2013; Carington et al. 1980; Chang et al. 2010, 2011; Eppley et al. 1989; Jacobs et al. 1996; Lazar et al. 2000; Perlitz et al. 2004; Stefano 2001, 2006, 2008).

[63] Siehe z. B. (Alexander et al. 1989; Benson et al. 1974a, b; Esch 2005; Esch et al. 2003; Esch und Stefano 2005a, b; Esch et al. 2002a, b, c; Fricchione und Stefano 2005; Goyeche et al. 1982; Ikemi A et al. 1986; Ikemi und Ikemi 1986; Kutz et al. 1985; Mills et al. 1990; Nagakawa und Ikemi 1982; Rood et al. 1993; Solberg et al. 2004; Stefano et al. 2003, 2005a, b; Teshima et al. 1982; Ulett 1996; Wirth und Barrett 1994).

CD3+- und CD4+-T-Lymphozyten sowie der Produktion von Interleukin-1 durch periphere Blutlymphozyten. Häufigere Entspannungen unter Hypnose korrelierten mit höheren Werten der CD3+- and CD4+-T-Lymphozyten. Fazit: Hypnotische Interventionen können die immunologische Dysregulation reduzieren, die im Zusammenhang mit akuten Stressfaktoren steht.

Für einen kritischen Überblick der Wirkung von Entspannung, geführten Vorstellungen und Hypnose auf die Immunabwehr siehe (Gruzelier JH 2002b; Trakhtenberg 2008; Van Kuiken 2004).

Generische[64] Vorstellung: „Ich erlebe mich an meinem Wohlfühlort."

Da begibt sich der Patient in eine Zeit prachtvoller Gesundheit und sucht einen äußeren oder inneren (ob real oder nur in der Vorstellung existierenden) heilsamen Ort auf – einen Ort, der Ruhe, Vertrauen und Mut fördert –, wo er sodann einer wohltuenden Tätigkeit nachgehen kann. Das Hervorrufen bildhafter Erinnerungen an eine selbstsicher ausgeführte Tätigkeit zu einer heilsamen Zeit an einem wohltuenden, sicheren Ort dient der Stressreduktion und wenn möglich der Induktion[65] einer hypnotischen Trance. Beim Übergang von der Alltagsszene an den erinnerten Ort (Überblendung) sollen möglichst viele Sinneskanäle zusätzlich zu den inneren Bildern aktiviert werden: wohltuende Erinnerungen an Geräusche, Gerüche, Geschmäcke, Körperempfindungen usw. Die ganze Palette visueller, akustischer, kinästhetischer, olfaktorischer und gustatorischer Sinneserlebnisse fasst man in der medizinischen Hypnose unter dem Kürzel: VAKOG zusammen. Das Kürzel VAKOG steht für die Bezeichnung der fünf Sinne „Sehen" (Visual), „Hören" (Acoustic), „haptische Wahrnehmung" (Kinesthetic), „Riechen" (Olfactory) und „Schmecken" (Gustatory).

Beispiel

> „Ich jogge im Frühling am Strand auf (der Hawaii-Insel) Maui ... es ist früh am Morgen und ich freue mich, alleine zu sein ... das Wetter ist mild und warm ... überall sind Palmen

---

[64] „Als generisch (aus dem Lateinischen [generalis = allgemein, die ganze Gattung betreffend]) wird ein Objekt oder ein Begriff mit Bezug auf eine große Klasse oder Gruppe von Objekten oder Begriffen bezeichnet. Ein generischer Begriff ist in diesem Sinne komplex, weil er für eine Vielzahl von spezifischeren Begriffsinhalten und Bedeutungen steht. Bsp: Kultur, Prozess. Generische Begriffe oder Objektbezeichnungen entstehen durch Abstraktion gemeinsamer Merkmale und Eigenschaften von vielen unterschiedlichen Begriffen oder Objekten durch Fokussierung auf deren Gemeinsamkeiten." (Zitat aus Wikipedia 2009: http://de.wikipedia.org/wiki/Generik).

[65] Unter dem Begriff *Induktion* wird die Einleitung einer hypnotischen Trance verstanden. Dies im Gegensatz zum selben Begriff in der Logik, wo Induktion (lateinisch inducere – herbeiführen, veranlassen, einführen) seit Aristoteles den abstrahierenden Schluss aus (üblicherweise mindestens drei gleich ablaufenden) beobachteten Phänomenen auf eine allgemeinere Erkenntnis bedeutet, etwa einen allgemeinen Begriff oder ein Naturgesetz.

zu sehen ... der süße Geschmack von Ananas liegt auf der Zunge ... die Luft duftet frisch und rein ... ich bleibe stehen, genieße es, dem sanften Wind in den Palmen und den Wellen zu lauschen ... langsam breche ich wieder auf und jogge gedankenverloren am Strand entlang ... ich bin neugierig ... ich habe Zeit ..."

Ein anderes, eher kompliziertes Beispiel ist das eines 48-jährigen Patienten, der sich selbst als vollständig gesunden Zwölfjährigen sieht, der einen lieblichen Strand in Thailand entlangwandert (wo er aber erst im Alter von 36 Jahren war) und dann bei einem Sportclub einkehrt, wo er eine Partie Tischtennis absolviert (was er aber erst mit 18 Jahren gelernt hatte).

Bei den meisten Patienten kann dieses erste Element in einer einzigen Sitzung aufgebaut und installiert werden. Je nach „Begabung" und Situation des jeweiligen Patienten kann der Aufbau eines geeigneten Wohlfühlorts bis zu einer vollen Stunde (oder mehr) in Anspruch nehmen.

Falls der Patient nicht in einen Entspannungszustand geführt werden kann, der ihm glaubwürdig ist und den Therapeuten überzeugt, wird dieses Element vermutlich die Entspannungsreaktion nicht ausreichend festigen, um optimal gegen die Krankheit zu wirken.

Aber auch dann: Entspannung ist zwar notwendig, aber noch nicht hinreichend für einen optimal funktionierenden Selbstheilungsprozess. Dies bringt uns zum zweiten Element auf dem Weg zur Selbstheilung.

(2) Gesundheit: Positive, apodiktische Gewissheit verbunden mit optimistischen Vorstellungen (Audio-Datei 5)

Hier empfehle ich, an die gesunde, vitale Innenwelt samt den vorhandenen inneren Ressourcen aus der Vergangenheit zu denken und vor Gesundheit strotzende Vorstellungen zu entwickeln.

Audio-Datei 5 Vorstellung zur Gesundheit. (Text: Gary Bruno Schmid / Stimme: Annette Rausch / Bild: Ursula Hanke) (▶ https://doi.org/10.1007/000-d3p)

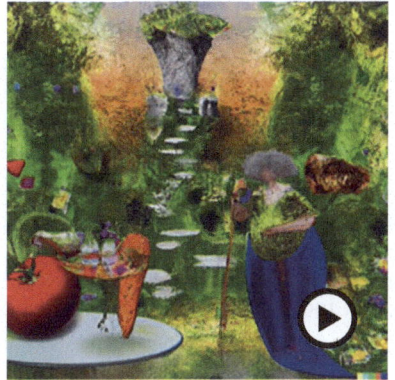

Wie können wir erwarten, eine Krankheit zu überwinden, wenn wir uns während des Heilungsprozesses unsere sehnlichst erwünschte Gesundheit nicht einmal vorstellen können? Positiv formulierte Gedanken und Vorstellungen zur zukünftigen Gesundheit aktivieren gesundheits- und heilungsfördernde Vorgänge im menschlichen Organismus. Die hier angesprochene Heilwirkung wird vor allem im Rahmen der Salutogenese und der Positiven Psychologie erforscht.

Grundidee und wissenschaftliche Basis
Angenehme Vorstellungen tragen quasi automatisch dazu bei, den Stress, der eine schwerwiegende körperliche oder seelische Störung begleitet, zu reduzieren und wie bei der Entspannungsreaktion die Widerstandskraft des Immunsystems positiv zu beeinflussen.[66] Als konkretes Beispiel für die heilende Wirkung des positiven Denkens erwähne ich folgende Studie:

Vorstellungen im Sinne des „Positive Thinking" bewirkten bei HIV-positiven Männern

1. einen statistisch signifikant langsameren Ausbruch der AIDS-Symptomatik während des 3-jährigen Follow-ups nach Eintritt in die Studie,
2. eine statistisch signifikant langsamere Abnahme der CD4-T-Helferzellen während eines 2- bis 3-jährigen Follow-ups nach Ausbruch der AIDS-Symptomatik,
3. eine statistisch signifikant kleinere Mortalitätsrate nach 4- bis 9-jährigen Follow-ups

unabhängig davon, wie realistisch bzw. wie illusorisch oder gar fantastisch die einzelnen positiven Vorstellungen oder ihre Kombination aus einer wissenschaftlichen Perspektive schienen (Perry et al. 1992; Taylor SE et al. 2000).[67]

Da der Vorstellungsprozess eine Art geistig-seelisch-intuitive Tätigkeit ist, die unabhängig vom üblichen, alltäglichen Denkprozess abläuft (Kosslyn et al. 2001, 1997; Polyn et al. 2005; Schmid GB 1988b 2008), können positive Visionen die Gesundheit fördern, während negative innere Bilder die Gesundheit eher schwächen (Kemeny et al. 1995) – siehe auch Kap. Erregermodell der Krankheit vs. Ressourcenmodell der Gesundheit Abschn. „Imaginieren als eigenständiger mentaler Prozess".

Selbstverständlich kann das positive Denken auch zu einem hohlen Mantra degenerieren, das dem Aberglauben gefährlich nahekommt (Ehrenreich 2009). Um dieses zu vermeiden, soll man die Krankheit stets als das betrachten, was sie ist, nämlich etwas

---

[66] Siehe (Bongartz W. 1998; Evans DL et al. 1989; Fox BH 1995; Locke und Heisel 1977; Neuenschwander 2001; Rabkin und Streuning 1976; Rood et al. 1993; Segerstrom 2001; Segerstrom et al. 1998; Snyder et al. 1993; Valdimarsdottir und Bovbjerg 1997). Für eine widersprechende Studie zur Beziehung zwischen Stress und Rezidiv siehe (Graham et al. 2002).
[67] Siehe auch (Taylor SE 1993; Taylor SE und Gollwitzer 1995).

primär Negatives und Unerwünschtes. Das dritte Element (s. u.) behandelt diesen Aspekt näher, damit die Realität nicht ausgeblendet und vor allem nicht in einer „Krise-als-Chance-Welt" verharmlost wird.

Generische Vorstellung: „Ich stelle mir Gesundheit bildlich vor."

In der Vorstellung gibt es eine Überblendung vom Wohlfühlort in die ressourcenreiche, gesunde und vitale Innenwelt von früher, wo der imaginäre Heilungsprozess jetzt stattfinden soll. Die meisten von uns haben Zeiten durchlebt, in denen wir uns besonders fit und gesund gefühlt haben.

Ein überzeugendes Beispiel zur Wirksamkeit eines (regressiv induzierten) Heileffekts mit umgekehrten Vorzeichen findet sich im folgenden Beispiel aus meiner Praxis:

> Eine Patientin wird in eine leichte Trance versetzt und gebeten, sich als Kind auf einer wunderschönen Frühlingswiese zu imaginieren. Bei der Vorstellung fängt sie an, heftig zu niesen, und die Augen röten sich. Daher suggeriere ich den Wechsel an einen Wohlfühlort der Gegenwart, worauf das Niesen allmählich aufhört und ihr Zustand sich normalisiert. Im Nachgespräch erzählt sie von einer starken Pollenallergie, unter der sie als Kind und Jugendliche sehr gelitten hatte und die durch Hyposensibilisierung geheilt wurde.

Kann der Organismus so leicht in einen vergangenen negativen physiologischen Zustand geraten, so dürfte klar sein, dass das Gegenteil, d. h. die Aktivierung positiver physiologischer Ressourcen aus der Vergangenheit, analog erreicht werden kann.

Die bildhaften und möglichst sinnesbezogenen Erinnerungen können bestenfalls dieselben Immunkräfte wieder beleben, die damals aktiv waren und im Organismus noch gespeichert sind. Diese Übung ist besonders wirkungsvoll, wenn Wieder*be*leben und Wieder*er*leben der Abwehrkräfte durch den hypnotischen Trancezustand begünstigt werden. Dieses Element unterscheidet sich grundsätzlich vom vorangegangenen. Die Patientin stellt sich nun die Innenwelt ihres eigenen Organismus als gesund und lebensspendend vor und lässt ihrer Fantasie freien Lauf. Dabei versucht sie, die gesunde Innenwelt mit so vielen sensorischen Kanälen wie nur möglich zu erleben (s. o. VAKOG). Manche Patienten haben nicht sofort genügend Erinnerungsmaterial zur Verfügung, sodass sie mehr als eine Sitzung brauchen, um dieses Bild herzustellen.

Beispiel

> „Ich jogge den Badestrand entlang und erlebe mich selbst als leicht, jung, stark und gesund … ich genieße das Schwitzen dabei … ich jogge an den anderen Leuten vorbei, grüße sie herzlich und sie grüßen freundlich lächelnd zurück … ich halte an … schaue über das Meer bis zum Horizont … strecke die Arme aus … recke und strecke mich … atme tief aus dem Bauch … rieche die Meeresluft … schmecke das Salz auf der Zunge … höre die Möwen, die Meereswellen … das Gelächter der spielenden Kinder … genieße die Wärme des Sonnenlichts auf dem Rücken … die frische, leichte Brise im Gesicht … ich sitze für eine Weile im Sand … lege mich hin und male spielerisch, wie ein Kleinkind, ‚Engelflügel' mit den Armen in den feinkörnigen, sanften, weißen Sand … ich liebe mich selbst … ich liebe die Welt … ich liebe das Leben … und spüre wie das Leben mich mit seiner lichten Liebe begrüßt …"

Es könnte ebenso das Bild eines sonnendurchfluteten Waldes voller wilder Blumen entstehen:

> „Du hörst das Summen von Insekten und Bienen, das Rauschen des nahen Bachs, das Rascheln des Windes in den Bäumen ... du setzt dich in Yogaposition auf den warmen, bemoosten Boden, inmitten der bunten Blumen und Schmetterlinge ... du fühlst die warme Sonne auf dem Rücken, und ein sanfter Wind streicht dir durchs Haar ... du riechst die frische, gesunde Waldluft und den Blumenduft ... du schmeckst das frühlingsfrische Wasser auf den Lippen und trinkst ausgiebig davon. Genießen! Gesundheit genießen!"

Ein Medizinstudent wiederum könnte sich ein Lehrbuch mit Abbildungen vorstellen, eine innere Welt aus Venen und Arterien, in denen es von farbigen Immunzellen wimmelt; er hört vielleicht das Rauschen des Blutes und den melodiösen Herzschlag, fühlt die feuchte Wärme im Innern des Körpers wie in einem Hammam, riecht gleichzeitig die bakterizid geschwängerte Luft eines Operationssaals und schmeckt wieder das Mundwasser, das er am Morgen benutzt hat.

Das zweite Element „Gesundheit: Positive, apodiktische Gewissheit verbunden mit optimistischen Vorstellungen" liefert das Fundament für die folgenden vier Elemente:

- Entmystifizierung der Krankheit,
- Therapiebündnis (Akzeptanz/Bejahung des medizinischen Behandlungsrituals),
- Selbstheilungsmythos,
- imaginäre Reinigung des Körpers, erlebt anhand eines Körperankers.

Falls der Patient nicht in eine Vorstellung von Gesundheit geführt werden kann, die ihm glaubwürdig ist und den Therapeuten überzeugt, fehlen ihm möglicherweise Voraussetzungen, die optimal gegen die Krankheit wirken können.

Aber auch dann: Eine absolut überzeugende Gewissheit der zukünftigen Gesundheit verbunden mit optimistischen Vorstellungen sowie Entspannung sind notwendige Voraussetzungen, sie sind aber noch nicht hinreichend für einen optimal funktionierenden Selbstheilungsprozess. Dies bringt uns zum dritten Element auf dem Weg zur Selbstheilung.

(3) Entmystifizierung der Krankheit und ihrer Ursachen (Audio-Datei 6)

Wie können wir erwarten, eine Krankheit zu überwinden, wenn wir uns während des Heilungsprozesses nicht einmal vorstellen können, wie wir der Krankheit bzw. den verursachenden Agenzien begegnen und sie besiegen können? Wenn wir nicht Aussehen, Dummheit, Schwäche und Vernichtbarkeit dieser Agenzien erkennen? Der Krankheit und ihren Verursachern sollte man immer direkt und auf Augenhöhe ins Gesicht schauen, was im Fall einer alltäglichen Grippe keine besondere Anstrengung erfordert.

Audio-Datei 6 Vorstellung der Krankheit. (Text: Gary Bruno Schmid / Stimme: Annette Rausch / Bild: Ursula Hanke)
(▶ https://doi.org/10.1007/000-d3q)

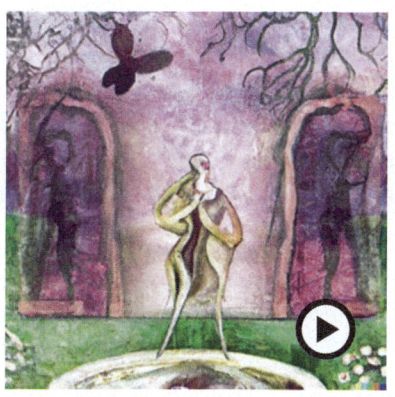

Die Diagnose einer ernsthaften oder gar lebensbedrohlichen Krankheit stellt für viele Patienten den Verlust der Autonomie, eine Art Käfigsituation, dar („Sich-aufgeben-/Aufgegeben-sein-Komplex"), aus der es angeblich keinen Ausweg und in der es keine Hilfe, keine Hoffnung, keine Beziehung, sondern nur starke Entmutigung zu geben scheint. Der Patient befindet sich von einem Moment auf den anderen in einem medizinischen System, das ihm sagt, wo es langgeht und was er zu tun hat. Er ist plötzlich in der Hand von Fremden. Dies alles erzeugt eine tiefgreifende körperliche wie auch emotionale Erschütterung; nichts ist mehr, wie es war, auch für die Angehörigen nicht. Vermeintlich alltägliche Fragen wie *„Wer bin ich jetzt und was will ich einmal werden oder tun bzw. was wollte ich einmal werden oder tun? Wie wird es weitergehen?"* bekommen plötzlich eine viel dringendere, existenzielle Bedeutung.

Eine schwerwiegende Diagnose hat oftmals traumatischen Charakter und zieht nicht selten eine Art Trauerreaktion (u. a. Antriebslosigkeit, Erschöpfung, Schlafstörungen, Seelenschmerz, Traurigkeit, Verlustgefühle) nach sich, die u. U. sogar tödlich ausgehen kann (Schmid GB 2009). In der Tat sollten Patienten von den behandelnden Ärzten sorgfältig und behutsam informiert werden, um so weit wie irgend möglich einer Traumatisierung vorzubeugen. Oft befindet sich der Patient nach solch einer Diagnosemitteilung in einem Schockzustand, und Angst und Verunsicherung nehmen überhand. Der Arzt muss davon ausgehen, dass die Aufnahme verbaler Informationen in einem solchen Ausnahmezustand bei weniger als 10 % liegen kann (Kessels 2003). Derartige Erlebnisse führen in die beschriebene Käfigsituation, aus der der Arzt den Patienten wieder hinausgeleiten sollte. Um diesen Käfig wieder verlassen zu können, ist es äußerst wichtig, dass der Patient der Situation menschlich überschaubare Eigenschaften geben kann, d. h. die Krankheit mit ihrer Zerstörungskraft als fassbar, begrenzt, verletzbar, vergänglich und via Vorstellung darstellbar und ansprechbar erlebt, und dass er der vermeintlich all- und übermächtigen Krankheit irdische Dimensionen verleihen kann.

Grundidee und wissenschaftliche Basis
Bei manchen Patienten lässt sich das subjektive Beschwerdebild nicht aus dem somatischen Krankheitsgeschehen ableiten. Umso wichtiger ist die Feststellung, dass Patienten, die ihre Krankenrolle annehmen und über körperliche Beschwerden klagen, kürzere Genesungsverläufe zeigen als scheinbar Gesunde, die die Krankheit verdrängen und keine körperlichen Symptome wahrnehmen oder beklagen:

> *„Versteht man die Veränderungen im Befinden als Ausdruck der Krankheitsverarbeitung, so scheint in einem realitäts-akzeptierenden psychischen Erleben eine eher genesungsfördernde, in einem realitäts-verzerrenden Erleben eher eine ungünstige Beeinflussung des Verlaufes dieser Infektionserkrankung zu liegen."* (Rose et al. 1997, S. 369)

Im Kap. „Die Vorstellungskraft: Psychoneuroimmunologische Zusammenhänge", Abschn. „Das WwW-Prinzip: Wissen wirbt für Wirksamkeit" wurde ausführlich diskutiert, dass Wissen über die Krankheit und ihre Erreger die Wirksamkeit einer Behandlung aktivieren und stärken kann. Auch das Sich-emotional-Öffnen, z. B. im Rahmen einer „narrative exposure therapy" – siehe Abschn. „Diskussion und Zusammenfassung" – hat eine nachweisbare, positive Wirkung auf die Immunaktivität.

> In einer Studie mit 80 Studenten (3 Persönlichkeitsstile: „Verdränger", „Nicht-Verdränger", „Weder-Noch") war bei den „Nicht-Verdrängern" der Epstein-Barr-Virus-Antikörpertiter signifikant niedriger als bei den „Verdrängern" (Esterling et al. 1990).[68] In einer zweiten, ähnlichen Studie mit 57 Studenten zeigte sich ebenfalls ein signifikanter Abfall des Anti-EBV-Titers sowohl durch Schreiben als auch durch Sprechen (etwas mehr) über ein belastendes Ereignis, nicht aber bei der Kontrollgruppe, die sich nicht gezielt über Stressereignisse äußerte. Beurteilt wurden der Ausdruck und die kognitive Neubewertung von negativen Gefühlen, Stärkung des Selbstwertgefühls und das Aufstellen von aktiven Bewältigungsstrategien ... (Esterling et al. 1994).

Mehrere Studien weisen darauf hin, dass Schreiben und Sprechen über traumatische Erlebnisse die körperliche Gesundheit bessern, die Immunabwehr fördern und mit weniger Arzt- und Klinikbesuchen verbunden sind (Berry und Pennebaker 1993; Pennebaker und Beall 1986). Zum Beispiel:

> Bei der Impfung von 40 Medizinstudenten gegen Hepatitis B, die in eine Schreib- und eine Kontrollgruppe eingeteilt wurden, verfügte die Schreibgruppe über einen signifikant höheren Antikörpertiter gegen das Hepatitis-B-Virus (HBV) und eine signifikant niedrigere Anzahl der zirkulierenden T-Helferzellen und Basophilen (Petrie et al. 1995).
> Bei 112 Patienten mit Asthma (n = 61) oder rheumatoider Arthritis (n = 51) mit der Aufteilung in eine emotionell-expressive Schreib- oder Experimentalgruppe (n = 71: 39 Asthma, 32 rheumatoide Arthritis), die über das emotional stressigste Ereignis ihres Lebens

---

[68] Ein hoher EBV-Antikörpertiter verweist auf Immunsuppression: Das zelluläre Immunsystem kann den Virus nicht kontrollieren, es werden vermehrt Antikörper gebildet.

schreiben sollte, und eine emotionell-neutrale Schreib- oder Kontrollgruppe (n = 41: 22 Asthma, 19 rheumatoide Arthritis), die über ein emotional neutrales Thema schreiben sollte, zeigte sich nach 4 Monaten in der Experimentalgruppe bei 47 % der Patienten verglichen mit 24 % in der Kontrollgruppe eine (krankheitsunabhängige) klinisch relevante Besserung (gemessen anhand der Spirometrie [Asthma] oder einer rheumatologischen Untersuchung [Arthritis]) – (p = 0,001) – siehe (Smyth et al. 1999).

Bei homosexuellen HIV-infizierten Männern (n = 222) stand über 5 Jahre hinweg das Ausmaß des homosexuellen Outings (emotionelle Offenheit) in einer reziproken Dosis-Wirkungs-Beziehung zur Inzidenz infektiöser Krankheiten (Pneumonie, Bronchitis, Sinusitis und Tuberkulose) und von Krebsmanifestationen: Je vollständiger das Outing, desto geringer die Krankheitsinzidenz, d. h. Ausbruch von AIDS – siehe auch (Cole et al. 1996).

Im Rahmen eines „Integrated-Specificity-Modells", das in der Cortisol- und Immunantwort bei spezifischen emotionellen Einstellungen (z. B. verdrängen oder sich öffnen) zu bestimmten Anforderungen aus der Umwelt einen Überlebensvorteil sieht, konnte gezeigt werden, dass kognitive Einschätzungen und emotionelle Reaktionen auf langzeitliche Aspekte der Gesundheitsentwicklung einwirken (Denson et al. 2009). Dies könnte insbesondere in jenen akuten oder auch bevorstehenden Stresssituationen relevant sein, die den Sozialstatus oder besondere Bemühungen des Betroffenen bedrohen.

Zusammengefasst können durch gezielte sprachliche (geschrieben oder gesprochen) Stressaufbereitung mit vermehrtem Ausdruck negativer Emotionen, kognitive Neuzuschreibungen (erhöhte Einsicht, Optimismus, Selbstbestimmung [„sense of control"], Selbstreflexion, Selbstwertgefühl) und aktive Verhaltensänderungen Gesundheitsvorteile wie Reduktion von Angst und Depression, weniger körperliche Symptome, weniger Klinikaufenthalte und bessere Immunreaktionen erreicht werden (Esterling et al. 1999).

Erst wenn ein Kranker bereit ist, sich als krank zu erkennen und zu beschweren, kann er sich ein zwar bedrohliches, aber potenziell beeinflussbares Bild von der Krankheit und ihren Ursachen mit erträglichen menschlichen Dimensionen und überschaubaren Eigenschaften machen, das den Therapeuten überzeugt und für den Patienten selbst glaubwürdig ist. Die Grundidee ist, dass ein Mensch, der sich über Krankheitssymptome beschwert, die Krankheit angenommen hat, sich mit ihr als Gegner auseinandersetzt und sie in der Folge als solche zu bekämpfen vermag. Damit hat die Krankheit eine Gestalt bekommen und ist entmystifiziert.

Die Zurückhaltung des Patienten, sich eine tödliche Krankheit bzw. ihre zugrunde liegenden Agenzien plastisch vorzustellen, hat ihren Ursprung im magischen Denken (Bächtold-Stäubli und Hoffmann-Krayer 1987; Frazer 1928; Gebser 1986a, b, c): So wie ein Kind, das gerade von einer bösen Hexe geträumt hat, und sich vor lauter Angst, die Hexe könnte damit materialisiert werden, hartnäckig weigert, diesen Traum den Eltern zu erzählen, haben manche Patienten oft Hemmungen, sich ein Bild vom Krebs und seinen Manifestationen vorzustellen, aus der ähnlichen Angst heraus, sie könnten den Krebs noch aktiver und aggressiver machen.

In der Tat ist „Krebs" das vielleicht am meisten furchterregende Wort, das ein Arzt seinem Patienten gegenüber äußern kann. Diese Diagnose bezeichnet nicht nur eine Krankheit, sondern auch eine häufige Todesursache, z. B. in den USA die zweithäufigste (Quelle: https://www.cdc.gov/nchs/fastats/leading-causes-of-death.htm). In der Vorstellung des Patienten ist „Krebs" etwas Ungeheuerliches, das einen Menschen von innen her auffressen kann. Somit ist bereits das Wort ein „Krebs", schon allein die Vorstellung von Krebs als einem gefräßigen Ungeheuer kann einen „infizieren" und zwar mit einer Krebsphobie. Der damit einhergehende Stress kann den Körper-Geist im Griff haben wie der mörderische Spuk ein Haus.

So wie das Kind Schwierigkeiten hat, sich die böse Hexe als leichtgläubig, schwach, sterblich, zerstörbar und vernichtbar vorzustellen (wie z. B. im Märchen von Hänsel und Gretel), haben Menschen Mühe, mit der Krankheit Kontakt aufzunehmen und können nicht recht glauben, dass diese, die gerade ihr Leben bedroht, eigentlich besiegbar ist. Indem sie das Bild ihrer Krankheit auf weltliche Dimensionen herunterbrechen, findet eine Entzauberung der magischen Aura des omnipotenten Abergläubischen, Numinosen und Übernatürlichen statt: Der Käfig ist aufgebrochen.

Die Vorstellungskraft kann auf diese Weise einen wirksamen positiven Einfluss auf immunologische Prozesse haben, am wirksamsten in Trance und wenn der Hypnotisand freiwillig mitmacht (Zustimmung). Selbstverständlich wirkt schon allein die Entspannung positiv auf immunologische Prozesse, mit oder ohne Hypnose.

Naive Angst, sich durch im Alltag auftretende, negative Bilder zu schaden

Nicht wenige Patienten haben eine naive Angst, sich durch im Alltag auftretende, negative Bilder zu schaden oder sich im schlimmsten Fall sogar schwer krank zu machen. So ist es mit der schädlichen Wirkung von negativen Bildern: Stress wirkt wohl negativ auf das Immunsystem, mit oder ohne Hypnose, aber solange man sich den negativen Bildern nicht freiwillig hingibt und will, dass sie schaden, prallen diese vom Unbewussten wie Wasser vom Rücken einer Ente ab. Und man kann den negativen Bildern mit positiven Bildern einen neuen Rahmen geben, sodass man sie anders wahrnehmen und weiterführende Facetten entdecken kann (Reframing).

Ansonsten wäre – egal, ob wir vom heilenden oder schädigenden Effekt von positiven bzw. negativen Bildern reden – eine Wunderheilung bzw. ein psychogener Tod so einfach zu bewirken, dass das Leben ein echtes Chaos wäre. Denken Sie nur daran, wie viele negative Bilder und Botschaften ein böser Diktator jeden Tag bekommt und ihm passiert gar nichts. Sogar Adolf Hitler (1889–1945) musste sich selbst umbringen ... keine negativen Botschaften oder Bilder konnten ihn schwer krank machen oder gar töten.

Heilende Bilder können auch ohne medizinische Hypnose einen statistisch signifikanten Einfluss auf das Immunsystem haben. Hier denke ich an das oben erwähnte Beispiel der postoperativen Patienten eines Vorortkrankenhauses in den USA, die von einem schönen Ausblick in die Natur profitierten (vgl. Abschn. „Bewusst zugängliche Repräsentanzen". Nichtsdestotrotz können wir nicht einfach schöne Bilder von der Natur überall in der Stadt aufhängen und jegliche Krankheit sogar ohne Medikamente aus dem Weg fegen.

Ironic Mentation

Eine verwandte wissenschaftliche Grundlage dieses Elements leite ich mithilfe einer wohlbekannten Anweisung ein: *„Bitte auf gar keinen Fall an einen rosaroten Elefanten denken!"* Je mehr man sich anstrengt, diesem Befehl Folge zu leisten und nun wirklich nicht an einen rosaroten Elefanten zu denken, desto eher wird das absurde Bild vor dem inneren Auge erscheinen, vielleicht sogar im Traum (Taylor F und Bryant 2007). Dieses Phänomen nennt man im Englischen „ironic mentation".[69] Es wird postuliert, dass die angestrebte Verdrängung eines Gedankens ironischerweise zu einer erhöhten Präsenz des verdrängten gegenüber demselben nicht verdrängten Gedanken führt, da die bewusste Eigenüberwachung zwangsläufig zu erhöhter Beschäftigung mit und folglich Einmischung von eben diesem unerwünschten, befürchteten Gedanken führt.

Experimente haben gezeigt: Der versuchte willentliche Ausschluss emotional aufgeladener Gedanken zeitigt bei Versuchspersonen eine ähnliche Erhöhung des Hautwiderstands wie die ausdrücklich erwünschte Fokussierung auf diesen Gedanken. Und noch mehr: Strengt man sich unter Stress an, einen Gedanken zu unterdrücken, tendiert er eher zum Fortbestehen, als wenn man unter Stress versucht, sich auf eben diesen Gedanken zu konzentrieren – siehe z. B. (Wegner 1994; Wegner et al. 1993; Wegner und Zanakos 1994). Das heißt, unter bestimmten Bedingungen, beispielsweise unter einer zusätzlichen mentalen Belastung oder emotionalem Stress, führt eine gewollte (bewusste) Unterdrückung eines verbotenen Gedankens oder eines Gefühls zu einer noch höheren mentalen Beschäftigung mit eben diesem verbotenen Gedanken oder Gefühl, als wenn sich diese Person ausdrücklich auf den Zielgedanken oder das Zielgefühl konzentrieren würde.[70] Da Menschen, die unter einer schwerwiegenden psychischen und/oder

---

[69] Unter dem Begriff „ironic mentation" verstehen Bewusstseinswissenschaftler z. T. das, was der Psychotherapeut unter „kontraphobischem Handeln", „Negativismus", „reverse psychology" u. Ä. einordnet. Je mehr eine Person versucht, unter Stress, *nicht* an einen rosa Elefanten zu denken, desto eher kommt ihr ein rosa Elefant in den Sinn. Somit wären einseitig auferlegte Verhaltensverträge, die in erster Linie Verbote beinhalten (z. B. für Borderline-Patientinnen, sich nicht zu schneiden), als Kunstfehler zu betrachten. Hier wäre evtl. sogar eine paradoxe Intervention eher geeignet. Einige moderne Forscher sehen in den sog. ironischen Mind-Body-Prozessen sogar eine mögliche Ätiologie bestimmter Symptome, die man bei den unterschiedlichsten psychopathologischen Störungen findet (Borderline, Depression, Panik, Psychose, Sucht u. a. m.) Das Phänomen des Vorführeffekts ist auch eine Art „ironic mentation", aber in die andere Richtung: Je mehr eine Person versucht, unter Stress *doch* an einen rosa Elefanten zu denken, desto eher wird sie den rosa Elefanten vergessen.

[70] Und das Gegenteil ist auch ein Problem: Wenn man sich unter Stress anstrengt, einen Gedanken zu behalten, ist die Tendenz für den Gedanken, aus dem Bewusstsein zu verschwinden, oft höher, als wenn unter Stress versucht wird, eben diesen Gedanken in den Hintergrund zu drängen. Unter bestimmten Bedingungen, z. B. unter zusätzlicher mentaler Belastung oder emotionalem Stress, gelingt die willentliche (bewusste) Aufrechterhaltung eines *erwünschten* Gedankens, Gefühls oder Handelns weniger gut als ohne diese Belastung (Vorführeffekt).

physischen Störung leiden, in der Regel belastet und gestresst sind, findet man häufig ironische Effekte bei der hier erwünschten Selbstkontrolle der Todesangst.

Freier Wille

Die Frage, ob Menschen einen freien Willen haben oder nicht, ist vermutlich so alt wie die Menschheit. Das oben beschriebene Phänomen der „ironic mentation" führt uns deutlich die Grenzen unseres sogenannten freien Willens vor Augen: Insbesondere wenn der Mensch mental belastet ist oder unter Stress steht, sind bewusst ungewollte Gedanken und Gefühle stärker als neutrale. Die gängige Auffassung des freien Willens ist heutzutage, dass jeder gezielt ausgeführten Handlung ein entsprechender Gedanke vorausgeht (Wegner 2004; Wegner und Erskine 2003; Wegner und Wheatley 1999). Es gibt aber seit Langem empirische Hinweise, dass der bewusste Wille zuvor unbewusst initiierte Prozesse im Gehirn nur abblockt oder ihnen zustimmt (Libet 1987). Vereinfacht gesagt: Bewusste Versuche der ohnehin von ihren Symptomen überforderten Patienten, ungewollte Gedanken, Gefühle oder körperliche Beeinträchtigungen wie z. B. Ängste, Grübeln oder Schmerzen unter Kontrolle zu bekommen, können unbewusst eine wichtige Rolle für das Fortbestehen eben dieser ungünstigen, negativen Gedanken, Gefühle oder körperlichen Wahrnehmungen spielen.

Falls unsere Patienten unbewusste, unangenehme Gedanken (z. B. die Diagnose und ihre Konsequenzen), Gefühle (vor allem Angst und Wut) oder Körperwahrnehmungen (Schmerzen, Druckgefühle usw.) zu verdrängen oder zu unterdrücken versuchen und sich zudem vom Hypnosesetting gestresst fühlen, werden sich diese höchstwahrscheinlich im Unbewussten des Patienten mit voller Wucht nach vorne drängen und die Symptome noch verstärken. Nun zeigen die oben erwähnten Untersuchungen, dass Personen, wenn sie diese zutiefst bewegenden Gedanken, Gefühle und Beschwerden aufschreiben, über sie sprechen und damit bis zu einem gewissen Grad annehmen, statt sie zu verdrängen, eine signifikant bessere Prognose in Bezug auf ihren allgemeinen psychischen und körperlichen Zustand haben. So paradox es klingen mag, kann das neutrale Beobachten und quasi automatische Schreiben darüber zu einer Kontrolle oder sogar zu einer Besserung des Leidens führen. Das macht sich auch die Schulmedizin zunutze, indem z. B. Krankheits- oder Schmerztagebücher empfohlen werden.

Negative oder unangenehme Gefühle wie Angst, Trauer und Wut, bisher vielfach eher unbewusst, die durch die lebhafte, mit allen Sinneskanälen gestaltete Vorstellung der Krankheitserreger mit oder ohne Hypnose aufgerufen werden, machen die Situation der aktuellen Erkrankung sehr bewusst. Durch diese Art der Kontaktaufnahme mit dem „Feind" wird die weitere Verdrängung der Krankheit verhindert. Die Erreger sollen menschlich fassbare Dimensionen annehmen und nicht mehr im Unbewussten so unbegreiflich, so bedrohlich, mächtig und zugleich so magisch anziehend wirken wie bisher. Die geführten Vorstellungen sorgen dafür, dass die Erreger den unbewussten Einfluss auf den Organismus nach und nach verlieren.

Generische Vorstellung: „Ich erlebe die Krankheitsverursacher als stupide, schwach, verletzlich, besieg- und vernichtbar."

Das Element beginnt damit, dass der Patient sowohl seine Rolle als Kranker als auch die Symptomatik akzeptiert. Dies ist im Fall von bekannten Ursachen wie Bakterien und Viren bei Infektionskrankheiten, die z. B. in der Werbung für Reinigungs- oder Desinfektionsmittel vielfach comicartig dargestellt werden, oft der einfachste Teil. Bei bedrohlicheren Krankheiten kann es für die Patienten um einiges schwieriger sein, ein passendes Bild zu finden. Sie machen aus der Krankheit z. B. einen omnipotenten Riesen oder ein schauerliches und unantastbares Gespenst. Mit ein wenig Unterstützung gelingt es ihnen, die Krankheit schrittweise als ein Etwas mit normalen Dimensionen und klaren Konturen zu imaginieren. Krebszellen können wie ganz gewöhnliche Dinge, z. B. Müllsäcke oder dreckige Schwämme, erscheinen. Bilder von Haien, Kraken, vielköpfigen Drachen oder anderen realen oder virtuellen Gestalten sind durchaus üblich. Es gibt an sich keine Grenzen in Hinblick auf Größe, Hässlichkeit oder Diversität dieser imaginierten Wesen, Gewächse oder Objekte. Diese „Feinde" sollten sich durch eine gewisse Beschränktheit und limitierte Kräfte auszeichnen, damit man sie mehr oder weniger leicht austricksen, unterwerfen, schwächen und töten kann; und sie sollten nicht so gigantisch sein wie Riesenkraken oder nebulöse Umrisse besitzen, wie Gespenster sie aufweisen, damit sie im letzten Element (6) zur Rede gestellt, verbrannt, zerstückelt oder sonst wie endgültig vernichtet werden können.

Für viele Patienten ist dieses Element am schwierigsten zu handhaben, da sich hinter der verbal geäußerten Akzeptanz der Krankheit häufig massiver Widerstand verbirgt. Es gibt Patienten, die sich mit der Krankheit anfreunden oder sie zähmen möchten, im Sinne von „Krankheit als Chance". Das ist stark individuell geprägt und u. a. abhängig von der Art der Krankheit und der Persönlichkeit des Kranken. Schmerzen z. B. können bis zu einem gewissen Grad mit solchen Umdeutungen gelindert oder sogar wegsuggeriert werden; hartnäckige Infekte oder gar lebensbedrohliche Krankheiten stellen eine schwierigere Herausforderung dar – siehe (Stefano et al. 2001).

Sich mit einer harmlosen Virusgrippe bzw. mit den dafür verantwortlichen Viren vertraut zu machen, ist die eine Sache:

> „Ein Virus ist eine SMS aus dem Universum!",

sich aber mit Krebs zu arrangieren, eine andere:

> „Da gibt es Leute, die meinen, man muss mit dem Tumor einen Vertrag schließen. Das ist Schwachsinn. Der Krebs ist eine absolute Scheißhausperson. Das ist Dreck. Der hat in mir nichts verloren" (REB 2009).

Wenn ich hier von Akzeptanz spreche, verstehe ich darunter, der Realität in die Augen zu schauen und zu versuchen, das Aussehen der Krankheit und ihre Eigenarten kennenzulernen und zu erfassen – kurz, ihr auf Augenhöhe zu begegnen.

Hier wird vom Behandelnden einiges an bildhafter und verbaler Kreativität verlangt. Gerhard R. Susen benutzt bei der Behandlung des Plasmozytoms (eine Art Knochenkrebs) das Bild des „inneren Freundes", der nichts tut, was dem Patienten schaden könnte (Susen 1990). Nach Hans-Christian Kossak fördert dieses Konzept des inneren Freundes eine klinisch nachweisbare Selbstheilung (Kossak 2004, S. 530). Ob die jeweilige Krankheit als innerer Freund oder als innerer Feind verstanden und vorgestellt wird: Die Entscheidung liegt beim Patienten. Das Bild der Krankheit soll für den Patienten glaubwürdig und für den Therapeuten überzeugend sein.

Meiner Erfahrung nach braucht man zum Aufbau dieses Teils oftmals vier oder mehr Sitzungen, da unterschiedliche Versionen mit mehrmaligen Änderungen erarbeitet und geduldig wiederholt und revidiert werden müssen, bis eine glaubwürdige, überzeugende und stimmige Geschichte resultiert. Auf jeden Fall soll mit dem Patienten vor Beginn der eigentlichen Behandlung über Alltagsbelastungen, Befürchtungen, Probleme etc. sowie über die Angst vor der Krankheit und ihre Implikationen gesprochen werden, um möglichst viele unbewusste und damit hinderliche Widerstände bewusst zu machen und aus dem Weg zu räumen. (Eine typische Befürchtung kann z. B. der Verlust einer Erwerbsminderungsrente im Fall einer Besserung sein!).

Beispiel

> „Ich sehe die Krebszellen wie auf dem Röntgenbild als grauen Schatten in mir. Und dieser Schatten macht meinen Körper langsam schwerer ... älter ... schwächer ... Der Schatten spukt in meinem Körper herum, bleibt da und dort stehen, z. B. im Bauch oder in den Beinen, und siedelt sich im Gewebe an und schwärzt die Zellen ... durch die Schatten wird mein Körper allmählich trüb ..."

Was immer der Patient als glaubhaftes Bild oder Metapher für Element (3) wählt, sollte in den Kontext von Element (2 – Gesundheit) integriert werden. Dazu ist oft ein Dialog zwischen den Elementen (2) und (3) erforderlich, bis sie in Bedeutung und Glaubhaftigkeit zusammenpassen. Für didaktische Zwecke nehmen wir einmal an, das Beispiel für Element (2) – der hübsche Wald mit den wilden Blumen – soll beibehalten werden. Dann kann der Patient die Krankheit z. B. als Parasiten oder Schnecken visualisieren, die die gesunden Wildblumen anfressen. Oder er imaginiert die Erde als ausgelaugt oder vergiftet; Luft oder Wasser können verseucht sein; parasitäre krebsähnliche Ranken wachsen die Bäume hinauf und ersticken sie etc.

Sind die Details dieser Imagination festgelegt und etabliert, werden mit dem Patienten Vorstellungen erarbeitet, wie die Krankheitsverursacher mit der in der Medizin üblichen Behandlung („treatment as usual", TAU) in den Elementen (4), (5) und (6) zur Rede gestellt, überlistet, geschwächt, getötet und eliminiert oder zerstört werden könnten.

Falls der Patient nicht zum Durchbruch des Abergläubischen, Allmächtigen, Numinosen, Übernatürlichen bzw. der entsprechenden Käfigsituation geführt werden kann, der ihm glaubwürdig ist und den Therapeuten überzeugt, wird dieses Element die Entmystifizierung

Audio-Datei 7 Das Märchen vom Bären mit dem Totenbuch. (Text: Gary Bruno Schmid / Stimme: Annette Rausch / Bild: Ursula Hanke) (▶ https://doi.org/10.1007/000-d3r)

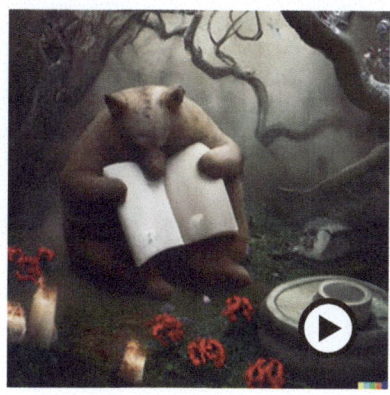

der Krankheit vermutlich nicht ausreichend festigen, um optimal gegen die Krankheit zu wirken.

Aber auch dann: Die Entmystifizierung der Krankheit, eine absolut überzeugende Gewissheit der zukünftigen Gesundheit verbunden mit optimistischen Vorstellungen und Entspannung sind zwar notwendig, aber noch nicht hinreichend für einen optimal funktionierenden Selbstheilungsprozess. Dies bringt uns zum vierten Element auf dem Weg zur Selbstheilung.

Hilfreich für die Entmystifizierung der Krankheit ist das Märchen vom Bären mit dem Totenbuch (Audio-Datei 7).

(4) Therapiebündnis (Audio-Datei 8)

Das Therapiebündnis beinhaltet Akzeptanz und Bejahung der medizinischen Behandlung sowie Einverständnis und Zusammenarbeit mit dem Therapeuten. Dazu gehört auch die Annahme der Diagnose (Element 3).[71]

Wie können wir erwarten, eine Krankheit mithilfe der üblichen Behandlung (TAU) zu überwinden, wenn wir uns während des Heilungsprozesses nicht einmal vorstellen können, wie diese medizinischen Mittel die Krankheit bzw. ihre Ursachen besiegen? Eine klare Vorstellung vom positiven Einfluss der üblichen medizinischen Behandlung (Medikamente, Chirurgie, Bestrahlung, Chemotherapie, Akupunktur usw.) auf die Heilung hilft dem Patienten bei seiner Mitarbeit mit den Behandlern und fördert das

---

[71] Der verwandte Begriff *Compliance* oder auch *Adherence* (einvernehmliche Zusammenarbeit, Therapietreue bzw. das konsequente Befolgen der ärztlichen Ratschläge) bedeutet, dass der Patient tut, was der Arzt sagt. Diese Auffassung ist heute eher überholt. Deshalb vermeide ich den Begriff Compliance und spreche von Therapiebündnis.

Audio-Datei 8 Vorstellung vom Bündnis mit der üblichen medizinischen Behandlung. (Text: Gary Bruno Schmid / Stimme: Annette Rausch / Bild: Ursula Hanke) (▶ https://doi.org/10.1007/000-d3s)

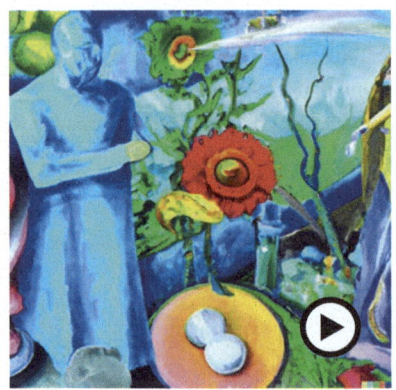

Ansprechen, d. h. die physiologische Reaktion auf die jeweilige Behandlung. Je besser der Patient über Krankheit und Behandlung informiert ist (WwW-Prinzip: Wissen wirbt für Wirksamkeit), je mehr er und die Behandler mit dem medizinischen Vorgehen einverstanden sind, desto wirksamer ist die Behandlung.

Typische Nocebofaktoren für das Therapiebündnis aufseiten des Behandelnden sind: lückenhafte, negative oder gar pessimistisch entmutigende Information des Patienten, Mangel an Zeit und Interesse, fehlende Empathie oder auch Resignation im Sinne von *„Ich kann diesem Menschen nicht richtig helfen"*.

Leider gibt es immer wieder vereinzelt Ärzte, die dem Patienten mehrdeutige, merkwürdige oder gar unverschämte Botschaften vermitteln:

> „… Zum Beispiel eine kollegiale Diskussion im Beisein des Patienten, in deren Rahmen sich vier Ärzte nicht einigen konnten, welche Chemotherapie in diesem Fall indiziert sei; oder der Radiologe, der sich berufen fühlte, den Patienten regelmäßig über die Folgen der Erkrankung und der Operation aufzuklären. *,Immer wenn keiner da war, kam der in mein Zimmer und erklärte mir: Herr Schlingensief, Sie sind jetzt auf dem Stand eines 70-Jährigen. Sie dürfen sich nichts vormachen. Diese Ausflüge, die Sie gemacht haben, das geht jetzt nicht mehr.'*
>
> Als schließlich im verbleibendem Lungenflügel Metastasen diagnostiziert wurden, eröffnete ihm derselbe Radiologe die Diagnose mit den Worten: *,Jetzt ist es aus, Herr Schlingensief. Es sieht aus, als ob es bald zu Ende geht.'* Ein anderer Arzt des Spitals fiel durch ungebetene Ratschläge auf und war der Ansicht, dass es wohl nicht zu der Erkrankung gekommen wäre, hätte der Regisseur Kinder und nicht so viele ,schmutzige Filme' angesehen. Derselbe Arzt bereitet den Patienten auf die Chemotherapie vor: *,Sie werden gelb werden. Sie werden stinken. Ihnen werden alle Haare ausfallen.'* Schlingensief entschied sich schließlich, mit diesem Arzt nicht mehr zu kommunizieren." (REB 2009)[72]

---

[72] Unter www.geschocktepatienten.de hat der 1960 in Oberhausen geborene Regisseur Christoph Schlingensief eine Webseite für den Erfahrungsaustausch erkrankter Menschen ins Leben gerufen.

Die Liste der Beispiele ließe sich leider fortsetzen. Bei dem einen oder anderen Arzt steckt vielleicht eine Art Provokationsstrategie hinter derartigen Äußerungen. Hin und wieder wird es einen Patienten geben, der sich herausgefordert fühlt und dem Arzt seinen Irrtum beweisen will. Die Wahrscheinlichkeit ist jedoch viel größer, dass solche Bemerkungen eher als Nocebo wirken und nicht nur keinerlei motivierenden Effekt auf die Behandlung haben, sondern vielmehr entmutigen. Der empathischen Kommunikation zwischen Arzt und Patient kommt in der Medizin weiterhin ein hoher Stellenwert zu (Köhl 2009).

Natürlich kann es auch auf Patientenseite Nocebofaktoren geben, die verstörend auf das Therapiebündnis wirken: Fehlinformationen, mangelnde Motivation, fehlende Mitarbeit, Misstrauen (*„Dieser Arzt bzw. diese Behandlung kann mir sowieso nicht helfen"*), Erwartung einer Verschlimmerung und eventuell sogar ein Krankheitsgewinn.

Grundidee und wissenschaftliche Basis
Schon im Rahmen des WwW-Prinzips wurde betont, dass Vertrauen in der Beziehung zwischen Therapeut und Patient die Wirksamkeit einer medizinischen Maßnahme aktivieren und stärken kann. Ein tragfähiges Therapiebündnis korreliert positiv mit einem günstigen Krankheitsverlauf, was in zahlreichen Studien bestätigt wurde[73] – siehe auch (Antoni et al. 1991; Ironson et al. 1994). Jeder Mediziner weiß: Je besser die Zusammenarbeit, desto besser die Wirkung, und zwar unabhängig davon, ob die Behandlung mit Placebo oder einem nachweisbaren Wirkstoff erfolgt. In einem Übersichtsartikel zum Einfluss der Arzt-Patient-Kommunikation auf den Erfolg einer Behandlung heißt es (Stewart 1995, S. 1422–23):

> „… die Übereinkunft zwischen Arzt und Patient ist eine Schlüsselvariable, die das Ergebnis einer Behandlung beeinflusst."

Diese Übereinkunft umfasst viele Aspekte der Arzt-Patient-Kommunikation, wobei ich hier den Faktor „Arzt und Patient sind sich über die Natur des Problems und die Notwendigkeit einer Behandlung einig" betone. Dank besserer Übereinkunft kann die Morbidität bzw. Mortalität signifikant gesenkt werden (Bass et al. 1986; Starfield et al. 1981).

Leider begegnet man immer wieder Patienten, die die Bejahung der akademischen Medizin mehr oder weniger explizit verweigern, und zwar aus Angst vor Nebenwirkungen oder Abhängigkeit von der Schulmedizin. Es gehört zu den Aufgaben des psychotherapeutisch orientierten Behandlers, diese typischen Vorurteile zu relativieren. Es wurde z. B. festgestellt, dass mit einem guten Arzt-Patient-Rapport Patienten oft viel

---

[73] Siehe z. B. (Bass et al. 1986; Bergmann et al. 1994; Esch et al. 2004a, b; Moerman 2004, S. 39–40; Prince et al. 1982; Slingsby und Stefano 2000; Starfield et al. 1981; Stefano 2004; Stefano et al. 2001; Vickers 1996).

weniger Nebenwirkungen haben und deshalb ein noch besseres Therapiebündnis entwickeln, d. h. die Behandlung weniger schnell abbrechen.

In der Tat zeigen Placebo-/Sanaboeffekt, inwiefern einfaches Wissen über eine Krankheit und ihre Behandlung die Selbstheilungskräfte des Patienten aktivieren kann. Die Placebowirkung wurde in zahlreichen Doppelblindstudien nachgewiesen – siehe Abschn. „Ausblick: Selbstheilung und der Sanaboeffekt – alles nur ‚Placebo'?"

Generische Vorstellung: „Mein Behandler ist mein Verbündeter!"
Der Patient erkennt, dass die übliche medizinische Behandlung (TAU) ihm guttut, erfolgreich gegen die Auslöser der Krankheit wirkt und sie besiegt.

Die mit diesem Element assoziierten Bilder sind von Patienten in der Regel leicht zu erstellen. Sie müssen selbstverständlich den Elementen (2) und (3) dramaturgisch angepasst werden. Unter Umständen wird eine Revision aller drei Elemente nötig, damit ein stimmiger roter Faden für die gesamte Handlung gefunden wird. In Bezug auf die Parasiten oder Schnecken, die in Element (3) erwähnt wurden, können neu Tabletten, Spritzen, Inhalationen etc. imaginiert werden, die in jenem Tee aufgelöst sind, der in Element (1) getrunken wird und in Element (2) als leichter Sprühregen im schönen Wald auftaucht. Die Medikation kann auch als Dünger interpretiert werden, der das Wachstum der gesunden Pflanzen in Element (2) fördert oder als Insektizide oder Pestizide, die die Parasiten vernichten. Das Sonnenlicht in Element (2) könnte mit Gammastrahlen verstärkt werden, oder die Strahlentherapie wird zur Beleuchtung in einem Gewächshaus, in dem geschwächte Pflanzen wieder hochgepäppelt werden. Chemotherapie könnte als ein Insektenspray daherkommen, das den Plagegeistern den Garaus macht. Die (schul-)medizinische Behandlung kann von Gärtnern, Rangern oder Zwergen (Sinnbilder für Ärzte und medizinisches Hilfspersonal) als Arbeit in der Natur verrichtet werden, z. B. das Unkraut zwischen den Wildblumen jäten, die Erde düngen oder den Wald aufräumen und pflegen. Der Möglichkeiten gibt es viele …

Die gewählten Szenarien müssen für den Patienten glaubwürdig sein, den Arzt überzeugen, das Element (2) Gesundheit unterstützen und den Krankheitsverursacher in Element (3) die Hölle heißmachen. Das Element (4) beinhaltet alle *externen* Maßnahmen, die der Erkrankte nicht selbst entdeckt, aber auf Verordnung ausführt. Zusätzlich zu jeder primär medizinischen Behandlung kann sich der Kranke Hilfe von außen als nahrhafte Lebensmittel, frische Luft, sportliche Betätigung oder als Liebe von Familienmitgliedern und Freunden vorstellen, einfach alles, was er an externen Hilfen in Anspruch nimmt, um die Krankheit in Schach zu halten und wieder gesund zu werden.

Je nach Patient braucht der Aufbau eines Bündnisses mit dem Behandler und der Behandlung eine volle Stunde. Wiederholungen und Anpassungen kommen vor.

Beispiel

> „Ich spüre, wie das Medikament als leuchtendes Fluidum überall in den Blut- und Lymphbahnen durch meinen Körper fließt … das heilsame Fluidum sucht meine Schmerzen, meine Krankheit auf … überflutet mit seinem hellen Glanz die Schatten von Schmerz und Krankheit … löst die

Trübheit auf in Tröpfchen, die sich irgendwann in Schweißperlen verwandeln und aus meinem Körper ausgeschieden werden … das leuchtende Fluidum dringt in die Krankheitsauslöser ein und bringt sie zum Glühen, zum Platzen und Verdunsten mit dem Schweiß …"

Die lebhafte Vorstellung von der Wirkung der medizinischen Maßnahmen festigt das Therapiebündnis (s. o.) und die Reaktion auf die Behandlung. Auch diese Übung wird besonders wirkungsvoll sein, wenn das Erleben von Gesundheit und medizinischer Hilfe durch hypnotische Trance verstärkt wird.

Falls der Patient nicht zu einer Bejahung der üblichen medizinischen Behandlung geführt werden kann, die ihm glaubwürdig ist und den Therapeuten überzeugt, wird dieses Element das Therapiebündnis mit der üblichen Behandlung vermutlich nicht ausreichend festigen, um optimal gegen die Krankheit zu wirken.

Aber auch dann: Ein Therapiebündnis mit der üblichen Behandlung, die Entmystifizierung der Krankheit, eine absolut überzeugende Gewissheit der zukünftigen Gesundheit verbunden mit optimistischen Vorstellungen und Entspannung sind zwar notwendig, aber noch nicht hinreichend für einen optimal funktionierenden Selbstheilungsprozess. Dies bringt uns zum fünften Element auf dem Weg zur Selbstheilung.

(5) Selbstheilungsmythos (Audio-Datei 9)

Der Selbstheilungsmythos beinhaltet Vorstellungen von den Selbstheilungskräften der körpereigenen Immunabwehr.

Wie können wir erwarten, eine Krankheit zu überwinden, wenn wir uns während des Heilungsprozesses nicht einmal vorstellen können, wie unsere natürlichen Selbstheilungskräfte die Ursachen besiegen können? Dieses Element bezweckt zweierlei:

(1) Es soll dem Patienten helfen, sich die allen Menschen innewohnenden – und vor allem seine eigenen – Selbstheilungskräfte vorzustellen.

Audio-Datei 9 Vorstellung des Selbstheilungsmythos. (Text: Gary Bruno Schmid / Stimme: Annette Rausch / Bild: Ursula Hanke) (▶ https://doi.org/10.1007/000-d3t)

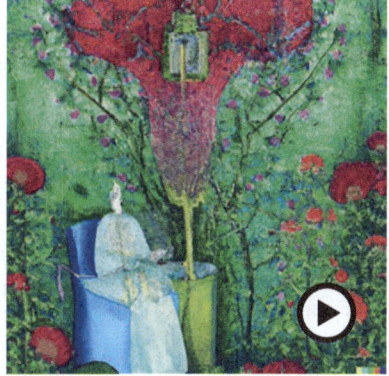

(2) Es soll den Patienten mit aktiven Strategien gegen die Krankheit versorgen, sodass er zur Überzeugung gelangt, dass am Ende er allein – und niemand und nichts anderes, kein Arzt, kein Medikament, keine Behandlung – die Genesung in der Hand hat.

Ähnlich wie die vorangegangene Imagination zum Element (4) soll die lebhafte Vorstellung von Gestalt und Wirkung der Immunabwehr das Vertrauen in die eigenen Selbstheilungskräfte wecken. Mit dieser aktiven Bewältigungsstrategie *tut* der Patient etwas Positives für sich.

Grundidee und wissenschaftliche Basis
Die Vorstellungskraft hat am wirksamsten unter Hypnose Zugang zur Immunabwehr, sensorischen Eindrücken, motorischen Schaltungen und affektiven Mechanismen, die üblicherweise der bewussten, willentlichen Steuerung nicht zugänglich sind.[74] Hypnose bietet hier eine zuverlässige, objektive Methode zur Aktivierung der patienteneigenen Selbstheilungskräfte. Zur Veranschaulichung erwähne ich zwei Studien (n = 28 bzw. 31) über die Wirkung von Selbsthypnose mit dem Fokus auf Immunaktivität und Stimmung (Energie, Aufmerksamkeit und Konzentration) – bei Medizinstudenten im Examensstress (Gruzelier J et al. 2001; Gruzelier JH et al. 2001).

> In der ersten Studie wurde in hoch- und schwachhypnotisierbare Probanden unterteilt. Zudem wurde die Hypothese geprüft, ob die Ergebnisse mit den Merkmalen einer aktiven oder zurückgezogenen Persönlichkeit korrelieren. Vor den Examina nahmen alle Probanden über 3 Wochen verteilt an 10 Selbsthypnosesitzungen teil, die erste Sitzung unter der Leitung eines Instruktors, die anderen 9 nur mit Tonband. Zudem erfolgte ein Test zur Unterscheidung zwischen aktiver und passiver Persönlichkeit. Da sich keine signifikanten Unterschiede in der Immunreaktion im Zusammenhang mit der Hypnotisierbarkeit fanden, wurde das Experiment ein Jahr später wiederholt.
>
> Die Gesamtgruppe in der zweiten Studie wurde in 3 Untergruppen ausgeglichen für Hypnotisierbarkeit, Geschlecht und Jahr der Zulassung zum Medizinstudium unterteilt: (1) geführte, auf die Immunaktivität und die Stimmung abzielende Vorstellungen (n = 11), (2) Entspannung (n = 11) und (3) Kontrolle (n = 9). Die Probanden beider Studien mussten jeweils auch einen Lebensstilfragebogen und ein Ängstlichkeitsprotokoll ausfüllen.

Folgende Immunmarker wurden in beiden Studien gemessen: CD3 (ein Eiweißmolekül, das an der Bindung zwischen lymphoiden Zellen, insbesondere T- und NK-Zellen teilnimmt und das unter der Aktivierung von T-Zellen „aufreguliert" wird), CD4-Zellen

---

[74] Siehe z. B. (Ader 1981; Ader und Cohen 1981; Bongartz B und Bongartz W 1999; Bongartz W 1986, 1987, 1990, 1996, 1998; Bongartz W und Bongartz B 2000; Clarkson 1937; Fox PA et al. 1999; Gruzelier J et al. 2001; Gruzelier JH et al. 2001; Hall H 1982–1983; Kiecolt-Glaser et al. 2001; Kossak 2004; Kroger 1964; Locke und Hornig-Rohan 1983; Minning 1982; Olness 1981; Olness et al. 1989; Perloff und Spiegelman 1973; Rzylla-Smith et al. 1995; Schneider et al. 1984).

(T-Helferzellen), CD8-Zellen (T-zytotoxische Zellen), CD19-Zellen (B-Lymphozyten, die Antikörper produzieren) und CD56-Zellen (NKZ). Zusätzlich wurde das Plasmacortisol bestimmt. Diese Studien zeigten vor allem die Wirkung von Hypnose auf zirkulierende Lymphozyten.

Unabhängig von der Veränderung der Lebenssituation (Stress) wurde in der ersten Studie unter Hypnose Folgendes festgestellt:

- Bei Anstieg der Plasmacortisol-Konzentration war der Abfall der Lymphozyten weniger ausgeprägt ($p < 0{,}05$).
- Die Änderung der CD16-Zellzahl korrelierte positiv mit Änderungen der CD8-Zellzahl ($p < 0{,}0004$) sowie der Plasmacortisol-Konzentration ($p < 0{,}01$), was auf ein integriertes Muster von immunzellulären und hormonalen Änderungen hinweist.

In der Examenszeit, d. h. unter Stress (signifikant erhöhte Ängstlichkeit und Spannung [$p < 0{,}01$]), wurden in der ersten Studie folgende Ergebnisse erhoben:

- Die Zellzahl der B-Lymphozyten CD19 korrelierte positiv mit Ängstlichkeit ($p < 0{,}05$).
- Die NK-Zellzahl korrelierte positiv mit „Energie" ($p < 0{,}05$) und negativ mit „Ängstlichkeit" ($p < 0{,}02$).
- Hypnose dämpfte – unabhängig von der Hypnotisierbarkeit oder von Änderungen im Lebensstil – die bei der Kontrollgruppe manifeste Abnahme von zirkulierenden NK- und CD8-T-Zellen ($p < 0{,}002$ für die NKZ; $p < 0{,}059$ für das Verhältnis CD8/CD4 in der ersten Studie und $p < 0{,}05$ für das Verhältnis CD8/Gesamtzahl aller Lymphozyten in der zweiten Studie).
- Je höher der Wert auf der Skala „aktive Persönlichkeit" (vor allem schnelles Denken und Reden), desto besser war die jeweilige positive Wirkung der Hypnose auf die CD4-T-, CD8-T- und CD19-B-Zellen ($p < 0{,}03$, $p < 0{,}003$ bzw. $p < 0{,}04$).
- Eine Erhöhung der Gelassenheit unter Hypnose korrelierte positiv mit einer Erhöhung der CD4-Zellzahl ($p < 0{,}01$).
- Probanden in der Hypnosegruppe zeigten eine Erhöhung der „Energie" ($p < 0{,}01$).
- Die Plasmacortisol-Konzentration korrelierte positiv mit Müdigkeit und Ängstlichkeit in der Kontrollgruppe, nicht aber in der Hypnosegruppe ($p < 0{,}001$). Es scheint, als ob Hypnose eine Auflösung des üblichen negativen Zusammenhangs zwischen Cortisol und emotionaler Stimmung bewirkt.
- Je geringer die Abnahme der „Müdigkeit" während der Examenszeit in der Hypnosegruppe war, desto mehr nahm die Plasmacortisol-Konzentration in dieser Gruppe zu ($p < 0{,}04$).

In der zweiten Studie erkrankten in der Hypnosegruppe weniger Studenten an einem viralen Infekt als in den beiden anderen (Entspannung bzw. Kontrolle). Dieser Befund wird auf die Minderung der Abnahme der CD4-Zellzahl unter Hypnose in Stresszeiten zurückgeführt: Die Abnahme der CD4-Zellzahl war bei den gesunden signifikant kleiner als bei den leicht erkrankten Studenten ($p < 0{,}01$). Der Unterschied bei der Anzahl erkrankter Studenten in der Hypnosegruppe (2/11 = 18 %) war im Vergleich zu denen in der Kontrollgruppe (6/9 = 67 %) bzw. in der Entspannungsgruppe (5/11 = 56 %) hochsignifikant ($p < 0{,}001$).

Wie in diesen Studien gezeigt, können schon relativ kurze und wirtschaftlich günstige Anwendungen von Hypnose die zelluläre Immunität positiv beeinflussen. Das schafft deutliche Implikationen für die Prävention und für Patienten mit geschwächter Immunabwehr.

Geführte, auf Immunaktivität zielende Vorstellungen, die unter „alert, cognitive involvement" – siehe Begriff „*Präsenz*" – stattfinden, zeigen Vorteile gegenüber anderen Methoden, die hauptsächlich auf Entspannung basieren – siehe auch die Übersichtsartikel von (Gruzelier JH 2002a, S. 158–160). Auch Persönlichkeitsunterschiede haben einen maßgeblichen positiven (kognitive Aktivierung) oder negativen Einfluss (emotionaler Rückzug, Depression, Angst) auf die Immunabwehr. Die Ausprägung des positiven Effekts korrelierte zudem relativ hoch mit der Qualität des Trainings (Whitehouse et al. 1996), weniger aber mit der Hypnotisierbarkeit des Probanden, mit der Häufigkeit des Übens oder mit der Art der Visualisierung. Die Bedeutung kognitiver Aktivierung (vor allem schnelles Denken und Reden) bei geführten Vorstellungen zur Stärkung der Immunabwehr ist mit einer Präferenz der linken Gehirnhälfte für den Einfluss auf das Immunsystem (s. o.) konsistent (Gruzelier J et al. 1996, 1998; Gruzelier JH 1989) – siehe auch (Bongartz W 1990; Gregerson et al. 1996; Hall HR, Minnes L, et al. 1992b; Olness et al. 1989; Rider et al. 1990; Zachariae et al. 1989).

Generische Vorstellung: „Meine Immunabwehr kommt mir vor wie ..."

„Meine Immunabwehr kommt mir vor wie eine Schar von Jägern, die mit ihren Jagdhunden die Bestien, die mich krank machen, tief in den Wald jagen."

Eine andere, weniger konkrete Formulierung:

„Ich nehme Kontakt auf mit meiner Immunabwehr und kann so die gesundheitsfördernden Prozesse mit meiner Vorstellungskraft steuern. Meine körpereigene Immunabwehr arbeitet zusammen mit äußeren (göttlichen, spirituellen, universalen, medizinischen) Heilkräften erfolgreich gegen die Ursachen meiner Krankheit und besiegt sie."

Oder:

„Ein heilendes Licht bestrahlt mich von außen her. Ich nehme auch ein starkes, helles und heilendes Licht wahr, das im Bauch langsam wächst ... Das innere Licht strahlt durch meinen Körper nach oben in Brust, Arme und Kopf ... nach unten in die Beine ... Dieses Selbstheilungslicht wird eins mit dem göttlichen, von außen auf mich herunterstrahlenden Heillicht ... Das Licht verwandelt jegliche Schatten in meinem Körper in kleine Schweißperlen, und lässt sie verdunsten ... ich werde zunehmend leichter, stärker, gesünder ..."

Für gläubige oder spirituelle Menschen wird es in der Regel hilfreich sein, eine heilende göttliche Gnade, Heilenergie o. Ä. als geistige Unterstützung für die Immunabwehr zurate zu ziehen. Auch diese Übung ist besonders wirkungsvoll, wenn Anregung und Erleben der Selbstheilungskräfte durch hypnotische Trance verstärkt werden.

Der Selbstheilungsmythos ist normalerweise das umfangreichste Bild. Meistens braucht man mindestens zwei einstündige Sitzungen, um dieses Element so zu entwickeln, dass mit den vorausgehenden Elementen eine zusammenhängende und in sich stimmige Geschichte entsteht.

Beispiel mit allen sechs Elementen

> „Man sieht eine weite, sehr schöne Landschaft (Element 1) mit sanften Hügeln, im Hintergrund auf der rechten Seite einen See und dahinter Bergzüge im Dunst; auf der linken Seite breitet sich eine Ebene aus, weiter hinten zeichnet sich ein dunkler, bedrohlich wirkender Wald ab. Auf einem der vorderen Hügel erkennt man die Häuser eines Dorfes, auf einem weiteren steht eine Art Tempel mit schön geformter Kuppel. Ein Bach ist zu sehen und das Plätschern ist zu hören. Wahrscheinlich kommt er aus dem See im Hintergrund. Auf den Feldern und im Dorf sieht man Menschen und Schäferhunde, und überall erkennt man im Grünen weitere Tiere: Schafe und weiße Hasen. In der Luft schwirren Insekten und fliegen Vögel, die den Raum mit Gezwitscher erfüllen, wenn sie nach dem Flug auf den Bäumen sitzen. Auf vielen Bäumen erkennt man große, kräftige Mistelbüsche. Es herrscht rundum eine freundliche, angenehme Stimmung. Jedermann ist beschäftigt oder ruht sich gerade aus. Menschen, Tiere, Pflanzen, alle haben miteinander zu tun, alle sind auf die anderen angewiesen. Alles greift ineinander und fügt sich zu einem harmonischen Leben, das wunderbar und geheimnisvoll wie ein perfektes Uhrwerk funktioniert." (Element 2).
>
> „Die weißen Schäferhunde schützen uns (Element 5). Sie erkennen, wenn Fremde kommen und ob sie Gutes oder Böses im Schilde führen. Gute Menschen und Tiere werden mit wedelndem Schwanz begrüßt, böse werden angebellt, wenn nötig mit Bissen vertrieben. Ganz besonders gefährlich sind Rudel von verwilderten, schwarzen Hunden oder Wölfen (Element 3), die im fernen dunklen Wald leben und immer wieder auch in unseren Lebensraum eindringen. Hier greifen sie vor allem die Tiere an und töten sie, aber auch für die Menschen stellen sie eine Gefahr dar. Diese verwilderten Hunde werden aber auch immer wieder von den weißen Schäferhunden erfolgreich in die Flucht geschlagen, oft nach heftigem Kampf. Wir haben die Erfahrung gemacht, dass die Schäferhunde deutlich erfolgreicher gegen die schwarzen Bestien kämpfen, wenn wir ihnen einen Extrakt (Element 4) aus den in großer Menge vorkommenden Misteln (Iscador) zu fressen geben. Wenn die Bestien zu häufig oder zu zahlreich in unseren Lebensraum eindringen und die Gefahr besteht, dass die Schäferhunde mit ihrer Schutzaufgabe überfordert sind, gehen Gruppen von Jägern (Element 4) in den schwarzen Wald, bewaffnet mit Gewehren und begleitet von den Schäferhunden. Die Bestien werden erlegt und in speziellen Öfen verbrannt, und ich spüre die Wärme überall im Körper (Element 6)."

Aus didaktischen Gründen gehen wir noch einmal zurück ins ursprüngliche Element (2) des lichtdurchfluteten Waldes mit den Wildblumen und bauen nach und nach alles Weitere ein:

> Der Patient könnte im Element (5) seine Immunkräfte als Vögel oder Bienen oder andere nützliche Insekten wie Fruchtfliegen, Käfer, Schmetterlinge imaginieren, die für das Ökosystem des Waldes unentbehrlich sind. Auch das Wetter könnte dazu beitragen, die

Parasiten und Schädlinge fernzuhalten oder gar umkommen zu lassen, und die erschöpften Ressourcen in Boden, Wasser und Luft wieder aufzufüllen. Element (4) könnte dahin gehend erweitert werden, dass Gärtner große Mengen Nahrung für diese fleißigen Tiere ausstreuen.

Egal, welche Bilder in Element (5) schließlich gewählt werden, sie müssen immer glaubhaft zur Untermauerung von Element (2) beitragen, den Schutzfiguren in Element (4) zur Hand gehen und den Krankheitsauslösern in Element (3) Paroli bieten.

Im Gegensatz zur Imagination des Elements (4) sollen diese Bilder in Element (5) nun einen Einfluss von innen her aufzeigen, da genau dieser den Kern der Selbstheilung ausmacht: Die körpereigenen Abwehrkräfte sind ständig an der Arbeit und unterstehen damit unserer Kontrolle, auch wenn diese Kontrolle nicht willentlich, sondern unbewusst gesteuert wird. Der Zugang zur Heilung ist nur indirekt z. B. durch Suggestion, Placebo-/Sanaboeffekt, magisches Denken oder am wirksamsten unter Hypnose möglich. Metaphorisch gesagt: Element (5) kann als Träger positiver (natürlicher oder fantasierter) Faktoren unseres inneren Ökosystems gesehen werden, die es in gesundem Zustand wie in Element (2) erhalten, das aber in Element (3) bedroht und in Element (4) durch Hilfe von außen gekräftigt wird.

Falls der Patient nicht zu einer Vorstellung seiner eigenen Selbstheilungskräfte (oder eines göttlichen oder sonst wie spirituellen Pendants) geführt werden kann, die ihm glaubwürdig ist und den Therapeuten überzeugt, wird dieses Element seinen Selbstheilungsmythos vermutlich nicht ausreichend festigen, um optimal gegen die Krankheit zu wirken.

Aber auch dann: Ein Selbstheilungsmythos, ein Therapiebündnis mit der üblichen Behandlung, die Entmystifizierung der Krankheit, eine absolut überzeugende Gewissheit der zukünftigen Gesundheit verbunden mit optimistischen Vorstellungen und Entspannung sind zwar notwendig, aber immer noch nicht hinreichend für einen optimal funktionierenden Selbstheilungsprozess. Dies bringt uns zum sechsten und letzten Element auf dem Weg zur Selbstheilung.

Ist die Vorstellung vom Sieg über die Krankheit einmal gefestigt, bleibt als wichtiger letzter Schritt noch, den Selbstheilungsprozess quasi mit einem Siegel zu versehen durch die totale Vernichtung und anschließende vollständige, reinigende Verbannung der Krankheitsverursacher aus dem Körper.

Dafür brauchen wir noch Element (6) auf dem Weg zur Selbstheilung.

(6) Reinigung des Körpers: Imagination und Körperanker (Audio-Datei 10)

Dieses Element besiegelt die imaginierte Selbstheilungsgeschichte als Selbstheilungsprozess im Körper. Die Somatisierung der Selbstheilungsgeschichte – „Körperanker"

Audio-Datei 10 Vorstellung des Körperankers („feeling of healing"). (Text: Gary Bruno Schmid / Stimme: Annette Rausch / Bild: Ursula Hanke) (▶ https://doi.org/10.1007/000-d3v)

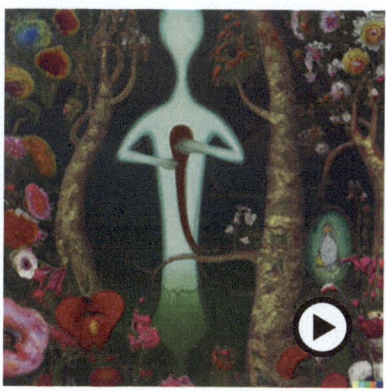

oder auf Englisch „feeling of healing" – wirkt für den Patienten so überzeugend wie ein „convincer"[75] bei der Showhypnose.

Wie können wir erwarten, eine Krankheit zu überwinden, wenn wir während des Heilungsprozesses uns nicht einmal vorstellen, geschweige denn erleben können, wie wir sie zerstören, ein für alle Mal vollständig aus dem Körper entfernen und vernichten und anschließend den Körper von allen Zeichen der Krankheit reinigen?

Wie Element (5) hat auch dieses Element zwei Komponenten, die oft zweierlei Imaginationen erfordern. Die eine dient der Überlistung, Attacke, Schwächung etc. der Krankheitsursachen bis zu ihrer Ausscheidung und zur gründlichen Säuberung des Körpers. Diese Komponente muss nahtlos in die bis hier entwickelte Geschichte passen.

Zum Beispiel könnte im Fall einer Krebserkrankung die gesunde Innenwelt als wuselnde, gut funktionierende Stadt imaginiert werden (Element 2), in der Müllmänner (medizinische Behandlung/Element 4) die Abfallsäcke (Krebs/Element 3) mitnehmen und der *Verbrennung zuführen* oder sie den Füchsen oder Raben (natürliche Immunkräfte/Element 5) *zum Fraß vorwerfen. Die wiederum defäkieren im Wald, wo ihre Hinterlassenschaften im Boden zersetzt werden.* Kehrichtverbrennungsanlage und biogene Zersetzung repräsentieren hier Element (6).

Wird die gesunde innere Welt als Korallenriff in ökologisch perfektem Gleichgewicht (Element 2) gesehen, steht die heiße Sonne (Medikation/Bestrahlung/Element 4) zur Verfügung, die die wuchernden Schwämme (Keime/Element 3) *verdorren lässt*; haben sich ein paar von ihnen im Schatten versteckt, so werden sie entdeckt und *gefressen* von bunten Fischen (Abwehrkräfte/Element 5), die sich wiederum *ins Meer entleeren.*

---

[75] Ein „convincer" ist eine Überzeugungstechnik, die das Vertrauen einer Person in den Hypnotiseur stärkt.

Für Element (6) stehen hier die unergründliche Weite und Tiefe des offenen Meeres als „Mülldeponie" für die Überreste der biogenen Verdauung.

Die zweite Komponente von Element (6) hat zum Ziel, den Patienten das Gefühl eines Reinigungsprozesses irgendwo in seinem Körper erleben zu lassen, z. B. lokal als ein Wärmegefühl am Ort der Krankheit, falls dieser bekannt ist, oder global, z. B. als ein Vibrieren im ganzen Körper. Dieses Gefühl nenne ich den „Körperanker" des Selbstheilungsprozesses – s. o. „Verankerung" im Abschn. „Innere Einstellung: Präsenz, Klarheit, Verankerung". Ich vermute, dass das Erlebnis des Körperankers in der SDE-Methode für die Wirksamkeit ähnlich wichtig ist wie das Gefühl des „needlings" (Nadelung) in der Akupunktur (Asghar et al. 2010; MacPherson und Asghar 2006; MacPherson et al. 2008).

In den beiden gerade geschilderten Beispielen wurde der Körperanker vom Patienten als Wärme im Oberkörper bzw. als ein Kribbeln in den Armen und Beinen erlebt.

Grundidee und wissenschaftliche Basis
Indem wir uns vorstellen, dass sämtliche Krankheitsverursacher und -symptome spurlos aus dem Körper geschafft und entsorgt werden, knüpfen wir an ein archetypisches Selbstheilungsritual an, das so alt und kulturell so weit verbreitet ist wie das Menschengeschlecht selbst: den „Hänsel-und-Gretel-Effekt". In fast allen Legenden und Märchen – und heutzutage in den Hollywood-Filmen – wird der Dämon, die Hexe, das Alien bzw. das Böse an sich zum guten Schluss zerstückelt, verbrannt, geschmolzen oder sonst irgendwie vollständig vernichtet. Der tote Körper des Bösen wird so gut wie nie einfach begraben bzw. es scheint absurd, sich so etwas wie ein Grab vorzustellen, aus dem es auferstehen und wieder Unheil anrichten könnte. Denken Sie daran, wie man in Europa bis ins 18. Jahrhundert hinein mit sog. Hexen verfahren ist![76]

Der Patient soll mit der Zeit langsam auch mit dem Körper begreifen, dass die Selbstheilungskräfte, die man nicht sehen oder anfassen kann, empfunden werden können: ein wundervolles starkes Strömen oder Leuchten; ein wohliges Kribbeln oder sanftes Jucken am ganzen Körper oder an umschriebenen Stellen; eine wohltuende Wärme; etwas, das ein Gefühl von Kräftigung oder Heiterkeit aufkommen lässt. Der Körperanker besteht also z. B. in der Ausstrahlung von Wärme, als undefinierbares Exsudat oder als konkretes Schwitzen. Der mehr religiös oder spirituell orientierte Mensch wird dies evtl. als eine Art Heilstrom (vgl. Bruno Gröning 1906–1959) oder göttliche Kraft verstehen. Auch der Begriff „Lebenskraft" oder „vis vitalis" ist hier anwendbar. Solch eine dem Patienten plausible und spürbare Einverleibung, Innewerdung oder Verkörperung des Selbstheilungsprozesses im Sinne eines konkreten, körperlichen Erlebens ist der „Körperanker" an sich.

---

[76] Der letzte Hexenprozess, bei dem die Magd Anna Göldin zum Tode verurteilt wurde, fand in der Schweiz in Glarus statt. Die Hinrichtung durch das Schwert erfolgte am 18. Juni 1782 – siehe (Schmid GB 2009).

Am Schluss der Selbstheilungsgeschichte muss im Sinne des magischen Denkens der letzte, winzigste Zweifel gänzlich aus dem Denken des Patienten entfernt bzw. das Vertrauen in die Genesung ganz und gar unerschütterlich vorhanden sein; bliebe ein Schatten des bedrohlichen Szenarios erhalten, könnte die Krankheit wie ein Vampir wieder auferstehen und ihr Unheil erneut im geheilten Körper verbreiten. Zum Thema „magisches Denken" gibt es mehrere Fachbücher (Frazer 1928; Gebser 1986a, b, c).[77]

Generische Vorstellung: „Ich bin überzeugt, dass die Krankheitsursache eliminiert wird."

> „Ich bin überzeugt, dass die Krankheitsursache vollständig eliminiert wird. Die Auslöser werden vernichtet und aus meinem Körper ausgeschieden. Ich erlebe die Reinigung körperlich oder mit all meinen Sinnen."

Die Vorstellung der Ausscheidungsprozesse besiegelt sozusagen die obige Arbeit (Elemente 1 bis 5) und bringt die Selbstheilungsdramaturgie im Idealfall zu einem definitiven, erfolgreichen Abschluss, einem Happy End: Die Hexe wird zerstückelt oder verbrannt. Wie die fünf vorangegangenen Inszenierungen kann auch diese Vorstellung durch hypnotische Trance potenziert werden. Zum Abschluss empfehle ich dem Patienten, ein wohltuendes Bild vom gereinigten Körper zu kreieren. Dieses für den Behandler überzeugende und für den Patienten glaubwürdige Bild soll als Bestätigung (Affirmation) dienen, dass sein gesunder Körper nun umfassend gereinigt und geläutert ist.

Kehren wir noch einmal zum Ausgangselement (2) zurück (der schöne Wald …): Der Patient könnte die das Ökosystem bedrohenden Parasiten von Vögeln, Waschbären, Igeln oder anderen nützlichen Tieren fressen und verdauen lassen, der Kot wird im Waldboden abgebaut, was der Betroffene u. U. als ein Vibrieren im Körper erleben könnte. Im Fall der Moderne-Stadt-Geschichte könnte der Patient das Feuer der Verbrennungsanlage als Wärme am Ort des Tumors wahrnehmen oder den Rauch der Anlage bei der Ausatmung erleben etc. Das Korallenriff animiert eventuell, sich die Elimination der Krebszellen via Schweißausbruch am Ende der Trance oder auch danach vorzustellen, z. B. jedes Mal beim alltäglichen Schwitzen, Urinieren oder Defäkieren.

Wie lange man für den Aufbau des Elements (6) braucht, hängt vor allem von der erfolgreichen Installation eines entsprechenden Körperankers ab. Erfahrungsgemäß kann dies bis zu drei Hypnosesitzungen in Anspruch nehmen.

---

[77] Oftmals wird die Diagnose einer gravierenden Krankheit vom Patienten als Todesurteil im Sinne des in diesem Kapitel genannten Voodoo- oder Tabueffekts aufgenommen. Wissenschaftlich bestätigt ist hier die Tatsache, dass die meisten psychogenen Todesprozesse ausschließlich auf dem Niveau des magischen Denkens rückgängig gemacht werden können, z. B. indem der Betroffene oder seine Helfer einen noch mächtigeren Voodoopriester gegen den Fluch engagieren oder ein noch wirksameres Gegenmittel organisieren, um die schädigende Wirkung z. B. eines tabuisierten Nahrungsmittels zu eliminieren (Schmid GB 2009).

Beispiel

„Ich spüre als Zeichen des Heilungsprozesses ein Jucken unter dem linken Arm und nach einer Weile auch im Nacken ... Der Heilungsprozess löst jegliche Trübung in meinem Körper in kleine Schweißperlen auf, die aus meinem Körper ausgeschieden werden ... Ich erlebe, wie mein Körper schwitzt und dabei leichter, jünger, stärker, gesünder wird ... Eine sanfte Brise bläst die trübe Ausdünstung, die meinen Körper verlässt, weit weg übers Meer und noch weiter ins All bis hin zur Sonne, wo sie endgültig vernichtet wird ... Ein Sommerregen wäscht meine Haut rein ... Ich laufe ins Wasser und schwimme eine Weile ... Ich lasse mich im Wasser treiben und schaue den Himmel an ... Alles ist Leichtigkeit, Entspanntheit und Reinheit ..."

Oder: „Ich spüre, wie das Fluidum in meinem Körper zusammen mit dem heilenden Licht die Krankheitsursache sprengt, sie zum Platzen und Verdunsten bringt ... Der Dunst verlässt meinen Körper als feine Ausdünstung durch die Haut ... Dieser Dunst wird auch durch die übrigen körperlichen Ausscheidungsprozesse (Schwitzen, Urinieren, Defäkieren) eliminiert und ich erlebe mich völlig gereinigt und gesundet."

Anschließend wird die Hypnosesitzung mit einer Überblendung von der subjektiven Innenwelt des Patienten, wo der Heilungsprozess stattfindet, zurück in die alltägliche Welt des kollektiven Hier und Jetzt beendet (Reorientierung).

Falls der Patient nicht zu einer geistig-seelisch-körperlich erlebten Selbstsuggestion einer vollständigen Verwandlung seiner Krankheit in die Gesundheilt mit anschließender Reinigung seines Körpers geführt werden kann, die ihm glaubwürdig ist und den Therapeuten überzeugt, wird dieses Element vermutlich sein Gefühl der Gesundung („feeling of healing") nicht ausreichend in seinem Körper verankern, um optimal gegen die Krankheit zu wirken.

Ein Körperanker, ein Selbstheilungsmythos, ein Therapiebündnis mit der üblichen Behandlung, die Entmystifizierung der Krankheit, eine absolut überzeugende Gewissheit der zukünftigen Gesundheit verbunden mit optimistischen Vorstellungen und Entspannung sind notwendig und möglicherweise hinreichend für einen optimal funktionierenden Selbstheilungsprozess.

Körperanker

Der ganze Körper kann denken („body thinking"), denn er produziert in allen Organen einschließlich Blut die gleichen Neuropeptide wie im Gehirn, und der ganze Körper ist mit entsprechenden Rezeptoren ausgestattet (Johansen-Berg und Walsh 2001). Ein Beispiel möge dies veranschaulichen: Das Gehirn eines depressiven Menschen verfügte bis 2022 angeblich über zu wenig Serotonin[78] (Neurotransmitter). Serotoninrezeptoren

---

[78] Seit Jahren wird angenommen, dass Depressionen ein gewisser Mangel an Serotonin zugrunde liegt. In einer Übersichtsarbeit wurde 2022 festgehalten, dass die wichtigsten Bereiche der Serotoninforschung weder konsistente Beweise für einen Zusammenhang zwischen Serotonin und Depression noch für die Hypothese, dass Depressionen durch eine verringerte Serotoninaktivität

wurden kürzlich auch in den Hautzellen entdeckt (Nordlind et al. 2008). Ist auch die Haut depressiv? Oder ist ein depressiver Mensch *überall, in allen Organen* depressiv, und nicht nur im Kopf? Oder: Innerlich unruhige Menschen haben nicht nur im Gehirn und in den Adrenaldrüsen zu viel Epinephrin und Norepinephrin, sondern auch in den Thrombozyten. Nervöses Blut?

Während der Entwicklung der Selbstheilungsgeschichte treten Körpersensationen auf: z. B. ein pulsierendes Wärmegefühl im gefährdeten Organ oder im Tumor[79] oder ein vibrierendes oder strömendes Gefühl der Vitalität im ganzen Körper etc. (siehe Begriff „Verankerung" im Abschn. „Innere Einstellung: Präsenz, Klarheit, Verankerung"). Es sollte ein Körpergefühl entstehen im Sinne von: *„Irgendwie spüre ich, dass etwas Wohltuendes, Heilendes und Lebensspendendes in meinem Körper abläuft!"* oder auf Englisch *„I'm experiencing the feeling of healing!"* Dieses Gefühl kann als Anker utilisiert und somit jederzeit auch während der üblichen Tätigkeiten abgerufen und je nach Bedarf wenige Sekunden bis ein paar Minuten aufrechterhalten werden. So kann der Patient sich im Laufe des Tages eine Serie von Minibehandlungen bewusst zukommen lassen.

Dank des Körperankers kann der Patient seinen Intellekt so weit wie möglich umgehen. Das Gefühl des Heilungsprozesses lässt in der Regel eine wohltuende emotionale Haltung aufkommen, z. B. ein Gefühl der Kräftigung oder ein Glücksempfinden. Viele Patienten berichten, dass sie Ähnliches nie zuvor erlebt hätten, was natürlich die autosuggestive Wirkung des Selbstheilungsprozesses stark begünstigt. Die SDE-Methodik zielt darauf ab, das gesamte Genesungsdrama zu einem dynamischen und stabilen Körpergefühl (Körperanker) zu kondensieren und konsolidieren.

Entsteht ein Körperanker als Korrelat der Selbstheilungsgeschichte, so überzeugt es den Patienten, dass er einen tieferen Zustand der Trance erreicht und damit auch die Wirksamkeit seiner Bemühungen erhöht hat. Er bestätigt seine Fähigkeit, seine Heilkräfte selbst in Gang zu setzen.[80] Somit kann er sich als Kontrollinstanz für den eigenen Genesungsprozess erleben.

Der Ort der Empfindung markiert den Bereich im Körper, in dem sich die Suggestion lokalisiert hat; das heißt aber nicht, dass es sich um den Ort der Krankheit handelt bzw. dass der Heilprozess nur hier stattfinden kann. Eine Frau mit einem Karzinom in der linken Brust wird vermutlich (nach meiner Erfahrung) ein Wärmegefühl am ehesten dort empfinden. Ebenso gut könnte es aber auch in der rechten Brust, im Kopf oder an

---

oder -konzentration verursacht werden, liefern. Einige Belege deuten vielmehr auf die Möglichkeit hin, dass die langfristige Einnahme von Antidepressiva die Serotoninkonzentration verringert (Moncrieff et al. 2022).

[79] Der Onkologe mag hier einwenden, dass solch ein Wärmegefühl eher auf ein Rezidiv als auf ein Schrumpfen des Tumors deutet. Nach meiner Erfahrung ist genau diese Art Vorstellung – Wärmegefühl gleich Heilung – vorherrschend, d. h. am glaubwürdigsten für die meisten meiner Krebspatienten.

[80] Ähnlich der Armlevitation, die anzeigt, dass der Hypnotisand in Trance ist, da die Suggestion wirkt: *„Ihr linker Arm wird leichter und leichter, sodass er sich höher und höher bewegt … usw."*

einer anderen Stelle im Körper auftreten. Der Körperanker soll mit einer körperlich beschreibbaren Empfindung lediglich auf das Einsetzen der Selbstbehandlung hinweisen. Warum das Körpergefühl bei der einen Patientin in der rechten gesunden Brust und nicht in der betroffenen linken Brust lokalisiert ist, und bei einer anderen gerade umgekehrt, weist auf spontane und individuelle psychophysiologische, durch Hypnose nur begrenzt beeinflussbare Faktoren hin.

Der Patient soll das Wohlgefühl im Sinne von Selbstvertrauen, das mit dem Körperanker gekoppelt ist, so lange wie möglich während der Trance auf sich wirken lassen. Alternativ dazu oder für den Fall, dass es dem Patienten schwerfällt oder nicht gelingt, eine überzeugende Manifestation eines Körperankers zu erleben, bitte ich ihn, eine Faust mit der gleichen Kraft zu ballen, wie sein Immunsystem sie braucht, um der Krankheit Widerstand zu leisten oder die Beschwerden zu lindern. Hier dient die Faust auch als eine Art Biofeedback-Gerät: Die Krankheit wird in dem Maß als überwunden interpretiert, in dem der Patient im Rahmen einer aktiven Imagination die Faust lösen kann.

Die Bereitschaft zum Erleben von Körperempfindungen – siehe Begriff „Klarheit" im Abschn. „Innere Einstellung: Präsenz, Klarheit, Verankerung" – ist für die Wirksamkeit des Körperankers wesentlich. Notabene: Menschen, die unter primär psychosomatischen Störungen leiden, sind dafür bekannt, dass jegliche neue Regung im Körper ihnen erst einmal Angst macht.

Die Trance endet mit einem Bild des geläuterten, gesunden Organismus und dem entsprechenden Gefühl eines positiv gestimmten Körpers.

Diskussion und Zusammenfassung

Die einzelnen Elemente werden nach und nach im Dialog und auch unter Hypnose erarbeitet. Daraus entsteht in der Trance eine individuell passende, stringente Selbstheilungsgeschichte („compelling, self-healing narrative") im Sinne der „narrative exposure therapy".[81]

---

[81] Man kennt die „narrative exposure therapy" für die Behandlung einer posttraumatischen Belastungsstörung („post traumatic stress disorder", PTSD) (Neuner et al. 2004; Onyut et al. 2005): Bei einer Traumatisierung bildet sich ein neuronales „Furchtnetzwerk" – ein kohärentes Schema der belastenden Erfahrung im Gedächtnis –, das durch Erzählung aufgelöst wird und eine Normalisierung der Körper-Geist-Elektrophysiologie ermöglicht („affective discharge hypothesis"). Hier haben wir einen positiven Effekt infolge einer kognitiven Neustrukturierung des traumatischen Erlebnisses, die in ein kohärentes Schema (Geschichte mit Anfang, Entwicklung, Lysis und Abschluss) mit der Assimilierung von Erinnerungen und neuen emotionellen Erfahrungen mündet (Berry und Pennebaker 1993). Nicht ungleich der alten (um 1895) Ideen von Joseph Breuer und Sigmund Freud, dass ein emotionales Aus-sich-Herausgehen Hemmungen löst und also gesund sei (Katharsis – siehe auch (Wolberg 1977)), haben wir hier eine Art „Affektive-Entladung-Hypothese", wonach das Zurückhalten von belastenden Gefühlen mit psychophysiologischer Arbeit (Stress) verbunden ist, wohingegen das „Sich-emotional-Öffnen" entlastet.

Der Patient wird aufgefordert, seine persönliche Selbstheilungsgeschichte schriftlich festzuhalten: *„Meine Gesundheit sehe ich durch die Krankheit (meine Schmerzen/Beschwerden etc.) angegriffen als …":*

- einen an sich gesunden Körper (2) gepeinigt von Dämonen (3),
- ein Haus (2) mit Schimmelpilz (3),
- eine Stadt (2) mit überall angehäuften Abfallsäcken (3),
- ein von Tintenfischen (3) bedrängtes Korallenriff (2),
- eine Märchenwelt (2) bedroht von bösen Trollen (3),
- ein Musikstück (2) mit Dissonanzen (3) usw.

Von den Elementen (2) und (3) ausgehend ergänzen die übrigen Elemente (4) bis (6) kontextbezogen fast wie von selbst die Dramaturgie. Als Hausaufgabe passt der Patient in Eigenregie diese Selbstheilungsgeschichte nach und nach an resp. erweitert sie und schmückt sie aus. Wenn alle Elemente eingebaut sind, liest der Therapeut dem Patienten seine Geschichte langsam vor, während dieser in Trance ist.

Vor dem Hintergrund der Selbstheilungsgeschichte erfolgt dann die Konsolidierung einer assoziierten Körperempfindung (Wärme, Leuchten, Kribbeln, Spannung, Schwitzen o. Ä.) im Sinne der oben erwähnten Verankerung bzw. des Körperankers. Dieser kann in Trance konditioniert und später bewusst abgerufen werden. Der Körperanker suggeriert glaubwürdig und überzeugend, dass die Selbstheilung tatsächlich in Gang gesetzt wurde: Der Betroffene *glaubt* nicht mehr nur, dass die Selbstheilung stattfindet, er hat den Beweis, er *weiß* es!

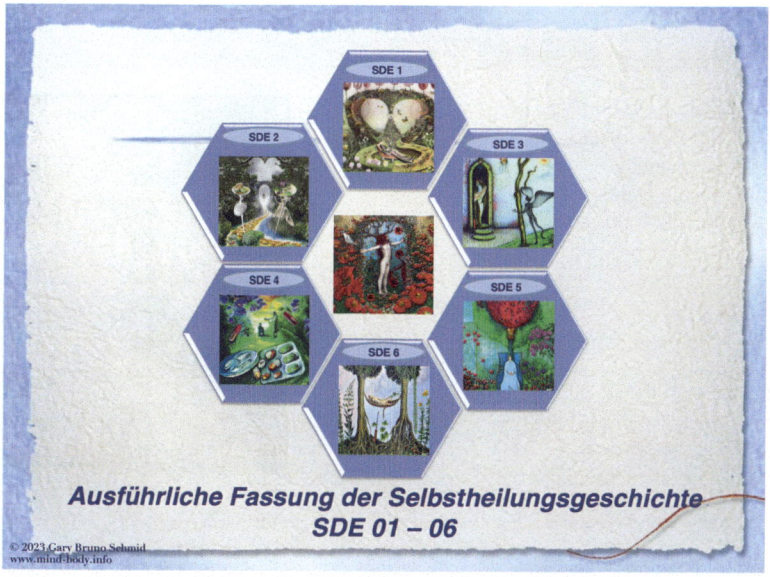

Abb. 5 Ausführliche Fassung der Selbstheilungsgeschichte: Audio-Dateien 5.11, 5.12, 5.13, 5.14, 5.15, 5.16 und 5.17 für Fortgeschrittene, wobei zusätzlich jedes Element einzeln abrufbar ist.

Audio-Datei 5.11 Einstieg in die ausführliche Selbstheilungs-geschichte SDE 1 bis SDE 6 (Text: Gary Bruno Schmid / Stimme: Annette Rausch / Bild: Ursula Hanke) (▶ https://doi.org/10.1007/000-d3w)

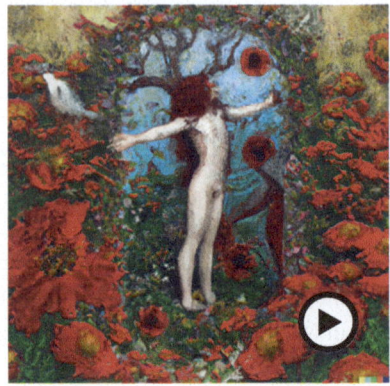

Audio-Datei 5.12 SDE 1: Entspannung. (Text: Gary Bruno Schmid / Stimme: Annette Rausch / Bild: Ursula Hanke) (▶ https://doi.org/10.1007/000-d3x)

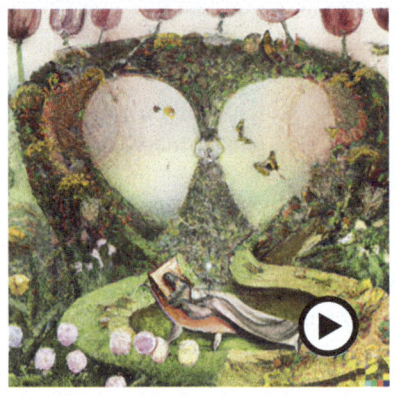

Audio-Datei 5.13 SDE 2: Gesundheit. (Text: Gary Bruno Schmid / Stimme: Annette Rausch / Bild: Ursula Hanke) (▶ https://doi.org/10.1007/000-d3y)

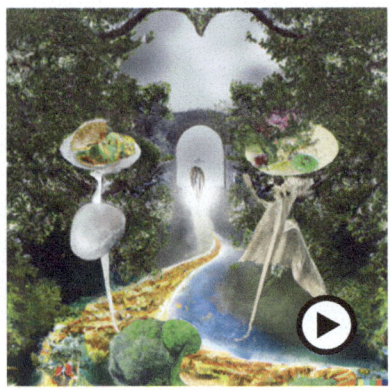

Audio-Datei 5.14 SDE 3: Krankheit. (Text: Gary Bruno Schmid / Stimme: Annette Rausch / Bild: Ursula Hanke) (▶ https://doi.org/10.1007/000-d3z)

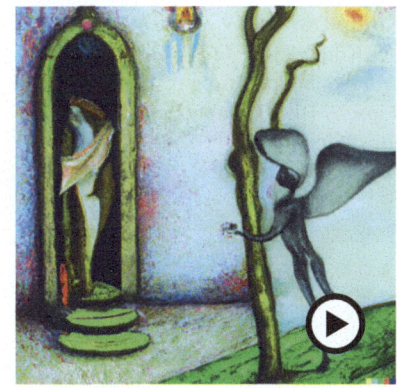

Audio-Datei 5.15 SDE 4: Die übliche medizinische Behandlung. (Text: Gary Bruno Schmid / Stimme: Annette Rausch / Bild: Ursula Hanke) (▶ https://doi.org/10.1007/000-d40)

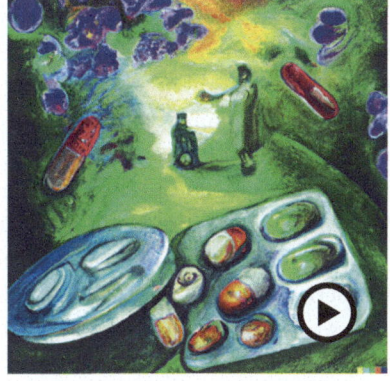

Audio-Datei 5.16 SDE 5: Der Selbstheilungsmythos. (Text: Gary Bruno Schmid / Stimme: Annette Rausch / Bild: Ursula Hanke) (▶ https://doi.org/10.1007/000-d41)

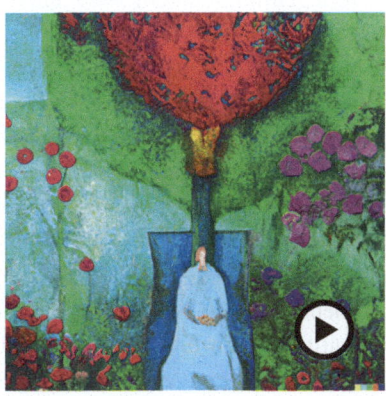

Die Selbstheilungsgeschichte dient als Gerüst zur Konditionierung der Immunabwehr mithilfe des Körperankers. Es handelt sich somit um eine jeweils individuelle Konditionierung, entworfen, aufgebaut und installiert vom Patienten selbst, um Prozesse

Audio-Datei 5.17 SDE 6: Der Körperanker. (Text: Gary Bruno Schmid / Stimme: Annette Rausch / Bild: Ursula Hanke) (▶ https://doi.org/10.1007/000-d42)

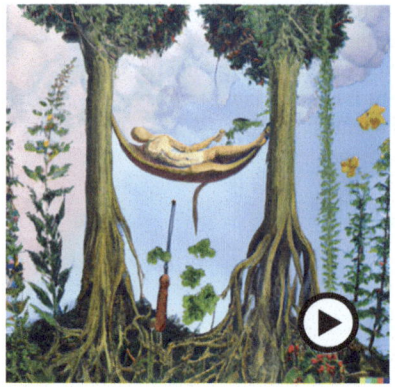

in der Immunabwehr und/oder zur Schmerzunterdrückung zu aktivieren, zu stärken und aufrechtzuerhalten. Mit der Zeit ruft der Patient lediglich den Körperanker ab, um die Selbstheilungskräfte in Gang zu setzen: ein konditioniertes, rekursives Zusammenwirken von psychischen und physischen Prozessen, wie der Mensch mit seiner Vorstellungskraft auf heilsame und schmerzlindernde körperliche Prozesse Einfluss nehmen kann. In der Praxis ziehen es die meisten vor, den Körperanker indirekt mithilfe der Selbstheilungsgeschichte zu evozieren, anstatt ihn allein unmittelbar abzurufen.

In der Regel ist ein Mensch mit einer ernsthaften Krankheit oder chronischen Schmerzen zunächst überfordert. Da er nicht über zuverlässige Abwehrstrategien verfügt, wendet er sich hoffnungsvoll an den Arzt und tendiert dann dazu, ihm die Kontrolle über seine Krankheit zu überlassen. Eine Möglichkeit, diesem Kontrollverlust entgegenzuwirken, besteht darin, den Umgang mit der Krankheit als Ganzes in mehrere Elemente zu zerlegen und einzeln anzugehen. Dabei reduziert sich die Wucht der Krankheit nach dem umgekehrten Motto der Wahrnehmungspsychologie: *„Die Summe der Einzelteile ist weniger als das ursprüngliche Ganze."*[82] Die sehr ähnliche lateinische, leicht kriegerische Maxime *„Divide et impera!"* (Teile und herrsche!) findet ihre adäquate Anwendung in dem hier beschriebenen reduktionistischen Lösungsansatz. Das Rad wird nicht neu erfunden, sondern mit der SDE-Methode ein evidenzbasierter Versuch gestartet, den Heilungsprozess handhabbar zu machen (siehe Tab. 2).

Das Ganze, also die eigentliche Selbstheilung wird in Trance initiiert, während der die sechs gestalteten Bilder einer inneren Dramaturgie folgend miteinander verbunden und neu inszeniert werden, indem die sechs ineinandergreifenden Szenen aktiv und ohne willentlichen Einfluss die Selbstheilungsgeschichte durchlaufen und gestalten. Der Ablauf entwickelt eine eigene unbewusste Dynamik und findet automatisch statt, d. h. ohne

---

[82] Üblicherweise sagt man: *„Das Ganze ist mehr als die Summe der Einzelteile."*

Tab. 2 Elemente der SDE-Methode

Übliche Reihenfolge beim Aufbau	Dramaturgisches Element und generische Aussage zur Stärkung	Schlüsselbegriff und dazugehöriger evidenzbasierter Inhalt im Sinne von „Heilend wirkt …"
1	Selbstsichere und gelungene Ausübung einer Tätigkeit zu gesunden Zeiten an einem ruhigen Wohlfühlort („safe place"/Oase) (Patient wird Hauptfigur in der Selbstheilungsgeschichte) „Ich fühle mich wohl!"	*Entspannung* Stressreduktion/Entspannungsreaktion (Relaxation Response)
2	Sich eine gesunde, vitale Innenwelt gestatten und für diese dankbar sein (Inanspruchnahme des Protagonisten beim Ortsheileffekt) „Ich bin zuversichtlich und gesund!"	*Positive Vorstellung* Positive, apodiktische Gewissheit (Hoffnung, Optimismus, Tun und Sinngebung)
3	Krankheit samt Ursachen als dumm, schwach, verletzlich, überwindbar und vernichtbar erleben (indirekte Stärkung der Hauptfigur durch Schwächung des Antagonisten) „Ich bin klüger und stärker als die Krankheit und ihre Erreger!"	*Entmystifizierung der Krankheit* Realitätsakzeptanz im psychischen Erleben Selbstbehauptung/Mut Überwindung der Käfigsituation bzw. des Noceboeffekts
4	Aktives Bündnis mit der üblichen medizinischen Behandlung eingehen Die medizinische Behandlung funktioniert dramaturgisch als „obstacle character" „Ich akzeptiere die Behandlung und vertraue darauf!"	*Therapiebündnis* WwW-Prinzip Placebo-/Sanaboeffekt
5	Körpereigene Immunabwehr – Glaube an Selbstheilung Die Handlung („story line") der Selbstheilungsgeschichte dreht sich um den Selbstheilungsmythos „Ich habe die Krankheit und meine Genesung unter Kontrolle!"	*Selbstheilungskraft* Vorstellungskraft Psychoneuroimmunisierung Hypnotherapeutische Beeinflussung der Immunabwehr Placebo-/Sanaboeffekt
-6	Überwindung und Ausscheidung der Krankheitserreger mit anschließender Vernichtung jeglicher Zeichen der Krankheit samt Reinigung des Organismus („turning point": Der Antagonist wird besiegt.) „Ich bin völlig gesund!"	*Körperanker* Die Somatisierung der Selbstheilungsgeschichte: „convincer" Gefühle von Triumph, Glanz und Gloria Konditionierung der Immunabwehr

bewussten Antrieb durch Ängste oder Wünsche. Nur der versteckte innere Beobachter – siehe (Schmid GB 2025, im Druck) – merkt, was sich abspielt und führt indirekt Regie. Eine Trance mit der fertiggestellten Selbstheilungsgeschichte dauert in der Regel zwischen 5 und 20 min.

Bei einem für Patient und Therapeuten glaubwürdigen bzw. überzeugenden, stimmigen Zusammenspiel aller sechs dramaturgischen Elemente:

- Entspannung,
- positive, apodiktische Gewissheit der Gesundung,
- Entmystifizierung der Krankheit,
- Bündnis mit Bejahung der üblichen medikamentösen Behandlung,
- Selbstheilungsmythos,
- Überwindung und Ausscheidung der Krankheit bzw. ihrer Auslöser mit anschließender Vernichtung jeglicher Anzeichen und Empfinden einer Verankerung der Selbstheilungsgeschichte im Mind-Body des Patienten (Körperanker), was gleichbedeutend ist mit der Reinigung und Heilung des Körpers, kann Hypnose ihre Wirksamkeit entfalten.

Die Reinigung des Körpers nach Überwindung, Ausscheidung und Vernichtung der Krankheitsursache, der Glaube an die Selbstheilungskraft, das Therapiebündnis mit der üblichen Behandlung, die Entmystifizierung der Krankheit, die positive, apodiktische Gewissheit der Gesundung und Entspannung zusammen mit der Verankerung der Selbstheilungsgeschichte im Körper des Patienten (Körperanker) sind zusammen und mithilfe der medizinischen Hypnose notwendig und m. E. auch hinreichend für eine anhaltend optimal funktionierende Immunabwehr auf dem Weg zur Selbstheilung.

Das dramaturgische Element als Metapher

Das Wort Metapher stammt aus dem Griechischen und setzt sich aus *meta* und *phorein* zusammen. *Meta* bedeutet „über", *phorein* „transportieren" bzw. „von einem Ort zum anderen bringen". Somit weist die Metapher über die verwendeten Worte hinaus und transportiert die Bedeutung von einem semantischen Bereich zu einem anderen (Casula 2016). Die Metapher, die in den Dienst des Unbewussten gestellt wird, ist ein nützliches und mächtiges therapeutisches Werkzeug.[83]

---

[83] Die therapeutische Metapher ist eine Alternative zur Realität, die der Therapeut vorschlägt oder an die unmittelbare Situation „klebt", um eine Bereicherung und Entwicklung zu ermöglichen. Um effektiv zu sein, muss die therapeutische Metapher einen positiv suggerierenden Kontext haben und entwicklungsfähig sein. Sie trägt eine Dynamik der Veränderung in sich.

Das dramaturgische Element als Metapher

Jedes dramaturgische Element ist letztlich eine Metapher, die erst dann vollständig ist, wenn sie die folgenden drei Eigenschaften aufweist:

1. abstrakte, vorgestellte Mengenartigkeit,
2. Multiplizität, Intensität oder Räumlichkeit,[84]
3. Beständigkeit oder Dauerhaftigkeit bzw. Unbeständigkeit oder Vergänglichkeit.

So gibt es eine Menge Entspannung, ich bin kaum oder sehr entspannt; außerdem kann die Entspannung vermehrt bzw. intensiviert werden (ich brauche mehr Entspannung); ebenso kann die Entspannung über die Zeit andauern und wieder vergehen.[85]

Auch Schmerz kann man jemandem in einer Menge (Punkt 1) zufügen oder wegnehmen, und er kann kommen und gehen (Punkt 3). Etwas kann bei einer Person mehr oder weniger starke oder schwache Schmerzen verursachen (Punkt 2) und – egal, ob groß oder klein – diese Schmerzen sind beständig, da man sie nicht einfach abschütteln kann (Punkt 3). Im Mittelalter gab es die Vorstellung, man könne Bauchschmerzen loswerden, indem der Leidende sich ein Huhn so lange und so fest gegen den Bauch drückte, bis die Schmerzen endlich wie eine zähe Flüssigkeit auf das Huhn übergegangen wären. Und dann, um mit den Schmerzen endgültig fertigzuwerden, musste der Kranke das Huhn mitsamt der hineingepressten Bauchkrankheit ein für alle Mal wegjagen.[86] Sogar die klassische Physik kann mathematisch rigoros auf der konzeptuell

---

Auf der therapeutischen Ebene wird zwischen Geschichten/Legenden/Märchen usw. und Metapher unterschieden. Die Metapher ist für das persönliche Unbewusste und die Glaubenssätze des Einzelnen das, was das Geschichtenerzählen für das kollektive Unbewusste und die Mythen einer Gesellschaft ist (Kerouac 2016). Metaphern, Vergleiche, Geschichten usw. sind sehr wichtig als Suggestionsträger, also als Werkzeuge für die Suggestion, wie auch z. B. Bilder, Farben, Stimmen, Düfte, Geschmäcker etc. Wir treten in den Modus der Intuition ein, die andere Freiheitsgrade bietet und die sogar über die kausale Logik von Zeit und Raum hinausgeht.

[84] Zum Beispiel denkt man bei der metaphorischen Charakterisierung der Temperatur an die vertikale Ausdehnung auf der Skala eines Thermometers: Die Temperatur ist hoch bzw. tief.

[85] Zur Veranschaulichung ziehen wir noch einen weit verbreiteten Begriff und einige seiner landläufigen Konnotationen heran: Liebe. Man kann jemandem Liebe schenken oder geben (Punkt 1), dabei hat man viel Liebe oder diese Liebe ist groß (Punkt 2) und, egal, ob wenig oder klein, diese Liebe ist unvergänglich oder ewig, wenn an ihr kaum zu rütteln ist (Punkt 3). Der Gott Eros aus der griechischen und römischen (Cupido/Amor) Mythologie schießt Liebe mit einem Pfeil (Punkt 1) auf sein Opfer, und die Liebe bleibt, bis er entscheidet, den Pfeil wieder herauszuziehen (Punkt 3). Es lässt sich leicht ableiten, dass die Verliebtheit des Getroffenen sich proportional zu Größe und Anzahl der abgeschossenen Pfeile verhält (Punkt 2).

[86] In dieser mittelalterlichen Selbstheilungsgeschichte zur Behandlung von Bauchschmerzen sind bis auf die Entspannung (Element 1) alle sechs SDE-Elemente enthalten: Schmerzen, vorgestellt als eine abstrakte, substanzartige Energie (Element 3: Krankheitserreger), die in das auf den Bauch gehaltene Huhn (Element 4: TAU) fließt (Element 5: Selbstheilungsmythos) und im Huhn mit ihm weggejagt wird (Element 6: Überwindung und Eliminierung des Krankheitserregers, Reinigung des Körpers), um einen gesunden, von der krank machenden Energie befreiten Bauch (Element 2: Gesundheit) zurückzulassen.

simplen Idee mengenartiger Größen (Punkt 1) und ihrer Strömungen (Punkte 2 und 3) logisch begründet und aufgebaut werden (Falk et al. 1983; Herrmann et al. 1985; Schmid GB 1981, 1982, 1983, 1984, 1986, 1988a, 2006).

Bezogen z. B. auf das dramaturgische Element (3) bei einer Krebserkrankung heißt das: Tumoren können als Abfallsäcke (Punkt 1) imaginiert werden in einer ansonsten sauberen Landschaft. Der eine oder andere könnte größer oder kleiner, schwerer oder leichter sein, und einer könnte auch einen ekligeren Inhalt haben als die anderen; mehrere solche könnten überall in der Landschaft verstreut sein (Punkt 2). Sollte der eine oder andere Sack aufreißen, würde der ekelerregende Inhalt besonders übel stinken (Punkt 2); der Gestank würde sich in der frischen Luft verteilen und der Inhalt im gesunden, nährenden Boden versickern (Punkt 3). Nach wie vor hat jeder Sack, egal, wie abstoßend (Punkt 2) sein Inhalt sein mag, eine überschaubare Größe und ein begrenztes Gewicht (Punkt 1) und kann somit vom Entsorgungsteam oder Wildtieren weggetragen und verbrannt bzw. gefressen, verdaut und auf Nimmerwiedersehen ausgeschieden werden (Punkt 3).

Der Therapeut sollte in der Lage sein, sich sprachlich bildhaft und anschaulich auszudrücken und Metaphern[87] und Vergleiche[88] anzuwenden.

---

[87] Allgemein ist die Metapher ein *sprachlicher Ausdruck* mit sehr bildhaftem Inhalt. Ein bestimmtes Wort oder eine Reihe von Wörtern wird aus seinem eigentlichen *Bedeutungszusammenhang* gerissen und in einen anderen eingefügt, ohne dass ein direkter Zusammenhang besteht. Mithilfe der Metapher wird ein Bild erzeugt, das auf einen bestimmten Aspekt hin interpretiert werden kann und somit eine Bedeutung erhält.

Eine Metapher zu benutzen, heißt, den Kontext eines Wortes (oder einer Idee) von seiner eigentlichen Bedeutung in einen bildlichen Sinn zu ändern (wie z. B. in dem Ausdruck: „die Wurzel des Bösen"; das Böse hat keine Wurzeln in der Erde, das Wort nimmt hier die bildliche Bedeutung von „Quelle", „Ursprung" an). Diese Veränderung oder Transposition bringt eine neue Bedeutung hervor. Diese fördert neue Assoziationen, ist getarnt durch die eigentliche, übliche Bedeutung des Wortes, was die Metapher zu einem subtilen Werkzeug macht. Die Metapher unterscheidet sich von der Präzision der logischen Sprache. Während der bewusste Verstand auf eine präzise Art und Weise funktioniert, nämlich durch Ausschluss, arbeitet der unbewusste Verstand durch Einschluss in einer Art analogen Assoziation.

Die Metapher arbeitet also mit einer **Übertragung:** „Schneckentempo" = „langsam wie eine Schnecke" (siehe z. B. https://www.schreiben.net/artikel/metapher-3631/.)

[88] Eine Metapher kann man klar von einem **Vergleich** abgrenzen. Während die Metapher den Zusammenhang völlig ohne Hilfsmittel herstellt, entsteht ein Vergleich mithilfe eines „wie", das die sonst zusammenhanglosen Wörter in Verbindung stellt. Im Fall des o. g. Beispiels wäre ein typischer Vergleich: „langsam wie eine Schnecke". Der Interpretationsspielraum fällt weg und wird auf diese Weise deutlich gemacht.

Metaphern in der Psychosomatik

Wie sonst in der Kommunikation besteht auch bei bildhafter Sprache stets die Gefahr eines Missverständnisses. In der Psychosomatik gibt es Konzepte, ein Symptom oder eine Krankheit als Botschaft(er) einer unabhängigen Macht mithilfe von Metaphern oder Vergleichen zu verstehen. Dahinter stehen in der Regel spirituelle oder esoterische Haltungen. Es empfiehlt sich, diese Auffassung mit einem Fragezeichen zu versehen (siehe Kap. „Das Psychogene", Abschn. „Abgrenzung von Esoterik …"):
„*Symptom als Botschaft? Achtung vor dem Missbrauch von Metaphern!*"

Die Idee, das Symptom als Botschaft – Botschaft von wem? – zu verstehen, führt häufig dazu, das Symptom als ein Signal von einer unabhängigen allwissenden Macht misszuverstehen und ihm so zu viel Bedeutung zu geben. Diese Idee wird insbesondere in esoterischen Kreisen und in der „Lehnstuhlpsychologie" missbraucht: „*Wenn das Symptom nicht verschwindet, haben Sie nicht richtig zugehört und/oder die Botschaft nicht verstanden!*" Das führt Patienten häufig in die Irre, und sie laufen Gefahr, die Schulmedizin abzulehnen und unzählige Stunden und viel Geld in der Hoffnung zu vergeuden, irgendwann die Botschaft zu verstehen und das Symptom zum Verschwinden zu bringen. Währenddem werden sie zusätzlich von Schuldgefühlen geplagt, weil das Symptom persistiert und sie also der „Botschaft" immer noch nicht „*richtig zugehört oder die Botschaft nicht verstanden*" haben.

Auch kann eine Metapher häufig zu eng sein, um ein Problem zu verstehen. Wenn z. B. bei einer verstopften Nase alle organischen Ursachen mehr oder weniger ausgeschlossen wurden, kommt einem die Metapher in den Sinn: „*Ich habe die Nase voll.*" Also könnte die Frage lauten: „*Von was haben Sie genug?*" usw. Oder wenn man einen Ohrinfekt hat, kann man wohl fragen: „*Was wollen Sie nicht hören?*" Als Psychotherapeut halte ich diese Fragen für naheliegend, aber auch naiv. Wer hat nicht etwas, was er nicht hören will?

Im Klartext: Es ist irreführend und geradezu gefährlich das Symptom primär als Botschaft bzw. als Metapher zu verstehen und darauf eine Hypnose aufzubauen.

Es geht eher darum, wie der Patient ein Symptom versteht und in welchen situativen oder lebensgeschichtlichen Zusammenhang er es einbettet. Wenn es regnen soll, dann wird es regnen – der Regen sagt mir nicht, ob ich trotzdem am Picknick festhalte und den Tisch im Keller decke oder es absage. Aber vielleicht wird mir durch diese Vorhersage bewusst, dass ich eigentlich nicht so gern ein Picknick organisieren will und es lieber absage; oder diese negative „Botschaft" rüttelt mich wach und ich erkenne, dass mir viel an diesem Picknick liegt und ich organisiere ein Zelt usw. Das Wetter[89] per se will mir gar nichts sagen, vielmehr mache *ich* eine Botschaft daraus. So kann das Wetter auch für eine wohltuende Selbstheilungsgeschichte dienen (Audio-Datei 18).

---

[89] Siehe auch „Wetter-Metapher" im Kap. „Das Psychogene", Abschn. „Warum wird der Begriff Selbstheilung schnell in die Esoterik-Ecke abgeschoben?" und im Kap. „Fallbeispiele", Abschn. „Entstehungsgeschichte und ‚Sinn' einer Krankheit".

Audio-Datei 5.18 Eine kleine Geschichte zum Wetter. (Text: Gary Bruno Schmid / Stimme: Annette Rausch / Bild: Ursula Hanke) (▶ https://doi.org/10.1007/000-d3j)

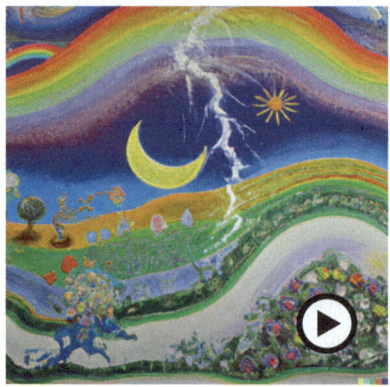

Das Symptom kann unter Zuhilfenahme unserer sieben Sinne[90] zusammen mit unserer Fantasie im Sinne eines persönlichen, individuellen Bildes konkretisiert und veranschaulicht werden: *„Das Symptom kommt mir vor wie …"* Zum Beispiel: *„Diese Verstopfung in der Nase kommt mir vor, wie wenn kleine böse Trolle meine Nasennebenhöhlen wie die Gänge in einer Berghöhle mit Schlamm und Steinen blockieren …"* und dann kann man mit dieser Vorstellung hypnotherapeutisch weiterarbeiten.

Die Heilung bzw. Behandlung ist sodann das langsame Verschwinden des Symptombilds, indem die prozesshafte Verwandlung zum Besseren hin voranschreitet und ein neues Bild für die Gesundheit entsteht. Im Fall der verstopften Nase könnte der Patient sich vorstellen, dass die Trolle sich trollen und wohlgesinnte Heinzelmännchen übernehmen und die Nase bzw. die Gänge in der Berghöhle (= seine Nasenhohlräume) von Schlamm und Steinen befreien usw.

Innere Haltung

Zur erfolgreichen Anwendung der SDE-Methode braucht es ein gewisses Talent bzw. es müssen ein paar grundlegende Voraussetzungen erfüllt sein. Die Fertigkeit ist für jedermann erlernbar, aber nicht alle können sie gleich wirksam einsetzen.

Die innere Haltung des Therapeuten sowie des Patienten der Selbstheilungsgeschichte gegenüber ist wichtig für die Wirksamkeit und Zuverlässigkeit der Behandlung. So ist

---

[90] Sehen, Hören, Riechen, Schmecken, Tasten, Gleichgewicht und Fühlen. Im (englischen und „neudeutschen") Hypnosejargon benutzt man das Kürzel VAKOG für die Bezeichnung der fünf Sinne „Sehen" (Visual), „Hören" (Acoustic), „haptische Wahrnehmung" (Kinesthetic), „Riechen" (Olfactory), „Schmecken" (Gustatory). Als haptische Wahrnehmung bezeichnet man das aktive Erfassen der Größe, Kontur, Textur, Temperatur und Masse eines Objekts mithilfe der Oberflächen- und Tiefensensibilität. Sie ist Teil der Exterozeption. Die passive Wahrnehmung mechanischer Reize nennt man demgegenüber taktile Wahrnehmung.

die Option auf einen günstigen Spontanverlauf bei jeder Therapie vorhanden, und sie sollte immer *und* in beider (des Therapeuten und des Patienten) Erwartungshaltung ihren Platz haben. Eine von gegenseitiger Authentizität, Ehrlichkeit, Herzlichkeit, Offenheit, Respekt, Vertrauen und Zugewandtheit geprägte Haltung gibt Raum für die Arbeit auf körperlicher, psychischer und zwischenmenschlicher Ebene.

Die Selbstheilungsgeschichte muss in jedem Fall die folgenden beiden Bedingungen erfüllen:

- Die Vorstellungen müssen für den Patienten glaubhaft (im Sinne von einleuchtend) sein.
- Die Vorstellungen müssen für den Therapeuten überzeugend (im Sinne von nachvollziehbar) sein.

Diese Bedingungen können optimal mithilfe therapeutischer Präsenz erreicht werden.

Therapeutische Präsenz

Im Abschn. „Innere Einstellung: Präsenz, Klarheit, Verankerung" habe ich den Begriff *Präsenz* eingeführt. Präsenz ist eine Kombination aus drei unterschiedlichen, synchron bestehenden inneren Haltungen:

1. Akzeptanz (Wohlwollen, Affinität, Zuneigung o. Ä.),
2. Anteilnahme (Empathie, Identifikation, Mitgefühl, Teilnahme, Verständnis o. Ä.),
3. Neugier (erwartungsvolle Aufmerksamkeit, Achtsamkeit, Interesse, Vigilanz o. Ä.).

Wenn man ins Kino geht, hat man ein Filmgenre ausgewählt, das man gernhat (Punkt 1) und man kann sich mit der Hauptfigur identifizieren (Punkt 2). Wenn der Film gut gemacht ist, wird die Handlung der Geschichte („story line") dafür sorgen, dass der Zuschauer bis zum Ende neugierig bleibt (Punkt 3).

Präsenz hat Ähnlichkeiten mit dem Begriff „Flow",[91] der als ein selbst referenzieller Zustand des lustvollen Aufgehens im Augenblick mit dem Gefühl der vollen Involviertheit und des energetischen Fokus beschrieben wird (Csikszentmihalyi 2000, 1992; Csikszentmihalyi und Le Fevre 1989). Die drei Komponenten der Präsenz sind im Einklang sowohl

---

[91] Drei zentrale Faktoren sind erforderlich, um in einen Flow-Zustand zu geraten (Bonaiuto et al. 2016): (1) Ein Ziel wählen; (2) Bedeutsamkeit: Dieses Ziel muss für einen selbst bedeutsam sein; (3) Herausforderung: Das Vorhaben soll einen an die Grenze der eigenen Möglichkeiten bringen – etwa, wenn der Berg, den man besteigen will, ein wenig höher und schwieriger ist als der letzte bezwungene Berg.

mit meiner Definition des hypnotischen Zustands als auch mit der des Flows insofern, als man dabei gänzlich in der eigenen Aktivität aufgeht (Verschmelzen von Selbst und Tätigkeit) mit Verlust von Reflexivität und Selbstbewusstheit. Der präsente Mensch erlebt sich in Resonanz mit der Umwelt und mit sich selbst.

Der präsente Therapeut pflegt gleichzeitig diese drei inneren Haltungen dem Patienten gegenüber im Sinne eines „Du":

1. Ich akzeptiere dich,
2. ich bringe dir Empathie entgegen, d. h. ich gehe mit deinen Gefühlen, Gedanken und Absichten mit; ich lasse die Eigenschaften und Einstellungen, die ich in dir erkenne, empathisch-identifikatorisch auf mich einwirken,
3. ich bin neugierig, wie es mit dir und unserer Begegnung weitergeht.

Setzen wir für das Gegenüber „Blume" oder „Person" ein, liest sich das Ganze so:

1. Dich, Blume/Person akzeptiere ich, wie du bist;
2. ich stelle mir vor, wie es mir gehen könnte, wäre ich selbst eine so schöne Blume/leidende Person, d. h. ich versuche, mich in dein schönes/leidendes Wesen zu versetzen bzw. ich lasse deine schönen Eigenschaften/dein leidendes Wesen empathisch-identifikatorisch auf mich wirken;
3. ich betrachte dich mit erwartungsvoller Aufmerksamkeit im Hinblick auf dein Wohl und deine Verwandlung und bin neugierig auf die weitere Entwicklung.

Therapeutische Präsenz[92] heißt schlicht und einfach, in der Begegnung mit dem Patienten hier und jetzt aufmerksam und konzentriert und auf ihn und sein Leiden fokussiert zu sein. Therapeutische Präsenz ist ein Instrument, um

- Entspannung, Optimismus, Mut, Kooperation, Selbstvertrauen und Kontrolle des Patienten über Schmerz oder Krankheit zu steigern,
- dem Patienten mit Dankbarkeit und Gewissheit erkennen zu helfen, was er selbst für sich positiv gestalten und tun kann und wie er die nötigen Schritte dazu unternehmen kann,
- dem Therapeuten zu helfen, zusammen mit dem Patienten seinen individuellen Selbstheilungsmythos zu kreieren, der nötig ist, um für sich Sinn – siehe z. B. (Bussing et al. 2005a, b) – und Einsicht in seine(r) Krankheit zu finden und die Kluft zwi-

---

[92] Therapeutische Präsenz des Behandelnden für den Patienten ist identisch damit, was ich Präsenz des Patienten für den individuellen Mythos zur Genesung in der Selbsthypnose nenne.

schen den bewussten und unbewussten Aspekten von Schmerz- oder Immunabwehr zu überbrücken.

Therapeutische Präsenz soll eingesetzt werden, um

1. Hoffnung,
2. konstruktives Handeln und
3. Sinnsuche

beim Patienten zu begünstigen (Taylor SE et al. 2000).

Aber kann man wirklich gleich präsent und aufmerksam allen Menschen und Dingen gegenüber sein? Von einem berühmten Modefotografen wird kolportiert, dass es keine Frau gäbe, egal, wie schön sie sei, die nicht aus irgendeiner Perspektive auch hässlich erscheint; und genauso wenig gäbe es eine Frau, egal, wie hässlich sie zu sein scheine, die nicht auch eine Schokoladenseite hätte und aus irgendeiner Perspektive schön erscheine. So ist es m. E. auch immer möglich, Präsenz gegenüber jedem beliebigen Objekt, ob Mensch, Tier oder Ding, aufzubringen.

Therapeutische Präsenz markiert eine Art Gleichgewicht im Hier und Jetzt zwischen Akzeptanz und Empathie, mit teilhabendem Interesse an und intentionsloser, erwartungsvoller Aufmerksamkeit im Hinblick auf die therapeutische Situation und den gesundheitlichen Zustand des Patienten. Sie ist ein Instrument der therapeutischen Begleitung, das den Rapport zwischen Patient und Therapeut zusammen mit anderen, unspezifischen Wirkfaktoren verfeinern kann – siehe z. B. (Asay und Lambert 2001; Lambert 1992). Gegenüber dem Patienten pflegt ein präsenter Therapeut gleichzeitig die Haltung eines wohlwollend und anteilnehmend interessierten Behandlers und eines mehr oder manchmal auch weniger sattelfesten Experten. Therapeutische Präsenz soll beiden helfen, ihre unterschiedlichen Aufgaben und Verantwortungen gegeneinander abzugrenzen und so ein gemeinsames Handeln für die Gesundung zu ermöglichen: körperliche Missempfindungen von Krankheitssymptomen zu unterscheiden, und die Verantwortung für sowie eine gewisse Kontrolle über den Heilungsprozess mehr und mehr dem Patienten zu ermöglichen und zu überlassen.

Gegenübertragung

Am besten lässt sich die therapeutische Präsenz aufrechterhalten, indem der Therapeut den in ihm aufkommenden Gefühlen nachspürt. Dabei muss er differenzieren zwischen den zu ihm selbst gehörenden und jenen aus der inneren Welt des Patienten (Gegenübertragung), die er ihm dann zurückspiegeln und für hypnotische Zwecke utilisieren kann. Tiefenpsychologisch gesprochen handelt es sich bei einer Gegenübertragung um ein weiteres Instrument, einen adäquaten Rapport zu etablieren. Die Gegenübertragung kann als das Stethoskop des Psychotherapeuten betrachtet werden.

Humor

Mit Humor geht alles besser, sogar eine medizinische Hypnose ...

Humor macht vieles leichter und vermag abzulenken, zudem ergeben sich körperliche Vorteile: Wer lacht, atmet automatisch tiefer, versorgt also seinen Organismus mit mehr Sauerstoff und schöpft Zuversicht, da Humor und Lachen üblicherweise mit angenehmen, freudigen Gefühlen verbunden sind (Wirkung des Körpers auf den Geist – siehe (Gross et al. 1994)). Dieser Effekt wird z. B. im Lachyoga in hohem Maße genutzt: Man trifft sich zum gemeinsamen Lachen und versucht, zunächst willentlich, Lachen auszulösen. Erstens ist das anfänglich durchaus komisch, zweitens wird die Muskulatur – vor allem das Zwerchfell – angeregt. Im Alltag machen wir darüber hinaus die Erfahrung, dass auch ein bewusst gemachtes fröhliches oder lächelndes Gesicht die Stimmung positiv beeinflusst.

Der therapeutische Humor muss einvernehmlich erheiternd und befreiend sein und darf keinesfalls lächerlich machen oder gar verletzend sein, wie z. B. bei Schadenfreude oder Verlegenheit. Dann lockert er die Atmosphäre, reduziert die Abwehr und erleichtert den Zugang zu eher schwierigen Themen. Es kann höchst amüsant sein, wenn in der Genesungsgeschichte Zwerge plötzlich mit den Ohren wackeln oder Krokodile mit roten Schleifen um den Hals durch die Luft fliegen. Kleine Neckereien können die therapeutische Beziehung u. U. festigen und den Aufbau des Rapports fördern. Solche Situationen lassen sich wunderbar utilisieren[93] und können den therapeutischen Effekt erhöhen.

Humor – auch der sog. schwarze – birgt immer eine Spur positiven Denkens in sich. Das resultierende Gefühl von Andersartigkeit, Ablenkung und einer leichteren Sicht auf

---

[93] Utilisation heißt Nutzbarmachen (siehe z. B. Abschn. 2.7 und 18.4.6 in (Kossak 2004).) In der Hypnose utilisiert der Therapeut vor allem die Ressourcen seines Hypnotisanden zu dessen Wohl, um einfacher und besser

eine Erwartungshaltung respektvoll aufzubauen,

bestimmte Situationen und Umstände suggerieren zu können,

beim Hypnotisanden einen Zustand der Trance einzuleiten, z. B. durch die Fraktionierung.

Utilisiert werden aber auch die physiologischen Reaktionen, die Bewegungen und Handlungen, die Einstellungen/Gefühle/Wünsche, die Sprache sowie das (gewünschte oder unerwünschte) Verhalten, aber auch die Probleme des Hypnotisanden. Insbesondere können Ablenkungen, Beschwerden, Störungen, pathogene Überzeugungen, Vorurteile und Widerstände des Hypnotisanden vom Therapeuten utilisiert werden, um sie durch eine geschickte therapeutische Sprache in Ressourcen zu verwandeln. Die Handhabung der Hypnose wird dadurch individuell und flexibel gestaltet.

Wenn der Therapeut mit dem Hypnotisanden einen *Rapport* aufgebaut, mit ihm einen für den Hypnotisanden glaubwürdigen *Ort der Geborgenheit* gefunden, die *Ressourcen* des Hypnotisanden aufgedeckt und all das *utilisiert* hat, was der Hypnotisand in die Therapie mitbringt, kann er mit dem Hypnotisanden einfacher und besser kommunizieren.

die Beschwernisse fungiert als Ventil und ist gewiss eine gute Medizin, die evtl. sogar das Leben verlängern kann (Ryff 1989).[94]

Die segensreichen Vorteile von Humor und Lachen zur Stressreduktion und Hebung des Wohlbefindens von Patienten und Personal im Gesundheitswesen sind seit Langem bekannt (Ackerman et al. 1993, 1994; Skevington und White 1998). Menschen, deren Persönlichkeit sich durch einen guten Humor oder Extroversion auszeichnet (Moudsley Personality Inventory), zeigen statistisch signifikante Immunvorteile gegenüber weniger humorvollen und eher in sich gekehrten (Ishihara et al. 1999). Das fröhliche Lachen, das durch *Rakugo,* eine auf komischen Monologen beruhende japanische Form der Unterhaltung herbeigeführt wurde, führte zu signifikanten Abfällen bestimmter immunologischer Mediatoren der rheumatoiden Arthritis (Matsuzaki et al. 2006). Eine statistisch signifikante Relation wurde zwischen positiven Emotionen und Schutz vor Herzkrankheit nachgewiesen: Je begeisterter, freudvoller, glücklicher und zufriedener ein Mensch sich fühlt und dies auch zum Ausdruck bringt, desto weniger ist er für kardiovaskuläre Störungen („coronary heart disease", CHD) anfällig und zwar unabhängig davon, ob er auch noch aggressiv, ängstlich oder depressiv ist (Davidson und Mostofsky 2010). Um das Risiko für CHD zu reduzieren, ist es also nicht nur wichtig, depressive Symptome zu mildern, sondern vor allem positive Emotionen zu erleben und auszudrücken – siehe auch (Kienzl 2006) zum Einsatz von Humor in der Krebsbehandlung.

Motivation und Kompetenz des Patienten

„Der äußere Arzt behandelt, der innere Arzt heilt."
(Quelle unbekannt)

Eine wesentliche Rolle spielt, inwieweit der Patient motiviert ist, die notwendige Vorstellungsarbeit über eine Zeitspanne von ca. 8 Wochen engagiert 2- bis 3-mal am Tag für jeweils mindestens 3 bis ca. 20 min zu üben. Nur Übung macht den Meister!

Ziel dieser Übungen ist die Konsolidierung eines Körperankers, der eine konditionierte, innerhalb kürzester Zeit abrufbare physiologische Reaktion auf die Selbstheilungsgeschichte auslöst. Das entsprechende Körpergefühl unterrichtet den Patienten, dass der Heilungsprozess stattfindet. Sobald der Körperanker etabliert bzw. konditioniert ist (erfahrungsgemäß, spätestens ab der 8. Sitzung), können Dauer und Häufigkeit der Vorstellungsübungen reduziert werden. Der Patient ist jetzt kompetent, eigenständig den Körperanker wie eine Art geistige Impfung durch Aufmerksamkeit, bewusstes Atmen

---

[94] Ryff (1989) fand heraus, dass Menschen im hohen Alter ihre Lebenszufriedenheit finden in Genuss, Humor und Akzeptanz der Situation, wie sie gerade ist, d. h. in einem Leben mit möglichst vielen positiven und möglichst wenig negativen Gefühlen (*hedonistisches Wohlbefinden*). Menschen in der Lebensmitte hingegen beziehen ihr Wohlbefinden vor allem aus einem möglichst hohen Grad an Selbstverwirklichung: Autonomie, positive Beziehungen, Kontrolle über die Umwelt, Selbstakzeptanz, Selbstbewusstsein, Selbsterkenntnis, Sinnhaftigkeit des Lebens, persönliches Wachstum (*eudaimonisches Wohlbefinden*).

oder Entspannung immer wieder abzurufen und eine Art kurzen „Tagtraum" zur Genesung zu initiieren. Die Aufnahme der Selbstheilungsgeschichte, z. B. auf dem Mobiltelefon des Patienten oder auf einer CD, kann die Motivation und damit auch die Selbstdisziplin des Patienten fördern, diese Übungen regelmäßig durchzuführen und sich jedes Mal eine „Aufbauspritze" zu verabreichen.

Andere Autoren sprechen in diesem Zusammenhang von Patientenkompetenz. Der emeritierte Professor für Onkologie und Klinikdirektor Gerd Nagel (*1936), der selbst an Krebs erkrankte, definiert den Begriff wie folgt (Nagel Gea 2004):

„Patientenkompetenz ist die Fähigkeit des Patienten,

- sich den Herausforderungen der Erkrankung zu stellen,
- sich auf die eigenen und fremden Ressourcen zur Krankheitsbewältigung zu besinnen,
- diese Ressourcen zu nutzen,
- dabei persönliche Bedürfnisse zu berücksichtigen,
- eigene Zielvorstellungen zu verfolgen
- und Autonomie zu wahren."

Auf der Website von Professor Nagel[95] heißt es weiter:

„Die Kraft des Arztes liegt im Patienten. Dieser Satz von Paracelsus (1493–1541) unterstützt nicht nur die Überzeugung vieler Patienten und ihrer Ärzte, dass jeder etwas zu seiner Genesung beitragen kann, sondern zeigt auch, wie wichtig die Beziehung zwischen Arzt und Patient ist. Wenn sich der Patient respektiert, gut informiert, verstanden und als Individuum ernst genommen fühlt, vertraut er seinem Arzt und dessen Behandlung. Damit wird die Dyade von Arzt und Patient zu einer heilsamen Beziehung. Zudem schenkt das Vertrauen zum behandelnden Arzt während einer Erkrankung dem Patienten und seinen Angehörigen ein Stück Lebensqualität."

„Patientenkompetenz äußert sich darin, wie sich ein Patient zu seiner Krankheit stellt und wie er seine körperlichen, geistigen und seelischen Kräfte optimal in den Heilungsprozess einbringt. Denn diese individuellen Kräfte sind ebenso wichtig wie medizinische Eingriffe von außen."

„Patientenkompetenz ist eine vernachlässigte Dimension im modernen Gesundheitswesen. Medizinische Fachkompetenz zeigt sich vor allem darin, wie gut die Medizin Krankheiten erkennt und therapiert. Die Kunst der Aktivierung von Kräften der Selbstheilung dagegen haben die Medizin und auch wir modernen Menschen weitgehend verloren. Ein kompetenter Patient sein heißt fähig sein, mit und trotz der Erkrankung ein möglichst normales Leben zu führen."

---

[95] www.patientenkompetenz.ch. – zugegriffen 02.05.2025. 2003 gründete Professor Nagel die Stiftung Patientenkompetenz, der er bis 2021 als Präsident vorstand. Seitdem ist er als Berater für die Stiftung tätig. Siehe auch https://patientenkompetenz.ch/stiftung-patientenkompetenz/

„Über 80 % kompetenter Patienten nehmen komplementärmedizinische Mittel ein ... Die meisten kompetenten Patienten sind ferner der Meinung, dass sie den Verlauf ihrer Erkrankung, gemeint sind sowohl die Lebensqualität als auch der zeitliche Verlauf der Erkrankung, durch eigenes, aktives Zutun beeinflussen können. Diese Überzeugung, genannt die prognostische Relevanz der Patientenkompetenz, wird nicht von allen Menschen unserer Gesellschaft geteilt. Derartig unterschiedliche Denkstile zu bestimmten Krankheitskonzepten von Krebs dürften mitverantwortlich sein für Spannungen zwischen Patienten und ihren unmittelbaren Bezugspersonen."

Die rechte Hand der Patientenkompetenz ist die Motivation: Das Gelingen jeder Selbstheilung ist auch eine Funktion unentwegter Motivation, die vorhandenen Fähigkeiten anzuwenden und zu erweitern.

Ein Schlüssel zum Erfolg lautet: Fähigkeit × Motivation × Übung × Möglichkeit.

Die Motivation des Arztes ist ebenso wichtig wie die des Patienten, da jeder Doktor Medikamente verordnen kann, aber nicht jeder genügend motiviert ist, das Präparat überzeugend darzustellen. Auf Patientenseite kann jeder das Mittel anwenden, aber nicht jeder weiß, wie bedeutsam seine Motivation zur Einnahme für dessen Effektivität ist.

Patientenkompetenz hilft, dem Ziel der Heilung näher zu kommen, als es ohne diese Kompetenzen möglich wäre. Diese Grundideen werden auch von anderen Forschern geteilt und mit anderen Schwerpunkten und unter anderen Bezeichnungen zum Einsatz gebracht – siehe z. B. (Bopp et al. 2005; Nagel 2006) und die Referenzliste auf der genannten Website.

Realistische Einstellung zu Selbstheilung und Vorstellungskraft

Nachfolgend gebe ich die Zusammenfassung eines Interviews mit meiner ehemaligen Patientin J. K. wieder. Das Interview wurde von einem Journalisten (C. F.) geführt, der am Thema „Selbstheilung durch Hypnose" interessiert ist. Die 50-jährige Frau leidet an einem neuroendokrinen Karzinom, d. h. einem hormonbildenden Tumor. Die befallenen Zellen teilen sich häufiger als vorgesehen und sterben nicht mehr ab, was zu einer Verdrängung des gesunden Gewebes in der Umgebung führt. Auch produzieren sie zu viele Hormone, was sich in hochrotem Kopf, Durchfall, Alkoholunverträglichkeit, Asthma, Hautproblemen, Gewichtsverlust und einer Abnahme der allgemeinen Leistungsfähigkeit zeigen kann. (Weitere Einzelheiten zu Krankheit und Behandlung werden im nächsten Kapitel näher erläutert, wo ich die Fallgeschichte dieser Patientin diskutiere.)

C. F.: „Warum und wie lange sind Sie schon in Hypnosebehandlung?"
J. K.: „Ich gehe zur Hypnotherapie, weil ich Krebs habe, neuroendokrine Tumore. Die Diagnose ist jetzt 2 Jahre her. Zuerst musste die Krankheit medizinisch abgeklärt werden, ich war deshalb bei den Spezialisten der Magen-Darm-Abteilung am Unispital. Danach bin ich zur Onkologie überwiesen worden, wo ich Bestrahlungen über mich ergehen lassen musste. Diese haben mich total geschwächt, es war dramatisch. Leider blieb der erhoffte Erfolg aus, und so wurde mir allmählich klar, dass die Schulmedizin nicht mehr bieten konnte, als sie das im Moment tat, was mir eindeutig zu wenig war.

Ich habe auch einen Homöopathen aufgesucht, der mich unter anderem mit Bioresonanz behandelte. Auch Shiatsu-Massage unterstützte mich in dieser Phase. Weil ich nichts unversucht lassen wollte, ging ich im Oktober 2002 auf Anraten eines Freundes zum ersten Mal zu Herrn Dr. Schmid."

C. F.: „Und heute?"

J. K.: „Heute ist die medizinische Hilfe die eine Säule, die mich stützt. Die andere ist die Hypnose, denn es ist nun mal so, dass meine Krebserkrankung sehr selten ist und nicht operativ oder mit den klassischen schulmedizinischen Methoden behoben werden kann. Deshalb habe ich mich umgeschaut, was es sonst noch für Möglichkeiten gibt, meinen Gesundheitszustand zu verbessern. Man muss in einer solchen Situation mehrgleisig fahren, da es nicht ein einziges, richtiges Rezept gibt."

C. F.: „Wie hat Ihr Arzt auf die Entscheidung, Hypnose zu nutzen, reagiert? Es gibt sicher genügend Ärzte, die einer Hypnotherapie gegenüber kritisch eingestellt sind."

J. K.: „Ich muss sagen, dass ich diesen Titel verwirrend finde, denn wenn jemand ‚Hypnose' sagt, denkt man sofort an eine Show mit Pendel, Zaubertricks und schwebenden Leuten. Es ist ein stark mit Vorurteilen besetzter Ausdruck. Ich mit meinem Hintergrund – ich habe eine psychotherapeutische Ausbildung und arbeite selbst als Therapeutin mit kreativen Medien wie Malen, Texte schreiben, Fantasiereisen etc. – bin überzeugt, dass heilende Kräfte wirken, wenn man in der psychotherapeutischen Arbeit imaginative Methoden einsetzt. So nenne ich die Therapie ‚Imagination' anstelle von ‚Hypnose'. Doch zurück zu Ihrer Frage. Es gibt zwei Meinungen: Die des Professors am Unispital und die meiner Hausärztin. Der Onkologe am Unispital hat es nicht kommentiert. Er ist für den technischen Teil zuständig, verordnet die Spritzen und Medikamente. So war er nicht sonderlich interessiert, mehr über Hypnose zu erfahren, war wenig offen für Neues. In diesem Sinne hat er mir nicht abgeraten, er fragt aber auch nie danach. Ich denke, dass er folgende Einstellung hat: ‚Wenn sie das glücklich macht, dann soll sie es machen.' Momentan fühle ich mich gesundheitlich sehr gut, der Professor käme jetzt aber nicht auf die Idee nachzufragen, ob ich diese Hypnotherapie noch mache. Irgendwann hatte er es aufgeschrieben, aber das ist nicht sein Gebiet. Er gibt die Spritzen, schaut, ob die Blutwerte stimmen etc. Vieles ist Routine. Es wird für ihn erst wieder interessant, wenn es eine deutliche Verschlechterung meines Gesundheitszustandes gibt, dann muss er wieder was tun. Dass der Status quo gehalten wird, bestätigt für ihn die Richtigkeit seiner Arbeit.

Die andere Meinung ist die meiner Hausärztin, die anders reagierte. Sie sagte, es gebe Dinge und Einflüsse zwischen Himmel und Erde, die man medizinisch nicht erklären könne. Sie habe in ihrer Berufstätigkeit schon so viel Unerklärliches gesehen, dass sie überhaupt nie sagen würde: ‚Lassen Sie das' oder ‚Machen Sie das'. Es geht immer darum, dass der Patient schauen muss, was für ihn geeignet ist."

C. F.: „Wie reagiert Ihr Umfeld auf Ihre Hypnosebehandlung? Erzählen Sie es überhaupt weiter?"

J. K.: „Ich erzähle das nur interessierten Menschen – Menschen, die an mir interessiert sind. Die sehen ja, dass es hilft, also finden sie es gut. Andere fragen auch nach, finden es sehr faszinierend, diesen ‚Schlüssel' zu unbewussten Vorgängen über die Imagination. Wenn ich das jeweils erzähle, finden es manche so spannend, dass sie es auch gerne ausprobieren möchten."

C. F.: „Beschreiben Sie mir bitte das bisherige Vorgehen in der Hypnotherapie bei Herrn Dr. Schmid."

J. K.: „Die Methode ist so, dass man Geschichten schreibt. In den ersten Sitzungen ging es darum, meine Geschichte aufzuschreiben. Jeder kann das so machen, wie er will. Ich schrieb ein Märchen: ‚Es war einmal eine Frau, die hatte …' Das war Hausaufgabe, danach habe ich die Geschichte Herrn Schmid vorgelesen und wir haben gemeinsam sortiert, wie die Bilder sind und ich habe bei ihm in der Praxis unter seiner Anleitung Imaginationen gemacht.

Das Vorgehen ist folgendes: Zuerst entspannt man sich körperlich, fixiert einen Punkt an der Wand und atmet in einem bestimmten Rhythmus. So gerät man in den Entspannungszustand. Mit geschlossenen Augen schaut man anschließend mit gespannter Aufmerksamkeit, was im inneren Kino passiert. Es ist die Kunst des Therapeuten, den Patienten zu leiten, welchen Bildern er nachgehen soll und zu entscheiden, welche Bilder ressourcenorientiert sind. Wenn meine Bilder machen, was sie wollen, und ich nicht mehr mitkomme, so ist das ein heikler Punkt: Manipuliere ich da was, drehe ich's so um, wie ich's gern hätte, rede ich's schön? Es ist wichtig, dass man eine Begleitung hat, die sagt: ‚Man muss die Bilder nehmen, wie sie kommen und dann mit beobachtender Aufmerksamkeit diese Bilder anschauen und sie akzeptieren.' Anfangs hatte ich Angst vor dem Schönreden und bin einige Male in düstere Bilder abgeglitten."

C. F.: „Der ganze Prozess der Imagination geschieht also während der Sitzungen bei Dr. Schmid?"

J. K.: „Anfangs imaginierte ich mit Herrn Dr. Schmid noch gemeinsam. Heute muss ich jeden Tag zwei, besser noch drei Mal imaginieren. Das ist ein großer Zeitaufwand. Ich imaginiere, d. h., ich gehe in Meditationsstellung in einem ruhigen Raum, mache die Entspannungsübungen, harre der Dinge, die da kommen. Das Ganze dauert ca. 20 Minuten. So weit bin ich jetzt, nach einem Jahr Übung."

C. F.: „Können Sie heute überall imaginieren?"

J. K.: „Anfangs brauchte ich einen bestimmten Ablauf, damit ich mich konzentrieren konnte. Heute ist es so, dass ich mich z. B. morgens in der S-Bahn hinsetze und imaginiere. Nach einem Jahr Übung bin ich jetzt in der Phase, in der es darum geht, wie sich ein Wohlgefühl einstellt, denn das Ziel ist es ja, das Immunsystem zu aktivieren und die Selbstheilungskräfte anzukurbeln. Die Imaginationen rufen im Körper Gefühle hervor, und es geht darum, den 20 Minuten dauernden Prozess zu verdichten auf ein Körpergefühl. Das muss geankert werden mit einem Bild, einer Farbe, einer Temperatur, einem sensorischen Ereignis. Daran arbeite ich und dieses Gefühl hat sich auch schon eingestellt. Ich kann es also abrufen."

C. F.: „Bei Herrn Dr. Schmid erzählen Sie also nur noch, was in den letzten Wochen in den inneren Bildern passiert ist?"

J. K.: „Wenn die Imagination fertig ist, mache ich immer ein paar Notizen dazu, denn das alles ist sehr flüchtig. Manchmal bin ich sehr erstaunt, was ich schon aufgeschrieben habe. Zeit und Raum haben andere Gesetze, wie im Traum auch. Zur Integration oder zum Bewusstsein darüber, dass ich etwas tue, ist es eben wichtig, es aufzuschreiben. So kommt es auch auf der intellektuellen Ebene an. Nach jeder Imagination schreibe ich 5–6 Zeilen, und die bespreche ich dann mit Herrn Dr. Schmid."

C. F.: „Konnten Sie bis jetzt Veränderungen aufgrund der Hypnose sehen? Sind solche überhaupt messbar?"

J. K.: „Das ist leider nicht messbar. Es gibt schon Indizien, aber die Blutwerte z. B. haben sich nicht signifikant verändert. Es ist nicht schlimmer geworden, obwohl in den medizinischen Messungen eine leichte Abwärtstendenz festgestellt wurde."

C. F.: „Ihre Verfassung zeigt aber anderes."

J. K.: „Ja, ich bin mopsfidel. Ich bin zu Kräften gekommen, bin guter Dinge. Ich will meine Gesundheit, meinen Körper, mein Leben nicht irgendeiner Medizin anvertrauen, doch wenn ich nicht imaginiere, merke ich, dass ich weniger zentriert, weniger freudig bin. Es stabilisiert enorm. Wenn ich das nicht hätte, würde ich ganz normal weiterleben, wäre immer am Nachdenken, ob die Schulmedizin alleine genug ist …"

C. F.: „Suchen Sie nach Erklärungen, wie und warum die Hypnose funktioniert? Es gibt ja genügend Leute, die behaupten, dass es eine hypnotische Heilung nicht geben kann."

J. K.: „Wichtig ist sicher zu bedenken, dass man ein solches Verfahren anwendet, weil man in Not ist. Und wenn man merkt, dass da jemand ist, der einem etwas zu bieten hat, das einem hilft, dann hinterfragt man nicht groß. Das ist der eine Punkt. Der andere ist der, dass natürlich auch immer Zweifel da sind. Dazu braucht man ein Gegenüber, das einem sagt, ob man die Bilder akzeptieren soll oder nicht. Natürlich kommen in mir auch Zweifel und Unsicherheiten auf, ob ich mit diesem Weg überhaupt etwas bewirken kann. Besonders stark sind die Zweifel jeweils nach Krankenhausbesuchen, die mich daran erinnern, dass ich jetzt mein Leben lang alle 4 Wochen ins Spital muss, damit sie mir eine Spritze in den Muskel geben … In solchen Situationen ist es wichtig, dass ein zuverlässiger Partner da ist und mir die Zweifel überzeugend nimmt.

Als ich mich vor einigen Monaten in einem Motivationsloch befand, sagte mir Dr. Schmid Folgendes: ‚Das Schokoladeneis von Häagen-Dazs schmeckt sehr gut und ich kann Ihnen den Löffel hinhalten, aber wenn Sie es nicht essen …' Essen muss ich schon selbst, um zu sehen, ob es für mich stimmt. Es ist nicht mehr selbstverständlich für mich, gesund zu sein. Ich muss viel dafür tun. Da ist der Glaube daran, dass ich tatsächlich selbst etwas dazutun kann, enorm wichtig. Übrigens: Ich esse sehr, sehr gern Schokoladeneis!"

Der Erfolg dieser wie jeder Behandlung korreliert damit, wie intensiv der Patient an seiner Selbstheilungsgeschichte glaubt resp. wie überzeugt der Therapeut davon ist.

Beispiel für den Einsatz der SDE-Methode bei einer Meditationsübung

Dieses Beispiel soll zeigen, dass die SDE-Methode eigentlich nichts Neues ist und sie sehr einfach der Glaubensrichtung/Haltung/Persönlichkeit jedes einzelnen Patienten angepasst werden kann, ohne ihre Wissenschaftlichkeit einzubüßen. Es folgt eine von mir leicht abgeänderte (geführte) tibetische Gruppenmeditation, die die sechs dramaturgischen Elemente enthält und auch zur Selbstheilung angewandt werden könnte.[96]

(I)   Zunächst sitzen die (miteinander schon vertrauten) Teilnehmer entspannt (1) im Kreis und versuchen, mit Worten abstrakte Begriffe wie „großer Geist" und „leuchtendes Herz" genauer zu umschreiben und voneinander abzugrenzen.

(II) Dann, in der Stimmung „leuchtendes Herz", schließen sie die Augen und visualisieren in der Mitte des Raumes eine positive Lichtgestalt (2).

(III) Anschließend stellt sich jeder sich selbst vor als vor sich sitzendes Spiegelbild (2) in einem ausgeglichenen und gesunden Zustand am Ort dieser Lichtgestalt. (Bei einer Gesundheitsmeditation wird das Bild der Gesundheit von der positiven Lichtgestalt auf das eigene Spiegelbild projiziert.)

---

[96] Die einzelnen Schritte der Übung sind mit einem römisch nummerierten Absatz gekennzeichnet, die dramaturgischen Elemente mit den bisher verwendeten arabischen Zahlen.

(IV) Nun formuliert jeder für sich einen bestimmten „unangenehmen" Aspekt seiner aktuellen Befindlichkeit, z. B. eine Schwäche oder Krankheit (3), und versucht, dieses Merkmal irgendwo an der Spiegelbild-Person (2) zu lokalisieren und zu sehen. (Zum Beispiel könnte ein an Husten oder Magenschmerzen leidender Teilnehmer sich selbst mit einem einengenden Panzer rund um die Brust sehen. Vergleiche auch die drei zusammenschnürenden Metallringe im Grimm'schen Märchen „Der Froschkönig oder der eiserne Heinrich".)[97]

(V) Dann lässt man in der Vorstellung eine vertraute, helfende Person (4) den Raum betreten, näher kommen und sich selbst gegenüber anstelle des Spiegelbilds Platz nehmen (2). Das kann ein Familienmitglied, Schutzengel, Totemtier, der behandelnde Arzt oder auch eine Fantasiefigur sein. Aus der Vogelperspektive schaut man auf sich selbst mit dieser helfenden Figur vis-à-vis inmitten des Raums, während sich der „unangenehme Aspekt" an einer bestimmten Stelle des eigenen Körpers auf einmal in schwarzen Rauch (3) verwandelt; die Lichtgestalt bleibt im Zentrum. (Im Beispiel würden die drei zusammenschnürenden Metallringe in der Vorstellung als Rauchringe erscheinen.)

(VI) Nun lässt man den Rauch (3) von der Helferfigur (4) einatmen und als Licht (5) wieder ausatmen (6) … wieder … und wieder, so lange bis so gut wie kein Rauch mehr vorhanden ist (6). Damit hat die Helferfigur ihre Aufgabe erfüllt und kann sich selbst im reinen Licht aufgehen lassen. (Licht ist eine Metapher für die Selbstheilungskraft, die hier von der Helferfigur aktiviert wird.)

(VII) Dabei stellt man sich vor, wie das positive Licht (5) der im Zentrum sitzenden Lichtgestalt sich ausbreitet, immer größer und heller wird, bis es den ganzen Raum und einen selbst ausfüllt und man sich alleine in der Mitte des Raumes befindet, umhüllt und durchleuchtet von diesem Licht.

(VIII) Jetzt stellt man sich die Schwäche/Krankheit an der bestimmten Stelle des eigenen Körpers nochmals als schwarzen Rauch (3) vor. Diesen Rauch atmet man selbst in ein dunkel leuchtendes Ei (5) im eigenen Herzen ein; das Ei zerspringt und verwandelt den Rauch in reines Licht. (Hier wird die Selbstheilungskraft als Ei, das beim Aufbrechen Licht [Gesundheit] freigibt, in den Dienst der Betroffenen selbst gestellt.)

---

[97] *„Der Froschkönig oder der eiserne Heinrich"* ist das erste Märchen der Sammlung der Kinder- und Hausmärchen (KHM 1) der Gebrüder Grimm (Grimm 1856). Sehr kurz und nur im Bezug auf die Eisenringe zusammengefasst: Der goldene Ball der Königstochter fällt in den Brunnen, der Frosch holt ihn wieder heraus, stellt dafür aber Forderungen usw. (…) Und in der Schlussszene zerspringen dem treuen Diener die eisernen Ringe, die er sich um sein Herz hatte legen lassen, damit es nicht vor Weh und Traurigkeit zerspränge, weil sein Herr von der bösen Hexe verzaubert als Frosch in einem Brunnen saß …

(IX) Mit der Ausatmung (6) wird der Rauch sodann als Licht (2) wieder freigegeben. Dieser Vorgang – Schritte (Vb) und (VI) – wird so lange wiederholt, bis der gesamte Heilungsprozess im Körper als Wärme, Kribbeln o. Ä. (Körperanker) erlebt wird, der Rauch restlos verschwunden und der Körper vollständig gereinigt wurde (6).

Standardisierte vs. individuell entwickelte Selbstheilungsgeschichten

Patienten, die gemeinsam mit ihrem Therapeuten eine für sie maßgeschneiderte Selbstheilungsgeschichte („individually tailored self-healing story") entwickeln, sprechen besser darauf an, als Patienten, denen eine standardisierte Selbstheilungsgeschichte in Trance vorgelesen wird (Barabasz und Barabasz 2006; Barabasz und Christensen 2006). Vorgefertigte Selbstheilungsgeschichten ignorieren die individuellen Unterschiede der Betroffenen. Die Verwendung derselben Selbstheilungsgeschichte für verschiedene Patienten führt zu einer geringeren Wirksamkeit als individuell angepasste Selbstheilungsgeschichten, die auf aktuelle Bedürfnisse und Ziele jedes einzelnen Patienten ausgerichtet sind. Das Ausmaß, in dem eine Selbstheilungsgeschichte das Ansprechen des Körpers auf die Suggestionen erhöht, ist zudem personen- und kontextabhängig.

Individuell zugeschnittene Selbstheilungsgeschichten eignen sich aber nicht für die Forschung, da sie kaum einen zuverlässig statistischen Vergleich zulassen. Dafür sind standardisierte Selbstheilungsgeschichten besser geeignet. Mit diesen kann man ohne Weiteres Gruppenhypnose anbieten.

Es gibt Gruppenhypnoseangebote, die auf Bauchbeschwerden ausgerichtet sind und erwiesenermaßen zu einer signifikanten Verminderung von Reizdarmbeschwerden (IBS-Impact-Scale, körperliche Schmerzen u. a.) führen. Eins der ersten Angebote basiert auf dem Manchester-Protokoll des britischen Gastroenterologen Prof. Dr. med. Peter Whorwell (Whorwell 2006). Ein anderes bekanntes Gruppenhypnoseangebot kommt im Allgemeinkrankenhaus Wien, Abteilung Gastroenterologie, unter der Leitung von Frau Prof. Dr. med. Gabriele Moser zur Anwendung (Moser et al. 2013; Peter et al. 2018a, b; Schaefert et al. 2014). Kosten-Nutzen-Analysen dieser und anderer hypno-/psychotherapeutischer Gruppenangebote belegen eine signifikante Kostenreduktion gegenüber der Routinebetreuung und medikamentöser Behandlung (Paroxetin 20 mg/Tag) (Creed et al. 2003).

Ein Hypnotherapeut sollte über viel Fantasie verfügen und auch die bereits mit anderen Patienten erarbeiteten Selbstheilungsgeschichten stets präsent haben. Aus diesem Fundus sollte er bei jedem neuen Patienten anhand der erwähnten sechs dramaturgischen Elemente stets spontan schöpfen und sich neue Vorstellungen ausdenken und strukturieren können. Auf diese Art und Weise kann er Patienten immer besser unterstützen, ihre jeweilige Selbstheilungsgeschichte optimal an ihr individuelles Krankheitsgeschehen anzupassen („tailor") (Barber 1991, S. 241–274).

Darüber hinaus sollten Therapeuten sich bei jeder Sitzung fragen: *„Welche Kürzungen, Ergänzungen, Änderungen oder Verwandlungen der bis jetzt individuell erstellten Selbstheilungsgeschichte braucht dieser Patient, um den größten Nutzen aus der aktuellen Sitzung zu ziehen?"*

Rapport, Patientenmotivation und Patientenerwartungen sind für die Reaktion auf die Selbstheilungsgeschichte und die Hypnosebehandlung wesentlich. Es empfiehlt sich, am Ende jeder Sitzung mit dem Patienten seine Erfahrungen während der Trance zu besprechen und diese bei der künftigen Gestaltung der Selbstheilungsgeschichte zu berücksichtigen. Unter Umständen kann es ratsam sein, den inneren Prozessen nach einer Sitzung ungestört ihren Lauf zu lassen, sofern auch der Patient damit einverstanden ist. In jedem Fall ist es Aufgabe des Therapeuten, den Abschluss einer Hypnosesitzung für jeden einzelnen Patienten sorgfältig zu planen.

Aufbau einer SDE-Therapie rund um eine individuell zugeschnittene Selbstheilungsgeschichte

Eine SDE-Therapie bzw. die Entwicklung und die Durchführung einer individuell zugeschnittenen („tailored") Selbstheilungsgeschichte lässt sich im Großen und Ganzen in vier Phasen (s. u.) unterteilen. Jede Phase kann zwischen einer und mehreren einstündigen Sitzungen umfassen, je nachdem wie erfahren der Therapeut und wie komplex der Fall ist. Jede Phase umfasst mehrere Abschnitte, die der Therapeut mit dem Patienten anschauen kann. Der Therapeut entscheidet selbst, welche Punkte er eher als zwingend oder eher als fakultativ versteht. Auf keinen Fall müssen immer alle vorgeschlagenen Themen durchgearbeitet werden.

Anforderungen an den Therapeuten

Der Hypnotherapeut funktioniert hier wie ein „Personal Trainer" im Unbewussten des Patienten, motiviert ihn durch interessierte Fragen, verschüttete Ressourcen und neue Fähigkeiten zu entdecken; und durch diese implizite unbewusste Stärkung seiner Selbstheilungskräfte begleitet er ihn auf dem Weg zur Selbstheilung.

Eine hilfreiche Voraussetzung für den Therapeuten ist eine fundierte Ausbildung in medizinischer Hypnose, z. B. in der Schweiz bei der SMSH (Schweizerische Ärztegesellschaft für Hypnose – www.smsh.ch).

Der Therapeut versteht zudem

- die Grundbegriffe des Salutogenesekonzepts nach Aaron Antonovsky (1923–1994) (Bedeutsamkeit, Verstehbarkeit, Handhabbarkeit, Selbstwirksamkeit, Resilienz und Kohärenzgefühl) (Antonovsky 1979, 1997; Antonovsky und Sagy 2017) – siehe auch (Kroninger-Jungaberle Grevenstein 2013; Peseschkian 2004) – und ihre Analogien zu entsprechenden Metaphern der SechsDramaturgischeElemente (SDE)-Methode, wie diese hier und in den Lehrbüchern (Schmid GB 2018c) ausführlich beschrieben ist, und

- den Unterschied zwischen Bildern, Metaphern und Vergleichen.

Symptom – Gebrauch von Metaphern!
Zum besseren Verständnis von Krankheiten und ihren Behandlungen ist vielmals eine bildhafte Sprache nützlich: Im besten Fall werden federleicht Verknüpfungen mit anderen Sinnen und Erfahrungen hergestellt, sodass die real vorhandenen Probleme/Symptome in ein anderes Licht getaucht werden und sich neue Sichtweisen und Wege eröffnen. Der Therapeut sollte daher in der Lage sein, sich anschaulich auszudrücken und Metaphern und Vergleiche anzuwenden. (Die Anwendung von Metaphern und Vergleichen wurde schon im Abschn. „Das dramaturgische Element als Metapher" besprochen.)

Phase I: Gemeinsame Planung der Therapie mit dem Patienten als Experten seines Leidenswegs/seiner Krankheit und als Quelle des Heilungsprozesses: Aufbau eines empathischen Patienten-Therapeuten-Rapports
Der Therapeut macht dem Patienten bewusst, dass *„jede Heilung letztendlich eine Selbstheilung ist, wobei die Vorstellungskraft als wirksames Heilmittel dienen kann"*.

Der Therapeut macht den Patienten im Rahmen seines Bildungsniveaus mit den Begriffen:

- „Psycho-Neuro-Immuno-Endokrinologie", d. h. den Wechselwirkungen zwischen der Psyche, dem Nerven- und dem Hormonsystem;
- „Noceboeffekt", von lateinisch *nocere*/schaden, *nocebo:* „*Ich werde schaden*";
- „Placeboeffekt", von lateinisch *placere*/gefallen, *placebo:* „*Ich werde gefallen*";
- „Sanaboeffekt", von lateinisch *sana*/heilen, *sanabo:* „*Ich werde heilen*"

vertraut.
Der Therapeut hilft dem Patienten im Rahmen seines Bildungsniveaus:

- die Erwartung eines möglichen Heilerfolgs glaubhaft zu wecken, indem der Therapeut ihn zuversichtlich, hoffnungsvoll und wahrheitsgemäß über seine Behandlung informiert; durch eine möglichst realistische und akzeptierende Beschreibung der Beschwerden und Erhebung der Anamnese im Dialog; Hoffnung erweckende Erkundung der gemeinsamen, realistischen Erwartungen eines möglichen Heilerfolgs seitens des Patienten; Aufzeigen der Möglichkeiten und Ziele der Therapie;
- sich einen Heilerfolg zu gönnen und den bislang erreichten Erfolg mit Dankbarkeit zu schätzen;
- die aktuelle Forschung zur Stärkung der Selbstheilung durch Vorstellungskraft/Hypnose kritisch zu interpretieren;
- sich von überhöhten (esoterischen o. Ä.) Heilungsangeboten abzugrenzen.

Der Therapeut schneidet die Therapiesituation auf den jeweiligen Patienten zu, damit die Selbstheilungstendenz seines Patienten optimal ausgenützt wird („tailoring"). Je nach fachlichen Kompetenzen des Therapeuten kommt dessen spezifischer Therapieansatz zur Anwendung (z. B. psychodynamisch/tiefenpsychologisch/systemisch/kognitiv-verhaltenstherapeutisch).

Der Therapeut

- aktiviert zusätzliche, unbewusste, salutogene Ressourcen seines Patienten mithilfe von Zeremonien und Ritualen im therapeutischen Prozess.
- erklärt – bei Bedarf – dem Patienten den impliziten und unbewussten Zusammenhang zwischen Hilflosigkeit und der Entstehung von Schuldgefühlen (Schmid GB 2015b).[98]
- bringt dem Patienten die 4:6-Atemtechnik für Entspannung bei (Schmid GB 2011, 2016b, 2018a, 2023) und (Schmid GB 2018c, Kap. 2) – entspannungstechnischer Ansatz.
- informiert den Patienten über den üblichen Besserungsverlauf der Symptome (kürzer, seltener, schwächer) und empfiehlt ihm, ein Symptomtagebuch im Rahmen eines Symptom-Rhythmus-Diagramms (Poincaré-Plot) zu führen (Schmid GB 2018c, S. 141–144) – kognitiver Verhaltensansatz.
- eruiert aktuelle Stressoren, z. B. Probleme in der Beziehung oder bei der Arbeit – psychosystemdynamischer Ansatz.

Während dieser empathisch-identifikatorischen Kennenlernphase wird das Therapiesetting auf den jeweiligen Patienten individuell abgestimmt, damit die Selbstheilungstendenz des Patienten in den weiteren Behandlungsphasen optimal ausgenutzt werden kann.

Phase II: Aufbau der Vorstellungsbilder von einem Entspannungsort und von Gesundheit per se sowie Veranschaulichung der Beschwerden/ Symptome/Diagnosen anhand von entsprechenden Metaphern und Vergleichen

Der Therapeut macht den Patienten im Rahmen seines Bildungsniveaus und anhand von ein paar praktischen Beispielen („convincer") mit den Begriffen:

- „Vorstellung", z. B. sich eine Zitrone vorstellen;
- „erlebte Selbstsuggestion", z. B. die Augen schließen und sich lebhaft vorstellen, in das Zitronenfleisch einer sehr saftigen und sauren Zitronenscheibe hineinzubeißen;
- „Hypnose", z. B. beim Anschauen eines Kinofilms die dargestellten Ereignisse zur inneren glaubwürdigen Realität werden zu lassen,

---

[98] Falls ein Mensch an seinem Leiden schuld wäre, könnte er im Prinzip wieder Kontrolle über sein Leiden (z. B. seine Krankheit samt ihren Symptomen und Beschwerden) bekommen, indem er sich zu dieser Schuld bekennen und sich, sein Verhalten usw. entsprechend ändern würde – siehe „Schuldprinzip I" und „Schuldprinzip II" in (Schmid GB 2015b).

vertraut (Audio-Datei 19).

Der Therapeut

- holt den Patienten im Gespräch empathisch-identifikatorisch dort ab, wo er sich seelisch befindet (Pacing);
- bietet dem Patienten eine gewisse Freiheit in der Geborgenheit des therapeutischen Settings (Amae-Prinzip (Ito 1994)) und pflegt eine positive Ja-Haltung (Vermeidung von Negationen);
- eruiert die bevorzugten Sinnesmodalitäten anhand der Beschreibung eines persönlichen Entspannungs-/Ruhe-/Wohlfühlorts („safe place");
- ermuntert seinen Patienten während des Heilungsprozesses, Eigeninitiative zu ergreifen, um gesundheitsorientierte Gedanken und Gefühle zu verstärken;
- hilft dem Patienten, eine überhöhte Erwartungshaltung, Schuld- und Schamgefühle zu vermeiden;
- hilft dem Patienten seine geschilderten Beschwerden/Symptome und Diagnosen/Krankheiten anhand von Bildern, Metaphern und/oder Vergleichen zu veranschaulichen.

Der Patient findet geeignete, persönliche Metaphern und Vergleiche für

- seinen Entspannungs-/Ruhe-/Wohlfühlort,
- seine Beschwerden/Symptome und Diagnosen/Krankheiten und
- die Idee „Gesundheit per se" im Gegensatz zu den Bildern für Krankheit.

Während dieser kreativen Phase wird eine „suggestive Bühne" für die weitere medizinisch-hypnotische Behandlung sorgfältig aufgebaut, wobei die Bilder von Krankheit sich allmählich in Richtung Genesung verwandeln. Der Therapeut hilft, unbewusste, salutogene Ressourcen seines Patienten zu aktivieren.

Audio-Datei 19 Zitrone-Vorstellung. (Text: Gary Bruno Schmid / Stimme: Annette Rausch / Bild: Ursula Hanke) (▶ https://doi.org/10.1007/000-d44)

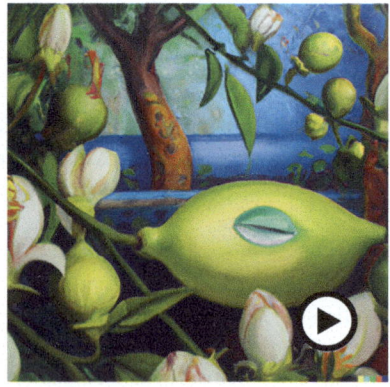

Phase III: Verstärkung der üblichen Behandlungsmethoden (TAU) in Trance, Aufbau einer individuell zugeschnittenen Selbstheilungsgeschichte anhand eines persönlichen Selbstheilungsmythos mithilfe von Metaphern und Vergleichen

Der Therapeut hilft dem Patienten im Gespräch:

- seine eigenen Erfahrungen als Ressourcen zu verstehen;
- sich sein persönliches Wertesystem, Weltbild und Vorstellungen über Gesundheit, Krankheit und Behandlung bewusst zu machen;
- aufgrund seiner Bedürfnisse und der angestrebten Therapieziele eine passend zugeschnittene Selbstheilungsgeschichte („tailoring") als erlebte Selbstsuggestion aufzubauen und diese in der Vorstellung mit den Sinnen zu beschreiben.

Mithilfe des Therapeuten verbessert und ergänzt der Patient – am besten in Trance – seine bisherigen Metaphern/Vergleiche für

A) Entspannung (Gesundheitsort),
B) Gesundheit und
C) Krankheit/Symptome

aus Phase II und ergänzt diese – am besten in Trance – mit zusätzlichen, geeigneten Metaphern/Vergleichen für

D) die üblichen Behandlungsmethoden (TAU),
E) die eigenen Selbstheilungskräfte im Rahmen eines entsprechenden Selbstheilungsmythos und
F) die körperlich erlebte Verankerung der Selbstheilungsdramaturgie.

Alle sechs (6) dramaturgischen Elemente werden so lange – am besten in Trance mit Betonung der Sinnesmodalitäten – unter der Regie des Therapeuten wiederholt und aufeinander abgestimmt, bis eine in sich konsistente, dem Patienten glaubwürdige und den Therapeuten überzeugende Selbstheilungsgeschichte angepasst ist („tailoring"): Das heißt, **in dieser Regiephase** bauen Therapeut und Patient gemeinsam – aufgrund der Bedürfnisse des Patienten und der angestrebten Therapieziele – ein beschwerde-, symptom- und diagnosespezifisches Hypnosenarrativ für die jeweilige Behandlung (Schmid GB 2018c, S. 158–161)[99] und stärken so die somatische Verankerung („feeling of healing").

---

[99] Siehe z. B. die Symptomkonkretisierung usw. am Beispiel von Blähungen und Morbus Crohn in (Schmid GB 2018c, S. 158–161).

Phase IV: Anwendung der SDE-Methode – Verankerung des Selbstheilungsprozesses im Körper des Patienten („feeling of healing")

Ausgehend von den Bedürfnissen des Patienten und den angestrebten Therapiezielen hilft der Therapeut,

(1) eine beschwerde-, symptom- und diagnosespezifische, medizinisch-therapeutische Hypnose im Rahmen der in Phase III individuell zugeschnittenen/angepassten („tailored") Selbstheilungsgeschichte mit der Anwendung von Bildern, Metaphern und/ oder Vergleichen aufzubauen,
(2) diese Selbstheilungsgeschichte mit den Sinnen in Trance wahrzunehmen und zu beschreiben,
(3) die Wirkung der Selbstheilungsgeschichte als erlebte Selbstsuggestion körperlich zu verankern und als posthypnotische Suggestion zur Verfügung zu stellen („feeling of healing").

Diese Selbstheilungsgeschichte wird in der Regel mit dem Mobiltelefon des Patienten aufgenommen, sodass er sie zweimal täglich anhören kann. Die Erfahrung zeigt, dass sich diese Geschichte mit der Zeit ändern kann. Zu diesem Zweck soll der Patient die Geschichte auch aufschreiben. Der Text dient bei der nächsten Sitzung dem Therapeuten als „Spickzettel" für eine aktualisierte Selbstheilungsgeschichte, die erneut aufgenommen wird, bis sie sich allmählich ihrer endgültigen Version annähert.

Während dieser medizinisch-hypnotischen Behandlungsphase aktiviert der Patient Therapiefaktoren, die Veränderungen im Stoffwechsel hervorrufen und die nicht der Gabe einer pharmakologisch aktiven Substanz zugeschrieben werden können.

Jeder Therapeut sollte den Patienten zudem vor überhöhten Erwartungshaltungen schützen und ihn vielmehr unterstützen, Schuld- und Schamgefühle zu relativieren und möglichst zu vermeiden (Schmid GB 2015b).

Sechs generische suggestive Faktoren zur Förderung von Gesundung oder Sterben

In der medizinischen Literatur zum Thema Tod durch Vorstellungskraft findet man eine Geisteshaltung, die so gut wie allen Opfern eines psychogenen Todes gemeinsam und aus sechs fundamentalen und quasi tödlichen psychologischen Faktoren konfiguriert ist. Die formale Logik derselben sechs Elemente ist zugleich, selbstverständlich mit entgegengesetzten semantischen Vorzeichen, bei praktisch allen Fällen psychogener Heilung zu finden (Abb. 6).

Das Zusammenspiel dieser Faktoren in der Vorstellung eines Menschen führt zu einer allumfassenden, seine Umwelt überzeugenden und ihm selbst glaubwürdigen Erzählung („compelling narrative") im Sinne einer Selbst- oder Fremdsuggestion, die sein Bewusstsein in einen außergewöhnlichen Zustand versetzt und ihn selbst damit zwangsläufig zu Heilung oder Tod führt.

Wir sehen über die Jahrtausende wie die Selbstheilung stets mit denselben, festbleibenden Faktoren verbunden ist:

1. Mythos von verborgenen Kräften,
2. Ritual für die dem Mythos konforme Anwendung dieser Kräfte,
3. ritualkonforme Maßnahmen werden von einer von sich selbst überzeugten Autoritätsperson ausgeübt,
4. Glauben seitens des Behandelnden an den Mythos und an diese Autorität,
5. erlebte Selbstsuggestion,

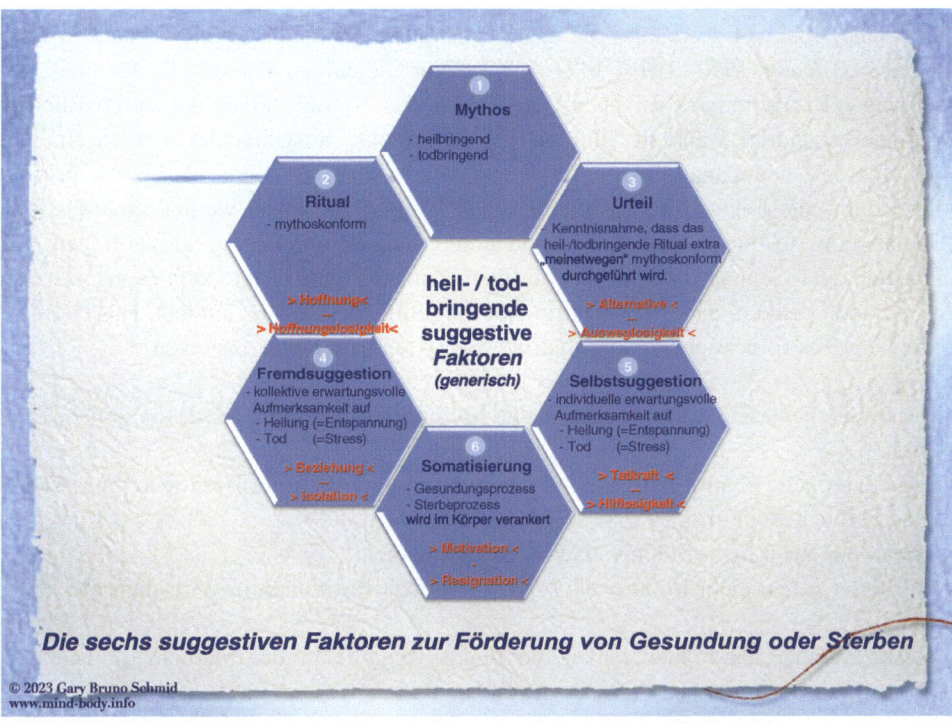

Abb. 6 *Sechs generische suggestive Faktoren zur Förderung von Gesundung oder Sterben*: Hier spielen insbesondere sechs teils ineinandergreifende Faktoren eine zentrale Rolle, die jeweils mit umgekehrten semantischen Vorzeichen eingesetzt werden können, je nachdem ob man von psychogener Heilung oder psychogenem Tod spricht. Die sechs mit roter Farbe hervorgehobenen Faktoren beschreiben eine Nest- bzw. Käfigsituation

6. Verkörperung der Selbstsuggestion.

Diese Eigenschaften, die in die evidenzbasierte Medizin eingegangen und wirksam sind, werden auch von Profiheilern eingesetzt und missbraucht.

Das Profiheiler-Geschäftsmodell

Unsere Wahrnehmung der Welt wird nicht durch wissenschaftlich-rationale Erkenntnisse gesteuert, sondern durch Storys, durch Erzählungen (Bernays 1928). Geschichten sind quasi Empathiemaschinen, die mächtige Emotionen auslösen: Eine Geschichte mit einer guten Dramaturgie ist wirksamer für die Manipulation einer Volksmenge als eine vernünftige Theorie (Gottschall 2012, 2021). Unsere Wahrnehmung wird immer weniger durch Fakten bestimmt, sondern immer mehr „durch den Krieg rivalisierender Erzähler" (Zeyer 2022).

Schon in den 20er-Jahren des 20. Jahrhunderts hat Eugen Bleuler (1857–1939), der Namensgeber („Vater") der Schizophrenie in der Medizin eine Art manipulativ verführerische Denkweise erkannt, die er als „das autistisch-undisziplinierte Denken" bezeichnete (Bleuler 1912, 1919, 1921, 1962): Nur diejenigen Fakten, die für eine Behauptung oder Hypothese sprechen, werden für das Narrativ eines wissenschaftlichen Arguments benutzt, während alle anderen Argumente ausgeblendet werden. In der Hypnotherapie nennt man das ein „Yes-Set". „Autistisch" ist allein auf sich selbst bezogen, d. h., alle Fakten, die das erwünschte Narrativ ankratzen, werden ignoriert; das „Undisziplinierte" heißt, nicht genügend Geduld, Interesse und Arbeit aufzubringen, um Einwände oder Gegenargumente zu würdigen. Zum Beispiel könnte man „autistisch undiszipliniert" denken, dass Männer prinzipiell intelligenter sind als Frauen. Das Narrativ könnte u. a. die folgenden, wissenschaftlich korrekten Argumente benutzen:

- Das männliche Gehirn ist weltweit durchschnittlich schwerer als das weibliche Gehirn.
- Das männliche Gehirn hat weltweit einen durchschnittlich größeren Durchmesser als das weibliche Gehirn.
- Weltweit haben mehr Männer als Frauen Doktortitel.
- Weltweit haben mehr Männer als Frauen führende Positionen in Wirtschaft und Politik.
- Mehr Männer als Frauen haben die Fields-Medaille in der Mathematik und den Nobelpreis in sämtlichen Fächern gewonnen.

Die Liste ließe sich einfach erweitern. Ich überlasse es meinen Lesern, den Haken in diesem Narrativ herauszufinden.

Zwecks Steigerung der Überzeugungskraft eines Arguments wird ein merkwürdiges Phänomen des magischen Denkens in Anspruch genommen, das zuerst in der Moralpsychologie Aufmerksamkeit erregte: die dyadische Vervollständigung („dyadic completion") (Gray et al. 2014). Wir Menschen tendieren dazu, persönliche Unbill als Folge eines Vergehens zu interpretieren, die eine höhere Autorität (Gott, Karma, Schicksal o. Ä.) als Strafe verhängt hat. So kommt beispielsweise im Angesicht einer schwerwiegenden Diagnose häufig die Frage auf: „*Warum ich?*"

Dyadische Vervollständigung
Der Erfolg einer Story hänge nicht von der Nähe zur Wirklichkeit ab, sondern von dem, was wir neudeutsch Narrativ nennen. Auch hier gibt es die ewigen Archetypen des Kampfes von Gut gegen Böse, und es ist gewünscht, dass die Erzählung mit einem Happy End schließt (Zeyer 2022).

Psychologisch gesehen ist ein Verstoß gegen eine moralische Überzeugung nie harmlos, es gibt keinen „ungefährlichen Übertritt", z. B. eine Sünde vor Gott. Diese zweischneidige Denkart – eine moralische Übertretung einerseits und ein mutmaßlicher Schaden, z. B. eine Krankheit andererseits – nimmt zuweilen skurrile Formen an. Ein klassisches Beispiel aus dem Gebiet der Sittlichkeit ist die Masturbation:

> *„‚Die verschwenderische Ergiessung des Samens verursacht Schwachheit, Trägheit, Magerkeit, eine Zehrung, die von dem Rücken ihren Namen hat; ferner Schwächung der Sinne, Mattigkeit, geschwächten Verstand, Ohnmachten und Krämpfungen.' Das schrieb Mitte des 18. Jahrhunderts der Westschweizer Arzt Simon-Auguste Tissot, um seine Zeitgenossen vor Selbstbefriedigung zu bewahren. Er war keine Ausnahme. Unzählige Ärzte warnten damals vor Gefahren, schlimmer als Pest und Krieg, wenn der Mensch Hand an seine Geschlechtsorgane lege. Heute weiß jeder, dass Selbstbefriedigung keine Opfer fordert. Grund für ihre Verdammnis war einzig die herrschende Moral." (Schlag 2015)*

Ob die Opfer von Übertretungen derartiger moralischer Gesetze von Gott bestraft werden, ist von uns Menschen nicht überprüfbar, aber ein Vertreter der entsprechenden Moral stellt sehr rasch einen Zusammenhang her.

Diese zweischneidige Denkart geht in beide Richtungen: nach einer moralischen Übertretung einen Schaden (z. B. eine Krankheit) zu erwarten sowie hinter einem Schaden eine „moralische Übertretung" (z. B. einen „ungesunden Lebensstil") zu vermuten.

Noch ein anderes, ähnliches Beispiel aus dem Gesundheitswesen: Je genauer ein Symptom vom Arzt untersucht wird, desto lebensbedrohlicher erscheint es dem Patienten (pathogene Überzeugung).

Wie das magische Denken allgemein, passiert auch die dyadische Vervollständigung intuitiv, automatisch und bedingungslos in den Köpfen. Der Prozess läuft schneller ab, als dass bewusst gedacht werden kann. Er erfordert keine aufwendige Rationalisierung. Wo eine Moral ist, die uns ermöglicht zu entscheiden, ob und wann etwas Unrecht ist, muss auch ein (zu vermeidender) Schaden an Leib und Seele drohen, wenn man unrecht handelt.

Hier ein paar Beispiele für dyadische Vervollständigungen:

- Je gründlicher mein Arzt mich untersucht, desto größer **muss** die Bedrohung meiner Gesundheit sein.
- Je gesünder es ist, „gesund" zu essen, desto krankheitsfördernder **muss** es sein, nicht „gesund" zu essen.
- Je genauer das Symptom/die Krankheit vom Gesundheitssystem erforscht wird, desto lebensbedrohlicher müssen die Risiken und Folgen einer Ansteckung der Bevölkerung sein (intuitive Überzeugung).
- Je mehr meine soziale Umgebung leidet (in Panik gerät, Krankheitssymptome manifestiert usw.), desto wahrer müssen die Ursachen des Problems sein und desto zwingender muss auch ich darunter leiden.

Die dyadische Vervollständigung kommt insbesondere beim Profiheiler gerne zur Anwendung (Abb. 7).

Das Businessmodell
Bei diversen kommerziellen Heilmethoden und -techniken, egal, ob geschäftsorientierte/kommerzielle, schamanische, esoterische, spirituelle, religiöse usw., werden die oben er-

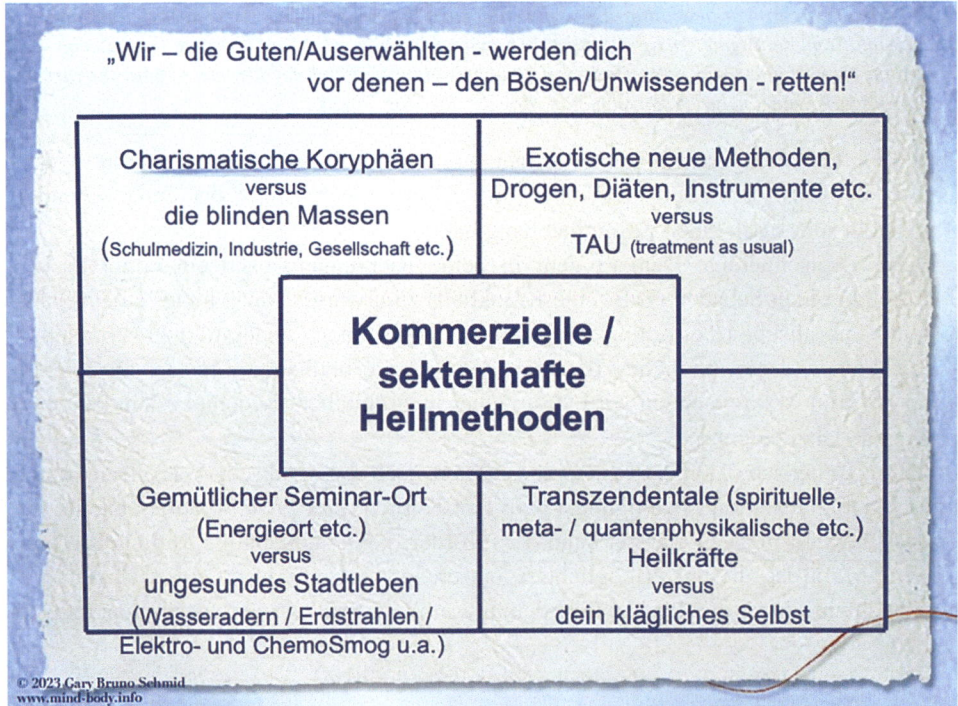

Abb. 7 Dyadische Vervollständigung beim Profiheiler: Hier spielen insbesondere vier dyadische Paare eine zentrale Rolle.

wähnten sechs heilenden mit den sechs tödlichen/krank machenden psychologischen Faktoren zu einem „dyadisch vervollständigten Gebetsteppich" verwoben, der raffiniert mit Binsenweisheiten, Allgemeinplätzen und einer Reihe teils unbestreitbarer, teils erwägenswerter und mindestens teilweise leider auch indiskutabler Aussagen bestückt ist (Abb. 7):

(1) *Ein Heilungsmythos wird einem entsprechenden Todesmythos (Gesundheitsrisiko) gegenübergestellt.*

> *Beispiel*: Aufbau/Wiederherstellung eines gesunden Ausgleichs der elektromagnetischen Felder des Gehirns und des Herzens mithilfe des elektromagnetischen Feldes der Hände („Do your cortices!" u. a. m.) wird als Patentlösung auf der Basis eines entsprechenden Krankheitsmythos (z. B. Störung in der elektromagnetischen Balance der Hirnhälften o. Ä.) vermittelt, üblicherweise innerhalb des einen oder anderen pseudowissenschaftlichen und in der Regel eher undurchsichtigen Gedankengebäudes („Je komplizierter, desto wissenschaftlicher").

(B) *Ein mythoskonformes Heilungsritual wird von einem „erleuchteten" Guru angeboten, um das Todesritual (Gesundheitsrisiko), das vom angeblich ausbeuterischen schulmedizinischen Gesundheitssystem verkörpert wird, zu ersetzen.*

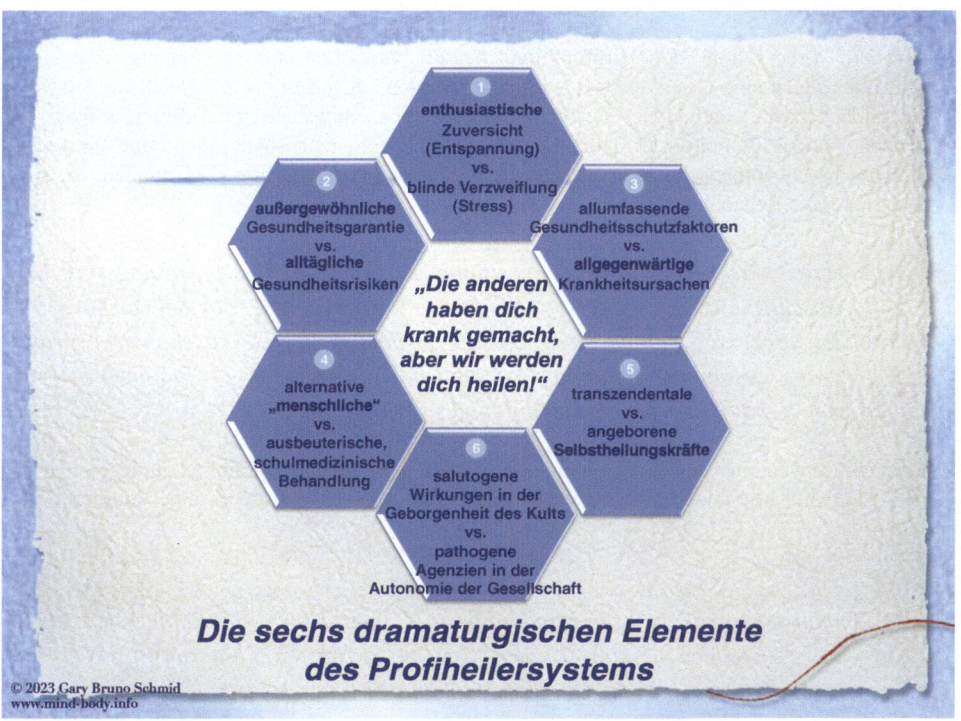

Abb. 8 Sechs sich dyadisch vervollständigende *dramaturgische Elemente* des Profiheilersystems.

Beispiel: Zwingend notwendige, angeblich heilsame Rituale, Maßnahmen oder Mittel, die z. B. in relativ teuren Workshops zu erlernen und/oder zu erwerben sind („Je teurer, desto wertvoller"), werden gegen möglicherweise feindliche oder schädliche Umweltbedingungen (z. B. die „geldgierige, menschenverachtende Pharmaindustrie", Elektrosmog, Zivilisationsstress u. a. m.) des modernen Lebens für unabdingbar erklärt, regelrecht gepredigt.

(C) *Heilungsversprechen werden im Sinne eines Urteils gemacht, um dem stets präsenten Todesurteil (Gesundheitsrisiko), das in der Gesellschaft weithin übersehen wird, zu entkommen.*

Beispiel: Elektromagnetische Ausbalancierung der Hirnhälften, Reparatur metaphorisch durchgebrannter Sicherungen im Gehirn, Wiederherstellung und Synchronisation der Verbindungen im Gehirn o. Ä. werden vor dem Hintergrund einer Hiobsbotschaft (vor allem in Workshops) angeboten: chronische Darm-, Herz-, Infektions- und andere Krankheiten motten ohne den Schutz durch das angebotene Heilprogramm unentdeckt jahrelang vor sich hin bis zum unvermeidlichen Ausbruch irgendwann in der Zukunft usw. („Je unsichtbarer die Bedrohung, desto gefährlicher").

(D) *Überzeugende Fremdsuggestionen des Gesundheitsgurus und der Sekte bauen eine freudige (bewusste) Erwartungshaltung mittels Versprechen auf ein besseres, leichteres, gesünderes Leben auf dem Land im Gegensatz zum ungesunden (Elektrosmog, Wasseradern) Leben in der Stadt auf.*

Beispiel: Verbesserung der Hirnfunktion; bessere Stressbewältigung, bessere Impulskontrolle, allgemeine Gesundheitsvorsorge etc. werden suggeriert als Ausgleich für die in der Hiobsbotschaft enthaltene ängstlich-gespannte Erwartungshaltung: Aufmerksamkeitsdefizite, Fatigue, kognitive Defizite, Lernstörungen, Schmerzen sowie über Jahre hinweg larvierte psychosomatische Störungen etc. („Je vielversprechender die Erwartungen, desto dringlicher die Behandlung").

E) *Kommerziell angebotene Selbstsuggestionen zur Stärkung des Genesungsprozesses (z. B. Abschirmung von Überforderungen im Alltag) und zur Schwächung des Krankheitsprozesses werden im Gegensatz zu dem in der Gesellschaft weit praktizierten, die Gesundheit angeblich schädigenden Lebensstil als glaubwürdig und überlegen verkauft und vom Sektenanhänger verinnerlicht.*

Beispiel: Anwendung der in Workshops vermittelten Methoden, Heilmittel und ggf. Geräte („Je teurer und undurchsichtiger die Funktion der Geräte, desto wirksamer müssen sie sein").

F) *Die Somatisierung des ganzen Kopfkinofilms (Punkte 1 bis 5) im Rahmen von einem einfach herzustellenden, körperlichen Erlebnis wird als Läuterungsprozess und Gegenmaßnahme zur „Verunreinigung" angeboten.*

Beispiel: Handauflegen, Klopfen o. Ä. führe zur Wiederherstellung der Kommunikation zwischen den Gehirnhälften. Die akkumulative, beflissene und häufige, gewohnheitsmäßige, systematische Anwendung der „patentierten" Methode über Monate hinweg führe zwangsläufig zur progressiven gesundheitlichen Besserung des „bekehrten" Individuums, wenn nicht gar zur sozialen Gesundung der globalen Gesellschaft (u. a. von Aggression, Angst, Gewalt, Verhaltensstörungen, Krieg etc.) („Je aufwendiger die Anwendung, desto universaler die Wirkung").

Der Gruppe kommt in diesem Zusammenhang eine große Bedeutung zu. Es sind Gleichgesinnte, die ähnliche Erfahrungen gemacht und bereits Erlösung gefunden haben oder denselben Weg beschreiten wollen. Diese Gruppendynamik in Kombination mit den oben erwähnten Faktoren der Selbstheilung kann den stark gläubigen (nicht im religiösen Sinne) Kranken durchaus zu spektakulären Heilungsergebnissen führen, z. B. sogar spontan während eines Vortrags. Es ist in der Tat bemerkenswert, wie archetypisch die Erlebnisberichte solcher Spontanheilungen sind, d. h. wie sie sich ähneln quer durch die Geschichte der Menschheit, in den unterschiedlichsten Kulturkreisen und Glaubensbekenntnissen. Im Unterschied zu medizinischen Heiltrancen/Hypnosen kann diese Art der Beeinflussung in starke finanzielle und emotionale Abhängigkeit und somit auf Irrwege führen.

Dieses in sich logische Schema von sechs suggestiven Elementen kann auch als Schablone für die Analyse politischer und anderer Propaganda benutzt werden – siehe z. B. (Klemperer 2007) und (Meerloo 2016).

Der Profiheiler hat System:

- gutes Branding/Tradename/Glaubenssystem,
- schauspielerisches Auftreten/kulturelle Autorität / Ehrfurcht („Awe-Effekt"),
- die Leute für sich gewinnen mit einem systematisierten Mythos – siehe Abb. 6 – gewürzt mit Binsenwahrheiten, enthusiastischen Versprechen, die glaubwürdig in den gegenwärtigen Zeitgeist passen (= „a good spin"),
- dem Placebo-/Sanaboeffekt den Noceboeffekt gegenüberstellen,
- den Leuten eine ausgefallene Idee als Therapie mithilfe eines fantastischen Geräts oder ausgeklügelten Techniken/Mechanismen/Fragebogen verkaufen und ihnen die Möglichkeit anbieten, sich selbst zum zertifizierten Trainer auszubilden (= Pyramiden-/Schneeballsystem bzw. Ponzi-Schema),
- die Leute verwirren mit einem plausiblen, pseudowissenschaftlichen Hokuspokus („Mumbo Jumbo").

Wir Erwachsene denken allzu oft wie kleine Kinder. So wie es für ein Kind kein Problem ist, an mythopoetische Wesen wie den Butzemann oder den Schwarzen Mann, Geister oder Hexen und ihre magischen Kräfte zu glauben, ist es auch für manche Erwachsene kein Problem, an ein Jenseits, verborgene Variablen oder komplexe physikalische Dimensionen und an Heilungen, die von diesen verborgenen Welten oder Dimensionen herrühren, zu glauben.

Der Gauner-Trick: Selbstverständliche, objektive Polaritäten werden von einem charismatischen Guru als dogmatische, subjektiv unvereinbare, gegeneinander kämpfende Gegensätze (Dualitäten) aufgebaut und gepredigt. Beispiele für solche Polaritäten sind:

- Gesundheitsbelastender ↔ gesundheitsfördernder Lebensstil.
- Unwissender ↔ informierter Hilfesuchender.
- Inkompetenter ↔ kompetenter Behandler.
- Evidenzbasierte, statistische Schulmedizin ↔ erfahrungsbasierte Einzelfallmedizin.
- Der Lebensstil und das Weltbild des Hilfesuchenden sind **entweder** gesundheitsfördernd **oder** -belastend.
- Der Hilfesuchende kann das wahrhafte Heilungsangebot **entweder** annehmen **oder** weglassen: „*Take it or leave it!*"
- Den Hilfesuchenden erwartet **entweder** eine vielversprechende Wunderheilung **oder** eine erbarmungslose Hoffnungslosigkeit.
- Der Hilfesuchende und sein Behandler sind **entweder** eingeweiht in die Wahrheit **oder** unwissend den Lügen der Schulmedizin verfallen.
- **Entweder** an der Allmacht der Eingeweihten teilhaben **oder** der Ohnmacht der Außenstehenden ausgeliefert sein.

Dieses dogmatische Vorgehen und die Dogmen selbst fördern

- den Narzissmus,
- die Machtbedürfnisse und
- das Misstrauen

der (oft leichtgläubigen und verzweifelten) Eingeweihten gegenüber den (skeptischen) Nicht-Eingeweihten.

Mithilfe der dyadischen Vervollständigung werden vom Profiheiler aus den sechs oben erwähnten suggestiven Faktoren zur Förderung von Gesundung oder Sterben (Abb. 6) sechs dramaturgische, dyadisch sich vervollständigende Elemente eingesetzt (Abb. 8), siehe auch Abb. 7.

Zu jedem dyadischen Paar bietet der Profiheiler entsprechende generische Vorstellungen an (Abb. 8):

(1) „Durch die Sekte erlebe ich mich an meinem *Wohlfühlort*!" vs. „Durch die Gesellschaft fühle ich mich unwohl!"

(2) „Ohne die Sekte bin ich verloren! Die Sekte lehrt mich die wahre *Gesundheit*!" vs. „Die Gesellschaft gaukelt mir Gesundheit nur vor!"

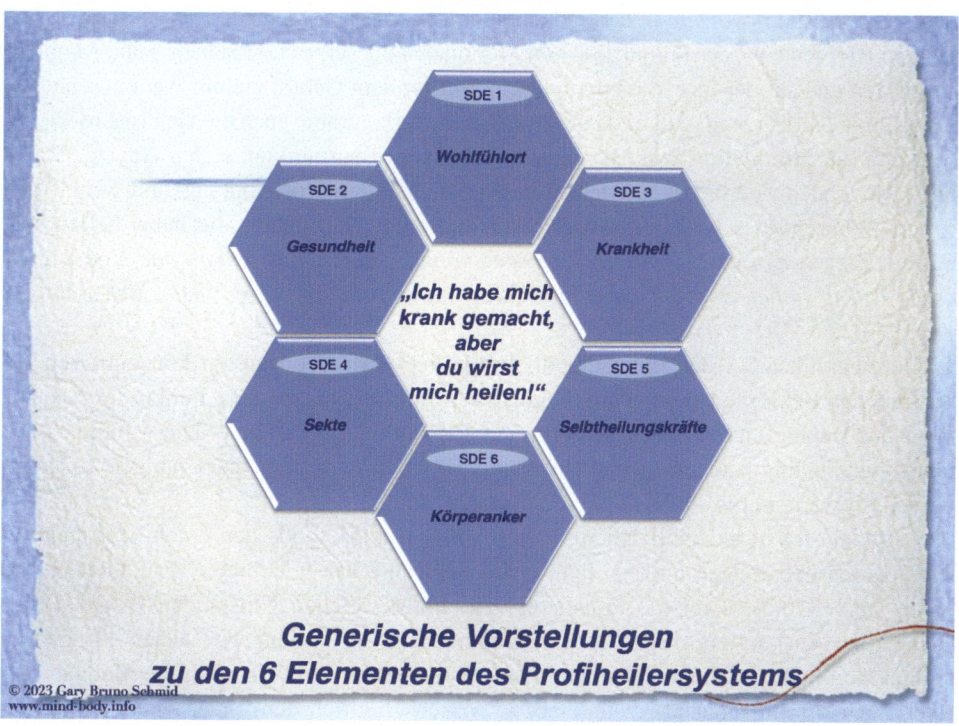

Abb. 9 Im Profiheilersystem verspricht der Profiheiler bzw. die Sekte (SDE 4) dem Patienten die Heilung.

(3) „Durch die Lehre des kultischen Systems erlebe ich die Ursache der *Krankheit* als schwach!" vs. „Die Gesellschaft bedroht mich durch die Stärkung der krank machenden Agenzien!"

(4) „Die *Sekte* ist mein Verbündeter!" vs. „Das Gesundheitssystem beutet mich aus!"

(5) „Die konkret-operationellen Techniken des Kults können mich dort transzendental heilen, wo meine normale Immunabwehr versagt hat! Sie stärken meine *Selbstheilungskräfte*!" vs. „Das Gesundheitssystem: seine Medikamente und seine Praktiken schwächen meine Selbstheilungskräfte!"

(6) „Ich bin davon überzeugt, dass die Krankheitsursache von den mir einleuchtenden Techniken der Sekte vollständig eliminiert wurde. Ich spüre in meinem Körper die *Verankerung* der Heilung: einen Heilstrom, ein Vibrieren, eine Wärme, ein Leuchten o. Ä.!" vs. „Ich zweifle an den komplizierten statistischen Prognosen des akademisch-medizinischen Systems!"

Klopftechniken

Klopftechniken wie z. B. Brain Tapping, Emotional Freedom Techniques (EFT) und Prozess- und Embodimentfokussierte Psychologie (PEP) (Choi et al. 2023; Souilm et al. 2022;

Wittfoth et al. 2022) wurzeln in der traditionellen chinesischen Medizin. Das Narrativ basiert auf dem Klopfen bzw. der Stimulation von Meridianen („Energie-Leitbahnen") und Akupressurpunkten und auf der Idee, dass rhythmische Muster dem Gehirn guttun: Wer ein schnelles Muster im Gehirn erzeugt und es dann verlangsamt, verlangsame auch die Gehirnaktivität.

Durch die Stimulation von Meridianen und Akupressurpunkten sollen Ängste, Stress und „Blockaden" gelindert werden. Gleichzeitig werden Entspannung und Schlaf gefördert. Während des Klopfens werden Affirmationen gesprochen, die dabei helfen sollen, ein Ziel zu erreichen, wie *„Ich bin entspannt!"* oder *„Ich schlafe ein!"* oder *„Ich werde Erfolg haben und ich habe mich auch dann gern, wenn ich mein Ziel nicht erreiche!"* o. Ä.

Klopftechniken werden unterschiedlich durchgeführt. Grob gesagt konzentrieren sie sich auf das Beklopfen eines Punkts auf dem Kopf, auf bis zu fünf Punkte im Gesicht sowie auf Beklopfen des Schlüsselbeins, der Rippen oder der Hände. Die Atmung sollte dabei gleichmäßig und ruhig bleiben. Zum Einschlafen sollten die Übungen so lange wiederholt werden, bis die Müdigkeit einsetzt.

Man kann leicht nachvollziehen, warum solch eine Methode den einen oder anderen Therapeuten überzeugen und bei dem einen oder anderen „gläubigen" Patienten Erfolg haben kann. Offen bleibt die Frage, ob bzw. unter welchen Umständen (Ausmaß der finanziellen Ausbeutung des Patienten; Gefahr, dass der Patient wegen der infrage gestellten Heilmethode andere, aus der Sicht der modernen Medizin wichtige Maßnahmen unterlässt etc.) ein nicht überzeugter bzw. wissenschaftlich denkender Therapeut einen gläubigen Patienten über den eigentlichen Hintergrund des Erfolgs einer solchen Heilmethode aufklären sollte.

Die akademische Schulmedizin hat auch ihre wissenschaftlichen „Mythen", klinischen „Rituale", diagnostischen „Urteile" und ärztlichen Fremdsuggestionen, die zusammen mit den Selbstsuggestionen der Patienten sich körperlich niederschlagen – sich somatisieren – und zu einem günstigeren (Placebo-/Sanaboeffekt) oder ungünstigeren Verlauf (Noceboeffekt) führen. Zudem nutzt sie die oben erwähnten evidenzbasierten Elemente der SechsDramaturgischeElemente(SDE)-Methode, vor allem mithilfe der medizinischen Hypnose.

In diesem Abschnitt versuchte ich zu verdeutlichen, dass jegliche sog. Fernheilung, Geistheilung, metaphysische Heilung o. Ä. im Rahmen der üblichen, wissenschaftlichen Schulmedizin allein unter Berücksichtigung der Vorstellungskraft als Heilmittel erklärt und verstanden werden kann, wobei keinerlei Rückgriff auf irgendeine esoterische, spirituelle, religiöse oder sonstige Metaphysik nötig ist. Umgekehrt schließt meine Erklärung jegliche Art von Heilung aus, bei der der Geheilte nichts von der „heilenden Bitte" weiß, z. B. Berichte von Menschen, die für andere Personen einen „Heilstrom" aufgenommen haben oder für diese Personen beten, ohne es mitzuteilen.

Ausblick: Selbstheilung und der Sanaboeffekt – alles nur „Placebo"?

„Better read it first, for if one drinks much from a bottle marked ‚Poison', it's almost certain to disagree with one sooner or later."[100]

Alice in „Alice's Adventures in Wonderland",
Lewis Carroll (1832–1898), britischer Schriftsteller

In diesem Kapitel haben wir das Phänomen „Selbstheilung durch Vorstellungskraft" im Rahmen der *Mind-Body-Medizin* oder, wie ich sie gerne nenne, der *Bewusstseinsmedizin* unter die Lupe genommen. Schon in der Einführung zu diesem Kapitel habe ich angemerkt, dass die Bewusstseinsmedizin eine empirische Wissenschaft und somit eine Erfahrungswissenschaft ist, eng verwandt mit der Psychoneuroimmunologie (PNI). Man kann zu Recht sagen, dass diese und ähnliche Erfahrungswissenschaften ihren Ursprung in der Erfahrung und Forschung zum Placeboeffekt haben. Der Placeboeffekt ist eine Art „scientific fiction", aber „Scientific fiction is not science fiction".

Viele alltägliche Gegebenheiten, die mit der Wirksamkeit einer medizinischen Behandlung bzw. mit unserer Genesung zu tun haben, basieren auf selbstverständlichen, positiven Suggestionen. Die Suggestion[101] war und ist im Übrigen der wirksamste Heilfaktor indigener Medizin. Das können wir auch als eine Art sich selbst erfüllender Prophezeiung verstehen: Das, was wir als real betrachten, wird sich auch so bestätigen.

Zum ersten Mal erschien der Begriff „Placebo" in der westlichen Welt in der 2. Auflage von G. Motherbys medizinischem Wörterbuch (Motherby 1785). Durch eine Arbeit von O. H. P. Pepper geriet er 1945 neuerlich in den Blickpunkt des Interesses (Pepper 1945). Einen exzellenten Überblick zur Geschichte und Semantik des Begriffs findet man bei Shapiro (Shapiro und Shapiro 1997, Kap. 1 und 2). Der Begriff „Sanaboeffekt" ist eine Neuschöpfung meines Schweizer Kollegen Hans Wehrli (1944*), der treffender den medizinischen bzw. heilenden Ursprung des Placeboeffekts hervorhebt (Wehrli 2014).

Placebo bzw. Sanabo ist das, was einen Placebo-/Sanaboeffekt auslöst. So banal dieser Satz klingt, so schwierig ist es, eine einfache, sinnvolle und genaue Definition von „Placebo" zu finden. Das medizinische Wörterbuch (Reuter 2000) definiert Placebo als Substanz ohne naturwissenschaftlichen Wirksamkeitsnachweis, die als Vergleichssubstanz bei der klinischen Testung von Medikamenten verwendet wird. Ein Placebo wird auch als Scheinmedikament oder medizinische Maßnahme bezeichnet, die ohne

---

[100] Lieber vorher lesen, denn wenn man zu viel aus einer Flasche mit der Aufschrift „Gift" trinkt, wird einem das früher oder später nicht gut bekommen.

[101] Laut Duden: geistig-seelische Beeinflussung eines Menschen. Viele Psychoanalytiker z. B. würden eine Heilung (oder einen Tod) durch Suggestion, d. h. den Placeboeffekt, auf Übertragung zurückführen (siehe z. B. (Shapiro und Shapiro 1997, S. 58)).

spezifischen Wirkmechanismus bei Patienten eine Linderung oder gar Heilung von Symptomen und Krankheiten auslösen kann (Moerman 2004; Shapiro und Shapiro 1997). Placebo wird auch verordnet, um einem subjektiven Bedürfnis nach Therapie zu entsprechen.

Bei der genaueren Betrachtung dieser Definitionen lässt sich die Schwierigkeit erkennen, Placebo zu erfassen. Die erste Definition beschreibt das Placebo als *unwirksam*, die zweite Definition spricht aber von einer Linderung oder gar Heilung, die durch Placebo *bewirkt* werden kann.

Die Placebowirkung (d. h. die Wirkung, die über den natürlichen Verlauf hinaus durch Placebo hervorgerufen wird) einer Scheinbehandlung oder eines pharmakologisch inaktiven Präparats ist bislang die am meisten untersuchte und wissenschaftlich bestätigte Kategorie der psychogenen Heilung.[102] Der Effekt ist so merkwürdig und vielfältig, dass die wirksamsten Placebos sich nur in Doppelblindstudien, Placebo vs. Placebo, eruieren lassen.

Als Placebopotenzierung oder „Erwartungseffekt" können wir die suggestive Wirksamkeit von Äußerlichkeiten bezeichnen, die wohl den meisten gut bekannt ist, unabhängig vom Vorhandensein eines Wirkstoffs. Man kann sich daher ernsthaft fragen, inwiefern der Erfolg bei der Behandlung mit jedem allopathischen Medikament mehr oder weniger einer Placebopotenzierung zuzuordnen ist – siehe z. B. im Fall der Serotonin-Hypothese bei Depression (Moncrieff et al. 2022).

- *Suggestion der Menge oder der Größe*

    Fast jede Person weiß: Zwei Pillen sind wirksamer als eine und vier wirksamer als zwei (de Craen et al. 1999; Moerman 2000), was oft zur irreführenden Annahme führt: „Mehr hilft mehr" bzw. „Viel hilft viel". Es ist jedem Kind klar, dass große Pillen wirksamer sind als mittelgroße, da die größeren mehr Wirkstoff enthalten, dass aber winzige Pillen die allerwirksamsten sind, da sie eine enorme Potenz haben müssen (Moerman 2004, S. 53). In diese Kategorie ist auch die Homöopathie[103] einzuordnen, die auf extrem großen Verdünnungen der Wirkstoffe basiert.

- *Suggestion der Farbe*

    Es ist bekannt, dass die wirksamsten Desinfektionsmittel für Schnittwunden rot oder mindestens rötlich sind: pink, orange oder gelblich. Dass die besseren Stimulanzien rot, orange oder gelb sind, wird Sie wahrscheinlich auch nicht überraschen (de Craen et al. 1996). Aber

---

[102] Siehe z. B. (Brody 2002; Brody und Brody 2002; Cattaneo et al. 1970; Lucchelli et al. 1978; Moermann 2000; Moerman und Jonas 2000; Moerman 2004, S. 67–85; Rossi 1986; Rossi und Cheek 1994; Sallis und Buckalew 1984; Shapiro und Shapiro 1997).

[103] Die Homöopathie wurde von dem Arzt Christian Friedrich Samuel Hahnemann ab 1796 entwickelt.

haben Sie gewusst, dass grüne Pillen am erfolgreichsten sind im Kampf gegen Panik und gelbe im Kampf gegen Depression (Blackwell et al. 1972)? – siehe auch (Hussain und Ahad 1970). Übrigens sind blaue, grüne und violette Beruhigungsmittel (Hypnotika) auch akzeptabel (de Craen et al. 1996). Dasselbe Medikament kann sogar eine andere Wirkung haben, je nachdem welche Farbe die Zubereitung hat. So wirkte Oxazepam als grüne Tablette am besten gegen Angst, während es depressive Symptome am meisten linderte, wenn die Tabletten gelb waren (Schapira et al. 1970).

- *Suggestion des Geschmacks*

Selbstverständlich wirkt auch das Geschmackserlebnis auf unsere Einschätzung der Qualität einer Substanz.[104] Zum Beispiel wirken bittere Pillen viel besser als süße (Comaroff 1976; Farr und Gwaltney 1987), und es überrascht nicht, dass nicht alkoholische Getränke, die nach Alkohol schmecken, uns beschwipst machen können (Glautier et al. 1992); oder dass unser Verlangen nach einer bestimmten Zigarette oder einem Tee stärker von unserer Präferenz für den jeweiligen Geschmack als für das Suchtmittel (Levin ED et al. 1990) bzw. (Yeomans et al. 2007) abhängt – siehe auch (Fischer et al. 1971; Hagerman 1970).

- *Suggestion der Darreichungsform*

Kapseln, insbesondere die großen vielfarbigen Sorten, sind wirksamer als Dragees (Hussain und Ahad 1970). Und Spritzen wirken natürlich besser als Kapseln (de Craen et al. 2000; Grenfell et al. 1961).

Chirurgie ist grundsätzlich wirksam, und zwar derart, dass sogar ein vorgetäuschter Eingriff, eine sog. Scheinoperation, u. U. so erfolgreich sein kann wie eine echte Operation, nachgewiesen insbesondere für Arthroskopien (Moerman 2004, S. 53–66), Knieoperationen bei Osteoarthritis (Moseley JB et al. 2002; Moseley JB Jr. et al. 1996), Ligation von Herzkranzgefäßen (Cobb et al. 1959) und für den endolymphatischen Shunt (chirurgische Verbindung zweier Gefäße) bei Menière-Krankheit (Thomsen et al. 1981a, b, 1983).

Aber im Vergleich zu Lasergeräten oder anderen Hightechmaschinen ist die Wirkung einer Operation inzwischen auf den zweiten Platz zurückgefallen (Moerman 2004, S. 66).

- *Suggestion des Namens bzw. der Bezeichnung oder Etiketten*

Medikamente mit einprägsamen Namen, insbesondere mit einer Kombination von Buchstaben- und Zahlenkürzeln (z. B. „K-PAX 88"), wirken besser als Präparate ohne einen solchen Zusatz oder mit Namen, die uns als pseudowissenschaftliche Konstrukte erscheinen (Braithwaite und Cooper 1981). Hightechmaschinen mit beeindruckenden Namen wie „Bioresonanz" (Dorsch und Kolt 2019) und vor allem Namen, die an Videospiele erinnern, sind am wirksamsten (Moerman 2004, S. 66).

- *Suggestion des Preises*

---

[104] (Blumenthal et al. 1974; Damico et al. 2002; Dougherty und Shanteau 1999; Harper 1999; Knipschild et al. 1998; Noe et al. 1998; Rotchford 2000)

Teure Medikamente oder Behandlungen wirken besser als billige.

- *Suggestion der Aufbewahrung oder Verpackung*

Medikamente, die im Kühlschrank aufbewahrt werden müssen, sind stärker wirksam als die, die in einem einfachen (Medizin-)Schrank liegen dürfen (Moerman 2004, S. 53).

- *Suggestion des Neuen*

Medikamente, die schon lange auf dem Markt sind, verlieren an Wirksamkeit, sobald neue, vergleichbare Medikamente herauskommen (Moerman 2000, 2004, Fig. 4.2).

- *Suggestion der Vermittlung oder des Kontexts*

Begeisterte Ärzte sind mit demselben Medikament doppelt so erfolgreich wie skeptische Ärzte (Benson und McCallie 1979, 2004, S. 32–46). Allerdings wirken Medikamente noch besser, wenn der Arzt ernstes Mitgefühl gepaart mit heiterer Treuherzigkeit zeigt. Individuell für einen Patienten verordnete Rezepturen wirken viel besser als die Verschreibung eines identischen Fertigprodukts mit demselben Inhaltsstoff, das der Patient vielleicht schon früher einmal bekommen hat.[105] Der Placebo-/Sanaboeffekt ist in einem klinischen Setting allgemein wirksamer als im Labor, und das gilt auch für die negative Wirkung im Sinne des Noceboeffekts („The science of voodoo: When mind attacks body" – http://www.newscientist.com/article/mg20227081.100; Meador 1992, Pilcher 2009, Schmid 2009). Gibt allein die Stationsschwester dem Patienten das Präparat, reagiert der Patient weniger positiv, als wenn der Herr Doktor persönlich die Verabreichung begleitet. Aber falls der Herr Doktor blauäugig, blond und glatt rasiert ist, hinkt seine Erfolgsrate hinter seinem dunkeläugigen, weiß- oder schwarzhaarigen Kollegen mit Bart hinterher (statistisch gesprochen). Überdies schlägt der Bass den Tenor und beim weiblichen Geschlecht der Alt den Sopran. Und fast jeder Erwachsene ist überzeugt, dass die Medikamente, die der Arzt verschreibt, stärker sind als die, die man ohne Rezept in der Apotheke kaufen kann. Dies hat zur Folge, dass ein und dasselbe Medikament in den Ländern besser wirkt, in denen es rezeptpflichtig ist! – siehe Abschn. „Autoritätsheileffekt".

- *Suggestion und Kultur*

Die besten Schlaftabletten sind die blauen, außer wir sind Italiener. In Italien halten blaue Pillen im Vergleich zu orangefarbenen wach. Für Italiener*innen* aber sind, wie in den anderen europäischen Ländern, die blauen die besseren Schlafpillen (Cattaneo et al. 1970; Lucchelli et al. 1978).

In Texas sind die stärksten Kapseln rot oder schwarz, während die weißen die schwächsten sind (Sallis und Buckalew 1984).

In Westeuropa – außer in England – wirkt ein Medikament besonders gut, wenn es rektal verabreicht wird, englische Patientinnen bevorzugen die orale Form (Moerman 2004, S. 67–85) (Sigmund Freud lässt grüßen! – siehe auch (Matussek und Bondy 1986).)

---

[105] Private Mitteilung von Herrn Prof. Thomas Hardmeier aufgrund seiner persönlichen Erfahrungen in der Universitätshautklinik Heidelberg.

Auch unsere persönliche Einstellung einem Präparat, einer Behandlung oder „Verhexung" gegenüber sowie unsere aktuelle psychische Verfassung (Ängstlichkeit, Stress, Probleme) machen uns mehr oder weniger empfänglich für eine Heilwirkung oder Verwünschung.

Wie weit verbreitet die Abhängigkeit von Medikamenten in Pillenform in der modernen westlichen Gesellschaft ist und mit welchen Vorstellungen Pillen in Zusammenhang gebracht werden, wahrscheinlich sogar ohne es überhaupt bewusst zu merken, zeigt folgendes Zitat:

> „Vor mehreren Jahren wollte eine meiner Studentinnen eine Studie durchführen, um die Meinung der allgemeinen Bevölkerung zur Stärke bzw. zur Wirksamkeit von Pillen zu eruieren. Sie bat alle ihre Mitstudentinnen und Mitstudenten, ein Exemplar jeder Pille aus ihrem häuslichen Medizinschrank mitzubringen. Dreißig Studentinnen und Studenten brachten so viele Tabletten, dass meine Studentin diese in einer Einkaufstüte einsammeln musste. Alle waren erstaunt. Es stellte sich heraus, dass die vermeintlich stärksten Medikamente große, mehrfarbige Kapseln (insbesondere rote und weiße) sowie sehr winzige Pillen waren. Eine klassische (etische)[106] Darstellung der Wichtigkeit und Sinnhaftigkeit der häuslichen Medizinschränke in Nordamerika kann in der famosen Beschreibung der Körperrituale der Nacirema von Horace Miner (Miner 1956) nachgelesen werden. Für eine ziemlich abweichende (emische) Auffassung derselben Situation siehe die weltbekannte Geschichte „Zooey" von J. D. Salinger (Salinger 1955, S. 74–76)."[107] (Moerman 2004, S. 52, Fn. 14)

Diese Studien zeigen, dass Placebowirkungen psychobiologische Prozesse sind, die von den jeweiligen psychosozialen und therapeutischen Kontextbedingungen abhängig und in experimentellen wie klinischen Umgebungen reproduzierbar sind. Durch den Placebo-/Sanaboeffekt induzierte neuronale Änderungen sind mit bildgebenden, hämo-

---

[106] Emisch und sind Begriffe, die in vielen Sozialwissenschaften verwendet werden, um unterschiedliche Daten und Herangehensweisen zu beschreiben. Emisch bedeutet „mit den Augen eines Insiders" einer Kultur oder eines Systems und bezeichnet eine Beschreibung, die in erster Linie aus Sicht eines Mitglieds der untersuchten Kultur richtig ist. Eine etische Betrachtung ist dagegen die eines „Beobachters von außen"; eine etische Beschreibung knüpft an das Wissen und Vokabular des Beobachters an. Zum wirklichen Kulturverständnis ist eine emische Herangehensweise wichtig, beim Vergleichen kann dagegen eine etische Beschreibung sinnvoll sein (Wikipedia 2009. http://de.wikipedia.org/wiki/emisch_und_etisch).

[107] *„Several years ago, a student in one of my classes wanted to do a study to see just what kind of pills people thought were more powerful than others. She asked all the other students in the class to bring to her ‚one of each' of the pills stored in their medicine cabinets at home. Thirty students brought in so many pills that she took them home in a grocery bag. Everyone was amazed. It turned out in the study that people thought the most powerful drugs were large, multicolored capsules (especially red and white ones) and very tiny pills. A classic (etic) account of the meaningfulness of American bathroom medicine cabinets can be found in Horace Miner's famous description of the body rituals of the Nacirema (Miner 1956). For a quite different (emic) take on the same situation, see J. D. Salinger's famous story „Zooey" (Salinger 1955, S. 74-76)."* (Moerman 2004)

dynamischen und neurochemischen Verfahren nachweisbar (Faria et al. 2008, Tab. 1 und 2). Der Placebo-/Sanaboeffekt lehrt uns, dass unser Glaube an einen erwarteten Ausgang das Resultat beeinflussen und sogar herbeiführen kann. Der Glaube an einen Behandelnden und/oder eine Therapie kann psychophysiologische Prozesse in Gang bringen und somit die Effektivität der natürlichen Heilprozesse erhöhen (Stefano und Fricchione 1995a, b, c) – siehe auch (Harris et al. 1984). Gerne betone ich hier nochmals:

> Glaube ist nur dann ein effektives Heilmittel – oder ein tödliches Gift – wenn wir diesen Glauben nicht als solchen erkennen, sodass die darin enthaltene Suggestion für uns zur Realität wird.

Dazu gehört, dass sich ein Glaube für uns richtig anfühlt und sich seine emotionalen Komponenten auch in Körperwahrnehmungen niederschlagen[108] (siehe meine Diskussion zum Thema „Körperanker" bzw. „feeling of healing" im Abschn. „Reinigung des Körpers: Imagination und Körperanker").

Der Placebo-/Sanaboeffekt ist auch eine Art psychogen wirksames Sinnkonstrukt, an das wir glauben. Der Sinn, den wir und unsere Kultur einem Medikament oder einer Behandlung zuschreiben, ist maßgeblich an der Wirksamkeit des Mittels beteiligt. Die Substanz ist nur noch einer von vielen Faktoren, die die Wirksamkeit eines Medikaments ausmachen. Mit anderen Worten: Unsere kollektive Vorstellung – unser Glaube! – von der Wirksamkeit eines Medikaments oder einer Behandlung beeinflusst die Wirksamkeit und damit auch unsere Gesundheit und Genesung, und zwar in statistisch signifikantem Ausmaß (Moerman 2004; Shapiro und Shapiro 1997).[109]

Ausgehend von der Vorstellung eines mündigen und allseits – auch vom Behandler – informierten Patienten wird der Einsatz von Placebo ohne Wissen des Patienten heutzutage allgemein als unethisch betrachtet. Jedoch zeigte eine in Israel erschienene Studie, dass viele Ärzte trotzdem den Placebo-/Sanaboeffekt als nützliche und wirksame Behandlung betrachten und sich nicht scheuen, diese auch einzusetzen (Nitzan und Lichtenberg 2004). Das Risiko beim Einsatz von Placebo besteht darin, dass die Wirkung wieder nachlässt, sobald der Patient weiß, dass ihm z. B. nur Wasser oder Traubenzucker verabreicht wurde – s. o. die Geschichte von Mr. Wright. Wie beschrieben sind Placebo-/Sanaboeffekte im klinischen Alltag auch ohne konkretes Placebo stets vorhanden. Förderung und Integration experimenteller und klinischer Forschung wird die ethische Anwendung

---

[108] Siehe z. B. (Cini 1999; Damasio 1994, 1996a, 2001; Kirkeboen 2001a,b; Robertson 2002).

[109] Dasselbe gilt selbstverständlich auch für den negativen Einfluss einer bösen oder ängstigenden Vorstellung unseres Todes, die wir im kulturellen Zusammenhang mit einer vermeintlich schädlichen Handlung haben können. Eine ähnliche, die Gesundheit schädigende Vorstellung könnte auch im Zusammenhang mit der Diagnose einer gravierenden oder gar todbringenden Krankheit heraufbeschworen werden, falls diese Diagnose uns ungeschickt von einem ansonsten wohlmeinenden Arzt gestellt wurde.

von Placebos, die in der klinischen Routineversorgung ohnehin vielfach implizit vorhanden sind, begünstigen (Finniss et al. 2010) – siehe auch (Jonsen et al. 2006).

Erfolg mit Placebo wurde dokumentiert bei Angst, Depression, Magenulkus, Schizophrenie (Goldberg et al. 2010), Schleimhauterkrankungen, Schmerz (Zubieta und Stohler 2009) und Schwellung (Evans D 2005) sowie auch bei ADHD („adult attention deficit hyperactivity disorder") (Levin FR et al. 2006). Auch bei Krankheiten mit Beteiligung des Immunsystems ist der Placebo-/Sanaboeffekt wirksam (Pacheco-Lopez et al. 2006): Asthma (Joyce et al. 2000); Dickdarmgeschwüre (Ilnyckyj et al. 1997); (chronische) Erschöpfung (Cho und Wessely 2005; Paunovic et al. 2005); Krebs (Chvetzoff und Tannock 2003; Gleave et al. 1998); Magengeschwüre (de Craen et al. 1999); Morbus Crohn (Bousvaros et al. 2005; Su et al. 2004); multiple Sklerose (MS) (La Mantia et al. 1996); Reizdarm (Patel et al. 2010).

Im Zusammenhang mit Entzündung wird eine zentrale Vermittlung zur Unterdrückung der Akute-Phase-Reaktion durch Placebo vermutet, z. B. durch Aktivierung der HPA-Achse und Freisetzung von β-Endorphinen aus dem Hypophysenvorderlappen, die abschwellend und schmerzsenkend wirken (Pollo et al. 2003).

Es wurde postuliert, dass der Placebo-/Sanaboeffekt auf der molekularen Ebene – vergleichbar mit der oben erwähnten Entspannungsreaktion – im Zusammenhang mit dem Stickstoffmonoxid-Spiegel (NO) im vaskulär-neuronalen und im Immungewebe steht: Ein placeboinduzierter Glaube bzw. eine analoge Erwartungshaltung aktiviert den präfrontalen Cortex über NO-Stoffwechselwege mit Top-down-Modulation der Freisetzung von Dopamin sowie Opioiden in nigrostriatalen, mesolimbischen und mesokortikalen Belohnungs- und Motivationsnetzwerken (Fricchione und Stefano 2005). Zum Beispiel kann die placebo- bzw. erwartungshaltungsinduzierte Freisetzung von Endorphinen durch Naloxon[110] im Zusammenhang mit postoperativen Schmerzen blockiert werden (Levine et al. 1978). Neuronale Netzwerke und Neurotransmittersysteme reagieren auf die positive Erwartung während der Verabreichung eines Placebos, und die damit verbundenen physiologischen Änderungen sind messbar (Zubieta und Stohler 2009). Allerdings ist der Placebo-/Sanaboeffekt durch Konditionierung wirksamer als der, der auf einer Erwartungshaltung aufbaut: Zum Beispiel wird ein konditionierter Placebo-/Sanaboeffekt durch Naloxon nicht gehemmt und dürfte über das autonome Nervensystem (ANS) und das zelluläre Immunsystem vermittelt werden (Amanzio und Benedetti 1999).

Es wird gegenwärtig postuliert, dass die beiden oben erwähnten Mechanismen ineinandergreifen und für den Placebo-/Sanaboeffekt verantwortlich sind: ein vorwiegend kognitiver Mechanismus der bewussten Erwartungshaltung, der z. B. im Fall von Schmerzlinderung durch Suggestion über die Freisetzung von Endorphinen stattfindet,

---

[110] Naloxon ist eine chemische Substanz mit einer hohen Affinität zu μ-opioiden Rezeptoren im ZNS und gilt als kompetitiver Antagonist an allen Opioidrezeptoren.

und ein vorwiegend autonomer Mechanismus der unbewussten Konditionierung, der über das ANS und das zelluläre Immunsystem vermittelt wird (Benedetti et al. 2003a, b; Pacheco-Lopez et al. 2006; Walach 1998).

Noceboeffekt und psychogene Massenerkrankung (Mass Psychogenic Illness [MPI])

Aufgrund der biologischen Evolution konzentrieren wir uns auf schlechte Nachrichten, da sie eine mögliche Bedrohung darstellen (Shoemaker 1996). Die Theorie der *morbiden Neugier* postuliert, dass Märchen, Monster oder Morde gerade deswegen fesseln, weil sie kognitive Systeme ansprechen, die in der Menschheitsgeschichte das Überleben begünstigt haben. Dieses Phänomen dient einem biologischen Zweck und ist auch im Tierreich zu beobachten (Redaktion Tages-Anzeiger 2023). Zum Beispiel nähern sich Gazellen unter bestimmten Umständen Löwen oder Geparden, statt nur vor ihnen zu fliehen. Obwohl die Annäherung risikoreich ist, profitieren sie davon: Sie erlangen etwa wertvolle Informationen über ihre Fressfeinde oder können diese durch ihren Wagemut gar abschrecken. Angetrieben durch die Motivation, Informationen zu sammeln (Neugier), hat sich beim Menschen die Fähigkeit entwickelt, Bedrohungsszenarien mithilfe der Vorstellungskraft rein mental durchzuspielen und somit Bedrohungen zu entdecken, sie besser einzuschätzen und mit ihnen umzugehen (Bedrohungsmanagement). So konsumieren wir Menschen gern Killerserien und True-Crime-Podcasts wahrscheinlich mit der heimlichen Hoffnung, künftigen gefährlichen Situationen besser zu entkommen. Wie jedes Verhalten kann auch dies groteske Formen annehmen und zu einer neurotischen Verhaltensstörung führen: mit dem Smartphone oder Computer permanent nach erschreckenden gefährlichen Nachrichten zu suchen, wird als *Doom Scrolling* bezeichnet (Andersen MM et al. 2020; Scrivner und Clasen 2022; Scrivner et al. 2021).

Durch die im menschlichen Gehirn entstehende Negativitätsvorspannung hat ein Noceboeffekt mehr Gewicht als ein Placeboeffekt. Wegen dieses evolutionär entstandenen Negativitätsbias (Rozin und Royzman 2001) ist der Mensch besonders anfällig für negative Botschaften. Die Fokussierung auf negative Nachrichten und das Gefühl des Kontrollverlusts (Mineka und Kelly 1989, S. 163–191) können Ängste schüren und psychologischen Stress verursachen, der sich auf eine größere Gruppe übertragen und u. U. sogar zu Wahnvorstellungen führen kann.

Der letzte Punkt ist ein wesentlicher Teil des Phänomens bzw. der psychogenen Massenkrankheit (Mass Psychogenic Illness [MPI]) (Greenberg et al. 1998) und unter den Bezeichnungen „mass formation psychosis" und „phantom risk" in der Versicherungsbranche bekannt. Das soziale Umfeld kann einen bis Milliarden von Menschen umfassen. Derartige Phänomene sind offenbar im Rahmen der Covid-19-Pandemie von 2020–2022 wesentlich beteiligt gewesen (Bagus et al. 2021). Andere Beispiele von MPI sind das Havanna-Syndrom (Uttekar 2021) oder eine mysteriöse Schlafkrankheit, die 2014 Dutzende Bewohner in Kalachi, eine Stadt im Norden Kasachstans, befallen hatte (oe24.at 2014).

Der in uns verankerte Tod und unsere Angst davor werden durch ernst zu nehmende, gefährlich ansteckende und zugleich spukhafte (Erreger für das menschliche Auge nicht sichtbar) Krankheiten wie z. B. HIV, Ebola und in den letzten Jahren Corona allzu leicht heraufbeschworen, beleben unsere Albträume und werden gerne kommerziell/politisch, ausbeuterisch bewirtschaftet (Cowart 2014) – siehe auch (Schmid GB 2016a).

Die Bildung von Symptomen in einer MPI läuft in drei Stadien ab (Bagus et al. 2021, S. 132–133):

(1) Ansteckung: Zunächst erfolgt die Ausbreitung von Emotionen in der Gruppe (Le Bon 1895), z. B. Angst vor Corona. Gruppendruck kann Urteile und sogar die Sinneswahrnehmung modifizieren und verzerren, wie die Asch-Experimente gezeigt haben (Asch 1955, 1956, 2020).
(2) Konformität: Der Mensch neigt dazu, sich genauso oder mindestens ähnlich zu verhalten wie die anderen Mitglieder der Gruppe, z. B. Masken zu tragen. Grund ist wahrscheinlich der Wunsch nach Schutz gegenüber Gefahren durch die Gruppe. Parallel dazu entwickelt sich der soziale Druck durch die anderen Gruppenmitglieder auf jeden Einzelnen, sich der Gruppe anzupassen. Diese sich rekursiv aufschaukelnden Verhaltensweisen begünstigen die Entstehung einer Massenhysterie, wenn sich einzelne Gedanken und Gefühle kritiklos in einer Gruppe ausbreiten (Gruppendenken) und keine Alternativen mehr gesucht werden (Boss 1997).
(3) Emergente Normen: Wenn eine konforme Gruppe eine Norm festlegt, kann diese sich verselbstständigen: Wenn das Tragen einer Maske in schlecht belüfteten Räumen mit vielen anderen Menschen angezeigt ist und schließlich jeder Mensch immer eine Maske trägt, auch wenn er allein im Wald spaziert oder alleine in einem Auto fährt (Turner 1964).

Menschen lernen zu mögen und zu tun, was sie in der Masse mögen und tun dürfen (Meerloo 2016, S. 52), aber ab wann wird psychologisch gesprochen eine Gruppe zur Masse? Dieser Frage bin ich schon an anderer Stelle detailliert nachgegangen (Schmid GB 2016a).

Sich selbst erfüllende Prophezeiung

Beide Effekte, Placebo und Nocebo, wirken in jedem Fall im Sinne einer sich selbst erfüllenden Prophezeiung: Die Ursache (Heilmittel oder Gift: x) entsteht erst durch den Glauben an die Wirkung (Genesung bzw. Tod: y). Hierzu ein alltägliches Beispiel dieser Placebo-Nocebo-Logik. Die normale Logik lautet: *„Wenn ich Alkohol trinke (x), wird meine Reaktionszeit verzögert (y)! Meine Reaktionszeit ist verlängert, also muss ich Alkohol getrunken haben."* Die „verkehrte Logik" lautet: *„Ich bin absolut sicher, Alkohol getrunken zu haben (x) und demzufolge muss meine Reaktion verzögert sein (y)!"* Ich reagiere also nach Genuss alkoholfreien Biers genauso verlangsamt (y), als ob ich echtes Bier getrunken hätte (x) (Schmid C 2005).[111]

Sind nur leichtgläubige oder willensschwache Menschen für einen Placebo- oder Noceboeffekt anfällig? Oder Personen mit einer anderen Charakterschwäche oder mit dieser oder jener speziellen Persönlichkeitskonstellation? Keineswegs! Jede(r) hat die Fähigkeit, auf Placebo oder Nocebo entsprechend zu reagieren. Eine typische und vorhersagbare „Placebo- oder Nocebopersönlichkeit" oder andere generelle anthropologische Faktoren wie etwa Alter, Geschlecht, Intelligenz oder Rasse konnten bisher trotz erheblichen Forschungsaufwands nicht identifiziert werden (Fisher 1967; Liberman 1967; Moerman 2004, S. 33–35).

Die universale menschliche Fähigkeit zur Placeboreaktion ist eine starke Ressource für unsere Gesundheit, weshalb es also sehr hilfreich wäre, wenn wir diese Fähigkeit zuverlässig und wirkungsvoll trainieren könnten.

An all diese Dinge – von der Wirksamkeit knallblauer (wirkstofffreier) Pillen bis hin zu der eines (imitierten) Laser- oder Ultraschallgeräts (Hashish et al. 1986; Ho et al. 1988) – glauben wir nicht, sondern wir *wissen* von ihrer Wirksamkeit; und wir realisieren nicht, dass wir das, was wir wissen, eigentlich nur felsenfest glauben: Ein Placebo wird erst dann zum Heilmittel, ein Nocebo zum todbringenden Gift, wenn wir meinen zu *wissen* und nicht nur glauben, dass es wirkt. Und die anderen um uns herum *wissen* es auch!

Der Philosoph Jacques Derrida (1930–2004) war ein großer Verfechter der noch extremeren Idee, dass es überhaupt keine eigentliche Gegenwart gibt, sondern dass alles nur vermittelt und interpretiert ist:

---

[111] Ein gern verwendetes Mittel, um ein Placeboexperiment durchzuführen, ist der Alkohol. Allein der Glaube, Alkohol getrunken zu haben, genügt, unsere Sinne zu benebeln, wie eine neuseeländische Studie (Garry 2003) zeigte: Man verteilte an 148 Testpersonen Tonicwater, erzählte aber jeder zweiten, es sei Wodka-Tonic. Die Männer wurden hemmungsloser, die Frauen kicherten mehr. Mehrere Probanden lallten sogar oder konnten kaum noch geradeaus gehen. Beim anschließenden Gedächtnistest schnitt die „Wodka-Gruppe" weitaus schlechter ab, obwohl sie keinen Tropfen Alkohol im Blut hatte. *„Die Annahme, man trinke Alkohol, reicht offenbar aus, um das Verhalten einschneidend zu verändern"*, so die Studienautorin Maryanne Garry. Ein weiteres Experiment, bei dem Alkohol an die Männer verteilt wurde, die glaubten, sie bekämen *keinen* Alkohol, und ein alkoholfreies Getränk an jene verteilt wurde, die meinten, sie *bekämen* Alkohol, zeigte ebenfalls eine derartige Wirkung: Die Männer, die ohne ihr Wissen Alkohol bekamen, verhielten sich im Gegensatz zu denen, die meinten, Alkohol zu trinken und laut und aggressiv wurden, ruhig und unauffällig.

> „Was um uns herum passiert, können wir erst wahrnehmen, nachdem es eine kulturelle Maschinerie von Deutungen durchlaufen hat. Sinn macht für uns etwas erst, nachdem wir es in Beziehung zu Bekanntem gesetzt und damit seiner Neuheit entkleidet haben. Und deshalb sind die Dinge für uns immer bloß wie tote Vokabeln, die auf andere Vokabeln verweisen. Die Wirklichkeit ähnelt einem Text, den wir lesen. Wir ahnen, hinter dem Text war einmal etwas, so wie Asche an Feuer erinnert. Aber der direkte Zugang ist uns versperrt, wir kommen zu spät." (Signer 2004)

Auch der Volkswirtschaftler und Philosoph George Soros (*1930) postuliert mit seiner Theorie der Reflexivität, dass der Mensch keine wahrhafte Wahrnehmung der Wirklichkeit habe. Trotzdem wirke sein Tun anhand dieser vorgestellten Wahrhaftigkeit fortlaufend auf die Realität zurück und erzeuge die Wahrheit dabei selbst (Soros 1998, 2004). Eine ähnliche Rekursivität zwischen dem Beobachter und dem Objekt der Beobachtung habe ich im Rahmen der Quantenphysik von Johann von Neumann (1903–1957), der Analytischen Psychologie von Carl Gustav Jung (1875–1961) und der Sufi-Mystik von Ibn 'Arabî (1165–1240) ausführlich diskutiert (Schmid GB 1988b 2008).

Die scheinbar unbeugsamen, unverrückbaren, unabänderlichen Fakten, die unsere kollektive Wirklichkeit ausmachen, sind zu einem guten Teil psychosoziale Sinnkonstrukte – siehe auch (Gmür 2006). Und wir bewegen uns auf Gedeih und Verderb in diesem kulturellen See psychosozialer Glaubenskonstrukte, meist ohne uns dessen im Geringsten bewusst zu sein, wie ein Fisch, der auch nicht realisiert, dass er im Wasser schwimmt.

> Ein Glaube ist erst dann ein wirksames Heilmittel (oder Seelengift), wenn dieser Glaube als solcher nicht erkannt wird. (Etwas überspitzt gesagt: Alles Wissen ist nichts anderes als felsenfester Glaube! – siehe z. B. (Russel 1948)).

In der Tat hat praktisch alles, was wir wissen, ein Verfallsdatum (Arbesman 2011).

Wenn ein Placebo in einer Behandlung eingesetzt wird, denken die unwissenden Patienten, dass ihre Symptome sich bessern werden. Aber ist die Besserung objektiv oder nur subjektiv signifikant feststellbar; schlafen sie wirklich besser … haben sie in der Tat weniger Schmerzen usw.? Ist der Placeboeffekt „echt", d. h. objektiv feststellbar?

Henry Knowles Beecher (1904–1976) veröffentlichte 1955 eine Studie, die anhand von 15 Versuchsreihen mit über 1000 Patienten zeigte, dass ein Placebo mehr als ein Drittel ihrer Beschwerden linderte. Seine Ideen entsprangen seiner Arbeit an verwundeten Soldaten im Zweiten Weltkrieg. Trotz der ungewöhnlichen Situation und ohne ausgefeilte experimentelle Werkzeuge auf dem Schlachtfeld gelang es Beecher, mehrere wichtige Konzepte vorzustellen, und seine Ideen durchdringen noch immer die moderne Gesundheitsversorgung und Placeboforschung. Er analysierte den Placeboeffekt in einem für die damalige Zeit noch nie da gewesenen Ausmaß.

Selbstverständlich gibt es auch viele anderen Faktoren, die für die berichteten, subjektiven Verbesserungen der Patienten in diesen und anderen Placebostudien verantwortlich sein könnten und die falsche Eindrücke von Placeboeffekten erzeugen:

> Spontane Besserung (natürlicher Krankheitsverlauf), Fluktuation der Symptome, Regression zum Mittelwert, zusätzliche Behandlungen, bedingter Wechsel der Placebobehandlung,

Skalierungsbias, irrelevante Antwortvariablen, Höflichkeitsantworten, experimentelle Unterordnung, konditionierte Antworten, neurotische oder psychotische Fehleinschätzungen, psychosomatische Phänomene, falsches Zitieren etc. (Kienle und Kiene 1996, 1997).

Es ist schwierig, solche Vorbehalte zu beseitigen und/oder völlig auszuschließen. Aber Beecher betrachtete die Schmerzerfahrung nicht nur als eine subjektiv emotionale Erfahrung, die in der Lage ist, den nozizeptiven Input zu modulieren, sondern auch als eine Empfindung, die aus dem peripheren verletzten Gewebe stammt.

Ärzte gaben Patienten, die sich von einer Zahnoperation erholten, eine Kochsalzlösung, von der ihnen gesagt wurde, dass sie Morphium enthalte (Levine et al. 1978). Bei der Hälfte der Patienten war dies jedoch nicht der Fall. Ein Drittel der Placebogruppe berichtete über deutlich weniger Schmerzen. Dann fügten die Forschenden der Lösung Naloxon hinzu, das durch seine Bindung an die Opioidrezeptoren im Gehirn die Wirkung von Morphium zunichtemacht. Bei allen Patienten kehrten die Schmerzen zurück – auch bei den Placeboprobanden!

Dies zeigte, dass eine Placeboreaktion biochemisch blockiert werden kann, was darauf hindeutet, dass unser Geist in der Lage ist, Schmerzen objektiv zu kontrollieren, möglicherweise durch die verstärkte Freisetzung von Endorphinen.

In einer Metastudie (Zunhammer et al. 2021) gaben 603 Patienten nach Einnahme von Placebo weniger Schmerzen an. Die Gehirnscans zeigten, dass Placebobehandlungen die Aktivität in jenem Teil des Gehirns reduzierten, in dem das Schmerzerleben seinen Ursprung hat, in erster Linie in den Regionen, die zu ventralen Aufmerksamkeits- (einschließlich Mittelinsula) und somatomotorischen Netzwerken (einschließlich posteriorer Insula) gehören. Konditionierte Placeboanalgesie (Babel 2019; Babel et al. 2018) korreliert mit reduzierter schmerzbezogener Aktivität in diesen Netzwerken und dem Thalamus, der Habenula, dem mittleren Cingulum und dem zugehörigen motorischen Areal. Mit Placebo assoziierte Aktivitätssteigerungen treten hauptsächlich in frontoparietalen Regionen auf, mit hoher Heterogenität zwischen den Studien. Dies bestätigt, dass unsere (subjektive) Gedanken (Qualia – siehe Abschn. „Konnektivität vs. Chemie") beeinflussen können, wie Schmerz in unserem Gehirn objektiv aufgebaut wird.

Dank des klassischen Artikels „The powerful placebo" (Beecher 1955) von Henry Beecher (1904–1976) wurde der Placeboeffekt aus der Versenkung geholt und die klinische Notwendigkeit betont, ihn zu berücksichtigen, um die Wirksamkeit einer Behandlungsmodalität richtig zu bewerten (Munnangi et al. 2021) – siehe auch (Beecher et al. 1953; Lasagna et al. 1954). Sowohl in der Forschung als auch im klinischen Alltag wird der Placeboeffekt zu Recht genutzt.

Fazit: Beim Placebo-/Sanaboeffekt ist der Zusammenhang zwischen einer Methode zur Selbstheilung und ihrer Wirkung ähnlich dem Zusammenhang zwischen Zubereitung einer Mahlzeit und ihrem Genuss.

Damit wir Menschen eine positive Haltung gegenüber Krankheit und Behandlung entwickeln und als hilfreich erleben können, sollten wir in der Schule ab der zweiten Klasse und in jedem folgenden Schuljahr unserem Entwicklungsstand entsprechend lernen, wie wir unsere gegebene, selbstverständliche Gesundheit schätzen und unser Immunsystem mit unserer Vorstellungskraft stärken können. Selbstheilung ist jedem Menschen angeboren und ihre Stärkung ist lernbar (Schmid GB 2018c). Dabei gilt es zu beachten: Selbstheilung kann man eigentlich nicht tun, sondern nur einladen, willkommen heißen und ermöglichen. Selbst Menschen, die kritisch an Krebs erkrankt sind und im Koma auf der Intensivstation eines Krankenhauses liegen, können von positiven Einstellungen vor der Erkrankung und weiteren Ressourcen profitieren, ähnlich wie wir unsere Ersparnisse auf der Bank während einer finanziellen Krise nutzen können. So können wir quasi „Immunersparnisse" anlegen und im Ernst- bzw. Krankheitsfall auf sie zurückgreifen. Denn, wie gesagt: *Jede Heilung ist schlussendlich immer eine Selbstheilung, wobei die Vorstellungskraft als wirksames Heilmittel dienen kann.*

Literatur

Achterberg J (1985) Imagery in healing: Shamanism and modern medicine. Shambhala, Boston
Ackerman MH, Henry MB, Graham KM, Coffey N (1993) Humor won, humor too: a model to incorporate humor into the healthcare setting. Nurs Forum 28(4):9–16
Ackerman MH, Henry MB, Graham KM, Coffey N (1994) Humor won, humor too: a model to incorporate humor into the healthcare setting (revised). Nurs Forum 29(2):15–21
Ader R (Hrsg) (1981) Psychoneuroimmunology. Academic, New York
Ader R (1985) Behaviorally conditioned modulation of immunity. In: Guillemin R, Cohn M, Melnechuk T (Hrsg) Neural modulation of immunity. Raven Press, New York, S 55–69
Ader R, Cohen N (1975) Behaviorally conditioned immunosuppression. Psychosom Med 37(4):333–340
Ader R, Cohen N (1981) Conditional immunopharmacology response. In: Ader R (Hrsg) Psychoneuroimmunology. Academic, New York
Ader R, Cohen N (1982) Behaviorally conditioned immunosuppression and murine systemic lupus erythematosus. Science 215(4539):1534–1536
Ader R, Cohen N, Felten D (1995) Psychoneuroimmunology: interactions between the nervous system and the immune system. Lancet 345(8942):99–103
Alexander CN, Langer EJ, Newman RI, Chandler HM, Davies JL (1989) Transcendental meditation, mindfulness, and longevity: an experimental study with the elderly. J Pers Soc Psychol 57(6):950–964
Amanzio M, Benedetti F (1999) Neuropharmacological dissection of placebo analgesia: expectation-activated opioid systems versus conditioning-activated specific subsystems. J Neurosci 19(1):484–494
Amassian VE, Cracco RQ, Maccabee PJ, Cracco JB Henry K (1995) Some positive effects of transcranial magnetic stimulation. In: Fahn S & Hallett M & Luders HO & Marsden CD (Eds.), Book Tile Negative Motor Phenomena (Vol Neurology, pp 79-106). Raven Press, New York
Amassian VE, Cracco RQ, Vergara M, Maccabee PJ, Somasundaram M, Cracco JB (1998) Magnetic transcranial stimulation studies in humans on the roles of frontal and occipital lobes in perception, on estimating perceptual delay, and on temporary pain relief with parietal stimulation. In: Ayrapetyan SN, Apkarian AV (Hrsg) Pain mechanisms and management. IOS Press, Washington, S 260–282

Andersen BL, Farrar WB, Golden-Kreutz D, Kutz LA, MacCallum R, Courtney ME, Glaser R (1998) Stress and immune responses after surgical treatment for regional breast cancer. J Natl Cancer Inst 90(1):30–36

Andersen MM, Schjoedt U, Price H, Rosas FE, Scrivner C, Clasen M (2020) Playing with fear: a field study in recreational horror. Psychol Sci 31(12):1497–1510

Antoni MH, Baggett L, Ironson G, LaPerriere A, August S, Klimas N, Schneiderman N, Fletcher MA (1991) Cognitive-behavioral stress management intervention buffers distress responses and immunologic changes following notification of HIV-1 seropositivity. J Consult Clin Psychol 59(6):906–915

Antonovsky A (1979) Health, stress and coping: new perspectives on mental and physical well-being. In: Antonovsky A (Hrsg) The salutogenetic model of health. Jossey-Bass, San Francisco, S 182–197

Antonovsky A (1997) Salutogenese: Zur Entmystifizierung der Gesundheit. DGVT-Verlag, Tübingen

Antonovsky A, Sagy S (2017) Aaron Antonovsky, the scholar and the man behind salutogenesis. In: Mittelmark MB, Sagy S, Eriksson M, Bauer GF, Pelikan JM, Lindstrom B, Espnes GA (Hrsg) The handbook of salutogenesis, Cham (CH), S 15–23

Arbesman S (2011) Quantifying the ease of scientific discovery. Scientometrics 86(2):245–250

Arbesman S (2012) The half-life of facts: why everything we know has an expiration date. Current/Penguin Books, London

Asay TP, Lambert MJ (2001) Empirische Argumente für die allen Therapien gemeinsamen Faktoren: quantitative Ergebnisse. In: Hubble M, Duncan B, Miller S (Hrsg) So wirkt Psychotherapie. Empirische Ergebnisse und praktische Folgerungen. modernes lernen, Dortmund, S 41–81

Asch SE (1955) Opinions and social pressure. Sci Am 193(5):31–35

Asch SE (1956) Studies of independence and conformity: I. A minority of one against a unanimous majority. Psychol Monogr Gen Appl 70(9):1–70

Asch SE (2020) Effects of group pressure on the modification and distortion of judgements. In: Asch SE (Hrsg) Documents of Gestalt Psychology. University of California Press, Berkely, S 222–236

Asghar AU, Green G, Lythgoe MF, Lewith G, Macpherson H (2010) Acupuncture needling sensation: the neural correlates of deqi using fMRI. Brain Res 1315C:111–118

Babel P (2019) Classical conditioning as a distinct mechanism of placebo effects. Front Psychiatry 10:449

Babel P, Adamczyk W, Swider K, Bajcar EA, Kicman P, Lisinska N (2018) How classical conditioning shapes placebo analgesia: hidden versus open conditioning. Pain Med 19(6):1156–1169

Bächtold-Stäubli H, Hoffmann-Krayer E (Hrsg) (1987) Handwörterbuch des deutschen Aberglaubens. De Gruyter, Berlin

Bagus P, Sanchez-Bayon A, Pena-Ramos J (2021) Covid-19 und die politische Ökonomie der Massenhysterie. In: Kessler O, Kappeler B (Hrsg) Null-Risiko-Gesellschaft: Zwischen Sicherheitswahn und Kurzsichtigkeit. Liberales Institut, Zürich, S 119–152

Balduzzi D, Tononi G (2009) Qualia: the geometry of integrated information. PLoS Comput Biol 5(8):e1000462

Barabasz A, Barabasz M (2006) Effects of tailored and manualized hypnotic induction for complicated irritable bowel syndrome patients. Int J Clin Exp Hypn 54:100–112

Barabasz A, Christensen C (2006) Age regression: tailored versus scripted inductions. Am J Clin Hypn 48:251–261

Barber J (1991) The locksmith model: accessing hypnotic responsiveness. In: Rhue SLJ (Hrsg) Theories of hypnosis: current models and perspectives. Guilford, New York

Bass MJ, Buck C, Turner L, Dickie G, Pratt G, Robinson HC (1986) The physician's actions and the outcome of illness in family practice. J Fam Pract 23(1):43–47

Beary JF, Benson H (1974) A simple psychophysiologic technique which elicits the hypometabolic changes of the relaxation response. Psychosom Med 36(2):115–120

Beecher HK (1955) The powerful placebo. J Am Med Assoc 159(17):1602–1606

Beecher HK, Keats AS, Mosteller F, Lasagna L (1953) The effectiveness of oral analgesics (morphine, codeine, acetylsalicylic acid) and the problem of placebo „reactors" and „non-reactors". J Pharmacol Exp Ther 109(4):393–400

Benedetti F, Pollo A, Lopiano L, Lanotte M, Vighetti S, Rainero I (2003a) Conscious expectation and unconscious conditioning in analgesic, motor, and hormonal placebo/nocebo responses. J Neurosci 23(10):4315–4323

Benedetti F, Rainero I, Pollo A (2003b) New insights into placebo analgesia. Curr Opin Anaesthesiol 16(5):515–519

Benor DJ (1990) Survey of spiritual healing research. Contemp Med Res 4:9–33

Benson H (1975) The relaxation response. William Morrow, New York

Benson H (1982) The relaxation response: history, physiological basis and clinical usefulness. Acta Med Scand Suppl 660:231–237

Benson H (1984) Beyond the relaxation response. Times Books, New York

Benson H (1989) Hypnosis and the relaxation response. Gastroenterology 96(6):1609–1611

Benson H (1997) The relaxation response: therapeutic effect. Science 278(5344):1694–1695

Benson H, Goodale IL (1981) The relaxation response: your inborn capacity to counteract the harmful effects of stress. J Fla Med Assoc 68(4):265–267

Benson H, McCallie DP (1979) Angina pectoris and the placebo effect. N Engl J Med 300(25):1424–1429

Benson H, Beary JF, Carol MP (1974a) The relaxation response. Psychiatry 37(1):37–46

Benson H, Klemchuk HP, Graham JR (1974b) The usefulness of the relaxation response in the therapy of headache. Headache 14(1):49–52

Benson H, Rosner BA, Marzetta BR, Klemchuk HM (1974c) Decreased blood-pressure in pharmacologically treated hypertensive patients who regularly elicited the relaxation response. Lancet 1(7852):289–291

Benson H, Alexander S, Feldman CL (1975a) Decreased premature ventricular contractions through use of the relaxation response in patients with stable ischaemic heart-disease. Lancet 2(7931):380–382

Benson H, Greenwood MM, Klemchuk H (1975b) The relaxation response: psychophysiologic aspects and clinical applications. Int J Psychiatry Med 6(1–2):87–98

Benson H, Kotch JB, Crassweller KD (1977a) The relaxation response: a bridge between psychiatry and medicine. Medical Clin North Am 61(4):929–938

Benson H, Kotch JB, Crassweller KD, Greenwood MM (1977b) Historical and clinical considerations of the relaxation response. Am Sci 65(4):441–445

Benson H, Dryer T, Hartley LH (1978) Decreased VO2 consumption during exercise with elicitation of the relaxation response. J Human Stress 4(2):38–42

Benson H, Arns PA, Hoffman JW (1981) The relaxation response and hypnosis. Int J Clin Exp Hypn 29:259–270

Benson H, Dusek JA, Sherwood JB, Lam P, Bethea CF, Carpenter W, Levitsky S, Hill PC, Clem DWJ, Jain MK, Drumel D, Kopecky SL, Mueller PS, Marek D, Rollins S, Hibberd PL (2006) Study of the Therapeutic Effects of Intercessory Prayer (STEP) in cardiac bypass patients: a multicenter randomized trial of uncertainty and certainty of receiving intercessory prayer. Am Heart J 151(4):934–942

Bergmann JF, Chassany O, Gandiol J, Deblois P, Kanis JA, Segrestaa JM, Caulin C, Dahan R (1994) A randomised clinical trial of the effect of informed consent on the analgesic activity of placebo and naproxen in cancer pain. Clin Trials Metaanal 29(1):41–47

Bernardi L, Porta C, Spicuzza L, Sleight P (2005) Cardiorespiratory interactions to external stimuli. Arch Ital Biol 143(3–4):215–221

Bernays EL (1928) Propaganda. Horace Liveright, New York

Berndt C (2013) Das kann nicht gut gehen: Immer wieder sterben Menschen, weil sie fest an das Ende ihres Lebens glauben. Der Seelentod ist ein unterschätztes Phänomen. Süddeutsche Zeitung (SZ Wochenende) V2/4 (17. August 2013)

Bernheim H (1886) De la suggestion et de ses applications à la thérapeutique. Doin, Paris

Berry DS, Pennebaker JW (1993) Nonverbal and verbal emotional expression and health. Psychother Psychosom 59(1):11–19

Besedovsky H, Sorkin E (1977) Network of immune-neuroendocrine interactions. Clin Exp Immunol 27(1):1–12

Besedovsky HO, del Rey A (1991) Feed-back interactions between immunological cells and the hypothalamus-pituitary-adrenal axis. Neth J Med 39(3–4):274–280

Besedovsky HO, del Rey A (2002) Introduction: immune-neuroendocrine network. Front Horm Res 29:1–14

Besedovsky HO, Rey AD (2007) Physiology of psychoneuroimmunology: a personal view. Brain Behav Immun 21(1):34–44

Bhasin MK, Dusek JA, Chang BH, Joseph MG, Denninger JW, Fricchione GL, Benson H, Libermann TA (2013) Relaxation response induces temporal transcriptome changes in energy metabolism, insulin secretion and inflammatory pathways. PLoS One 8(5):e62817

Blackwell B, Bloomfield SS, Buncher CR (1972) Demonstration to medical students of placebo responses and non-drug factors. Lancet 1(763):1279–1282

Blalock JE (1989) A molecular basis for bidirectional communication between the immune and neuroendocrine systems. Physiol Rev 69(1):1–32

Blalock JE, Costa O (1989) Immune neuroendocrine interactions: implications for reproductive physiology. Ann N Y Acad Sci 564:261–266

Bleuler E (1912) Das autistische Denken (Bd 4). Jahrbuch für psychoanalytische und psychopathologische Forschungen. Franz Deuticke, Leipzig & Wien

Bleuler E (1919) Das autistisch-undisziplinierte Denken in der Medizin und seine Überwindung. Springer, Berlin

Bleuler E (1921) Das autistisch-undisziplniertes Denken in der Medizin (2., verbesserte Aufl). Springer, Berlin

Bleuler E (1962) Das autistisch-undisziplniertes Denken in der Medizin und seine Überwindung (5. Neudruck der 5. Aufl). Springer, Berlin

Blumenthal DS, Burke R, Shapiro AK (1974) The validity of „identical matching placebos". Arch Gen Psychiatry 31(2):214–215

Bonaiuto M, Mao Y, Roberts S, Psalti A, Ariccio S, Ganucci Cancellieri U, Csikszentmihalyi M (2016) Optimal experience and personal growth: flow and the consolidation of place identity. Front Psychol 7:1654

Bongartz B, Bongartz W (1999) Hypnose: Wie sie wirkt und wem sie hilft. Rowohlt Taschenbuch, Reinbek bei Hamburg

Bongartz W (1986) Abnahme von Plasmacorisol und weißen Blutzellen nach Hypnose. Exp Klin Hypn 1(2):101–107

Bongartz W (1987) Messung der verminderten Granulozytenzahl nach Hypnose mit dem Chemiluminiszenzverfahren. Exp Klin Hypn 3(2):101–107

Bongartz W (1990) Hypnose und immunologische Funktionen. In: Revenstorf D (Ed.), Book Tile Klinische Hypnose (pp 116-136). Springer Berlin Heidelberg, Berlin, Heidelberg

Bongartz W (1996) Der Einfluss von Hypnose und Stress auf das Blutbild. Lang, Frankfurt

Bongartz W (1998) Beeinflussung der Haftfähigkeit (Adhärenz) von weißen Blutzellen (Granulozyten) durch Hypnose und Stress. Hypn Cogn 15(1+2):33–41

Bongartz W, Bongartz B (2000) Hypnosetherapie: 2. korrigierte Auflage. Hogrefe, Göttingen

Bopp A, Nagel D, Nagel G (2005) Was kann ich selbst für mich tun? Rüfer & Rub, Zürich

Boring E (1950) A history of experimental psychology. Appleton-Century-Crofts, New York

Boss LP (1997) Epidemic hysteria: a review of the published literature. Epidemiol Rev 19(2):233–243

Bousquat A, Cohn A (2004) The spatial dimension in health studies: a historical trajectory. Hist Cienc Saude Manguinhos 11(3):549–568

Bousvaros A, Guandalini S, Baldassano RN, Botelho C, Evans J, Ferry GD, Goldin B, Hartigan L, Kugathasan S, Levy J, Murray KF, Oliva-Hemker M, Rosh JR, Tolia V, Zholudev A, Vanderhoof JA, Hibberd PL (2005) A randomized, double-blind trial of Lactobacillus GG versus placebo in addition to standard maintenance therapy for children with Crohn's disease. Inflamm Bowel Dis 11(9):833–839

Bovbjerg D, Ader R, Cohen N (1982) Behaviorally conditioned suppression of a graft-versus-host response. Proc Natl Acad Sci USA 79(2):583–585

Braithwaite A, Cooper P (1981) Analgesic effects of branding in treatment of headaches. Br Med J (Clin Res Ed) 282(6276):1576–1578

Brand M, Markowitsch HJ (2006) Hirnforschung und Psychotherapie. Psychother Forum 14:136–140

Braud WG, Schlitz MJ (1991) Consciousness Interactions with remote biological systems: anomalous intentionality effects. Subtle Energies 2(1):1–46

Brody H, Brody D (2002) Der Placebo-Effekt: Die Selbstheilungskräfte unseres Körpers (Lemke B, Übers). Deutscher Taschenbuch Verlag dtv, München

Budrys V (2007) Neurology in holy scripture. Eur J Neurol 14(7):e1-6

Bunge M (1980) The mind-body problem: a psychobiological approach. Pergamon, Oxford

Burns J, Job D, Bastin ME, Whalley H, Macgillivray T, Johnstone EC, Lawrie SM (2003) Structural disconnectivity in schizophrenia: a diffusion tensor magnetic resonance imaging study. Br J Psychiatry 182:439–443

Bussing A, Ostermann T, Matthiessen PF (2005a) Role of religion and spirituality in medical patients: confirmatory results with the SpREUK questionnaire. Health Qual Life Outcomes 3:10

Bussing A, Ostermann T, Matthiessen PF (2005b) Search for meaningful support and the meaning of illness in German cancer patients. Anticancer Res 25(2B):1449–1455

Carr DJ, Blalock JE (1989) A molecular basis for intersystem communication between the immune and neuroendocrine systems. Int Rev Immunol 4(3):213–228

Carr DJ, Weigent DA, Blalock JE (1989) Hormones common to the neuroendocrine and immune systems. Drug Des Deliv 4(3):187–195

Carrington P, Collings GHJ, Benson H, Robinson H, Wood LW, Lehrer PM, Woolfolk RL, Cole JW (1980) The use of meditation – relaxation techniques for the management of stress in a working population. J Occup Med 22(4):221–231

Castrén E (2005) Is mood chemistry? Nat Rev Neurosci 6(3):241–246

Casula C (2016) Gärtner, Prinzessinnen, Stachelschweine, Metaphern und Geschichten für die persönliche und berufliche Entwicklung. Carl-Auer, Heidelberg

Cattaneo AD, Lucchelli PE, Filippucci G (1970) Sedative effects of placebo treatment. Eur J Clin Pharmacol 3:43–45

Chang BH, Casey A, Dusek JA, Benson H (2010) Relaxation response and spirituality: pathways to improve psychological outcomes in cardiac rehabilitation. J Psychosom Res 69(2):93–100

Chang BH, Dusek JA, Benson H (2011) Psychobiological changes from relaxation response elicitation: long-term practitioners vs. novices. Psychosomatics 52(6):550–559

Charcot J-M (1893) La foi qui guérit. Archives de Neurologie 25:72–87

Cho HJ, Wessely S (2005) Chronic fatigue syndrome: an overview. Rev Bras Psiquiatr 27(3):174–175

Choi Y, Kim Y, Choi S, Choi YE, Kwon O, Kwon DH, Lee SH, Cho SH, Kim H (2023) Emotional freedom technique versus written exposure therapy versus waiting list for post-traumatic stress disorder: protocol for a randomised clinical MRI study. BMJ Open 13(6):e070389

Chopra D (1990) Quantum healing: exploring the frontiers of mind/body healing. Bantam Books, New York

Chvetzoff G, Tannock IF (2003) Placebo effects in oncology. J Natl Cancer Inst 95(1):19–29

Cini M (1999) Scientific languages and the science of complexity. Ann Ist Super Sanita 35(4):529–534

Clarkson AK (1937) A nervous factor in juvenile asthma. BMJ 2:845

Clow A, Lambert S, Evans P, Hucklebridge F, Higuchi K (2003) An investigation into asymmetrical cortical regulation of salivary S-IgA in conscious man using transcranial magnetic stimulation. Int J Psychophysiol 47(1):57–64

Cobb LA, Thomas GI, Dillard DH, Merendino KA, Bruce RA (1959) An evaluation of internal-mammary-artery ligation by a double-blind technic. N Engl J Med 260(22):1115–1118

Cole SW, Kemeny ME, Taylor SE, Visscher BR (1996) Elevated physical health risk among gay men who conceal their homosexual identity. Health Psychol 15(4):243–251

Comaroff J (1976) A bitter pill to swallow: placebo therapy in general practice. Sociol Rev 24(1):79–96

Corbin H (1981) Creative imagination in the sufism of Ibn 'Arabî (Manheim R, Übers), Bd. XCI. Princeton University Press, Princeton

Cowart L (2014) Eine Seuche made in Hollywood. Die Weltwoche (18. Oktober 2014)

Creed F, Fernandes L, Guthrie E, Palmer S, Ratcliffe J, Read N, Rigby C, Thompson D, Tomenson B, North of England IBSRG (2003) The cost-effectiveness of psychotherapy and paroxetine for severe irritable bowel syndrome. Gastroenterology 124(2):303–317

Csikszentmihalyi M (2000) Beyond Boredom and Anxiety (25th Anniversary edition (April 15, 2000) ed.). Jossey-Bass, San Francisco

Csikszentmihalyi M (1992) Flow: Das Geheimnis des Glücks. Klett-Cotta, Stuttgart

Csikszentmihalyi M, Le Fevre J (1989) Optimal experience in work and leisure. J Pers Soc Psychol 56:815–822

Damasio AR (1994) Descartes' error and the future of human life. Sci Am 271(4):144

Damasio AR (1996) A reply to McGilchrist's review of Descartes' error. Cognit Neuropsychiatry 1(2):181–184

Damasio AR (2001) Descartes' error revisited. J Hist Neurosci 10(2):192–194

Damico KE, Stoll AL, Marangell LB, Cohen BM (2002) How blind is double-blind? A study of fish oil versus placebo. Prostaglandins Leukot Essent Fatty Acids 66(4):393–395

Davidson KW, Mostofsky E (2010) Anger expression and risk of coronary heart disease: evidence from the Nova Scotia Health Survey. Am Heart J 159(2):199–206

de Craen AJ, Roos PJ, de Vries AL, Kleijnen J (1996) Effect of colour of drugs: systematic review of perceived effect of drugs and of their effectiveness. BMJ 313(7072):1624–1626

de Craen AJ, Moerman DE, Heisterkamp SH, Tytgat GN, Tijssen JG, Kleijnen J (1999) Placebo effect in the treatment of duodenal ulcer. Br J Clin Pharmacol 48(6):853–860 de Craen AJ, Tijssen JG, de Gans J, Kleijnen J (2000) Placebo effect in the acute treatment of migraine: subcutaneous placebos are better than oral placebos. J Neurol 247(3):183–188

Deleuze JPF (1810) Histoire critique du magnétisme animal. Schoell, Paris

Denson TF, Spanovic M, Miller N (2009) Cognitive appraisals and emotions predict cortisol and immune responses: a meta-analysis of acute laboratory social stressors and emotion inductions. Psychol Bull 135(6):823–853

Dobos G, Altner N, Lange S, Musial F, Langhorst J, Michalsen A, Paul A (2006) Mind-body medicine as a part of German integrative medicine. Bundesgesundheitsblatt Gesundheitsforschung Gesundheitsschutz 49(8):723–728

Doi T (1982) Amae: Freiheit in Geborgenheit: Zur Struktur japanischer Psyche (1128 Aufl, Bd 128). Suhrkamp, Frankfurt a. M.

Donaldson VW (2000) A clinical study of visualization on depressed white blood cell count in medical patients. Appl Psychophysiol Biofeedback 25(2):117–128

Dorsch W, Kolt A (2019) Einfache Testverfahren zur Überprüfung der Aussagekraft von Bioresonanz-basierten medizinischen Befunden – der Leberkäse-Test. Allergo J 28(4):22–30

Dougherty MR, Shanteau J (1999) Averaging expectancies and perceptual experiences in the assessment of quality. Acta Psychol (Amst) 101(1):49–67

Ebell H, Schuckall H (Hrsg) (2004) Warum therapeutische Hypnose? Fallgeschichten aus der Praxis von Ärzten und Psychotherapeuten. Pflaum, München

Redaktion Lancet (1987) Depression, stress, and immunity. *Lancet 8548*:1467–1468

Ehrenreich B (2009) Smile or die. How positive thinking fooled America & the world. Granta Publications, London

Ellenberger H (1952) Der Tod aus psychischen Ursachen bei Naturvölkern („Voodoo Death"). Psyche V:333–344

Ellenberger HF (1973) Die Entdeckung des Unbewussten (Theusner-Stampa G, Übers, Bd 1 & 2). Huber, Bern

Engel GL (1977) The need for a new medical model: a challenge for biomedicine. Science 196(4286):129–136

Eppley KR, Abrams AJ, Shear J (1989) Differential effects of relaxation techniques on trait anxiety: a meta-analysis. J Clin Psychol 45:957–974

Erickson MH, Rossi E (1999) Hypnotherapie: Aufbau, Beispiele, Forschungen (Stein B, Übers, 5. Aufl, Bd 49). Pfeiffer bei Klett-Cotta, Stuttgart

Esch T (2005) Endocannabinoid signaling in stress, medicine and wellness. Med Sci Monit 11(8):ED3–5

Esch T, Stefano GB (2005a) Love promotes health. Neuro Endocrinol Lett 26(3):264–267

Esch T, Stefano GB (2005b) The neurobiology of love. Neuro Endocrinol Lett 26(3):175–192

Esch T, Stefano GB, Fricchione GL, Benson H (2002a) An overview of stress and its impact in immunological diseases. Mod Asp Immunobiol 2:187–192

Esch T, Stefano GB, Fricchione GL, Benson H (2002b) The role of stress in neurodegenerative diseases and mental disorders. Neuro Endocrinol Lett 23(3):199–208

Esch T, Stefano GB, Fricchione GL, Benson H (2002c) Stress in cardiovascular diseases. Med Sci Monit 8(5):RA93-RA101

Esch T, Stefano GB, Fricchione GL, Benson H (2002d) Stress-related diseases – a potential role for nitric oxide. Med Sci Monit 8(6):RA103–118

Esch T, Fricchione GL, Stefano GB (2003) The therapeutic use of the relaxation response in stress-related diseases. Med Sci Monit 9(2):RA23–34

Esch T, Guarna M, Bianchi E, Stefano GB (2004a) Meditation and limbic processes. Biofeedback Self Regul 32:22–27

Esch T, Guarna M, Bianchi E, Zhu W, Stefano GB (2004b) Commonalities in the central nervous system's involvement with complementary medical therapies: limbic morphinergic processes. Med Sci Monit 10(6):MS6–17

Esterling BA, Antoni MH, Kumar M, Schneiderman N (1990) Emotional repression, stress disclosure responses, and Epstein-Barr viral capsid antigen titers. Psychosom Med 52(4):397–410

Esterling BA, Antoni MH, Fletcher MA, Margulies S, Schneiderman N (1994) Emotional disclosure through writing or speaking modulates latent Epstein-Barr virus antibody titers. J Consult Clin Psychol 62(1):130–140

Esterling BA, L'Abate L, Murray EJ, Pennebaker JW (1999) Empirical foundations for writing in prevention and psychotherapy: mental and physical health outcomes. Clin Psychol Rev 19(1):79–96

Evans D (2005) Suppression of the acute-phase response as a biological mechanism for the placebo effect. Med Hypotheses 64(1):1–7

Evans DL, Leserman J, Pedersen CA, Golden RN, Lewis MH, Folds JA, Ozer H (1989) Immune correlates of stress and depression. Psychopharmacol Bull 25(3):319–324

Falk G, Herrmann F, Schmid GB (1983) Energy forms or energy carriers? Am J Phys 51(12):1074–1077

Faria V, Fredrikson M, Furmark T (2008) Imaging the placebo response: a neurofunctional review. Eur Neuropsychopharmacol 18(7):473–485

Farr BM, Gwaltney JMJ (1987) The problems of taste in placebo matching: an evaluation of zinc gluconate for the common cold. J Chronic Dis 40(9):875–879

Fernandez-Ballesteros R (1998) Emotional expression in healthy women and those with breast cancer. Br J Health Psychol 3:41–50

Finniss DG, Kaptchuk TJ, Miller F, Benedetti F (2010) Biological, clinical, and ethical advances of placebo effects. Lancet 375(9715):686–695

Fischer R, Dunbar H, Sollberger A (1971) Are taste and drug sensitivity subject to periodic fluctuation? Arzneimittelforschung 21(1):135–1399

Fish EW, Shahrokh D, Bagot R, Caldji C, Bredy T, Szyf M, Meaney MJ (2004) Epigenetic programming of stress responses through variations in maternal care. Ann N Y Acad Sci 1036:167–180

Fisher S (1967) The placebo reactor: thesis, antithesis, synthesis, and hypothesis. Dis Nerv Syst 28(8):510–515

Fox BH (1995) The role of psychological factors in cancer incidence and prognosis. Oncology (Williston Park), 9(3):245-253; discussion 253-246

Fox PA, Henderson DC, Barton SE, Champion AJ, Rollin MS, Catala J, McCormack SM, Gruzelier J (1999) Immunological markers of frequently recurrent genital herpes simplex virus and their response to hypnotherapy: a pilot study. Int J STD AIDS 10(11):730–734

Frazer JG (1928) Der Goldene Zweig: Das Geheimnis von Glauben und Sitten der Völker (Dr. phil. Helen von Bauer / Berlin Trans.). Hirschfeld, Leipzig

Freud S (1945) Die Traumdeutung (Manualdruck der 7. Aufl.). Deuticke, Wien

Fricchione G, Stefano GB (2005) Placebo neural systems: nitric oxide, morphine and the dopamine brain reward and motivation circuitries. Med Sci Monit 11(5):MS54–65

Friedman EM, Hayney M, Love GD, Singer BH, Ryff CD (2007) Plasma interleukin-6 and soluble IL-6 receptors are associated with psychological well-being in aging women. Health Psychol 26(3):305–313

Garry M. (2003). Eingebildeter Trinker. Gehirn & Geist, 5, 9

Garssen B, Goodkin K (1999) On the role of immunological factors as mediators between psychosocial factors and cancer progression. Psychiatry Res 85(1):51–61

Gaser C, Nenadic I, Volz HP, Buchel C, Sauer H (2004) Neuroanatomy of „hearing voices": a frontotemporal brain structural abnormality associated with auditory hallucinations in schizophrenia. Cereb Cortex 14(1):91–96

Gebser J (1986a) Kommentar. Deutscher Taschenbuch Verlag, München

Gebser J (1986b) Ursprung und Gegenwart, Erster Teil: Die Fundamente der aperspektivischen Welt. Beitrag zu einer Geschichte der Bewusstwerdung, Bd 2. Deutscher Taschenbuch Verlag, München

Gebser J (1986c) Ursprung und Gegenwart, Zweiter Teil: Die Manifestationen der aperspektivischen Welt. Versuch einer Konkretion des Geistigen, Bd 2. Deutscher Taschenbuch Verlag, München

Geschwind N, Galaburda AM (1985a) Cerebral lateralization. Biological mechanisms, associations, and pathology: I. A hypothesis and a program for research. Arch Neurol 42(5):428–459

Geschwind N, Galaburda AM (1985b) Cerebral lateralization. Biological mechanisms, associations, and pathology: II. A hypothesis and a program for research. Arch Neurol 42(6):521–552

Geschwind N, Galaburda AM (1985c) Cerebral lateralization. Biological mechanisms, associations, and pathology: III. A hypothesis and a program for research. Arch Neurol 42(7):634–654

Gladwell M (2008) Outliers: the story of success. Penguin, London

Glass L, Mackey MC (1988) From clocks to chaos: the rhythms of life. Princeton University Press, Princeton

Glautier S, Taylor C, Remington B (1992) A method for producing alcohol placebos. Br J Addict 87(2):303–308

Gleave ME, Elhilali M, Fradet Y, Davis I, Venner P, Saad F, Klotz LH, Moore MJ, Paton V, Bajamonde A (1998) Interferon gamma-1b compared with placebo in metastatic renal-cell carcinoma. Canadian Urologic Oncology Group. N Engl J Med 338(18):1265–1271

Globus GG (1973) Consciousness and brain. II. Introspection, the qualia of experience, and the unconscious. Arch Gen Psychiatry 29(2):167–176

Gmür M (2006) Die Unfähigkeit zu zweifeln: Welche Überzeugungen wir haben und wann sie pathologisch werden. Klett-Cotta, Stuttgart

Goldberg TE, Keefe RSE, Goldman RS, Robinson DG Harvey PD (2010) Circumstances Under Which Practice Does Not Make Perfect: A Review of the Practice Effect Literature in Schizophrenia and Its Relevance to Clinical Treatment Studies. Neuropsychopharmacology : official publication of the American College of Neuropsychopharmacology, 35(5):1053-1062

Goleman D (1993 August 29) Psychology's new interest in the world beyond self. New York Times, August 29, S. E5

Gottschall J (2012) The Storytelling Animal: How Stories Make Us Human. Houghton Mifflin Harcourt, Boston - New York

Gottschall J (2021) The Story Paradox: How Our Love of Storytelling Builds Societies and Tears them Down. Basic Books, New York

Goyeche JR, Abo Y, Ikemi Y (1982) Asthma: the yoga perspective. Part II: Yoga therapy in the treatment of asthma. J Asthma 19(3):189–201

Graham J, Ramirez A, Love S, Richards M, Burgess C (2002) Stressful life experiences and risk of relapse of breast cancer: observational cohort study. BMJ 324(7351):1420

Gray K, Schein C, Ward AF (2014) The myth of harmless wrongs in moral cognition: automatic dyadic completion from sin to suffering. J Exp Psychol Gen 143(4):1600–1615

Greenberg DR, Tracy JK, Grattan LM (1998) A critical review of the Pfiesteria hysteria hypothesis. Md Med J 47(3):133–136

Gregerson MB, Roberts IM, Amiri MM (1996) Absorption and imagery locate immune responses in the body. Biofeedback Self Regul 21(2):149–165

Gregory RL (1996) What do qualia do? Perception 25(4):377–379

Grenfell RF, Briggs AH, Holland WC (1961) A double-blind study of the treatment of hypertension. J Am Med Assoc 176:124–128

Grimm B (1856) Kinder und Hausmärchen. Verlag der Dieterich'schen Buchhandlung, Göttingen

Gross JJ, Frederickson BL, Levenson RW (1994) The psychophysiology of crying. Psychophysiology 31(5):460–468

Gruber U (2001) Naturheilkunde. Von Akupunktur bis Zilgrei – 60 Methoden im Vergleich. Jean Frey AG, Zürich

Gruzelier J, Burgess A, Baldeweg T, Riccio M, Hawkins D, Stygall J, Catt S, Irving G, Catalan J (1996) Prospective associations between lateralised brain function and immune status in HIV infection: analysis of EEG, cognition and mood over 30 months. Int J Psychophysiol 23(3):215–224

Gruzelier J, Clow A, Evans P, Lazar I, Walker L (1998) Mind-body influences on immunity: lateralized control, stress, individual differences predictors, and prophylaxis. Ann N Y Acad Sci 851:487–494

Gruzelier J, Smith F, Nagy A, Henderson D (2001) Cellular and humoral immunity, mood and exam stress: the influences of self-hypnosis and personality predictors. Int J Psychophysiol 42(1):55–71

Gruzelier JH (1989) Lateralisation and central mechanisms in clinical psychophysiology. In: Turpin G (Hrsg) Handbook of clinical psychophysiology. Wiley, Chichester, S 135–174

Gruzelier JH (2002a) A review of the impact of hypnosis, relaxation, guided imagery and individual differences on aspects of immunity and health. Stress 5(2):147–163

Gruzelier JH (2002b) The role of psychological intervention in modulating aspects of immune function in relation to health and well-being. Int Rev Neurobiol 52:383–417

Gruzelier JH , Levy J, Williams JD, Henderson D (2001) Self-hypnosis and exam stress: comparing immune and relaxation-related imagery for influences on immunity, health and mood. Contemp Hypn 18(2):97–110

Hafen M (2007) Was ist Gesundheit und wie kann sie gefördert werden? Gesundheit und Krankheit als Kontinuum. Sozial Extra 5(6):32–36

Hagerman G (1970) Reactions to coloring agents and taste corrigents in drugs. Arch Klin Exp Dermatol 237(1):170–172

Haken H, Schiepek G (2006) Synergetik in der Psychologie. Selbstorganisation verstehen und gestalten. Hogrefe, Göttingen

Hall EM, Johnson JV (1989) A case study of stress and mass psychogenic illness in industrial workers. J Occup Med 31(3):243–250

Hall H (1982) Hypnosis and the Immune System: A review with implications for cancer and the psychology of healing. The American Journal of Clincal Hypnosis, 25(2-3):92-103

Hall H, Chiarucci K, Berman B (1992a) Self-regulation and assessment approaches for vaso-occlusive pain management for pediatric sickle cell anemia patients. Int J Psychosom 39(1–4):28–33

Hall HR, Minnes L, Tosi M, Olness K (1992b) Voluntary modulation of neutrophil adhesiveness using a cyberphysiologic strategy. Int J Neurosci 63(3–4):287–297

Hall HR, Mumma GH, Longo S, Dixon R (1992c) Voluntary immunomodulation: a preliminary study. Int J Neurosci 63(3–4):275–285

Hall NRS, Anderson JA, O'Grady MP (1994) Stress and immunity in humans: modiying variables. In: Glaser R, Kiecolt-Glaser JK (Hrsg) Handbook of human stress and immunity. Academic, San Diego, S 183–215

Hall H, Papas A, Tosi M, Olness K (1996) Directional changes in neutrophil adherence following passive resting versus active imagery. Int J Neurosci 85(3–4):185–194

Hamer M, Chida Y, Molloy GJ (2009) Psychological distress and cancer mortality. J Psychosom Res 66(3):255–258

Harper PJ (1999) The placebo effect and the hidden benefits of oral medications. Br J Nurs 8(9):589–592

Harris R, Linn MW, Pollack L (1984) Relationship between health beliefs and psychological variables in diabetic patients. Br J Med Psychol 57(Pt 3):253–259

Hashish I, Harvey W, Harris M (1986) Anti-inflammatory effects of ultrasound therapy: evidence for a major placebo effect. Br J Rheumatol 25(1):77–81

Hawks J, Wang ET, Cochran GM, Harpending HC, Moyzis RK (2007) Recent acceleration of human adaptive evolution. Proc Natl Acad Sci USA 104(52):20753–20758

Hawks J, Cochran G, Harpending HC, Lahn BT (2008) A genetic legacy from archaic Homo. Trends Genet 24(1):19–23

Heier M (2013) Nocebo: Wer's glaubt wird krank. Gesund trotz Gentests, Beipackzetteln und Röntgenbildern, 3. Aufl. Hirzel, Stuttgart

Heisel JS, Locke SE, Kraus LJ, Williams RM (1986) Natural killer cell activity and MMPI scores of a cohort of college students. Am J Psychiatry 143(11):1382–1386

Hennig J (1998) Psychoneuroimmunologie, 9. Aufl. Hogrefe, Göttingen

Herrmann F, Schmälzle P, Schmid GB (1985) Information and its carriers. Phys Educ 20:206–210

Hinterhuber H (2001) Die Seele: Natur- und Kulturgeschichte von Psyche, Geist und Bewusstsein. Springer, Wien

Ho KH, Hashish I, Salmon P, Freeman R, Harvey W (1988) Reduction of post-operative swelling by a placebo effect. J Psychosom Res 32(2):197–205

Horrigan B, Rossman M (2002) Imagery: the body's natural language for healing. Altern Ther Health Med 8(1):80–89

Houston WR (1938) The doctor himself as a therapeutic agent. Ann Intern Med 11(8):1416–1425

Hubbard TL (1996) The importance of a consideration of qualia to imagery and cognition. Conscious Cogn 5(3):327–358

Hubl D, Koenig T, Strik W, Federspiel A, Kreis R, Boesch C, Maier SE, Schroth G, Lovblad K, Dierks T (2004) Pathways that make voices: white matter changes in auditory hallucinations. Arch Gen Psychiatry 61(7):658–668

Hunter MD, Woodruff PW (2004) Characteristics of functional auditory hallucinations. Am J Psychiatry 161(5):923

Hussain MZ, Ahad A (1970) Tablet colour in anxiety states. BMJ 3(720):466

Ikemi A, Tomita S, Kuroda M, Hayashida Y, Ikemi Y (1986) Self-regulation method: psychological, physiological and clinical considerations. An overview. Psychother Psychosom 46(4):184–195

Ikemi Y, Ikemi A (1986) An oriental point of view in psychosomatic medicine. Psychother Psychosom 45(3):118–126

Ikemi Y, Nakagawa S, Nakagawa T, Sugita M (1975) Psychosomatic consideration on cancer patients who have made a narrow escape from death. Dynamische Psychiatrie/Dynamic Psychiatry 8:77–91

Ilnyckyj A, Shanahan F, Anton PA, Cheang M, Bernstein CN (1997) Quantification of the placebo response in ulcerative colitis. Gastroenterology 112(6):1854–1858

Imeri L, Opp MR (2009) How (and why) the immune system makes us sleep. Nat Rev Neurosci 10(3):199–210

Iny LJ, Suranyi-Cadotte BE, Bernier B, Luthe L, Meaney MJ (1993) Relationship of social support to [3H]imipramine binding during and after examination stress. J Psychiatry Neurosci 18(4):143–147

Ironson G, Friedman A, Klimas N, Antoni M, Fletcher MA, Laperriere A, Simoneau J, Schneiderman N (1994) Distress, denial, and low adherence to behavioral interventions predict faster disease progression in gay men infected with human immunodeficiency virus. Int J Behav Med 1(1):90–105

Ishihara S, Nohara R, Makita S, Imai M, Kubo S, Hashimoto T (1999) Immune function and psychological factors in patients with coronary heart disease (I). Jpn Circ J 63(9):704–709

Ito K (1994) Amae-Psychologie: Ein japanischer Beitrag zur Psychoanalyse. Asiatische Studien XLVII I(4):1331–1336

Ito K, Takei A (2001) [AMAE] ha dokomade fuhenteki ka? (How universal is [AMAE]?). Seishin-kango (Psychiatrische Pflege) 4(2):54–62

Jacobs GD (2001) The physiology of mind-body interactions: the stress response and the relaxation response. J Altern Complement Med 7(Suppl 1):S83-92

Jacobs GD, Benson H, Friedman R (1996) Topographic EEG mapping of the relaxation response. Biofeedback Self Regul 21(2):121–129

Johansen-Berg H, Walsh V (2001) Cognitive neuroscience: who to play at poker. Curr Biol 11(7):R261-263

Jonsen AR, Siegler M, Winslade WJ (2006) Klinische Ethik. Eine praktische Hilfe zur ethischen Entscheidungsfindung, 5. Aufl. Deutscher Ärzte-Verlag, Köln

Joyce DP, Jackevicius C, Chapman KR, McIvor RA, Kesten S (2000) The placebo effect in asthma drug therapy trials: a meta-analysis. J Asthma 37(4):303–318

Kanai R, Tsuchiya N (2012) Qualia. Curr Biol 22(10):R392–396

Kang DH, Davidson RJ, Coe CL, Wheeler RE, Tomarken AJ Ershler WB (1991) Frontal brain asymmetry and immune function. Behav Neurosci, 105(6):860–869

Kellert SR, Wilson EO (Hrsg) (1993) The biophilia hypothesis. Island Press, Fort Meyers Beach, Florida

Kemeny ME, Weiner H, Duran R, Taylor SE, Visscher B, Fahey JL (1995) Immune system changes after the death of a partner in HIV-positive gay men. Psychosom Med 57(6):547–554

Kern H (1983) Labyrinthe: Erscheinungsformen und Deutungen. 5000 Jahre Gegenwart eines Urbilds. Prestel, München

Kerouac M (2016) Métaphore avec ou sans hypnose. Manuel de communication métaphorique: *métaphores et contes populaires, pédagogiques et thérapeutiques*. Satas, Bruxelles, S 34–49

Kessels RP (2003) Patients' memory for medical information. J R Soc Med, 96(5):219–222

Kiecolt-Glaser JK, Glaser R (2001) Psychological stress and wound healing: Kiecolt-Glaser et al. (1995). Adv Mind Body Med 17(1):15-16

Kiecolt-Glaser JK, Newton TL (2001) Marriage and health: his and hers. Psychol Bull 127(4):472–503

Kiecolt-Glaser JK, Glaser R, Williger D, Stout J, Messick G, Sheppard S, Ricker D, Romisher SC, Briner W, Bonnell G et al (1985) Psychosocial enhancement of immunocompetence in a geriatric population. Health Psychol 4(1):25–41

Kiecolt-Glaser JK, Marucha PT, Atkinson C, Glaser R (2001) Hypnosis as a modulator of cellular immune dysregulation during acute stress. J Consult Clin Psychol 69(4):674–682

Kiecolt-Glaser JK, Loving TJ, Stowell JR, Malarkey WB, Lemeshow S, Dickinson SL, Glaser R (2005) Hostile marital interactions, proinflammatory cytokine production, and wound healing. Arch Gen Psychiatry 62(12):1377–1384

Kienle GS, Kiene H (1996) Placebo effect and placebo concept: a critical methodological and conceptual analysis of reports on the magnitude of the placebo effect. Altern Ther Health Med 2(6):39–54

Kienle GS, Kiene H (1997) The powerful placebo effect: fact or fiction? J Clin Epidemiol 50(12):1311–1318
Kienzl A (2006) Humor trotz Tumor: Besser leben mit Krebs. Carl Ueberreuter, Wien
Kimata H (2006) Kissing selectively decreases allergen-specific IgE production in atopic patients. J Psychosom Res 60(5):545–547
Kirkeboen G (2001a) Descartes' embodied psychology: Descartes' or Damasio's error? J Hist Neurosci 10(2):173–191
Kirkeboen G (2001b) Sources of Damasio's error – reply to Damasio. J Hist Neurosci 10(2):195–196; discussion 197
Klemperer V (2007) LTI. Notizbuch eines Philologen, 23. Aufl. Reclam, Stuttgart
Klopfer B (1957) Psychological variables in human cancer. J Proj Tech 21:331–340
Knipschild PG, Hoerr R, Oschmann R, van Rossum E, van Dongen MC (1998) Optimization of placebos for double-blind clinical trials. Arzneimittelforschung 48(10):1033–1036
Koch C (2004a) Qualia. Curr Biol 14(13):R496
Koch C (2004b) The quest for consciousness. A neurobiological approach. Roberts and Company, Seattle, WA
Koch C (2005) Bewusstsein: Ein neurobiologisches Rätsel. Elsevier, München
Köhl M (2009) Der Stellenwert von Subjektivität in der Medizin – Diagnose und Therapie unter Einbezug empathischer Wahrnehmung durch Arzt und Therapeut. Schweiz Z Ganzheitsmedizin / Swiss J Integr Med 21(5):248–258
Korf J (2014) Emergence of consciousness and qualia from a complex brain. Folia Med (Plovdiv) 56(4):289–296
Kossak H-C (2004) Hypnose. Lehrbuch für Psychotherapeuten und Ärzte. Beltz, Weinheim
Kosslyn SM, Thompson WL, Alpert NM (1997) Neural systems shared by visual imagery and visual perception: a positron emission tomography study. Neuroimage 6(4):320–334
Kosslyn SM, Ganis G, Thompson WL (2001) Neural foundations of imagery. Nat Rev Neurosci 2(9):635–642
Kreisberg J (2005) Ecological healing and the web of life. Explore (NY) 1(2):133–135
Kroger WS (1964) Current status of hypnosis in allergy. Ann Allergy 22:1–23
Kroninger-Jungaberle H, Grevenstein D (2013) Development of salutogenetic factors in mental health – Antonovsky's sense of coherence and Bandura's self-efficacy related to Derogatis' symptom check list (SCL-90-R). Health Qual Life Outcomes 11:80
Kusnecov A, King MG, Husband AJ (1989) Immunomodulation by behavioural conditioning. Biol Psychol 28(1):25–39
Kutz I, Borysenko JZ, Benson H (1985) Meditation and psychotherapy: a rationale for the integration of dynamic psychotherapy, the relaxation response, and mindfulness meditation. Am J Psychiatry 142(1):1–8
La Mantia L, Eoli M, Salmaggi A, Milanese C (1996) Does a placebo-effect exist in clinical trials on multiple sclerosis? Review of the literature. Ital J Neurol Sci 17(2):135–139
Lambert MJ (1992) Implications of outcome research for psychotherapy integration. In: Norcross JC, Goldfried MR (Hrsg) Handbook of psychotherapy integration. Basic Books, New York, S 94–129
Lasagna L, Mosteller F, Von Felsinger JM, Beecher HK (1954) A study of the placebo response. Am J Med 16(6):770–779
Lazar SW, Bush G, Gollub RL, Fricchione GL, Khalsa G, Benson H (2000) Functional brain mapping of the relaxation response and meditation. Neuroreport 11(7):1581–1585
Le Bon GL (1895) The Crowd. Unwin, London, UK
Leuret F, Bon H (1957) Modern miraculous cures. Farrar, Straus and Cudahy, New York

Leven K-H (2006) Lourdes und die Geschichte der Wunderheilung („Our God rightly sends miracles only extremely rarely" – Bernadette Soubirous (1844–1879), Lourdes, and the history of miracle cures). Praxis (Bern 1994) 95(41):1605–1608

Levin ED, Behm F, Rose JE (1990) The use of flavor in cigarette substitutes. Drug Alcohol Depend 26(2):155–160

Levin FR, Evans SM, Brooks DJ, Kalbag AS, Garawi F, Nunes EV (2006) Treatment of methadone-maintained patients with adult ADHD: double-blind comparison of methylphenidate, bupropion and placebo. Drug Alcohol Depend 81(2):137–148

Levine JD, Gordon NC, Jones RT, Fields HL (1978) The narcotic antagonist naloxone enhances clinical pain. Nature 272(5656):826–827

Liberman RP. (1967). The Elusive Placebo Reactor. Vortrag bei „Neuro-Psycho-Pharmacology: Proceedings of the Fifth International Congress of the Collegium Internationale Neuro-Psycho-Pharmacologicum" in Washington, D.C., 28.03.1966-31.03.1966

Libet B (1985a) Subjective antedating of a sensory experience and mind-brain theories: reply to Honderich (1984). J Theor Biol 114:563–570

Libet B (1985b) Unconscious cerebral initiative and the role of conscious will in voluntary action. Behav Brain Sci 8:558–566

Libet B (1987) Are the mental experiences of will and self-control significant for the performance of a voluntary act? Behav Brain Sci 10(4):783–786

Libet B, Wright EWJ, Feinstein B, Pearl DK (1979) Subjective referral of the timing for a conscious sensory experience: a functional role for the somatosensory specific projection system in man. Brain 102(1):193–224

Locke SE, Heisel JS (1977) The influence of stress and emotions on the human immune response. Biofeedback Self Regul 22:320

Locke SE, Hornig-Rohan M (Hrsg) (1983) Mind and immunity: behavioral immunology. An annotated bibliography 1976–1982. Institute for the Advancement of Health, New York

Locke SE, Ader R, Besedovsky H, Hall H, Solomon GF Strom T (Eds.) (1985) Foundations of Psychoneuroimmunology. Aldine, Hawthorne-New York

Lucchelli PE, Cattaneo AD, Zattoni J (1978) Effect of capsule colour and order of administration of hypnotic treatments. Eur J Clin Pharmacol 13(2):153–155

Lutgendorf SK, Russell D, Ullrich P, Harris TB, Wallace R (2004) Religious participation, interleukin-6, and mortality in older adults. Health Psychol 23(5):465–475

Lutz A, Greischar LL, Rawlings NB, Ricard M, Davidson RJ (2004) Long term meditators self-induce high-amplitude gamma synchrony during mental practice. PNAS 101(46):16369–16373

Mackey MC, an der Heiden U (1982) Dynamical diseases and bifurcations: understanding functional disorders in physiological systems. Funk Biol Med 1:156–164

Mackey MC Glass L (1977) Oscillation and chaos in physiological control systems. Science, 197(4300):287-289

MacPherson H, Asghar A (2006) Acupuncture needle sensations associated with De Qi: a classification based on experts' ratings. J Altern Complement Med 12(7):633–637

MacPherson H, Green G, Nevado A, Lythgoe MF, Lewith G, Devlin R, Haselfoot R, Asghar AU (2008) Brain imaging of acupuncture: comparing superficial with deep needling. Neurosci Lett 434(1):144–149

Marcus DM (2001) How should alternative medicine be taught to medical students and physicians? Acad Med 76(3):224–229

Mariategui J (1978) Ecology and psychiatry. Acta Psiquiatr Psicol Am Lat 24(2):101–108

Matsuzaki T, Nakajima A, Ishigami S, Tanno M, Yoshino S (2006) Mirthful laughter differentially affects serum pro- and anti-inflammatory cytokine levels depending on the level of disease activity in patients with rheumatoid arthritis. Rheumatology (Oxford) 45(2):182–186

Matussek N, Bondy B (1986) Ethnic differences in reactions to drugs and xenobiotics. Receptor and binding proteins in endogenous psychoses. Prog Clin Biol Res 214:357–365

Mazzoni G, Rotriquenz E, Carvalho C, Vannucci M, Roberts K, Kirsch I (2009) Suggested visual hallucinations in and out of hypnosis. Conscious Cogn 18(2):494–499

McGinn C (2001) Wie kommt der Geist in die Materie? Das Rätsel des Bewusstseins. Beck, München

McGrady A, Conran P, Dickey D, Garman D, Farris E, Schumann-Brzezinski C (1992) The effects of biofeedback-assisted relaxation on cell-mediated immunity, cortisol, and white blood cell count in healthy adult subjects. J Behav Med 15(4):343–354

Meador CK (1992) Hex death: voodoo magic or persuasion? South Med J 85(3):244–247

Meares A (1960) The Y-state – a hypnotic variant. Int J Clin Exp Hypn 8:237–241

Meerloo JAM (2016) The rape of the mind: the psychology of thought control, menticide, and brainwashing. The Universal Library / Grosset & Dunlap, New York

Mettnitzer A (1999) Is pastoral care psychotherapy? Wien Med Wochenschr 149(11):337–341

Miller WL, Crabtree BF (2005) Healing landscapes: patients, relationships, and creating optimal healing places. J Altern Complement Med 11(Suppl 1):S41-49

Mills PJ, Schneider RH, Hill D, Walton KG, Wallace RK (1990) Beta-adrenergic receptor sensitivity in subjects practicing transcendental meditation. J Psychosom Res 34(1):29–33

Mineka S, Kelly KA (1989) The relationship between anxiety, lack of control and loss of control. Wiley & Sons, Oxford

Miner H (1956) Body ritual of the Nacirema. Am Anthropol 58:503–507

Minning C (1982) Correlations between imagery, imagery ratings, personality factors, and blood neutrophil functions. Unveröffentlichte Dissertation, Michigan State University, Michigan

Misselbrook D (2014) Q is for Qualia. Br J Gen Pract 64(622):248

Moerman DE (2000) Cultural variations in the placebo effect: ulcers, anxiety, and blood pressure. Med Anthropol Q 14(1):51–72

Moerman DE (2004) Meaning, medicine and the placebo effect. Cambridge University Press, Cambridge

Moerman DE, Jonas WB (2000) Toward a research agenda on placebo. Adv Mind Body Med 16(1):33–46

Moncrieff J, Cooper RE, Stockmann T, Amendola S, Hengartner MP Horowitz MA (2023) The serotonin theory of depression: a systematic umbrella review of the evidence. Molecular Psychiatry, 28:3243–3256

Moseley JB Jr, Wray NP, Kuykendall D, Willis K, Landon G (1996) Arthroscopic treatment of osteoarthritis of the knee: a prospective, randomized, placebo-controlled trial. Results of a pilot study. Am J Sports Med 24(1):28–34

Moseley JB, O'Malley K, Petersen NJ, Menke TJ, Brody BA, Kuykendall DH, Hollingsworth JC, Ashton CM, Wray NP (2002) A controlled trial of arthroscopic surgery for osteoarthritis of the knee. N Engl J Med 347(2):81–88

Moser G, Tragner S, Gajowniczek EE, Mikulits A, Michalski M, Kazemi-Shirazi L, Kulnigg-Dabsch S, Fuhrer M, Ponocny-Seliger E, Dejaco C, Miehsler W (2013) Long-term success of GUT-directed group hypnosis for patients with refractory irritable bowel syndrome: a randomized controlled trial. Am J Gastroenterol 108(4):602–609

Moreno F, Van Atta D, Stolarik J Tang J (2002) Mind, Brain, and Society: The Biology of Violence, The New York Academy of Sciences (January 1, 2002 ed., Vol. The Academy Blog). The New York Academy of Sciences, online

Motherby G (1785) A new medical dictionary or general repository of physics. J. Johnson, London

Munnangi S, Sundjaja JH, Singh K, Dua A, Angus LD (2021) Placebo effect. StatPearls, Treasure Island (FL)

Nagakawa T, Ikemi Y (1982) A new model of integrating occidental and oriental approaches. J Psychosom Res 26(1):57–62

Nagel G (2004) Patientenkompetenz: Begriffsbestimmung und prognostische Relevanz bei Krebs – Ergebnisse einer Umfrage. Dtsch Z Onkol 36:110–117

Nagel G (2006) The expert patient: medical consequences. Zentralbl Gynakol 128(6):327–329

Neuenschwander M (2001) Die Bedeutung von personalen Ressourcen, sozialen Stressoren und sozialer Vernetzung für die Gesundheit junger Erwachsener. VWB – Verlag für Wissenschaft und Bildung, Berlin

Neuner F, Schauer M, Klaschik C, Karunakara U, Elbert T (2004) A comparison of narrative exposure therapy, supportive counseling, and psychoeducation for treating posttraumatic stress disorder in an african refugee settlement. J Consult Clin Psychol 72(4):579–587

Newton BW (1982a) Hypnosis and cancer. Am J Clin Hypn 25(2–3):89–91

Newton BW (1982b) The use of hypnosis in the treatment of cancer patients. Am J Clin Hypn 25(2–3):104–113

Newton BW (1984a) Hypnose in der Behandlung von Krebspatienten. Hypnose und Kognition 1(1):5–16

Newton BW (1984b, 16.10.1984) The use of hypnosis in the treatment of cancer patients. Paper presented at the Kongress für Hypnose und Hypnotherapie nach Milton H. Erickson, München

Nitzan U, Lichtenberg P (2004) Questionnaire survey on use of placebo. BMJ 329(7472):944–946

Noe D, Bartemucci L, Mariani N, Cantari D (1998) Practical aspects of preparation of foods for double-blind, placebo-controlled food challenge. Allergy 53(46 Suppl):75–77

Nordlind K, Azmitia EC, Slominski A (2008) The skin as a mirror of the soul: exploring the possible roles of serotonin. Exp Dermatol 17(4):301–311

Novotny G (1997) Innervation der immunokompetenten Organe. In: Schulz K-H, Kugler J, Schedlowski M (Hrsg) Psychoneuroimmunologie: Ein interdisziplinäres Forschungsfeld. Huber, Bern, S 213–234

Nuyt AM, Szyf M (2007) Developmental programming through epigenetic changes. Circ Res 100(4):452–455

oe24.at (2014) Mysteriöse Schlafkrankheit befällt Stadt. Ärzte rätseln: Dutzende Bewohner fallen öfter in tagelangen Schlaf. oe24.at, Österreich – https://www.oe24.at/welt/mysterioese-schlafkrankheit-befaellt-stadt/169179725 – zugegriffen am 04.05.2025

Olness K (1981) Imagery (self-hypnosis) as adjunct therapy in childhood cancer: clinical experience with 25 patients. Am J Pediatr Hematol Oncol 3:313–321

Olness K, Culbert T, Uden D (1989) Self-regulation of salivary immunoglobulin A by children. Pediatrics 83(1):66–71

Onyut LP, Neuner F, Schauer E, Ertl V, Odenwald M, Schauer M, Elbert T (2005) Narrative exposure therapy as a treatment for child war survivors with posttraumatic stress disorder: two case reports and a pilot study in an African refugee settlement. BMC Psychiatry 5:7

Opoku ST, Apenteng BA (2014) Career satisfaction and burnout among Ghanaian physicians. Int Health 6(1):54–61

Pace TW, Negi LT, Adame DD, Cole SP, Sivilli TI, Brown TD, Issa MJ, Raison CL (2009) Effect of compassion meditation on neuroendocrine, innate immune and behavioral responses to psychosocial stress. Psychoneuroendocrinology 34(1):87–98

Pacheco-Lopez G, Engler H, Niemi MB, Schedlowski M (2006) Expectations and associations that heal: immunomodulatory placebo effects and its neurobiology. Brain Behav Immun 20(5):430–446

Patel A, Knapp M, Romeo R, Reeder C, Matthiasson P, Everitt B, Wykes T (2010) Cognitive remediation therapy in schizophrenia: cost-effectiveness analysis. Schizophr Res 120(1–3):217–224

Paunovic K, Maksimovic M, Davidovic D, Milenkovic S, Slepcevic V (2005) Max Josef von Pettenkofer – founder of modern hygiene (1818–1901). Srp Arh Celok Lek 133(9–10):450–453

Pennebaker JW, Beall SK (1986) Confronting a traumatic event: toward an understanding of inhibition and disease. J Abnorm Psychol 95(3):274–281

Pepper OHP (1945) A note on the placebo. Am J Pharmacol 117:409

Perlitz V, Cotuk B, Schiepek G, Sen A, Haberstock S, Schmid-Schönbein H, Petzold ER Flatten G (2004) Synergetik der hypnoiden Relaxation [Synergetics of hypnoid relaxation]. Psychother Psychosom Med Psychol, 54(6):250-258

Perloff MM, Spiegelman J (1973) Hypnosis in the treatment of a child's allergy to dogs. Am J Clin Hypn 15:269–272

Perry S, Fishman B, Jacobsberg L, Frances A (1992) Relationships over 1 year between lymphocyte subsets and psychosocial variables among adults with infection by human immunodeficiency virus. Arch Gen Psychiatry 49(5):396–401

Persinger MA (2004) Experimental Simulation of the God Experience: Implications for Religious Beliefs and the Future of the Human Species. In: R. Joseph AN, Matthew Alper, William James, Friederich Neitzshe, Eugene G. d'Aquili, Michael Persinger, Carol Albright (Ed.), Book Tile Brain Science, Spirituality, Religious Experience (2nd edition (May 15, 2003) ed., pp 267-284). Great Courses Teaching Company, Chantilly, Virginia,

Peseschkian H (2004) Salutogenetische Psychotherapie: Ressourcenorientiertes Vorgehen aus der Sicht der Positiven Psychotherapie. Psychotherapie Forum 12:16–25

Peter B, Gerl W (1984) Hypnotherapie in der psychologischen Krebsbehandlung. Hypnose und Cognition 1(1):56–69

Peter J, Fournier C, Keip B, Rittershaus N, Stephanou-Rieser N, Durdevic M, Dejaco C, Michalski M Moser G (2018) Intestinal Microbiome in Irritable Bowel Syndrome before and after Gut-Directed Hypnotherapy. International journal of molecular sciences, 19(11):3619

Peter J, Tran US, Michalski M, Moser G (2018b) The structure of resilience in irritable bowel syndrome and its improvement through hypnotherapy: cross-sectional and prospective longitudinal data. PLoS One 13(11):e0202538

Petrie KJ, Booth RJ, Pennebaker JW, Davison KP, Thomas MG (1995) Disclosure of trauma and immune response to a hepatitis B vaccination program. J Consult Clin Psychol 63(5):787–792

Pilcher H (2009) The science of voodoo: When mind attacks body, New Scientist (13 May 2009 ed.). New Scientist Online – https://www.newscientist.com/article/mg20227081-100-the-science-of-voodoo-when-mind-attacks-body/ – zugegriffen am 04.05.2025

Pollo A, Vighetti S, Rainero I, Benedetti F (2003) Placebo analgesia and the heart. Pain 102(1–2):125–133

Polyn SM, Natu VS, Cohen JD, Norman KA (2005) Category-specific cortical activity precedes retrieval during memory search. Science 310(5756):1963–1966

Popper KR, Eccles JC (1977) The self and its brain. Springer, Berlin

Pressman SD, Cohen S (2005) Does positive affect influence health? Psychol Bull 131(6):925–971

Prince R, Frasure-Smith N, Rolicz-Woloszyk E (1982) Life stress, denial and outcome in ischemic heart disease patients. J Psychosom Res 26(1):23–31

Rabkin JG, Streuning EL (1976) Life events, stress and illness. Science 194:1013–1020

Radin DI (1997) The conscious universe: the scientific truth of psychic phenomena. HarperEdge, San Francisco

Rapaport HG (1971) Ecotherapy. Ann Allergy 29(2):101

REB (2009) Christoph Schlingensief am Weltkongress für Psychoonkologie: Ich, in den Händen der weißen Kittel. Medical Tribune 40:11

Reuter P (2000) Springer Wörterbuch Medizin, 2. Aufl. Springer, Florida

Revenstorf D, Peter B (Hrsg) (2015) Hypnose in Psychotherapie, Psychosomatik und Medizin: Manual für die Praxis, 3. Aufl. Springer, Heidelberg

Rider MS, Achterberg J (1989) Effect of music-assisted imagery on neutrophils and lymphocytes. Biofeedback Self Regul 14(3):247–257

Rider MS, Achterberg J, Lawlis GF, Goven A, Toledo R, Butler JR (1990) Effect of immune system imagery on secretory IgA. Biofeedback Self Regul 15(4):317–333

Rinner I (1997) Interaktion zwischen dem cholinergen System und dem Immunsystem. In: Schulz K-H, Kugler J, Schedlowski M (Hrsg) Psychoneuroimmunologie: Ein interdisziplinäres Forschungsfeld. Huber, Bern, S 235–242

Ritsher JB, Lucksted A, Otilingam PG, Grajales M (2004) Hearing voices: explanations and implications. Psychiatr Rehabil J 27(3):219–227

Robertson JM (2002) The astrocentric hypothesis: proposed role of astrocytes in consciousness and memory formation. J Physiol Paris 96(3–4):251–255

Rogers SL, Coe CL, Karaszewski JW (1998) Immune consequences of stroke and cerebral palsy in adults. J Neuroimmunol 91(1–2):113–120

Rood YR, Bogaards M, Goulmy E, Houwelingen HC (1993) The effects of stress and relaxation on the in vitro immune response in man: a meta-analytic study. J Behav Med 16(2):163–181

Rose M, Scholler G, Klapp BF (1997) Hepatitis, emotionale Befindlichkeit und Immunfunktionen. In: Schulz K-H, Kugler J, Schedlowski M (Hrsg) Psychoneuroimmunologie: Ein interdisziplinäres Forschungsfeld. Huber, Bern, S 353–372

Rossi EL (1986) The psychobiology of mind-body healing: new concepts of therapeutic hypnosis. Norton, New York

Rossi EL (1991) Die Psychobiologie der Seele-Körper-Heilung: Neue Ansätze der therapeutischen Hypnose. Synthesis (Thieme), Stuttgart

Rossi EL, Cheek DB (1994) Mind-body therapy. Methods of ideodynamic healing in hypnosis. Norton, New York

Rotchford JK (2000) Do we need to know how it works? Or doesn't chocolate just taste great? J Altern Complement Med 6(6):481–482

Rozin P, Royzman EB (2001) Negativity bias, negativity dominance, and conta-gion. Pers Soc Psychol Rev 5:296–320

Russel B (1948) Human knowledge. Its scope and limits. Simon & Schuster, New York

Ryff CD (1989) In the eye of the beholder: views of psychological well-being among middle-aged and older adults. Psychol Aging 4(2):195–201

Rzylla-Smith P, Barabasz A, Barabasz M, Warner D (1995) Effects of hypnosis on the immune response: B-cells, T-cells, helper and suppressor cells. Am J Clin Hypn 38(1):71–79

Salinger JD (1955) Franny and Zooey. Little, Brown and Company, Boston

Sallis RE, Buckalew LW (1984) Relation of capsule color and perceived potency. Percept Mot Skills 58(3):897–898

Satterthwaite D (1993) The impact on health of urban environments. Environ Urban 5(2):87–111

Sauer M, Emmerich S (2009) Semiotik in Psychoanalyse, Psychotherapie und Neurologie – Bedeutung und Chance. Psychother Forum 17(4):145–150

Schaefert R, Klose P, Moser G, Hauser W (2014) Efficacy, tolerability, and safety of hypnosis in adult irritable bowel syndrome: systematic review and meta-analysis. Psychosom Med 76(5):389–398

Schapira K, McClelland HA, Griffiths NR, Newell DJ (1970) Study on the effects of tablet colour in the treatment of anxiety states. Br Med J 1(707):446–449

Schedlowski M, Tewes U (1996) Psychoneuroimmunologie. Spektrum Akademischer Verlag, Heidelberg

Schiepek G (Hrsg) (2004) Neurobiologie der Psychotherapie. Schattauer, Stuttgart

Schlag B (2015) Gesinnungsopfer: Reale und erfundene Leidtragende. DIE WELTWOCHE, 06, 05.02.2015

Schlitz M, Amorok T, Micozzi MS (2005) Consciousness & healing: Integral approaches to mind-body medicine. Elsevier, St. Louis, Missouri

Schmid C (2005) Der positive & negative Placebo-Effekt. Unveröffentlichte Maturitätsarbeit, Kantonsschule Küsnacht, Zürich-Küsnacht

Schmid GB (1981) Energy: the cornerstone of a unified approach to the physical sciences. Vortrag bei der International Conference on Energy Education am 04.08.1981 in Providence, Rhode Island

Schmid GB (1982) Energy and its carriers. Phys Educ 17:212–218

Schmid GB (1983) A new approach to physics based upon substance-like quantities and their currents. Vortrag beim 7th International Congress of Logic, Methodology and Philosophy of Science, Salzburg, Austria vom,11. bis 16. July 1983 in Salzburg, Austria

Schmid GB (1984) An up-to-date approach to physics. Am J Phys 52(9):794–799

Schmid GB (1986) A new approach to traditional physics. Physics Teach 24(6):349–352

Schmid GB (1988a) Response to „Remarks on a proposed up-to-date approach to physics" [Am. J. Phys. 56, 853 (1988)]. Am J Phys 56(9):855

Schmid GB (1988b) The roles of knower & known in the sufism of Ibn 'Arabî, analytical psychology of C.G. Jung, quantum theory of John von Neumann: concepts and logic with implications to the phenomena of psychogenic death & psychotherapy (Diploma thesis: C.G. Jung-Institut Zürich/Zentral Bibliothek Zürich, Hrsg). C.G. Jung-Institut Zürich, Zürich

Schmid GB (2001) Die Bedeutung Benedettis für die Therapie der Schizophrenie. Zu Ehren von Gaetano Benedetti. Forum für Kunsttherapie 1(2):3–19

Schmid GB (2002) Die Bedeutung Benedettis für die Therapie der Schizophrenie. Zu Ehren von Gaetano Benedetti. CH Hypnose Bulletin XI I(1):4–22

Schmid GB (2005a) Phantasy therapy: a novel theoretic and therapeutic approach for the special treatment of psychotic patients in general psychiatry. In: Abelian ME (Hrsg) Focus on psychotherapy research. Nova Science, New York, S 1–50

Schmid GB (2005b) Phantasy therapy: use of story in group psychotherapy. Psychiatric Times 22(14):68–74

Schmid GB (2006) Substance-like quantitites and their primary role in physics. Vortrag bei der Teacher Education Center of Shaoxing County am 16.09.2006 in Shaoxing, China

Schmid GB (2008) Biunity (Îkilibirlik) (Emed O, Übers). Agarta Yayinlari, Ankara

Schmid GB (2009) Tod durch Vorstellungskraft: Das Geheimnis psychogener Todesfälle, 2. Aufl. Springer, Wien

Schmid GB (2010a) Der psychogene Tod: Die toxische Wirkung der Vorstellungskraft. ÄrzteWoche 17:16

Schmid GB (2010b) Phantasietherapie in der Behandlung von Psychosen: Vorstellungskraft als Antipsychotikum. Schweiz Z Ganzheitsmed 22(5):282–284

Schmid GB (2011) Optimale Atmung für die Entspannung: Die 4- bis 6-Atemtechnik (Optimal breathing for relaxation: The 4-6-breathing technique). Schweiz Z Ganzheitsmedizin (Swiss J Integr Med) 23(2):84–86

Schmid GB (2015a) Heilung und Tod durch Suggestion. In: Revenstorf D, Peter B (Hrsg) Hypnose in Psychotherapie, Psychosomatik und Medizin: Manual für die Praxis, 3. Aufl. Springer, Heidelberg, S 153–166

Schmid GB (2015b) Und der Medizinmann sprach: „Du musst sterben … !", also musst du ? Wirkung der Vorstellungskraft auf Heilung, Krankheit und Tod. In: Muffler E (Hrsg) Kommunikation in der Psychoonkologie. Der hypnosystemische Ansatz. Carl-Auer-Systeme, Heidelberg, S 179–217

Schmid GB (2016a) Mass Psychogenic Illness: Psychogene Krankheit als Massenphänomen. Jahreszeitschrift der Deutschen Gesellschaft für Hypnose und Hypnotherapie e. V. Suggestionen 46–48

Schmid GB (2016b) Optimal breathing for relaxation: The 4–6-breathing technique. In: Berhardt LV (Hrsg) Advances in medicine and biology, Bd. 99. Nova Science Publishers, New York, S 135–162

Schmid GB (2017) Quantum-Mind Hypothese: wie das Bewusstsein aus dem „versteckten Beobachter" der Hypnotherapie entsteht. Teil I: Der versteckte Beobachter. Jahreszeitschrift der Deutschen Gesellschaft für Hypnose und Hypnotherapie e. V. Suggestionen 3:20–23

Schmid GB (2018a) Optimale Atmung für Entspannung und Trance-Induktion: Die 4–6-Atemtechnik. In: SMSH V (Hrsg) SMSH Skriptum: Begleitung zur Ausbildung medizinischer und zahnmedizinischer Hypnose, 4. Aufl. SMSH Schweizerische Ärztegesellschaft für Hypnose, Bern, S 65–66

Schmid GB (2018b) Quantum-Mind Hypothese: wie das Bewusstsein aus dem „versteckten Beobachter" der Hypnotherapie entsteht. Teil II: Von „It" zu „Bit". Jahreszeitschrift der Deutschen Gesellschaft für Hypnose und Hypnotherapie e. V. Suggestionen 4:48–51

Schmid GB (2018c) Selbstheilung stärken: Wie Sie durch Vorstellungskraft Ihre Gesundheit optimieren. Springer, Heidelberg

Schmid GB (2023) Die 4:6-Atemtechnik. Heilkunde 4:60–66

Schmid GB (2025) Quantum-Mind Hypothese: Zum Ursprung des Bewusstseins. Springer, Heidelberg (im Druck)

Schmid GB, Brunisholz K (2007a) Evaluation of use of complementary and alternative medicine by schizophrenic patients. Forsch Komplementmed 14(3):167–172

Schmid GB, Wanderer S (2007b) Phantasy therapy: statistical evaluation of a new approach to group psychotherapy for stationary and ambulatory psychotic patients. Forsch Komplementmed 14(4):216–223

Schmid GB, Eisenhut R, Dämpfle S, Frei K, Ito K (1997) Phantasietherapie: In der Phantasie die Realität wieder finden. Tandem 2:21–23

Schmid GB, Eisenhut R, Rausch A, Ito K, Dämpfle S, Giacometti FK, Bickel G (2000) Phantasietherapie: In der Phantasie die Realität wieder finden. „Das praktische Gerüst". Forum Kunsttherapie 2:34–49

Schmid GB, Eisenhut R, Rausch A, Ito K, Dämpfle S, Frei K (2002) Phantasy therapy in psychiatry, rediscovering reality in phantasy. A special treatment for in- and outpatients in general psychiatry. Forsch Komplementarmed Klass Naturheilkd 9(5):283–291

Schmid GB, Ito K, Eisenhut R (2015) Fantasietherapie: Die Realität in der Fantasie wiederfinden. Springer, Berlin

Schneider J, Smith W, Witcher S (1984) The relationship of mental imagery to white blood cell (neutrophil) function in normal subjects. Vortrag bei dem 36. Annual Scientific Meeting of the International Society for Clinical & Experimental Hypnosis am 25. Oktober 1984 in San Antonio, Texas

Schubert C (Hrsg) (2009) Psychoneuroimmunologie und Psychotherapie. Schattauer, Stuttgart

Schubert C, Schüßler G (2009) Psychoneuroimmunology: an update. Z Psychosom Med Psychother 55(1):3–26

Schubert C, Lampe A, Geser W, Noisternig B, Fuchs D, Konig P, Chamson E, Schüßler G (2003) Daily psychosocial stressors and cyclic response patterns in urine cortisol and neopterin in a patient with systemic lupus erythematosus. Psychoneuroendocrinology 28(3):459–473

Schulz K-H, Kugler J, Schedlowski M (Hrsg) (1997) Psychoneuroimmunologie: ein interdisziplinäres Forschungsfeld. Huber, Bern

Schüßler G (2002) The current conception of the unconscious – empirical results of neurobiology, cognitive sciences, social psychology and emotion research. Z Psychosom Med Psychother 48(2):192–214

Schüßler G (2004) Neurobiology and psychotherapy. Z Psychosom Med Psychother 50(4):406–429

Schüßler G, Schubert C (2001) The influence of psychosocial factors on the immune system (psychoneuroimmunology) and their role for the incidence and progression of cancer. Z Psychosom Med Psychother 47(1):6–41

Schwartz M (2010) The emergence of a new science of the mind: immunology benefits the mind. Mol Psychiatry 15(4):337–338

Scrivner C, Clasen M (2022) Why frightening imaginary worlds? Morbid curiosity and the learning potential of horror. Behav Brain Sci 45:e297

Scrivner C, Johnson JA, Kjeldgaard-Christiansen J, Clasen M (2021) Pandemic practice: horror fans and morbidly curious individuals are more psychologically resilient during the COVID-19 pandemic. Pers Individ Dif 168:110397

Sedgeman JA (2005) Health realization/innate health: can a quiet mind and a positive feeling state be accessible over the lifespan without stress-relief techniques? Med Sci Monit 11(12):HY47–52

Sedgeman JA, Sarwari A (2006) The effect of a health realization/innate health psychoeducational seminar on stress and anxiety in HIV-positive patients. Med Sci Monit 12(10):CR397–399

Segerstrom SC (2001) Optimism, goal conflict, and stressor-related immune change. J Behav Med 24(5):441–467

Segerstrom SC, Solomon GF, Kemeny ME, Fahey JL (1998) Relationship of worry to immune sequelae of the Northridge earthquake. J Behav Med 21(5):433–450

Seligman ME, Csikszentmihalyi M (2000) Positive psychology. An introduction. Am Psychol 55(1):5–14

Shapiro AK, Shapiro E (1997) The powerful placebo: from ancient priest to modern physician. The Johns Hopkins University Press, Baltimore

Shoemaker P (1996) Hardwired for news: using biological and cultural evolution to explain the surveillance function. J Commun 46:32–47

Signer D (2004) Nachruf: Deconstructing Jacques. Die Weltwoche Nr 42.04:29

Simonton OC, Matthews Simonton S, Creighton J (1998) Wieder gesund werden: Eine Anleitung zur Aktivierung der Selbstheilkräfte für Krebspatienten und ihre Angehörigen. Rowohlt, Reinbeck bei Hamburg

Skevington SM, White A (1998) Is laughter the best medicine? Psychol Health 13:157–169

Slingsby BT, Stefano GB (2000) Placebo: harnessing the power within. Mod Asp Immunobiol 1:144–146

Smyth JM, Stone AA, Hurewitz A, Kaell A (1999) Effects of writing about stressful experiences on symptom reduction in patients with asthma or rheumatoid arthritis: a randomized trial. J Am Med Assoc 281(14):1304–1309

Snyder BK, Roghmann KJ, Sigal LH (1993) Stress and psychosocial factors: effects on primary cellular immune response. J Behav Med 16(2):143–161

Solberg EE, Holen A, Ekeberg O, Osterud B, Halvorsen R, Sandvik L (2004) The effects of long meditation on plasma melatonin and blood serotonin. Med Sci Monit 10(3):CR96–101

Solms M, Lechevalier B (2002) Neurosciences and psychoanalysis. Int J Psychoanal 83(Pt 1):233–237

Solomon GF, Moss RH (1964) Emotions, immunity, and disease; a speculative theoretical integration. Arch Gen Psychiatry 11:657–674

Sommer SJ (1996) Mind-body medicine and holistic approaches. The scientific evidence. Aust Fam Physician 25(8):1233–1237, 1240–1241, 1244

Soros G (1998) Die Krise des globalen Kapitalismus: Offene Gesellschaft in Gefahr. Alexander Fest Verlag, Berlin

Soros G (2004) Die Vorherrschaft der USA - eine Seifenblase. Blessing Verlag, München

Souilm N, Elsakhy NM, Alotaibi YA, Ali SAO (2022) Effectiveness of emotional freedom techniques (EFT) vs sleep hygiene education group therapy (SHE) in management of sleep disorders among elderly. Sci Rep 12(1):6521

Spector NH (1987) Old and new strategies in the conditioning of immune responses. Ann N Y Acad Sci 496:522–531

Spector NH Kumar Arora P (1993) Science, History and Psychoneuroimmunology. The Quarterly Review of Biology, 68(2):233-237

Spitzer M (1999) Zur Bedeutung der Neuroplastizität kortikaler Karten für die Therapie schizophrener Störungen [The significance of cortical neural plasticity mapping for treatment of schizophrenic diseases]. Fortschr Neurol Psychiatr, Suppl 2:S53-57

Spitzer M (2000) Geist im Netz: Modelle für Lernen, Denken und Handeln. Spektrum Akademischer Verlag, Heidelberg

Srinivasan S, Sadegh L, Elle IC, Christensen AG, Faergeman NJ, Ashrafi K (2008) Serotonin regulates C. elegans fat and feeding through independent molecular mechanisms. Cell Metab 7(6):533–544

Starfield B, Wray C, Hess K, Gross R, Birk PS, D'Lugoff BC (1981) The influence of patient-practitioner agreement on outcome of care. Am J Public Health 71(2):127–131

Stefano GB (2004) Endogenous morphine: a role in wellness medicine. Med Sci Monit 10(6):ED5

Stefano GB, Esch T (2005a) Integrative medical therapy: examination of meditation's therapeutic and global medicinal outcomes via nitric oxide (review). Int J Mol Med 16(4):621–630

Stefano GB, Esch T (2005b) Love and stress. Neuro Endocrinol Lett 26(3):173–174

Stefano GB, Fricchione GL (1995a) The biology of deception: emotion and morphine. Med Hypotheses 44(1):49–52

Stefano GB, Fricchione GL (1995b) The biology of deception: the evolution of cognitive coping as a denial-like process. Med Hypotheses 44(5):311–314

Stefano GB, Fricchione GL (1995c) The biology of deception: the reluctance to accept the cognitive animal. Med Hypotheses 45(2):190–192

Stefano GB, Esch T, Cadet P, Zhu W, Mantione K, Benson H (2003) Endocannabinoids as autoregulatory signaling molecules: coupling to nitric oxide and a possible association with the relaxation response. Med Sci Monit 9(4):RA63–75

Stefano GB, Fricchione GL, Esch T (2006) Relaxation: molecular and physiological significance. Med Sci Monit 12(9):HY21–31

Stefano GB, Fricchione GL, Slingsby BT, Benson H (2001) The placebo effect and relaxation response: neural processes and their coupling to constitutive nitric oxide. Brain Res Brain Res Rev 35(1):1–19

Stefano GB, Stefano JM, Esch T (2008) Anticipatory stress response: a significant commonality in stress, relaxation, pleasure and love responses. Med Sci Monit 14(2):RA17–21

Stevens WK (1993) Want a room with a view: Idea may be the genes. New York Times (November 30:C1,C13)

Stewart MA (1995) Effective physician-patient communication and health outcomes: a review. CMAJ 152(9):1423–1433

Stierlin H, Grossarth-Maticek R (2006) Krebsrisiken – Überlebenschancen. Wie Körper, Seele und soziale Umwelt zusammenwirken. Carl-Auer, Heidelberg

Su C, Lichtenstein GR, Krok K, Brensinger CM, Lewis JD (2004) A meta-analysis of the placebo rates of remission and response in clinical trials of active Crohn's disease. Gastroenterology 126(5):1257–1269

Susen G (1990) Die Behandlung eines Plasmozytoms (Knochenkrebs) mit hypnotherapeutischen Verfahren – ein Fallbericht. Exp Klin Hypn 6(2):157–163

Szyf M, Slack AD (2000) Mechanisms of epigenetic silencing of the c21 gene in Y1 adrenocortical tumor cells. Endocr Res 26(4):921–930

Taylor F, Bryant RA (2007) The tendency to suppress, inhibiting thoughts, and dream rebound. Behav Res Ther 45(1):163–168

Taylor SE (1993) Positive illusions and affect regulation. In: Wegner DM, Pennebaker JW (Hrsg) Handbook of mental control. Prentice-Hall, Englewood Cliffs, S 325–343

Taylor SE, Gollwitzer PM (1995) Effects of mindset on positive illusions. J Pers Soc Psychol 69(2):213–226

Taylor SE, Kemeny ME, Reed GM, Bower JE, Gruenewald TL (2000) Psychological resources, positive illusions, and health. Am Psychol 55(1):99–109

Teshima H, Kubo C, Kihara H, Imada Y, Nagata S, Ago Y, Ikemi Y (1982) Psychosomatic aspects of skin diseases from the standpoint of immunology. Psychother Psychosom 37(3):165–175

Thomsen J, Bretlau P, Tos M, Johnsen NJ (1981a) Meniere's disease: endolymphatic sac decompression compared with sham (placebo) decompression. Ann N Y Acad Sci 374:820–830

Thomsen J, Bretlau P, Tos M, Johnsen NJ (1981b) Placebo effect in surgery for Meniere's disease. A double-blind, placebo-controlled study on endolymphatic sac shunt surgery. Arch Otolaryngol 107(5):271–277

Thomsen J, Bretlau P, Tos M, Johnsen NJ (1983) Meniere's disease: a 3-year follow-up of patients in a double-blind placebo-controlled study on endolymphatic sac shunt surgery. Adv Otorhinolaryngol 30:350–354

Toepel U, Knebel JF, Hudry J, le Coutre J, Murray MM (2009) The brain tracks the energetic value in food images. Neuroimage 44(3):967–974

Tononi G (2008) Consciousness as integrated information: a provisional manifesto. Biol Bull 215(3):216–242

Tononi G, Edelman GM (2000) Schizophrenia and the mechanisms of conscious integration. Brain Res Brain Res Rev 31(2–3):391–400

Trakhtenberg EC (2008) The effects of guided imagery on the immune system: a critical review. Int J Neurosci 118(6):839–855

Turner RH (1964) Collective behavior. In: Faris REL (Hrsg) Handbook of modern sociology. Rand McNally, Chicago

Uchino BN, Cacioppo JT, Kiecolt-Glaser JK (1996) The relationship between social support and physiological processes: a review with emphasis on underlying mechanisms and implications for health. Psychol Bull 119(3):488–531

Ulett GA (1996) Conditioned healing with electroacupuncture. Altern Ther Health Med 2(5):56–60

Ulrich RS (1984) View through a window may influence recovery from surgery. Science 224(4647):420–421

Redaktion Tages-Anzeiger (2023) Es graut uns, doch wir schauen hin: Grusel- und Gewaltfilme: Warum verbringen Menschen ihre Freizeit mit schaurigen Filmen über Serienmörder und Killerkartelle – und wie wirkt sich das auf die Psyche aus? Überraschende Einsichten aus der Forschung. Tages-Anzeiger 27 (1. Februar 2023)

Uttekar PS (2021) What Is Havana Syndrome? MedicineNet, online – https://www.medicinenet.com/what_is_havana_syndrome/article.htm – zugegriffen am 04.05.2025

Valdimarsdottir HB, Bovbjerg DH (1997) Positive and negative mood: association with natural killer cell activity. Psychol Health 12:319

Van Kuiken D (2004) A meta-analysis of the effect of guided imagery practice on outcomes. J Holist Nurs 22(2):164–179

Vesper J (2011) „Behandler": Der Begriff gehört ad acta. Dtsch Arztebl 108(18):A989

Vickers AJ (1996) Can acupuncture have specific effects on health? A systematic review of acupuncture antiemesis trials. J R Soc Med 89(6):303–311

von Neumann J (1932) Mathematische Grundlagen der Quantenmechanik. Springer, Berlin

von Uexküll T (1986) Psychosomatische Medizin. Urban & Schwarzenberg, München

Walach H (1998) Studien zu „Placebo". Forsch Komplementarmed Klass Naturheilkd 5(Suppl. 1):4–7

Walters AH (1985) Clinical ecology in environmental health. Rev Environ Health 5(3):271–293

Weaver IC, Cervoni N, Champagne FA, D'Alessio AC, Sharma S, Seckl JR, Dymov S, Szyf M, Meaney MJ (2004) Epigenetic programming by maternal behavior. Nat Neurosci 7(8):847–854

Webb CW (1993) The „weep and sleep" and „fight or flight" systems. Am Fam Physician 48(4):580–582

Wegner DM (1994) Ironic processes of mental control. Psychol Rev 101(1):34–52

Wegner DM (2004) Précis of the illusion of conscious will. Behav Brain Sci 27:1–46

Wegner DM, Erber R, Zanakos S (1993) Ironic processes in the mental control of mood and mood-related thought. J Pers Soc Psychol 65(6):1093–1104

Wegner DM, Erskine JAK (2003) Voluntary involuntariness: thought suppression and the regulation of the experience of will. Conscious Cogn 12:684–694

Wegner DM, Wheatley T (1999) Apparent mental causation. Sources of the experience of will. Am Psychol 54(7):480–492

Wegner DM, Zanakos S (1994) Chronic thought suppression. J Pers 62(4):616–640

Wehrli H (2014) Hypnotische Kommunikation und Hypnose in der ärztlichen Praxis (Hypnotic communication and hypnosis in clinical practice). Praxis 103(14):833–839

Weiner H (1977) Psychobiology and human disease. Elsevier, New York

Wesiack W (1983) Thure v. Uexkull's situational circuit concept and its significance for the theory and practice of medicine. Psychother Psychosom Med Psychol 33 Spec No:41–44

Whitehouse WG, Dinges DF, Orne EC, Keller SE, Bates BL, Bauer NK, Morahan P, Haupt BA, Carlin MM, Bloom PB, Zaugg L, Orne MT (1996) Psychosocial and immune effects of self-hypnosis training for stress management throughout the first semester of medical school. Psychosom Med 58(3):249–263

Whorwell PJ (2006) Effective management of irritable bowel syndrome – the Manchester Model. Int J Clin Exp Hypn 54(1):21–26

Wild SH, Fischbacher CM, Brock A, Griffiths C, Bhopal R (2006) Mortality from all cancers and lung, colorectal, breast and prostate cancer by country of birth in England and Wales, 2001–2003. Br J Cancer 94(7):1079–1085

Wilkinson CB, O'Connor WA (1982) Human ecology and mental illness. Am J Psychiatry 139(8):985–990

Willcox BJ, Willcox DC, He Q, Curb JD, Suzuki M (2006a) Siblings of Okinawan centenarians share lifelong mortality advantages. J Gerontol A Biol Sci Med Sci 61(4):345–354

Willcox BJ, Willcox DC, Todoriki H, Fujiyoshi A, Yano K, He Q, Curb JD, Suzuki M (2007a) Caloric restriction, the traditional Okinawan diet, and healthy aging: the diet of the world's longest-lived people and its potential impact on morbidity and life span. Ann N Y Acad Sci 1114:434–455

Willcox DC, Willcox BJ, Todoriki H, Curb JD, Suzuki M (2006b) Caloric restriction and human longevity: what can we learn from the Okinawans? Biogerontology 7(3):173–177

Willcox DC, Willcox BJ, Shimajiri S, Kurechi S, Suzuki M (2007b) Aging gracefully: a retrospective analysis of functional status in Okinawan centenarians. Am J Geriatr Psychiatry 15(3):252–256

Willcox DC, Willcox BJ, Sokolovsky J, Sakihara S (2007c) The cultural context of „successful aging" among older women weavers in a northern Okinawan village: the role of productive activity. J Cross Cult Gerontol 22(2):137–165

Willcox DC, Willcox BJ, He Q, Wang NC, Suzuki M (2008a) They really are that old: a validation study of centenarian prevalence in Okinawa. J Gerontol A Biol Sci Med Sci 63(4):338–349

Willcox DC, Willcox BJ, Wang NC, He Q, Rosenbaum M, Suzuki M (2008b) Life at the extreme limit: phenotypic characteristics of supercentenarians in Okinawa. J Gerontol A Biol Sci Med Sci 63(11):1201–1208

Williams LE, Bargh JA (2008) Experiencing physical warmth promotes interpersonal warmth. Science 322(5901):606–607

Wilson EO (1984) The biophilia hypothesis. Harvard University Press, Cambridge

Wirth DP, Barrett MJ (1994) Complementary healing therapies. Int J Psychosom 41(1–4):61–67

Wittfoth D, Beise J, Manuel J, Bohne M, Wittfoth M (2022) Bifocal emotion regulation through acupoint tapping in fear of flying. Neuroimage Clin 34:102996

Wolberg LR (1977) The technique of psychotherapy, 3. Aufl. Grune & Stratton, New York

Wright HB (1958) Zauberer und Medizinmänner: Augenzeugenberichte von seltsamen Heilmethoden und ihren Wirkungen auf primitive Menschen. Orell Füssli, Zürich

Wright RJ, Cohen RT, Cohen S (2005) The impact of stress on the development and expression of atopy. Curr Opin Allergy Clin Immunol 5(1):23–29

Yang HC, Brothers BM, Andersen BL (2008) Stress and quality of life in breast cancer recurrence: moderation or mediation of coping? Ann Behav Med 35(2):188–197

Yeomans MR, Mobini S, Chambers L (2007) Additive effects of flavour-caffeine and flavour-flavour pairings on liking for the smell and flavour of a novel drink. Physiol Behav 92(5):831–839

Young TK, Mollins CJ (1996) The impact of housing on health: an ecologic study from the Canadian Arctic. Arctic Med Res 55(2):52–61

Zachariae R, Bjerring P, Arendt-Nielsen L (1989) Modulation of type I immediate and type V delayed immunoreactivity using direct suggestion and guided imagery during hypnosis. Allergy 44(8):537–542

Zeller JM, McCain NL, Swanson B (1996) Psychoneuroimmunology: an emerging framework for nursing research. J Adv Nurs 23(4):657–664

Zeyer R (2022) Propaganda ist gut. Die Weltwoche (30. April 2022)

Zubieta JK, Stohler CS (2009) Neurobiological mechanisms of placebo responses. Ann N Y Acad Sci 1156:198–210

Zunhammer M, Spisák T, Wager TD, Bingel U, Atlas L, Benedetti F, Büchel C, Choi JC, Colloca L, Duzzi D, Eippert F, Ellingsen D-M, Elsenbruch S, Geuter S, Kaptchuk TJ, Kessner SS, Kirsch I, Kong J, Lamm C, Leknes S, Lui F, Müllner-Huber A, Porro CA, Rütgen M, Schenk LA, Schmid J, Theysohn N, Tracey I, Wrobel N, The ZF, Placebo Imaging C (2021) Meta-analysis of neural systems underlying placebo analgesia from individual participant fMRI data. Nat Commun 12(1):1391

Medizinische Hypnose: Das Werkzeug der Bewusstseinsmedizin

> *„… auch das gehört zum Prinzip des animalischen Magnetismus. Der Magnetiseur kann nichts für seine Patienten wollen. Er hat keinen Rat für den anderen. Jedoch stellt er eine Situation her, in der deutlicher wird, was der andere im Grunde für sich selber will. Jede Krankheit spricht von einem tiefen Unwillen. Meine Arbeit besteht darin, das positive Wollen unter diesem Unwillen in Kraft zu setzen – und wo dies geschieht, verschwindet sehr häufig die Krankheit mit einem Schlag …"*
>
> Fiktiver Dialog zwischen Jan van Leyden (1509–1539) und dem Marquis de Puységur (1751–1825) in (Sloterdijk 1985)

Einführung

Mithilfe der Vorstellungskraft lassen sich günstige Bedingungen zur Herstellung und Aufrechterhaltung der dynamischen Regelkreise im menschlichen Organismus schaffen. Die grundlegende Selbstorganisation der Regelkreise im gesunden wie kranken Zustand ist in der Naturheilkunde (Gruber 2001) wie auch in der somatischen (Glass und Mackey 1988) und psychiatrischen (Tononi 2008; Tononi und Edelman 2000) Schulmedizin seit Langem bekannt. Diese Regelkreise verfügen über eine eigene, sich selbst

Ergänzende Information Die elektronische Version dieses Kapitels enthält Zusatzmaterial, auf das über folgenden Link zugegriffen werden kann https://doi.org/10.2991/978-3-662-70089-1_6. Die Videos lassen sich durch Anklicken des DOI-Links in der Legende einer entsprechenden Abbildung abspielen oder indem Sie diesen Link mit der SN More Media App scannen.

organisierende Intelligenz („mind"/Geist), die der Mensch benötigt, um seine körperliche Orientierung und Funktionen zu ordnen und aufrechtzuerhalten.

Diese Intelligenz dient der Wahrnehmung von Abweichungen innerhalb und zwischen den verschiedenen, dynamischen Regelkreisen der Immun- und Schmerzabwehr; gleichzeitig soll sie gegenregulieren, um die individuelle Systemordnung wiederherzustellen. Störungen gehen vom inneren und äußeren Umfeld aus, wobei die psychischen Funktionen der Sinnesempfindungen, Kognitionen, Emotionen und Intuitionen einschließlich Träumen, eine wichtige Rolle bei deren Wahrnehmung spielen.

Mittels medizinischer Hypnose können wir mit dieser Intelligenz Kontakt aufnehmen und in Dialog treten. Als System im Vorstellungsmodus ist der Organismus in der Lage, während der Trance (zur Definition des Begriffs siehe Abschn. „Hypnose") seine innere Welt zu erkunden und sich mit heilsamen Vorstellungen selbst zu therapieren. Bei Krankheit ist es Aufgabe des Therapeuten, den Patienten zu ermutigen, seine gesunde Gestalt hinter den gestörten Vorstellungen von sich selbst zu erkennen und wiederzufinden.

> *„Heute hat Hypnotherapie (einen) wissenschaftlichen Status erreicht und wird weltweit evaluiert. Viele Studien in unterschiedlichen Ländern belegen ihre Wirksamkeit auf die gesamte Palette der motorischen, psychischen oder Verhaltensstörungen. (…) In den meisten Heilberufen wächst mit der Einsicht, dass die geistigen und seelischen Möglichkeiten des Patienten bei der Genesung von zentraler Bedeutung sind, auch die Bereitschaft, diese Ressourcen in Hypnose anzuzapfen."* (NZZ 2003)

Immer mehr professionell Behandelnde (vom Allgemeinmediziner über den Psychiater und Psychologen bis hin zum Zahnarzt) sehen in der Imaginationsarbeit ein wertvolles Hilfsmittel, um Heilkräfte im Menschen zu aktivieren. Diese Heilkräfte werden durch Entspannung (SDE-Element 1), positive Gewissheit (SDE-Element 2) und Vertrauen zum Therapeuten (Therapiebündnis, SDE-Element 4) geweckt und angeregt, aber sie sind noch nicht hinreichend zur Behandlung chronischer Schmerzen oder gravierender Krankheiten. Wie in den vorausgehenden Kapiteln erläutert wurde, müssen Schmerzen oder Krankheiten darüber hinaus entmystifiziert werden (SDE-Element 3); es ist wesentlich, sich glaubwürdig vorzustellen, wie die Selbstheilungskräfte Schmerz und Krankheit besiegen und die Gesundheit wiederherstellen (SDE-Element 5) und wie das Übel endgültig aus dem Körper ausgeschieden und verbannt wird (SDE-Element 6).

Ich bin der Auffassung, dass diese sechs Elemente – einzeln oder in Kombination – zusammen mit

- der Gewissheit, dass jede Heilung letztendlich eine Selbstheilung ist, wobei die Vorstellungskraft als Heilmittel dienen kann;
- der Dankbarkeit für die Gesundheit, die man hat;
- dem Selbstwertgefühl, dass man noch gesünder werden darf und kann;
- dem Selbstvertrauen, dass man gesund bleiben kann,

aktiviert unter Hypnose notwendig und hinreichend sind, um mit den autonomen, dynamischen Funktionen im Nerven-, Endokrin- und Immunsystem Kontakt aufzunehmen und mit ihnen optimal zu kommunizieren.

Solange die sechs Elemente rational oder durch Ängste oder Wünsche bewusst gesteuert werden, bleibt die Wirkung oberflächlich. Erst wenn die aus den sechs Elementen komponierte Selbstheilungsgeschichte zur glaubhaften Realität für den Patienten wird, können Schmerz oder Krankheit wirksam beeinflusst werden. Unter Glaubhaftigkeit ist hier eine Funktion unbewusster Informationsverarbeitung (Vorstellung wird in subjektive Realität verwandelt) zu verstehen. In einer vernunftgesteuerten Gesellschaft, die die bewusste Seite der Realität betont, haben wundersame Heilkräfte von Schamanen oder Talismanen und sensationelle Spontanheilungen eigentlich keinen Platz. Allerdings hat sich trotz der Erfolge der Schulmedizin gezeigt, dass Krankheits- und Genesungsprozesse nicht allein rational erfassbar und beeinflussbar sind, wie Einzelfallberichte und kontrollierte Studien zur Stärkung der Immunabwehr dokumentieren.

Hypnose spielt hierbei eine einzigartige Rolle, wobei zu beachten ist, dass jede Hypnose letztendlich eine Selbsthypnose ist – so wie jeder Musiker selbst sein Instrument spielen muss.

Kansas-Experiment

Ärztliche Kommunikation, die positiv suggestiv eingesetzt wird, wirkt heilend, insbesondere in Notfallsituationen. Eine Notfallsituation führt häufig zu einem höchst suggestiblen, veränderten Bewusstseinszustand – zu einer Trance, in der die betroffene Person Aussagen, ob direkte oder indirekte, wortwörtlich interpretiert (Dünzl 2011; Hansen und Bejenke 2010; Hansen et al. 2010) – siehe auch (Flory et al. 2007; Lang E 2019; Lang EV 2012; Lang EV et al. 2005; Schmid 2013; Wehrli 2014). Patienten, die sich wegen einer schwerwiegenden Diagnose, eines akuten Stressereignisses, akuter Schmerzen oder eines Unfalls in Not befinden, sind also meist schon in einer Art natürlicher Trance und damit sehr aufnahmefähig für hilfreiche Suggestionen.

Diese Trance – auch Spontantrance genannt – zeichnet sich durch eine veränderte Wahrnehmung mit Regression auf frühere Entwicklungsstufen und dissoziative Phänomene aus:

- Das Denken läuft ohne linear-kausal-seriellen Zusammenhang: Ursache und Wirkung verwischen.
- Wegen ihrer erhöhten Suggestibilität und verminderten Kritikfähigkeit können solche Patienten inkonsistente und widersprüchliche Dinge gleichzeitig akzeptieren (Trancelogik).
- Alles wird absolut wortgetreu, d. h. konkret-operational verstanden.

- Patienten beziehen alles, jede Bemerkung (auch die über ein Instrument oder eine andere Person) quasi paranoid auf sich selbst.
- In diesem außergewöhnlichen Bewusstseinszustand kann der Patient so hilf- und orientierungslos werden, dass er quasi psychotisch reagiert bzw. dissoziiert.

Die inneren Bilder werden bei dieser nach innen gerichteten Aufmerksamkeit plastisch gesehen, gehört, gefühlt, geschmeckt und gerochen.

Zusammengefasst sind Menschen in einer Notfallsituation für eine bildreiche Sprache sehr empfänglich. Dieses Wissen lässt sich für die notfallmedizinische Behandlung umsetzen: In Notfallsituationen leisten positive Suggestionen von kulturell und situativ passenden Autoritätspersonen „verbale erste Hilfe".

Diese ist höchst effektiv, wie M. Erik Wright im *Kansas-Experiment* zeigen konnte (beschrieben in (Jacobs DT 1991; Held und Kemmler-Kell 2016)). In der Experimentalgruppe sprachen geschulte Rettungssanitäter („paramedics") den Notfallpatienten („Hypnosegruppe") mit ruhiger Stimme einen einfachen Text[1] mit positiven Suggestionen (unterstrichener Text) ins Ohr, wobei negative Suggestionen vermieden wurden:

> *„Das Schlimmste ist vorbei und von nun an wird es Ihnen besser gehen!*
> *Wir bringen Sie jetzt ins Krankenhaus! Alles wird vorbereitet!*
> *Ihr Körper kann sich ganz auf seine Selbstheilungskräfte konzentrieren,*
> *während Sie sich jetzt ganz geborgen fühlen können!*
> *Und lassen Sie alle Organe, Ihr Herz, Ihre Blutgefäße... alles...*
> *sich selbst in einen Zustand versetzen,*
> *der Ihr Überleben und eine rasche Heilung sicherstellt!*
> *Lassen Sie es bluten – gerade so viel, wie nötig ist, die Wunde zu reinigen –,*
> *und lassen Sie dann Ihre Gefäße sich von selbst so weit verschließen,*
> *dass Ihr Leben gesichert ist!*
> *Und alles wird optimal aufrechterhalten ...*
> *Ihr Körpergewicht... Ihre Körpertemperatur... alles...,*
> *während im Krankenhaus schon alles für Ihre optimale Versorgung vorbereitet wird!*
> *Und wir werden Sie schnell und sicher dorthin bringen! Sie sind jetzt absolut sicher!*
> *Das Schlimmste ist vorbei und von nun an wird es Ihnen immer besser gehen!"*

In der (ungeschulten) Kontrollgruppe kümmerten sich die Sanitäter so um die Notfallpatienten, wie sie es gewohnt waren. Am Unfallort herrscht üblicherweise Chaos. Da ist viel Lärm, Schaulustige machen unglückliche Kommentare wie *„Ob der durchkommt?"*, und im Krankenwagen läuft die Unterhaltung im Rettungsdienst häufig salopp im Stil von *„Hopp, hopp! Der macht's eh nicht mehr lange!"* o. Ä.

Die positiven Suggestionen führten in der Experimentalgruppe – „Hypnosegruppe" –

1. zu einer signifikant höheren Überlebensrate auf dem Transport zur Klinik,
2. zu mehr Überlebenden im Krankenhaus,
3. zu kürzeren Krankenhausaufenthalten und
4. zu einer schnelleren Rekonvaleszenz

als in der Kontrollgruppe. Die Patienten der speziell betreuten Hypnosegruppe konnten ihr Heilungspotenzial voll ausschöpfen, während dieses den Patienten in der „normal betreuten" Kontrollgruppe nicht möglich war.

Abbildung 1 zeigt die sechs generischen dramaturgischen Vorstellungen, die bei der Rettung ins Spiel kommen.

Die Frage, ob Wörter auch bei Menschen, die sich nicht in einer Notfallsituation befinden, den Heilungsprozess unterstützen, kann nur mit einem eindeutigen „Ja!" beantwortet werden.

Operationen

Patienten haben oft Angst vor einer Operation, auch wenn sie sich aktiv und überlegt für diese entschieden haben und sie mit ihnen im Voraus besprochen wird. Sie erleben eine Käfigsituation aus einer Kombination von mehr oder weniger Stress, Hilflosigkeit, Ausweglosigkeit, Hoffnungslosigkeit, emotioneller Isolation und Resignation, je nach Persönlichkeit und Situation. Diese Faktoren sind signifikante Prädiktoren für einen ungünstigen Ausgang (Schmid 2009) und sollen möglichst in eine Nestsituation verwandelt

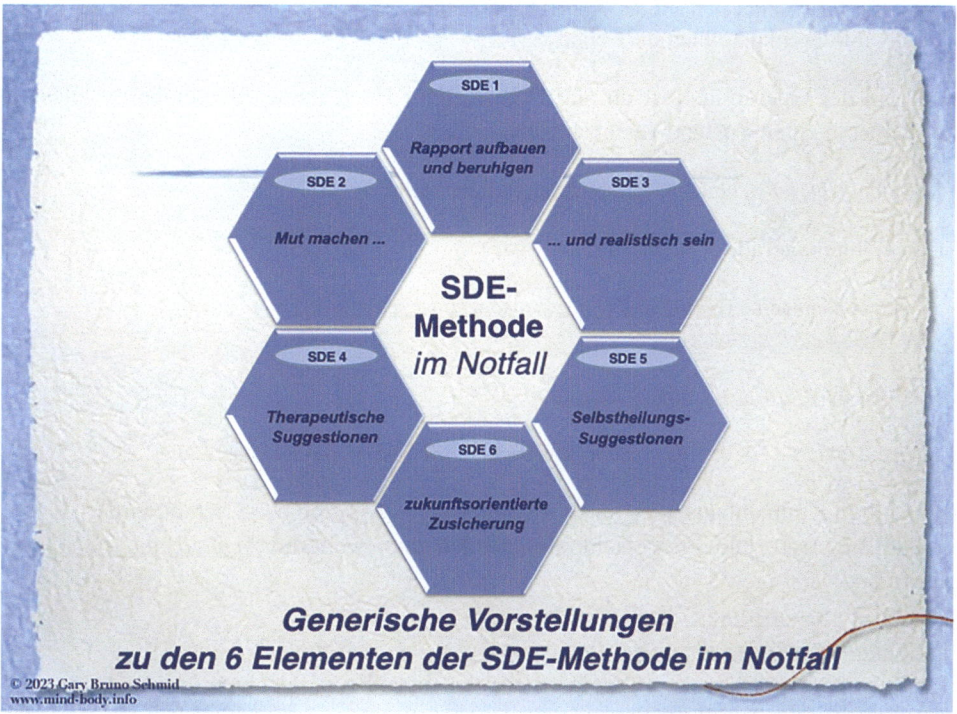

Abb. 1 Die sechs dramaturgischen Elemente, die beim Kansas Experiment ins Spiel kommen.

werden: Entspannung, Tatkraft, Möglichkeit, Hoffnung, Beziehung und Motivation (Schmid 2018, S. 49, 50, 219).

Neben Angst vor dem Tod, vor dem Ausgeliefertsein, vor Komplikationen während und nach dem Eingriff und vor einem vielleicht unerwarteten, ernsten Befund spielen hier auch Schamgefühle – Nacktheit und die Vorstellung, dass fremde Menschen ins Innere des aufgeschnittenen, entblößten Körpers gaffen – eine Rolle.

In Anlehnung an den Text des Kansas-Experiments kann folgende generische Affirmation hilfreich wirken:

> Mein Schutzengel sagt:
> *Von nun an wird es dir immer besser gehen!*
> *Alles wird für die Operation optimal vorbereitet!*

Dein Körper kann sich ganz auf seine *Selbstheilungskräfte* konzentrieren,

> während du dich jetzt ganz *geborgen* fühlen kannst!

Alles wird perfekt für die Operation vorbereitet:

> Der Anästhesist stellt sorgfältig die richtige Anästhesie zusammen ...
> Der Chirurg bereitet sich auf den Ablauf der Operation vor ...
> Der OP-Pfleger kontrolliert die Geräte ...

Während der Operation lässt du alle Organe, dein Herz, deine Blutgefäße ... alles ... sich selbst in einen Zustand versetzen,

> der dein *Überleben* und eine *rasche Heilung* sicherstellt!

Lass es bluten, gerade so viel, wie nötig ist,

> und lass dann deine *Gefäße sich von selbst so weit verschließen,*
> dass *dein Leben gesichert ist*!

Und *alles wird optimal aufrechterhalten* ...

> deine Atmung ... dein Puls ... dein Blutdruck ... deine Körpertemperatur ... alles ...

während im Krankenhaus alles für deine *optimale Versorgung* hergerichtet wird!

Und die Ärzte und Pflegefachkräfte werden dich weiterhin *schnell und sicher* begleiten und versorgen!

Du bist jetzt *absolut sicher*!
Von nun an wird es dir immer besser gehen!

Dieser positiv suggestive Text wird für den jeweiligen Patienten personalisiert und aufgenommen – normalerweise auf seinem Mobiltelefon – mit oder ohne Hypnose. In Absprache mit dem Operationsteam kann der Patient die Aufnahme sogar während der Operation und im Aufwachraum über Kopfhörer auf sich wirken lassen.

Worte können heilen

Auf die Frage *„Welches Mittel wirkt psychogen auf das Seelische wie auch auf das Körperliche des Menschen ein?"* hat Sigmund Freud (1856–1939) schon im vorletzten Jahrhundert eine Antwort gegeben, die immer noch gültig ist (Freud 1890):

> *„Ein solches Mittel ist vor allem das Wort ... Der Laie wird es wohl schwer begreiflich finden, daß krankhafte Störungen des Leibes und der Seele durch ‚bloße' Worte des Arztes beseitigt werden sollen. Er wird meinen, man mute ihm zu, an Zauberei zu glauben. Er hat damit nicht so unrecht; die Worte unserer täglichen Reden sind nichts anderes als abgeblaßter Zauber. Es wird aber notwendig sein, einen weiteren Umweg einzuschlagen, um verständlich zu machen, wie die Wissenschaft es anstellt, dem Worte wenigstens einen Teil seiner früheren Zauberkraft wiederzugeben (S. 368)."*

Und später im selben Buch:

> *„Wir beginnen nun auch den ‚Zauber' des Wortes zu verstehen. Worte sind ja die wichtigsten Vermittler für den Einfluß, den ein Mensch auf den anderen ausüben will; Worte sind gute Mittel, um seelische Veränderungen bei dem hervorzurufen, an den sie gerichtet werden, und darum klingt es nicht länger rätselhaft, wenn behauptet wird, daß der Zauber des Wortes Krankheitserscheinungen beseitigen kann ... (S. 378)."*

Was du sagst, ist, was du bekommst („What you say is what you get"). Der große britische Schriftsteller Rudyard Kipling (1865–1936) sagte einst:

> *„Worte sind natürlich das stärkste Medikament, das die Menschheit benutzt."*[2]

Der Patient im Allgemeinen braucht

- die Stillung seiner körperlichen, geistigen und emotionalen Grundbedürfnisse wie z. B.
  - Sicherheit,
  - Zugehörigkeit,
  - Orientierung,
  - Handlungsraum,
  - Selbstständigkeit.
- die Förderung der Salutogenese bis zum Kohärenzgefühl (Antonovsky 1979, 1997):
  - Bedeutsamkeit,
  - Verstehbarkeit,
  - Handhabbarkeit,
  - Selbstwirksamkeit,
  - Resilienz.

Beim Kansas-Experiment kommt zudem jedes der sechs dramaturgischen Elemente der SDE-Methode ins Spiel:

1. Entspannung → Rapport aufbauen und beruhigen,
2. Positive Gewissheit von Gesundung → Mut machen,
3. Entmystifizierung der Krankheit → realistisch sein – medizinische Behandlung,
4. Hilfe von außen → therapeutische Suggestionen,
5. Hilfe von innen → Selbstheilungssuggestionen,
6. Vorstellung der bevorstehenden Genesung → zukunftsorientierte Zusicherung.

Achtung Iatrogenese! Das Problem des Benennens/Bezeichnens

Der gute Wille hinter unseren Äußerungen reicht nicht aus, um einen gewünschten positiven Effekt zu erreichen und negative Auswirkungen zu vermeiden! Auf die Wortwahl und die Formulierung kommt es an.

Im Kap. „Bewusstseinsmedizin: Selbstheilung durch Vorstellungskraft", Abschn. „Was können wir aus psychogenen Todesfällen über psychogene Heilung lernen?" habe ich diskutiert, dass Worte tödlich sein können (Noceboeffekt[3]).

„Den Tod verkünden heißt den Tod geben, und das kann niemals ärztliche Aufgabe sein" (Christoph Wilhelm Hufeland (1762–1836) – siehe z. B. (Hufeland 1784)).

Wenn im Kontext eines Unfalls oder einer ärztlichen Untersuchung etwas benannt, also einem Befund ein Name X gegeben wird, konstruiert sich etwas im Geist des Betroffenen (Schröder 2016a) – der neue Befund wird in einen Kontext gesetzt:

„Sie sind X-gefährdet!"
= *„Sie sind ein Risikopatient für X!"*
= *„Sie haben X!"*
= *„Sie sind ein Xer!"*

Ferdinand Sauerbruch (1875–1951), bedeutender Chirurg des 20. Jahrhunderts, machte die Beobachtung, dass wenn ein Arzt seinen Patienten gute Geschichten erzählte, er nur halb so viel Narkosemittel brauchte (Kötting und Greschus 1999; Sauerbruch und Wenke 1936).

In der Gründungsschrift der American Medical Association 1847 wurde explizit auf die Gefahr des Schadens durch Worte Bezug genommen (Schröder 2016b):

„Das Leben eines Kranken kann nicht nur durch die Handlungen eines Arztes verkürzt werden, sondern auch durch seine Worte oder sein Verhalten."
   (Siehe auch (Schröder 2016a, 2017) sowie (Hesse 1972) von Hermann Hesse (1877–1962).)

Die ärztliche Kommunikation wirkt hypnotisch, sodass die vermeintlich arglose Fachsprache schädlich, wenn nicht gar tödlich sein kann (Noceboeffekt). Der Kardiologe Bernhard Lown schilderte, wie sich der Zustand einer Patientin dramatisch verschlechterte, weil sie während einer Visite die Abkürzung der Diagnose „T. S." statt als

Trikuspidalklappenstenose[4] als „Terminale Situation" missverstand. *„Worte können – wie ein zweischneidiges Schwert – sowohl tief verletzen als auch heilen"*, fasste er es in seinem bemerkenswerten Buch *„Die verlorene Kunst des Heilens"* zusammen (Lown 2004).

Problem der Abschwächung: Vagheit und Ausdrücke wie „eigentlich" bieten ein großes Bedeutungspotenzial und machen das nicht Gesagte stark und stellen das Gesagte indirekt sogar infrage: *„Das ist eigentlich ein ganz gutes Ergebnis!"*; *„Ich bin mit der Entwicklung ziemlich zufrieden!"* Der implizite Subtext lautet: Da war etwas nicht gut; ich bin nicht ganz zufrieden. Es besteht die Gefahr, dass nicht nachgefragt und im Detail angeschaut wird, sondern ein ungutes Gefühl entsteht und bleibt.

Problem der Verneinung: Mit dem Satz *„Denke nicht an einen rosa Elefanten!"* wird häufig erklärt, dass das Unbewusste keine Verneinungen versteht bzw. nicht versteht, was es *nicht tun* soll. Die Verneinung richtet die Aufmerksamkeit auf das Verneinte, was dadurch erst denkbar und möglich wird, die Verneinung wird somit paradoxerweise unwirksam.

- Warnungen vor schmerzhaften Manipulationen können bei vielen Menschen die Schmerzen verschlimmern, wenn sie negativ formuliert werden! *„Achtung! Jetzt renke ich Ihre Schulter ein, es wird nicht weh tun und dauert nicht lange!"*
- Mitfühlende Sympathieäußerungen nach einer solchen Manipulation verstärken die Angst! *„Vor solch einem Eingriff würde ich auch Angst haben!"* *„Ach, Sie Arme, das tut richtig weh!"*

Allerdings muss bei Verneinungen immer der jeweilige Kontext mitbedacht werden. Bei Äußerungen wie *„Sie werden nicht sterben!"* (*z. B. bei einer lebensgefährlichen Operation*) oder *„Das ist gar nicht gefährlich!"* (*z. B. auf einem Wanderweg, wo es auf einer Seite steil abwärts geht*) werden empathisch Ängste bzw. ängstigende Gedanken des Gegenübers ausgesprochen – „pacen" ihn – und machen damit den Weg frei für andere, neue Gedanken (siehe Abschn. „Pacing: Aufbau eines Rapports"). Außerdem ist auch die Formulierung selbst zu bedenken: Vielleicht wäre statt *„gar nicht"* *„nicht sehr"* oder *„kaum"* angemessener. Das gilt auch für Schmerzen: Erwartet jemand Schmerzen und zittert bereits vor Angst vor diesen Schmerzen, kann die Verneinung der zu erwartenden Schmerzen zu Entlastung und Entspannung führen.

Außer den unspezifischen Merkmalen von Echtheit, Ehrlichkeit und Offenheit gibt es keine eindeutigen Leitlinien für den Aufbau eines Rapports: Die Effekte therapeutischer Kommunikation sind nur begrenzt planbar und nur bedingt wiederholbar (siehe z. B. Hüllemann 2013; Schmid 2022; Varga 2010). Für eine „gute" Kommunikation gibt es keine Patentrezepte – es geht darum, sich aufeinander einzustimmen (einzuschwingen) und um die Fähigkeit zum Dialog. Jedes Wort hat eine kontextabhängige sowie subjektive Bedeutung – Bedeutung ergibt sich immer nur in einer konkreten Situation und im Dialog.

Fazit
Hypnotherapeutische Kommunikation in medizinischen Notfallsituationen – psychische Erste Hilfe – sollte direktiv, eindeutig, zuversichtlich, bildhaft, glaubwürdig und vertrauenerweckend sein, um möglichst schnell den Aufbau eines Rapports und einer positiven Erwartungshaltung zu gewährleisten (Dünzl 2011).

Jedes Wort, jede Formulierung, jeder Satz, jede Pause, jede Stimmlage und jede Geste kann in solchen Situationen vielfältige psychophysiologische Effekte hervorrufen und Schmerzen, Blutungen und weitere – hormonelle, kardiovaskuläre, respiratorische – Funktionen beeinflussen, sei es sie verschlimmern, sei es sie stabilisieren und lindern. Die Reaktionsfähigkeit auf Worte und Gesten ist in der ersten Stunde nach dem Trauma am ausgeprägtesten – siehe z. B. (Deltito 1984; Dünzl 2011; Lasogga und Gasch 2006).

Eine systematische Übersicht von Metaanalysen zur Wirksamkeit, Sicherheit und Anwendungsmöglichkeiten von medizinischer Hypnose belegt ihre Wirksamkeit und Sicherheit in Notfallsituationen und bei medizinischen Eingriffen (Häuser et al. 2016). Hypnose im Rettungsdienst ist kein Allheilmittel, aber sie eröffnet eine größere Variationsbreite an Techniken für die schnelle und sichere Versorgung von Notfallpatienten (Held und Kemmler-Kell 2016).

Hypnose

Das Wort „Hypnose" kommt aus dem Griechischen und kann mit „Schlaf" bzw. „schläfrig sein" übersetzt werden. Die traditionelle Hypnose arbeitet mit Suggestionen, d. h. mit bedeutsamen Informationen, die materiellen Substanzen vergleichbar den Körper medizinisch wirksam beeinflussen können. Das Wort „Suggestion", vom lateinischen Verb „suggerere" abgeleitet, wird mit „unterschieben" oder „eingeben" übersetzt.

Im übertragenen Sinne lässt sich Hypnose (wie im Übrigen jede Art der Psychotherapie) als immaterielles Pharmakon verstehen.

Es gibt unzählige Definitionen von Hypnose – vielleicht hat jeder Hypnotiseur eine eigene? – und so biete ich hier meine an:

Wenn unter Beibehaltung des sozialen Kontexts eine Suggestion zur glaubwürdigen Realität wird, sprechen wir von *Hypnose*.[5]

Hypnose beinhaltet eine patientenbezogene Kommunikationsform auf verbaler und nonverbaler Ebene, um auf optimale Art im Rahmen einer bestimmten Erwartungshaltung mithilfe einer Reihe von suggerierten Situationen und Umständen einen Zustand der *Trance* einzuleiten, zu vertiefen und für ein Ziel einzusetzen.

Das Wort „Trance" geht auf das lateinische Verb „transire" zurück, das „hinübergehen", „verscheiden" heißt.

Trance ist ein wohltuender Mind-Body-Zustand erwartungsvoller Aufmerksamkeit, körperlicher Reorganisation und erhöhter Kooperation zwischen geistig-seelischen und physiologischen Prozessen. Diese Kooperation ermöglicht, alternative – dem Hypnotisanden glaubwürdige – Wahrnehmungen anstelle der sonst üblichen zu induzieren, sodass er anschließend eine zweckmäßige Veränderung seiner bisherigen Wahrnehmung bzw. seines bisherigen Verständnisses der eigenen Wirklichkeit erleben kann (Reframing). Indem der Hypnotisand in der Vorstellung das Unbewusste als Verbündeten gewinnt, erlebt er über ein zielorientiertes Lernen (Restrukturierung des dynamischen Zusammenspiels zwischen neuropsychologischen, endokrinen, immunologischen und metabolischen Prozessen) einen Zuwachs an Kompetenz und Kontrolle.

Menschen, die hypnotisiert sind, scheinen zu schlafen, sind aber wach. Dieser außergewöhnliche Bewusstseinszustand – auch als Trance oder Trancezustand bezeichnet – ist durch tiefe Entspannung und eine eingeschränkte und gleichzeitig erwartungsvolle Aufmerksamkeit auf bestimmte Themen gekennzeichnet – ein Zustand, in dem Menschen für Suggestionen empfänglich sind.[6]

Mit diesen Erklärungen lassen sich hypnotische Zustände im Alltag aufspüren bzw. auffällige und doch alltägliche Bewusstseinszustände besser verstehen.

Grundsätzlich ist jeder Mensch fähig, in Trance zu gehen (z. B. beim Tagträumen, Lesen, Filmanschauen, Musikhören, Tanzen und bei jeder Art repetitiver Tätigkeit); diese Fähigkeit, auch Hypnotisierbarkeit genannt, ist, wie jede andere auch, individuell unterschiedlich stark ausgeprägt.

Im Kino z. B. steigt die Herzfrequenz eines Zuschauers während eines Thrillers, wenn die Handlung ihm suggeriert, dass die Hauptfigur in akuter Gefahr ist; oder während der Lektüre eines Buchs fließen die Tränen, wenn ein Kind stirbt.

Sogar jede hoch konzentrierte oder monotone Tätigkeit kann in einen tranceartigen Zustand versetzen. (Man vermutet, dass z. B. Fließbandarbeit nur so überhaupt auszuhalten ist.) An diese alltäglichen Tranceerfahrungen kann der Therapeut anknüpfen, um seinem Patienten einen leichteren Zugang zur therapeutischen Trance zu ermöglichen.

In einer Trance wird die Realität quasi zum *Vexierbild*, das als (mindestens) zwei unterschiedliche Bilder gedeutet werden kann:

- eines ist das ursprünglich eindeutige Bild *vor* der Hypnose, z. B. das Bild des kranken und von Symptomen geplagten Organismus;
- das andere ist das vom Therapeuten suggerierte Bild, das der Patient basierend auf seiner Lebenserfahrung etc. mithilfe der Vorstellungskraft in sein eigenes verwandelt, z. B. das dynamische Bild einer gestärkten Schmerz- und Immunabwehr.

Mit der Hypnose wird es dem Patienten möglich, in Trancezustände unterschiedlicher Tiefe zu gehen, sodass er sich auf anderen Bewusstseinsebenen erleben kann: sinnesbezogen, auf die Wahrnehmung des eigenen Selbst eingestellt, fantasievoll und intuitiv, weniger rational, analytisch und willensabhängig. Je tiefer die Trance, umso mehr übernimmt der hypnotisierte Mensch, den vom Hypnotiseur suggerierten psychosozialen Kontext: Der Patient sitzt im Therapieraum (21 °C) und fängt an zu frieren, zieht sich eine Jacke über, weil der Therapeut ihm suggeriert hat, dass es immer kälter und gleich schneien wird.

Diese Möglichkeit, bei vollem Bewusstsein parallel in eine andere Realität vollumfänglich einzutauchen, wird mittels Hypnose therapeutisch genutzt. Hypnose kann jede Art von Psychotherapie verstärken.

Hypnose in der Therapie: Medizinische Hypnose

Jeder Patient kann lernen, in Trance Kontakt zu seinen bislang unbewussten Ängsten, Hoffnungen und physiologischen Selbstheilungsprozessen aufzunehmen und mithilfe seiner Vorstellungskraft zu beeinflussen. Die allgemeine Wirksamkeit von Hypnose in der Psychotherapie wurde schon durch eine ausgedehnte Metaanalyse empirisch belegt (Grawe et al. 1994).

In Trance können sog. hypnotische Phänomene auftreten: Amnesie, Analgesie, Aufmerksamkeit, Dissoziation, Entspannung, Ideomotorik, Katalepsie, Levitation, Regression, Zeitverzerrung usw.[7] Das sind physiologische/ideomotorische Reaktionen auf Suggestionen, die über das Unbewusste in das neurovegetative oder psychomotorische System eingehen. Diese kommen auch im Alltag vor, werden jedoch unter Hypnose besonders intensiv erlebt. Diese Phänomene macht man sich in vielen medizinischen Bereichen wie z. B. in Anästhesie, Chirurgie, Geburtshilfe, Pädiatrie, Psychosomatik und Zahnmedizin zunutze.[8] Als Paradebeispiel für den Einsatz von Hypnose sei hier nur die Linderung von Schmerzen aller Art genannt.

Die Einleitung einer Trance wird *Induktion* genannt. Induktionen benutzen häufig ein hypnotisches Phänomen, z. B. Ermüdung der Lider bei Blickfixation – das vom Hypnotiseur suggeriert und vom Patienten erlebt wird (Induktionssuggestion). Somit beginnt im Patienten ein zirkulärer mentaler Prozess – nicht ungleich einem Zündungsprozess –, wobei die Selbstbeobachtung des hypnotischen Phänomens das Erleben eben dieses Phänomens verstärkt und so die Selbstbeobachtung erleichtert, was wiederum das Erleben des beobachteten Phänomens verstärkt usw. bis ein sich selbst organisierender, stabiler Zustand der Trance asymptotisch erlangt wird.

> *„Die Reaktion eines Probanden auf Induktions-Suggestionen besteht darin, dass er in einen Zustand eintritt, den wir ‚Trance' oder ‚hypnotischer Zustand' nennen. (…) ein labiler, dynamischer Zustand, der sich ständig verändert, gleichermaßen in seinem Niveau wie im Grad seiner Intensität oder Tiefe während einer Sitzung. (…) Veränderungen innerhalb eines Zustandes hängen von der Stimmung, von Emotionen, Gefühlen, Anschauungen oder ganz einfach von biologischen Rhythmen ab, wobei all dies durch unsere Umgebung beeinflusst werden kann."* (Hoareau 1996, S. 58 f.)

Die medizinische Hypnose basiert auf diversen anthropologischen Grundannahmen. Ausgehend von der individuellen Ausstattung jedes einzelnen Menschen bestehen vielfältige Entwicklungsmöglichkeiten, denen die Therapie in ihrer Einzigartigkeit gerecht werden sollte. Der Therapeut ist daher gefordert, mit jedem Patienten eine persönliche Lösungsstrategie zu entwickeln. Jeder Mensch hat einen schier unerschöpflichen

Erfahrungsschatz, mit dem er anstehende Probleme bewältigen kann. Eine Störung (Krankheit) besteht häufig in der Rigidität von Denk-, Emotions- und Verhaltensmustern. Diese gilt es, in der Therapie aufzubrechen.

Dabei muss man sich stets bewusst sein, dass jede Therapieform ein Welt- und Menschenbild beinhaltet, das sich im Umgang des Therapeuten mit seinem Patienten widerspiegelt und die Wahl der therapeutischen Techniken beeinflusst.

Die seriöse Anwendung der medizinischen Hypnose hat nichts mit mystischen Ritualen zu tun. Sie besteht nicht nur in der Einleitung eines speziellen, außergewöhnlichen Bewusstseinszustandes, vielmehr stellt sie die systematische Nutzung rekursiver mentaler und physiologischer Prozesse für therapeutische Veränderungen dar. Wesentliche Voraussetzung für eine medizinische Hypnose ist immer – ohne Ausnahme – die Herstellung einer empathisch-identifikatorischen therapeutischen Beziehung (vom *Pacing* zum *Rapport*), damit die Hypnose überhaupt wirksam angewandt werden kann. Über das Unbewusste des Patienten ist es dann möglich, mit dem Symptom bzw. der Krankheit Kontakt aufzunehmen. Das Symptom bzw. die Störung wird weniger *be*handelt, sondern es wird mit ihr wie mit einer dritten, eigenständigen Person *ver*handelt.

Im hypnotischen Zustand ist der Patient eher in der Lage, Vorstellungen zu aktivieren oder zu reaktivieren, mit Ressourcen kreativ umzugehen, sich von Gemütsbewegungen zu lösen, Sichtweisen umzustrukturieren, Schmerzen zu bewältigen, psychosomatische Reaktionen zu beeinflussen, die Immunabwehr zu stärken und anderes mehr.

Sobald der Patient über Induktionssuggestionen hypnotisiert ist, kann er mithilfe weiterer Suggestionen geführt werden *(Leading)*. Durch Vorstellungsbilder wird die Krankheit zur Metapher – siehe Kap. „Bewusstseinsmedizin: Selbstheilung durch Vorstellungskraft".

Man fordert den Patienten auf, sich seine Krankheit möglichst plastisch vorzustellen, um angemessene, die Immunabwehr unterstützende Ideen kreieren zu können. Der Therapeut nimmt diese auf und formuliert sie als Suggestion in der spezifischen Ausdrucks- und Sprechweise des Patienten und wiederholt sie mit derselben Intonation und im selben Rhythmus. Suggestionen sollen konkret, im wörtlichen Sinne, in der Regel ohne (manchmal aber doch gezielt mit) Zweideutigkeiten und wenn möglich positiv formuliert sein oder mit einer positiven Empfindung verbunden werden. Zudem werden Verhalten und Körpersprache des Patienten berücksichtigt. Die Wirksamkeit einer Suggestion ist von ihrem Inhalt, der Art der Übermittlung und der Gesamtheit der Situation abhängig. Hypnose dient hierbei der Verstärkung der Suggestionen.

So richtet der Therapeut die Aufmerksamkeit weniger auf die Krankheit an sich, sondern eher auf die Fähigkeiten und Potenziale – also auf die Ressourcen –, die unter der Störung verborgen liegen und für die Genesung nutzbar gemacht werden können. Das Unbewusste stellt dabei einen großen Speicher von Lernerfahrungen dar, die einen erheblichen Einfluss auf psychische und körperliche Vorgänge ausüben. All diese Lernerfahrungen sind in der Gegenwart prinzipiell wertneutral und für Veränderungen nutzbar. Durch die Anwendung von Hypnose wird zu den unbewussten Prozessen Kontakt aufgenommen, die sich so mehr oder weniger beeinflussen lassen.

Entscheidend für die Hypnotherapie ist das Verständnis der beiden wichtigsten an der Hypnose beteiligten Faktoren: Pacing (Begleiten) und Leading (Führen). Nochmals: Hier wird primär mit der den Beschwerden zugrunde liegenden Krankheit *verhandelt* und erst in zweiter Linie wird sie *behandelt*.

Pacing: Rapport aufbauen

Pacing heißt „Schritt halten" oder auch „begleiten": *„Ich begebe mich auf die Ebene des anderen und begegne ihm da, wo er ist."* Ausgangspunkt für den Prozess des Pacings ist die Absicht, einem kranken Menschen in seiner ganzen Eigenart bewusst zu begegnen und ihn in all seinen Äußerungen so wahrzunehmen, wie er ist: Atmung, Körperhaltung, Mimik, Sprache, Stimme usw. und diese punktuell selbst aufzunehmen, d. h., in leichterem Umfang nachzumachen. Ein therapeutisch effektiver Weg besteht zudem darin, sich für die Vorstellungs- und Problemwelt des Patienten zu interessieren, seine Gedankenwelt und inneren Werte wahrzunehmen und respektvoll, evtl. mithilfe von Metaphern, widerzuspiegeln – kurz, sich empathisch mit ihm zu identifizieren. Dafür muss man nicht nur intellektuell, sondern auch emotional, intuitiv und mit allen Sinnen präsent sein. Seitens des Therapeuten braucht es immer:

- Höflichkeit, Respekt,
- positive, wertschätzende Haltung mit Akzeptanz,
- Echtheit, Ehrlichkeit,
- Humor,
- therapeutische Präsenz (Offenheit, Interesse, Neugier) – siehe Kap. „Bewusstseinsmedizin: Selbstheilung durch Vorstellungskraft".

Nur so kann es gelingen, eine therapeutisch wirksame Beziehung – den Rapport – mit dem Patienten bzw. Hypnotisanden herzustellen, die den Aufbau einer bestimmten Erwartungshaltung ermöglicht.

Der Rapport kann am besten anhand eines Themas angebahnt werden, das frei von den Leiden und Beschwerden des Hypnotisanden ist, z. B. das Finden eines Orts der Ruhe und Geborgenheit. Um den Rapport zu verbessern, hilft es u. a.:

- eine Ja-Haltung zu schaffen (Allgemeinplätze, Binsenwahrheiten, gut nachvollziehbare, unmittelbare Erfahrungen, z. B. *„Wir sind ja alle neugierig, ob Hypnose hilft."* u. Ä.);
- die Hauptsinneskanäle und andere *Ressourcen* des Hypnotisanden zu eruieren und zu *utilisieren* (= nutzbar machen), z. B. während der Suche nach seinem Wohlfühlort, um sodann mit ihm in seinem bevorzugten Wahrnehmungssystem zu kommunizieren;
- auf die vielfältigen physiologischen Merkmale des Hypnotisanden zu achten und sich diesen anzupassen, um
  - diese für die Herstellung und Verstärkung der Entspannung einzusetzen, z. B. atemsynchron mit dem Hypnotisanden sprechen und

- diese für die Herstellung und Verstärkung der Erwartungshaltung suggestiv einzusetzen, z. B. den Hypnotisanden erst dann zum Augenschluss aufzufordern, wenn physiologische Zeichen (Tränen, Zittern) der Müdigkeit auftreten;
- allfällige Widerstände seitens des Hypnotisanden mithilfe des *Pacings und Leadings* zu akzeptieren resp. zu *utilisieren*, z. B. dem Hypnotisanden recht geben.

Pacing optimiert das Gelingen des Rapports, vereinfacht das Auffinden eines Ruheorts sowie das Aufdecken vieler Ressourcen. Diese Prozesse ergänzt um die *Utilisation* ermöglichen und optimieren den übergeordneten Prozess der hypnotischen Kommunikation.

- *Hypnotische Kommunikation:* die Wahrnehmung des Hypnotisanden in seiner ganzen Eigenart, die vorläufige, bedingungslose Akzeptanz dieser Eigenart und die Anpassung des Therapeuten in jeder Hinsicht an die therapeutischen Bedürfnisse des Hypnotisanden.

Wenn man einmal mit dem Patienten auf gleicher Schritthöhe ist, gilt es, ihn Schritt für Schritt in eine andere therapeutische Realität zu führen (Leading).

Leading: Einleitung der Trance

Leading heißt „leiten" oder „führen", hier im Sinne von *„Ich helfe meinem Gegenüber, den Weg zum erwünschten Ziel zu finden"*. Leading bildet den Kern des therapeutischen Vorgehens, d. h. den Hypnotisanden in die Trance hinein-, durch sie hindurch- und wieder hinauszuführen.

Wenn der Therapeut einen *Rapport* aufgebaut, mit ihm einen für den Hypnotisanden glaubwürdigen *Ort der Geborgenheit* gefunden und seine *Ressourcen* entdeckt hat, kann er all das *utilisieren* und somit den Hypnotisanden einfacher und besser dahin führen, wo und wie er seine Beschwerden am ehesten lindern kann.

Die Einleitung einer Trance (Induktion) kann in drei größere Schritte unterteilt werden.

1. Verankerung der Aufmerksamkeit des Patienten in sämtlichen Sinneskanälen (VAKOG[9]) in der gegenwärtigen Situation. Dann Einengung des Bewusstseins auf einen einzigen Sinneskanal (z. B. auf „V" durch Blickfixation) bzw. die Empfindungen aus sämtlichen anderen Sinneskanälen (AKOG) als irrelevant suggerieren. Hierzu gibt es mehrere methodische Varianten: u. a. Trommeln, Handlevitation, Weihrauch etc.
2. Aufbau einer Erwartungshaltung bezüglich dieses einen Sinneskanals oder des langsamen Verschwindens aller anderen Empfindungen anhand der Suggestionen des Therapeuten. Hierbei wird die erwartungsvolle Aufmerksamkeit auf den einen oder anderen naheliegenden psychophysiologischen Parameter fokussiert: die Erlebnisse im Blickfeld, das Schweregefühl in den Armen bzw. die Abstände zwischen den Körperpartien usw.

3. Verstärkung der Verbindung zwischen der vom Therapeuten aufgebauten erwartungsvollen Aufmerksamkeit und den vom Patienten erlebten Inhalten. Hier achtet der Therapeut auf die spontan auftretenden oder suggerierten hypnotischen Phänomene, die einen wahrnehmbaren Hinweis auf das innere Erleben des Patienten geben. Der Therapeut unterstützt verbal dieses innere Erleben, das anhand der einen oder der anderen physiologischen Reaktion sichtbar wird, sodass der Patient schließlich in einen subjektiven Zustand der sich aufschaukelnden rekursiven Sinneswahrnehmung (Rückkopplung) gerät, der ihm beweist, dass er in Trance ist.

Die medizinische Hypnose verlangt ein diffiziles und differenziertes, feinfühliges und verantwortungsvolles Vorgehen, das von dem in einer Showhypnose (oder einer filmischen Darstellung) grundsätzlich verschieden ist (Bandler und Grinder 1975; Bongartz und Bongartz 2000; Erickson und Rossi 1999; Grinder et al. 1977; Kossak 2004; Rossi und Cheek 1994).

Generischer Ablauf einer medizinischen Hypnotherapie: Selbstheilungstrance durchführen

Wie bereits der Titel dieses Kapitels sagt, handelt es sich bei der Hypnose um ein Werkzeug, das im Rahmen einer psychotherapeutischen Behandlung weniger oder häufiger eingesetzt werden kann. In Abhängigkeit vom Störungsbild (Diagnose) oder Problem kann die Hypnose gelegentlich während einzelner Sitzungen einer gesamthaft mehrjährigen Behandlungszeit angewendet werden oder aber jedes Mal während einer nur 1–10 Sitzungen umfassenden Therapie. Immer muss die Hypnose in den therapeutischen Kontext eingearbeitet sein. Die eigentliche Trance dauert i. d. R. etwa 20 min, die übrige Zeit dient jeweils der Vor- und Nachbereitung. Hier eine kurze Zusammenfassung des Ablaufs einer medizinischen Hypnotherapie zur Durchführung einer Selbstheilungstrance:

I. Vorbereitung: Schaffung eines suggestiven Raums („suggestive Bühne bauen")
Jede Behandlung mit medizinischer Hypnose fängt mit einer Vorbesprechung an. Üblicherweise erstreckt sich die Vorbereitungsphase (I) in Abhängigkeit von der spezifischen Problematik und Persönlichkeit des jeweiligen Patienten, insbesondere seiner Hypnotisierbarkeit, über mehrere Sitzungen.

Nach Begrüßung, Aufbau des Rapports (Pacing) und Vorstellung des Problems geht es vielmals um anamnestische Daten und darum, ein oder mehrere Ziele zu vereinbaren: z. B. selbst Kontrolle über die Symptome haben, Schmerzen lindern oder ein Brennen in den Füßen abkühlen.

Parallel dazu ist es wichtig, den therapeutischen Rapport mit dem Patienten stets im Blick zu haben und ihn über die Behandlung mit Hypnose und ihren schulmedizinischen („evidence based") Hintergrund zu informieren und Raum für Fragen zu geben.

Weitere Therapieinhalte sind in den ersten Sitzungen:

- die Einführung in die 4:6-Atemtechnik, die so weit geübt werden sollte, dass der Patient seinen Zustand der *therapeutischen Präsenz* einnehmen und bewusst wahrnehmen kann.
- Aufbau und Entwicklung eines eigenen, heilsamen Wohlfühlorts (Ruheort/„safe place"/Oase) gemeinsam mit dem Patienten, vielleicht in der zweiten oder dritten Sitzung. Dieser Wohlfühlort wird für den späteren Gebrauch schriftlich festgehalten. In einer leichten Trance, induziert mithilfe der 4:6-Atmung, wird der Patient in einen Zustand der Klarheit gebracht, in dem er sich entspannt und geborgen, voll Zuversicht, Vertrauen und Mut erleben kann.
- Aufbau oder Weiterentwicklung des einen oder anderen Hypnosebilds (jedes einzelnen Elements 1–5 der SechsDramaturgischeElemente[SDE]-Methode), Besprechung der Hausaufgabe (s. unten) oder, falls so weit fortgeschritten, der gesamten Selbstheilungsgeschichte oder Diskussion und Ausarbeitung der Ziele der weiteren Behandlung mit allen therapeutischen Einzelheiten für die anschließende Utilisierung.

Die Bearbeitung der vorgenannten Themen erfolgt in der Regel über mehrere Sitzungen (ca. 4–6). Anschließend folgt die zweite Phase.

II. Medizinische Hypnose
A. Mit Entspannung Induktion der Trance (SDE 1), Tiefe feststellen, evtl. Vertiefung.
B. Behandlung: Eingabe entsprechender Suggestionen für die im ersten Teil der Therapiesitzung vorbereiteten Bilder bzw. SDE 1–5.
C. Verankerung der Behandlung im Körper des Patienten mithilfe von posthypnotischen Suggestionen (SDE 6) für den Sieg über die Krankheit/den Schmerz, sodass er nach der Sitzung die Behandlung im Sinne einer Selbsthypnose eigenmächtig durchführen kann.
D. Dehypnose (Konsolidierung, Rückkehr aus der Trance).

Jede Sitzung mit medizinischer Hypnose endet mit einer Nachbesprechung.

III. Nachbereitung: Tranceerlebnisse in die reale Erlebnis- und Gefühlswelt einordnen
1. Tranceerlebnisse besprechen.
2. Vorbereitung der nächsten Sitzung, evtl. mit Hausaufgaben.

   Hausaufgaben dienen dazu, dass der Patient die Trance in Selbsthypnose übt, und zwar mindestens 2-mal pro Tag zur selben anthropologischen Zeit, z. B. einmal vor dem Frühstück und einmal nach dem Abendessen. Die konkrete Uhrzeit kann wechseln und spielt in diesem Zusammenhang keine Rolle.

3. Supervisionssitzung: Der Therapeut supervidiert den Fortschritt des Patienten und dessen Umgang mit der Selbsthypnose nach Aufbau einer stabilen Selbstheilungsgeschichte.
4. Abschluss der Therapiesitzung.

Wie viele Sitzungen im Einzelfall erforderlich sind, um bei einem bestimmten Menschen mit seiner besonderen Problematik eine dauerhafte Besserung zu erzielen, ist in etwa so schwierig vorherzusagen wie die Frage, wie lange ein Mensch Sprachunterricht nehmen soll, bis er sich in einer ihm bisher unbekannten Sprache mehr oder weniger fließend verständigen kann.

Über die Dauer, in welchem Zeitraum eine signifikante Wirkung erreicht werden kann, gibt es bis dato einige Erkenntnisse:

> Eine Metaanalyse von 10 Studien zur Wirksamkeit geführter Vorstellungen ergab, dass sich mittelgradige bis starke Wirkungen bereits nach 4 Wochen zeigten, die meisten Effekte waren innerhalb von 5–7 Wochen feststellbar. Eine längere Behandlung war nicht wirksamer (Van Kuiken 2004).

Nichstdestotrotz: Wegen der geringen Anzahl verfügbarer Studien und der Vielfalt an abhängigen Variablen gibt es bis heute keine klar definierte Minimal- oder Maximalbehandlungszeit, wie lange eine signifikante Wirkung aufrechterhalten werden kann.

Es folgt eine Kurzfassung der Selbstheilungsgeschichte (SDE 1 bis SDE 6) für Fortgeschrittene anhand der Audio-Dateien 1 bis 7, wobei jedes Element einzeln abrufbar ist (Audio-Dateien 1, 2, 3, 4, 5, 6 und 7).

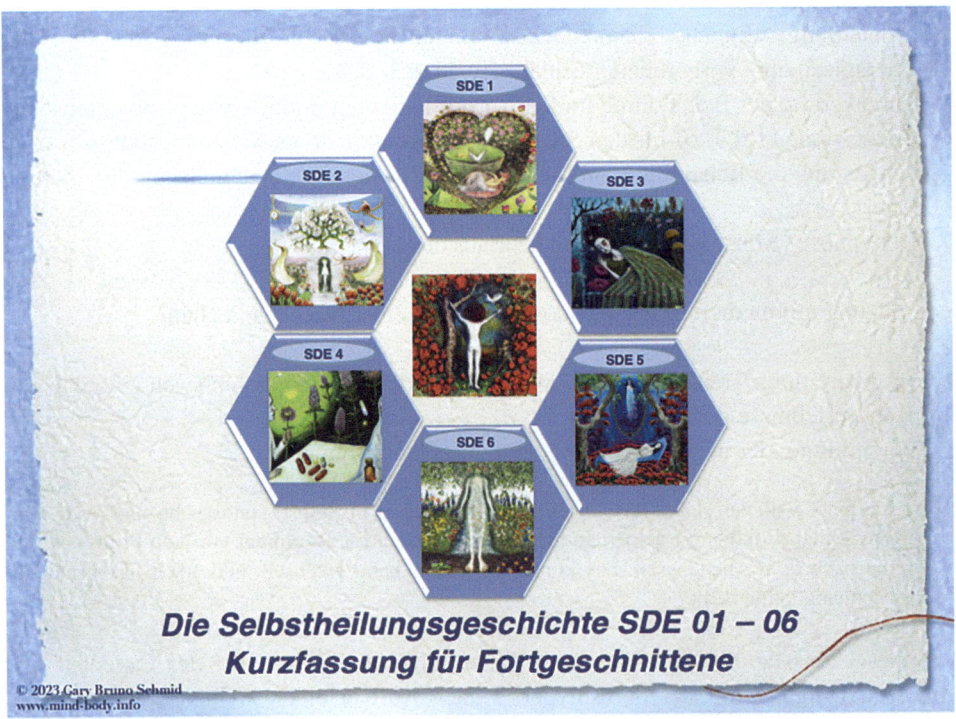

Abb. 2 Die Selbstheilungsgeschichte SDE 01 - 06, Kurzfassung für Fortgeschrittene.

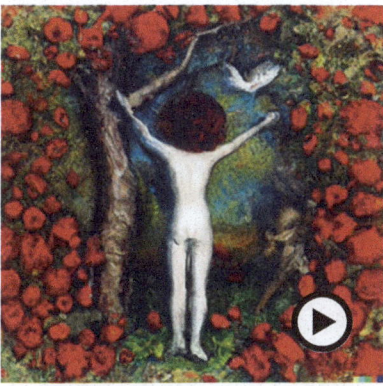

Audio-Datei 1 Selbstheilungsgeschichte SDE-1 – SDE-6/ Kurzfassung (▶ https://doi.org/10.1007/000-d48) (Text: Gary Bruno Schmid / Stimme: Annette Rausch / Bild: Ursula Hanke)

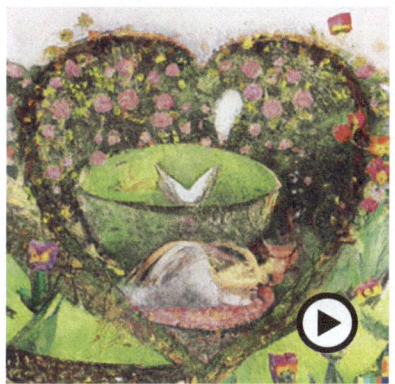

Audio-Datei 2 Entspannung – Kurzfassung (▶ https://doi.org/10.1007/000-d46) (Text: Gary Bruno Schmid / Stimme: Annette Rausch / Bild: Ursula Hanke)

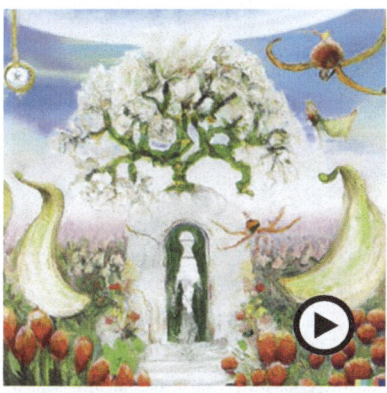

Audio-Datei 3 Gesundheit – Kurzfassung (▶ https://doi.org/10.1007/000-d47) (Text: Gary Bruno Schmid / Stimme: Annette Rausch / Bild: Ursula Hanke)

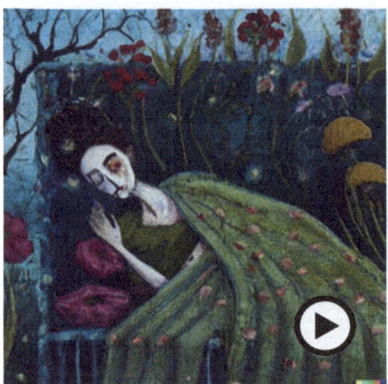

Audio-Datei 4 Krankheit – Kurzfassung (▶ https://doi.org/10.1007/000-d45) (Text: Gary Bruno Schmid / Stimme: Annette Rausch / Bild: Ursula Hanke)

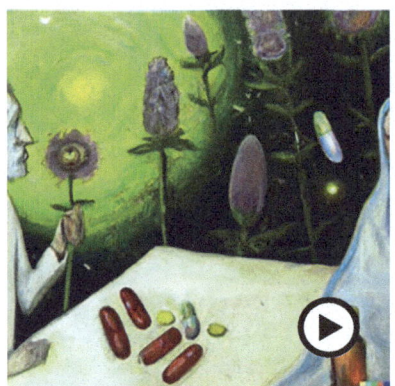

Audio-Datei 5 Übliche medizinische Behandlung – Kurzfassung (▶ https://doi.org/10.1007/000-d49) (Text: Gary Bruno Schmid / Stimme: Annette Rausch / Bild: Ursula Hanke)

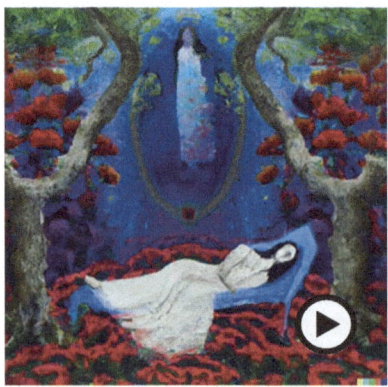

Audio-Datei 6 Selbstheilungsmythos – Kurzfassung (▶ https://doi.org/10.1007/000-d4a) (Text: Gary Bruno Schmid / Stimme: Annette Rausch / Bild: Ursula Hanke)

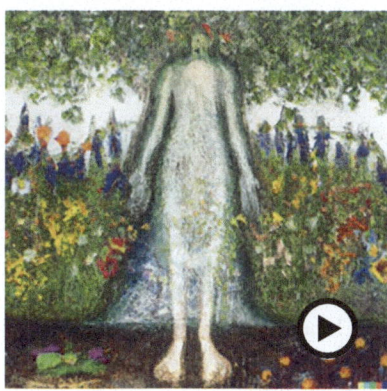

Audio-Datei 7 SDE-6 – Der Körperanker (▶ https://doi.org/10.1007/000-d4b) (Text: Gary Bruno Schmid / Stimme: Annette Rausch / Bild: Ursula Hanke)

Beispiel einer generischen SDE-Behandlung unter Hypnose

Bei der Planung einer SDE-Behandlung mit medizinischer Hypnose reserviere ich mindestens 8 Sitzungen im Abstand von 1–2 Wochen (siehe auch Abschn. „SDE-Behandlung: Sitzungsabfolge" im nächsten Kap. „Fallbeispiele"). Es ist ratsam, 1–2 weitere Sitzungen im Sinne einer Nachkontrolle im Abstand von 1–2 Monaten einzuplanen.

A. **Dem Patienten mit Entspannungsübungen (4:6-Atmung usw.) und Gespräch einen inneren Wohlfühlort ermöglichen (ca. 1. bis 2. Sitzung)**

Die Einleitung der Trance (Induktion) erfolgt mittels Entspannung (SDE 1), z. B. 4:6-Atmung. Dabei achtet der Therapeut auf hypnotische Phänomene (siehe Abschn. „Hypnose in der Therapie: Medizinische Hypnose"), stellt die Tiefe der Trance fest und achtet auf weitere hypnotische Phänomene, um eine noch tiefere Trance durch VAKOG am Ruheort zu erreichen.

Der Patient sucht mithilfe seiner Vorstellungskraft und unter der Führung des Therapeuten (anhand des Protokolls aus der Vorbesprechung oder unmittelbar während der Trance) einen äußeren oder inneren heilsamen Ort auf, der Ruhe, Vertrauen sowie Geborgenheit vermittelt und seinen Mut stärkt („safe place"/Oase). Es ist hilfreich, wenn er sich seinen Aufenthalt an diesem Ort zu einer (vergangenen? zukünftigen?) Zeit bei guter Gesundheit vorstellt. Der Therapeut regt ihn an, dort seiner Lieblingstätigkeit voller Freude nachzugehen.

B. **Den Patienten in Trance zu dynamischen Vorstellungsbildern der Gesundheit (SDE 2), der Krankheit (SDE 3) und der heilenden Wirkung eines Selbstheilungsmythos (SDE 5) unterstützt von der üblichen medizinischen Behandlung (SDE 4) führen (ca. 3. bis 6. Sitzung)**

Mithilfe seiner Vorstellungskraft und unter der Anleitung des Therapeuten (anhand des Protokolls aus der Vorbesprechung oder unmittelbar während der Trance) wird der Patient hier den Wohlfühlort mit seinem persönlichen Bild der prächtigen Gesundheit überblenden: Kontakt wird aufgenommen mit der gesunden, vitalen Innenwelt (SDE 2), d. h. dem subjektiven Gefühl von Energie, Vitalität, Gesundheit o. Ä.

Es folgt der Übergang zu den gegenwärtigen negativen Empfindungen: Kontaktaufnahme mit der Krankheit im Fokus (SDE 3). Die augenblicklichen Empfindungen wahrnehmen, evtl. mithilfe von Metaphern.

Hier stellt der Therapeut dem Patienten Fragen nach seinen Beschwerden, wodurch er angeleitet wird, sich mit seiner Krankheit auseinanderzusetzen:

„Wie sieht die Krankheit, wie sehen ihre Erreger aus?"[10]
„Wie groß sind sie, wie sehen sie aus?"
„Wo befindet sich die Krankheit, wo halten sich die Krankheitserreger in Ihrem/meinem Körper auf?"
„Was machen die Krankheitserreger da in Ihrer/meiner inneren Landschaft?"
„Wie fühlt sich die Krankheit an?"
„Wie können Sie/wie kann ich die Krankheit bzw. die Erreger mit den Sinnen wahrnehmen, sie sehen, hören, riechen, tasten und schmecken?"

Es wird auch nach der Variabilität der Beschwerden gefragt.

Die positive Wirkung der aktuellen Medikation/Behandlung wird wahrgenommen (SDE 4).

Hier stellt der Therapeut dem Patienten Fragen nach seiner aktuellen Behandlung einschließlich Medikation, wodurch er angeleitet wird, sich mit dieser auseinanderzusetzen:

„Wie sieht die Medikation/Behandlung aus, wie die Behandlungsfiguren/-agenten?"
„Wie groß ist ihre Ausdehnung bzw. Ausbreitung?"
„Wo wirkt die Medikation/Behandlung, wo im Körper wirken die Behandlungsfiguren/-agenten?"
„Wie fühlt sich die Medikation/Behandlung an, was machen die Behandlungsfiguren/-agenten da in Ihrer/meiner inneren Landschaft?"
„Können Sie/kann ich die Medikation/Behandlung, die Behandlungsfiguren/-agenten mit meinen Sinnen wahrnehmen, wie sehen, hören, riechen, schmecken sie und wie fühlen sie sich an?"

Die Bilder sollen sich – bei Bedarf mit Führung durch den Therapeuten – nahtlos an die vorangegangenen Elemente (2) und (3) anschließen.

Positive Vorstellungen von der gegenwärtigen Immunabwehr werden entwickelt (SDE 5).

Hier stellt der Therapeut dem Patienten Fragen nach seiner Immunabwehr, wodurch er angeleitet wird, sich mit seinen Abwehr- und Selbstheilungskräften auseinanderzusetzen:

„Wie sieht Ihre/meine Immunabwehr, wie sehen die Immunabwehrfiguren/-agenten aus?"
„Wie groß ist ihre Ausdehnung bzw. Ausbreitung?"

> *„Wo wirkt Ihre/meine Immunabwehr, wo wirken die Immunabwehrfiguren/-agenten im Körper?"*
> *„Wie fühlt sich Ihre/meine Immunabwehr an, was machen die Immunabwehrfiguren/-agenten da in Ihrer/meiner inneren Landschaft?"*
> *„Können Sie/kann ich die Immunabwehr bzw. die Immunabwehrfiguren/-agenten mit den Sinnen wahrnehmen, wie sehen, hören, riechen, schmecken sie und fühlen sie sich an?"*

Ein Selbstheilungsmythos (SDE 5) wird aufgebaut, der – nach Bedarf mit Führung durch den Therapeuten – nahtlos an die vorangegangenen Elemente (2), (3) und (4) anschließt.

Hier stellt der Therapeut dem Patienten verbindende Fragen nach seinen Beschwerden, seiner Behandlung und seinen Selbstheilungskräften, wodurch er angeleitet wird, einen eigenen Selbstheilungsmythos zu kreieren:

> *„Wie werden Ihre/meine Immunabwehrfiguren/-agenten im Zusammenspiel mit den Figuren/Agenten, die Ihre/meine Medikation und medizinische Behandlung darstellen, mit der Krankheit und den Erregern fertig?"*

Veränderung wird fokussiert wahrgenommen bzw. der Selbstheilungsmythos im „Kopfkino" aufgebaut und im Kontext der Selbstheilungsgeschichte abgespielt.

Eine die Selbstheilungsgeschichte begleitende Körperempfindung wird als Körperanker definiert im Sinne eines Biofeedbackinstruments[11] (z. B. Kribbeln im Bauch, Tiefe der Atmung, Schweiß an der Stirn, Druck-, Spannungs- oder Wärmeempfindung im kranken Körperteil oder an anderer Stelle. Es können auch visuelle, akustische, olfaktorische oder gustatorische Vorstellungen sein: Der Körper leuchtet, ein Heilstrom fließt durch den Körper, eine Lichtdusche reinigt den Körper usw.).

Hier hilft der Therapeut dem Patienten, eine dramaturgische Verbindung zwischen der Krankheit und der begleitenden Körperempfindung herzustellen:

> *„Der hitzige Kampf zwischen meiner Immunabwehr, einem feuerspeienden Drachen, und den Krankheitserregern, eine Schar böser Trolle, verursacht ein Wärmegefühl in dem mit Tumoren befallenen Körperteil."* (Zitat der Patientin im Fallbeispiel 4 im nächsten Kapitel)

Alternativ: Während der Trance kann der Therapeut einen Finger bestimmen und dem Patienten suggerieren:

> *„Ihr Unbewusstes weiß genau, was es tun muss, um Ihre Selbstheilungskräfte zu aktivieren, zu stärken und aufrechtzuerhalten. Es kann diesen Finger leichter machen und langsam in die Höhe schweben lassen, um Ihnen zu zeigen, dass der Selbstheilungsprozess schon angefangen hat."*

Der Patient wird instruiert wahrzunehmen, wie die Veränderungen der Krankheitssymptomatik auch Veränderungen in der begleitenden Körperempfindung verursachen (das Signal des Körperankers zeigt dem Patienten im Sinne eines Biofeedbacks, wie bei ihm bestimmte Innenprozesse ablaufen (siehe Fallbeispiel 4, nächstes Kapitel).

„...wird die Hitze stärker im Verlauf des erfolgreichen Kampfes des feuerspeienden, krankheitsabwehrenden Drachens gegen die bösen Trolle."

Alternativ:

„... wird Ihr Finger so leicht, so sehr leicht als Zeichen, dass der Selbstheilungsprozess erfolgreich weitergeht."

Erst wenn die Verbindung, also der „Tanz" zwischen Selbstheilungsgeschichte und begleitender Körperempfindung (Körperanker) stabil etabliert ist (Kopplung), können diese via Vorstellung herbeigeführten Veränderungen im Körperempfinden auch die erwünschten Veränderungen der Krankheitssymptomatik bewirken (dies ist als Voraussetzung unabdingbar, um die Behandlung mit der Vorstellung von Ausscheidung bzw. Vernichtung des Krankheitserregers abschließen zu können [SDE 6]).

C. Den Patienten in Trance und über den Körperanker (SDE 6) zu einer inneren Einstellung der Selbstheilung bringen, d. h. eine Brücke aufbauen, verbessern und konsolidieren zwischen dynamischen Vorstellungsbildern des Immun- oder Schmerzabwehrsystems im Kontext einer für den Patienten glaubwürdigen, individuell zugeschnittenen Selbstheilungsgeschichte (ca. 7. bis 8. Sitzung)

Der Körperanker hilft dem Patienten, seinen Intellekt so weit wie möglich zu umgehen. Er soll dem geübten Patienten helfen, die Immunabwehr mehrmals am Tag zu stärken bzw. das gesundheitliche Problem abzuschwächen, indem er in einer beliebigen Situation innehält, das Körpergefühl abruft und für ein paar Sekunden aufrechterhält. Dieses Empfinden wird von Patienten unterschiedlich beschrieben, am häufigsten als ein Wärmegefühl am Ort der Beschwerden, d. h. an erkrankten Stellen, als ein angenehmes Strömen durch das befallene Organ oder als ein Kribbeln am ganzen Körper. Das Gefühl lässt in der Regel eine wohltuende emotionale Haltung aufkommen, z. B. ein Gefühl der Kräftigung oder gar ein Glücksempfinden. Viele Patienten berichten, dass sie Ähnliches nie zuvor erlebt hätten, was natürlich die autosuggestive Wirkung des Selbstheilungsprozesses stark begünstigt.

Der Patient lernt, den Körperanker mit seiner Vorstellung zu kontrollieren und mithilfe einer posthypnotischen Suggestion, diesen Körperanker im Sinne eines konditionierten Reflexes – *Vorstellung der Selbstheilungsgeschichte* ⟺ *Körperanker* – aufzurufen.

Im bereits erwähnten Fallbeispiel 4 des nächsten Kapitels legte die Patientin eine Hand auf den betroffenen Körperteil, nahm die Wärmeempfindung der „heilenden" Handfläche bewusst wahr und hatte dabei die feste Überzeugung, so ihre eigene „Strahlentherapie" gegen die Krebsgeschwüre mithilfe ihres inneren „Heildrachens" durchführen zu können. Ein großer Schritt fand statt, als die Patientin das Wärmegefühl im Bereich des Tumors erleben und verstärken konnte, ohne die Hand darauf legen zu müssen.

Anschließend findet die Dehypnose, Konsolidierung, Rückkehr aus der Trance statt.

Hypnotherapeutische Schlüsselwörter: Rapport, Ruheort, VAKOG, Induktion, Trance, hypnotische Phänomene, Trancevertiefung, Utilisation, Körperanker, posthypnotische Suggestion, konditionierter Reflex.

Hypnose bei somatoformen Störungen

Medizinische Hypnose ist für die Behandlung von Somatisierungsstörungen besonders geeignet. Somatisierungs- oder somatoforme Störungen[12] sind „multiple, wiederholt auftretende und häufig wechselnde körperliche Störungen, z. B. Aufstoßen, Ausschlag, Erbrechen, Jucken, Prickeln, Schmerzen, Taubheitsgefühl, sexuelle Störungen, Übelkeit, Wundsein etc." (Dilling et al. 1991), denen kein messbarer Befund zugrunde liegt – trotz eingehender haus- und spezialärztlicher Abklärungen. Häufig betroffen sind autonome Funktionsstörungen von Gastrointestinaltrakt, Atemsystem, Herz-Kreislauf- oder Urogenitalsystem sowie Nacken- oder Rückenschmerzen.

Die Ursachen somatoformer Störungen sind eng mit der Persönlichkeit und stressigen bis traumatischen Lebenserfahrungen des Patienten verknüpft, und die Störung kann zudem durch eine gewisse angeborene – sprich genetische – Bereitschaft (Vulnerabilität) begünstigt werden. Betroffene Personen sind oft blind für zwischenmenschliche Probleme oder für intrapersonelle emotionale Konflikte. Sie sind vom unmittelbaren Kontakt mit den eigenen Gefühlen abgeschnitten, d. h., sie haben Schwierigkeiten, ihre Emotionen zu erkennen, zu benennen oder zu erklären. Oft pflegen sie eine geradezu mechanistische Auffassung ihres Selbst und geben körperlichen oder sozialen Problemen die Hauptverantwortung für ihre somatischen Beschwerden. Sie orientieren sich in der Regel an den Ansprüchen der anderen und erwarten gleichzeitig, dass ihr soziales Umfeld die Lösung liefert.

Ein akuter Ausbruch der jeweiligen Störung steht oft im Zusammenhang mit dem (plötzlichen und unerwarteten) Auftreten eines belastenden Lebensereignisses. Bei einer Symptomatik, die sich chronisch über eine Zeitspanne von mehreren Monaten oder gar Jahren erstreckt, wird es schwierig, wenn nicht unmöglich sein, eine derartige Korrelation aufzudecken. Kurze Dauer der Symptomatik, hohe Introspektionsfähigkeit und gute psychosoziale Ressourcen verbessern die Prognose.

Diese Patienten zeigen die Tendenz, ihren körperlichen Symptomen vermehrt Aufmerksamkeit zu widmen und sie dadurch zu verstärken („Blick durch die Lupe"). Nach meiner Erfahrung passt die Persönlichkeit qualitativ zu den Skalen „Körperliche Beschwerden" und „Emotionale Labilität (Neurotizismus)" des FPI-R (Freiburger Persönlichkeitsinventar – revidierte Fassung), die bei hohen Werten auf labile, empfindliche, ängstliche und mit vielen körperlichen und vegetativen Beschwerden und inneren Konflikten belastete Personen hinweisen. Diese vermutlich *autonome Labilität* benutze ich im Sinne der Hypnotherapie als Ressource und deute sie für den Betroffenen als eine Art Begabung um. Hierzu biete ich dem Patienten folgendes Gleichnis an:

„Stellen Sie sich vor, ich hätte hier in meiner linken Hand einen Holzklotz und in der rechten eine Geige." (Die ganze Geschichte spiele ich mit entsprechenden Gesten demonstrativ vor.) *„Nun laufe ich durch die Stadt und bleibe vor einer Straßenbaustelle stehen, wo ein Mann mit einem Presslufthammer zugange ist. Welches dieser beiden Objekte, der Holzklotz oder die Geige, reagiert auf den Lärm?"*

In der Regel gibt der Patient als Antwort: *„Die Geige!"*, worauf meine Reaktion lautet:

„Ist die Geige krank?"

Die meisten Patienten erkennen sofort die Botschaft: *„Sensitiv sein ist nicht gleich krank sein!"* Ich ermuntere sie, die z. T. angeborene Begabung, körperlich sensitiv auf das Leben zu reagieren, besser und genauer kennenzulernen, weil sie ebendiese Fähigkeit ausnutzen und mit dem Sinnesapparat anstelle von „Lärm" besser „Musik" machen können!

Es ist in der Regel sehr hilfreich, wenn diese Patienten die Symptome und mögliche Zusammenhänge mit Gefühlsschwankungen und Alltagsereignissen präzise dokumentieren, sodass sie in der Sprechstunde aufdeckend diskutiert werden können. Darüber hinaus gibt es mindestens sechs therapeutische Zugänge:

1. Verhalten (Verbesserung der Ernährung, der Tagesstruktur usw.),
2. Körperlichkeit (Wellnessaktivitäten, die das Körperempfinden verbessern etc.),
3. Gedanken (u. a. lernen, die erwartungsvolle Aufmerksamkeit von den Beschwerden wegzulenken),
4. Beziehungen (Konflikte aufdecken und Lösungsstrategien erarbeiten),
5. Gefühle (erkennen, benennen und erklären lernen)
und – am wichtigsten für die Anwendung der SDE-Methodik –
6. Vorstellungskraft.

Wegen dieser autonomen Hypersensitivität auf sämtliche emotionalen und körperlichen Regungen sind diese Patienten für die hier vorgestellte Methode speziell geeignet (Olness 1981, 1989).

Hypnose bei Schmerzen

Hypnose als effektives Verfahren zur Schmerzlinderung wurde Anfang des 19. Jahrhunderts von dem Chirurgen James Esdaile (1808–1859) bei über 300 größeren Operationen angewandt (Esdaile 1846siehe auch https://archive.org/details/in.ernet.dli.2015.220133/page/n3/mode/2up). Durch die Einführung von Chloroform und Äther verschwand dieses therapeutische Verfahren und wurde durch immer bessere, nebenwirkungsärmere Medikamente zur Anästhesie abgelöst (Held und Kemmler-Kell 2016). Nichtsdestotrotz:

> *„Wenn wir die moderne Psychotherapieforschung und das heutige Wissen über die durchschlagenden Effekte von Placebos verbinden mit dem alten Wissen von der Kraft der Rituale und Geschichten, entsteht etwas bewährtes Neues! Die moderne Wissenschaft hat noch kein Mittel erschaffen können, das so beruhigend wirkt wie der Klang einiger herzlicher Worte. Gleichzeitig hat sie noch kein Mittel erschaffen, das die Vergiftung durch beleidigende Worte aufheben könnte (Eckart von Hirschhausen, Geleitwort, S. 11 in (Neumeyer 2016))."*

Es folgt der Abriss einer generischen Hypnosebehandlung von Schmerzen.[13] Die Vorbesprechung mit Begrüßung, Problemvorstellung, Erhebung der Anamnese, Aufbau des Rapports sowie die Einigung auf den allgemeinen Sinn, den speziellen Zweck, das genaue Ziel und den groben Ablauf der Hypnose hat stattgefunden (siehe unter I. im Abschn. „Generischer Ablauf einer medizinischen Hypnotherapie: Selbstheilungstrance durchführen"). Es folgt die elaborierte Ausformung der einzelnen SDE-Bausteine und der Selbstheilungsgeschichte.

A. Induktion mit Entspannung (SDE 1)

> *„Setzen Sie sich bequem auf diesen Stuhl und achten Sie darauf, dass keine unangenehmen Druckstellen durch Objekte in den Taschen oder Falten in den Kleidern entstehen können."*
>
> *„Schauen Sie nun mal etwas Angenehmes ... Schönes ... Wohltuendes ... wie z. B. diese Kerze an ... und lassen Sie die positiven Qualitäten ... Eigenschaften ... auf sich zurückwirken ... diese Schönheit ... diese angenehmen Gefühle ... das Wohlsein ... das Wärme- und Lichtspendende dieser Kerze* (Die Kerze ist in einer Höhe etwas oberhalb von der Stirnhöhe positioniert, sodass der Patient seine Augen leicht nach oben gerollt halten muss, um die Kerze im Fokus zu behalten.)... *Sind Sie neugierig auf die weitere Entspannung ... auf die positive Wirkung der weiteren Übung?"*
>
> *„Sicher haben Sie auch schon die Erfahrung gemacht, dass Schmerzen sich immer wieder etwas verändern. Nicht immer kann man genau wissen, ob es eher mit inneren oder eher mit äußeren Faktoren zusammenhängt. Man weiß jedoch, dass schon ein spannender Film oder eine gute Entspannungsübung Schmerzen erträglicher machen, und auch, dass starke Vorstellungen Schmerzen verändern können ..."*
>
> *„Und jetzt können Sie es sich noch bequemer machen auf diesem Stuhl ... Sie spüren Ihre Füße auf dem Boden ... ganz fest ..., als ob sie vielleicht sogar etwas einsinken würden ... oder Wurzeln hätten ... wie ein Baum ... t-i-e-f in der Erde ..., gleichzeitig können Sie in den Beinen spüren, wie Sie sich allmählich entspannen ... loslassen, wie Ihr Gesäß ganz bequem auf dem Stuhl r-u-h-t ... Ihr Rücken von der Rückenlehne gehalten wird ... Ihr Kopf an der Kopflehne ... Ihre Arme an den Armlehnen ... oder auf dem Schoß ... und wie der ganze Körper ... mit jedem Ausatmen ... schwerer wird ..."*

- Unterstützung der Entspannung durch 4:6-Atmung

> *„Langsam 4 Sekunden t-i-e-f einatmen ... und dann noch l-a-n-g-s-a-m-e-r 6 Sekunden lang aus-at-men ... und bei jedem Aus-at-men sich schwerer ma-chen ..., so wie wenn Sie durch die Fußsohlen, durch die Rückenlehne, durch die Kopflehne ...*

durch die ganze Unterlage ... tief und noch tiefer und immer noch tiefer bis ins Zentrum der Erde ausatmen können ... Es ist sooo leicht, sich schwer zu machen ... und schwerlich schwer, weit und breit zu g-ä-ä-ä-hnen ... etc."

- Induktion der Trance, z. B. durch Blickfixation und VAKOG im Hier und Jetzt (auf hypnotische Phänomene achten)

„Und jede Person kann mit Interesse und Aufmerksamkeit wahrnehmen, wie sich ihr Blickfeld verändern kann, dass die Sachen ringsum allmählich verschwimmen können, durchsichtig werden oder sich vielleicht entfernen ... die Augenlider schwerer und schwerer und schwerer werden ... wie edle Vorhänge in einem Opernhaus oder in einem Schloss ... schwere, edle Vorhänge ... mit Bleigewichten unten im Saum ..."
(Das Bewusstsein des Patienten wird über seinen Seh-, Gehör-, Tast-, Geruchs- und/oder Geschmackssinn progressiv von weiter entfernten Reizen zu jenen im Praxisraum – von außen nach innen – gelenkt.)
„Und Ihr ganzes Gesicht ... die Haut ... die Muskulatur ... Ihre Stirn und Kiefer und Backen und Kinn und Lippen ... die Lider ... links und rechts ... die Lider und die Muskulatur der Lider ... links und rechts ... werden sooo entspannt ..., dass Sie die Augenbrauen etwas in die Höhe anheben können ..., und die Augen bleiben zu ...
(Der Therapeut wiederholt diese Suggestion so lange, bis der Patient sichtlich die Augenbrauen hochhebt, aber die Augen zubleiben [„convincer"].)
„Sind Sie bereit, mit mir auf eine kleine Vorstellungsreise zu gehen?"

- Überblendung zum Ruheort (Element 1)

„Können Sie eine Überblendung machen und sich an diesem wunderbaren, friedvollen Ort der Sicherheit, der Ruhe, des Vertrauens und des Mutes einfinden, wo es Ihnen so gut geht und Sie sich so geborgen und wohlfühlen, so zuversichtlich, dass der Körper sich in der Selbstvergessenheit des Wohlseins, der Zuversicht und der Gesundheit aufzulösen beginnt? ..."

(Hier wird von den Notizen zum Ruheort aus dem Vorgespräch Gebrauch gemacht.)

- Tiefe der Trance feststellen und auf weitere hypnotische Phänomene achten, Vertiefung der Trance durch VAKOG am Ruheort

„Schauen Sie sich dort noch einmal genau um ... Wie ist das Wetter? ...

(Statt der direktiven Sie-Form in der Drittperson kann der Therapeut hier zur stellvertretenden Ich-Form in der Erstperson wechseln: *„Ich schaue mich dort noch einmal genau um ... Wie ist das Wetter?"* usw. Im Folgenden bleiben wir in der Drittperson.)

... Welche Jahreszeit haben wir? ... Und welche Tageszeit? ... Sind Sie alleine oder ist jemand da? ... Kennen Sie diese Person oder Personen? ... Wie sieht es ansonsten dort aus? ... Was hören Sie? ... Welche Geräusche nehmen Sie wahr? ... Vielleicht riechen oder schmecken Sie auch etwas? ... Wie fühlen Sie sich jetzt? ... Sitzen oder liegen Sie? ... Vielleicht fliegen Sie? ... Alles ist in der Vorstellung möglich ... sogar schwimmen oder unter Wasser schwimmen ... Und Sie können frei und gut und tief atmen ... Was empfinden Sie in Ihrem Körper ... im Geist ... in der Seele?"

B. Behandlung mit Suggestionen zur Gesundheit (SDE 2), zum Schmerz (SDE 3), zur üblichen medizinischen Behandlung (SDE 4), zum Selbstheilungsmythos (SDE 5) und Körperanker in Form einer posthypnotischen Suggestion für den Sieg (SDE 6) über den Schmerz

- Überblendung in die Vorstellung der beschwerdefreien, körperlichen Gesundheit (Element 2)

  „Und Sie erinnern sich ... hier an diesem, Ihrem persönlichen Wohlfühlort ... an die wunderbare körperliche Gesundheit, zu einer glücklichen Zeit in der Vergangenheit, die Ihrem beschwerdefreien Zustand entspricht, und Sie können vielleicht ... in Ihrem Tempo ... sich eine Art Überblendung im geistigen Kopfkino machen, bis Sie sich ... zu der Zeit ... dort in der Vorstellung befinden und sich langsam mehr oder weniger angenehm entspannen können ... etc."

- Kontaktaufnahme mit Element 3: Engegefühl, Schmerz o. Ä.

  „Und nun spüren Sie ... ganz allmählich ... wie Sie langsam, aber sicher ... die Ruhe ... das Vertrauen ... und den Mut in sich spüren ..., bis Sie sich langsam und sicher bereit fühlen ... und es Ihnen schließlich leichter fällt ..., Kontakt mit Ihren Schmerzen aufzunehmen, genau so, wie diese sich jetzt zeigen ... Wo spüren Sie sie am meisten?"

- Augenblickliche Schmerzempfindungen in den Fokus rücken und wahrnehmen

  „Wo im Körper ist der Schmerz, und wie hat er sich ausgedehnt?"
  „Wie fühlt der Schmerz sich an, z. B. ätzt er, beißt er, brennt er, drückt er, kratzt er, pocht er, reißt er, sägt er, schneidet er, sticht er, zieht er ...?"
  „Und wie sieht der Schmerz aus – welche Farbe, welche Form hat er ... etc.?"
  „Wie hört sich der Schmerz an? Welche Töne gibt der Schmerz von sich?"
  „Beim Erleben des Schmerzes, kommt Ihnen da ein Geruch oder ein Geschmack in den Sinn?"
  „Wie ist die Ausdehnung ... die Begrenzung ... die Konsistenz? ... etc."

(Im Folgenden nehmen wir Feuer als Metapher für Schmerzen [SDE 3] im rechten Knie und eine erkaltete Feuerstelle als Metapher für Schmerzfreiheit [SDE 2]).

„Und wenn Sie sich den Fokus Ihrer Schmerzen im rechten Knie als eine Feuerstelle vorstellen ... wie groß ist diese Feuerstelle nun geworden? ... wie hoch sind die Flammen dieses Feuers? ... welche Farbe haben die Flammen? ... Sind die Flammen gelb, orange oder rot ... oder haben sie irgendeine andere Farbe? ... Wie heiß, wie warm sind diese farbigen Flammen? ..."
„Und jeder Mensch weiß, wie es ist, wenn er eine Feuerstelle betrachtet ..., dass die Flammen mal größer ... mal kleiner werden ... dass die Flammen mal heißer ... mal kühler sind ..."
„Können Sie sich jetzt vorstellen, dass die Flammen im rechten Knie ein ganz bisschen größer oder heißer werden und dabei auch die Schmerzen leicht intensivieren?"
„Wenn Sie sich die Flammen ein bisschen größer oder heißer vorstellen können und dabei die Schmerzen leicht intensivieren können, geben Sie mir bitte ein Zeichen mit dem Zeigefinger Ihrer linken Hand ..."

(Der Patient gibt ein Signal.) *„Gut so! Danke! Nun haben Sie Kontakt mit den Schmerzen aufgenommen und auch eine gewisse Kontrolle über sie, indem Sie Ihre Schmerzen nur mit Ihrer Vorstellung ... mit reiner Vorstellungskraft ... ein bisschen schlimmer machen konnten ... Und das ist der Beweis, dass Sie mit Ihrer Vorstellung ... mit reiner Vorstellungskraft ... Ihre Schmerzen genauso gut auch lindern können ..."*

- Autonome Veränderungen in den Fokus rücken und wahrnehmen

„Und wo beginnt sich jetzt schon etwas in der Feuerstelle ... die Flammen ... zu verändern? ... Eher von selbst oder mehr im Rhythmus des Atems?"
„Weil jeder Mensch immer weiß, dass die Flammen einer Feuerstelle mit der Zeit allmählich kleiner werden ... und somit die Feuerstelle mit der Zeit auch kleiner wird ..., bis irgendwann ... es nur ein paar Kohlen in der Feuerstelle gibt, die noch glühen ..., nur ein wenig warme Glut glüht in der Feuerstelle ... warme und wohltuende Glut ... warm und wohltuend ..."
„Falls Sie sich die Flammen ein bisschen kleiner oder kühler vorstellen können und dabei die Schmerzen milder werden, geben Sie mir bitte nochmals ein Zeichen mit dem Zeigefinger Ihrer linken Hand ..."

(Der Patient gibt ein Signal.) *„Gut! Sehr gut!"*

- Veränderungen des Schmerzes im Kontext der Vorstellung der üblichen medizinischen Behandlung (SDE 4) wahrnehmen. Die Bilder sollen sich – nach Bedarf mit Führung durch den Therapeuten – quasi nahtlos an die vorangegangenen (SDE 2 und 3) anschließen.

„Und jetzt ... da Sie erleben, wie die Vorstellungsbilder und Ihre Schmerzempfindungen langsam, aber sicher ... Hand in Hand miteinander gehen und sich verändern ..., sodass über Ihre Vorstellung der Feuerstelle ... eine Verbindung zu Ihrem Schmerz hergestellt wurde ..., können Sie ausprobieren, wie der Schmerz jetzt auch beginnt ..., auf Ihre Vorstellung der üblichen medizinischen Behandlung zu reagieren ... Sie können sich Ihre Schmerzmedikamente z. B. als eine Art Feuerlöscher vorstellen ..."
„Nehmen Sie nun die dämmende Wirkung der Feuerlöscher auf die Flammen wahr ... und lassen Sie die Schmerzmedikamente sich in Ihnen noch besser verteilen ..., indem Sie mit dem Feuerlöscher die Flammen etwas eindämmen ... und die Feuerstelle etwas eingrenzen ... die medizinische Behandlung von innen her etwas unterstützen ... Und der Schmerz kann ebenfalls der Vorstellung folgen ... und auf einmal vielleicht schon etwas nachlassen ..."
„Bis die Behandlung und die Stelle in Ihrem Körper, Ihr Knie, wo Sie bisher Schmerzen verspürt haben, ganz im Einklang sind, kann es etwas dauern ... Nehmen Sie sich alle Zeit ... Ihre Zeit, die es dazu braucht ..., und wenn es so weit ist, dass Sie ein gemeinsames Schwingen des Schmerzempfindens mit der Vorstellung spüren oder Sie es sich nur schon gut vorstellen können, dürfen Sie dieses Zusammenspiel in aller Ruhe noch eine Weile beobachten ..."
„Wenn Sie die Wirkung der Medikamente mit Ihrer Vorstellungskraft unterstützen ... und Sie sich den Feuerlöscher im Einsatz vorstellen können ... die Flammen ein ganz bisschen kleiner oder kühler vorstellen können ... und dabei die Schmerzen ein wenig milder werden, geben Sie mir bitte nochmals ein Zeichen mit dem Zeigefinger Ihrer linken Hand ..."

(Der Patient gibt ein Signal.) *„Gut! Und so können Sie sicher sein, dass die Medikamente optimal und in bester Manier weiterhin für Sie arbeiten ..."*

- Eine dem Schmerz zugeordnete körperliche Begleitung (SDE 5) definieren – im Sinne eines „Biofeedbackgeräts" (z. B. Faust[14], Atmung, Wärmeempfindung oder auch visuelle, akustische, olfaktorische oder gustatorische Vorstellungen) – und festlegen, in welcher Form das Ausmaß des Schmerzes empfunden wird (z. B. mit der Faust motorisch, mit der Wärme in der Empfindung oder sonst wie in der Vorstellung). Im Folgenden nehmen wir die Faust als „Biofeedbackgerät" und utilisieren so den Schmerz.

„Nun wollen wir Ihnen noch mehr Kontrolle über Ihre Schmerzen geben ... Ihnen ermöglichen, Ihre eigenen Selbstheilungskräfte zu unterstützen ... Dazu brauchen wir die Mithilfe Ihres Unbewussten, um eine Begleitung für Ihre Schmerzen zu finden ..."

- Bildliche Verbindung (indirekt suggerierter Aufbau eines kontextbezogenen Selbstheilungsmythos) zwischen dem Fokus (hier: Schmerz im Knie) und der begleitenden Manifestation (hier: Faust) herstellen (z. B. ein Lichtbogen, eine elektrische Leitung ...)

„Stellen Sie sich vor, dass eine Verbindung zwischen dem Schmerzfokus im rechten Knie und Ihrer linken[15] Hand besteht ... eine Art Brücke ..."
„Und ich weiß nicht, ob Sie diesen Verbindungsweg konkret im Körper über die Nervenbahnen und Gewebe verfolgen ... oder einen Schlauch legen ... vom rechten Knie über den rechten Oberschenkel ... durch den Beckenraum hindurch bis ins Steißbein ..., wo der Weg weiter nach oben führt ... der Wirbelsäule entlang bis in die linke Schulter ... und weiter den linken Arm hinunter ... über den linken Ellenbogen ... in den linken Unterarm ... über das linke Handgelenk ... bis schließlich in die linke Hand ..."
„... oder ob Sie sich diesen Verbindungsweg abstrakt als eine Art Lichtbogen oder Energiebrücke vorstellen und Sie den Fokus des Schmerzes im rechten Knie durch die Luft direkt mit der linken Hand verbinden ..."
„... oder ob Sie sich diese Verbindung irgendwie anders vorstellen möchten, um den Fokus des Schmerzes im rechten Knie mit der linken Hand zu verbinden ..."
„... aber egal, wie Sie ... wie Ihr Unbewusstes diese Verbindung herstellen möchte ..., bitte ich Sie, Ihre linke Hand flach und ruhig auf Ihrem rechten Oberschenkel liegen zu lassen und mir bitte ein einfaches Zeichen mit dem Zeigefinger Ihrer linken Hand zu geben, wenn Sie ... wenn Ihr Unbewusstes bereit ist, eine gewisse Kontrolle über die Schmerzen im rechten Knie zu übernehmen ..."
(Der Patient gibt ein Signal.) *„Gut! Und so können Sie sicher sein, dass Ihr Unbewusstes ... dass Ihre eigenen Selbstheilungskräfte ... bereit sind, optimal und im allerbesten Sinn weiterhin für Sie zu arbeiten ..."*
„Mit ihrer linken Hand können Sie diese Empfindung jetzt einfach begleiten, indem Sie eine Faust machen ... Wenn der Schmerz etwas zunimmt, spannt sich die Faust etwas an ... wenn er sich etwas löst, kann auch die Faust wieder ein wenig loslassen ..."

„Als ob die Schmerzen über die Verbindung von Ihrem Schmerz zur Hand fließen würden ... und Sie diese mit der Faust nach und nach wohl in den Griff bekommen ..."

- Wahrnehmen, wie die Veränderungen im Fokus des Schmerzes – wie im Partner beim Paartanz – auch Veränderungen in der körperlichen Begleitung verursachen: Das Feedbacksignal zeigt dem Patienten, dass und wie bei ihm bestimmte innere Prozesse ablaufen.

„Das Allerwichtigste ist jetzt, einfach darauf zu achten, wie sich über diese Verbindung im Einklang mit dem Schmerz die Spannung in Ihrer Faust verändert ... ein wenig zunehmen kann ... und wieder abnehmen kann ..., selbst minimale Schwankungen kann Ihre Faust immer deutlicher spüren und begleiten ..."

- Erst wenn die tanzende Verbindung zwischen dem Schmerzfokus und der körperlichen Begleitung stabil etabliert ist, können Veränderungen der letzteren auch die erwünschten Veränderungen der Schmerzen bewirken (Leading: Die Begleitung übernimmt jetzt die Führung). Ist der Tanz gut eingespielt, kann die Begleitung unter Beibehaltung des Rapports größere Schritte unternehmen. Schließlich lernt der Patient, das Biofeedbacksignal zwischen Schmerzfokus und Begleitung zu kontrollieren.

„Und jetzt, da die Verbindung vom Schmerz zu Ihrer Faust ... von Ihrer Faust zum Schmerz ... immer besser mitspielt – Schmerz im Knie gleich Spannung in Ihrer Faust ... Spannung in Ihrer Faust gleich Schmerz im Knie – ... können Sie ausprobieren, wie der Schmerz beginnt, auf Ihre Faust zu reagieren ... Sie können die Spannung in Ihrer Faust etwas erhöhen und der Schmerz intensiviert sich ... und Sie können genauso die Spannung in Ihrer Faust etwas vermindern und der Schmerz kann ebenfalls Ihrer Faust folgen ... und vielleicht schon etwas nachlassen ... jetzt oder auch erst später ..."

„Bis Ihre Faust und die Stelle in Ihrem Körper, wo Sie bisher Schmerzen verspürt haben, ganz im Einklang miteinander sind, kann es etwas dauern ..., nehmen Sie sich alle Zeit, die es dazu braucht ..., und wenn es so weit ist, dass Sie ein gemeinsames Schwingen dieser beiden Orte spüren oder es sich nur schon vorstellen können, dürfen Sie dieses Zusammenspiel in aller Ruhe noch eine Weile beobachten ..."

„Dann können Sie Ihre Faust langsam öffnen ... alle Anspannung einfach loslassen ... So ist es gut ... Und während Ihre Hand wieder ganz entspannt auf Ihrem Oberschenkel ruht, besteht die Verbindung weiter ... und eine wohltuende Entspannung kann durch sie hindurchfließen ..., kann den Verbindungsweg reinigen ... die letzten Schmerzen ausleiten ... beruhigen ... reinigen ... (Element 6) und langsam schließen ..., bis Sie ihn vielleicht später ... ein anderes Mal ... brauchen können ..."

- Posthypnotische Suggestion

„Immer wieder kann es tagsüber Momente geben, wenn sich der Schmerz plötzlich meldet oder auch Momente, in denen Sie einfach Lust auf Entspannung haben ..., und der Schmerz – oder auch eine andere besondere Empfindung – kann Ihnen Gelegenheit bieten, ein an-

genehmes Zwiegespräch zwischen den Beschwerden und Ihren inneren Heilkräften ... mit dieser, Ihrer ganz persönlichen Schmerz-Faust-Verbindung... herzustellen ..."

- Reframing: Schmerz ist nicht mehr nur ein lästiges Signal, sondern auch eine Einladung zur Kontaktaufnahme mit sich selbst und sodann zur Entspannung.

„... indem Sie die Beschwerden einfach beobachten, dann mit Ihrer Faust begleiten und sich überraschen lassen, wie Sie sie mit der Entspannung Ihrer Faust (indirekt suggerierte Etablierung eines kontextbezogenen Körperankers) *mildern können ..."*

„Und jetzt nehmen Sie sich noch die Zeit, die es braucht, um diese Erfahrung weiter wirken zu lassen, dass Sie immer wieder und immer leichter in einer angenehmen Entspannung Zugang finden zu dieser Möglichkeit, die Schmerzempfindung zu beeinflussen ..."

C. Dehypnose (Konsolidierung, Rückkehr aus der Trance)

„Und wenn jetzt allmählich die ausgleichenden Kräfte in Ihnen beginnen, ein angenehmes Gleichgewicht im Körper herzustellen, sodass sich die linke und die rechte Hand wieder ganz ähnlich anfühlen, wissen Sie, dass dies ein guter Moment ist, mit ein paar tiefen, belebenden, erfrischenden Atemzügen in die Realität dieses Ortes, dieses Tages ... hier und jetzt ... zurückzukommen etc. ..."

Therapeutische Wirkfaktoren

Zusätzlich zu den allgemein anerkannten, unspezifischen psychotherapeutischen Wirkfaktoren (Akzeptanz, Echtheit, Ehrlichkeit, Empathie, Interesse, Offenheit u. a. – siehe z. B. (Asay und Lambert 2001; Lambert 1992) – wird hier als weiterer Wirkfaktor die Imagination eingeführt. Diese Imagination wird mittels gezielter Übungen unter Hypnose angeregt, unterstützt und fokussiert. Sie ermutigt und befähigt den Patienten, sich empathisch, ganzheitlich und sinnstiftend in allen über die Sinneskanäle bewusst wahrgenommenen Qualitäten auszudrücken – siehe auch (Schmid 2005a, Fußnote 13).

Ein wichtiger *neuropsychologischer* therapeutischer Effekt jeder Heilbehandlung besteht in der gleichzeitigen und kohärenten Aktivierung mehrerer differenter Mediatoren der Immunabwehr des (motivierten, interessierten, erwartungsvollen) Mind-Body des Patienten. Diese Aktivierung verursacht neuro-, endokrino- und immunologisch sowie auch metabolisch die kontextbezogene, dynamische Orchestrierung (Konnektivität, Binding) der vielen subjektiven und Gestalt konstituierenden Eindrücke (Qualia), die wiederum der Immunabwehr zugeordnet werden können.

Schwierigkeiten, Hindernisse und Kontraindikationen

Jedes Entspannungsverfahren setzt voraus, dass der Patient bereit ist, seinen Ängsten aktiv entgegenzutreten, Motivation und Disziplin aufbringt sowie Gelegenheit hat, die Übungen regelmäßig zu üben.

Während der Hypnose, insbesondere beim Aufbau der Selbstheilungsgeschichte einschließlich Körperanker, soll der Patient sein Augenmerk auf intero- und propriozeptive Vorgänge lenken. Dieses führt zu verstärkter Wahrnehmung und verbesserter Lokalisierung körperlicher Beschwerden wie Juckreiz, Krankheitsgefühl, Schmerz, Spannungszustände etc., was wiederum mit einer Abnahme der Motivation einhergehen kann. Wichtig ist deshalb, den Patienten auf derartige mögliche Nebenwirkungen hinzuweisen, damit er vorbereitet ist, sie einordnen kann und sich nicht entmutigen lässt.

In der geführten Imaginationsphase soll der Patient die erwartungsvolle Aufmerksamkeit auf die Bilder richten, die dynamisch und spontan aus dem Unbewussten auftauchen. Das kann zu einer verstärkten Wahrnehmung und Differenzierung psychischer Empfindungen wie Angst, Besorgnis und Trauer oder zu unerwarteten Erinnerungen an frühere traumatische Erlebnisse führen. Darüber muss der Patient vorab informiert werden. Er sollte darauf vorbereitet sein, über sie zu sprechen und sie annehmen zu können, damit diese vermeintlich negativen Faktoren seine Motivation und seinen Glauben an die Effektivität der Behandlung nicht beeinträchtigen (oder gar eine Retraumatisierung bewirken!).

Ein erfahrener Therapeut erklärt im Voraus die Möglichkeit solcher Nebeneffekte der „Bewusstseinserweiterung" unter Hypnose, sodass der Patient ggf. die Übung unterbrechen bzw. zum Wohlfühlort zurückkehren und sich distanzieren kann, um jegliche Retraumatisierung zu vermeiden. Zusätzlich lernt der Therapeut, dieses Unbehagen positiv zu utilisieren, indem er die unangenehmen Einflüsse in hilfreiche Ressourcen für die Trance und Therapie des Patienten umwandelt.

Die notwendige intentionale Konzentration auf die Entspannung (Präsenz) und die geführten Vorstellungen, die vonseiten des Patienten für den optimalen Erfolg der Tranceerfahrung nötig sind, erfordern hinreichend intakte mentale/kognitive Fähigkeiten und werden durch folgende Leiden erschwert bis unmöglich gemacht: fortgeschrittene Demenz/demenzielle Störungen, organische Störungen, akute psychotische Symptome, Wahnvorstellungen, gravierende manische oder depressive Episoden, ausgeprägte Persönlichkeitsstörungen. In solchen Fällen sind andere Techniken der medizinischen Hypnose, wie z. B. Fantasietherapie, besser geeignet, einen relativen Entspannungszustand und passende Vorstellungen herbeizuführen (Ito und Schmid 2012; Schmid 2005a, b; Schmid et al. 2002; Schmid und Wanderer 2007) – siehe auch (Schmid 2000b 2010, 2015; Schmid et al. 1997).

Typische Fragen von Patienten und meine Antworten

Zum Abschluss dieses Abschnitts beantworte ich ein paar naheliegende Fragen, die mir immer wieder von Patienten gestellt werden.

Will die Krankheit mir etwas sagen?

Nein. Wie es im Bild von Krankheit (SDE 3) in der SDE-Methode heißt, sollte die Krankheit, so wie sie ist, aktiv akzeptiert und entmystifiziert werden. In diesem Sinne ist ganz konkret festzuhalten, was körperliche Krankheitssymptome auslösen: unterschiedliche Schmerzen und Ängste, sozialen Rückzug, evtl. auch Trauer und Wut. Gleichzeitig liegt es in der Natur jedes gestressten, emotionell belasteten Menschen, jedes Geschehen so weit wie möglich zu ergründen: Man könnte auch sagen, sich im Extremfall aus der Hilflosigkeit heraus die Schuld zu geben – siehe Kap. „Das Psychogene", Abschn. „Die Suche nach der verlorenen Ursache" und „Esoterik".

Und so sage ich meinen Patienten:

„Die Krankheit *hat nur eine Botschaft: Es gewittert in Ihnen, und genau wie beim Wetter müssen Sie selbst sehen, wie Sie von nun an am besten damit umgehen und welche Schlüsse Sie daraus ziehen wollen, bis es irgendwann besser wird!*"

Wegen des engen Zusammenhangs zwischen magischem Denken, Schuldgefühlen, Schicksalsschlägen und schwerwiegenden Krankheiten empfehle ich eher Fragen wie:

„Wie lange wird das Gewitter noch dauern (verglichen mit dem letzten Mal)?"
„Was kann ich bis dahin tun, um das Gewitter besser auszuhalten?"
„Wie kann ich mich von dem gegenwärtigen Unwetter abschirmen?"
„Kann ich dieses Gewitter irgendwie abschwächen? Könnten Medikamente und meine Selbstheilungskräfte helfen?"
„Kann ich weiteren Gewittern vorbeugen? Wenn ja, wie?"

Den Betroffenen schlage ich folgende Erklärung vor:

„Die Krankheit will mir gar nichts sagen, ähnlich wie auch das Wetter mir nichts sagen will, aber genau wie eine schlechte Wetterlage ist auch jede Krankheit *eine Herausforderung, meine Pläne so anzupassen, dass ich für die neue Situation gut gerüstet bin und meine Ziele möglichst erreichen kann."*

Es ist zwar so, dass man dem häuslichen Leben bei Regenwetter mehr Aufmerksamkeit schenkt, aber das Regenwetter will einem dies genauso wenig sagen, wie irgendein Symptom oder ein anderes Leiden dem Betroffenen irgendeine Botschaft wie *„Bleib zu Hause!"* vermitteln will.

Das wiederkehrende Problem der mutmaßlichen „Krankheitsbotschaft" habe ich ausführlich in meiner Abhandlung über das magische Denken diskutiert (Schmid 2015 – siehe auch (Schmid 2018)).

Verstärkt der Einsatz von medizinischer Hypnotherapie nicht die Vorstellung, dass die jeweilige Krankheit nur in der Psyche stattfindet?

Da es bisher für viele Krankheiten weder eine eindeutige psychische noch eine eindeutige somatische Ursache gibt (Henne-oder-Ei-Problem), scheint es ratsam, alle zur Verfügung stehenden Behandlungen zu nutzen. Zudem gibt es gerade zwischen dem Immunsystem – vor allem im Darm lokalisiert – und dem Gehirn eine intensive bidirektionale Kommunikation (siehe Kap. „Darmzentrierte Hypnotherapie", Abschn. „Ursachen des Reizdarmsyndroms").

Auch wenn Hypnotherapie ein psychotherapeutisches Verfahren ist, wird es vielfach in der Behandlung körperlicher Symptome eingesetzt. Hypnose ist eine anerkannte *„Mind-Body-Therapie"*, die für sämtliche Krankheiten und Beschwerden vom Kopf bis zum Fuß angewendet werden kann (Bunge 1980; Gruzelier et al. 1998; Jacobs GD 2001; Jerath und Barnes 2009; Rossi und Cheek 1994; Schlitz et al. 2005; Schmid 2008; Sommer 1996).

Kann man eine Krankheit „weghypnotisieren lassen" oder selbst willentlich ausheilen?

Nein, das wäre eine ganz falsche Auffassung von Hypnose und Heilung. Jede Heilung verläuft prozesshaft – sie kann nur eingeladen und begleitet, aber nicht mit dem Willen nach Belieben ein- oder ausgeschaltet oder gesteuert werden. Mit einer Hypnose, ebenfalls ein prozesshaftes Geschehen, kann ein Heilungsprozess angestoßen oder eingeleitet werden (Das Glück – man könnte auch sagen die Gesundheit – ist wie ein Schmetterling).

Wenn mit Hypnose eine Show gemacht wird, bekommt man häufig den Eindruck, dass der Hypnotiseur über den Hypnotisanden beliebig Macht ausüben kann und der Hypnotisand den Suggestionen leichtgläubig folgt – aber das ist eben eine Show, in der es um das neugierige Erleben von etwas Besonderem geht.

Muss ich entscheiden zwischen einer rein somatischen oder einer rein hypnotherapeutischen Behandlung?

Nein, hier geht es nicht um „entweder ... oder", sondern um „sowohl ... als auch". Im Aufbau der Selbstheilungsgeschichte ist im vierten Element (SDE 4) eine Potenzierung der üblichen somatischen Behandlung („treatment as usual", TAU) vorgesehen, sie ist somit integraler Bestandteil jeder Behandlung. Egal, welche somatische Maßnahme der Patient wahrnimmt, ihre Wirkung soll mithilfe von medizinischer Hypnose potenziert werden, sodass der Patient mit der Zeit weniger starke Maßnahmen weniger oft und weniger lang anwenden muss und stetig gesünder wird – siehe Kap. „Das Psychogene", Abschn. „Eigenzeit der Selbstheilung bei chronischen Verläufen".

Was kann ich von einer kombinierten Behandlung – somatische Medizin und Hypnotherapie – erwarten?

Heilung hängt von vielen Faktoren ab: Jeder Patient hat einen Spielraum, in dem er mit einer ängstlich-pessimistischen Haltung seine Situation eventuell eher verschlimmern (Noceboeffekt) oder sie mit einer zuversichtlich-optimistischen Haltung (Placebo-/Sanaboeffekt) eher verbessern kann.

Jeder Mensch ist ein Individuum mit einem persönlichen Krankheits- bzw. Gesundungsverlauf, der grundsätzlich nicht vorhersehbar ist. Die wissenschaftliche Medizin kann nur statistische Aussagen über unpersönliche durchschnittliche Krankheits- und Genesungsverläufe machen.

Der Patient sollte sich stets vor Augen halten, dass ein Patientenkollektiv aus einzelnen Menschen besteht und einer statistischen Verteilung[16] unterliegt. Trotzdem oder deshalb, je nachdem aus welcher Perspektive es betrachtet wird, kann der Patient mit der SDE-Methode zuversichtlich mit Imagination und dem Gefühl der Selbstheilung aktiv etwas tun, um möglichst gut von der Therapie zu profitieren und seinen Krankheits- und Heilungsverlauf mithilfe einer Selbstheilungsgeschichte in eine günstige Richtung zu verschieben.[17]

Fazit: Ein „gefühlter Selbstheilungsprozess" kann die Position innerhalb einer statistischen Verteilung in eine günstigere Richtung verschieben, im Vergleich zu einem Individuum, das keine Übungen zur Selbstheilung durch Vorstellungskraft gemacht hat.

Wegen der Wichtigkeit dieser Frage verweise ich auf meine ausführlichen Ausführungen in (Schmid 2018).

Wie sieht der übliche Heilungsverlauf aus?

Der typische Verlauf wäre: Die Symptome dauern *weniger lang, treten weniger oft auf, sind weniger stark*. Wie dieser Verlauf auf eine praktische Art und Weise über einen Zeitraum von mehreren Monaten protokolliert werden kann, um eine Langzeitbesserung diagrammatisch objektiv festzustellen, habe ich bereits im Kap. „Das Psychogene", Abschn. „Eigenzeit der Selbstheilung bei chronischen Verläufen" ausgeführt – siehe auch (Schmid 2018, S. 138–144).

Kann man die SDE-Methode auch bei Kindern anwenden?

Ja, selbstverständlich kann man die SDE-Methode auch bei Kindern anwenden. Kinder haben meist viel Fantasie und neigen dazu, alltägliche Erlebnisse in Geschichten zu verpacken. Daher könnten die einzelnen Elemente bei einem Kind anders ausgeschmückt werden.

Entspannung: Wie ein Erwachsener so kann sich auch ein Kind einen Ort der Entspannung vorstellen – vielleicht in einem fantastischen Märchenschloss.

Gesundheit: Ein Kind könnte sich eine Zwergenfamilie vorstellen, die am Ufer eines Bergsees in der Sonne gemütlich ein Picknick verspeist.

Krankheit: Ein Kind würde hier vielleicht ein dramatisches Bild mit Monstern, die im Bergsee schwimmen, kreieren.

Übliche schul- und erfahrungsmedizinische Behandlung („treatment as usual", TAU): Hier könnte ein Kind sich vorstellen, wie freundliche Heinzelmännchen vorbeischwimmen und den Monstern Medikamente und gesunde Nahrung einflößen.

Selbstheilungskräfte: Ein Kind könnte sich hier vorstellen, dass eine Heilfee oder ein Schutzengel vorbeikäme und mit einem Zauberstab bzw. mit magischen Kräften das Wasser reinigen und die Monster in kleine quicklebendige Fische verwandeln würde.

Körperanker: Auch ein Kind könnte sich eine Hand auf seinen Bauch, seine Brust oder seine Kehle legen und dabei vorstellen, dass diese Hand heilende Kräfte hat, die die Schutzengel in seinem Magen und Eingeweiden unterstützen. Es streichelt sich sanft, so wie es ein Baby, sein Lieblingsstofftier oder ein Haustier liebkosen würde. Während es das tut, merkt es, wie seine Symptome allmählich verschwinden und die Beschwerden in seinem Darm immer weniger und weniger und weniger werden.

Hat die medizinische Hypnotherapie irgendwelche Nachteile?

Es gibt unterschiedliche Typen von Hypnose – medizinische Hypnose, klassische Hypnose und die Showhypnose – sowie unterschiedliche Arten der Professionalisierung der Hypnosetherapeutinnen und -therapeuten mit oder ohne medizinische oder psychotherapeutische Ausbildung.

An und für sich sind von der medizinischen Hypnotherapie keine Nachteile zu erwarten, wenn sie von einer Fachperson mit medizinischer oder Psychotherapieausbildung und in Kombination mit der üblichen medizinischen Behandlung („treatment as usual", TAU) durchgeführt wird. Aber je bekannter eine Technik wie die Hypnotherapie wird, desto mehr Menschen bieten sie als Behandlung an und manchmal tun sie das ohne ausreichende Qualifikation oder medizinische Kenntnisse über die jeweilige Krankheit (z. B. das Reizdarmsyndrom).

Ausblick: Andere Ansätze zur Psychoneuroimmunisierung

In dieser Arbeit habe ich die *falsifizierbare Hypothese* aufgestellt, dass imaginative Techniken klinisch relevante Änderungen biochemischer Immunparameter herbeiführen können. Diese Hypothese bleibt Objekt kritischer Forschung (vgl. Darko et al. 1991; Evans et al. 1989; Perry 1994; Perry et al. 1992; Shapiro und Shapiro 1997, S. 233–234; Stein M 1992; Stein M et al. 1991; Stein S et al. 1993). Überdies existiert bereits eine Vielfalt therapeutischer Ansätze, die diese Hypothese für gültig halten und geführte Imagination anwenden, um Schmerz- und Immunabwehr optimal zu stärken.

Tab. 1 gibt einen groben Überblick über psychotherapeutische Ansätze, die geführte Vorstellungen im Dienst des Immunsystems einsetzen.

Tab. 1 Therapeutische Ansätze zur Psychoneuroimmunisierung

Quellen	Wolberg 1977, 2015; Dumitrescu et al. 2012	Frank und Frank 1991; van de Venter 2023	Antonovsky 1979; Tusl et al. 2022	Taylor 1993; Taylor et al. 2000; Peseschkian 2004; Chien et al. 2022	Lambert 1992; Asay und Lambert 2001; Shan et al. 2022	Benson et al. 1974; Stefano et al. 2006; Ferreira et al. 2023	Rossi 1986; Rossi und Cheek 1994; Erickson und Rossi 1999; Schmid 2000a, b; Schmid 2005a, b; Schmid 2018; Moreira et al. 2023
Grundhaltung	Ermutigung	Wohlgefühl	Kohärenzgefühl	Positives Denken	Kommunikation	Entspannung	Therapeutische Präsenz
Faktoren, die zur Besserung beitragen	1. Hoffnung, Glaube und Zuversicht (Placeboeffekt) 2. Therapeutische Beziehung (Rapport) 3. Suggestion 4. Gruppendynamik	1. Wohltuendes Milieu 2. Einfühlsame, vertrauensvolle Beziehung zu einer helfenden Person (Rapport) 3. Rationales, konzeptionelles Programm (Mythos), das eine persönlich zwingende Erklärung für die Symptome und Beschwerden des Patienten bereithält	1. Gefühl des gegenseitigen Verständnisses (Rapport) 2. Gefühl der Handhabbarkeit und Bewältigbarkeit der Krankheit 3. Gefühl, dass die Entstehung der Krankheit plausibel und sinnvoll ist	1. Hoffnung auf Genesung, egal wie „unrealistisch" 2. Handeln, um Gesundheit zu fördern und Symptome und Beschwerden zu lindern, egal, wie wissenschaftlich „unbegründet" das Handeln sein mag 3. Einen Sinn in der Krankheit durch eine positive Deutung finden, egal, wie „unrealistisch" diese Deutung sein mag	1. Positive Erwartungshaltung 2. Therapeutische Beziehung (Rapport) 3. Klientenbezogene, außerhalb der Therapie liegende Faktoren	Entspannung ist charakterisiert durch verminderten Stoffwechsel, langsamere Herzfrequenz, tieferen Blutdruck, langsamere Atem- und Pulsfrequenz sowie erhöhte Hauttemperatur (Aktivierung von leistungsschwachen Stickstoffmonoxid-Stoffwechselwegen, evtl. Reproduktion von Norepinephrin-Prozessen auf mehreren Ebenen, einschließlich Synthese, Freisetzung und Aktivität)	1. Gegenseitige Akzeptanz von Therapeut und Patient 2. Beidseitige Empathie für das therapeutische Geschehen 3. Gemeinsame erwartungsvolle und absichtslose Aufmerksamkeit 4. Selbstheilungsmythos, der den Therapeuten überzeugt und für den Patienten glaubwürdig ist („Kopplung") 5. Vorstellungskraft

(Fortsetzung)

Tab. 1 (Fortsetzung)

Quellen	Wolberg 1977, 2015; **Dumitrescu et al. 2012**	**Frank und Frank 1991;** van de Venter 2023	Antonovsky 1979 **Tusl et al. 2022**	Taylor 1993; **Taylor et al. 2000;** Peseschkian 2004; **Chien et al. 2022**	Lambert 1992; **Asay und** Lambert 2001; **Shan et al. 2022**	Benson et al. 1974; Stefano et al. 2006; **Ferreira et al. 2023**	Rossi 1986; Rossi und Cheek 1994; Erickson und Rossi 1999; Schmid 2000a, b; Schmid 2005a, b; Schmid 2018; **Moreira et al. 2023**
Verfahren	Emotionale Katharsis	Ritual oder Verfahren, das aktive Beteiligung vom Patienten wie Therapeuten erfordert und das beide für das ideale Mittel halten, die Gesundheit des Patienten wiederherzustellen	Stärkung von Kompetenz, Eigenverantwortlichkeit und Selbsthilfefähigkeit	6-stufiges Verfahren: (1) Beobachtung (2) Distanzierung (3) Inventarisierung (4) Ermutigung (5) Verbalisierung (6) Zielerweiterung	Eklektisch	Jegliche Form der Entspannung im Wachzustand (4:6-Atmung, autogenes Training, Biofeedback, Hypnose, Meditation, Yoga usw.)	SDE-Methode: Geführte Vorstellungsarbeit anhand einer vom Patienten unter medizinischer Hypnose ausgearbeiteten und ihm glaubwürdigen und den Therapeuten überzeugenden Selbstheilungsgeschichte
Faktoren, die für den Erfolg der Behandlung notwendig sind	–	–	Für den Erfolg sollte die Krankheit bei Beginn der Behandlung in labilem Zustand sein	Für den Erfolg sollte der Patient im Besitz von Liebes- und Erkenntnisfähigkeit sein	–	Aktive Beteiligung an einer sich monoton wiederholenden geistigen oder körperlichen Aktivität mit einer passiven Unaufmerksamkeit gegenüber störenden Gedanken	Für den Erfolg sollte: (1) die Gesundheit bei Beginn der Behandlung in labilem Zustand sein (Selbstorganisation); (2) der Patient dankbar sein für die Gesundheit, die er hat, und sich eine erfolgreiche Heilung erlauben; (3) der Patient eine körperliche Verankerung des Selbstheilungsmythos erleben

Notes

1. Der deutsche Text wurde von mir leicht „verbessert". Der englische Originaltext von M. Erik Wright aus dem Kansas-Experiment lautet:
   „The worst is over.
   We are taking you to the hospital. Everything is being made ready.
   Let your body concentrate on repairing itself and feeling secure.
   Let your heart, your blood vessels, everything bring themselves into a state of preserving your life.
   Bleed just enough so as to cleanse the wound and let the blood vessels close down so that your life is preserved.
   Your body weight, your body heat, everything, is being maintained.
   Things are being made ready at the hospital for you. We're getting there as quickly and safely as possible.
   You are now in a safe position. The worst is over."
2. *„Words are, of course, the most powerful drug used by mankind."* (*Speech, 14 Feb. 1923, in „The Times", 15 Feb. 1923*).
3. Zur Erinnerung: Von einem Noceboeffekt spricht man, wenn negative Erwartungen des Patienten an eine Behandlung dazu führen, dass die Behandlung einen negativeren Effekt hat, als es sonst der Fall wäre. Beim Placebo-/Sanaboeffekt ist es umgekehrt.
4. Eine Stenose ist eine Verengung.
5. Unter *Beibehaltung des Kontextes* wird die Realität zum Vexierbild, das als (mindestens) zwei verschiedene Bilder gedeutet werden kann: Das eine ist das Bild der sozialen Situation: z. B. im Büro des Therapeuten, Bücher und eine Uhr an der Wand; das andere ist das vom Therapeuten suggerierte Bild: z. B. als Hexe bei einer Schulaufführung.
   Wenn durch die <u>Manipulation des Kontextes</u>, d. h. durch eine glaubwürdige Suggestion die Realität verdrängt, verschoben, verzerrt oder sonst irgendwie abgeschirmt oder verfälscht wird, herrscht die Neurose. In diesem Fall erlebt der Betroffene die Welt als ein magisches Zerrbild, wobei jedes Stück für sich und auch das Gesamtbild gut verständlich ist. Es versetzt aber den Betroffenen in den fast unwiderstehlichen Glauben, sich selbst, seine Mitmenschen und/oder sein Schicksal manipulieren zu können, z. B. durch Zwänge, oder er erlebt sich als von sich selbst, von seinen Mitmenschen und/oder von seinem Schicksal manipuliert, z. B. bei Phobien.
   Wenn durch den <u>Verlust des Kontextes</u> eine Suggestion zur glaubwürdigen Realität wird, herrscht die Psychose. In diesem Fall erlebt der Betroffene die Welt als ein desorganisiertes Puzzlebild, wobei jedes Stück an und für sich deutlich und verständlich ist, aber das Gesamtbild stimmt nicht mehr mit dem allgemein üblichen Verständnis des sozialen Umfeldes überein.
6. Wie früher die Mystiker sagten: Die Seele öffnet sich wie ein Kelch, um geduldig auf Gottes Gnade zu warten.

7. Amnesie – Erinnerungslücke, -verlust; Analgesie – Aufhebung der Schmerzempfindung; Dissoziation – Trennung von Wahrnehmung und anderen psychischen und motorischen Funktionen; Ideomotorik – unwillkürliche Bewegungen; Katalepsie – Verbleiben in starrer Körperhaltung mit maximaler Muskelanspannung; Levitation – unwillkürliches freies Schweben eines Körperteils; Regression – Zurückgehen auf eine frühere Entwicklungsstufe; Zeitverzerrung – veränderte Wahrnehmung der Zeit.
8. Hypnotische Phänomene werden auch vielmals in spektakulären Shows aller Art vorgeführt, wobei eine andere Wirklichkeit suggeriert wird: Starrheit von Gliedern anstelle von Beweglichkeit; der Geschmack eines süßen Apfels beim Biss in eine Zitrone oder eine nach einem posthypnotischen Signal inadäquate Reaktion (z. B. Schuhe binden, wenn eine Glocke läutet) usw.
9. Kürzel für die fünf Sinneskanäle: **v**isuell, **a**kustisch, **k**inästhetisch, **o**lfaktorisch, **g**ustatorisch.
10. Hier können wir anstelle von Krankheit und Krankheitserreger genauso gut von Schmerzen und Schmerzquelle sprechen.
11. Bei dem im Abschn. „Hypnose bei Schmerzen" beschriebenen Beispiele einer Schmerzbehandlung dient das Biofeedback (Anspannung/Entspannung der Faust) sowohl dem indirekt suggerierten Aufbau eines kontextbezogenen Selbstheilungsmythos als auch der indirekt suggerierten Etablierung eines kontextbezogenen Körperankers.
12. Früher auch „funktionelle Störungen" oder „vegetative Dysfunktion" genannt. Siehe auch https://icd.who.int/browse/2025-01/mms/en#767044268 – zugegriffen am 02.05.2025.
13. Das Beispiel „Faust stellt eine Verbindung zu Schmerz her und begleitet ihn" wurde adaptiert mit freundlicher Genehmigung von Dr. med. Hans Wehrli 2006, Winterthur.
14. Bei Schmerzen soll die Faust analog der Schmerzstärke geballt werden. Bei Raucher- oder Onychophagie-Entwöhnung soll die Faust in dem Maß geschlossen werden, wie dem Patienten die Versuchung, weiterzurauchen oder Fingernägel zu kauen, unwiderstehlich scheint. Bei der Stärkung der Immunabwehr durch Vorstellungskraft soll die Faust so fest geballt werden, wie der Patient glaubt, dass die Krankheit ihn im Griff hat bzw. wie intensiv er eine vorgestellte maßgebliche Eigenschaft der Krankheit erlebt.
15. Ich empfehle, dass die linke Hand die Verbindung herstellen soll, da diese mit dem somatosensorischen und motorischen Cortex in der rechten Gehirnhälfte verbunden ist. Statistisch gesprochen finden bei den meisten Menschen und unabhängig von der Händigkeit
    - das logische (analytische, kausale, lineare) Denken, bestimmte Sprachfunktionen (Grammatik und Vokabular) und routinierte oder geübte Informationsverarbeitung hauptsächlich in der linken Gehirnhälfte,

- das räumliche (assoziative, bildhafte, ganzheitliche) Denken, andere Sprachfunktionen (Intonation, Akzentuierung) und kreative/künstlerische oder neuartige Informationsverarbeitung sowie auch die Gesichtserkennung hauptsächlich in der rechten Gehirnhälfte statt.
16. Eine symmetrische, „glockenförmige" Verteilung ist eine sog. Normalverteilung (Gauss'sche Glockenkurve). Je nachdem welches Phänomen statistisch untersucht wird, kann die Verteilung auch schief sein, d. h. nach einer Seite hängen.
17. Ein Mathematiker würde sagen, dass sowohl der spontane unbewusste Beitrag unserer Selbstheilungskräfte (Placebo-/Sanaboeffekt) als auch unsere bewusste psychologische Arbeit mit der Vorstellungskraft, um die Wirkung unserer Selbstheilungskräfte zu optimieren, nur einen Teil der Varianz einer statistischen Verteilung erklären können, die den Verlauf einer Krankheit, den Ausgang einer Operation oder die Wirkung (oder Nebenwirkungen) eines Medikaments beschreibt.

Literatur

Antonovsky A (1979) Health, stress and coping: new perspectives on mental and physical wellbeing. In: Antonovsky A (Hrsg) The salutogenetic model of health. Jossey-Bass, San Francisco, S 182–197

Antonovsky A (1997) *Salutogenese: Zur Entmystifizierung der Gesundheit.* DGVT-Verlag, Tübingen

Asay TP, Lambert MJ (2001) Empirische Argumente für die allen Therapien gemeinsamen Faktoren: quantitative Ergebnisse. In: Hubble M, Duncan B, Miller S (Hrsg) So wirkt Psychotherapie: Empirische Ergebnisse und praktische Folgerungen. modernes lernen, Dortmund, S 41–81

Bandler R, Grinder J (1975) Patterns of the hypnotic techniques of Milton H. Erickson M.D., Bd 1. Meta Publications, Cupertino

Benson H, Beary JF, Carol MP (1974) The relaxation response. Psychiatry, 37(1):37–46

Bongartz W, Bongartz B (2000) Hypnosetherapie, 2 korr Aufl. Hogrefe, Göttingen-Bern-Toronto-Seattle

Bunge M (1980) The mind-body problem: a psychobiological approach. Pergamon Press, Oxford

Chien CH, Huang XY, Hsu SP, Yen YH, Pan HS, Yen FC (2022) Self-efficacy and positive thinking as predictors of health-related quality of life in women with stress urinary incontinence. BMC Women's Health, 22(1):444

Darko DF, Wilson NW, Gillin JC, Golshan S (1991) A critical appraisal of mitogen-induced lymphocyte proliferation in depressed patients. Am J Psychiatry, 148(3):337–344

Deltito JA (1984) Hypnosis in the treatment of acute pain in the emergency department setting. Postgrad Med J 60(702):263–266

Dilling H, Mombour W, Schmidt MH (Hrsg) (1991) ICD-10: Internationale Klassifikation psychischer Störungen: Klinisch-diagnostische Leitlinien, 10 Aufl, Bd V (F). Huber, Bern

Dumitrescu AL, Zetu L, Teslaru S (2012) Instability of self-esteem, self-confidence, self-liking, self-control, self-competence and perfectionism: associations with oral health status and oral health-related behaviours. Int J Dent Hyg, 10(1):22–29

Dünzl G (2011) Hypnotherapeutische Kommunikation am Unfallort und in der Ersten Hilfe, MEG Jahrestagung 19. – 22. März 2009 Bad Kissingen

Erickson MH, Rossi E (1999) Hypnotherapie: Aufbau, Beispiele, Forschungen (Stein B, Übers), 5 Aufl, Bd 49. Pfeiffer bei Klett-Cotta, Stuttgart

Esdaile J (1846) *Mesmerism in India and its practical application in surgery and medicine.* Longmann, Brown, Green and Longmans, London

Evans DL, Leserman J, Pedersen CA, Golden RN, Lewis MH, Folds JA, Ozer H (1989) Immune correlates of stress and depression. Psychopharmacol Bull, 25(3):319–324

Ferreira G, Bernardo AC, Carvalho A, Pereira MG (2023) Relax to heal? Perspectives of patients with diabetic foot ulcers and health professionals on relaxation sessions for wound healing. Adv Skin Wound Care, 36(6):1–10

Flory N, Salazar GM, Lang EV (2007) Hypnosis for acute distress management during medical procedures. Int J Clin Exp Hypn 55(3):303–317

Frank JD, Frank JB (1991) Persuasion and healing. a comparative study of psychotherapy, 3 Aufl. Johns Hopkins University Press, Baltimore

Freud S (1890) Psychische Behandlung – Seelenbehandlung. In: Kossman R, Weiss J (Hrsg) Die Gesundheit: Ihre Erhaltung, ihre Störung, ihre Wiederherstellung, Bd 1. Union Deutsche Verlagsgesellschaft, Stuttgart, S 368–384

Glass L, Mackey MC (1988) From clocks to chaos: The rhythms of life. Princeton University Press, Princeton

Grawe K, Donati R, Bernauer F (1994) *Psychotherapie im Wandel. Von der Konfession zur Profession.* Hogrefe, Göttingen

Grinder J, DeLozier J, Bandler R (1977) Patterns of the hypnotic techniques of Milton H. Erickson M.D., Bd 2. Meta Publications, Cupertino

Gruber U (2001) Naturheilkunde. Von Akupunktur bis Zilgrei: 60 Methoden im Vergleich. Jean Frey AG, Zürich

Gruzelier J, Clow A, Evans P, Lazar I, Walker L (1998) Mind-body influences on immunity: lateralized control, stress, individual differences predictors, and prophylaxis. Ann N Y Acad Sci, 851:487–494

Hansen E, Bejenke C (2010) Negative and positive suggestions in anaesthesia: Improved communication with anxious surgical patients. Anaesthesist 59(3):199–202, 204–196, 208–199

Hansen E, Zimmermann M, Duenzl G (2010) Hypnotic communication with emergency patients. Notfall & Rettungsmedizin 13(4):314 321

Häuser W, Hagl M, Schmierer A, Hansen E (2016) Wirksamkeit, Sicherheit und Anwendungsmöglichkeiten medizinischer Hypnose: Eine systematische Übersicht von Metaanalysen. Dtsch Aerztebl 113(17):289

Held A, Kemmler-Kell T (2016) Notfall-Hypnose: Ein neues rettungsdienstliches Verfahren in Deutschland. Rettungsdienst 39(6):544–546

Hesse H (1972) Kurgast und die „Aufzeichnungen von einer Kur in Baden", Bibliothek Suhrkamp, Bd 329. Suhrkamp, Frankfurt a. M

Hoareau J (1996) Klinische Hypnose. Kohlhammer, Stuttgart

Hufeland CW (1784) Mesmer und sein Magnetismus. Teutscher Merkur, 60–90:161–178

Hüllemann K-D (2013) Patientengespräche besser gestalten. Gebrauchsanleitung für helfende Kommunikation. Carl-Auer, Heidelberg

Ito K, Schmid GB (2012) A study of the interdisciplinary and playful characteristics of „Phantasy Therapy" and the taboos of psychosistherapy. Proceedings of the Scientific Society for Human and Environmental Studies 17:3–18

Jacobs DT (1991) Patient communication for first responders and EMS personnel: The first hour of trauma. Brady, Kansas

Jacobs GD (2001) The physiology of mind-body interactions: the stress response and the relaxation response. J Altern Complement Med 7(Suppl 1):S83-92

Jerath R, Barnes VA (2009) Augmentation of mind-body therapy and role of deep slow breathing. J Complement Integr Med 6(1):1–7

Kossak H-C (2004) Hypnose. Lehrbuch für Psychotherapeuten und Ärzte. Beltz, Basel

Kötting SE, Greschus S (1999) Ferdinand Sauerbruch (1875–1951). *J Invest Surg, 12*(1):1–2, front cover

Lambert MJ (1992) Implications of outcome research for psychotherapy integration. In: Norcross JC, Goldfried MR (Hrsg) Handbook of psychotherapy integration. Basic Books, New York, S 94–129

Lang E (2019) Comfort talk®: from the waiting room to the treatment suite. Dtsch Z Zahnarztl Hypn 25(1):22–24

Lang EV (2012) A better patient experience through better communication. J Radiol Nurs 31(4):114–119

Lang EV, Hatsiopoulou O, Koch T, Berbaum K, Lutgendorf S, Kettenmann E, Logan H, Kaptchuk TJ (2005) Can words hurt? Patient-provider interactions during invasive procedures. Pain, 114(1–2):303–309

Lasogga F, Gasch B (2006) Psychische Erste Hilfe bei Unfällen. Stumpf + Kossendey, Wien

Lown B (2004) Die verlorene Kunst des Heilens. Suhrkamp, Berlin

Moreira MdF, Gamboa OL Pinho Oliveira MA (2023) Cognitive-affective changes mediate the mindfulness-based intervention effect on endometriosis-related pain and mental health: A path analysis approach. Eur J Pain, 27(10):1187–1202

Neumeyer A-E (2016) Die Angst vergeht, der Zauber bleibt: Therapeutisches Zaubern in Arztpraxen und Krankenhäusern. Mabuse, Frankfurt a. M.

NZZ, gedruckte Ausgabe Nr. 41 vom 19. Feb. 2003, S. 61: „Heilen in anderen Wirklichkeiten"

Olness K (1981) Imagery (Selfhypnosis) as an adjunct therapy in childhood cancer: Clinical experience with 25 patients. Am J Pediatr Hematol Oncol, 3:313–321

Olness K (1989) Hypnotherapy: a cyberphysiologic strategy in pain management. Pediatr Clin North Am, 36(4):873–884

Redaktion Mayo Clinic Women's Healthsource (2001). Optimism. Positive thinking may improve your health. Mayo Clinic Womens Healthsource 5(7):7

Perry S (1994) In reply (letter to the editor). Arch Gen Psychiatry 51:247–248

Perry S, Fishman B, Jacobsberg L, Frances A (1992) Relationships over 1 year between lymphocyte subsets and psychosocial variables among adults with infection by human immunodeficiency virus. Arch Gen Psychiatry, 49(5):396–401

Peseschkian H (2004) Salutogenetische Psychotherapie: Ressourcenorientiertes Vorgehen aus der Sicht der Positiven Psychotherapie. Psychotherapie Forum 12:16–25

Rossi EL (1986) The psychobiology of mind-body healing: new concepts of therapeutic hypnosis. Norton, New York

Rossi EL, Cheek DB (1994) Mind-body therapy. Methods of ideodynamic healing in hypnosis. Norton, New York

Sauerbruch F, Wenke H (1936) Wesen und Bedeutung des Schmerzes. Junker & Dünnhaupt, Berlin

Schlitz M, Amorok T, Micozzi MS (2005) Consciousness & healing: integral approaches to mind-body medicine. Elsevier, St. Louis, Missouri

Schmid GB (2000a) Das Geheimnis psychogener Todesfälle. *intra – Psychologie und Gesellschaft* 45:14–23

Schmid GB (2000b) Tod durch Vorstellungskraft: Das Geheimnis psychogener Todesfälle, Springer, Wien

Schmid GB (2005a) Phantasy therapy: a novel theoretic and therapeutic approach for the special treatment of psychotic patients in general psychiatry. In: Abelian ME (Hrsg) Focus on psychotherapy research, Bd 2005. Nova Science, New York, S 1–50

Schmid GB (2005) Phantasy Therapy: Use of Story in Group Psychotherapy. Psychiatric Times, 22(14):68–74

Schmid GB (2008) Consciousness medicine: what can we learn about mind-body healing from psychogenic death phenomena? In: Luca BND (Hrsg) Mind-body and relaxation research focus, Bd 2007. Nova Science, New York, S 93–138

Schmid GB (2009) Tod durch Vorstellungskraft: Das Geheimnis psychogener Todesfälle, 2. Aufl. Springer, Wien

Schmid GB (2010) Phantasietherapie in der Behandlung von Psychosen: Vorstellungskraft als Antipsychotikum. Schweiz Z Ganzheitsmed 22(5):282–284

Schmid GB (2013) Bewusstseinsmedizin: Psychogene Heilung durch Vorstellungskraft. Jahreszeitschrift der Deutschen Gesellschaft für Hypnose und Hypnotherapie e. V. Suggestionen 6–40

Schmid GB (2015) Und der Medizinmann sprach: „Du musst sterben ...!", also musst du ? Wirkung der Vorstellungskraft auf Heilung, Krankheit und Tod. In: Muffler E (Hrsg) Kommunikation in der Psychoonkologie. Der hypnosystemische Ansatz. Carl-Auer-Systeme, Heidelberg, S 179–217

Schmid GB (2018) Selbstheilung stärken: Wie Sie durch Vorstellungskraft Ihre Gesundheit optimieren. Springer, Heidelberg

Schmid GB (2022) Unterstützung der Selbstheilungskräfte bei Krebs. In: Schwegler C (Hrsg) Medizinische Kommunikation: Gesprächsführung in Krankenhäusern und in der ambulanten Patientenversorgung. Urban & Fischer in Elsevier, München, S 59–62

Schmid GB, Wanderer S (2007) Phantasy therapy: statistical evaluation of a new approach to group psychotherapy for stationary and ambulatory psychotic patients. Forsch Komplementmed 14(4):216–223

Schmid GB, Eisenhut R, Dämpfle S, Frei K, Ito K (1997) Phantasietherapie: In der Phantasie die Realität wieder finden. Tandem, 2:21–23

Schmid GB, Eisenhut R, Rausch A, Ito K, Dämpfle S, Frei K (2002) Phantasy therapy in psychiatry: rediscovering reality in phantasy. A special treatment for in- and outpatients in general psychiatry. Forsch Komplementarmed Klass Naturheilkd, 9(5):283–291

Schröder H (2016) Das Nocebophänomen – Wie Kommunikation krank machen kann. Erfahrungsheilkunde, 65:84–89

Schröder H (2016b) Nocebo-Antworten in der komplementären Medizin: Möglichkeiten ihrer Vermeidung. EHK 65(04):201–205

Schröder H (2017) Placebo und Nocebo, Salutogenese bei Krebs. Auditorium Netzwerk, Hamburg

Shan Y, Ji M, Xie W, Qian X, Li R, Zhang X, Hao T (2022) Language use in conversational agent-based health communication: systematic review. J Med Internet Res, 24(7):e37403

Shapiro AK, Shapiro E (1997) The powerful placebo: from ancient priest to modern physician. The Johns Hopkins University Press, London

Sloterdijk P (1985) Der Zauberbaum. Die Entstehung der Psychoanalyse im Jahr 1785. Ein epischer Versuch zur Philosophie der Psychologie. Suhrkamp, Frankfurt.

Sommer SJ (1996) Mind-body medicine and holistic approaches. The scientific evidence. Aust Fam Physician 25(8):1233–1237, 1240–1231, 1244

Stefano GB, Fricchione GL, Esch T (2006) Relaxation: molecular and physiological significance. Med Sci Monit, 12(9):HY21–31

Stein M (1992) Future directions for brain, behavior, and the immune system. Bull N Y Acad Med 68(3):390–410

Stein M, Miller AH, Trestman RL (1991) Depression, the immune system, and health and illness. Findings in search of meaning. Arch Gen Psychiatry, 48(2):171–177

Stein S, Hermanson K, Spiegel D (1993) New directions in psycho-oncology. Curr Opin Psychiatry, 6:838-846

Taylor SE (1993) Positive illusions and affect regulation. In: Wegner DM, Pennebaker JW (Hrsg) Handbook of mental control. Prentice-Hall, Englewood Cliffs, S 325–343

Taylor SE, Kemeny ME, Reed GM, Bower JE, Gruenewald TL (2000) Psychological resources, positive illusions, and health. Am Psychologist, 55(1):99–109

Tononi G (2008) Consciousness as integrated information: a provisional manifesto. Biol Bull 215(3):216–242

Tononi G, Edelman GM (2000) Schizophrenia and the mechanisms of conscious integration. Brain Res Brain Res Rev 31(2–3):391–400

Tušl M, de Bloom J, Bauer GF. Sense of coherence, off-job crafting, and mental well-being: A path of positive health development. Health Promot Int. 2022 Dec 1;37(6):daac159. https://doi.org/10.1093/heapro/daac159. PMID: 36440899; PMCID: PMC9703811.

van de Venter R (2023) Foregrounding mental health and wellness. J Med Imaging Radiat Sci 54(2S):S1–S2

Van Kuiken D (2004) A meta-analysis of the effect of guided imagery practice on outcomes. J Holist Nurs 22(2):164–179

Varga K (2010) Beyond the words: communication and suggestion in medical practice. Nova Science Publishers, New York

Wehrli H (2014) Hypnotische Kommunikation und Hypnose in der ärztlichen Praxis (Hypnotic communication and hypnosis in clinical practice). Praxis 103(14):833–839

Wolberg LR (1977) The technique of psychotherapy, 3. Aufl. Grune & Stratton, New York

Wolberg LR (2015) What is effective in the therapeutic process? A round table discussion. 1957. Am J Psychoanal, 75(2):182–187

Darmzentrierte Hypnotherapie

> *„Das Glück ist wie ein Schmetterling: Jag ihm nach und er entwischt dir; setz dich hin und er lässt sich auf deiner Schulter nieder."*
>
> unbekannt

Einführung

Der Heilungsprozess ist wie ein Schmetterling, und jede Heilung – egal, ob es sich um ein Reizdarmsyndrom oder irgendeine andere Krankheit handelt – ist eine Selbstheilung. Dabei kann die Vorstellungskraft als Heilmittel dienen (Schmid 2015a), insbesondere mithilfe der medizinischen Hypnose. Selbstverständlich bezieht die Selbstheilung die üblichen medizinischen Behandlungsmaßnahmen („treatment as usual", TAU) mit ein, die somit in ihrer Wirkung potenziert werden können.[1] Der Placebo-/Sanaboeffekt (Wehrli 2014) spielt auch bei Darmerkrankungen eine maßgebliche Rolle für einen günstigen und optimal gestärkten Heilungsprozess – siehe z. B. (Kaptchuk 2011; Kaptchuk et al. 2010; Walach und Jonas 2004).

Mit der Diagnose einer Darmerkrankung, wie z. B. Reizdarmsyndrom, Colitis ulcerosa oder Morbus Crohn, tauchen beim Betroffenen viele drängende Fragen und Zukunftsängste auf, die in diesem Kapitel angesprochen werden.

Nachfolgend finden sich zunächst einige Basisinformationen, die aus meiner Sicht – nach gut 30 Jahren Erfahrung – für jeden Psycho- und Hypnotherapeuten, der mit darmerkrankten

---

[1] Siehe Punkt 4 der SDE-Methode im Abschn. „Die SechsDramaturgischeElemente(SDE)-Methode zur Selbstheilung" in Kap. „Bewusstseinsmedizin: Selbstheilung durch Vorstellungskraft".

Menschen arbeitet, unerlässlich sind; grundsätzlich ist es hilfreich, wenn der Therapeut bereits mit dem enterischen Nervensystem, Mikrobiom und dem Reizdarmsyndrom vertraut ist – siehe Abschn. „Addendum".

Reizdarmsyndrom (RDS)

Der Darm kann nur mit einer beschränkten Anzahl von Beschwerden bzw. Symptomen auf Störungen reagieren, z. B. mit Schmerzen, Blähungen, Krämpfen, Durchfall oder Verstopfung. Diese Symptome können auf den Beginn einer Störung (z. B. Allergie) aufmerksam machen oder auch ihren Endpunkt anzeigen, wenn eine definitive Reparatur der Störung aus eigener Kraft für den Körper nicht (mehr) möglich ist (z. B. Bauchspeicheldrüsenkrebs).

Ein Darmleiden kann sehr unterschiedliche Ursachen haben, sodass zunächst eine ärztliche Abklärung der Ursachen erfolgen sollte, um die Diagnose einer Erkrankung festzustellen bzw. um körperliche Ursachen auszuschließen. Die Behandlung sollte genau abgestimmt sein. Bei anhaltenden Beschwerden empfiehlt sich daher ein Arztbesuch. Für den Zweck dieses Abschnitts beschränke ich mich beispielhaft auf das Reizdarmsyndrom.

Der Begriff *Reizdarmsyndrom* („RDS" oder auf Englisch „Irritable Bowel Syndrome", IBS) ist relativ neu, aber die Menschen leiden schon seit Jahrtausenden an ähnlichen Symptomen (Dance 2016). Das Reizdarmsyndrom ist weltweit mit etwa 11 % (Menschen aller Rassen, Geschlechter und sozioökonomischer Schichten) eine der häufigsten und oft sehr schwächenden chronischen, funktionellen Magen-Darm-Erkrankungen (Lovell und Ford 2012), wobei ca. 30 % dieser Menschen einen Arzt aufsuchen (Canavan et al. 2014).

Das Reizdarmsyndrom ist eine lähmende Krankheit. Sie geht einher mit wiederkehrenden Bauchschmerzen und Veränderungen des Stuhlgangs (Verstopfung, Durchfall oder beides) sowie Symptomen (z. B. Energielosigkeit, Müdigkeit, Rückenschmerzen, Harndrang), die nicht mit dem Darm in Verbindung zu stehen scheinen (Lacy 2016).

Häufig gibt es eine Überlappung von verschiedenen funktionellen gastrointestinalen Störungen (FGIS)[2]: „irritable bowel", funktionelle Dysphagie im oberen Gastrointestinaltrakt (GI-Trakt), funktionelle Verstopfung und Durchfall u. a. mit einer Gesamtprävalenz von ca. 35 % (Moser 2007). Viele Faktoren tragen zur Entstehung von FGIS bei: Angst, Stress[3], Trauma (Burke et al. 2017), Missbrauch (Drossman et al. 1995; Perona et al. 2005; Ringel et al. 2008; Scarinci et al. 1994), massive Schmerzerfahrung,

---

[2] Bei einer funktionellen Störung fehlen organpathologische Befunde, d. h. eine organische Erkrankung, die die Symptome erklären könnte, wird nicht gefunden.
[3] Bei Stress fließt das Blut primär in die Muskeln und das Hirn, damit man schneller und länger wegrennen kann. Der Darm hingegen ist bei Stress eher unterversorgt.

„Catastrophizing" (Lackner und Quigley 2005), Brain-Gut-Dysfunktion, viszerale Hypersensitivität, Dysmotilität, Entzündung, GI-Infektionen, genetische Prädisposition, Nahrungsmittelsensitivität/-unverträglichkeit und Umweltfaktoren. Patienten mit einem Reizdarmsyndrom verzweifeln immer wieder und denken sogar an Suizid (Miller et al. 2004).

Unter Berücksichtigung der klinischen Merkmale und des Konzepts der zentralen Übererregbarkeit wurde ein Modell vorgeschlagen, nach dem Bauchschmerzen aufgrund

- chronisch entzündlicher Erkrankungen des Darms,
- funktioneller Darmstörungen (z. B. Reizdarmsyndrom),
- nicht kardialer Brustschmerzen,
- Dyspepsie ohne Ulcera

durch mehrere Mechanismen entweder allein oder in Kombination entstehen könnten (Mayer und Gebhart 1994).

Die Diagnose des Reizdarmsyndroms beruht auf den Symptomen und immer noch auf dem Ausschluss anderer Erkrankungen. Das ist für die Patienten belastend, für die Ärzte frustrierend und für das Gesundheitssystem ineffizient. Die Versuche, Atemtests oder Biomarker für das Reizdarmsyndrom zu entwickeln, waren bisher enttäuschend (Grayson 2016b).

Ein Reizdarmsyndrom liegt vor, wenn folgende Punkte erfüllt sind (Siegmund-Schultze 2021):

1. Patienten leiden an chronischen (> 3 Monate) oder rezidivierenden Beschwerden wie Bauchschmerzen und Blähungen, die auf den Darm bezogen werden und in der Regel mit Veränderungen des Stuhlgangs einhergehen.
2. Aufgrund der Symptome sorgen sich Patienten; ihre Lebensqualität ist in relevantem Maße beeinträchtigt.
3. Andere schwere Erkrankungen wie z. B. Colitis ulcerosa, Morbus Crohn, mechanische Obstruktion, Malignome, gynäkologische Erkrankungen und Infektionen müssen ausgeschlossen sein.

Leitlinien, wie z. B. von Propst et al. (2003) oder von der Arbeitsgemeinschaft der Wissenschaftlichen Medizinischen Fachgesellschaften e. V. (AWMF-Leitlinien)[4], geben Ärzten eine praktische Orientierung. Eine Symptomdauer von > 2–3 Wochen aber < 3 Monaten rechtfertige nicht die Diagnose RDS. Dennoch gelten die Empfehlungen auch für diese Patienten, denn auch sie bedürfen einer diagnostischen Abklärung und sollten nicht vertröstet werden.

---

[4] https://register.awmf.org/assets/guidelines/021-016l_S3_Definition-Pathophysiologie-Diagnostik-Therapie-Reizdarmsyndroms_2022-02.pdf.– zugegriffen am 03.05.2025.

Die meisten Patienten mit funktionellen Störungen scheinen in erster Linie eine verstärkte Wahrnehmung physiologischer Ereignisse zu haben. Normale Reize wie der Verdauungsvorgang, laute Darmgeräusche oder Stuhldrang werden nicht einfach zur Kenntnis genommen und „abgelegt", sondern gleich als Schmerz oder Fehlfunktion wahrgenommen, als imperative Handlungsanweisung interpretiert und als besorgniserregend bewertet (psychologisch gefiltert).

Trotz der Häufigkeit der Erkrankung, der damit verbundenen erheblichen Gesundheitskosten und der Beeinträchtigung der Lebensqualität der Betroffenen ist das Verständnis der Ätiologie bisher begrenzt. Da psychologische Komorbidität beim Reizdarmsyndrom stark ausgeprägt ist (Häuser et al. 2019; Moser et al. 2018), glaubte man lange, dass die Störung nur in der Psyche existiert. Durch die verbesserte Diagnostik und die Anerkennung der Ursache im Zusammenspiel zwischen dem Mikrobiom und der Psyche hat sie die Aufmerksamkeit der modernen medizinischen und hypnotherapeutischen Forschung gewonnen (Queiroz et al. 2022).

Ursachen des Reizdarmsyndroms

Es gibt inzwischen gute Belege dafür, dass es sich beim Reizdarmsyndrom um eine multifaktorielle Erkrankung handelt. Bei geschwächtem oder gar fehlendem „Filter" (viszerale Hypersensitivität der Darmmotilität) können Darmbeschwerden entstehen, wobei ernährungsbedingte und psychosoziologische Aspekte eine ebenso wichtige Rolle (Lea und Whorwell 2004) für die Pathophysiologie spielen wie das Mikrobiom (Pimentel und Lembo 2020); zudem sind psychosomatische Komorbiditäten nicht selten (Katsnelson 2016; Peter et al. 2018a; Pimentel und Lembo 2020). Eine derartige Vieldeutigkeit begünstigt Spekulationen und Mythen, die sich um die Krankheit RDS ranken, wie z. B. die Theorie, dass man nicht in Einklang mit sich selbst lebt. Die bisherigen Forschungsergebnisse lassen sich vier Bereichen zuordnen: 1. zugrunde liegende pathophysiologische Mechanismen[5]; 2. Verknüpfungen zwischen RDS und Psyche; 3. Einfluss diätetischer Maßnahmen und 4. verbesserte Diagnostik, z. B. Biomarker (Grayson 2016a).

Präklinische und klinische Belege unterstützen das Konzept der bidirektionalen Wechselwirkungen zwischen Gehirn und Darm und Darmmikrobiom – siehe Abschn. „Addendum". Es wurde untersucht, ob Unterschiede in der Zusammensetzung des Darmmikrobioms zu Untergruppen führen und ob es Korrelationen zwischen Darmmikrobiom-Messungen und strukturellen Gehirnsignaturen bei RDS gibt (Labus et al. 2017, 2019).

Auch wenn die Ursachen des RDS bislang nicht eindeutig geklärt sind, kann als sicher gelten, dass bei einer Veranlagung der Noceboeffekt eine maßgebende Rolle spielt

---

[5] Unter anderem wird die Malabsorption von Gallensäuren vermutet.

und sich ungünstig auf den Verlauf der Krankheit auswirken kann (Schmid 2009, 2010, 2011a, 2015a, 2016a, 2018a). Der Noceboeffekt entsteht durch den Stress einer irrationalen, negativen Haltung der Krankheit gegenüber: ein Gefühl der Ausweg-, Hilf- und Hoffnungslosigkeit gekoppelt mit emotioneller Isolation und Resignation. Dieses Phänomen wird in der medizinischen Literatur als der „Sich-aufgeben-/Aufgegeben-sein-Komplex" bezeichnet (Stumpfe 1973), wie im Kap. „Bewusstseinsmedizin: Selbstheilung durch Vorstellungskraft", Abschn. „Wunderheilung" schon erwähnt.

Behandlungskonzepte

Für die Entwicklung gezielter psychobiologischer Behandlungen bräuchte es mehr Wissen über die spezifischen Mechanismen potenzieller Ursachen. Es gibt etliche Beobachtungen, die für einen Zusammenhang zwischen RDS und Psyche sprechen, aber keinerlei Hinweise auf eine Systematik: Angstzustände und Depressionen gehen z. B. manchmal mit dem Reizdarmsyndrom einher. Durch RDS kommt es zu Veränderungen im Serotoninsystem (Spiller und Garsed 2009a), und Serotonin spielt eine Rolle bei psychischen Erkrankungen (Kohen et al. 2016).

Allerdings bleibt unklar, ob das Reizdarmsyndrom im Darm beginnt und psychische Probleme nach sich zieht oder umgekehrt (Henne-oder-Ei-Problem).

Somatische Maßnahmen wie Antibiotika, Diät und fäkale Mikrobiota-Transplantation (FMT) – siehe Abschn. „Addendum" – werden mit unterschiedlichem Erfolg zur Linderung der Symptome des Reizdarmsyndroms eingesetzt (Pimentel und Lembo 2020). Obwohl z. B. in einer Studie mit abgetöteten Probiotika[6] weniger Schmerzen und eine leichte Verbesserung weiterer Symptome bei 34 % der Reizdarmpatienten erreicht wurden (Sieb 2020a), liegt diese Rate (um 30 %) im Bereich der Besserung durch Placebo. Auf jeden Fall kann die medizinische Hypnose die Selbstheilung wirksam unterstützen, da sie alle möglichen Gründe wie auch hilfreichen Mittel akzeptiert: Ziele wären eine Potenzierung der üblichen somatischen Maßnahmen („treatment as usual", TAU) und die Stärkung der inhärenten Selbstheilungskräfte (Moser et al. 2013, 2018; Peter et al. 2018a, b; Peter et al. 2018b; Schaefert et al. 2014).

Beim Reizdarmsyndrom ist eine multidisziplinäre Betreuung empfehlenswert, die neben der gastroenterologischen Betreuung eine spezifische Ernährungsberatung (Böhn et al. 2015), ggf. eine Eliminationsdiät (Fleck 2021) sowie u. a. medizinische Hypnose, psychiatrisch-psychologische Betreuung, Physiotherapie und Biofeedback umfasst (Basnayake et al. 2020). Diese Empfehlungen dürften auch bei anderen Darmbeschwerden hilfreich sein.

---

[6] Probiotika enthalten lebende gesundheitsfördernde Bakterien, während es sich bei den Präbiotika um Ballaststoffe handelt, die das Wachstum von Mikroorganismen stimulieren.

Hypnotherapie als Behandlungsweg

Wie im vorhergehenden Kapitel (siehe Abschn. „Hypnose") bereits gesagt, herrscht immer dann Hypnose, wenn eine Suggestion zur glaubwürdigen Realität wird. Suggestionen werden psychisch und körperlich erlebt und führen zu den allgemeinen hypnotischen Phänomenen (siehe Kap. „Medizinische Hypnose: Das Werkzeug der Bewusstseinsmedizin", Abschn. „Hypnose in der Therapie: Medizinische Hypnose") und daneben auch zu subjektiven Veränderungen wie

- gewissen gastrointestinalen Empfindungen (meist Besserung durch Hypnotherapie), z. B. Völlegefühl, Schmerz, nicht kardiale Brustschmerzen (Jones et al. 2006), Übelkeit, funktionelle Dyspepsie (Calvert et al. 2002).
- gewissen objektiven gastrointestinalen Funktionen (meist Besserung durch Hypnotherapie), z. B. Magensäuresekretion, Blähungen, gastroduodenale Motilität, orozökale Transitzeit, Kolonmotilität, rektale Schmerzschwelle (Chiarioni et al. 2006; Klein und Spiegel 1989; McDonald-Haile et al. 1994; Tan et al. 2005).

In einer älteren Studie wurden 30 Patienten mit schwerem refraktärem Reizdarmsyndrom nach dem Zufallsprinzip entweder einer Hypnotherapie oder einer Placebobehandlung mit unterstützender Psychotherapie zugeteilt (Whorwell et al. 1984). Die Hypnotherapie-Patienten zeigten eine umfassende bzw. signifikante Verbesserung in allen Bereichen (Bauchschmerzen, Überdehnung des Bauchs, Stuhlgewohnheiten und allgemeines Wohlbefinden); während der 3-monatigen Nachbeobachtungszeit wurden keine Rückfälle und keine neuen Symptome beobachtet. Die Placebopatienten zeigten eine kleine, aber signifikante Verbesserung der Bauchschmerzen, der Überdehnung des Bauchs und des allgemeinen Wohlbefindens, nicht aber der Stuhlgewohnheiten. Der Unterschied zwischen den beiden Gruppen war hochsignifikant. Ähnliche Erfolge wurden auch in neueren Studien gefunden (Kinsinger et al. 2021; Roberts et al. 2006; Schaefert et al. 2014). Die aktuelle Studienlage spricht bei Anwendung von Hypnose von einem langfristigen Erfolg bei der Reduktion der Symptomschwere über mehrere (> 5) Jahre (Gonsalkorale 2006; Rainville et al. 1997; Tan et al. 2005; Whorwell und Lea 2004 – siehe auch Vlieger et al. 2007).

Für die Behandlung mit medizinischer Hypnose ist es prinzipiell nicht wichtig zu wissen, ob das Reizdarmsyndrom im Darm beginnt und dann psychische Probleme verursacht oder ob Reizdarmsymptome primär einen psychischen Auslöser haben (Henne-oder-Ei-Problem). Beide Aspekte werden behandelt, je nach Schwerpunkt wird die Dramaturgie der Selbstheilungsgeschichte (siehe Abschnitt „Fallbeispiel einer typischen Behandlung des Reizdarmsyndroms mit der SDE-Methode") anders gewichtet.

Eine gewisse Fürsorge für sich selbst, die eine Vorsorge vor möglichen Krankheiten impliziert, bildet stets die Basis der Selbstheilung. Eine ausgewogene Ernährung gemäß der Ernährungspyramide (Myklebust 2006), eine gute Work-Life-Balance, ein wohlwollendes Beziehungsnetz, regelmäßige Bewegung und ausreichend Schlaf gehören ebenso dazu wie ein maßvoller Umgang mit Alkohol, Zigaretten und Drogen. Hilfreich sind eine möglichst akzeptierende und zuversichtliche Lebenseinstellung, Erholungsphasen und 4:6-Atemübungen – siehe z. B. Benson 1982; Howorka et al. 2013; Jerath und Barnes 2009; Lin et al. 2014; Pal et al. 2014; Porges 2011; Schmid 2011b, 2016b, 2018b. Die Stresshormonspiegel bleiben dann tief, und der Parasympathikus und das Immunsystem können optimal arbeiten.

Die Darm-Gehirn-Achse spielt eine zentrale Rolle bei abdominalen Beschwerden und ihrer Behandlung mit medizinischer Hypnose: Über die HPA-Achse (Hypothalamus-Hypophysen-Nebennieren-Achse, im Englischen „hypothalamic-pituitary-adrenocortical axis") bekommt das Gehirn Informationen über den Zustand des Darms und umgekehrt. Sobald Reize im Gehirn verstärkt werden, z. B. bei Hypersensitivität, Stress und Trauma, wird ein „Alarmprogramm" in der Darm-Hirn- bzw. HPA-Achse aktiviert. Dank dieser HPA-Achse kann Hypnose heilsam auf Darmbeschwerden einwirken:

- Über die Aktivierung des Nervus vagus während der Entspannung wird das Erregungsniveau im Magen-Darm-Trakt abgesenkt. Zum Beispiel hat langjährige, regelmäßige Meditation eine positive Wirkung auf die Darmflora (Sun et al. 2023). Besonders interessant ist die Beobachtung, dass die transkutane Stimulation des Vagusnervs (taVNS) über das rechte Ohrläppchen (*Cymba conchae*) die Kopplung zwischen Magen und Gehirn signifikant erhöht (Muller et al. 2022).
- Heilsame innere Prozesse werden mithilfe von inneren Selbstheilungsbildern unter Trance initiiert.
- Im Großhirn werden Schemata verändert: eine Entmystifizierung der Symptomatik, ein „Umdeuten" der Reize, ein erhöhtes Verständnis für und eine verbesserte Akzeptanz der üblichen medizinischen Behandlung („treatment as usual", TAU) und deren Potenzierung in Trance (Reframing).

Standardisierte Gruppenhypnoseangebote

Gruppenhypnoseangebote, die auf Bauchbeschwerden ausgerichtet sind, führen erwiesenermaßen zu einer signifikanten Verminderung von Reizdarmbeschwerden (IBS-Impact-Scale, körperliche Schmerzen u. a.). Eines der ersten Angebote basiert auf dem Manchester-Protokoll des britischen Gastroenterologen Prof. Dr. med. Peter Whorwell (Whorwell 2006):

- Hypnotische Induktion (kurz und direktiv ohne Berücksichtigung von psychischen Komorbiditäten).
- Wärmesuggestionen: Der Patient wird gebeten, seine Hand auf den Teil des Bauches zu legen, der am meisten schmerzt. Es wird dann eine Suggestion von Wärme in der betreffenden Hand gegeben, die sich auf den Bauch ausdehnt. Die Wärme soll der Patient mit der Beherrschung der Darmfunktion in Verbindung bringen.

- Vorstellung der Normalisierung der Darmmotilität, z. B. Meereswellen werden sanfter oder ein Fluss mit kristallklarem Wasser, das im Sonnenlicht glitzert, fließt ruhiger
  - bei Diarrhö: Ein Gebirgsfluss mit hoher Flussgeschwindigkeit wird langsamer und langsamer und langsamer ...
  - bei Obstipation: Ein träge dahinfließender Fluss im Flachland wird nach und nach schneller und schneller und schneller ...
- Während des Experimentierens mit solchen Bildern in Trance stärken Suggestionen das Selbstvertrauen und die Kontrolle über die eigenen Darmfunktionen.
- Ab der 7. Sitzung erfolgen Suggestionen mit dem Ziel, neue Verbindungen zwischen Hirn und Darm zu knüpfen und stabil zu etablieren.
- Posthypnotische Suggestionen zur Erreichung des Ziels werden gegeben.

Ein anderes bekanntes Gruppenhypnoseangebot findet im Allgemeinkrankenhaus Wien, Abteilung Gastroenterologie, unter der Leitung von Frau Prof. Dr. med. Gabriele Moser statt (Wiener Protokoll) (Moser et al. 2013; Peter et al. 2018a, b; Schaefert et al. 2014):

- Erste Sitzung mit ausführlicher Erklärung der Hypnose und ihrer Wirkung auf den GI-Trakt
- 10 Sitzungen à 45 min binnen 12 Wochen
- 6 Patienten pro Gruppe
- Fragebögen zur Evaluation (Screening):
  - vor der 1. Sitzung
  - nach Sitzung 1, 5 and 10
  - 3, 6 und 12 Monate nach Therapieende
  - Selbsthypnose zu Hause während der Therapieperiode (Compact Disc [CD], 1-mal/Tag) und bei Bedarf nach Therapieende

Kosten-Nutzen-Analysen dieser und anderer hypno-/psychotherapeutischer Angebote belegen eine signifikante Kostenreduktion gegenüber Routinebetreuung und medikamentöser Behandlung (Creed et al. 2003). Hypnose ist zweifellos eine wirksame Ergänzung der Reizdarmbehandlung (Walters und Oakley 2006).

Individuelle Hypnotherapie: Die SechsDramaturgischeElemente(SDE-)Methode

Die individuell zugeschnittene darmzentrierte Hypnotherapie ist ein etablierter Bestandteil der evidenzbasierten Schulmedizin zur Stärkung der Heilungsprozesse {Moser et al. 2013, Long-term success of GUT-directed group hypnosis for patients with refractory irritable bowel syndrome: a randomized controlled trial;Peter, 2018 #12.092;Peter, 2018 #12.093;Schmid, 2018a, b, c, Selbstheilung stärken: Wie Sie durch Vorstellungskraft Ihre Gesundheit optimieren}. Sie schwächt die Beschwerden (Minimierung des

Noceboeffekts) und stärkt gleichzeitig die Selbstheilung (Maximierung des Placebo-/ Sanaboeffekts): *Min-/Max-Prinzip*. Medizinische Hypnose kann bei Menschen mit Reizdarmsyndrom die Empfindlichkeit des Magen-Darm-Trakts, die Stärke der Muskelkontraktionen im Darm und Enddarm (Prior et al. 1990) und die Magensäuresekretion reduzieren (Pilcher 2016) – siehe insbesondere auch (Wilhelmi 2019). Ein optimaler Min-/Max-Effekt be- und entsteht aus den bereits beschriebenen sechs dramaturgischen Elementen (SDE-Therapie), die beim RDS gut angewendet werden können. (Es ist vorstellbar, dass die SDE-Methode zukünftig auch in einem Gruppensetting angeboten wird.)

Fallbeispieleiner typischen Behandlung des Reizdarmsyndroms mit der SDE-Methode

Das Vorgehen bei einer SDE-Therapie lässt sich in mehrere Behandlungsphasen unterteilen, wobei in der Praxis zu beachten ist, dass diese ineinandergreifen bzw. parallel nebeneinander verlaufen (s. auch Kap. „Bewusstseinsmedizin: Selbstheilung durch Vorstellungskraft", Abschn. „Aufbau einer SDE-Therapie rund um eine individuell zugeschnittene Selbstheilungsgeschichte").

Der inhaltliche Aufbau der Selbstheilungsdramaturgie hängt wesentlich von der erlebten Symptomatik bzw. den Beschwerden (z. B. Schmerz, Müdigkeit) und der jeweiligen Diagnose (z. B. Reizdarmsyndrom, Morbus Crohn, Colitis ulcerosa) ab.

„Es folgt das Fallbeispiel eines 33-jährigen Patienten mit Reizdarmsyndrom, der mithilfe der SDE-Methode therapiert wurde."

Anamnese des Reizdarmsyndroms

Bei einem 33-jährigen Patienten bestehen seit vielen Jahren Reizdarmsymptome: vorwiegend Durchfälle, teilweise auch Blähungen und Bauchschmerzen. Ein duodenogastraler oder nicht saurer Reflux bei GERD (gastroösophageale Refluxkrankheit) ist in der Familie bekannt, gastrointestinale Malignome liegen nicht vor. Ernährungsanpassungen halfen gelegentlich, führten aber bisher nicht zu dauerhafter Besserung der Beschwerden.

Die Beschwerden halten in der gegenwärtig stabilen Lebenssituation mit intakter Familienstruktur und Job vielmehr an und verstärken sich unter Stress.

Erarbeitete sechs Elemente der SDE-Methode

Mit dem Patienten wurden die folgenden sechs Elemente erarbeitet:

Entspannung: Sich ein Bild von einem sicheren, wohltuenden und kräftigenden Ort machen – der Ort kann bekannt sein oder auch nur in der Fantasie existieren. Hier sah sich der Patient am Strand einer schönen Bucht, die Sonne schien. Er spürte den warmen Sand unter seinen Füßen und genoss es, den trockenen Sand in die Hände zu nehmen und ihn durch seine Finger rieseln zu lassen. Die Wellen rollten leise, ja geradezu lautlos heran, die Luft war warm und duftete frisch.

Gesundheit: In diesem Bild geht es um eine anschauliche, bildhafte Vorstellung von Gesundheit. Der Patient erlebte hier das Meerwasser als sauber und klar, in dem die Fische lebhaft umherschwammen. Dabei entstand ein Gefühl von Wohlbefinden und Gesundheit.

Krankheit: Die Krankheitssymptome und ihre möglichen, vermuteten Ursachen werden vorgestellt, erlebt und entmystifiziert. Dieser Patient erlebte, wie das Wasser auf einmal trübe und schlammig wurde und sich dunkelgrün verfärbte; er sah tote Fische an der Wasseroberfläche schwimmen, vom Wasser wenig hin- und hergeschaukelt, während sein Magen sich aufregte und kräuselnde Wellen seinen Bauch schmerzhaft durchfluteten.

Übliche schul- und erfahrungsmedizinische Behandlung: Die üblichen schul- und erfahrungsmedizinischen (oder alternativen/komplementären) Behandlungen („treatment as usual", TAU), die der Patient zur Ausheilung des Symptoms wahrnimmt, werden anschaulich und bis ins Detail festgehalten. Dieser Patient stellte sich vor, wie Medikamente und gesunde Ernährung ähnlich Fällungsmitteln helfen, das Wasser für die Fische zu reinigen.

Selbstheilungskräfte: Hier werden die eigenen Selbstheilungskräfte (Stichwort: Psychoneuroimmunisation) mithilfe eines Selbstheilungsmythos für die Wirkmechanismen des Immunsystems angesprochen. Jede Heilung ist letztendlich immer eine Selbstheilung, der die Vorstellungskraft mithilfe von Metaphern/Vergleichen/Bildern unter Hypnose als Heilmittel dienen kann. Der Patient erlebte Wasserströmungen und Gezeitenbewegungen, die das Wasser reinigten. Er sah auch starke, gesunde Fische, die schnell schwimmen können und schmutzige Rückstände aufwirbeln, sodass diese in die Tiefsee getragen werden können, wo sie sich zersetzen oder von hilfreichen Aasfressern vernichtet werden. Der Wind verwehte das Treibholz, das die Wasseroberfläche verschmutzte, und erzeugte Wellen, die das Treibgut weit hinaus aufs Meer trugen, wo die Kraft der Sonne alles verbrennt.

Körperanker (Körperlich spürbare Verankerung): Als letztes Bild kommt die körperlich spürbare Verankerung (Körperanker) dieser Selbstheilungsgeschichte im Sinne einer Somatisierung des Dramas während der Trance („feeling of healing"). Der Patient legte eine Hand abwechselnd auf seinen Bauch, seine Brust oder seine Kehle und stellte sich vor, dass diese Hand heilende Kräfte hat, die die reinigenden Kräfte in seinem Magen und Eingeweiden aktivieren. Er streichelte sich sanft, so wie er ein Kind oder ein Haustier liebkosen würde, um es zu beruhigen oder ihm beim Einschlafen zu helfen. Während er das tat, merkte er, wie seine Symptome allmählich verschwanden und die Beschwerden in seinem Darm immer weniger und weniger und weniger wurden ...

Während der Hypnose werden dem Patienten sogenannte posthypnotische Suggestionen vermittelt, die er nach der Therapie bei Bedarf anwenden kann.

Selbsteheilungsgeschichte

Aus diesen Elementen hat der Patient folgendes Narrativ (Selbstheilungsgeschichte) kreiert:

„Ich stehe *am Strand einer schönen Bucht*. Ich spüre den warmen Sand unter meinen Füßen und genieße es, den trockenen Sand in die Hände zu nehmen und ihn durch meine Finger rieseln zu lassen. Die Erfahrung des sauberen, klaren Wassers und der lebhaften Fische erfüllt mich mit einem Gefühl von Wohlbefinden und Gesundheit. Aber als ich mir bewusst mache, wie es mir gerade geht, sowohl körperlich als auch emotional, und mir erlaube, mein Unbehagen ehrlich zu akzeptieren, bemerke ich, dass das Wasser trübe und schlammig wird, sich dunkelgrün verfärbt; ich erlebe, dass tote Fische jetzt auf der Wasseroberfläche schwimmen, sodass mein Magen sich aufregt und kräuselnde Wellen den Schmerz in meinem Bauch darstellen. Ich stelle mir vor, dass alle Medikamente, die ich einnehme, oder auch meine gesunde Ernährung wie Fällungsmittel helfen, das Wasser für die Fische zu reinigen. Meine eigenen Heilkräfte wirken wie Wasserströmungen und Gezeitenbewegungen, um das Wasser zu reinigen. Es gibt auch starke, gesunde Fische, die schnell schwimmen können und schmutzige Rückstände aufwirbeln, sodass diese in die Tiefsee getragen werden, wo sie sich zersetzen oder von hilfreichen Aasfressern gefressen werden. Der Wind verweht das Treibholz, das die Wasseroberfläche verschmutzt, und erzeugt Wellen, die das Treibgut weit hinaus aufs Meer tragen, wo die Kraft der Sonne alles verbrennt. Indem ich meine Hand auf meinen Bauch, meine Brust oder meine Kehle lege, stelle ich mir vor, dass diese Hand heilende Kräfte hat, die die reinigenden Kräfte in meinem Magen und meinen Eingeweiden aktivieren. Ich streichle mich sanft, so wie ich ein Kind oder ein Haustier liebkosen würde, um es zu beruhigen und ihm beim Einschlafen zu helfen. Während ich das tue, merke ich, wie mein Reflux zu verschwinden beginnt und die Beschwerden in meinem Darm immer weniger und weniger und weniger werden ..."

Es kann Heilung geben – je nach Darmleiden bzw. Stadium der Erkrankung wird diese mehr oder weniger vollständig sein.

Hier noch ein paar andere anschauliche Beispiele für Krankheitssymptome und Körperanker:

- - Wenn sich jemand *aufgebläht* fühlt, wird er vielleicht in Trance angeregt, sich einen *Kugelfisch* vorzustellen, der sich nur deswegen aufgebläht hat, um ihn zu schützen, weil er Angst hat und sich nun in der friedlichen Umgebung eines wunderschönen *Korallenriff*s beruhigen kann (Schmid 2018c, 158-160).
  Der Kugelfisch meint es gut mit dem Patienten, und der Patient kann ihn – den Kugelfisch – schon vor der nächsten Mahlzeit beruhigen, indem der Patient die eine oder die andere Hand auf den Darm (Bauch) legt und den Kugelfisch so von außen streichelt und besänftigt.
- - Wenn jemand unter *Verstopfung* leidet, wird er vielleicht in Trance gebeten bzw. selbst auf die Idee kommen, sich einen Fluss vorzustellen, dessen Fließen von einem Damm aus *Treibholz* blockiert ist, und diesen Damm dann von *Vögeln* abbauen zu lassen.
  Diese nestbauenden Vögel sind immer beim Patienten, nur manchmal etwas faul und unaufmerksam, weshalb sie ab und zu einen Hinweis des Patienten brauchen, um aktiv zu werden und das Treibholz aus dem blockierten Fluss aufzusammeln, indem

der Patient sich ein paar Mal auf das Brustbein klopft und die Vögel aus ihrem Tiefschlaf erweckt.
- - Wenn jemand unter *Bauchschmerzen* leidet, wird er vielleicht in Trance gebeten bzw. selbst auf die Idee kommen, sich diese Schmerzen als *Lagerfeuer* vorzustellen und einen sommerlichen *Regen* vorbeiziehen zu lassen, der das Feuer langsam, aber sicher auf eine warme Glut reduziert.
Die eine oder andere Hand des Patienten besitzt magische Kräfte, die der Patient bei Schmerzen aktivieren kann, um wie ein indianischer Schamane einen sommerlichen Regen herbeizuführen und seine Schmerzen zu lindern, indem er diese „heilende Hand" auf die schmerzende Stelle im Bauch auflegt.

Die Bilder „Kugelfisch", „Treibholzdamm", „heilende Hand" usw. sind auf den jeweiligen Patienten höchstpersönlich zugeschnitten; entweder kommen sie spontan aus dem Unbewussten des Patienten in Trance oder sie werden im Voraus vom Patienten mithilfe des medizinischen Hypnotherapeuten individuell aufgebaut – sie sind keinesfalls standardisiert (Pilcher 2016).

Ausblick

> *„Mitten im tiefsten Winter wurde mir endlich bewusst, dass in mir ein unbesiegbarer Sommer wohnt."*
> Albert Camus

Ernährung sichert das Überleben. Bei jedem Darmleiden sind sowohl die Psyche wie auch das Soma plus Mikrobiom ursächlich beteiligt und deshalb – nur gemeinsam sind wir stark – müssen sie sich und wir sie auf dem Heilungsweg gegenseitig unterstützen. Ging es in früheren Zeiten vor allem darum, etwas Genießbares (etwas nicht Giftiges) zum Essen zu finden, stellt sich heute vielmehr die Frage, welche Lebensmittel im riesigen, unüberschaubaren Angebot die richtigen sind, um uns, jeden Einzelnen von uns (und neuerdings auch die Welt) gesund zu erhalten und möglichst lange leben zu lassen.
Bei der Suche nach der „richtigen" Ernährung tauchen deshalb immer wieder neue „wahre" Theorien und Diäten auf. Dem Darm wird hier mit dem nachfolgenden Addendum noch zusätzlicher Platz eingeräumt, um zu zeigen, wie vielfältig und komplex die Ursachen- und Therapieforschung rund um die Gedärme sind. Im besten Fall kann wahrscheinlich nur jeder einzelne Mensch für sich herausfinden, was ihm am besten schmeckt und ihn am besten nährt.

Addendum

Wir können unsere Psyche nicht von unserem Körper trennen – unser Nervensystem verbindet beide aufs Engste miteinander, wie die zwei Seiten einer Medaille (Schmid 1988, 2008, 2015b).[7] Es besteht aus dem *zentralen* (Gehirn und Rückenmark – ZNS) und dem *peripheren* (alle anderen Nervenbahnen – PNS) Nervensystem. Zu Letzterem, dem PNS, gehört auch das *autonome* Nervensystem.

Was ist das zweite Gehirn?

Das Verdauungssystem wird durch zwei Entitäten innerviert: das zentrale Nervensystem (ZNS) und das *enterische*[8] Nervensystem (ENS), wobei das ENS Teil des autonomen Nervensystems ist. Das ENS besitzt zwischen 200 und 600 Mio. Neuronen, also mehr als im Rückenmark (Costa et al. 2002; Furness et al. 2014), und durchzieht die Wand des Magen-Darm-Trakts. Es enthält drei Arten von Neuronen: sensorische Neuronen, motorische Neuronen, Interneuronen. Wie ein Netz sind sie in die Wand des Verdauungstrakts vom unteren Drittel der Speiseröhre über den Magen und den Darm bis zum inneren Analsphinkter im Enddarm eingebettet.[9] Über direkte und indirekte Bahnen verbindet dieses Nervengeflecht jegliche Verdauungsfunktion mit den kognitiven und emotionalen Zentren im Gehirn.

Das enterische Nervensystem wird auch als „Mini-Gehirn", „kleines Gehirn", „zweites Gehirn", „Bauchhirn" oder „das Gehirn im Darm" bzw. das „Darmhirn" bezeichnet. Dafür gibt es mehrere Gründe:

- weil das Nervengeflecht so komplex ist,
- weil es aus den gleichen Neuronen und Neurotransmittern wie das Zentralnervensystem besteht,
- weil es eng mit dem Zentralnervensystem zusammenarbeitet und
- weil es auch unabhängig vom Zentralnervensystem arbeiten kann.

Der Darm kann ohne direkte Verbindung zum ZNS autonom funktionieren: Ausgestattet mit eigenen Reflexen und Sinnen kann der Darm sein Verhalten unabhängig vom Gehirn steuern. Dieses „zweite Gehirn" denkt aber, soweit bis jetzt bekannt, nicht bewusst:

---

[7] So etwas wie eine Münze, die Kopf und Zahl vereint, nennt man eine Zweieinigkeit – siehe (Schmid 2009, S. 184–188) und (Schmid 2025), Abschn. „Die Zweieinigkeit der Realität und das Erkenntnisfenster von von Neumann".

[8] Von „Enteron" – (Dünn-)darm, Eingeweide.

[9] Diese sind auf viele Tausend kleine Ganglien verteilt, von denen die meisten in zwei dünnen Nervengeflechten, dem *Plexus myentericus* und dem *Plexus submucosus,* zu finden sind.

Philosophische, religiöse und dichterische Denkprozesse werden eher unbewusst durch den Magen-Darm-Trakt beeinflusst.

19 % aller Neuronen im Kopf sind in der Großhirnrinde angesiedelt. Nimmt man diese Neuronenzahl als Bezugsgröße, hat das „kleine Gehirn" *nur 1–3 % so viele Neuronen wie die Großhirnrinde*. Verglichen mit dem Gehirn im Kopf[10] enthält das „kleine Gehirn" gerade mal 0,2–0,6 % so viele Neuronen und dennoch kommuniziert es mehr mit dem Gehirn („bottom-up") als umgekehrt („top-down").

Das Darmhirn macht viel mehr, als nur die Verdauung zu regeln oder gelegentlich ein Stechen im Bauch zu verursachen. Es gibt einen ständigen Dialog zwischen den beiden Steuerzentralen Bauch und Kopf. Neuronale Aktivität wird im Darmhirn wie auch im Gehirn und überhaupt im Nervensystem von vielen verschiedenen Neurotransmittern (Mittal et al. 2017) vermittelt; das Darmhirn produziert z. B. 95 % des Neurotransmitters Serotonin (O'Mahony et al. 2015).

Der Darm bzw. das ENS kommuniziert mit dem zentralen Nervensystem (ZNS) über den Parasympathikus (den Nervus vagus) und den Sympathikus (über die prävertebralen Ganglien). Auf den ersten Blick erstaunlich ist die Feststellung, dass *etwa 80–90 % der Fasern des primären viszeralen Nervs, des Vagus, Informationen vom Darm zum Gehirn („bottom-up") leiten und nicht umgekehrt („top-down")* (Gershon 1998; Hadhazy 2020). Oder: Während der Mensch mit dem Kopfhirn denkt, fühlt er mit dem Bauchhirn. Bedenkt man die ungezählten Nahrungsmittel und ihre Kombinationen, die wir über unsere Gedärme aufnehmen und die von da an bis ins letzte Molekül analysiert und auf Verträglichkeit geprüft werden, scheint es nur noch logisch zu sein, dass mehr Informationen vom Darm ins Gehirn übertragen werden als umgekehrt. Schließlich ist es für das Gehirn – also für das Überleben – wichtiger zu wissen, was – welches Molekül – da verspeist wird, als für den Bauch zu wissen, was genau sich situativ gerade abspielt. Umso bemerkenswerter – und möglicherweise gerade wegen der Notwendigkeit der kompetenten Nahrungsverarbeitung – funktionieren selbst bei Durchtrennen dieser neuronalen Verbindungen das Verdauungssystem und die Kommunikation mit dem Gehirn über die Hormone und das Immunsystem weiter.

In den Neurowissenschaften hat sich in letzter Zeit ein neues Paradigma herausgebildet: Die Darm-Gehirn-Achse („gut-brain axis", GBA) hat sich zur Darm-Hirn-Mikrobiota-Achse (GBMAx) erweitert (Mayer et al. 2014a; Mayer et al. 2015a, b). Der Darm mit seiner Mikrobiota reguliert das Gehirn – und umgekehrt – über die neuroanatomischen, immunologischen und neuroendokrinen Wege der HPA-Achse. Diese parallelen Wege garantieren die bidirektionale Kommunikation zwischen Darm und Gehirn (Zhao et al. 2018).

---

[10] Das erwachsene männliche menschliche Gehirn enthält im Durchschnitt $86,1 \pm 8,1$ Mrd. NeuN-positive Zellen („Neuronen") und $84,6 \pm 9,8$ Mrd. NeuN-negative („nicht neuronale") Zellen. Im Neokortex gibt es etwa $1,4 \times 10^{14}$ Synapsen.

Wie sieht nun diese bidirektionale Kommunikation aus? Viele alltägliche Redewendungen veranschaulichen sie: *Das kann ich nicht schlucken; das bleibt mir im Halse stecken; das stößt auf; das kotzt mich an; Liebe geht durch den Magen; das liegt schwer im Magen; da dreht sich der Magen um; sich den Bauch vor Lachen halten; Schmetterlinge im Bauch; mehr auf den Bauch als auf den Kopf vertrauen; mit dem Bauch entscheiden; ein voller Bauch studiert nicht gern; frisch von der Leber weg; da kommt mir die Galle hoch; sich vor Angst in die Hose machen; Hirnfurz.*

Wittert ein Mensch eine Gefahr, bekommt er Angst und das zentrale Nervensystem löst die Kampf-, Flucht- oder Totstellreaktion aus – gleichzeitig reagiert das enterische Nervensystem mit einer Beschleunigung und danach mit einer Verlangsamung bis Einstellung der Verdauung. Auf diese Weise kann der Körper zunächst seine Gedärme (und Blase) leeren und seine uneingeschränkte Aufmerksamkeit und Energie auf die bedrohliche Situation lenken und optimal reagieren, d. h. überleben.

Die Stimmung hat Auswirkungen auf die Darmmotorik (Gorard et al. 1996). Menschen mit Depressionen und Angstzuständen haben häufig Darmbeschwerden. Depressive Patienten neigen zu Verstopfung; Angst wird mit einer erhöhten Darmfrequenz in Verbindung gebracht; und experimentell induzierte Angst vermindert die Ausdehnung des Magens beim Essen (Geeraerts et al. 2005).

Stress beeinflusst über den Corticotrophin-Releasing-Faktor (CRF) und das ENS die Permeabilität, Sensitivität und Motilität. Jüngste Daten deuten darauf hin, dass stressbedingte Veränderungen bei gastrointestinalen Entzündungen durch funktionelle Anpassungen der HPA-Achse, durch veränderte Wechselwirkungen zwischen Bakterien und Schleimhaut sowie durch Mastzellen[11] in der Schleimhaut und Mediatoren wie den CRF vermittelt werden können (Mawdsley und Rampton 2005).

Heutzutage sind wir weniger mit der Angst vor Löwen konfrontiert, sondern haben Prüfungsängste oder Angst vor sozialen Begegnungen. Dank der zeitlich vorgegebenen Stresssituationen (z. B. Prüfung in 2 Wochen um 9 Uhr) sollte das Verdauungssystem über die HPA-Achse sich so weit auf die Ängste einstellen können, dass in der Prüfungssituation keine Magen-Darm-Symptome wie Durchfall, Verstopfung oder Bauchschmerzen mehr auftreten.

Auch gemeinhin als positiv bewertete Emotionen wie Überraschungen oder Verliebtheit finden im Bauch statt und werden z. B. als ein „Schmetterlinge-im-Bauch-Gefühl" beschrieben; und der Bauch kann interessanterweise in derartigen Situationen mit verstärkter Aktivität bzw. Durchfall reagieren. Weist der Bauch intuitiv auf etwas Unbekanntes, also Angstauslösendes hin? Eine wohlig prickelnde „Ängstlichkeit"?

Unverträgliche und unverdauliche Nahrungsmittel führen zu Unwohlsein, Schmerzen, Stress und Angst – denn sie könnten verdorben und giftig sein und das Leben kosten.[12] Im

---

[11] Mastzellen (Mastozyten) sind Zellen der körpereigenen Abwehr, die Botenstoffe, u. a. Histamin und Heparin, speichern.

[12] Ausnahme: Ballaststoffe werden nicht verdaut und ohne Beschwerden wieder ausgeschieden.

Gegensatz dazu können Nahrungsmittel, die die Darmbakterien veranlassen, mehr Tryptophan herzustellen, das für die Produktion des sog. Glückhormons Serotonin benötigt wird, gewissermaßen glücklich machen (u. a. Bananen, Cashewkerne, Eier, Fisch). Im Vorhinein können wir nicht bei jedem Lebensmittel die individuelle Verträglichkeit mit unseren Sinnen abschätzen. Vielmehr muss unser Magen-Darm-Trakt dauernd und immer wieder prüfen, welche Nahrung wir aufnehmen, gebrauchen und verwerten können.

Die aufgeführten Beispiele bestätigen die Schlüsselrolle der Kommunikation zwischen dem Gehirn in unseren Eingeweiden und dem Gehirn in unserem Schädel. Bisher wurde einzig die Kommunikation „Darm → Gehirn" („bottom-up") berücksichtigt, d. h. die im Darm entstehenden Schmerzen werden dem Gehirn weitergeleitet und von ihm bewusst wahrgenommen. Im aufkommenden Konzept der Kommunikation „Gehirn → Darm" („top-down") werden jetzt kontinuierlich die Botschaften des Darms bzw. des ENS analysiert und in das Schädelhirn integriert. Die daraus resultierende Gehirnaktivität kann wiederum die Prozesse im ENS verändern (Isaiah et al. 2020). Dank dieser bidirektionalen Kommunikation kann die darmzentrierte Selbstheilung mithilfe von medizinischer Hypnose gestärkt werden.

Auf jeden Fall läuft der Löwenanteil der Darm-Hirn-Kommunikation unbewusst und nicht willentlich ab. Die aus der Mikrobiota stammenden Stoffwechselprodukte (bioaktive Substanzen) senden Signale an entfernte Organe im Körper und ermöglichen es somit den Darmbakterien, mit dem Immun- und Hormonsystem, dem Gehirn (der Darm-Hirn-Achse) und dem Stoffwechsel des Wirtes sowie anderen Funktionen des Wirtes in Verbindung zu treten. Dieser Crosstalk zwischen der Mikrobiota und dem Wirt (menschliches Gehirn etc.) eröffnet neue, bislang ungeahnte Wege über Krankheiten nachzudenken (Schröder 2016; Shoemark und Allen 2015; Sonnenburg 2015; Tillisch 2014) und vielversprechende hypnotherapeutische Interventionen zu entwickeln (Pilcher 2016) – siehe Abschnitt „Individuelle Hypnotherapie: Die SechsDramaturgischeElemente(SDE-)Methode".

Gastroenterologen, die Spezialisten für jedwede Erkrankung des Magen-Darm-Trakts sind, haben jetzt auch Gründe, sich für Aspekte der Hirnfunktionen zu interessieren.

Was ist das Mikrobiom?

Der menschliche Körper wird von einer großen Anzahl kommensaler Organismen[13] – *Mikrobiota*[14] – besiedelt, die zusammen auch als *Mikrobiom* bezeichnet werden (Charisius und Friebe 2014). Das Mikrobiom im menschlichen Dickdarm bildet eines der dichtesten bakteriellen Ökosysteme, die in der Natur bekannt sind. Seit 2010 wird das *Mikrobiom*

---

[13] „Kommensale" Organismen leben zusammen von der gleichen Nahrung, ohne einander zu schaden.

[14] „Mikrobiota" bezieht sich auf eine Reihe mikroskopisch kleiner Organismen.

sogar als eigenes Organ anerkannt (Gilbert et al. 2010) – diese fremdartigen Lebewesen werden somit als ein ebenso notwendiger Teil des menschlichen Körpers anerkannt wie jedes andere Organ. Es ist definiert als *das kollektive Genom der Mikroben*[15]: die Gesamtheit aller mikrobiellen Gene der im und auf dem menschlichen Organismus lebenden Bakterien, Viren und Eukaryoten wie Pilze, Helminthen und Protozoen (Chabé et al. 2017). Der Begriff „Mikrobiom" bezog sich ursprünglich auf ihre Genome – die gesamte DNA dieser Organismen –, wird jetzt aber manchmal anstelle von „Mikrobiota" verwendet.

Dieses Ökosystem von wimmelnden Mikroben übersteigt die Gesamtzahl der menschlichen Zellen um das 10-fache und sein kollektives Genom ist mindestens 150-mal größer als unser eigenes (Velasquez-Manoff 2015). Das Mikrobiom besteht in erster Linie aus Bakterien, wiegt ungefähr 1,5 kg und zählt mindestens 100.000 Mrd. ($= 10^5 \times 10^9 = 10^{14}$) Mikroben. Auf jede einzelne unserer Körperzellen (ca. 5 bis 724×10^{12}) entfallen nach einer groben Schätzung rund 10–100 Mikroben, die auf unserer Haut und vor allem in unserem Darm leben (Reyes et al. 2010; Rosner 2014). Auf den ersten Blick scheint es seltsam, dass 1,5 kg Bakterien 68,5 kg menschliche Zellen übertreffen sollen, ist aber eine Tatsache, denn Bakterien sind viel kleiner als menschliche Zellen. Zellulär sind wir somit in unserem eigenen Körper in der Minderheit!

Genetisch sind wir im eigenen Körper geradezu ein Fremdling: Eine grobe Schätzung von 1000 Bakterienarten im Darm mit 2000 Genen pro Art ergibt 2.000.000 Gene, das 100-fache der Zahl von etwa 20.000 menschlichen Genen (Turnbaugh et al. 2007; Zhu et al. 2010).

Der menschliche Körper bietet ein breites Spektrum an Umgebungen, von denen viele von Mikroben belebt werden (Looi 2020). Ein paar praktische Beispiele:

Haut und Schleimhäute: Die Hautflora „blüht" vor allem in feuchten und warmen Bereichen wie z. B. in den Achselhöhlen oder Finger- und Zehenzwischenräumen (ein menschlicher Fuß hat ca. 600 Schweißdrüsen pro Quadratzentimeter): *Staphylococcus epidermidis* (90 %), weitere *Staphylokokken, Corynebakterien* und *Propionibacterium acnes*.

Nasenrachenraum: Der Mund ist geradezu ein Empfangsraum für alle Arten von Mikroben. Bei den Bakterien findet sich ein Keimgemisch mit 90–95 % obligaten Anaerobiern sowie Aerobiern, z. B. *Neisserien, Staphylokokken, Hefen*.

Urogenitaltrakt: In der Harnröhre finden sich *Enterokokken* und koagulasenegative *Staphylokokken*. In der Vagina gibt es die *Döderlein-Flora*, die sich vor allem aus *Laktobakterien (Döderlein-Stäbchen)* und *Staphylokokken* und *Streptokokken* zusammensetzt.

Gastrointestinaltrakt: Insgesamt sind mehr als 400 verschiedene Keimarten bekannt. Während es im Magen nur wenige Keime gibt, findet sich im Dünndarm eine Besiedlung von 10–1000 Keimen/g (Duodenum) und $10^3–10^8$ Keimen/g (Ileum), vor allem mit

---

[15] Mikroben sind einzellige Organismen, die so winzig sind, dass Millionen von ihnen in ein Nadelöhr passen.

Enterokokken, Laktobazillen und *Hefen*. Der Dickdarm ist mit 10^8–10^{14} Keimen/g Inhalt (99 % Anaerobier, z. B. *Clostridien*) deutlich stärker besiedelt. Angesichts dieser riesigen Anzahl von Mikroben im Darm ist es nicht verwunderlich, dass viele von ihnen ihren Weg in unsere Fäkalien finden – schätzungsweise 30 % der festen Ausscheidungen sind tote Bakterien.

Einige der erwähnten Bakterien können Krankheiten verursachen, aber die meisten leben mit dem Körper friedlich zusammen. Spezifische Mikroben spielen eine Rolle sowohl beim Aufbau von Immuntoleranz als auch bei Erkrankungen wie Allergien, Darmentzündungen und neurodegenerativen Erkrankungen (adaptive Immunität) (Honda und Littman 2016; Thaiss et al. 2016).

Seit Festlegung des Mikrobioms als Organ (2010) befasst sich die Wissenschaft verstärkt

- mit der Wechselbeziehung zwischen Wirt und Mikrobiom,
- mit dem Zusammenhang zwischen Lebensmitteln, dem Mikrobiom und der Lebensweise,
- mit der Dysregulation des endemischen Mikrobioms, der „Dysbiose",[16]
- mit dem therapeutischen Potenzial der gezielten Beeinflussung des Mikrobioms,
- mit dem Einfluss des Mikrobioms auf die Physiologie und Psychologie außerhalb des Darms und schließlich
- mit der Entwicklung des Mikrobioms im Laufe des Lebens.

Entwicklung des Mikrobioms am Anfang des Lebens
Von der Geburt bis zum Alter von 4–6 Wochen erweitern und diversifizieren sich Struktur und Funktion der mikrobiellen Gemeinschaft erheblich. Unabhängig von der Art der Geburt oder anderen pränatalen Faktoren ähnelt sie der mütterlichen Mikrobiota (von Mutius 2017) – ca. drei Viertel des Mikrobioms bei der Geburt können auf die Mutter zurückgeführt werden (Looi 2020).

Die Gebärmutter ist ein steriler Ort, frei von Mikroben (zumindest glauben wir das im Moment). Aber spätestens, wenn wir in den Geburtskanal eintreten, tauchen wir in ein Meer von vaginalen Mikroben. Diese Bakterientaufe verschafft Neugeborenen einer natürlichen Geburt einen gewissen mikrobiellen Vorteil gegenüber den durch einen Kaiserschnitt Geborenen. Babys, die per Kaiserschnitt zur Welt kommen, entwickeln später mit größerer Wahrscheinlichkeit Allergien, Asthma, Zöliakie und Fettleibigkeit – siehe z. B. (Arrieta et al. 2015; Gilbert et al. 2018, Kasten 2).

---

[16] Dysbiose ist eine Störung der Harmonie der Symbiose – Symbiose bezeichnet das enge physische Zusammenleben zwischen zwei verschiedenen Organismen, zum Vorteil für beide –, bei der sich die mikrobielle Gemeinschaft in einer Weise verändert, die ihrem Wirt schadet. Der Begriff wird häufig auf das menschliche Darmmikrobiom angewandt, wo er einen Zustand beschreibt, der durch zu wenige nützliche Bakterien und ein Übermaß an schädlichen Bakterien, Hefen und/oder Parasiten verursacht wird.

Wir werden mit einer nur teilweise ausgebildeten Immunabwehr geboren und erst durch die Interaktion mit Mikroben wird unser Immunsystem ausgeformt. Gut 80 % unseres Immunsystems arbeitet im Darm.

„Das Immunsystem ist nicht von Natur aus darauf programmiert, zwischen einem harmlosen Symbionten und einem bedrohlichen Krankheitserreger zu unterscheiden ... es ist die Mikrobe, die diesen Unterschied deutlich macht (Yong 2016).*"*

Bald nach der Geburt nimmt unser Mikrobiom einen individuellen Charakter an (Gilbert et al. 2018), es variiert stark von einem Individuum zum anderen und kann sich im Laufe der Zeit auch beim Einzelnen wieder schnell verändern. Die Mikrobiome der Individuen unterscheiden sich in einem vergleichbaren Umfang wie ihre Persönlichkeiten: Das individuelle Mikrobiom behält trotz gewisser notwendiger Anpassungen im zeitlichen Verlauf seine Identität. Bemerkenswert ist ferner, dass bei den Mikrobiomen eineiiger Zwillinge der Anteil der Varianz, der auf genetische Effekte zurückzuführen ist, größer ist als der Anteil der Varianz, der auf die gemeinsame Umwelt zurückzuführen ist (Goodrich et al. 2014). Dieser Nachweis, dass die Wirkung des menschlichen Genoms nicht zu vernachlässigen ist, auch wenn die Zusammensetzung der mikrobiellen Gemeinschaft vor allem durch Umweltfaktoren bestimmt wird, könnte auch ein Fenster für neue Behandlungsmöglichkeiten für häufige Krankheiten öffnen (Ley 2015).

Das stark personalisierte Mikrobiom beeinflusst sogar, wie wir bzw. wie jeder Einzelne riecht. Verschiedene Mikrobenarten können sogar Gerüche verändern: z. B. Schweiß wie Zwiebeln riechen lassen. Gerüche sind sehr persönlich: Studien haben gezeigt, dass Menschen allein anhand ihrer verschwitzten T-Shirts identifiziert werden können – siehe z. B. (Sterndorff et al. 2020).[17]

Wechselbeziehung zwischen Wirt und Mikrobe innerhalb des Darms

Das Mikrobiom im Darm hat vielfältige Aufgaben, die größtenteils mit Aufnahme, Verarbeitung und Ausscheidung der Nährstoffe verbunden sind: Gene werden aktiviert, die an der Aufnahme von Nährstoffen, dem Abbau von Toxinen und der Bildung von Blutgefäßen beteiligt sind; Fette werden gespeichert, Vitamine und die meisten der im menschlichen Gehirn vorkommenden Neurotransmitter (Dinan und Cryan 2017) produziert; die Entwicklung des Immunsystems – ein wichtiger Kommunikationsweg zwischen Darm und Gehirn – wird unterstützt (Michaudel und Sokol 2020). Auch der Unterhalt des Darms – Auf- und Abbau neuer und alter, beschädigter und kranker Zellen – wird gewährleistet.

---

[17] Wir stellen über den Körpergeruch unbewusst bzw. intuitiv die Zusammensetzung der Darmbakterien von anderen Menschen fest. Gewisse Bakterien lösen eine Warnung aus, andere signalisieren Sicherheit und den Wunsch nach Nähe. Notabene: Lebenspartner sollen eine hohe Körpergeruchskompatibilität aufweisen (Wedekind und Penn 2000; Wedekind und Füri 1997). Die differenzierte Verarbeitung von pheromonähnlichen Reizen beim Menschen untermauert die Idee einer Kopplung zwischen hypothalamischen neuronalen Schaltkreisen und sexuellen Präferenzen (Berglund et al. 2006; Savic et al. 2005).

Die bidirektionale Kommunikation zwischen Darm und Gehirn wurde bereits oben im Abschn. „Was ist das zweite Gehirn?" näher ausgeführt. Darüber hinaus interagiert die Darmmikrobiota bidirektional mit umweltbedingten Risikofaktoren wie Ernährung und Stress (Dash et al. 2015).

Einfluss des Mikrobioms auf die Physiologie und Psychologie außerhalb des Darms

Das Mikrobiom im Magen-Darm-Trakt spielt bei vielen Aspekten der menschlichen Psychologie eine Rolle, darunter Stimmung, Kognition, Persönlichkeit und chronische Schmerzen (Tillisch 2014; Tillisch et al. 2017). Über das Darmhirn übermittelt das Mikrobiom dem Kopfhirn mittels Botenstoffen Nachrichten („bottom-up"). Wenn also das Gehirn nach Beenden einer Mahlzeit eine Botschaft erhält, die es als „Hunger"[18] oder „Angst" übersetzt, könnte das Mikrobiom schuld sein, weil es nicht genügend Energieaufnahme meldete. bzw. die aufgenommenen Nahrungsbestandteile nicht zerlegt werden konnten. Die Bakterien in unseren Därmen beeinflussen somit, wie wir die Welt interpretieren (Schnorr 2015). Das intestinale Mikrobiom ist ein Signalzentrum, das Umwelteinflüsse, wie z. B. die Ernährung, mit genetischen und immunologischen Signalen integriert, um den Stoffwechsel, die Immunität und die Reaktion auf Infektionen des Wirtes zu steuern (Thaiss et al. 2016). So werden Gesundheit und Krankheit wie auch die Persönlichkeitsentwicklung einer Person und ihre Stimmungen erheblich beeinflusst.

Wissenschaftler vermuten, dass unser Mikrobiom einen wesentlichen Beitrag dazu leistet, warum wir einen Jetlag bekommen (Kuang et al. 2019; Li et al. 2021). Durch die Veränderung des Tag-Nacht-Rhythmus geraten die Darmbakterien aus dem Takt, sodass verschiedene Arten zu falschen Zeiten aktiv sind (Desmet et al. 2021; Voigt et al. 2014). Der Tag-Nacht-Rhythmus ist einer der vielen Wege, auf denen Mikroben unseren Charakter, unsere Stimmungen, unsere Wünsche und unser Verhalten beeinflussen können.

Es gibt Hinweise, dass bei der Parkinson-Krankheit der durch eine Dysbakteriose verursachte oxidative Stress eine zentrale Rolle bei der Verhinderung von Infektionen wie auch bei der Aktivierung der damit verbundenen Signalwege spielt (Ilie et al. 2020).

Zusammenhang zwischen Lebensmitteln (Diät), dem Mikrobiom und der Lebensweise

Da wir mit jedem Gramm Nahrung etwa eine Million Mikroben aufnehmen, hat unsere Ernährung einen direkten Einfluss darauf, welche Arten in unserem Darm gedeihen. Mikrobiota und Ernährung beeinflussen wiederum wechselseitig den Stoffwechsel (Sonnenburg und Backhed 2016). Wenn wir unsere Ernährung ändern, z. B. von einem Fleischesser zu einem Vegetarier werden, passen sich die Darmbakterien entsprechend an.

---

[18] Neueste Studien zeigen, dass das Hungergefühl die Moral beeinflusst (Orsini 2017; Fumagalli und Priori 2012; Vicario et al. 2018).

Wie gerade oben näher ausgeführt, ist das Mikrobiom von Mensch zu Mensch sehr verschieden. Neben den Genen haben Umweltfaktoren wie Wohnort, Ernährungsgewohnheiten, Krankheiten und ihre Behandlung (z. B. Antibiotika[19]) und sogar der Lebensstil (z. B. steht das Zusammenleben mit Haustieren in einem statistisch signifikanten Zusammenhang) einen starken Einfluss auf die Zusammensetzung des Mikrobioms (Gilbert et al. 2018).

Dysbiose – Dysregulation des endemischen Mikrobioms
Ungleichgewichte in der Darmmikrobiota, die als *Dysbiose* bezeichnet werden, können durch die Aktivität von T-Zellen verschiedene Immunkrankheiten auslösen (Honda und Littman 2016). Dysbiose wird mit einer Vielzahl menschlicher Krankheiten in Verbindung gebracht; bei entzündlichen Darmerkrankungen (Morbus Crohn, Colitis ulcerosa), Allergien, Asthma, Depressionen, Stoffwechselkrankheiten und Krebs wurden bereits Ungleichgewichte im mikrobiellen Ökosystem beobachtet.

Es ist schwer zu sagen, ob und inwiefern das Mikrobiom für Verhaltensänderungen oder Krankheiten verantwortlich ist oder umgekehrt – siehe das bekannte Problem, was zuerst da war: Henne oder Ei?[20]

Ein Verständnis dieser Gemeinschaften könnte zur Vorbeugung und Behandlung von Krankheiten beitragen (Kahrstrom et al. 2016).

Therapeutisches Potenzial der gezielten Beeinflussung des Mikrobioms

Die uralte Idee, dass der Zustand unseres Darms und unser Geisteszustand sich gegenseitig beeinflussen, wird in heutiger Sprache so ausgedrückt: Darmmikrobiom und Gehirn kommunizieren miteinander. Im 19. und frühen 20. Jahrhundert nahmen viele Wissenschaftler an, dass die Ansammlung von Abfallstoffen im Dickdarm eine „Autointoxikation" auslöst, bei der Gifte aus dem Darm Infektionen verursachen, die wiederum mit Depressionen, Angstzuständen und Psychosen in Verbindung gebracht wurden. Die Patienten wurden mit Darmspülungen und sogar Darmoperationen behandelt, bis diese Praktiken als Quacksalberei abgetan wurden (Schmidt 2015).

Die 2012 eingerichtete Referenzdatenbank des „Human Microbiome Projects" hat die vielfältige mikrobielle Gemeinschaft, die unseren Körper bevölkert, in noch nie da

---

[19] Antibiotika sind Medikamente, die Mikroorganismen zerstören oder ihr Wachstum hemmen. Antibiotika werden auch von Bakterien selbst produziert, um zu überleben (oder, wie einige Wissenschaftler meinen, um untereinander zu kommunizieren). Leider kommt es immer wieder vor, dass Antibiotika die falschen Bakterien eliminieren, sodass komplexe Gleichgewichte wie z. B. im Darm durcheinandergeraten.

[20] Meine persönliche, spitzfindige Lösung des Paradoxes lautet: *„Die Henne ist die Erfindung des Eis, um sich selbst zu reproduzieren."*

gewesener Ausführlichkeit enthüllt (Grogan 2015). Die Fortschritte in der DNA-Sequenzierung, Metabolomik, Proteomik und Computertechnik ermöglichen Multicenterstudien eine immer intensivere Mikrobiomforschung (Knight 2015). Sie liefern vielversprechende Hinweise, wie mikrobiombasierte Diagnostik und Therapie entwickelt und verwirklicht werden können. Inzwischen hat man eine Gruppe von Mikroben identifiziert, die für die Darmgesundheit und ein ausgeglichenes Immunsystem wichtig zu sein scheinen (Khamsi 2015; Velasquez-Manoff 2015).

Forscher, die sich mit depressiven Störungen (Stower 2019), Parkinson- und Alzheimer-Krankheit (Ilie et al. 2020; Shoemark und Allen 2015), Autismus (Coury et al. 2012), amyotropher Lateralsklerose (ALS) (Adis 2021; Brenner et al. 2018), systemischer Sklerose (SSc) (Volkmann et al. 2017), multipler Sklerose (MS)[21] (Power et al. 2010) und anderen neurologischen Krankheiten befassen, beginnen zu untersuchen, was im Darm bzw. im Mikrobiom eines Menschen vor sich geht und welchen Einfluss das Darmmikrobiom auf Immunzellen, insbesondere auf Entzündungen, haben kann (Probstel et al. 2020).

Hier ein paar ausführlichere Beispiele:

Fettleibigkeit: Auch die Humangenetik kann die Adipositas-Epidemie bis heute nicht erklären. Aufgrund von Analysen des Mikrobioms konnten im Rahmen einer Fall-Kontroll-Studie Personen mit einer Genauigkeit von über 90 % als schlank oder fettleibig klassifiziert werden. Wir wissen z. B., dass das Gleichgewicht von zwei Bakteriengruppen – *Firmicutes* und *Bacteroidetes* – die Fettleibigkeit beeinflusst, wobei der zugrunde liegende Mechanismus konsistent genug erkannt ist, um daraus Behandlungsempfehlungen ableiten zu können. Wegen des engen Zusammenhangs zwischen Fettleibigkeit, Stoffwechselkrankheiten (einschließlich Typ-2-Diabetes) und Ernährung ist die Darmmikrobiota zu einem Forschungsschwerpunkt an der Schnittstelle zwischen Ernährung und Stoffwechselgesundheit geworden. Die Mechanismen, die die Darmmikrobiota mit Fettleibigkeit in Verbindung bringen, werden allmählich durch eine leistungsstarke Kombination aus translationsorientierten Tiermodellen und Studien am Menschen ans Licht gebracht. Es häufen sich die Erkenntnisse, dass die Darmmikrobiota ein Vermittler der Auswirkungen der Ernährung auf den Stoffwechsel des Wirtes ist. Die Bemühungen konzentrieren sich auf individuelle kausale Zusammenhänge und die Aussicht auf therapeutische Interventionen wie personalisierte Ernährung (Sonnenburg und Backhed 2016).

Autismus: Die Autismus-Spektrum-Störung weist eine komplexe Symptomatik auf und lässt sich bislang nur schwer ausschließlich auf die Genetik des Betroffenen zurückführen, was vermutlich vor allem an der Vielzahl der Einflüsse und Variablen liegt (Sahin und Sur 2015). Sicher spielen die Interaktion mit der Umwelt und eventuell auch das Mikrobiom eine wesentliche Rolle bei der Ausgestaltung und der Ätiologie dieser Krankheit

---

[21] Aus dem Tiermodell wissen wir, dass man praktisch MS-resistent ist, wenn man keine Darmbakterien mehr hat. Aber was wären die Folgen ohne Mikrobiom im Darm?

(Coury et al. 2012; Kang et al. 2013; Mayer et al. 2014b; McDonald et al. 2015; Patterson 2009; Schnorr 2015).

Psychische Erkrankungen: Die Mikrobiomforschung könnte einen Anstoß für die Entwicklung neuartiger Medikamente, wie z. B. Psychobiotika, für die Behandlung von Angstzuständen, Depressionen und anderen Gemütskrankheiten geben.

Infektionen: Bestimmte Infektionen, z. B. mit *Clostridioides difficile (CDI),* verändern das gesunde Darmmikrobiom bis zur Unkenntlichkeit. In derart gravierenden Fällen kann eine Stuhltransplantation Antibiotikabehandlungen überlegen sein (Baumler und Sperandio 2016; Gilbert et al. 2018; Kassam et al. 2013; Weingarden et al. 2015).

Die Aufklärung der Mechanismen, die zwischen homöostatischen und pathogenen Mikrobiota-Wirt-Interaktionen unterscheiden, könnte therapeutische Ziele für die Vorbeugung oder Modulation von Entzündungskrankheiten und für die Steigerung der Wirksamkeit der Krebsimmuntherapie identifizieren.

Fazit: Neue wissenschaftliche Erkenntnisse fördern unser Verständnis der kausalen Zusammenhänge zwischen dem Mikrobiom und Krankheiten und stellen die Entwicklung neuer Behandlungsansätze in Aussicht. Es gibt einige Anhaltspunkte dafür, dass sich Eingriffe in das Darmmikrobiom, sei es mit Medikamenten oder einer Diät (Whorwell 2004) oder vielleicht einer Transplantation der fäkalen Mikrobiota, positiv auf die körperliche und psychische Gesundheit auswirken können (Dinan und Cryan 2017). Die Beteiligung von Darmbakterien an der Kommunikation zwischen Darm und Gehirn könnte auch dazu beitragen, die Rätsel des Reizdarmsyndroms zu erhellen (Eisenstein 2016). Aber selbst wenn wir uns Behandlungen für die eine oder die andere Krankheit überlegen und vorstellen können, ist nicht absehbar, ob der Körper sie annehmen wird.

Skepsis ist sicher empfehlenswert, um das Mikrobiom und die faszinierenden Zusammenhänge mit dem menschlichen Verhalten und Leiden vor einem allfälligen Medienrummel und überhöhten Erwartungen zu schützen (Hanage 2014). Die Glaubwürdigkeit der Publikationen in diesem Gebiet ist nicht unantastbar: Sie enthalten ein gesundes Maß an Spekulationen, und einige wurden vielleicht nicht mit der erforderlichen Expertise geprüft.

Ergänzend stellt sich die Frage, inwiefern medizinische Hypnose zu einer wirksamen, heilsamen Veränderung des Mikrobioms beitragen könnte.

Somatische Maßnahmen zur Behandlung des Reizdarmsyndroms

Antibiotika

Trotz des offensichtlichen Erfolgs von Antibiotika gibt es auch eine dunkle Seite. Die Wechselwirkungen zwischen Wirtszellen und Bakterien im Darm können über Gesundheit oder Krankheit entscheiden. Auch wenn spezifische Antibiotika eine Möglichkeit sind, „böse" Bakterien loszuwerden, besteht das Risiko der Resistenzentwicklung. Außer den krank machenden werden durch Antibiotika auch viele die

Gesundheit erhaltende Bakterien getötet – das Ökosystem Darm gerät aus dem Gleichgewicht. Eine Antibiotikabehandlung kann möglicherweise sogar das Wachstum pathogener Bakterien fördern (Sana und Monack 2016). Wenn die Mikrobiota bereits durch eine Infektion geschädigt ist, empfiehlt es sich, Behandlungen auf ihre Auswirkungen auf das Ökosystem des Darms hin zu prüfen. Wir wissen wohl, wie wertvoll das eigene Mikrobiom ist, und sollten zögern, es aus dem Gleichgewicht zu bringen (Spiller und Garsed 2009a, b).

Ernährung
Die Ernährung scheint ein naheliegender Ansatzpunkt für die Behandlung des Reizdarmsyndroms zu sein. Eine ausgewogene Ernährung, die das Darmmikrobiom ins Gleichgewicht bringt, ist wichtig, beispielsweise mit probiotischen Joghurts. Aber erst wenn wir verstehen, welche Patientengruppe von welchen diätetischen Maßnahmen profitieren könnte und warum, werden sich die Diäten verbessern. Dass sich vielleicht unser Geschmack so verfeinern lässt, dass wir nur noch das essen, was uns schmeckt und für unseren gesamten Verdauungsapparat bekömmlich ist, wäre eine andere Vision.

Reizdarmpatienten können im besten Fall einen Zusammenhang zwischen ihrer Ernährung und ihren Beschwerden herstellen. Die Gärung bestimmter Nahrungsbestandteile durch Mikroorganismen im Darm, ein normaler Verdauungsprozess, wird von manchen Personen als sehr belastend bis schmerzhaft erlebt. Eine Theorie, um Symptome zu erklären, basiert darauf, dass diese Personen empfindlicher auf die Gas- und Flüssigkeitsproduktion, z. B. durch blähende Lebensmittel wie Kohl oder Hülsenfrüchte, im Darm reagieren und dabei eher Schmerzen empfinden.

„Das kann dazu führen, dass ganz normale Prozesse wie die Fermentierung von Kohlenhydraten von Gesunden gar nicht wahrgenommen werden, aber von Reizdarmpatienten schon." (Persönliches Gespräch mit Thomas Frieling (Frieling et al. 2019, zit. nach Sieb 2020b))

Eine kompakte Zusammenstellung findet sich bei Siegmund-Schultze (2021):

„Generell werden allgemeine, symptomunabhängige Maßnahmen mit spezifischen, symptomorientierten Therapien kombiniert."

„Zu den wichtigen symptomunabhängigen Ansätzen gehört die Ernährung. Die Low-FODMAP-Diät zeigt für fast alle RDS-Typen eine gute Wirksamkeit. Patienten verzichten für einen gewissen Zeitraum auf bestimmte Kohlenhydrate wie Fruktose, Laktose und Zuckeraustauschstoffe wie Sorbit. Auch psychotherapeutische Verfahren helfen vielen Betroffenen."

„Probiotika sind beim RDS nicht generell wirksam oder unwirksam, vielmehr unterscheidet sich ihr Effekt individuell von Patient zu Patient sowie je nach Bakterienstamm und Leitsymptom. Präbiotika werden nicht empfohlen."

Unter dem Begriff FODMAP fasst man fermentierbare Oligo-, Di-, Mono- und Polyole zusammen („fermentable oligo-, di-, monosaccharides and polyols"). Das sind verschiedene Gruppen von unverdaulichen Kohlenhydraten, teilweise auch Ballaststoffe (Grayson 2016a). Bei empfindlichen Menschen können sie für Beschwerden sorgen.

Eine FODMAP-reduzierte Ernährung gehört zu den etablierten Therapiestrategien beim Reizdarmsyndrom (Frieling et al. 2019) – siehe auch (Wilhelmi et al. 2019).

„Diese FODMAPs erzeugen besonders viel von diesen Gasen und Flüssigkeiten, und wenn man sie in einer entsprechenden Diät reduziert, dann gibt es gute Untersuchungen, dass ein großer Teil dieser Patienten darauf anspricht." (Thomas Frieling, zit. nach (Sieb 2020b))

In Getreide und Brot finden sich Fruktane, die auch zu FODMAPs zählen. Sie gelten als wünschenswerte Inhaltsstoffe, da sie zu den Ballaststoffen zählen und möglicherweise auch die Vielfalt der Darmflora, das Mikrobiom, beeinflussen könnten. Bei den meisten Menschen verursachen sie keinerlei Beschwerden.

Brot ist kein besonders FODMAP-reiches Lebensmittel, wird aber in vergleichsweise großer Menge verzehrt, sodass die Summe der enthaltenen FODMAPs möglicherweise für Reizdarmpatienten bedeutsam sein könnte.

Eine FODMAP-reduzierte Ernährung ist eine wirksame Therapie bei Reizdarmsyndrom. Da eine solche Diät sehr aufwendig und kompliziert ist, da viele gewöhnliche Lebensmittel plötzlich verboten sind, praktisch immer selbst gekocht werden muss und spontane Abweichungen wie Einladungen zum Essen mit gesundheitlichen Risiken einhergehen, stellt sie an viele Patienten eine hohe Anforderung. Die Therapie birgt zudem das Risiko eines erheblichen Gewichtsverlusts. Die psychische Resilienz ist gefordert.

Patienten mit Reizdarmsyndrom halten wahrscheinlich häufiger restriktive Diäten ein als gesunde Kontrollpersonen. Ernährungsmuster beeinflussen die Zusammensetzung der fäkalen Mikrobiota und könnten einige der Unterschiede zwischen unter einem Reizdarmsyndrom leidenden Patienten und gesunden Kontrollpersonen erklären (Lenhart et al. 2021). Im „Medical Tribune" schreibt Frau Dr. med. Andrea Wülker (Wülker 2023, S. 18): *„Sowohl periodisches als auch intermittierendes Fasten führen zu einer Anreicherung von Faecalibacterium (F. prausnitzii). Dieses Bakterium bildet im Darm entzündungshemmende kurzkettige Fettsäuren aus Ballaststoffen und schützt vor metabolischen und entzündlichen Erkrankungen. Einige Studien zeigen, dass dieser Mikroorganismus während der Fastenphase zunächst unterdrückt wird und sich dann nach dem Fastenbrechen (Refeeding) anreichert."*

In einer aktuellen Studie wurden Neuroimaging- und fäkale Stoffwechseldaten zur Klärung der Hirn-Darmmikrobiom-Kommunikation beim Reizdarmsyndrom miteinander integriert, wodurch die Grundlage für künftige operationelle Studien über den Einfluss mikrobieller Stoffwechselprodukte auf die Hirnfunktion beim Reizdarmsyndrom geschaffen wurde (Osadchiy et al. 2020).

Die fäkale Mikrobiota-Transplantation (FMT) ist eine vielversprechende Therapie für chronische Krankheiten, die mit Veränderungen der Darmmikrobiota einhergehen (Danne et al. 2021; Segal et al. 2020). Sie hat sich insbesondere für die Behandlung von wiederkehrenden *Clostridioides-difficile*-Infektionen (Keller et al. 2021) bewährt, die damit zu 90 % geheilt werden können. Bei komplexen Erkrankungen wie entzündlichen

Darmerkrankungen, dem Reizdarmsyndrom und dem metabolischen Syndrom ist die Wirksamkeit jedoch unterschiedlich.

Fasten oder anhaltende Kalorienrestriktion verändert das Ökosystem der Darmbakterien. Es beeinflusst die menschliche Darmmikrobiota sowohl in ihrer Rolle als Symbiont als auch als Pathobiont und führt zu gesundheitlichen Vorteilen. Selbst wenn die Zusammensetzung des Mikrobioms innerhalb einiger Monate fast wieder auf die Ausgangssituation zurückkehrt, lassen sich häufig länger anhaltende metabolische Effekte oder Veränderungen der gesundheitlichen Gesamtsituation nach dem Fasten beobachten (Forslund 2023). Die Literatur gibt Einblicke in den potenziellen mikrobiomvermittelten Gesundheitsnutzen des Fastens, aber es bleibt noch offen, inwieweit gesunde und stoffwechselkranke Personen sich in ihrer Reaktion unterscheiden.

Dass Heilungswege sehr unterschiedlich ablaufen können, zeigt sich am Beispiel des *Morbus Crohn*, einer chronisch entzündlichen Darmerkrankung. Als Ursache vermutet wurden schon eine versteckte Infektion oder eine Vermehrung bestimmter Bakterien unter den Billionen von Mikroben, die den menschlichen Darm bevölkern (Pascal et al. 2017). Aber eine vergleichende DNA-Analyse von erkrankten Darmabschnitten, die den Patienten entfernt worden waren, zeigte eine relative Verarmung von einem einzigen häufig vorkommenden Bakterium, *Faecalibacterium prausnitzii* (Sokol et al. 2008, 2009). Vielleicht liegt es weniger an pathogenen Mikroben, die eine chronisch entzündliche Krankheit auslösen; möglicherweise geht es eher um das Verhältnis, in dem die verschiedenen Bakterienarten zueinanderstehen (Velasquez-Manoff 2015). Die Fallbeispiele im nächsten Kapitel geben dem Leser methodische Anhaltspunkte, wie er jemandem und auch sich selbst helfen kann, die eigenen Heilkräfte anzukurbeln.

Literatur

Adis CI (2021) Das intestinale Mikrobiom bei Patienten mit amyotropher Lateralsklerose. Universität Ulm, Ulm

Antonovsky A (1979) Health, stress and coping: New perspectives on mental and physical well-being. In: Antonovsky A (Hrsg) The salutogenetic model of health. Jossey-Bass, San Francisco, S 182–197

Arrieta MC, Stiemsma LT, Dimitriu PA, Thorson L, Russell S, Yurist-Doutsch S, Kuzeljevic B, Gold MJ, Britton HM, Lefebvre DL, Subbarao P, Mandhane P, Becker A, McNagny KM, Sears MR, Kollmann T, Investigators CS, Mohn WW, Turvey SE, Finlay BB (2015) Early infancy microbial and metabolic alterations affect risk of childhood asthma. Sci Transl Med 7(307):307ra152

Asay TP, Lambert MJ (2001) Empirische Argumente für die allen Therapien gemeinsamen Faktoren: Quantitative Ergebnisse. In: Hubble M, Duncan B, Miller S (Hrsg) So wirkt Psychotherapie. Empirische Ergebnisse und praktische Folgerungen. modernes lernen, Dortmund, S 41–81

Basnayake C, Kamm MA, Stanley A, Wilson-O'Brien A, Burrell K, Lees-Trinca I, Khera A, Kantidakis J, Wong O, Fox K, Talley NJ, Liew D, Salzberg MR, Thompson AJ (2020) Standard gastroenterologist versus multidisciplinary treatment for functional gastrointestinal disorders

(MANTRA): an open-label, single-centre, randomised controlled trial. Lancet Gastroenterol Hepatol 5(10):890–899

Baumler AJ, Sperandio V (2016) Interactions between the microbiota and pathogenic bacteria in the gut. Nature 535(7610):85–93

Benson H (1982) The relaxation response: history, physiological basis and clinical usefulness. Acta Med Scand Suppl 660:231–237

Benson H, Beary JF, Carol MP (1974) The relaxation response. Psychiatry 37(1):37–46

Berglund H, Lindstrom P Savic I (2006) Brain response to putative pheromones in lesbian women. Proc Natl Acad Sci USA 103(21):8269–8274

Böhn L, Störsrud S, Liljebo T, Collin L, Lindfors P, Törnblom H, Simrén M (2015) Diet low in FODMAPs reduces symptoms of irritable bowel syndrome as well as traditional dietary advice: a randomized controlled trial. Gastroenterology 149(6):1399–1407.e1392

Brenner D, Hiergeist A, Adis C, Mayer B, Gessner A, Ludolph AC, Weishaupt JH (2018) The fecal microbiome of ALS patients. Neurobiol Aging 61:132–137

Burke NN, Finn DP, McGuire BE, Roche M (2017) Psychological stress in early life as a predisposing factor for the development of chronic pain: clinical and preclinical evidence and neurobiological mechanisms. J Neurosci Res 95(6):1257–1270

Calvert EL, Houghton LA, Cooper P, Morris J, Whorwell PJ (2002) Long-term improvement in functional dyspepsia using hypnotherapy. Gastroenterology 123(6):1778–1785

Canavan C, West J, Card T (2014) The epidemiology of irritable bowel syndrome. Clin Epidemiol 6:71–80

Chabé M, Lokmer A, Ségurel L (2017) Gut protozoa: friends or foes of the human gut microbiota? Trends Parasitol 33(12):925–934

Charisius H, Friebe R (2014) Bund fürs Leben. Warum Bakterien unsere Freunde sind. Hanser, München

Chiarioni G, Vantini I, De Iorio F, Benini L (2006) Prokinetic effect of gut-oriented hypnosis on gastric emptying. Aliment Pharmacol Ther 23(8):1241–1249

Costa M, Wattchow D, Brookes S (2002) Neuronal control in gastrointestinal disease. Eur J Surg Suppl 587:39–46

Coury DL, Ashwood P, Fasano A, Fuchs G, Geraghty M, Kaul A, Mawe G, Patterson P, Jones NE (2012) Gastrointestinal conditions in children with autism spectrum disorder: developing a research agenda. Pediatrics 130(Suppl 2):S160-168

Creed F, Fernandes L, Guthrie E, Palmer S, Ratcliffe J, Read N, Rigby C, Thompson D, Tomenson B, North of England IBS Research Group (2003) The cost-effectiveness of psychotherapy and paroxetine for severe irritable bowel syndrome. Gastroenterology 124(2):303–317

Dance A (2016) Transit time. Nature 533(7603):S102–S103

Danne C, Rolhion N, Sokol H (2021) Recipient factors in faecal microbiota transplantation: one stool does not fit all. Nat Rev Gastroenterol Hepatol 18(7):503–513

Dash S, Clarke G, Berk M, Jacka FN (2015) The gut microbiome and diet in psychiatry: focus on depression. Curr Opin Psychiatry 28(1):1–6

Desmet L, Thijs T, Segers A, Verbeke K, Depoortere I (2021) Chronodisruption by chronic jetlag impacts metabolic and gastrointestinal homeostasis in male mice. Acta Physiol (Oxf):e13703

Dinan TG, Cryan JF (2017) Microbes, immunity, and behavior: Psychoneuroimmunology meets the microbiome. Neuropsychopharmacology 42(1):178–192

Drossman DA, Talley NJ, Leserman J, Olden KW, Barreiro MA (1995) Sexual and physical abuse and gastrointestinal illness. Review and recommendations. Ann Intern Med 123(10):782–794

Eisenstein M (2016) Microbiome: Bacterial broadband. Nature 533(7603):S104–S106

Erickson MH, Rossi E (1999) Hypnotherapie: Aufbau, Beispiele, Forschungen (Stein B, Übers), 5. Aufl, Bd 49. Pfeiffer bei Klett-Cotta, Stuttgart

Fleck K (2021) Reizdarm-Syndrom: Bis zu 70% Symptombesserung mit Diät-Umstellung – doch es geht noch besser! Medscape

Forslund SK (2023) Fasting intervention and its clinical effects on the human host and microbiome. J Intern Med 293(2):166–183

Frank JD, Frank JB (1991) Persuasion and healing: A comparative study of psychotherapy, 3. Aufl. Johns Hopkins University Press, Baltimore

Frieling T, Heise J, Krummen B, Hundorf C, Kalde S (2019) Tolerability of FODMAP – reduced diet in irritable bowel syndrome – efficacy, adherence, and body weight course. Z Gastroenterol 57(6):740–744

Fumagalli M, Priori A (2012) Functional and clinical neuroanatomy of morality. Brain 135(Pt 7):2006–2021

Furness JB, Callaghan BP, Rivera LR, Cho HJ (2014) The enteric nervous system and gastrointestinal innervation: integrated local and central control. Adv Exp Med Biol 817:39–71

Geeraerts B, Vandenberghe J, Van Oudenhove L, Gregory LJ, Aziz Q, Dupont P, Demyttenaere K, Janssens J, Tack J (2005) Influence of experimentally induced anxiety on gastric sensorimotor function in humans. Gastroenterology 129(5):1437–1444

Gershon MD (1998) The second brain: The scientific basis of gut instinct and a groundbreaking new understanding of nervous disorders of the stomach and intestines. HarperCollins, New York

Gilbert JA, Blaser MJ, Caporaso JG, Jansson JK, Lynch SV, Knight R (2018) Current understanding of the human microbiome. Nat Med 24(4):392–400

Gilbert JA, Meyer F, Jansson J, Gordon J, Pace N, Tiedje J, Ley R, Fierer N, Field D, Kyrpides N, Glockner FO, Klenk HP, Wommack KE, Glass E, Docherty K, Gallery R, Stevens R, Knight R (2010) The Earth Microbiome Project: Meeting report of the „1 EMP meeting on sample selection and acquisition" at Argonne National Laboratory October 6 2010. Stand Genomic Sci 3(3):249–253

Gonsalkorale WM (2006) Gut-directed hypnotherapy: the Manchester approach for treatment of irritable bowel syndrome. Int J Clin Exp Hypn 54(1):27–50

Goodrich JK, Waters JL, Poole AC, Sutter JL, Koren O, Blekhman R, Beaumont M, Van Treuren W, Knight R, Bell JT, Spector TD, Clark AG, Ley RE (2014) Human genetics shape the gut microbiome. Cell 159(4):789–799

Gorard DA, Gomborone JE, Libby GW, Farthing MJ (1996) Intestinal transit in anxiety and depression. Gut 39(4):551–555

Grayson M (2016a) Irritable bowel syndrome. Nature 533(7603):S101–S101

Grayson M (2016b) Irritable bowel syndrome: 4 big questions. Nature 533(7603):S118–S118

Grogan D (2015) The microbes within. Nature 518(7540):S2–S2

Hadhazy A (2010) Think Twice: How the Gut's Second Brain Influences Mood and Well-Being. Scientific American(Februar 12, 2010) https://www.scientificamerican.com/article/gut-second-brain/ – zugegriffen am 03.05.2025

Hanage WP (2014) Microbiology: Microbiome science needs a healthy dose of scepticism. Nature 512(7514):247–248

Häuser W, Marschall U, Layer P, Grobe T (2019) The prevalence, comorbidity, management and costs of irritable bowel syndrome. An observational study using routine health insurance data (Häufigkeit, Komorbiditäten, Versorgung und Kosten des Reizdarmsyndroms. Eine Beobachtungsstudie mit Routinedaten einer Krankenkasse). Dtsch Arztebl 116(27–28):463–470

Honda K, Littman DR (2016) The microbiota in adaptive immune homeostasis and disease. Nature 535(7610):75–84

Howorka K, Pumprla J, Tamm J, Schabmann A, Klomfar S, Kostineak E, Howorka N, Sovova E (2013) Effects of guided breathing on blood pressure and heart rate variability in hypertensive diabetic patients. Auton Neurosci 179(1–2):131–137

Ilie O-D, Ciobica A, McKenna J, Doroftei B, Mavroudis I (2020) Minireview on the relations between gut microflora and Parkinson's disease: Further biochemical (oxidative stress), inflammatory, and neurological particularities. Oxid Med Cell Longev 2020:4518023

Isaiah S, Loots DT, Solomons R, van der Kuip M, Tutu Van Furth AM, Mason S (2020) Overview of brain-to-gut axis exposed to chronic CNS bacterial infection(s) and a predictive urinary metabolic profile of a brain infected by Mycobacterium tuberculosis. *Front Neurosci 14:*296

Jerath R, Barnes VA (2009) Augmentation of mind-body therapy and role of deep slow breathing. J Complement Integr Med 6(1):1–7

Jones H, Cooper P, Miller V, Brooks N, Whorwell PJ (2006) Treatment of non-cardiac chest pain: a controlled trial of hypnotherapy. Gut 55(10):1403–1408

Kahrstrom CT, Pariente N, Weiss U (2016) Intestinal microbiota in health and disease. Nature 535(7610):47–47

Kang DW, Park JG, Ilhan ZE, Wallstrom G, Labaer J, Adams JB, Krajmalnik-Brown R (2013) Reduced incidence of Prevotella and other fermenters in intestinal microflora of autistic children. PLoS One 8(7):e68322

Kaptchuk TJ (2011) Placebo studies and ritual theory: a comparative analysis of Navajo, acupuncture and biomedical healing. Philos Trans R Soc Lond B Biol Sci 366(1572):1849–1858

Kaptchuk TJ, Friedlander E, Kelley JM, Sanchez MN, Kokkotou E, Singer JP, Kowalczykowski M, Miller FG, Kirsch I, Lembo AJ (2010) Placebos without deception: a randomized controlled trial in irritable bowel syndrome. PLoS One 5(12):e15591

Kassam Z, Lee CH, Yuan Y, Hunt RH (2013) Fecal microbiota transplantation for Clostridium difficile infection: systematic review and meta-analysis. Am J Gastroenterol 108(4):500–508

Katsnelson A (2016) Diagnostics: Filling in the missing pieces. Nature 533(7603):S110–S111

Keller JJ, Ooijevaar RE, Hvas CL, Terveer EM, Lieberknecht SC, Hogenauer C, Arkkila P, Sokol H, Gridnyev O, Megraud F, Kump PK, Nakov R, Goldenberg SD, Satokari R, Tkatch S, Sanguinetti M, Cammarota G, Dorofeev A, Gubska O, Laniro G, Mattila E, Arasaradnam RP, Sarin SK, Sood A, Putignani L, Alric L, Baunwall SMD, Kupcinskas J, Link A, Goorhuis AG, Verspaget HW, Ponsioen C, Hold GL, Tilg H, Kassam Z, Kuijper EJ, Gasbarrini A, Mulder CJJ, Williams HRT, Vehreschild M (2021) A standardised model for stool banking for faecal microbiota transplantation: a consensus report from a multidisciplinary UEG working group. United European Gastroenterol J 9(2):229–247

Khamsi R (2015) A gut feeling about immunity. Nat Med 21(7):674–676

Kinsinger SW, Joyce C, Venu M Palsson OS (2021) Pilot Study of a Self-Administered Hypnosis Intervention for Functional Dyspepsia. Dig Dis Sci, 67(7):3017–3025

Klein KB, Spiegel D (1989) Modulation of gastric acid secretion by hypnosis. Gastroenterology 96(6):1383–1387

Knight R (2015) Why microbiome treatments could pay off soon. Nature 518(7540):S5–S5

Kohen R, Tracy JH, Haugen E, Cain KC, Jarrett ME, Heitkemper MM (2016) Rare variants of the serotonin transporter are associated with psychiatric comorbidity in irritable bowel syndrome. Biol Res Nurs 18(4):394–400

Kuang Z, Wang Y, Li Y, Ye C, Ruhn KA, Behrendt CL, Olson EN, Hooper LV (2019) The intestinal microbiota programs diurnal rhythms in host metabolism through histone deacetylase 3. Science 365(6460):1428–1434

Labus JS, Hollister EB, Jacobs J, Kirbach K, Oezguen N, Gupta A, Acosta J, Luna RA, Aagaard K, Versalovic J, Savidge T, Hsiao E, Tillisch K, Mayer EA (2017) Differences in gut microbial composition correlate with regional brain volumes in irritable bowel syndrome. Microbiome 5(1):49

Labus JS, Osadchiy V, Hsiao EY, Tap J, Derrien M, Gupta A, Tillisch K, Le Neve B, Grinsvall C, Ljungberg M, Ohman L, Tornblom H, Simren M, Mayer EA (2019) Evidence for an association of gut microbial Clostridia with brain functional connectivity and gastrointestinal sensorimotor function in patients with irritable bowel syndrome, based on tripartite network analysis. Microbiome 7(1):45

Lackner JM, Quigley BM (2005) Pain catastrophizing mediates the relationship between worry and pain suffering in patients with irritable bowel syndrome. Behav Res Ther 43(7):943–957

Lacy BE (2016) Perspective: An easier diagnosis. Nature 533(7603):S107–S107

Lambert MJ (1992) Implications of outcome research for psychotherapy integration. In: Norcross JC, Goldfried MR (Hrsg) Handbook of psychotherapy integration. Basic Books, New York, S 94–129

Lea R, Whorwell PJ (2004) Psychological influences on the irritable bowel syndrome. Minerva Med 95(5):443–450

Lenhart A, Dong T, Joshi S, Jaffe N, Choo C, Liu C, Jacobs JP, Lagishetty V, Shih W, Labus JS, Gupta A, Tillisch K, Mayer EA Chang L (2021) Effect of Exclusion Diets on Symptom Severity and the Gut Microbiota in Patients with Irritable Bowel Syndrome. Clin Gastroenterol Hepatol, 20(3):e465–e483

Ley RE (2015) The gene-microbe link. Nature 518(7540):S7–S7

Li Q, Wang B, Qiu HY, Yan XJ, Cheng L, Wang QQ, Chen SL (2021) Chronic jet lag exacerbates jejunal and colonic microenvironment in mice. Front Cell Infect Microbiol 11:648175

Lin IM, Tai LY, Fan SY (2014) Breathing at a rate of 5.5 breaths per minute with equal inhalation-to-exhalation ratio increases heart rate variability. Int J Psychophysiol 91(3):206–211

Looi M-K (2020) The human microbiome: everything you need to know about the 39 trillion microbes that call our bodies home. Science Focus: The Home of BBC Science Focus Magazine – https://www.sciencefocus.com/the-human-body/human-microbiome – zugegriffen am 03.05.2025

Lovell RM, Ford AC (2012) Global prevalence of and risk factors for irritable bowel syndrome: a meta-analysis. Clin Gastroenterol Hepatol 10(7):712-721.e714

Mawdsley JE, Rampton DS (2005) Psychological stress in IBD: new insights into pathogenic and therapeutic implications. Gut 54(10):1481–1491

Mayer EA, Gebhart GF (1994) Basic and clinical aspects of visceral hyperalgesia. Gastroenterology 107(1):271–293

Mayer EA, Knight R, Mazmanian SK, Cryan JF, Tillisch K (2014a) Gut microbes and the brain: paradigm shift in neuroscience. J Neurosci 34(46):15490–15496

Mayer EA, Labus JS, Tillisch K, Cole SW, Baldi P (2015a) Towards a systems view of IBS. Nat Rev Gastroenterol Hepatol 12(10):592–605

Mayer EA, Padua D, Tillisch K (2014b) Altered brain-gut axis in autism: comorbidity or causative mechanisms? BioEssays 36(10):933–939

Mayer EA, Tillisch K, Gupta A (2015b) Gut/brain axis and the microbiota. J Clin Invest 125(3):926–938

McDonald D, Hornig M, Lozupone C, Debelius J, Gilbert JA, Knight R (2015) Towards large-cohort comparative studies to define the factors influencing the gut microbial community structure of ASD patients. Microb Ecol Health Dis 26:26555

McDonald-Haile J, Bradley LA, Bailey MA, Schan CA, Richter JE (1994) Relaxation training reduces symptom reports and acid exposure in patients with gastroesophageal reflux disease. Gastroenterology 107(1):61–69

Michaudel C, Sokol H (2020) The gut microbiota at the service of immunometabolism. Cell Metab 32(4):514–523

Miller V, Hopkins L, Whorwell PJ (2004) Suicidal ideation in patients with irritable bowel syndrome. Clin Gastroenterol Hepatol 2(12):1064–1068

Mittal R, Debs LH, Patel AP, Nguyen D, Patel K, O'Connor G, Grati Mh, Mittal J, Yan D, Eshraghi AA, Deo SK, Daunert S, Liu XZ (2017) Neurotransmitters: the critical modulators regulating gut-brain axis. J Cell Physiol 232(9):2359–2372

Moser G (2007) Psychosomatik in der Gastroenterologie und Hepatologie. Springer, Wien

Moser G, Fournier C, Peter J (2018) Intestinal microbiome-gut-brain axis and irritable bowel syndrome. Wien Med Wochenschr 168(3–4):62–66

Moser G, Tragner S, Gajowniczek EE, Mikulits A, Michalski M, Kazemi-Shirazi L, Kulnigg-Dabsch S, Fuhrer M, Ponocny-Seliger E, Dejaco C, Miehsler W (2013) Long-term success of GUT-directed group hypnosis for patients with refractory irritable bowel syndrome: a randomized controlled trial. Am J Gastroenterol 108(4):602–609

Muller SJ, Teckentrup V, Rebollo I, Hallschmid M, Kroemer NB (2022) Vagus nerve stimulation increases stomach-brain coupling via a vagal afferent pathway. Brain Stimul 15(5):1279–1289

Myklebust M (2006) The healing foods pyramid: an integrative nutrition tool. Explore 2(4):352–356

O'Mahony SM, Clarke G, Borre YE, Dinan TG, Cryan JF (2015) Serotonin, tryptophan metabolism and the brain-gut-microbiome axis. Behav Brain Res 277:32–48

Orsini G (2017) „Hunger hurts, but starving works". The moral conversion to eating disorders. *Cult Med Psychiatry 41*(1):111–141

Osadchiy V, Mayer EA, Gao K, Labus JS, Naliboff B, Tillisch K, Chang L, Jacobs JP, Hsiao EY, Gupta A (2020) Analysis of brain networks and fecal metabolites reveals brain-gut alterations in premenopausal females with irritable bowel syndrome. Transl Psychiatry 10(1):367

Pal GK, Agarwal A, Karthik S, Pal P, Nanda N (2014) Slow yogic breathing through right and left nostril influences sympathovagal balance, heart rate variability, and cardiovascular risks in young adults. N Am J Med Sci 6(3):145–151

Pascal V, Pozuelo M, Borruel N, Casellas F, Campos D, Santiago A, Martinez X, Varela E, Sarrabayrouse G, Machiels K, Vermeire S, Sokol H, Guarner F, Manichanh C (2017) A microbial signature for Crohn's disease. Gut 66(5):813–822

Patterson PH (2009) Immune involvement in schizophrenia and autism: etiology, pathology and animal models. Behav Brain Res 204(2):313–321

Perona M, Benasayag R, Perello A, Santos J, Zarate N, Zarate P, Mearin F (2005) Prevalence of functional gastrointestinal disorders in women who report domestic violence to the police. Clin Gastroenterol Hepatol 3(5):436–441

Peseschkian H (2004) Salutogenetische Psychotherapie: Ressourcenorientiertes Vorgehen aus der Sicht der Positiven Psychotherapie. Psychotherapie Forum 12:16–25

Peter J, Fournier C, Keip B, Rittershaus N, Stephanou-Rieser N, Durdevic M, Dejaco C, Michalski M, Moser G (2018a) Intestinal microbiome in irritable bowel syndrome before and after gut-directed hypnotherapy. Int J Mol Sci 19(11):3619

Peter J, Tran US, Michalski M, Moser G (2018b) The structure of resilience in irritable bowel syndrome and its improvement through hypnotherapy: Cross-sectional and prospective longitudinal data. PLoS One 13(11):e0202538

Pilcher H (2016) Q&A: Peter Whorwell. Nature 533(7603):S112–S113

Pimentel M, Lembo A (2020) Microbiome and its role in irritable bowel syndrome. Dig Dis Sci 65(3):829–839

Porges SW (2011) Die Polyvagal-Theorie. Neurophysiologische Grundlagen der Therapie. Emotionen, Bindung, Kommunikation und ihre Entstehung, neurophysiologische Grundlagen der Theorie. Jungermann, Paderborn

Power C, Antony JM, Ellestad KK, Deslauriers A, Bhat R, Noorbakhsh F (2010) The human microbiome in multiple sclerosis: pathogenic or protective constituents? Can J Neurol Sci 37(Suppl 2):S24-33

Prior A, Colgan SM, Whorwell PJ (1990) Changes in rectal sensitivity after hypnotherapy in patients with irritable bowel syndrome. Gut 31(8):896–898

Probstel AK, Zhou X, Baumann R, Wischnewski S, Kutza M, Rojas OL, Sellrie K, Bischof A, Kim K, Ramesh A, Dandekar R, Greenfield AL, Schubert RD, Bisanz JE, Vistnes S, Khaleghi K, Landefeld J, Kirkish G, Liesche-Starnecker F, Ramaglia V, Singh S, Tran EB, Barba P, Zorn K, Oechtering J, Forsberg K, Shiow LR, Henry RG, Graves J, Cree BAC, Hauser SL, Kuhle J, Gelfand JM, Andersen PM, Schlegel J, Turnbaugh PJ, Seeberger PH, Gommerman JL, Wilson MR, Schirmer L, Baranzini SE (2020) Gut microbiota-specific IgA(+) B cells traffic to the CNS in active multiple sclerosis. Sci Immunol 5(53)

Propst A, Vogelsang H, Renner F, Hammer J, Hammer HF, Moser G, Arbeitsgruppe für gastrointestinale Funktionsstörungen und Funktionsdiagnostik der OGGH (2003) Guidelines on diagnosis and therapy of the irritable bowel syndrome. Z Gastroenterol 41(4):356–360

Queiroz SAL, Ton AMM, Pereira TMC, Campagnaro BP, Martinelli L, Picos A, Campos-Toimil M and Vasquez EC (2022) The Gut Microbiota-Brain Axis: A New Frontier on Neuropsychiatric Disorders. Front. Psychiatry 13:872594. https://doi.org/10.3389/fpsyt.2022.872594

Rainville P, Duncan GH, Price DD, Carrier B, Bushnell MC (1997) Pain affect encoded in human anterior cingulate but not somatosensory cortex. Science 277(5328):968–971

Reyes A, Haynes M, Hanson N, Angly FE, Heath AC, Rohwer F, Gordon JI (2010) Viruses in the faecal microbiota of monozygotic twins and their mothers. Nature 466(7304):334–338

Ringel Y, Drossman DA, Leserman JL, Suyenobu BY, Wilber K, Lin W, Whitehead WE, Naliboff BD, Berman S, Mayer EA (2008) Effect of abuse history on pain reports and brain responses to aversive visceral stimulation: an FMRI study. Gastroenterology 134(2):396–404

Roberts L, Wilson S, Singh S, Roalfe A, Greenfield S (2006) Gut-directed hypnotherapy for irritable bowel syndrome: piloting a primary care-based randomised controlled trial. Br J Gen Pract 56(523):115–121

Rosner J (2014) Ten times more microbial cells than body cells in humans? Microbe Mag 9:47

Rossi EL (1986) The psychobiology of mind-body healing: new concepts of therapeutic hypnosis. Norton, New York

Rossi EL, Cheek DB (1994) Mind-body therapy. Methods of ideodynamic healing in hypnosis. Norton, New York

Sahin M, Sur M (2015) Genes, circuits, and precision therapies for autism and related neurodevelopmental disorders. Science 350(6263)

Sana TG, Monack DM (2016) Microbiology: the dark side of antibiotics. Nature 534(7609):624–625

Savic I, Berglund H Lindstrom P (2005) Brain response to putative pheromones in homosexual men. Proc Natl Acad Sci USA 102(20):7356–7361

Scarinci IC, McDonald-Haile J, Bradley LA, Richter JE (1994) Altered pain perception and psychosocial features among women with gastrointestinal disorders and history of abuse: a preliminary model. Am J Med 97(2):108–118

Schaefert R, Klose P, Moser G, Hauser W (2014) Efficacy, tolerability, and safety of hypnosis in adult irritable bowel syndrome: systematic review and meta-analysis. Psychosom Med 76(5):389–398

Schmid GB (1988) The roles of knower & known in the sufism of Ibn 'Arabî, analytical psychology of C.G. Jung, quantum theory of John von Neumann: Concepts and logic with implications to the phenomena of psychogenic death & psychotherapy (Diploma thesis: C.G. Jung-Institut Zürich / Zentral Bibliothek Zürich, Hrsg). C.G. Jung-Institut Zürich, Zürich

Schmid GB (2000) Tod durch Vorstellungskraft: Das Geheimnis psychogener Todesfälle. Springer, Wien

Schmid GB (2005) Phantasy therapy: A novel theoretic and therapeutic approach for the special treatment of psychotic patients in general psychiatry. In: Abelian ME (Hrsg) Focus on psychotherapy research. Nova Science, New York, S 1–50

Schmid GB (2008) Biunity (Îkilibirlik) (Emed O, Übers). Agarta Yayinlari, Ankara

Schmid GB (2009) Tod durch Vorstellungskraft: Das Geheimnis psychogener Todesfälle, 2. Aufl. Springer, Wien

Schmid GB (2010) Der psychogene Tod: Die toxische Wirkung der Vorstellungskraft. Ärzte Woche 17:16

Schmid GB (2011a) Der psychogene Tod: Die toxische Wirkung der Vorstellungskraft. Vortrag bei dem Kongress „Hypnotherapie: Handwerk, Kunst und Wissenschaft", Jahrestagung der Milton-Erickson-Gesellschaft, Bad Kissingen, 24.27. März 2011, 30 min auf 1 CD oder 1 DVD. Auditorium-Netzwerk – Verlag für audiovisuelle Medien, Mühlheim-Baden

Schmid GB (2011b) Optimale Atmung für die Entspannung: die 4- bis 6-Atemtechnik (Optimal breathing for relaxation: The 4-6-breathing technique). Schweiz Z Ganzheitsmedizin (Swiss J Integr Med) 23(2):84–86

Schmid GB (2015a) Heilung und Tod durch Suggestion. In: Revenstorf D, Peter B (Hrsg) Hypnose in Psychotherapie, Psychosomatik und Medizin: Manual für die Praxis, 3. Aufl. Springer, Heidelberg, S 153–166

Schmid GB (2015b) Und der Medizinmann sprach: „Du musst sterben ...!", also musst du? Wirkung der Vorstellungskraft auf Heilung, Krankheit und Tod. In: Muffler E (Hrsg) Kommunikation in der Psychoonkologie. Der hypnosystemische Ansatz. Carl-Auer-Systeme, Heidelberg, S 179–217

Schmid GB (2016a) Mass Psychogenic Illness: Psychogene Krankheit als Massenphänomen. Jahreszeitschrift der Deutschen Gesellschaft für Hypnose und Hypnotherapie e. V. (DGH) Suggestionen 46–48

Schmid GB (2016b) Optimal breathing for relaxation: The 4–6-breathing technique. In: Berhardt LV (Hrsg) Advances in medicine and biology, Bd 99. Nova Science, New York, S 135–162

Schmid GB (2018a) Der psychogene Tod – Abschied durch Vorstellungskraft. Leidfaden – Fachmagazin für Krisen, Leid, Trauer 7(3):76–82

Schmid GB (2018b) Optimale Atmung für Entspannung und Trance-Induktion: Die 4–6-Atemtechnik. In: SMSH V (Hrsg) SMSH Skriptum: Begleitung zur Ausbildung Medizinischer und Zahnmedizinischer Hypnose, 4. Aufl. SMSH Schweizerische Ärztegesellschaft für Hypnose, Bern, S. 65–66

Schmid GB (2018c) Selbstheilung stärken: Wie Sie durch Vorstellungskraft Ihre Gesundheit optimieren. Springer, Heidelberg

Schmid GB (2025) Quantum-Mind Hypothese: Zum Ursprung des Bewusstseins. Springer, Heidelberg

Schmidt C (2015) Mental health: thinking from the gut. Nature 518(7540):S12–S15

Schnorr SL (2015) The diverse microbiome of the hunter-gatherer. Nature 518(7540):S14–S15

Schröder H (2016) Das Nocebophänomen: Wie Kommunikation krank machen kann. EHK 65:84–89

Segal JP, Mullish BH, Quraishi MN, Iqbal T, Marchesi JR, Sokol H (2020) Mechanisms underpinning the efficacy of faecal microbiota transplantation in treating gastrointestinal disease. Therap Adv Gastroenterol 13:1756284820946904

Shoemark DK, Allen SJ (2015) The microbiome and disease: reviewing the links between the oral microbiome, aging, and Alzheimer's disease. J Alzheimers Dis 43(3):725–738

Sieb A (2020a) Probiotika beim Reizdarmsyndrom: Inaktivierte Bakterien sollen die Darmbarriere reparieren. Medscape

Sieb A (2020b) Reizdarmsyndrom: Lange Gärzeiten führen zu weniger vergärbaren Zuckern im Brot – doch eine Frage bleibt offen. Medscape (11 September 2020)

Siegmund-Schultze N (2021) Fast jeder 10. hat Reizdarmsyndrom: S3-Leitlinie und Diät-Empfehlungen überarbeitet – der Überblick für die optimale Therapie. Medscape (2. August 2021)

Sokol H, Pigneur B, Watterlot L, Lakhdari O, Bermudez-Humaran LG, Gratadoux JJ, Blugeon S, Bridonneau C, Furet JP, Corthier G, Grangette C, Vasquez N, Pochart P, Trugnan G, Thomas G, Blottiere HM, Dore J, Marteau P, Seksik P, Langella P (2008) Faecalibacterium prausnitzii is an anti-inflammatory commensal bacterium identified by gut microbiota analysis of Crohn disease patients. Proc Natl Acad Sci USA 105(43):16731–16736

Sokol H, Seksik P, Furet JP, Firmesse O, Nion-Larmurier I, Beaugerie L, Cosnes J, Corthier G, Marteau P, Dore J (2009) Low counts of Faecalibacterium prausnitzii in colitis microbiota. Inflamm Bowel Dis 15(8):1183–1189

Sonnenburg JL (2015) Microbiome engineering. Nature 518(7540):S10–S10

Sonnenburg JL, Backhed F (2016) Diet-microbiota interactions as moderators of human metabolism. Nature 535(7610):56–64

Spiller R, Garsed K (2009a) Infection, inflammation, and the irritable bowel syndrome. Dig Liver Dis 41(12):844–849

Spiller R, Garsed K (2009b) Postinfectious irritable bowel syndrome. Gastroenterology 136(6):1979–1988

Stefano GB, Fricchione GL, Esch T (2006) Relaxation: Molecular and physiological significance. Med Sci Monit 12(9):HY21–31

Sterndorff EB, Russel J, Jakobsen J, Mortensen MS, Gori K, Herschend J, Burmolle M (2020) The T-shirt microbiome is distinct between individuals and shaped by washing and fabric type. Environ Res 185:109449

Stower H (2019) Depression linked to the microbiome. Nat Med 25(3):358–358

Stumpfe K-D (1973) Der psychogene Tod, Bd 22. Hippokrates, Stuttgart

Sun Y, Ju P, Xue T, Ali U, Cui D, Chen J (2023) Alteration of faecal microbiota balance related to long-term deep meditation. Gen Psychiatr 36(1):e100893

Tan G, Hammond DC, Joseph G (2005) Hypnosis and irritable bowel syndrome: a review of efficacy and mechanism of action. Am J Clin Hypn 47(3):161–178

Taylor SE (1993) Positive illusions and affect regulation. In: Wegner DM, Pennebaker JW (Hrsg) Handbook of mental control. Prentice-Hall, Englewood Cliffs, S 325–343

Taylor SE, Kemeny ME, Reed GM, Bower JE, Gruenewald TL (2000) Psychological resources, positive illusions, and health. Am Psychol 55(1):99–109

Thaiss CA, Zmora N, Levy M, Elinav E (2016) The microbiome and innate immunity. Nature 535(7610):65–74

Tillisch K (2014) The effects of gut microbiota on CNS function in humans. Gut Microbes 5(3):404–410

Tillisch K, Mayer EA, Gupta A, Gill Z, Brazeilles R, Le Neve B, van Hylckama Vlieg JET, Guyonnet D, Derrien M, Labus JS (2017) Brain structure and response to emotional stimuli as related to gut microbial profiles in healthy women. Psychosom Med 79(8):905–913

Turnbaugh PJ, Ley RE, Hamady M, Fraser-Liggett CM, Knight R, Gordon JI (2007) The human microbiome project. Nature 449(7164):804–810

Velasquez-Manoff M (2015) Gut microbiome: the peacekeepers. Nature 518(7540):S3–S11

Vicario CM, Kuran KA, Rogers R, Rafal RD (2018) The effect of hunger and satiety in the judgment of ethical violations. Brain Cogn 125:32–36

Vlieger AM, Menko-Frankenhuis C, Wolfkamp SC, Tromp E, Benninga MA (2007) Hypnotherapy for children with functional abdominal pain or irritable bowel syndrome: a randomized controlled trial. Gastroenterology 133(5):1430–1436

Voigt RM, Forsyth CB, Green SJ, Mutlu E, Engen P, Vitaterna MH, Turek FW, Keshavarzian A (2014) Circadian disorganization alters intestinal microbiota. PLoS One 9(5):e97500

Volkmann ER, Hoffmann-Vold AM, Chang YL, Jacobs JP, Tillisch K, Mayer EA, Clements PJ, Hov JR, Kummen M, Midtvedt O, Lagishetty V, Chang L, Labus JS, Molberg O, Braun J (2017) Systemic sclerosis is associated with specific alterations in gastrointestinal microbiota in two independent cohorts. BMJ Open Gastroenterol 4(1):e000134

von Mutius E (2017) The shape of the microbiome in early life. Nat Med 23(3):274–275

Walach H, Jonas WB (2004) Placebo research: the evidence base for harnessing self-healing capacities. J Altern Complement Med 10(Suppl 1):S103-112

Walters VJ, Oakley DA (2006) Hypnotic imagery as an adjunct to therapy for irritable bowel syndrome: An experimental case report. Contemp Hypnosis 23(3):141–149

Wedekind C (2002) The MHC and body odors: arbitrary effects caused by shifts of mean pleasantness. Nat Genet, 31(3):237

Wedekind C, Furi S (1997) Body odour preferences in men and women: do they aim for specific MHC combinations or simply heterozygosity? Proc Biol Sci, 264(1387):1471–1479

Wedekind C Penn D (2000) MHC genes, body odours, and odour preferences. Nephrol Dial Transplant, 15(9):1269–1271

Wehrli H (2014) Hypnotische Kommunikation und Hypnose in der ärztlichen Praxis (Hypnotic communication and hypnosis in clinical practice). Praxis 103(14):833–839

Weingarden A, Gonzalez A, Vazquez-Baeza Y, Weiss S, Humphry G, Berg-Lyons D, Knights D, Unno T, Bobr A, Kang J, Khoruts A, Knight R, Sadowsky MJ (2015) Dynamic changes in short- and long-term bacterial composition following fecal microbiota transplantation for recurrent Clostridium difficile infection. Microbiome 3:10

Whorwell P, Lea R (2004) Dietary treatment of the irritable bowel syndrome. Curr Treat Options Gastroenterol 7(4):307–316

Whorwell PJ (2004) Back pain and irritable bowel syndrome. Gastroenterology 127(5):1648–1649

Whorwell PJ (2006) Effective management of irritable bowel syndrome – the Manchester Model. Int J Clin Exp Hypn 54(1):21–26

Whorwell PJ, Prior A, Faragher EB (1984) Controlled trial of hypnotherapy in the treatment of severe refractory irritable-bowel syndrome. Lancet 2(8414):1232–1234

Wilhelmi M (2019) Der Po-Doc: Eine spannende Expedition zum Ende des Darms. Trias, Stuttgart

Wilhelmi M, Studerus D, Gibson P (2019) Nie wieder Blähbauch: Expertenwissen & Rezepte für ein gutes Bauchgefühl. Gräfe & Unzer, München

Wolberg LR (1977) The technique of psychotherapy, 3. Aufl. Grune & Stratton, New York

Wülker A (2023) Fasten hilft …. Medical Tribune 56(14):18–19

Yong E (2016) I contain multitudes: the microbes within us and a grander view of life. Random House Children's Books, Munich

Zhao L, Xiong Q, Stary CM, Mahgoub OK, Ye Y, Gu L, Xiong X, Zhu S (2018) Bidirectional gut-brain-microbiota axis as a potential link between inflammatory bowel disease and ischemic stroke. J Neuroinflammation 15(1):339

Zhu B, Wang X, Li L (2010) Human gut microbiome: the second genome of human body. Protein Cell 1(8):718–725

Fallbeispiele: Krebs und andere Krankheiten

„Gesundheit ist weniger ein Zustand als eine Haltung, und sie gedeiht mit der Freude am Leben."

Thomas von Aquin (1225–1274)

Einführung

Man darf nicht vergessen: Jeder Mensch auf der Erde, der mit oder ohne flankierende Maßnahmen im Krankenhaus von einer Erkrankung genesen ist, hat sich selbst geheilt. Die Kraft zur Selbstheilung liegt in jedem von uns. Die Psychoneuroimmunisierung, bei welcher der Placebo-/Sanaboeffekt eine wichtige Rolle spielt, kommt in den geläufigen Diskussionen zur medizinischen Behandlung nicht oder nur am Rande vor. Auch wenn manche nur einen Feldweg zur Verfügung haben, andere aber eine 7-spurige Autobahn, so sollte das individuelle Selbstheilungsspektrum bei jedem einzelnen Menschen optimal gefördert werden, damit es sich so weit wie möglich entfalten kann.

Jedes Leiden lehrt uns einmal mehr, dass wir im Leben manches beeinflussen, aber vieles nicht kontrollieren können. Wir sollten dieser grundsätzlichen Unsicherheit im Leben mit Respekt statt Angst, mit Gelassenheit statt Panik, mit Zuversicht und Vertrauen statt Hoffnungslosigkeit und vor allem mit Mut und der nötigen Prise Pragmatik begegnen. Akzeptieren statt resignieren.

Heutzutage haben wir nur dank der modernen Schulmedizin eine große Lebensqualität bis ins hohe Alter erreichen können, die einmalig in der Geschichte der Menschheit ist. Selbstverständlich heilt kein Antibiotikum der Welt einen Menschen von einer

Lungenentzündung, keine Chemotherapie von Krebs, keine Diät von einem Reizdarm, wenn sein Immunsystem die Heilung nicht übernehmen kann. Aber ohne Reanimation würde der Patient einen Herzstillstand genauso wenig überwinden wie eine schwere bakterielle Infektion ohne ein Antibiotikum.

Nichtsdestotrotz: Jeder Mediziner sollte wissen, dass jede Heilung letztendlich[1] eine Selbstheilung ist, die mit der Vorstellungskraft (Placebo-/Sanaboeffekt) als Heilmittel aktiv unterstützt werden kann. Jede und jeder von uns birgt in sich eine individuelle, körper- und geisteigene Apotheke – das Immunsystem, das höchst komplex ist und besser als jegliche künstlich hergestellte Medizin oder jeder Impfstoff wirkt. Der „äußere Arzt", der Medicus, handelt, während der „innere Arzt", der Archeus, heilt: *„Medicus curat, natura sanat."*

Auch mithilfe der medizinischen Hypnose, insbesondere mit der SDE-Methode, kann der Mensch nicht alles erreichen, was er möchte, aber sicher kann er viel mehr zur Unterstützung seiner Selbstheilung psychologisch beitragen, als er vielleicht denkt.

Es zeigt sich immer wieder, dass Patienten sich mit Hypnose und den üblichen medizinischen Behandlungsmethoden erfolgreich gegen eine Krankheit durchgesetzt haben. Diese Immunisierungs- bzw. Gesundungsprozesse können als körperliche Resilienz bezeichnet werden.

Einen günstigen Verlauf bis zur Heilung wird es dank der Zusammenarbeit zwischen der somatischen Schulmedizin und der medizinischen Hypnotherapie in vielen Fällen sicher geben.

Viele Studien zeigen, dass Patienten, die auf den eigenen Körper, auf die sie betreuenden Personen und die angewandten Methoden der Medizin vertrauen und zudem das Unabänderliche akzeptieren und mit Zuversicht und Mut in eine Behandlung gehen, sich einer rascheren und komplikationsloseren Besserung und ggf. Genesung erfreuen – siehe z. B. (Davidson et al. 2010; Fredrickson und Levenson 1998; Gruber J et al. 2012; Hansen und Bejenke 2010; Kekecs und Varga 2013; Valdimarsdottir und Bovbjerg 1997). Eine misstrauische, ablehnende Haltung gegenüber der Schulmedizin hingegen kann sich negativ auf die Prävention der Krankheit im Kollektiv und auf die Prognose im Einzelfall auswirken.

Es ist wie mit allem: Es gilt einen optimalen Umgang mit der Krankheit und ihrem Verlauf bzw. ihrer Heilung zu finden. Wie auch immer der Verlauf ist, durch unsere Vorstellungskraft kann jeder Krankheitsverlauf positiv beeinflusst werden. Dieser Effekt kann immerwährend durch eine generell akzeptierende Einstellung dem Leben und seinen Krankheiten gegenüber gestärkt werden, denn jede Heilung ist letztendlich immer eine Selbstheilung, die mit der Vorstellungskraft (Placebo-/Sanaboeffekt) als Heilmittel aktiv unterstützt werden kann!

---

[1] So ist auch jede Hypnose letztendlich eine Selbsthypnose.

Abb. 1 *Zweieinigkeit von Körper und Geist (Möbiusschleife)*

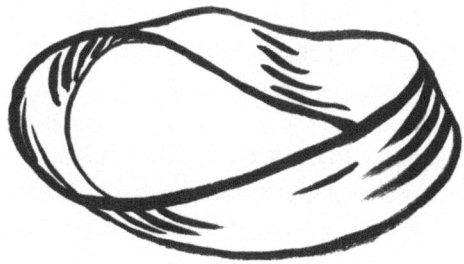

Körper-Geist-Zweieinigkeit

Meine Überlegungen zur Rekursivität zwischen Körper und Geist bzw. die Körper-Geist-Zweieinigkeit[2] (Abb. 1) führten zur evidenzbasierten SechsDramaturgischeElemente(SDE)-Methode für die Aktivierung der Vorstellungskraft als Heilmittel. In diesem Kapitel wird die SDE-Methode unter praktischen Gesichtspunkten näher beleuchtet und anhand von Fallbeispielen veranschaulicht.

Primäres Ziel bei der Vorstellungsarbeit mit an somatischen Krankheiten leidenden Menschen ist es, die Immunabwehr zu beeinflussen und/oder Beschwerden zu lindern. Zusätzlich zur Befindlichkeit des Patienten können objektive Befunde wie Laborwerte oder Röntgenaufnahmen zur Beurteilung des Heilungsverlaufs herangezogen werden. Für mich läuft die Arbeit erfolgreich, wenn die inneren Bilder mit der Besserung der subjektiven Symptome und der klinischen Parameter Hand in Hand gehen. Sollte sich der Zustand verschlechtern bzw. die Entwicklung der inneren Bilder ins Negative kippen, ist es Aufgabe des Therapeuten, in den Bildern ein positives Detail zu entdecken und den Patienten wieder auf den Weg zur Genesung zu führen.[3]

Im Verlauf der Behandlung können die Bilder immer schneller abgerufen werden, es entsteht eine Verdichtung der Bildfolgen. Die Bilder sollen mit der Zeit in ein positives Empfindungskondensat, einen Körperanker, münden, der dem Patienten dauerhaft zur Verfügung steht und nach Belieben abrufbar ist. So können Beschwerden in ihrer Quali-

---

[2] Siehe Diskussionen zum Begriff „Zweieinigkeit" im Kap. „Das Psychogene", Abschn. „Ausblick: Selbstheilung und das Leben per se"; Kap. „Die Vorstellungskraft: Psychoneuroimmunologische Zusammenhänge", Abschn. „Das Open-Window-Phänomen der Immunabwehr: Anstrengung und Ansteckung"; Kap. „Vorstellungskraft und Immunabwehr", Abschn. „Ausblick: Von der Immunabwehr zur Selbstheilung"; Kap. „Bewusstseinsmedizin: Selbstheilung durch Vorstellungskraft", Abschn. „Einführung" und „Information und Bewusstsein" und vor allem (Schmid GB 2025, im Druck), Abschn. „Die Zweieinigkeit der Realität und das Von-Neumann-Fenster der Erkenntnis".

[3] Hier liegt die Betonung auf einer positiven Betrachtung/Deutung/Haltung/Perspektive anstatt einer gleichwohl korrekten, wenn auch negativen Interpretation des Sachverhalts im jeweiligen Fokus der Aufmerksamkeit. Paradebeispiel: Ein Glas kann je nach Blickwinkel und Einstellung als halb voll oder halb leer gelten.

tät, Dauer, Frequenz und Stärke immer wieder anders wahrgenommen werden und ihre negativen Aspekte teilweise verlieren (siehe Kap. „Das Psychogene", Abschn. „Heilung und physiologischer Prozess").

Wie in den vorausgehenden Kapiteln ausführlich beschrieben, werden die sechs Elemente der SDE-Methode vom Patienten, angeleitet und unterstützt vom Therapeuten, nach und nach erarbeitet und schriftlich festgelegt, bis eine Selbstheilungsgeschichte vollständig vorliegt. Je nachdem wie kreativ Patient und Therapeut sind, dauert es 4–10 oder mehr einstündige Sitzungen, bis die benötigten Bilder komponiert sind. In der Kurzfassung: In den ersten zwei Sitzungen wird dem Patienten mit Entspannungsübungen (4:6-Atmung usw.) und Gespräch ein innerer Wohlfühlort ermöglicht; in der 3. bis 6. Sitzung wird der Patient in Trance zu dynamischen Vorstellungsbildern der Gesundheit (SDE 2), der Krankheit (SDE 3) und der heilenden Wirkung eines Selbstheilungsmythos (SDE 5) unterstützt von der üblichen medizinischen Behandlung (SDE 4) geführt; in der 7. bis 8. Sitzung wird der Patient in Trance und mithilfe des Körperankers (SDE 6) zu einer inneren Einstellung der Selbstheilung gebracht, d. h. eine Brücke wird aufgebaut, verbessert und konsolidiert zwischen dynamischen Vorstellungsbildern des Immun- oder Schmerzabwehrsystems im Kontext einer für den Patienten glaubwürdigen, individuell zugeschnittenen Selbstheilungsgeschichte.

SDE-Behandlung: Sitzungsabfolge

Es folgt eine kurze praxisorientierte Zusammenfassung der bisher eher theoretisch dargestellten SDE-Elemente. Die Behandlung bzw. die Erarbeitung einer Selbstheilungsgeschichte umfasst in der Regel mindestens 4–10 oder mehr einstündige Sitzungen.

Die Sitzungen laufen mehr oder weniger ab wie im Kap. „Medizinische Hypnose: Das Werkzeug der Bewusstseinsmedizin", Abschn. „Generischer Ablauf einer Hypnotherapie" beschrieben: Die einzelnen SDE-Bilder werden im Hinblick auf die Utilisierung in Trance entwickelt. Der Patient ist dabei stets emotional involviert, der Therapeut begleitet empathisch. Wichtig ist, dass die einzelnen Bilder sowohl glaubhaft für den Patienten sind als auch überzeugend auf den Therapeuten wirken.

Mittels Hypnose wird der Patient in Trance versetzt, während der er seine in Zusammenarbeit mit dem Therapeuten geschaffenen Bilder SDE 1 bis SDE 5 bis zur kompletten Selbstheilungsgeschichte erlebt und mit physischen Empfindungen (SDE 6, Körperanker) verbindet. Zur Erinnerung:

> Hypnotische Trance ist jener außerordentliche mentale Zustand, in dem unter Beibehaltung des üblichen sozialen Kontexts eine Suggestion zur glaubhaften Realität wird.

Der Ablauf gestaltet sich folgendermaßen:

1. **Ruhe/Entspannung:** Ein Vertrauen spendender Ort der Geborgenheit (Ruheort/„safe place"/Wohlfühlort) wird bereits in der 2. oder 3. Sitzung eruiert.[4]

   „Ich fühle mich geborgen und bin ganz ruhig und entspannt. Hier bin ich glücklich, sicher und wohl."

Evidenzbasierter Hintergrund:Stressreduktion bzw. Entspannungsreaktion (Relaxation Response, 4:6-Atmung) wirken heilend.

2. **Gesundheit:** Eine schöne Pflanze, eine blühende Landschaft, ein harmonisches Dorf, ein kräftiges Tier, ein Champion/Sportler o. Ä., z. B. aus der Vergangenheit geholt oder in die Zukunft projiziert – bis zur 4./5. Sitzung.

   „Ich stelle mir mich und meinen Körper beglückt, energiereich, gesund und kraftvoll vor. Abgesehen von der aktuellen Unpässlichkeit bin ich gesund und es geht mir gut."

Evidenzbasierter Hintergrund: Positive Gewissheit wirkt heilend; Imaginieren ist ein eigenständiger Denkprozess.

3. **Krankheit oder Schmerz:** Krankheitserreger oder Schmerzquelle bzw. Krankheit oder Schmerzen selbst als reales Bild oder besser noch als Metapher akzeptieren, sich vorstellen und ihnen mutig begegnen – bis zur 5./6. Sitzung.

   „Krankheit und Schmerz in meinem Körper sind stupide, schwach und können besiegt werden."

Evidenzbasierter Hintergrund: Akzeptanz und Entmystifizierung von Krankheit oder Schmerzen helfen bei der Überwindung von Noceboeffekt bzw. Käfigsituation und beim Brechen des voodoo- oder tabuartigen Banns (verursacht durch ausweg-, hilf- und hoffnungslose, negativ-pessimistisch besetzte pathogene Überzeugungen). Kontaktaufnahme mit dem Symptom gibt dem Patienten das Gefühl, selbst Kontrollinstanz („locus of control") über das Symptom zu sein, und unterstützt die aktive Bewältigung der Beschwerden.

4. **Übliche medizinische Maßnahmen („treatment as usual", TAU):** Medikamente, Bestrahlung oder Chemotherapie, Akupunktur usw. und deren Wirkungen als realistisches Bild oder besser noch als Metapher vorstellen. Einvernehmlich die medizinische Behandlung akzeptieren, die sehr wohl unterstützend zur Genesung beitragen kann – bis zur 6./7. Sitzung.

---

[4] Dieses erste Bild (Ruheort) steht gewöhnlich allein, während die Elemente (2) bis (6) die Selbstheilungsgeschichte ausmachen. Später wird der Therapeut während der Trance eine Art filmische Überblendung vorschlagen zwischen dem Ruheort/Wohlfühlort und dem Beginn der Heilungsgeschichte.

"Mir meine übliche Behandlung als positiv und wirksam vorstellen. Die medikamentöse Behandlung ist gut für mich, heilsam und effektiv."

Evidenzbasierter Hintergrund: Übereinstimmung zwischen Patient und Therapeut (Bündnis, Rapport) bzgl. Ursache der Störung und der gemeinsame Glaube an die Wirksamkeit der Behandlung wirken heilend; Autoritätsheileffekt bzw. Placebo-/Sanaboeffekt.

5. **Selbstheilungsmythos:** Die körpereigenen Immunkräfte und/oder Schmerzstiller als realistisches Bild oder besser noch als Metapher vorstellen, wie sie erfolgreich gegen Krankheit und/oder Schmerzen wirken und diese besiegen. Eigene Immunkräfte als kompetent und siegreich gegenüber Krankheit und Schmerz erleben – bis zur 7./8. Sitzung.

"Mir mich und meinen Körper als selbstheilend bzw. schmerzlindernd, d. h. intelligent, stark, widerstandsfähig und unbesiegbar vorstellen. Meine Immunkräfte können Krankheit und Schmerz austricksen und erledigen. Mir vorstellen, wie meine Selbstheilungskräfte in Kooperation mit der medizinischen Behandlung die Krankheits- oder Schmerzverursacher überlisten und besiegen."

Evidenzbasierter Hintergrund: Sich selbst als Kontrollinstanz mit einer eigenen wirksamen aktiven Bewältigungsstrategie erleben, um einer Käfigsituation erfolgreich zu entkommen, wirkt heilend; Konditionierbarkeit und hypnotische Beeinflussbarkeit der Immunabwehr; Psychoneuroimmunologie.

6. **Vernichtung und Elimination von Krankheit oder Schmerzen sowie virtuelle Reinigung des Organismus/Körperanker:** Die physiologischen Prozesse vorstellen, bei denen die Krankheits- oder Schmerzverursacher besiegt bzw. die Krankheitserreger zerstört oder die Schmerzverursacher aus dem ansonsten gesunden Körper ausgeschieden werden, sodass der Körper aus diesem Prozess gereinigt und gestärkt hervorgeht. Einen Körperanker etablieren, über den die Reinigung erlebbar wird (Körperanker, Kopplung) – bis zur 8./9. Sitzung.

"Mir real oder – besser noch – als Metapher vorstellen und körperlich erleben, wie meine körpereigenen Abwehrkräfte in Zusammenarbeit mit der üblichen medizinischen Behandlung die Krankheits- oder Schmerzverursacher besiegen bzw. die Krankheit oder die Schmerzen selbst zerstören, und wie jegliche Überreste dieser Störfaktoren unwiderruflich aus meinem Körper eliminiert werden, sodass er vollständig gereinigt und gestärkt aus diesem Prozess hervorgeht. Meinen Körper erlebe ich als imstande, alle Rückstände von Krankheit oder Schmerz auszuleiten und wieder gesund zu sein."

Evidenzbasierter Hintergrund: Ein Glaube, der Überzeugung bzw. Wissen wird, wirkt heilend; Überwindung des Noceboeffekts; Befreiung aus einer Käfigsituation.

Der Wohlfühlort und die anderen fünf Bilder dienen als Gerüst zur Errichtung eines tragfähigen Gebäudes für die *Selbstheilungsgeschichte*. Die Selbstheilungsgeschichte nimmt nach und nach eine in sich selbst konsistente dramaturgische Form an. Erst wenn diese Geschichte in sich stimmig ist, kann der eigentliche Genesungsprozess beginnen. Üblicherweise bis zur ca. 10. Sitzung, der sog. Heilungssitzung, werden die einzelnen Elemente 1 bis 6 miteinander zu einer Selbstheilungstrance verbunden:

> *Entspannungsübung* am heilsamen Ruheort/„safe place"/Wohlfühlort → Vorstellungsreise in die *gesunde Innenwelt* → innere Begegnung mit den *Krankheitserregern* → Erlebnis einer positiven Wirkung der *medizinischen Behandlung* auf die Krankheitserreger → Aktivierung der *Selbstheilungskräfte* (Immunabwehr) → *Vernichtung* der Krankheitserreger und ihre *Ausscheidung* aus dem Körper mit Reinigung des völlig geheilten Leibes.

Zusammen mit dem Patienten baut der Therapeut einen Mythos in Bildern auf, um die innerseelischen Vorgänge des Patienten anzusprechen. Ein Beispiel:

> Eine Krebspatientin stellt sich ihre gesunden Zellen als Zwerge vor, die bedrohlichen Krebszellen als Trolle. Das Immunsystem erscheint der Patientin spontan mal als Bär, mal als Drache. Die bis dahin wenig erfolgreiche Schulmedizin wird positiv durch Wichtel dargestellt. Nun attackieren Bären und Drache, immer wieder unterstützt von den Wichteln, die Trolle, fressen und entsorgen sie.

Das alles geschieht in der imaginären Märchenlandschaft dieser Patientin.

Sobald die Patientin Einblick in ihre mythopoetische Landschaft gewonnen hat, beobachten Therapeut und Patientin, was darin passiert. Sie informiert ihren Therapeuten über den Ablauf ihrer inneren Bilder, er kommentiert sie interessiert und bestärkend. Unter Hypnose und mit geschickter Führung des Therapeuten werden in den Bildern hilfreiche Details entdeckt und in den Vordergrund gerückt. Es wird sichergestellt, dass die Helferfiguren die Oberhand gewinnen über die Krankheit und die Selbstheilungsgeschichte dominieren. Die Bilder müssen nicht in einer auswendig gelernten, festen Abfolge abgerufen werden. Sie erscheinen spontan, bleiben aktiv und verändern sich intuitiv.

Während der Trance steht die Selbstheilungsgeschichte im Fokus der Präsenz. Die Verankerung dieses Fokus als Empfindung wird als Körperanker bezeichnet, der sich als physiologische Repräsentanz des gesamten Genesungsvorgangs verstehen lässt. Aus einer eher spirituellen Perspektive betrachtet wird mit dieser körperlich erlebten Vorstellung die morbide Energie ausgeschieden und der Körper anschließend mit positiver Energie gereinigt.

Haben die Patienten erst einmal gelernt, in Trance den Körperanker abzurufen, kann diese Reaktion im Sinne eines posthypnotischen Auftrags konditioniert werden, sodass sie tagsüber jederzeit via bewusste Imagination aktiviert werden kann. Gut üben lässt sich das bei entspannter 4:6-Atmung.

Die Selbstheilungstrance wird nach Fertigstellung der Selbstheilungsgeschichte an den folgenden 1–3 Terminen (ca. 11./13. Sitzung), evtl. mit Nachbesserungen, wiederholt. In den jeweiligen Nachbesprechungen werden Verlauf und Ergebnis der Sitzung zusammengefasst und vom Patienten schriftlich festgehalten. Es wird ihm ans Herz gelegt, sich bis zur nächsten Sitzung zu Hause 2- bis 3-mal am Tag jeweils zur selben anthropologischen Zeit für mindestens 10 min zurückzuziehen und die in der Praxis eingeübte aktive Imagination[5] mit Körperanker zu wiederholen, weiterzuentwickeln und die Anpassungen auch schriftlich festzuhalten („narrative exposure therapy"). Der Therapeut liest diese dann in der nächsten Hypnosesitzung laut vor, während der Patient in Trance geht. So wird die Erzählung nach und nach angepasst, bis eine stabile, für den Patienten glaubwürdige und den Therapeuten überzeugende Selbstheilungsgeschichte entstanden ist.

Der Ablauf der heilsamen Vorstellungsreise wird auf Wunsch mit Tonaufnahmen auf dem Mobiltelefon festgehalten. Ist eine stabile Geschichte etabliert, biete ich dem Patienten an, davon eine Aufnahme auf seinem Mobiltelefon zu machen. Eine Standardbehandlung umfasst also durchschnittlich 10 Einzelstunden. Darauf folgen in 14-täglichen bis monatlichen Abständen therapeutische Supervisionssitzungen, bis der Patient genügend Selbstvertrauen und Routine entwickelt hat, um seine Behandlung eigenständig fortzuführen.

Hauptaufgabe dieser therapeutischen Supervisionssitzungen ist es, eine innere Haltung von Geborgenheit, Wohlgefühl, Mut, Hoffnung, Kontrolle und Gewissheit zu schaffen und zu bewahren. Außerdem ist darauf zu achten, dass im Zuge der Weiterentwicklung der in sich stimmige rote Faden der Selbstheilungsgeschichte erhalten bleibt.

Herausforderung Krebs

Wie bereits mehrfach ausgeführt, ist jede Heilung letztendlich immer eine Selbstheilung, wobei die Vorstellungskraft als Heilmittel dient. Das gilt selbstverständlich auch für Krebs. Die Schulmedizin nutzt diese Tatsache bei klassischen Krebsbehandlungen – Chirurgie, Bestrahlung, Chemotherapie – aus. Wenn möglich werden zunächst die wuchernden Zellen aus dem Körper des Betroffenen herausgeschnitten; was man nicht rausschneiden kann, wird bestrahlt; was nicht bestrahlt werden kann, wird vergiftet. Von diesem Zeitpunkt an ist es der Fähigkeit des Organismus überlassen, mit dem Krebs fertigzuwerden und sich – quasi nebenbei – noch zu regenerieren. Chirurgie, Bestrahlung und Chemotherapie können somit als Paradebeispiele für die Kraft der Selbstheilung im Kampf gegen den Krebs betrachtet werden! Etwas anders ausgedrückt: Die Chirurgie, Strahlen- und Chemotherapien können vieles, aber ohne Selbstheilungskräfte nichts.

Mit der Diagnose Krebs bedrängen viele wichtige Fragen den Betroffenen, die schnell und zwingend beantwortet werden müssen, da sonst irrationales Denken die Führung übernehmen könnte. Um vor diesem Wirrwarr zu schützen, gebe ich nachfolgend ein paar rationale, evidenzbasierte Antworten auf die wichtigsten Fragen, die nach mei-

---

[5] Unter dem Begriff „aktive Imagination" verstehe ich einen tagtraumartigen Bewusstseinszustand, in dem der Patient „kreativ hineinimaginiert".

nen gut 30 Jahren Erfahrung mit krebskranken Menschen häufig aufkommen (Schmid GB 2022, Abschn. 5.5.2, S. 60 ff).

Was ist Krebs?

Krebs ist die Entartung einer ehemals gesunden Körperzelle, die keine Funktion mehr erfüllt, sondern sich nur noch unkontrolliert, relativ unspezifisch teilt und wuchert. Diese pathologische Gewebeneubildung verdrängt und zerstört gesundes Gewebe auf invasive Art und Weise. Von den meisten Krebsarten können Krebszellen über die Blut- oder Lymphgefäße zu weiteren Organen gelangen, sich dort weiterteilen und immer weiter ausbreiten – das ist der Prozess der Metastasierung.

Was sind die Ursachen?

Es gibt viele Mythen und mythopoetische Anthropomorphismen, die sich um die Ursache von Krebs ranken, wie z. B. die Theorie, dass man nicht in Einklang mit sich selbst lebt – siehe Kap. „Das Psychogene", Abschn. „Abgrenzung von Esoterik, Geistheilung, Metaphysik, Religion, Schamanismus, Scharlatanerie, Spiritualität o. Ä.".

Tatsächlich gibt es viele gut erforschte Ursachen für Krebs, wie z. B. Rauchen, Alkohol oder Asbest. Auch die genetische Prädisposition, der Alterungsprozess, Stress und andere psychische und körperliche Einflüsse spielen eine wichtige Rolle.

Generell kann man sagen, dass Krebs multifaktoriell bedingt ist. Daher lässt sich für den Einzelfall keine allgemeingültige Aussage machen. Sicher ist, dass der Noceboeffekt[6] vor allem bei einer Veranlagung eine maßgebende Rolle bei der Entstehung der Erkrankung spielt und sich ungünstig auf den Verlauf der Krankheit auswirken kann (Enck et al. 2008; Hauser et al. 2012; Heier 2013; Kennedy 1961; Rief et al. 2008; Schmid GB 2011a; Schmid J et al. 2013; Schröder 2016, 2017; Weimer et al. 2020; Zech et al. 2014)

Wie können Heilungswege aussehen?

Die in den vorausgehenden Kap. „Bewusstseinsmedizin: Selbstheilung durch Vorstellungskraft" und „Medizinische Hypnose: Das Werkzeug der Bewusstseinsmedizin" ausführlich dargelegte SDE-Methode kann selbstverständlich auch bei Krebserkrankungen angewandt werden. Die entstehende, in sich selbst glaubwürdige und überzeugende Selbstheilungsgeschichte funktioniert am besten im Zusammenhang mit

---

[6] Von einem Noceboeffekt spricht man, wenn negative Erwartungen des Patienten an eine Behandlung dazu führen, dass die Behandlung einen negativeren Effekt hat, als es sonst der Fall wäre. Beim Placebo-/Sanaboeffekt ist es umgekehrt. Der Noceboeffekt entsteht aus Stress im Zusammenhang mit einer irrationalen, negativen Haltung der Krankheit gegenüber: ein Gefühl der Ausweg-, Hilf- und Hoffnungslosigkeit gekoppelt mit emotioneller Isolation und Resignation. Dieses Phänomen wird in der medizinischen Literatur als der „Sich-aufgeben-/Aufgegeben-sein-Komplex" bezeichnet (Stumpfe 1973) – siehe auch (Schmid GB 2009, 2018a).

bedeutsamen Beziehungen,[7] einem Gefühl der Tatkraft und der Gewissheit, die Selbstheilungsgeschichte aktivieren zu können, sowie der Hoffnung auf und Motivation zur Heilung im Rahmen der gegebenen Möglichkeiten. Dabei ist es unabdingbar, den Krebs zu entmystifizieren, es sich immerwährend wert zu sein, gesund zu sein und stets für die Gesundheit dankbar zu bleiben, die hier und jetzt immer noch vorhanden ist. Dazu kommt die gefühlsbetonte psychische Unterstützung der üblichen medizinischen Behandlungsmaßnahmen („treatment as usual", TAU), die in ihrer Wirkung potenziert werden.

Ein wichtiger Heilungsweg ist die Schulmedizin mit ihren vielfältigen Behandlungen (Operation, Bestrahlung, Chemotherapie). Welche Behandlung bzw. welche Kombination die beste ist, hängt von der Art des Krebses und seinem Stadium ab. Einige Krebsarten sind mit diesen Methoden sehr gut zu bekämpfen, zu lindern oder gar zu heilen. Es gibt Menschen, bei denen alternativmedizinische Methoden die Schulmedizin perfekt ergänzen. Alle diese Methoden – einzeln oder in Kombination – können ideal durch eine Selbstheilungsgeschichte unterstützt werden.

Zur Basis der Selbstheilung gehört stets eine gewisse Fürsorge für sich selbst, wozu eine angepasste Ernährung und regelmäßige Bewegung ebenso gehören wie ein maßvoller Umgang mit Alkohol, Zigaretten und Drogen. All das geht besser, wenn die Stresshormonspiegel tief sind, damit der Parasympathikus und das Immunsystem optimal arbeiten können. Dieses kann beeinflusst werden durch das Pflegen einer möglichst positiven Lebenseinstellung, Erholungsphasen und 4:6-Atemübungen
(Benson 1975, 1982, 1984, 1989, 1997; Benson et al. 1981, 1975; Chang et al. 2011; Gruzelier 2002; Howorka et al. 2013; Jerath und Barnes 2009; Kox et al. 2011; Lin et al. 2014; Pal et al. 2014; Raghuraj et al. 1998; Shields 2009; Sroufe 1971; Tang et al. 2015; Tharion et al. 2012 – siehe auch Schmid GB 2011b, 2016, 2018b).

Trotz dieser vielfältigen Heilungsansätze kann eine Heilung nie garantiert werden. Die folgenden Fallbeispiele zeigen, dass Erfolg im Einzelfall sehr unterschiedlich verstanden wird: Mal handelt es sich um Linderung der Beschwerden, mal um Entdeckung neuer Möglichkeiten, Wiedererlangung von Gesundheit – zusammenfassend handelt es sich stets um Verbesserung der subjektiven Lebensqualität. Wahrscheinlich ist die Akzeptanz des eigenen Schicksals entscheidend, um andere Aspekte zu erkennen und neue Frei- und Erholungsräume auszuloten.

Generisches Beispiel einer SDE-Selbstheilungsgeschichte bei Krebs

Es folgt ein Fall aus meiner Praxis. Der hier wiedergegebene Text, leicht gekürzt und adaptiert, zeigt beispielhaft, wie durch die allgemeinen Körperempfindungen von Vibration

---

[7] Beziehung im Sinne von Zugehörigkeitsgefühl.

und Wärme eine Verbindung zum Heilungsprozess der Krebstumoren hergestellt werden konnte.

A. Einleitung der Induktion mit Entspannung

Sich in eine Zeit prächtiger Gesundheit begeben und einen äußeren oder inneren heilsamen Ort aufsuchen, der Geborgenheit, Ruhe, Vertrauen und Mut verkörpert und/oder fördert (Ruheort/„safe place"/ Wohlfühlort) (SDE-Element 1) und dort einer Tätigkeit nachgehen, wie sie einem damals und dort gut gelungen ist.

„Der erste Schritt auf dem Weg zur Entspannung ist ganz einfach. Ich bitte Sie nun, es sich auf diesem Stuhl bequem zu machen. Es soll hier ein Ort der Ruhe sein, ein Ort des Wohlseins, wo Sie voller Vertrauen die Freiheit in der Geborgenheit genießen können."

„Achten Sie darauf, dass die Kleider locker sitzen, der Gürtel weit genug geöffnet ist und drückende Schmuckstücke, Schlüsselbund und Portemonnaie entfernt sind. Sobald all diese Störfaktoren ausgeschaltet sind, tun Sie einfach, was immer Sie müssen, damit Sie sich von nun an gemütlich fühlen ... wohl ... einfach guuut!"

„Und jetzt vergewissern Sie sich, dass Ihr Rücken gerade ist, der Kopf ausbalanciert über der Wirbelsäule thront ... Sie können den Kopf eventuell anlehnen ... gemütlich ... wohl... einfach guuut! Können Sie es sich auf diesem Stuhl noch etwas bequemer machen? ... guut ..."

- Induktion der Trance (auf hypnotische Phänomene achten, z. B. Augenmüdigkeit)

„Jeder Mensch kennt eine Zeit aus ferner oder jüngerer Vergangenheit ... z. B. aus der Kindheit, als er sich absolut wohlfühlte, total glücklich war ... Sie erinnern sich vielleicht an eine Lieblingstätigkeit, die Ihnen damals perfekt gelungen ist, ... mir haben Sie vom Sandstrand (SDE-Element 1) erzählt und wie gut es Ihnen tut, dort ... frühmorgens, im Sommer ... im angenehmen Schatten des Sonnenschirms auf dem warmen Sand zu liegen, den Wellen zu lauschen und dem Tanz des Sonnenlichts auf dem weiten Meer zuzusehen ... Vielleicht erinnern Sie sich, wie wohltuend die frische Meeresluft gerochen hat. Und Sie können sogar den leicht salzigen Geschmack auf der Zunge schmecken, der für Ihre Erlebnisse an diesem Ort so typisch ist ... guuut ..."

- Tiefe der Trance feststellen (auf weitere hypnotische Phänomene achten, z. B. Gähnen)

„... und die Entspannung breitet sich aus über Ihre Brust, eine gähnende Breite, die Ihren Brustkorb noch breiter und weiter öffnet, wie ein weites Gähnen, ein entspannendes Gähnen ... ein entspanntes Gähnen ... und Sie erinnern sich vielleicht, wie ein Mensch aussieht, wenn er gähnt, ... wie Sie selbst aussehen, wenn Sie gähnen, und wie gut es jedem Menschen tut, wenn er gähnt, wie gut es Ihnen tut, wenn Sie gähnen, ... so guut, ... dass Sie vielleicht in Ihrem Vorstellungsbild sich selbst gähnen sehen ... dass Sie vielleicht sogar jetzt ein Bedürfnis in sich spüren zu gähnen, und dann bitte ich Sie, dem Bedürfnis zu gähnen nachzugeben. Gähnen (sic!) Sie dem Gähnen nach, geben Sie sich dem Gähnen hin, bis Sie einmal ... oder zweimal ... oder sogar dreimal genüsslich gegähnt haben und noch leichter schwer auf Ihrem Stuhl sitzen können, noch schwerer ... Es ist so leicht ... ganz leicht, ... sich schwer zu fühlen ... sich schwer zu machen, ... und schwerlich schwer, weit und breit zu g-ä-ä-hnen ..."

- Vertiefung der Trance

„Sie nehmen nun Ihren Körper wahr, wie Arme und Brustkorb angenehm weich und locker sind und mit jedem Augenzug (sic!) immer lockerer ... und lockerer ... und lockerer werden ... Egal, wie sehr Sie sich darum bemühen, die Augen wieder zu öffnen, ... sie gehen nicht mehr auf, ... und Sie werden wissen, dass Sie nun endlich in Trance sind ... tief in Trance sind ... so trance ist die Tiefe ... die tiefe Trance ..."

B. Selbstheilungstrance mit individuell zugeschnittenen Suggestionen

- Überblendung in die Vorstellung des beschwerdefreien, gesunden, vitalen Zustands (SDE 2).
  Jetzt liest der Therapeut die vom Patienten niedergeschriebene Selbstheilungsgeschichte in Ich-Form vor:

„Ich befinde mich in Ravello, Villa Cimbrosa, und sitze auf einer von der Sonne angewärmten Marmorbank. Vor mir liegt der Golf von Salerno, der schönste im ganzen Mittelmeer. Das immense azurblaue Meer verschmilzt mit dem Frühlingshimmel. Weit weg, wie vom Winde verweht in der Ferne, wie hinter einem blauen Schleier, ist Capri zu sehen."

„Zu meiner Linken fällt die grünblaue Amalfiküste zum Meer ab. Auf den terrassenförmigen Bergflanken stehen Pinien, Zitronenbäume, junge Reben. Ein schmaler Pfad schlängelt sich hinauf. Hier und da ein paar weiße Würfel ... Häuser ..."

„Neben mir blüht ein roter Rosenstrauch. Die Frühlingsluft ist so leicht, so duftend, wie im Paradies ..."

- Negative Empfindungen in den Fokus rücken und wahrnehmen (SDE 3)

„Ich tauche ins Meer. Unter der Wasseroberfläche wird es immer dunkler und kälter. Allmählich kann ich in dieser Dämmerung etwas erkennen ..."

„Es ist ein Tintenfisch ... pechschwarz ... mit vielen Armen ... und großen Augen ... und eklig ... Er kommt näher ... vielleicht dreht es mir den Magen um ... Ich ekele mich so sehr ... besonders vor den großen, kalten Augen ..."

„Ich schließe die Augen ... Wenn ich schon sterben muss, will ich mindestens dieses ekelhafte Tier nicht mehr sehen ..."

- Positive Wirkungen der aktuellen Medikation/Behandlung in den Fokus rücken und wahrnehmen (SDE 4)

„Aber dann durchblitzt mich ein Gedanke ... Nur noch einmal oben auf der Bank sitzen, das azurblaue Meer von der sonnigen Höhe aus sehen, die Blumen betrachten, den Rosenduft riechen, das Rauschen des Windes in den Zypressen hören ... und ich nehme die Ruhe und Harmonie wahr, ... ich erlebe mich selbst lebendig und stark ... und ich erlebe zudem ...
Im Fall der Strahlentherapie: *... wie die mächtigen Sonnenstrahlen das Wasser tief unter der Oberfläche des Meeres erhitzen und die Tintenfische abschrecken, ja diese dummen, stumpfen, wirbellosen Tiere sogar zu Tode verbrennen können, wenn die mächtigen Sonnenstrahlen lange genug auf sie hinunterstrahlen ..."*
Im Fall der Chemotherapie: *... wie ein Schwarm mächtiger Delfine vorbeikommt und die Tintenfische attackiert, ja diese dummen, stumpfen, wirbellosen Tiere sogar zu Tode*

zerreißen und auffressen kann, wenn die mächtigen Delfine lange genug den Tintenfischen nachjagen ..."

- Positive Wirkungen der Immunabwehr in den Fokus (SDE 5) rücken und wahrnehmen

"Vielleicht gibt es ja doch noch Rettung. Ich darf nicht aufgeben! Ich öffne die Augen, und siehe da, rechts von mir wächst ein feines Korallenriff. Ich verstecke mich dort, ... der große Tintenfisch kann da gar nicht hineinlangen ... Ich fühle mich schon etwas besser, aber der Tintenfisch wartet immer noch, ... er geht nicht weg ..."

- Veränderungen im Fokus wahrnehmen, den Selbstheilungsmythos (SDE 5) im „Kopfkino" abspielen lassen

"Plötzlich schwimmt von rechts ein großer Schwarm bunter Fische herbei ... und bildet einen undurchdringlichen Schleier rundherum ... Die Fische sind sehr fröhlich und bunt, rot, gelb, elektrisch-blau ... Da, der Tintenfisch zieht sich zurück ..."

- Eine dem Immunsystem zugeordnete körperliche Begleitung (SDE 6) definieren – als „Biofeedbackgerät" hier die Faust – und in dem Maß mit Anspannung motorisch einstellen, wie die Tumoren als störend/angsterzeugend empfunden werden

"Ich mache eine Faust so fest, wie ich Angst vor dem Tintenfisch habe, und spüre zugleich, wie diese fröhlichen, mutigen Fische dort im Körper, wo ich die Tumoren besonders deutlich fühle, unter meinem rechten Arm ... im Rückgrat ... sich versammeln ..."

- Dramaturgische Verbindung (indirekt suggerierter Aufbau eines kontextbezogenen Selbstheilungsmythos) zwischen dem Fokus und der begleitenden Körperempfindung herstellen (Pacing)

"Und ich kann mir gut vorstellen, wie die leuchtend blauen Fische durch meine Venen und Arterien schwimmen und sich im ganzen Körper verteilen und die bösen Tintenfische aufspüren, sie erschrecken und mit scharfen Zähnen zerstückeln und töten ..."
"Nach getaner Arbeit schwimmen die vollgefressenen Fische durch meine Venen und Arterien hin zur Faust, wo sie sich allmählich zur Ruhe begeben ..."

- Wahrnehmen, wie die Veränderungen im Fokus auch Veränderungen im Anspannungsgrad der Faust nach sich ziehen und umgekehrt (wie beim Tanz): Das Feedbacksignal zeigt dem Patienten, dass und wie intensiv bestimmte Prozesse im Inneren seines Körpers ablaufen

"Langsam spüre ich in der geschlossenen Faust die Ruhe der vollgefressenen Fische, und diese Ruhe breitet sich in der Faust aus, sodass ich die Faust in dem Maß öffnen kann, wie diese Ruhe sich dort ausbreitet ..."
"Je mehr diese Ruhe sich in meiner Faust ausbreitet und je mehr ich meine Faust öffne, desto mehr Platz mache ich für immer mehr der vollgefressenen, meiner Immunabwehr dienenden bunten Fische ..."
"Und es fängt an, dort in dem Maß zu vibrieren, wie ich die Fische an den Körperstellen sich versammeln und angreifen sehe ... zuerst sehr sanft ... fast nur unterschwellig, aber

doch wahrnehmbar ... Ich spüre die Energie ... ich erlebe die Wirkung der Heilung bringenden Fische in meinem Leib ... wie einen sanften, wohltuenden elektrischen Strom ..."

- Die herbeigeführten Veränderungen im begleitenden Körperteil bewirken via Vorstellung auch die erwünschten Veränderungen im Fokus (SDE 5): Der Patient lernt, mit seinen Vorstellungen das Signal aus seinem körpereigenen „Biofeedbackgerät" zu kontrollieren

„Ich kann mir gut vorstellen, wie die Fische mit der Zeit noch aggressiver werden, noch hungriger und wie noch mehr farbige Fische dazukommen, um auszuhelfen ... Das Kribbeln unter meinem Arm und am Rücken wird deutlicher ... und die Entspannung in meiner Faust wird größer, je mehr von diesen vollgefressenen, meiner Immunabwehr dienenden bunten Fischen sich nach getaner Arbeit in meiner Faust zur Ruhe begeben ..."

- Willentlich die Faust langsam öffnen

„Meine Hand liegt nun entspannt (1. Körperanker) *und offen in meinem Schoß ..."*
„Und die Wärme (2. Körperanker) *meiner Handfläche breitet sich aus ... über meinen Bauch ... und noch weiter, ... bis ihre heilende Wirkung sich langsam im ganzen Körper verteilt ..."*

- Die Behandlung wird mit der Vorstellung der Ausscheidungsprozesse bzw. der Vernichtung der Krankheitserreger abgeschlossen (SDE 6)

„Der Tintenfisch ... alle Tintenfische sind von den farbigen Fischen meiner Immunabwehr aufgefressen und sind
Im Fall der Strahlentherapie: *... von den mächtigen Strahlen der Sonne verbrannt!*
Im Fall der Chemotherapie: *... von den Delfinen aufgefressen oder sie suchen nun das Weite und verschwinden!"*

- Posthypnotische Suggestion (im Beispiel: Wärmeempfindung im betroffenen Körperteil s. o. – mit oder ohne Hilfe der Handfläche)

„Immer wieder kann es Momente geben, in denen sich Schmerz oder Erschöpfung plötzlich melden, oder auch Momente, wenn ich einfach Lust auf Entspannung habe ... und der Schmerz oder auch eine andere spürbare unangenehme Empfindung ... kann mir Gelegenheit bieten, eine angenehme Verbindung zu meinen inneren Heilkräften aufzubauen ..."

Reframing: Die Wahrnehmung der Tumorauswirkungen ist nicht mehr nur ein lästiges Signal, sondern auch eine Einladung zur Entspannung

„... indem ich diese unangenehme Empfindung erst einmal einfach beobachte, dann mit der Vorstellung des Kribbelns oder der Wärme (2. Körperanker) *begleite und mich überraschen lasse, wie diese Empfindung sich verändern kann, ... wie sie sich mit der Entspannung* (1. Körperanker) *meiner Faust* (indirekt suggerierte Etablierung eines kontextbezogenen Körperankers) *mildern kann ..."*

- Hier endet die von der Patientin niedergeschriebene Selbstheilungsgeschichte. Der Therapeut spricht nicht mehr in der *Ich-Form*, sondern wendet sich wieder *per Sie* an die Patientin als Gegenüber.

"Und jetzt nehmen Sie sich noch die Zeit, die es braucht, Ihre Zeit, um die Erfahrung dieses Moments so weiterwirken zu lassen, dass Sie immer wieder und immer leichter in einer angenehmen Entspannung Zugang zu dieser Möglichkeit finden, Empfindungen zu verändern ..."

C. Dehypnose/Konsolidierung/Rückkehr aus der Trance

"Langsam kommen Sie wieder zurück an die Oberfläche, und Sie sitzen wieder auf dem warmen Sand ..." etc.

Die SDE-Methode bei Krebserkrankung

In den folgenden vier Fallbeispielen lässt sich bei gleicher Diagnose – es handelt sich jeweils um ein Krebsleiden – die Vielfalt der individuellen Ressourcen gut demonstrieren. Es wird jeweils eine besondere Fähigkeit bzw. ein hervorstechendes Merkmal des Patienten (Biografie, musikalisches Talent, künstlerische Begabung und Fantasie) für die jeweilige Selbstheilungsgeschichte genutzt.

Biografie als Ressource für die Selbstheilungsgeschichte

Krankheit und Behandlung
Drei Jahre bevor Frau D. (44) mich aufsucht, wurde bei ihr Brustkrebs diagnostiziert. Die Biopsie zeigte einen aggressiven Tumor, der chirurgisch behandelt wurde. Prophylaktisch entfernte man mehrere Lymphknoten. Die weiteren Maßnahmen schlossen Chemo- und Strahlentherapie ein. Als die Patientin zu mir kommt, erhält sie nur noch Hormone, die sie drei weitere Jahre einnehmen soll.

Unsere gemeinsame Arbeit umfasste 14 einstündige Sitzungen, unregelmäßig verteilt über 12 Monate.

Soziale Situation
Frau D. ist glücklich verheiratet, Akademikerin und arbeitet teilzeitlich in ihrem Beruf. Sie ist in Südamerika geboren und aufgewachsen als ältestes von 4 Kindern (4 Jahre jüngerer Bruder und 2 Schwestern). Im Alter von 23 Jahren verließ Frau D. ihre Heimat und heiratete ihren Schweizer Verlobten. Die Ehe blieb kinderlos und wurde nach 10 Jahren geschieden. Zwei Jahre später heiratete sie einen Schweizer Akademiker, mit dem sie 2 Knaben hat, zur Zeit unseres Therapiebeginns 5 und 8 Jahre alt. Sie ist in der Schweiz gut integriert, spricht und schreibt Deutsch fließend.

Einstellung zum Leben, zur Krankheit und zum Tod

Obwohl mit einer guten Portion Humor gesegnet, hatte Frau D. infolge der plötzlichen und unerwarteten Diagnose jegliches Vertrauen in ihren Körper verloren. Etwa 5 Jahre zuvor war ihre Mutter an Brustkrebs gestorben, ca. 7 Monate nach Diagnosestellung. Weitere 4 Jahre davor hatte der Bruder bei einem Motorradunfall so schwere Hirnverletzungen erlitten, dass er im Wachkoma lag. Die Mutter hatte ihn bis zu ihrem vorzeitigen Tod zu Hause gepflegt. Danach wurde diese Aufgabe dem pensionierten Vater übertragen, der den Sohn ins Pflegeheim gab. Ein Jahr nach dem Tod seiner Frau heiratete der Vater erneut, verkaufte unter politischem Druck den Familiensitz und zog in eine kleine Stadtwohnung. Die lange Reihe dieser Ereignisse führte bei Frau D. zur Überzeugung, Krankheit sei Schicksal. Gleichzeitig tut sie sich schwer im Glauben an Gott und kann keine Hoffnung in ihre ungewisse Zukunft setzen. Das Vertrauen in die bisherige schulmedizinische Behandlung und zu ihrem Onkologen hält sich in Grenzen.

Einstellung zur Genesung

Frau D. wuchs auf einer großen Rinderfarm auf, die ihrem Vater gehörte. Einer seiner Angestellten (R.), ein Halbindianer, war im Umkreis als Heiler bekannt. Er bekleidete den Posten eines Vorarbeiters und wurde auch bei Erkrankungen und Verletzungen zurate gezogen. Nur sehr ernsthafte Fälle wurden ins nächste Krankenhaus gebracht. Seine indianische Frau (L.) arbeitete als Hausangestellte und Kindermädchen ebenfalls auf der Farm. Frau D. erlebte so bereits als Kind Heilerfolge aus erster Hand, sowohl an sich selbst als auch in ihrem Umfeld und sogar bei Tieren. Folglich konnte sie sich trotz Studium und westeuropäisch-wissenschaftlichem Einfluss den Glauben an natürliche Heilkräfte und damit begabte Menschen wie R. und L. erhalten, die ihr Talent in adäquate Riten einbetteten. Dieser Glaube, so gesteht sie sich zögernd ein, ist für sie nicht einfach ein hoffnungsfrohes Konstrukt, sondern ein Faktum wie der tägliche Sonnenaufgang.

Ressourcen für die Therapie

Frau D. erinnert lebhaft die alte Küche mit dem Holzherd, an dem L. zu kochen pflegte, und all die Geräusche und Gerüche wie auch den Geschmack der Speisen. Besonders begeistert erzählt sie, dass L. immer wieder ihren Körper (also den Körper der Patientin) nach Zecken absuchte, ihn mit süß riechendem Blütenwasser einrieb und dabei offenbar fortwährend subtile Gedanken und Gefühle an sie aussandte, die Frau D. als leichten Schauer oder Vibration erlebte. Dazu gehörte jeweils ein zärtlicher Singsang von Heilgebeten, die sehr wohltuend und tröstlich in Krankheitszeiten wirkten.

Entwicklung der Selbstheilungsgeschichte

Die „Geburt" der Story dauert ein halbes Jahr (8 Sitzungen), bis wir das Drehbuch und einen Körperanker gefunden haben. Beide scheinen ihr plausibel und leuchten mir ein. In diesem Szenario fungieren R. und L. als innere Heiler, die ihr auch hier und jetzt in Europa liebevoll zur Seite stehen.

Biografisch gefärbte Bilder: „Die schamanischen Heiler meiner Kindheit"

„Wir sind wieder in der alten Küche (SDE 1): L., R. und ich. Meine Mutter wartet in einem anderen Haus in der Nähe."

„Während R. (SDE 5) im Hintergrund seine Gebete murmelt und Feuer macht, lege ich mich auf das Bett, wo ich mich üblicherweise gesund erlebe (SDE 2) und nun von L. behandelt werde (SDE 5). Sie berührt meine Haut sanft und sorgfältig. Durch ihre Berührung nehme ich die Lebenskraft (SDE-Element 5) in meinem Körper wahr."

„Vorhin habe ich eine Tablette (SDE 4) eingenommen. Sie soll gegen Krebs wirken."

„In meiner Vorstellung sieht der Krebs aus wie eine Flechte, die sich in meinem Körper festzukrallen versucht (SDE 3). Die Tablette (SDE 4) schmiert die Außenhaut der Flechten mit öligen Substanzen ein, sodass sie nicht haften können."

„Das Streicheln von L. dringt auch in die Tiefe; tief in die Muskeln, tief in die Knochen, tief in die Organe, tief ins Blut ... Tief in alle Zellen meines Körpers dringt ihr wohltuendes Streicheln ein (SDE 5). Dabei fühle ich eine subtile, vibrierende Energie, die sich im ganzen Körper ausbreitet (Körperanker – SDE 6). Ich erlebe die Vitalität, die in mir und durch mich strömt. Alle Zellen meines Körpers sind von dieser Energie umhüllt. Dabei merke ich, wie mein Körper tüchtig an seiner Heilung arbeitet."

„Ich nehme diese ‚Maschinerie' einfach wahr. Mein Körper weiß selbst am besten, was er zu tun hat. Durch spezielle akustische Reize – das Murmeln von R., das Knistern des Feuers (SDE 5) – verbreitet sich diese angenehme, schwingende Vibration (Körperanker – SDE 6). Ich versuche, sie zu spüren, sie ist überall im Körper, sogar zwischen den einzelnen Zellen."

„Die Vibration (Körperanker – SDE 6) stabilisiert und neutralisiert die Krebsflechten (SDE 3) und lässt sie platzen (SDE 6). Die Überreste, alles Ungesunde – Toxine, Krebszellen usw. – gelangen mit dem Schweiß an die Oberfläche meines Körpers, wo sie sich auf der Haut sammeln. Dort werden sie von L. mit Blumenwasser sorgfältig weggewischt (SDE 6)."

Vorgehen und Körperanker

Frau D. erhält den Auftrag, mit diesen Bildern 3-mal täglich zur selben anthropologischen Zeit zu üben. Unter Hypnose entwickelt sich als Körperanker ein Gänsehautkribbeln am und im ganzen Körper, das als angenehm und heilsam empfunden wird. Spontan findet sie in Trance heraus, dass sie dieses Gefühl während unserer Sitzungen hervorrufen kann, wenn sie sich den Klang von R.s Stimme bei den Heilgebeten vorstellt. Danach ist es einfach für sie, diese Empfindung auch bei ihrer alltäglichen Arbeit des Öfteren willentlich abzurufen, einfach dadurch, dass sie sich dieses Murmeln in Erinnerung ruft. Sie nimmt den Körperanker als Beweis für die Aktivierung der Selbstheilungskräfte, die unter ihrer eigenen Kontrolle tatsächlich im Organismus wirksam werden.

Weitere Maßnahmen

Keine außer den üblichen: Hormontherapie und Check-ups beim Onkologen. Die Berichte sind positiv, der Zustand stabil.

Katamnese
Frau D. (nun ca. 50) lebte zum Zeitpunkt der Veröffentlichung der 1. Auflage (5 Jahre nach unserer letzten Sitzung) gesund und glücklich mit Familie und Freunden und war aktiv und erfolgreich in ihrem Beruf tätig. Seither habe ich nichts mehr von ihr gehört.

Musik als Ressource für die Selbstheilungsgeschichte

Krankheit und Behandlung
Bei der 76-jährigen Frau O. war die Diagnose Brustkrebs[8] gut 1,5 Jahre zuvor gestellt und 2 Monate vor der ersten Konsultation bei mir war sie operiert worden. Unsere Zusammenarbeit umfasste 9 einstündige Sitzungen, unregelmäßig verteilt über ein Trimester.

Soziale Situation
Frau O., fröhlich und optimistisch, Pianistin im Ruhestand, lebt zusammen mit einem ebenfalls pensionierten Konzertpianisten. Ihre ungewünschte Kinderlosigkeit wird gemildert durch viele gute Freunde.

Einstellung zum Leben, zur Krankheit und zum Tod
Obwohl katholisch aufgewachsen, betrachtet sie sich als „spirituelle Atheistin" mit tiefem Zugehörigkeitsgefühl zum Universum. Trotz vager Schuldgefühle in Bezug auf die Ursachen ihrer Krankheit ist sie absolut überzeugt, sich mit eigener Imaginationskraft heilen zu können. Frau O. ist keineswegs depressiv, schämt sich jedoch, anderen Menschen – außer Therapeuten, Arzt und Partner – von ihrer Krankheit zu erzählen. Allerdings habe das Geschehen ihrer Lebensauffassung größere Tiefe verliehen. Furcht vor dem Tod ist für sie kein Thema. Außerdem pflegt sie herzlichen Umgang mit ihrem Arzt und dem mit ihm zusammenarbeitenden spirituellen Heiler.

Einstellung zur Genesung
Frau O. ist überzeugt, dass alles Musik ist. Ihren Körper stellt sie sich als Musikinstrument vor. Gesundheit manifestiert sich für sie als Harmonie, Rhythmus und Melodie.

---

[8] Genauere Angaben zur Diagnose sind mir nicht bekannt. Es ist typisch für die Patienten, die mich aufsuchen, dass sie eher ungern mit mir über die diagnostischen Einzelheiten ihrer Erkrankung sprechen. Dies liegt m. E. vor allem daran, dass sie in der Regel von solchen Gesprächen mit dem behandelnden Arzt schon erschöpft sind. Von mir erwarten sie anderes, d. h. weniger als „Fälle" sondern mehr als „Verbündete" behandelt zu werden. Selbstverständlich respektiere ich diesen oft leicht zu erkennenden, stillschweigenden Wunsch des Patienten, beschränke mich auf das absolute Minimum an erforderlicher Information, um das dritte Element (Vorstellung von Krankheit) für die Selbstheilungsgeschichte glaubwürdig und überzeugend aufbauen zu können, und verlange keine für unsere Arbeit unnötigen Arztberichte.

Krankheit bedeutet Dissonanz und Lärm, und die gehören nicht zu ihr. Chemotherapie und die weitere Medikation stimmen ihren Körper so ein, dass das Immunsystem seine Musik ungehindert vortragen kann. Musik bewegt die Luft in ihrem Instrumentalkörper, sodass alle Krankheitsverursacher rausgeschleudert werden.

Ressourcen für die Therapie
Die Vorstellungswelt von Frau O. ist voller Musik, jedoch bar jeglicher Bilder. Wir beschließen daher, eine „Heil-Partitur" statt einer Bildergeschichte zu komponieren. Da in meiner Praxis kein Klavier verfügbar ist, entscheidet sie sich, die Vertonung daheim auf dem eigenen Klavier zu entwerfen und auf Band aufzunehmen. Die neuen Kompositionen werden jeweils in der folgenden Sitzung besprochen und auf dem Kassettenrekorder vorgespielt.

Entwicklung der Selbstheilungsgeschichte
Drei größere Revisionen kennzeichnen den Weg zum endgültigen Musikstück und einem Körperanker (8 Sitzungen). Die Patientin nennt ihr Drehbuch „Therapeutische Partitur. Eine Tonimprovisation zur Genesung, auf dem Klavier gespielt in meditativer Versenkung".

Im Folgenden stelle ich die sechs Elemente vor, wie sie von Frau O. formuliert und interpretiert wurden. Die präsentierte Abfolge (I) bis (VI) (SDE 1 bis SDE 6) spiegelt die Entstehungschronologie der Partitur. Zur Erinnerung: Das zeitliche Auftauchen einzelner Bilder und Elemente unterliegt einer individuellen Struktur, die der Verfügbarkeit und dem Stellenwert im Lebenskontext der Patientin entsprechen.

Etwa 10 min lang folgt man der musikalischen Chronik einer beginnenden Reise, die das Publikum mit pentatonischen[9] Melodien metaphorisch vom Boden abheben lässt und in luftige, himmlische Sphären führt. Als Zuhörer kann man sich an Dur- und Moll-Klängen orientieren: Dur vermittelt ein leichtes, klares und glückseliges Gefühl, das sich nach außen an die materielle Welt richtet, nach oben und in die Ferne; Moll führt die Lauschenden zu sich selbst, hinunter in chthonische, gedankenreiche Tiefen.

Musikalische Bilder: „Himmlischer Regen"

> (I) *„Ein Ort von Frieden und Weite, Sicherheit, Gelassenheit, Gebet, Staunen. Ein Wohlfühlort. Wo es mir einfach gut geht."* (SDE 1)

Diese Passage beginnt mit Betonung mittelhoher, sehr langsamer (adagio) Anschläge, gehalten und vermischt mit längeren Soprantönen im Rhythmus wechselnd zwischen halben und ganzen Noten und beiden Enden der Klaviatur.

---

[9] Pentatonische Melodien basieren auf einer fünfstufigen Tonleiter mit oder ohne Halbtöne, die vor allem in der Südsee, in Ostasien und Afrika verwendet wird.

(II) *„Ort geistiger Übereinstimmung und Harmonie mit meinem Partner. Liebe. Helle Erleuchtung. Gute, klare Gedanken spenden Trost."* (SDE 2)

Das sehr langsame Adagio geht über in ein Andante. Dieser Teil bleibt zwar weiterhin der friedlichen Atmosphäre der ersten Passage verhaftet, erhält jedoch durch höhere, empathisch wiederholte Töne eine fast tänzerische Qualität. Er setzt sich zusammen aus halben Noten mit strengerem pentatonischen Charakter als zuvor und erinnert an orientalische Sphärenklänge.

(III) *„Ein Tanz! Immuntherapie zur Stärkung meiner Vitalität. Diese Anlehnung an einen Chopin-Walzer versetzt mich in Ekstase."* (SDE 5)

Die Passage gleicht der vorherigen. Das moderate Andante geht über in ein zart-lebhaftes Allegro, was über mehrere Tonwiederholungen erreicht wird. Die Akzente werden von Dissonanzen gesetzt, die jedoch allmählich im musikalischen Fluss der zuvor erwähnten orientalischen Sphärenklänge aufgehen. Ähnlich Teil (I) gleitet dieser hier friedvoll und langsam dahin, alterniert zwischen langsamen tiefen und schnellen hohen Tönen und umgekehrt. Wie schon in Teil (II) drängt sich ein musikalisch erzeugter Eindruck von Wasser oder Tropfen auf. Die Tasten werden einzeln angeschlagen, mit ganzen oder halben Noten in Bass- und Tenorlagen.

(IV) *„Positive Einstellung und Akzeptanz meiner Chemotherapie."* (SDE-Element 4)

Hier durchwandern wir musikalisch drei gleich lange, in Form und Rhythmus jedoch unterschiedliche Skalen: Die erste mit regelmäßigen Stufen wird zunehmend schnell genommen; die zweite beginnt auf gleicher Tonhöhe wie die erste, nimmt aber kleinere, fast zögerliche Schritte, die, oben langsam beginnend, gegen unten dramatisch an Geschwindigkeit zunehmen; die dritte beginnt am selben Ort, weist aber relativ große Stufen auf, die schnell in die Höhe führen, dann aber langsam zur Mitte, nur um dort zu beschleunigen, hinunterrasen und kurz vor Schluss verlangsamen. Diese Läufe sind gefolgt von einem kurzen Zwischenteil in der ursprünglichen Tonhöhe, der in eine vierte, der ersten ähnlichen Skala mündet. Nach Durchlaufen dieser musikalischen Stufen begibt man sich auf den Rückweg zum Anfang der Passage, der mit mehreren Tonwiederholungen ganz in der Höhe endet. Die Dominanz dieser dissonanten Noten bildet eine schrille Friktion in der grundsätzlich ruhigen und rhythmischen Sphärenmusik.

(V) *„Beeinflussung und Vernichtung* (SDE 6) *der Krebszellen* (SDE 3), *wenn ich meine kranke, gerötete Haut* (SDE 3) *wahrnehme."*

Hier wird die gesamte Skala ganzer Noten mehrmals schnell gestreift (Glissando) von hohen zu tiefen Tönen, die in ein kraftvolles, fast angriffiges Crescendo münden, das trotz Treue zum Orientalischen an einen Chopin-Walzer erinnert.

(VIa) *„Abstoßung und Ausscheidung der Krebszellen aus meinem Körper."* (SDE 6)

Hier finden wir eine Erweiterung der vorhergehenden Passage. Eine sanfte Beschleunigung von hohen zu tiefen Tönen lässt die Glissandi friedvoll klingen. Andererseits verleihen Beachtung heischende eingestreute Anschläge diesem Abschnitt einen klar schrillen Akzent.

> (VIb) *„Säuberung, Reinigung. Letztlich ein himmlischer Regen zur Erlösung und Reinigung von allem Übel. Ein himmlischer Regen wäscht alles zum Guten! Gott sei Dank!"* (SDE 6)

Diese letzte Passage besteht aus drei sanft ineinander übergehenden Teilen, was von friedvollen Tönen am unteren Ende der Tonleiter unterstrichen wird: (a) rhythmische Bewegungen in hohen Tönen mit vereinzelten irregulären Noten (kräftigere Tropfen?); (b) wellen- und wasserartige Bewegungen beider Hände mit hohen Tönen; (c) wieder rhythmische Bewegung wie in Abschnitt (a), nun aber mit tiefen und unregelmäßigen Tönen (sanftere Tropfen?).

Die Komposition verlangsamt sich zum Ende hin und schließt mit einem singulären, sehr hohen Ton.

Vorgehen und Körperanker

Frau O. bekommt als Hausaufgabe, dieses Stück mindestens 3-mal pro Tag zu denselben anthropologischen Zeiten zu spielen. Zur Meditation (Spielen des Musikstücks) kristallisiert sich unter Hypnose schließlich als Körperanker ein leichtes Zittern heraus, das von der Patientin im ganzen Körper als angenehm und heilsam wahrgenommen wird. Bald lernt sie, diese Empfindung nicht nur während der Musikmeditationen abzurufen, sondern immer wieder auch bei alltäglichen Verrichtungen. Vor allem soll sie auch den Teil der Partitur erinnern, bei dem dieses Gefühl in der Trance auftritt. Mit der Zeit versteht sie Erfahrung und Ausdruck des Körperankers als Beweis für ihre Selbstheilungskräfte, die sie willentlich beeinflussen kann und die dann unter ihrer Kontrolle die Arbeit im Körper tun.

Weitere Maßnahmen

Keine außer den monatlichen Kontrollen beim Hausarzt. Seine Berichte bescheinigen einen unverändert ernsten Status.

Katamnese

Mehr als anderthalb Jahre nach der letzten Konsultation stirbt Frau O. friedlich im Alter von 80 Jahren.

Bilder als Ressource für die Selbstheilungsgeschichte

Krankheit und Behandlung

Frau V., Italienerin, ist 64. Drei Jahre vor der ersten Konsultation wurde bei ihr ein Mammakarzinom links diagnostiziert. Die Operation erfolgte kurze Zeit später; danach

2 Monate adjuvante Chemotherapie, anschließend 6 Wochen Bestrahlung. Dann Einnahme von Tamoxifen, später Aridimex und Efexor, außerdem Konsultation eines Alternativmediziners wegen Hitzewallungen (Menopause). Die psychotherapeutischen Sitzungen erfolgten in größer werdenden Abständen und umfassten über 8 Jahre ca. 60 einstündige Sitzungen.[10]

Soziale Situation
Frau V. ist seit über 30 Jahren kinderlos mit einem Schweizer Akademiker glücklich verheiratet. Sie arbeitete lange Zeit als Telefonberaterin und genießt nun ihr Leben als Rentnerin.

Einstellung zum Leben, zur Krankheit und zum Tod
Frau V. hat eine sehr positive Lebenseinstellung, in der fast kein Platz ist für Krankheit oder Tod. Obwohl streng katholisch erzogen, heiratete sie einen Protestanten. Die beiden teilen eine freie, konfessionslose Spiritualität, die auch christliche Rituale und andere Formen der Meditation einschließt. Die Patientin hat keine klare Vorstellung, was nach dem Tod passiert.

Der Onkologe überweist mir Frau V. mit der Bemerkung, dass, obwohl die bisherige Behandlung augenscheinlich gut (v)ertragen wurde, die Patientin Horror hat vor dem Tod bzw. vor den mit Krebs verbundenen Todesschmerzen und ihn (den Arzt) mehrmals anflehte, sie wolle noch nicht sterben. Deshalb überweist er sie zur Milderung ihrer Ängste und Befürchtungen. Die Einstellung von Frau V. zu ihrem Onkologen ist positiv.

„Ich setze Hoffnung *in diese Medikation; mein Kopf ist beruhigt und ich bin froh, dass ich meinem Arzt vertrauen kann, auch was zukünftige Behandlungen betrifft.*"

Einstellung zur Genesung
Frau V. hat seit ihrer Kindheit Zugang zu Heilhandlungen. Im Alter von 12 Jahren z. B. befreite sie sich selbst von Warzen mit einem Gebet, das eine Nonne in der Klosterschule sie gelehrt hatte:

„Luna mia bella! Luna prendi i miei porri e mondali e quando sei nella voltata non ci lasciar la radicata."[11]

Wenige Wochen später waren all ihre Warzen für immer verschwunden.

---

[10] Die Therapie ging noch ca. 8 Jahre weiter, wobei es wie in einer üblichen Psychotherapie mit Traumdeutung vor allem um belastende Alltagsprobleme wie das Älterwerden, Streit mit Nachbarn und Verwandten usw. ging. Die Therapie endete nach insgesamt 15 Jahren nach dem unerwarteten, krankheitsbedingten Tod des Ehemannes und Umzug der Patientin.
[11] „Oh Mond, du schöner Mond! Nimm meine Warzen weg und wenn Du untergehst, dann nimm auch die Wurzeln meiner Warzen mit."

Eine weitere schnelle Heilung erlebt sie mit 65 Jahren, als sie bereits bei mir in Behandlung ist. Sie leidet unter einem chronisch gespaltenen Fingernagel, der sich bisher als behandlungsresistent erwies. Überzeugt vom fortschreitenden Erfolg bei der Behandlung ihres Brustkrebses, versetzt sie sich zu Hause selbst in einen hypnotischen Zustand und bittet ihren Schutzengel um Hilfe. Sie sieht den Schutzengel als Kolibri, der den gespaltenen Nagel beleckt (s. unten, Abb. 8). Seine Zunge fühlt sich rau an wie eine Katzenzunge. In derselben Woche noch beginnt der Nagel zu heilen. Nach nur 6 Wochen ist er vollständig wiederhergestellt.

Ressourcen für die Therapie
Zitat Frau V.:

„Ich habe volles Vertrauen in meine Vorstellungskraft und auch in Sie, Dr. Schmid, und ich danke Ihnen für Ihre einfühlsame therapeutische Unterstützung."

Seit dem Tod ihrer Mutter, Frau V. ist damals 42 Jahre alt, hört sie gelegentlich Stimmen (keine Schizophrenie, keinerlei psychotische Entgleisungen!) und ist mit Synchronizitäten[12] konfrontiert. Sie berichtet über 13 hellsichtige Erlebnisse und Vorahnungen, die alle von Drittpersonen verifiziert wurden – siehe (Schmid GB 2015a). Dazu gehören u. a. der Tod eines geliebten Onkels, von dem sie zuvor 12 Jahre lang nichts gehört hatte; zwei ernsthaft erkrankte Bekannte sowie schwere Erkrankungen des Hausarztes und Onkologen; eine harmlose Infektion; ein Ultraschallbild; ein positiv verlaufener Zahnarztbesuch; Kontakt mit einem ehemaligen Arbeitskollegen, der jetzt in den USA wohnt; Vision einer Begegnung mit einem ihr bislang unbekannten Flamencotänzer, den sie 2 Tage später zufällig trifft; eine Stimme, die die Ankunft eines Pakets mitteilt, das sie nach Italien geschickt hatte.

Eine weitere Ressource ist ihre Fähigkeit, diese Vorstellungen und Visionen zu malen.

Entwicklung der Selbstheilungsgeschichte
Unsere erste Sitzung dient dem gegenseitigen Kennenlernen. Wir besprechen den bisherigen Verlauf ihrer Krankheit sowie die SDE-Methode.

Bei der zweiten Sitzung findet Frau V. sofort ihren Ruheort in einem Rosengarten (SDE 1). Im Laufe der Besprechung wählt sie Rosen als Symbol für ihre gesunden Brüste (SDE 2). Daheim malt sie ein Bild mit dem Titel „Flammende Rosenknospen" (Abb. 2), das sie zum nächsten Besuch mitbringt.

In der dritten Sitzung führt die Bildersprache unter Hypnose zu folgendem Vorschlag einer Visualisierung für ihren Genesungsprozess (SDE 5):

---

[12] Eine Synchronizität ist ein sinnvoller, plötzlicher und unerwarteter Zusammenhang zwischen zwei ansonsten unverbundenen Ereignissen, wie z. B. ein Telefonanruf von einer Person, die man seit Langem nicht gesehen hat, gerade in dem Augenblick, als man zum ersten Mal seit Langem von ihr redet. *(„Wenn man vom Teufel spricht …!")*

Abb. 2 „Flammende Rosenknospen"

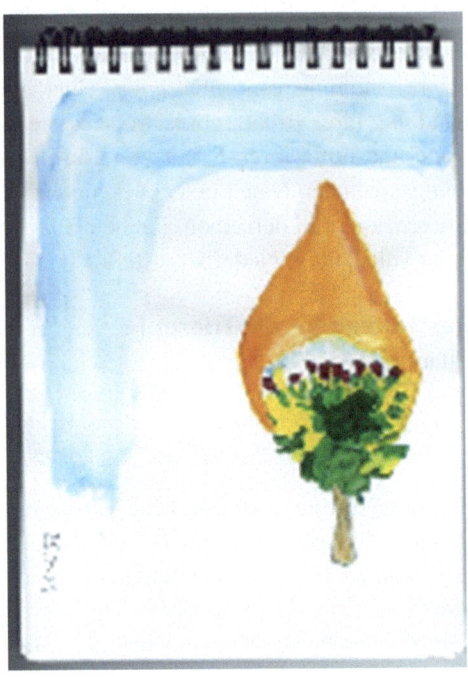

> *„Ihre Brust strahlt Rosenfarbe aus. Und diese Farbe wird intensiver, je schwerer Sie sich fühlen auf diesem Stuhl, auf dem Sie sitzen, bis ganz am Schluss... Erlauben Sie sich, so schwer wie möglich zu werden. Und die Farbe wird so intensiv, so stark, so rot wie es nur irgend geht ..."*

In der anschließenden Besprechung merkt sie an:

> *„Meine behandelte Brust wurde warm, weit wärmer als die gesunde. Ich konnte den Unterschied deutlich spüren."*

Hier finden wir den Körperanker also bereits in der dritten Sitzung. Eine Woche später lasse ich einfließen (SDE 4):

> *„Dieses wunderschöne Rosenlicht, das von Ihrer Brust ausstrahlt, wird noch strahlender mit ihrer Strahlentherapie."*

Wieder eine Woche später kommen wir zu folgender Suggestion (SDE 3):

> *„Sie können die Krebszellen sehen, ... falls da noch ein paar als winzige Schatten in der Brust vorhanden sind."*

Erst in der sechsten Stunde erarbeiten wir die endgültige Fassung der Selbstheilungsgeschichte inklusive Eliminierung sämtlicher Krebszellen (SDE 6):

"Dieses intensive Rosenlicht, das Ihre Brust ausleuchtet, lässt die Krebswolken verdunsten. Und der Dampf verlässt den Körper durch die Poren. Und Ihr Körper wird rein, sichtlich klar und makellos sauber."

Illustrationen: "Mein Schutzengel"

Alle sechs Elemente werden zusammengepackt in das eine Bild vom Schutzengel (Abb. 3), der stets in mehreren Formen und unterschiedlichen Kontexten erscheint und zu dieser spezifischen Wärmeempfindung in der Brust führt.

Eine dieser Visionen entsteht in einer geführten Imagination, in der die Patientin beide Brüste als kleine rote Blumen sieht. Mit jedem Atemzug kann sie ihnen Heilenergie schicken. Mitten in dieser Imagination sieht sie ihren Schutzengel, Gitarre spielend auf einem Mond aus Rosenknospen sitzen. Er schickt ihr staunenswerte Heilkräfte (s. unten, Abb. 7).

Die Abb. 1, 2, 3, 4, 5 und 6 zeigen noch andere Erscheinungsformen des Schutzengels.

Eine weitere Zeichnung fußt auf folgender Vision (Abb. 9):

"Ein Nachmittag im Sommer. Ich sehe mich im Rosengarten an einem Brunnen sitzen. Mein Schutzengel kommt, küsst zur Begrüßung meine Brüste, führt ihnen einen Tango vor und küsst zum Abschied Gesundheit in sie hinein."

Weitere, nicht illustrierte Vorstellungsbilder lauten:

Abb. 3 *"Schutzengel mit Rosenknospe, Symbol für die Brust"*

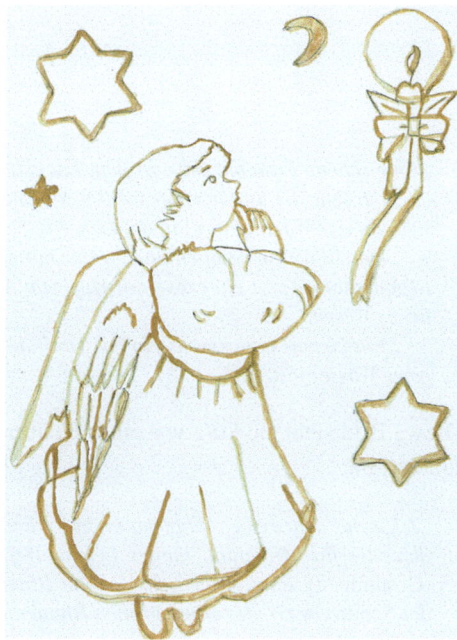

Abb. 4 *"Musizierender Schutzengel am Himmel, auf dem aufgehenden Mond aus Rosenknospen sitzend"*

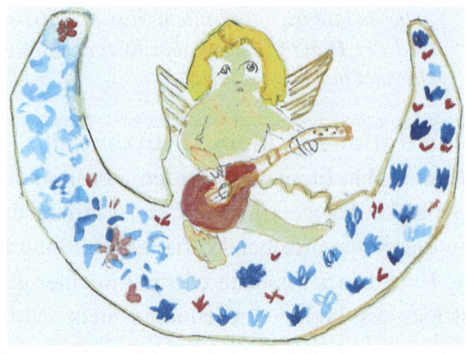

Abb. 5 *"Der Schutzengel bringt einen Rosenstrauß"*

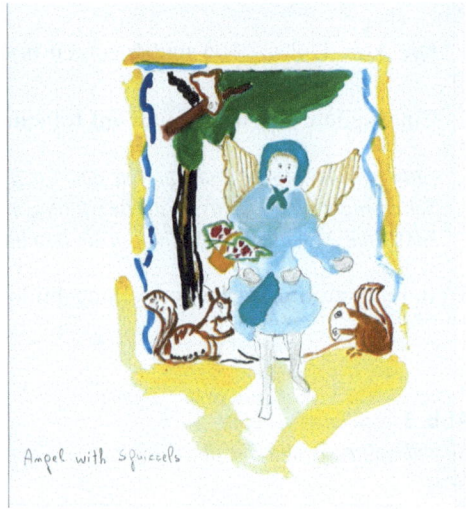

„Eine schöne Frau mit sehr großem Lächelmund taucht auf aus dem Licht in meiner Brust."

„Ich sehe die Statue einer weiß gekleideten Frau. Die Figur beginnt sich zu bewegen und schreibt das Wort ‚amore' in die Luft."

„Das Bild eines großen und zweier mittelgroßer Hunde, eine wunderschöne rosenfarbige Begonienblüte und ein Löwe mit riesigem Maul. Der Löwe verwandelt sich in ein menschliches Wesen."

„Ein kleines Glücksschwein mit vierblättrigem Kleeblatt in der Schnauze macht Siesta in einer Wasserpfütze."

Dieses Bild sieht sie kurz vor einer Routine-Mammografie, die dann einen negativen Befund ergibt:

„Ich sehe den weisen Kopf einer indischen Gottheit, die weise Tara, ein weiblicher Buddha, der für Mitgefühl, langes Leben, Heilung, Ruhe steht. Dazu einen Fisch im Wasser (Gesundheit), *eine große sehr schöne Blume (Rose) und einen Zwerg* (innerer Helfer, wie der Schutzengel), *der einen großen Blumentopf trägt."*

Die SDE-Methode bei Krebserkrankung

Abb. 6 *„Schutzengel in einem heilenden Himmelsmantel"*

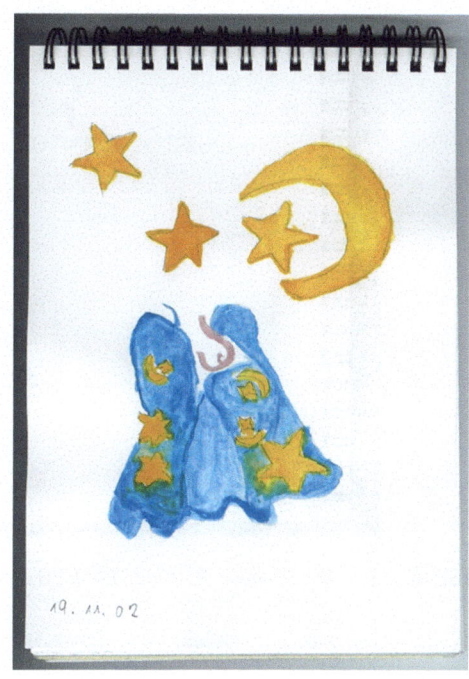

Abb. 7 *„Der Schutzengel umarmt mich"*

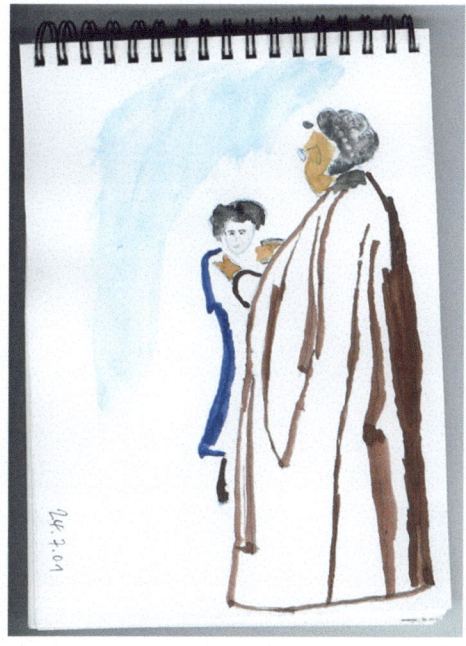

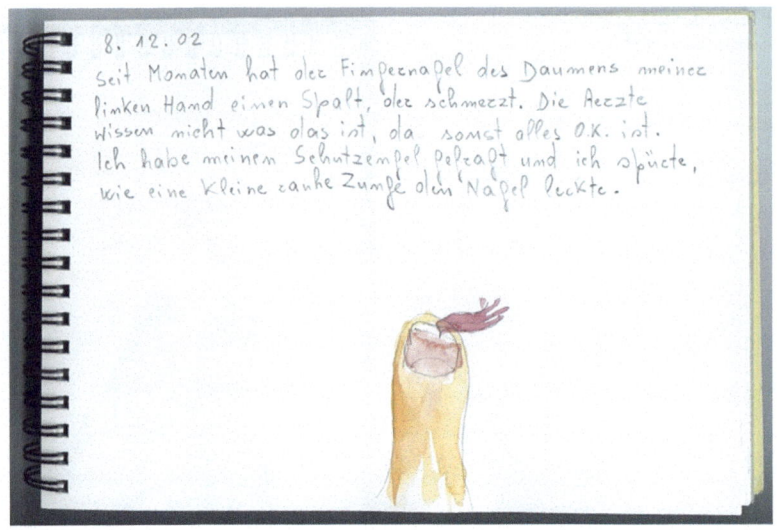

Abb. 8 „Der Schutzengel als Kolibri beleckt den gespaltenen Fingernagel"

Abb. 9 „Der Schutzengel küsst die befallene Brust gesund"

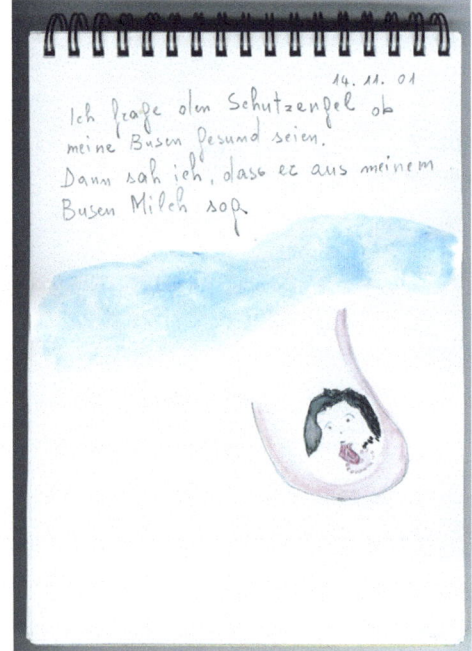

Um etwas Ordnung in dieses Potpourri scheinbar zusammenhangloser Bilder zu bringen, interpretiere ich die Metaphern in den nächsten Sitzungen und geleite die Patientin danach durch eine Imagination, in der sie ihre Brust von heilsamem rosenfarbenem Licht bestrahlt sieht. Jedes dieser Bilder wird in unseren Sitzungen besprochen und mit positiven Konnotationen versehen.

Vorgehen und Körperanker

Einmal in der Woche begibt sich Frau V. in die volle Meditation, wie sie den Zustand der Selbsthypnose beschreibt. Sie macht das so lange, bis die befallene Brust spürbar warm wird (Körperanker, SDE 6). Währenddessen versucht sie, an gar nichts zu denken bis zum Auftauchen der einen oder anderen Vision. Voller Interesse hält sie ihre Vorstellungsbilder als farbige Illustrationen fest. Diese Bilder (Abb. 2 bis 12) entstehen über einen Zeitraum von 6 Wochen und führen die Patientin zur Formulierung eines Abendgebets:

> *„Mein Schutzengel, geistiger Helfer, mach mich ganz! Meine Brüste werden ganz gesund. Ich bin ganz gesund."*

Weitere Maßnahmen

Medikamente bis 2009. Regelmäßige Ultraschalluntersuchungen und Mammografien zur Kontrolle.

Katamnese

Frau V. ist jetzt (2023) 85 Jahre alt. Ihre Einstellung dem Tod gegenüber hat sich verändert. Ihre anfängliche Angst vor dem Tod, weshalb sie überwiesen wurde, war kein Thema mehr. Soweit mir bekannt lebt sie gesund, erfüllt, lebensfroh und glücklich. Sie hat viele Freunde und pflegt ein aktives Rentnerdasein mit kulturellen Anlässen und langen Reisen in ferne Länder. Der letzte mir vorliegende Bericht ihres Onkologen entstand 5 Jahre nach der Operation und enthielt folgenden Kommentar: *„Per (Datum) ist der Gesundheitszustand von Frau V. hervorragend. Es sind keine neuen Maßnahmen erforderlich. Es gibt keine Anzeichen für ein erneutes Auftreten des Karzinoms."* Bereits die routinemäßige Kontrolle im Mai 2009 zeigte keinerlei Anzeichen für Metastasen oder ein Rezidiv.

Kreativität als Ressource für die Selbstheilungsgeschichte

Krankheit und Behandlung

Die 49-jährige Frau E. fühlte sich bereits 6 Jahre lang krank und hatte stark abgenommen (von 86 auf 58 kg bei einer Größe von 1,60 m), als bei ihr ein histologisch gut umschriebenes neuroendokrines Karzinom (GEP-NET) diagnostiziert wurde.[13] Als sie 9 Monate danach zu mir kommt, wird der Tumor als klinisch aktiv beurteilt und im Dünndarm lokalisiert. Die Leber ist stark mit Metastasen durchsetzt, desgleichen Lymphknoten, Skelett und Bauchfell. Nach der anfänglichen Bestrahlung bekommt sie monatlich Sandostatin- und Vitamin-B_{12}-Injektionen.[14]

Es finden insgesamt 66 Sitzungen mit größer werdenden Intervallen statt, verteilt über einen Zeitraum von 3 Jahren.

Soziale Situation

Frau E. zog 10 Jahre vor unserer ersten Sitzung als frisch verheiratete, werdende Mutter aus Deutschland zu ihrem Mann in die Schweiz. Sie war weiterhin in ihrem Beruf als Sozialpädagogin tätig. Die Diagnosestellung veranlasste sie, sich auf unbestimmte Zeit beurlauben zu lassen. Die verbleibende Kraft widmet sie ganz ihrem Mann und der 9-jährigen Tochter. Als äußerst kreativer und künstlerisch begabter Mensch hatte sie vor ihrer Schwangerschaft u. a. auch als Clown gearbeitet.

Einstellung zum Leben, zur Krankheit und zum Tod

Frau E. kommt völlig verzweifelt und mit großer Angst vor ihrer Krankheit zu mir. Der Gedanke an den Tumor erfüllt sie mit Ekel und Widerwillen. Bis dahin hat sie sich strikt geweigert, das Computertomogramm (CT) der Leber anzusehen. Sie zieht es vor, Symptome wie Fußgelenkschwellungen und allgemeine Mattigkeit, die mit ihrer für sie so nebulösen Erkrankung einhergehen, in den Vordergrund zu stellen. Eigentlich hat sie sich von alternativen Methoden verabschiedet und traut auch der klassischen Medizin wenig zu. Der Erhalt eines glücklichen Familienlebens erweist sich als äußerst wichtig für sie. Von ihrer streng katholischen Erziehung habe sie sich befreit, geistigen Trost finde sie in den Lehren eines Sikh-Meisters. Die Patientin versteht ihre Krankheit als Botschaft des Körpers an den Geist, aus den unbewussten Schatten ihrer Existenz heraus. Krankheit im Allgemeinen bedeutet für sie ein Problem im Sinne einer Herausforderung, die angenommen werden muss. Aufgrund ihrer künstlerischen Interessen sucht sie gezielt nach einem kreativen Heilverfahren.

Einstellung zur Genesung

Frau E. glaubt seit je, wenn auch nur vage, an Selbstheilungskräfte. Ihr Vertrauen in die Schulmedizin hält sich in Grenzen, weder übermäßig hoffnungsvoll noch besonders ab-

---

[13] Dieses Krankheitsbild ist gekennzeichnet durch Tumoren der hormonsezernierenden Organe. Die befallenen Zellen vermehren sich schneller als gesunde und vereinnahmen (mangels Apoptose) das umgebende Gewebe. Die damit einhergehende erhöhte Hormonproduktion führt zu diversen Symptomen, u. a. Gesichtsröte, Durchfall, Asthma, Ekzeme, Alkoholintoleranz, Gewichtsverlust sowie generelle Abnahme mentaler und physischer Widerstandskraft.

[14] Sandostatin wird üblicherweise gegen endokrine Tumoren von Pankreas, Magen und Dünndarm eingesetzt.

lehnend. Wie die meisten meiner Patienten glaubt sie eher an die Endgültigkeit jedes negativen Befundes, mit dem Mediziner sie konfrontieren, als an die Möglichkeiten der klassischen Heilkunde. Sie ist der Auffassung, die Krankheit überbringe eine verborgene Botschaft, die zur Genesung verstanden und verarbeitet werden müsse. Insbesondere frage die Krankheit sie: *„Warum willst du leben?"* und teile ihr mit, sie hätte in der Vergangenheit ihre Wünsche und Träume nicht ernst genug genommen, sodass die Krankheit den Raum in ihr besetzen konnte, der eigentlich jenen zugestanden hätte.

Ressourcen für die Therapie

Wie bereits erwähnt, ist Frau E. ein großes künstlerisches Talent eigen, das sie als junge Erwachsene in einer Clownschule ausbildete. Ihre Begabung zum Geschichtenerzählen zeigte sich während der Ausbildung zur Sozialpädagogin. Ich lerne sie als grundsätzlich optimistische Person kennen, die lieber nach vorn schaut, als über die Vergangenheit zu klagen.

Entwicklung der Selbstheilungsgeschichte

Frau E. kann über ihre Krankheit detailliert nur in Form eines Märchens sprechen. *„Es war einmal eine Frau …"* Sie gibt diesem Text, der in den ersten 1,5 Monaten entsteht, den Titel: *„Die Frau und die Räuberbande"*. Erst nach Überwindung erheblicher innerer Widerstände kann sie die Krebszellen beschreiben als *„eigenartige Fremdlinge, die sich mit der Zeit im Körper eingenistet haben"*. In den anfänglichen Trancen bezeichnet sie sie als Vaganten, Nichtsnutze, Halbstarke, Gesindel und „soziale Wildsäue", die dringend der Umerziehung bedürfen. Etwa einen Monat später modifiziert sie die Story dahingehend, dass die Krebszellen sich jetzt wie böse Trolle gebärden. Damit ändert sich auch der Titel: *„Die Frau und die Trollenbande"*. Nach weiteren drei Sitzungen entsteht eine Erzählung mit dem Titel: *„Die Frau, der Bär und andere Wesen"*. Nun haben die Trolle (Krebszellen und Tumoren) ein schwarzes Bienenvolk versklavt, das der Patientin Schmerzen bereitet und sie ihrer Energie beraubt. Die Medikamente stellt sie sich als Wichtel vor, das Immunsystem als Zwerge. Diese Zwerge gebieten zudem über gute, goldfarbene Bienen und schwarze Kragenbären. Dieses Märchen dient als Ausgangsbasis für Modulationen, sowohl in meiner Praxis als auch bei der Patientin zu Hause in Selbsthypnose. Die erste Geschichte, die alle nötigen Elemente der Therapie enthält, trägt den Titel: *„Die Frau, die Wichtel und die Bären"* und wird in der 12. Sitzung komplettiert, 5 Monate nach Behandlungsbeginn.

Literarische Bilder: „Die Frau, die Wichtel und die Bären"

„Ich sehe mich in einer friedlichen Landschaft sitzen (SDE 1). Wiese und Blumen (SDE 2) oder Sand und Meer … Ich trinke den wohltuenden Zaubertrank, der die Wichtel (SDE 4) aktiviert, und wir marschieren los."

„Die kleinen Kerlchen kommen mit roten Kappen und freundlichen, liebevollen Gesichtern herbeigeeilt (SDE 4). Im Rucksack tragen sie speziell starke, helle, heilende Lichter und Proviant (SDE 4), um auf dem Weg zu den Trollen (SDE 3) gut gerüstet zu sein; die

Wichtel (SDE 4) wissen, dass sie in sehr wichtiger Mission auf eine lange Reise gehen. Sie sind gut ausgerüstet und bestens gelaunt, denn sie wollen der Frau gerne helfen. Es sind viele, und sie sind stark, wenn sie zusammenhalten."

„Die Wichtel (SDE 4) kommen in einer abwechslungsreichen Landschaft an und treffen die Zwerge (SDE 5) auf einer Blumenwiese (SDE 2). Sie geben ihnen den mitgebrachten Proviant (Studentenfutter, Honig, Saft etc.) (SDE 4), mit dem sich die Zwerge (SDE 5) stärken. Die Zwerge (SDE 5) sind Imker, die sich intensiv um ihre Goldbienen (SDE 5) kümmern. Die goldenen Bienen (SDE 5) sind froh, dass die vielen schwarzen Bienen (SDE 3) der Trolle (SDE 3) nicht mehr wahllos herumfliegen und ihnen die Blumen (SDE 2) zerstören. Vor allem gibt es jetzt wieder genug Nahrung für alle Goldbienen (SDE 5)."

„Die Wichtel (SDE 4) verlassen die Zwerge (SDE 5) und begeben sich auf die Suche nach den Trollen (SDE 3). Die Wichtel (SDE 4) finden die Trolle (SDE 3) besonders häufig in sumpfigen Gebieten oder Kellerräumen, unter Steinen, hinter schlammbespritzten Bienenstöcken oder unter Felsbrocken. Manche ziehen sich auch ins sumpfige Wasser zurück und tauchen unter."

„Haben die Wichtel (SDE 4) die Trolle (SDE 3) erspäht, packen sie ihre hellen, starken Lichter (SDE 4) aus und richten den Strahl gezielt auf die unsinnig lallenden und rülpsenden Trolle (SDE 3). Denen vergeht Hören und Sehen, sie sind wie betäubt und bleiben gelähmt stehen. Durch die große Hitze der Lichter (SDE 4) schrumpfen die Trolle (SDE 3) wie Rosinen auf ein Drittel ihrer Größe zusammen. Manche haben Angst und fliehen. Manche sind aber auch froh und ergeben sich, weil sie so erlöst werden. Wenn das Licht (SDE 4) sie trifft, werden sie zu Engeln und schweben davon (SDE 6). Ihr Körper ist eine Hülle, die von den Bären (SDE 5) gefressen wird (SDE 6)."

„Die schwarzen Bienen (SDE 3) wittern Unheil und ziehen sich in ihre Bienenhäuser zurück. Sie sind herrenlos und orientierungslos. Sie haben die Frau schon einmal angegriffen, und sie konnte sich nur mit Mühe wehren. Einige sind erfroren oder ertrunken, verbrannt (SDE 6) ... es werden immer weniger."

„Die Wichtel (SDE 4) wissen nicht, wie sie die Trolle (SDE 3) gänzlich loswerden können. Sie (SDE 4) haben alle Hände voll zu tun. Sie brauchen tatkräftige Unterstützung."

„Die Wichtelmänner (SDE 4) blasen ihre Waldhörner und wecken die großen starken Bären (SDE 5) aus langem Winterschlaf. Es gibt braune und weiße Bären (SDE 5). Ihr Fell ist kuschlig weich und glänzt. Es verbreitet eine wohlige Wärme, und die Bären (SDE 5) strömen Sicherheit und Vertrauen aus. Das sind mächtige Verbündete, die sich von nichts und niemandem beeindrucken oder verwirren lassen."

„Einmal wachgerüttelt, machen sie sich knurrend und brummend auf den Weg, um Nahrung zu finden (SDE 5). Die Trolle (SDE 3) kommen ihnen gerade recht. Mit ihren großen Tatzen packen die Bären kräftig zu und lassen sich ihre Beute schmecken (SDE 5). Sie schmatzen und schlecken, dass es eine Freude ist, ihnen zuzuschauen. Sie haben keine Hemmungen und fressen, bis sie rund und satt sind (SDE 5). Dann gehen sie zu einem munter dahinfließenden Bach und entleeren sich (SDE 6). Aller Unrat wird vom Bach davongeschwemmt (SDE 6)."

„Die Wichtel (SDE 4) und Zwerge (SDE 5) sind froh und dankbar für die Hilfe. Sie belohnen die Bären mit gutem Honig (SDE 5). Die Blumen (SDE 2) auf der Wiese gedeihen."

„Die Frau ist zufrieden und freut sich, etwas für ihre Heilung getan zu haben."

Diese Selbstheilungsgeschichte hat fortlaufende Veränderungen erfahren, die teilweise in Wechselwirkung mit Gefühlen und realen Veränderungen stehen. Die Bilder haben sich in den Therapiesitzungen immer wieder verwandelt, wobei häufig einzelne Gefühlsqualitäten während einiger Wochen dominierten.

Monat 1 bis 3: Aufbau von Hoffnung

> *„Schwarze und goldene Bienen fliegen in meiner inneren Landschaft umher. Zwerge verrichten die Imkerarbeit für die goldenen Bienen. Wichtel bringen Nahrung für die Zwerge. Böse Trolle halten sich gefährliche schwarze Bienen. Die Wichtel und Zwerge machen sich gemeinsam auf die Suche nach den Trollen, um sie zu töten. Die Wichtel locken die schwarzen Kragenbären mit Honig herbei, um sie als Verbündete für ihre Mission gegen die Trolle zu gewinnen. Die Bären verschlingen die Trolle."*

Um diese Zeit erlebt die Patientin während und kurz nach der Trance erstmals die physiologische Verankerung (Körperanker) ihrer Heilungsgeschichte im Körper, und zwar als Wärme (s. u.).

> *„Die Trolle werden geröstet und getrocknet. Das Licht der Wichtel kann die Trolle zum Schrumpfen bringen. Das Fell der Bären ist warm. Wichtel und Zwerge halten sich warm, indem sie sich ins Bärenfell einkuscheln. Die schwarzen Bienen gehen in der Kälte zugrunde."*
> <u>Wechsel zu einer Wüstenlandschaft:</u> *„Die Wichtel rufen mit ihren Waldhörnern die Bären zu Hilfe. Die Bären kommen aus dem Wald und verschlingen die Trolle. Eisbären entwischen aus dem Zoo, helfen bei der Jagd auf die Trolle und fressen sie. Eine Schlange erscheint und legt sich in meinen Schoß."*
> *„Angenehm und tröstlich! Trolle werden oft von Licht oder Sonne getötet. Sie trocknen aus und verschrumpeln."*
> *„Auf einmal treten die Wichtel mit Pfeil und Bogen auf. Die goldenen Bienen bringen Licht. Eine Schlange erscheint und wärmt sich an der Sonne."*
> *„Die Wichtel bringen getrocknete Aprikosen, Mandeln und Rosinen für die Zwerge. (Mein Hausarzt meint dazu: ‚Oh Wunder! Diese Nahrungsmittel kompensieren Ihren Kalziummangel.' Seither esse ich mehr davon.)"*
> *„Zu meiner Reinigung bade ich immer wieder in Bächen, Flüssen und Meeren."*

Die Wichtel werden immer kurz vor der monatlichen Depot-Injektion müde und ihrer Rolle überdrüssig.

Monat 4: Abbau der Todesangst
Wichtel und Trolle tanzen miteinander.

> *„**Ich habe die Angst vor dem Tod** verloren (Hervorh. d. Verf.). Die Trolle werden zu Fischen und von den Bären gefressen. Licht verwandelt die Trolle in Staub oder verbrennt sie. Schlangen legen sich in die warme Asche. Die Bären schlagen sich den Bauch voll. Sie brauchen die Hilfe der Wichtel nicht mehr und werden ungeduldig. Die Krebszellen erscheinen in meiner Vorstellung als Pilze auf den Bäumen, auf dem Waldboden, in Höhlen oder als Algen im Teich dieser inneren Landschaft."*

Monat 5: Beginnender Optimismus
Elfen erscheinen erstmalig. Sie necken sich, sind hell, fröhlich und übermütig. Adler und Falken tauchen hoch über den Bergen auf.

> *„Diese Vögel symbolisieren Freiheit, Glück und Lachen. Alles blüht. Die Bären fressen Moos und Flechten von Baumstämmen und Steinen. Die Laternen der Wichtel wärmen die*

> *Bären bei ihrer Arbeit. Ich sehe Kirschen als Symbol für meine Schuldgefühle und mein tiefes Bedürfnis nach emotionalem Austausch mit meinem Mann."*

Hier war die Selbstheilungsgeschichte zunächst vollständig, aber da die Krankheit andauerte und Frau E. sich für die Fortsetzung der Geschichte interessierte, ging es stetig weiter.

Monat 6: Aufkommen von Mut

Feuerspeiende Drachen tauchen zum ersten Mal auf. Ihr Feueratem verbrennt die Trolle.

> *„Ein Bergwerk steht für meine Leber. Die Zwerge verwandeln sich allmählich in erwachsene, auf Bergbau spezialisierte Männer und suchen die Trolle im Tunnel* (Darm)*. Die Feuerdrachen kommen zu Hilfe. Dann erscheinen die Bären* (weiterhin wichtig für die innere Dramaturgie der Geschichte) *und lecken die Tunnelwände sauber."*

Monat 7 bis 11: Übermut

Die Drachen räuchern die Tunnel endgültig aus, befreien sie von den Trollen. Helligkeit und Weite ersetzen die Enge des Verlieses.

> *„Mir wird klar, dass ich tun und lassen kann, was ich will! Die Zwerge sind zu Männern herangewachsen. Die Wichtel* (Medikamente) *haben fast nichts mehr zu tun. Die Drachen hier helfen mir beim Gesundwerden. Ich bin überwältigt von der Heilenergie von Blumen, Rosenduft und schönen Gärten in meiner Seelenlandschaft. Die Trolle* (Krebszellen) *haben sich in Schwämme verwandelt, die überall im Tunnel herumliegen. Sie senden ein giftgrünes Licht aus, das sie an die Drachen verrät."*
>
> *„Wasserfälle und ein Teich mit Hechten tauchen auf."*
>
> *„Würmer erscheinen in der Erde. Ich plansche im Wasser und schwimme im Fluss. Die Zwerge werden zu Feen. Eine von ihnen kann mit ihrem Zauberstab die Trolle zu Klumpen verbrennen, einfach indem sie ihn hebt. Wenn sie den Zauberstab funkeln lässt, kommen Elfen den Feen zu Hilfe. Ich befinde mich in einem üppigen Dschungel. Ein Bach fließt hindurch. Es ist hell und sonnig in diesem Dschungel. Drachen und Bären fühlen sich hier auch wohl."*
>
> *„Vögel picken die Würmer auf. Ich bin an einer stürmischen Meeresküste. Die Wellen werfen Kraken aus der Tiefe an den Strand."*

In diesem Monat vertraut Frau E. mir an, dass sie eigentlich Linkshänderin ist, aber aus Scham nie jemandem davon erzählt hat. Ich ermutige sie, den Schritt nach außen zu wagen und täglich Dinge, vor allem das Schreiben, mit der linken Hand zu erledigen. Sie ist einverstanden und erleichtert.

> *„Der Rosenduft überwältigt mich. Ich sehe wunderschöne Wasserfälle und frische Quellen. Die Elfen erscheinen mit Gießkannen, um die Blumenzwiebeln zu bewässern. Die Bären fressen die Hechte aus dem Teich."*

Dass die Wichtel allmählich nichts mehr zu tun haben, kann im Hinblick auf den weiteren Verlauf so gedeutet werden, dass das Immunsystem jetzt die Genesung übernommen hat. Parallel dazu nahm Frau E. zwei Kilogramm zu.

Monat 12: Rückfall und Neubeginn

„*Die schwarzen Bienen sind zurück.*"

Wahrscheinlich als Reaktion auf den untauglichen Versuch, zusammen mit zwei Kollegen eine Therapiegruppe zu leiten, tauchen die schwarzen Bienen wieder auf.

Bei dem folgenden Bild voller Unrat zieht die Patientin die Hilfsfiguren wieder hinzu, wobei alle geradezu Schwerstarbeit leisten.

> „*Ich wandere am Seeufer. Der Sand ist warm. Die Wichtel kommen angelaufen und begrüßen mich. Die Feen fliegen als schillernde Libellen über den See zu mir. Sie fliegen schnell, irgendwie aggressiv. Aufgeregt suchen sie etwas. Die Wichtel ängstigen sich, als die Feen durch das hohe Ufergras fliegen. Die Bären sind auch da und beobachten die Feen. Die Bären gesellen sich zu den Wichteln und gehen mit ihnen, als diese zögernd den Feen folgen. Die Wichtel fragen die Feen, ob die Drachen wohl auch mitkommen wollen. Antwort: ‚Nein, aber die Zwerge werden gleich hier sein.' Die Feen bewegen sich auf einen riesigen Müllberg zu (Plastiktüten und -flaschen, alte Zeitungen, Essensreste etc.). Ein scheußlicher Gestank erfüllt die Luft. Die Bären machen sich über die Essensreste her und gehen dann spielen. Die Feen berühren die alten Zeitungen mit dem Zauberstab und setzen sie in Brand. Die Wichtel ekeln sich vor Gestank und brennendem Abfall und ziehen sich zurück. Die Feen können die Arbeit nicht alleine schaffen. Schließlich packen die Zwerge alles in große Container und transportieren es in ihre Bergwerkstollen zur Verbrennung.*"

Ich verstehe den Abfallhaufen als Hinweis auf eine mögliche Lymphstauung und bitte Frau E., den Arzt zu fragen. Sie ist einverstanden und bekommt Lymphdrainagen verschrieben.

In den folgenden Monaten tauchen erstmals wütende und aggressive Affekte auf, die sich regelmäßig wiederholen, z. B. gebärden sich die zuvor helfenden Feen wesentlich militanter und treten als Amazonen auf.

Monat 13 bis 16: Aggression zulassen/Konfrontation mit der Krankheit

> „*Die Leitbärin gebiert drei männliche Junge. Ein römischer Streitwagen taucht auf mit zwei Legionären, die meine Leber verteidigen sollen. Ein derart militantes Bild ist mir fast peinlich.*"

> „*Die römischen Legionäre bleiben wichtig für mein inneres Theaterstück. Ich fange an, ihre Aggression gegen den Krebs zu teilen.*"

> „*Die Feen sind zu kriegerischen Amazonen geworden.*"

Erst jetzt ist die Patientin in der Lage, mir das Computertomogramm (CT) der Leber mitzubringen, es mit mir anzusehen und zu besprechen.

Monat 17 und 18: Wandlung der Krankheitsmetaphern

Die Trolle tauchen nicht mehr auf. Sie sieht die Metastasen jetzt eher konkreter als hässliche Klumpen in der Leber, ähnlich wie auf den CT-Aufnahmen. Gesamthaft haben sich die harmlosen Märchenbilder in Geschichten mit aggressiven Helferfiguren gewandelt: von Wichteln, Zwergen, goldenen Bienen und schwarzen Kragenbären über

Feuer speiende Drachen (Monat 6) zu römischen Legionären und Amazonen (Monat 13), die gewillt sind, den Krebs mit Feuer und Schwert auszurotten.

„Ich sehe mich friedlich auf einer sonnigen Blumenwiese liegen und trinke bitteren Kräutertee. Dann stelle ich mir eine magische Reise vor zur Quelle der Beschwerden in der Leber. Die gesunden Areale sind hellrosa oder indigo-blau-grün. Daneben sehe ich kranke Gebiete in Schwarz, Gelb und Orange. Sie sind irgendwie pulvrig, aber doch klar begrenzt. Die Sonne heizt die Leber auf und lässt die pudrigen Krebsklumpen schmelzen, sodass sie sich verflüssigen und als kleine Quecksilbertröpfchen aus der Leber herauslaufen wie Murmeln auf einer Kugelbahn für Kinder, runter im Zickzack und in ein Gefäß so groß wie ein Kinderschwimmbecken in Nierenform. Die Tröpfchen zischen beim Eintauchen ins Wasser und fallen zu Boden, ohne sich aufzulösen. Parallel dazu haben die römischen Legionäre ein Flussbett ausgehoben, das alles Giftige aus der Leber als gelbliche Flüssigkeit abführt."

Monat 19: Vergangenheitsbewältigung

„Ich bin ungeduldig und aggressiv und habe von der ganzen Sache genug. Ich lasse die Legionäre kommen. Sie sind mit Schaufeln bewaffnet und gehen mit den Bären zusammen zum Leberberg, wo sie die tumorverseuchte Erde ausheben. Die Bären lecken die Löcher sauber aus, damit die verletzten Teile besser abheilen und sich auf natürliche Art schließen können."

Nach dieser Imagination beginnt Frau E. über ihr Leben nachzudenken. Könnte sie noch einmal anfangen, sie würde die Jahre zwischen fünf und achtzehn auslassen: Von fünf bis elf war die Schule ein einziger Horror. Erst in der vierten Klasse begriff sie, worum es überhaupt ging. Die Pubertät brachte große Probleme in Bezug auf den Körper mit sich, vor allem die Ausbildung der weiblichen Geschlechtsmerkmale: Brüste, Hüften, Mens etc. Sie verweigerte sich jeglicher Andeutung von Schönheitsidealen und legte an Gewicht zu, um sich Männer vom Leib zu halten.

Monat 20: Geführte Imagination

Dieses Protokoll einer geführten Imagination soll illustrieren, wie der Therapeut die Vorstellungsbilder seiner Patienten in eine positive Richtung lenken kann.

Patientin: *„Ich stelle mir meine Leber porös vor. Vögel fliegen durch die Löcher. Mit der Zeit werden die Vögel durch vorwitzige Feen ersetzt, die Tinkerbell aus ‚Peter Pan' ähneln. Sie säubern die Löcher mit aufgesprühtem Wasser."*

„Nun sehe ich mich in einem dunklen Wald. Alles ist grün, feucht und schleimig, mit viel Moos überall. Ich höre einen Specht klopfen, andere Vögel zwitschern. Ich sehe einen Felsabbruch mit Wasserfall und höre das Fließen und Plätschern des Wassers. Es ist sehr kühl hier, erfrischend, aber zu kalt."

Intervention: *„Schauen Sie, ob Sie den Wasserfall umgehen und im Wald eine Lichtung finden können."*

Patientin:	*„Ich sehe die Sonne am Himmel. Ich werde versuchen, den Abhang raufzuklettern und in den höher gelegenen Wald zu kommen."*
Intervention:	*„Blicken Sie zum Horizont. Können Sie den porösen Berg vom letzten Mal sehen?"*
Patientin:	*„Ja, ganz weit weg. Er sieht aus wie aus Dinosaurierknochen gemacht oder als ob ihn die Knochen ganz bedecken."*
Intervention:	*„Können Sie sich Stalaktiten und Stalagmiten vorstellen, die langsam, aber sicher wachsen und die Löcher nach und nach mit fester, gesunder Knochenmasse ausfüllen?"*
Patientin:	*„Die porösen Knochen sind wieder ein Haufen Dreck. Zwerge kommen, füllen die Löcher mit gesunder Erde und begraben die Dinoknochen."*
Intervention:	*„Verbinden Sie ein Körpergefühl mit diesem Bild?"*
Patientin:	*„Ja! Entspannung!"*
Intervention:	*„Können Sie diese Entspannung noch mit einem allumfassenden Schweregefühl verbinden?"*
Patientin:	*„Ja!"*
	Die Dinosaurierknochen haben ihr Interesse geweckt:
Patientin:	*„Was bedeuten sie? Ein vergessenes Fossil aus meiner Vergangenheit, das ich vor langer Zeit zurückließ?"*

Sie fühlt sich wesentlich besser bei der Vorstellung, dass die Zwerge diese Knochen wieder begraben konnten und die Vergangenheit vergangen sein lassen. Gleichzeitig kann sie sich mit der pathogenen Überzeugung auseinandersetzen, sie passe nirgendwo in diese Welt, es gebe keinen Platz für sie, sie dürfe keine Ansprüche stellen und sie habe keine engeren Freunde. Allmählich versteht sie, dass genau dies die Rolle des Clowns im Zirkus ist und begreift zum ersten Mal im Leben, woher ihre starke Affinität zu dieser Figur kommt. Sie entdeckt, warum sie sich so sehr mit der Rolle des Clowns identifiziert hat, dass sie 2 Jahre vor Ausbruch ihrer Krankheit weder Kosten noch Mühe scheute, eine fundierte Ausbildung zu durchlaufen.

Monat 21 und 22: Psychodynamische Erkenntnis

„Ich sehe die Wichtel wie Hannibal auf Elefanten reiten, und die Krebszellen ergreifen verängstigt die Flucht."

Der Primärtumor sitzt im Dünndarm. Frau E. findet für sich Verbindungen zwischen ihren Gewichtsproblemen in der Pubertät und den Metastasen im Verdauungstrakt; sie drücke Gefühle sich selbst und auch der Umwelt gegenüber vor allem über den Bauch aus[15] (siehe auch Kap. „Darmzentrierte Hypnotherapie"). Sie hat genug von den Vor-

---

[15] Das enterische Nervensystem gilt vielen Forschern als das zweite Gehirn und seine Erforschung ist inzwischen als *Neurogastroenterologie* eine medizinische Disziplin für sich geworden – siehe z. B. (Gershon 1999; Lebouvier et al. 2009; Mayer 2007; Mulak und Bonaz 2004). Hier findet sich die zweitgrößte Anhäufung von Neuronen im menschlichen Körper. Dieses Bauchhirn ist quasi

stellungsbildern, d. h. sie entwickelt einen Widerstand gegenüber der Vorstellungsarbeit, sie ist enttäuscht, dass der Krebs immer noch da ist. Dennoch will sie weitermachen und allmählich gelingt es ihr, diese Enttäuschung in Bilder zu fassen. Ein bei einem Routine-Check-up gefundener 1840 g schwerer Ovarialtumor wird chirurgisch entfernt zusammen mit beiden Eierstöcken und Eileitern, dem Primärtumor im Dünndarm sowie Blinddarm, einem Lymphknoten und dem Bauchfell. Der Uterus wird intakt belassen. Es stellt sich zudem heraus, dass Knochen und Lymphknoten vom Tumor deutlich angegriffen sind, während die Lebermetastasen zurückgehen.

Frau E. entwickelt nun eine aggressivere Haltung der Krankheit gegenüber: *„Der Krebs ist mein Feind! Ich weigere mich, ihm weiterhin zuzuarbeiten! Er muss besiegt werden!"* Obwohl sich ihr Zustand verschlechtert, eröffnet ihr der Onkologe: *„Wir kämpfen hier mit stumpfen Waffen"* und unterbricht die Sandostatin-Injektionen, um zu sehen, wie es ohne geht. Ihr Vertrauen zu ihm lässt nach.

Monat 23: Konvergenz der Selbstheilungsgeschichte

> *„Die Bären kommen nur mit Mühe durch die Tunnel im Leberberg. Er scheint plötzlich aus Beton zu sein. Einer der Bären schafft es trotzdem hinein. Drinnen sieht er einen Eisbären an der Arbeit, aber trotz aller Anstrengung können beide den Berg nicht von innen her abtragen. Schließlich kommt ein Drache daher und bringt den Berg durch seinen Feueratem zum Schmelzen. An seiner Stelle sehe ich nun einen wirren, spaghettiähnlichen Haufen Würmer zu einem Grabhügel aufgetürmt."*

Die Patientin spürt eine druckempfindliche Verhärtung im Bauch in Höhe des Uterus.

In Tab. 1 findet sich eine Zusammenstellung von Metaphern einer mythopoetischen und metaphorischen Psychophysiologie.

In Tab. 2 findet sich eine Zusammenstellung in sieben metaphorische Cluster.

Die Symbole werden aufgeführt in der Reihenfolge ihres zeitlichen Auftauchens im Therapieverlauf. Es fällt auf, dass die Helferfiguren mit der Zeit kraftvoller und anthropomorpher werden, die negativen Gestalten gleichzeitig schwächer und undeutlicher.

---

ein Abbild des Kopfhirns: Zelltypen, Wirkstoffe und Rezeptoren sind dieselben, und es kann unabhängig vom Kopfhirn eigene Daten generieren, verarbeiten und darauf reagieren. Darm- und Kopfhirn können unabhängig voneinander denken und beide besitzen spezifische, voneinander unabhängige Eigenschaften. Rückenmark und Vagusnerv dienen schon bald nach der Zeugung als eine Art „Standleitung" zwischen Bauch- und Kopfhirn. 90 % der Verbindungen verlaufen vom Bauch zum Kopf, d. h. der Großteil der Informationen fließt „bottom-up" und spielt dabei eine entscheidende Rolle für unser Wohlbefinden. Für die Selbstheilung ist wichtig zu wissen, dass der Darm das größte Immunorgan im Körper ist. Mehr als 70 % aller Abwehrzellen sind dort lokalisiert.

Tab. 1 Mythopoetische Psychophysiologie der Immunabwehr

Metapher / *Psychologische Bedeutung*	Medizinische Bedeutung für die Patientin
Wichtel / *Akzeptanz der Medikation*	Medikation *(SDE 4)*
Goldene Bienen und Zwerge / *Liebe zum Leben*	Vitalität *(SDE 2)*
Elfen, Feen / *Optimismus*	Leukozyten *(SDE 5)* – B-Lymphozyten – Produktion von Antikörpern
Drache, Tiger / *Ich-Stärke*	T-Lymphozyten *(SDE 5)* – zytotoxische Killerzellen – immunologische Gedächtniszellen
Bären, Haie, Krokodile, Schlangen, Piranhas / *Selbstvertrauen*	Makrophagen *(SDE 5)* – Fresszellen
Amazonen, römische Legionäre / *Glaube an Selbstheilungskräfte*	Angeborene Immunkräfte *(SDE 5)*

Vorgehen und Körperanker

Frau E. wird ermuntert, in den Therapiesitzungen und auch zu Hause auf alle körperlichen Signale zu achten, die auftreten können, wann immer in der Imagination etwas klar wird. Es geht darum, einen Körperanker zu etablieren, mit dem die Patientin die Stimmigkeit der Selbstheilungsgeschichte unmittelbar überprüfen und jederzeit aktivieren kann. Es ist interessant, die Entstehung des Körperankers mit der Entwicklung der Geschichte zu vergleichen.

Drei Monate nach Therapiebeginn: Die Patientin sieht das emotional aufwühlende Begräbnis dreier Trolle. Sie haben sich zum Ausruhen freiwillig hingelegt und sterben einfach, ohne Kampf, im Beisein der Wichtel. Die Trolle trugen grüne Mützen und wirkten irgendwie traurig. Kerzen brennen und die Patientin spürt deren *Wärme im ganzen Körper*, während und auch noch nach der Trance.

Sechs Monate nach Therapiebeginn: Nach einer Trance spürt sie ihre generelle physische Stärke (oder Schwäche) als erhöhte (oder reduzierte) *Wärme im Körper*. Etwa um diese Zeit traut sie sich zu, wieder einen ganzen Tag pro Woche zu arbeiten.

Acht Monate nach Therapiebeginn: Sie sieht sich inmitten ihrer gesunden inneren Landschaft sitzen. Eine *spürbare, wunderschöne lila-grüne Aura* umhüllt schützend und wohltuend ihren Körper. Die bösen Trolle erscheinen nun als Schwämme für die Form der derzeitigen Tumorzellen und nicht mehr als personifizierte Fantasiegestalten.

Zehn Monate nach Therapiebeginn: Eine Trance wird begleitet von einem *im ganzen Körper spürbaren Gefühl der Freude,* das auch danach noch eine Weile anhält.

Vierzehn Monate nach Therapiebeginn: Die Trance ruft nun *ein ausgeprägt entspanntes Schweregefühl* hervor, danach *lässt der unangenehme Leberdruck nach*. Schließlich entsteht eine als *positiv empfundene Vibration, dann Wärme in der Leber, die sogar zu einem Schweißausbruch führt* (Beweis für Stimmigkeit und Effektivität der Geschichte).

Tab. 2 Metaphorische Kategorien bzw. Symbolcluster und Metaphern bzw. Symbole

Metaphorische Kategorie/Symbolcluster *Persönliche Sinngebung*	Metaphern/Symbole
Licht (SDE 2, 5) *„Mein Bewusstsein und meine Präsenz"*	Wärme – Bärenfell – Honig – goldenes Licht – goldene Bienen – wärmende Schlange – Blitzlichter und Laternen der Wichtel – heilende Lampen – goldene Lichter – lichthafte Elfen – Aprikosen
Feuer (SDE 4, 5, 6) *„Meine Liebe zum Leben und zu mir selbst"*	Flammen – Asche – Kirschen – roter Brei – Zwerge mit roten Mützen – Feuer speiender Drache – Freudentanz – gefräßiger Löwe – Zirkus
Luft *(SDE 4, 5)* *„Mein Optimismus"*	Goldene Bienen – Adler und Falken – Drache – Feen
Wasser (SDE 2, 6) *„Meine Ressourcen"*	Fließendes Wasser – Bäche und Ströme – Flüsse – Ozean – Wellen – Sturm – Wasserfälle – Brunnen – Nixen – Gartenschlauch (Wasser + Schlange)
Erde, Landschaft *(SDE 2, 3)* *„Mein Körper, seine Organe und Krankheiten"*	Trolle – Schwämme – Staub – Bäume und Wald – Felder – Blumen – Steine – Moos – Flechten – Kirschen – Höhlen – Tunnel – Minen und Gruben – Erde – Maden – Urwald – Würmer – Trüffel
Hilfreiche Figuren/Wesen/Dinge *(SDE 4, 5)* *„Meine Immunkräfte und die Medikation. Wenn z. B. der Zauberstab der Fee glitzert, kommen ihr die Elfen zu Hilfe. Wenn sie den Zauberstab hebt, verbrennen die Trolle zu Klumpen"*	Tee – Wichtel – Zwerge (Imker) und goldene Bienen – Schwarz-, Braun- und Eisbären – Schlangen – Elfen – Adler und Falken – Drachen – Feen – Tiger – Vögel – römische Legionäre – Amazonen – Elefanten – Piranhas und Haie – Krokodile
Böse Gestalten/Wesen/Dinge (SDE 3) *„Meine Krankheit und mein Negativismus"*	Trolle – schwarze Bienen – Fisch – Asche – Staub – Pilze – Moos – Flechten – Schwämme – Maden – Würmer – Kraken – Algen

<u>Siebzehn Monate nach Therapiebeginn</u>: Die Patientin erlebt physisch die heilsame Wirkung eines *reinigenden Flusses als angenehmen Druck von innen her.* Ich bitte sie, die gefalteten Hände auf das Abdomen zu legen, die Wärme von den Handflächen in den Körper fließen zu lassen und die Vorstellung schmelzender Krebszellen zu intensivieren. Suggestion: Erst wenn für heute genügend Krebszellen vernichtet sind, kann sie die Hände wieder voneinander lösen und im Schoß ruhen lassen. Die Hausaufgabe lautet:

Tagsüber immer wieder mal die Hand auf die Leber legen und leicht drücken, um den Genesungsprozess durch den bewussten Druck von außen zu aktivieren (posthypnotischer Auftrag).

<u>Zwanzig Monate nach Therapiebeginn:</u> *Sie atmet Licht ein, das sich im Körper in heilende Wärme verwandelt und atmet dann Krankheit aus. Mit dem Ausatmen geht ein umfassendes Entspannungsgefühl einher.*

Weitere Maßnahmen und Verlauf nach dem 24. Monat

Frau E. wird gebeten, ihren Vitalzustand täglich auf einer Skala von 1–10 zu notieren. Ebenso soll sie millimetergenau den Knöchelumfang messen. Diese subjektiven und objektiven Veränderungen werden verglichen mit der Wandlung der inneren Bilder, um die Fortschritte in ihrer Heilarbeit zu belegen.

Der einzige messbare Laborwert ist die monatliche Kontrolle von Serum-Chronogranin A (Normalwert: 19,4–98,1 µg/l). Er bleibt relativ konstant bei durchschnittlich 300 µg/l. Eine Erhöhung auf 700 µg/l erfolgt in jenen Monaten, in denen sie berufsbedingt oder weil sie sich besser fühlt, die Visualisierungsübungen vernachlässigt.

Ein Tumor in der Nähe des rechten Auges, der Doppelsehen auslöst, und ein Tumor an der Halswirbelsäule werden entdeckt, begleitet von extremen Schulterschmerzen links. Die verordneten Bestrahlungen unterstützen wir mit der Vorstellung, ein grünblaues Licht bestrahle den Tumor von innen heraus. Die Geschwulst geht zurück und das Doppelsehen tritt nur noch bei Augenbewegung nach oben auf. Der Onkologe nimmt die Behandlung mit Sandostatin wieder auf, weil er einen erneuten Ausbruch der Tumorkrankheit vermutet. Bilder aggressiver kraken- und amöbenartiger Killerzellen, die den Krebs angreifen, versinnbildlichen ihren kämpferischen Mut. Frau E. sieht die Tumoren jetzt als amorphe Masse oder dunkle Kugeln, die von der Medikation gebremst und von den Immunhelfern einfacher eingefangen werden können. In der Vorstellung atmet sie den Krebs als schwarze Wolke aus, verbleibende Reste scheidet sie aus. Ein Schaumbad reinigt sie jeweils am Ende der Imagination und lässt sie sauber und vital zurück im lieblichen Sommergarten ihres ansonsten gesunden Innenlebens. Sie spürt eine heilsame Sonnenwärme im Solarplexus.

Nach weiteren 3 Monaten finden sich Tumoren im 5., 6. und 7. Halswirbel sowie im 1. und 2. Brustwirbel (MRI). Die folgende Gammastrahlenbehandlung wird mit der Vorstellung vom Schmelzen der Tumorzellen verstärkt.

Eine dramaturgische Wandlung in der Selbstheilungsgeschichte stellt sich ein: Die Immunhelfer sind nun bunte Fische in einem Korallenriff, die eigenmächtig aus dem Meer des Blut- und Lymphsystems steigen und die Tumoren (amorphe Gebilde) von den Knochen (Korallen) fressen. Die Patientin spürt im Körper eine Art innere Massage, begleitet von einem Schwall klaren Wassers – ein Gefühl von Kraft und Frische nach jeder Imagination.

In den folgenden 3 Monaten bemerkt Frau E., dass die Fische, Piranhas und Haie, jetzt das Immunsystem repräsentieren, die immer dann frisches Wasser brauchen, wenn sie Fieber hat. Das motiviert sie, mehr zu trinken. Diese Raubfische greifen die Krebszellen an, die als graue Klumpen, wie alte Scheuerlappen, imaginiert werden. Drei weitere Monate später tauchen Krokodile auf, die ihnen bei der langwierigen und anstrengenden Arbeit helfen.

Katamnese

Frau E. kann 6 Monate nach Beginn der Psychotherapie ihren ursprünglichen Beruf zu 20 % wieder aufnehmen. Den Rest der Zeit widmet sie der Familie und einem lebhaften

Sozialleben. Praktisch jede Sitzung mit ihr verläuft fröhlich und lebhaft, und sie zeigt Mut, Zuversicht und Vertrauen ins Leben. Zweieinhalb Jahre nach Beginn der Therapie bei mir und nur 6 Monate nach ihrer großen Operation ist sie sogar fähig, zusammen mit ihrem Mann im Ausland einen 6-tägigen Clown-Workshop zum Thema Scham abzuhalten. Nie hatte sie seit der Diagnose gedacht, so etwas durchstehen zu können.

Gleich nach der Rückkehr muss sich ihre 82-jährige Mutter notfallmäßig einer Herzoperation unterziehen. Trotz dieser Belastung (Frau E. hat eine ziemlich symbiotische, gleichwohl ambivalente Beziehung zur Mutter) findet sie die Kraft, in der Normandie auf der Hochzeit guter Freunde zu singen. Kurz darauf (am 30. Todestag ihres Vaters, der 53-jährig starb) bricht sie unerwartet zusammen. Sie hat Atembeschwerden und der Tumorfaktor Chromogranin steigt von 400 auf 4000 µg. Zwei Monate später – 3 Jahre nach Therapiebeginn – sagt sie an einem Montagmorgen eine Therapiesitzung für den folgenden Freitag ab, da sie am Wochenende einen Erschöpfungszustand mit Atembeschwerden (Lungenödem) und Anschwellen von Abdomen und Unterschenkel (Ödeme) erlitten habe und notfallmäßig hospitalisiert werden musste. Am nächsten Tag verstirbt Frau E. 52-jährig im Krankenhaus, im Beisein ihrer nächsten Verwandten, friedlich im Schlaf.

Obwohl ein derartiger Verlauf bei dieser Erkrankung fast unabhängig von der Therapie nicht ganz ungewöhnlich ist,[16] hat die Therapie zu einer besseren subjektiven Lebensqualität der anfangs sehr ängstlichen, depressiven, hilflosen und fast schon lebensmüden Patientin beigetragen.

Die SDE-Methode bei anderen Erkrankungen

Die SDE-Methode kann nicht nur zur Behandlung von Krebserkrankungen, sondern auch für die Behandlung anderer Krankheiten eingesetzt werden. Die folgenden Fallpräsentationen beginne ich mit einem besonders beeindruckenden Beispiel, das mir ein befreundeter Arzt, Rainer Leipert, mitgeteilt hat. Er hat die in diesem Buch vorgestellte SDE-Methode bei einer jungen Patientin erfolgreich angewendet.[17]

---

[16] Obwohl es große individuelle Unterschiede gibt, ist ein Verlauf von 3 Jahren bei einem metastasierenden Dünndarmkarzinoid, selbst beim Vorliegen einer vergrößerten, mit Metastasen durchsetzten Leber, keineswegs ungewöhnlich.

[17] Private Mitteilung (28.12.2006) von Herrn Dr. med. Rainer Leipert, Facharzt für Orthopädie, D-74206 Bad Wimpfen:
„... wie telefonisch angekündigt schicke ich Dir einen Fallbericht. Ich habe nach Deiner SDE-Methode gearbeitet und einen spektakulären Erfolg gesehen" – siehe auch (Leipert 2006).

Behandlung einer Abstoßungsreaktion nach Nierentransplantation

Anamnese:

Bei der Hypnosebehandlung ist die Patientin M. 14 Jahre alt. Im Alter von 10 Jahren erfolgte eine Nierentransplantation.[18] Wegen Abstoßungsreaktionen musste die Niere nach knapp 3 Jahren wieder entfernt werden. Eine neuerliche Transplantation zeitigte trotz immunologischer Behandlung in der Universitätsklinik ebenso wenig Erfolg.

Zum familiären Hintergrund:

Kurz vor der zweiten Abstoßung verlässt der Vater des Mädchens die Familie wegen einer anderen Frau. M. besucht die Realschule und hat keine speziellen medizinischen und biologischen Kenntnisse.

Heilsame Bilder:

Sicher fühlt sich M. in ihrem Zimmer und dort vor allem im Bett.
Als Ursache ihrer Krankheit stellt sie sich einen schwarzen Wolf vor, der in ihr lebt und immer wieder zubeißt. Dadurch sei das Transplantat „kaputtgegangen".
Die Kraft, die diesen bösen schwarzen Wolf unschädlich machen könnte, stellt sie sich als einen lieben braunen Wolf vor, der den schwarzen heftig beißt und damit verjagt, sodass er den Körper durch den Mund des Mädchens verlässt.
Die Medikamente (Immunsuppressiva) werden als Nahrung für den lieben Wolf gedacht.

Verlauf:

Nach der Sitzung kauft die Mutter einen braunen Wolf als Stofftier, der in der Reihe der Puppen, mit denen die Patientin früher als Kind gerne gespielt hat, Platz nimmt, und den die junge Patientin von ihrem Bett aus gut sehen kann.
Sehr rasch gesundet das Mädchen und nimmt innerhalb von 2 Monaten 8 kg an Gewicht zu (von 39 auf 47 kg bei 162 cm Größe). Die Abstoßung ist sistiert. Der Erfolg dauert bis über ein Jahr nach der Sitzung (eine einzige) an. Über den weiteren Verlauf ist mir nichts bekannt.

Bemerkungen des Behandlers:

„Für mich ist frappierend, dass ohne immunologische Kenntnisse hier (intuitiv) mit der Wahl zweier Wölfe, eines schwarzen und eines braunen, eines guten und eines bösen aus einer Spezies, die Janusköpfigkeit des Immunsystems aufscheint. Das Immunsystem schützt, indem es Fremdes abwehrt, kann aber den eigenen Körper auch angreifen und Schäden verursachen. Da es sich um ein Fremdtransplantat handelte, trägt die Allegorie nicht ganz, aber ein weiterer Aspekt erscheint mir von Bedeutung zu sein: Ganz sicher wurde hier auf imaginativem Weg das Immunsystem moduliert."

---

[18] Anlass der Transplantation war die Funktionsunfähigkeit der Nieren wegen angeborener Zystennieren.

Selbstbehandlung einer allergischen Reaktion

Es folgt ein Beispiel für die Behandlung einer überschießenden Immunabwehr. In diesem Fall handelt es sich um eine sehr starke und relativ akute allergische Reaktion auf Pollen, u. a. mit angeschwollenem Gesicht, rauem Hals, Husten, Ohren-, Kopf- und Zwerchfellschmerzen. Zum Zeitpunkt des Ausbruchs hat der Betroffene die SDE-Methode schon seit ein paar Jahren praktiziert, was ihm einen intuitiven Zugang zur Erstellung und sofortigen Anwendung einer Selbstheilungsgeschichte ermöglicht.

> Am Tag des Ausbruchs erscheint die Allergie dem Patienten als großer grauschwarzer Kater, der durch die offene Terrassentür ins Haus kommt, dort herumschleicht und den Wellensittich fressen will. Da der Patient tatsächlich einen Wellensittich besitzt, den er über alles liebt, und er Katzen nicht mag, repräsentiert das Bild die Krankheit sehr gut *(SDE 3)*. Der Wellensittich steht für seine Gesundheit *(SDE 2)*, die der Allergie jetzt hilflos ausgeliefert ist. Seine Wohnung und der Vogelkäfig sind passende Repräsentanzen seiner Immunabwehr *(SDE 5)*.
> Am nächsten Tag geht er zum Arzt, der ihm ein Antihistaminikum verschreibt. Das Medikament versteht er bildhaft als Katzengift *(SDE 4)* gegen den bösen Kater, der inzwischen noch größer und zu einem Mann mit Katzengesicht wurde. Nach Einnahme der ersten Tablette bittet der Patient seine Selbstheilungskräfte um Hilfe gegen den bösen Kater. Spontan erlebt er eine Vision, bei der der Kater stirbt *(SDE 6)*. Noch am selben Tag gehen die Symptome zurück. Die medikamentöse Behandlung führt er, wie vom Arzt empfohlen, 4 Tage weiter.
> Am dritten Tag sind die Symptome so gut wie verschwunden. Während einer Selbstheilungstrance erscheinen ihm zwei große Blumentöpfe mit Lavendel. Der Lavendel symbolisiert für ihn eine positive Wende *(SDE 6)*.

Für diesen geübten Patienten ist eine bewusste Entspannung (SDE 1) für die Induktion seiner Selbstheilungstrance eine Selbstverständlichkeit. Die Frage, ob das Medikament oder die Selbstheilungstrance primär für seine Besserung verantwortlich ist, ist in Anbetracht der erstaunlich raschen und erfolgreichen Remission eine akademische Frage. Trotzdem bleibt festzuhalten, dass der Patient in der Vergangenheit, d. h. vor dem Erlernen der SDE-Methode, eher ängstlich auf jegliches Anzeichen einer Allergie reagiert hatte, was die Symptomatik jeweils trotz Medikation verschlimmerte. Das Beispiel zeigt, dass – einmal gelernt – die SDE-Methode schnell, effizient und auch ohne therapeutische Anleitung anwendbar ist.

Selbstbehandlung zur Wundheilung

Zum Abschluss noch ein Beispiel, wie die SDE-Methode sozusagen intuitiv, d. h. ohne ihre explizite Kenntnis, bei einer Wundheilung angewandt wurde. Es handelt sich um die private Mitteilung einer erfolgreich durchgeführten „Laienselbstheilung" bei einer außerordentlich begabten Person. Die einfach zu identifizierenden Elemente habe ich aus didaktischen Gründen in die Erzählung eingefügt.

Die SDE-Methode bei anderen Erkrankungen

"Operieren? Amputieren? Eine Ankündigung, ja gar eine Androhung? Oder nur die hilflose Erklärung der Sachlage durch einen unerfahrenen Chirurgen? Was immer das war, es hat mich vollends aus dem Konzept gebracht. Was wäre, wenn mein rechter Fuß amputiert werden müsste? Der dick aufgeschwollene Fuß (SDE 3) musste drainiert werden: Ein Gummischlauch wurde von unten nach oben durch meinen Fuß gezogen, ein zweiter quer hindurch. Der Eiter musste abfließen und verschwinden, das extrem hohe Fieber auch. Als mir der Chef der Abteilung nach der – aus seiner Sicht gelungenen – Operation zur Ablenkung Bücher u. a. zum Thema Imagination aus seiner privaten Bibliothek anbot, legte sich bei mir der Schalter um. Harte und ausdauernde Arbeit fing damals an. Entspannt (SDE 1) ließ ich praktisch stündlich den von mir ausgedachten Film vor meinem inneren Auge ablaufen: Ich sah mich auf verschiedenen Wegen gehen, und zwar auf meinen eigenen Füßen (SDE 2), keine Prothesen, sondern lebendige Füße in Schuhen (SDE 4). Ich zog durch den Wald (SDE 1), lief am Strand (SDE 2), auf Asphalt (SDE 2) oder auch auf einen Berg (SDE 2), bis die Füße vollständig gesund waren (SDE 6). Nie wurde es mir langweilig, nein, im Gegenteil, ich lebte völlig in der ausgedachten Welt und mein Glaube (SDE 5) wurde immer stärker, dass ich meine Füße würde behalten können (SDE 2)."

"Leider wusste ich ein paar Jahre vor diesem Ereignis noch nicht so genau Bescheid über innere Filme. Damals gelang es den Chirurgen nicht, meinen anderen, also den linken Fuß so zu belassen, wie er war. Sie mussten tatsächlich die linke große Zehe amputieren. Die Wunde, die dadurch entstand, war 12 Jahre lang offen. Ich musste mich also nicht nur um meinen Diabetes mellitus Typ 1 (seit 1971) kümmern, sondern auch noch diese Wunde täglich mehrmals verbinden. Die Transplantation einzelner Hautinseln half leider nicht weiter. Zwar machte ich einige Erfahrungen mit Bädern, Tinkturen, Salben usw., das gewünschte Ergebnis blieb jedoch aus. Nachdem ich 1995 dann nach einer Woche im Ashram noch 2 Wochen in meiner geliebten Großstadt verbracht hatte, war die Katastrophe perfekt. Die Fußsohle begann sich zu lösen, die Wunde war größer und sah schlimmer aus denn je. Mein Arzt meinte lakonisch, dass halt alles seinen Preis habe. Auch andere meinten, es wäre nicht sehr klug gewesen, meine schon lange geplante Reise nach Übersee zu machen. Sie behielten glücklicherweise nicht recht. Ich hatte solch eine innere Kraft (SDE 5) entwickelt, dass nach weiteren 2 Wochen das Wunder geschehen war: Heile neue Haut bedeckte meine Wunde, die Fußsohle war noch zart, aber vollständig geheilt. Der Doktor sprach ebenfalls von einem Wunder, ich klopfte mir später auf die Schulter und war stolz, dass ich meinen Fuß und mich selber nicht aufgegeben hatte (SDE 2) , sondern mir immer wieder von Neuem den immer selben Satz wie ein Mantra vorgebetet hatte (SDE 5): Du schaffst es!"

"Das Ereignis mit dem linken Fuß begann im Jahre 1987, das andere mit dem rechten Fuß im Jahre 2000. Zwei größere operative Korrekturen mussten noch vorgenommen werden. Ich kann heute mit Maßschuhen bis zu 4 Stunden wandern und manchmal sogar in ganz normalen Schuhen wie auf weichem Sand auf harten Straßen fast schweben; bei federndem Gang spüre ich jedes Abrollen des Fußes. Meine Übungen – eine eigene Visualisierungstechnik zusammengesetzt aus autogenem Training (SDE 1), positivem Denken (SDE 2) und Yogameditation (SDE 5) – mache ich täglich, sie wandeln sich immer wieder. Ich benötige keinerlei Hilfsmittel außer meinem Kopf, meiner Vorstellungskraft und meinem unerschütterlichen Glauben an eine bessere Zukunft (SDE 2 und 6)."[19]

---

[19] Dieser Erlebnisbericht wurde mir freundlicherweise von Frau Elisabeth Tschurr, Zürich, zur Verfügung gestellt.

Diskussion

Bilder für die einzelnen Elemente zu finden, stellt bei der Entwicklung der Selbstheilungsgeschichte selten ein Problem dar. Schwierigkeiten gibt es eher beim Angleichen und Verändern, bis diese Bilder wie Teile eines Puzzles nahtlos zusammenpassen und zu einer gut nachvollziehbaren Geschichte (Narrativ) führen, die den Genesungsaspekt plausibel macht. Die Ressourcen (Bild, Musik, Wort ...), die die Geschichte gestalten und verkörpern, sind so unterschiedlich und individuell wie die Patienten selbst.

Verschlechtert sich der Zustand des Patienten während der Behandlung, rücke ich zunächst die neue Situation in den Vordergrund, erhöhe die Stundenfrequenz und/oder -intensität und modifiziere – wie jeder Therapeut – das Setting so, dass es der Verschlimmerung gerecht wird. In jedem Fall und egal, wie schlimm die Krankheit trotz aller Bemühungen verläuft, gilt es vorrangig, dem Patienten zu helfen, die Hoffnung aufrechtzuerhalten und jeglichen Stress zu bewältigen.

Falle für Patienten und Therapeuten: Iatrogene Hiobsbotschaft

Warum messen wir den negativen Äußerungen unserer Ärzte mehr Bedeutung bei als den positiven, sobald wir mit chronischem Schmerz oder einer ernsten Krankheit wie Krebs konfrontiert sind? Warum halten wir eher fest an der Befürchtung, die Dinge könnten sich noch schlimmer entwickeln, als Zeichen einer Besserung zu akzeptieren? Die Antworten hierzu könnten in den physikalischen (Entropiegesetz) und in den darwinistischen Aspekten[20] der Bewusstseinsmedizin zu finden sein (siehe Kap. „Das Psychogene", Abschn. „Heilung und Vorstellungskraft"). Um diese Hürden zu überwinden, habe ich die SDE-Methode entwickelt. Die Patienten lernen so, Gesundheit und Krankheit mit einem gewissen energetischen und psychischen Aufwand selbst zu beeinflussen und zu kontrollieren. Eine im Rahmen der SDE-Methode entwickelte Selbstheilungsgeschichte hilft ihnen, sich und nicht ihren Arzt als wichtigste Instanz der Genesung wahrzunehmen.

Immer wieder mache ich die Erfahrung, dass Patienten die möglicherweise verheerenden Konsequenzen einer Diagnose nur schwer wieder aus dem Kopf kriegen. Der an sich wohlmeinende, um Transparenz und Aufklärung bemühte Arzt überbringt mit seiner – u. U. etwas ungeschickt eröffneten – schwerwiegenden Diagnose eine Hiobsbotschaft. Er gerät damit quasi in die Rolle eines bösen Zauberers, der den Patienten – aus dessen Perspektive – auf Gedeih und Verderb in den sicheren Tod zu schicken scheint. Die ungünstige Prognose des behandelnden Arztes wirkt wie ein heimtückischer

---

[20] Falsch negative Annahmen generieren einen Überlebensvorteil gegenüber falsch positiven Annahmen: Lieber eine saubere Wasserquelle fälschlicherweise als vergiftet annehmen und nicht davon trinken, als eine vergiftete für sauber halten und nach dem Wassergenuss sterben.

Ohrwurm, d. h. ein sich im akustischen Gedächtnis dauernd wiederholender, hier bedrohlicher Ausspruch. Diese „Melodie" verstört wie der folgenschwere Gesang der Sirenen in der griechischen Mythologie. Nur selten werde ich persönlich als ein noch mächtigerer Zauberer angesehen, der mit seiner Methode den diagnostischen Fluch abschwächen bzw. vom Patienten wegnehmen kann. Der erste Teil der Behandlung besteht daher in der Löschung dieses „Lieds vom Tod".

Hätten wir es hier mit einem echten Lied zu tun, so könnte der Patient es bewusst überblenden, indem er willentlich an ein anderes Lieblingslied denkt, das er gut, wenn nicht gar auswendig kennt. Bei der ständigen bewussten Konzentration auf das zweite Lied wird in der Regel der sogenannte Ohrwurm allmählich aus dem Kopf gespült.[21] Das zweite Lied nenne ich das Reset-Lied. Es funktioniert für das Gehirn in etwa so wie die Rückstelltaste am Computer, wenn der Prozessor (CPU) in einer Rechenschleife stecken bleibt. Die Frage ist nun: Wie sieht so ein Reset für ein ärztlich erzeugtes „Lied vom Tod" aus?

Der Therapeut muss in die metaphorische Welt des Patienten eintauchen und dort mit ihm eines oder mehrere Vorstellungsbilder ausfindig machen, die als Werkzeug gegen die Erzählung der Hiobsbotschaft funktionieren können. Hier ein Beispiel aus meiner Praxis:

> *„Die für die Aufgabe meines Berufs verantwortliche Krankheit war zunächst eine chronische lymphatische Leukämie (CLL) mit zunehmender Immunschwäche und einer Autoimmunthrombopenie, die mit der Zeit zu einem zeitweise bedrohlichen Thrombozytenmangel geführt hatte."*
>
> *„Vor 2 ½ Jahren hat sich das Ganze in ein hochmalignes Lymphom* (lt. Entlassungsbericht: metastasierendes neuroendokrines Karzinom) *transformiert. Mit intensiver Chemotherapie konnte es bis jetzt beherrscht werden. Ich lebe zurzeit wieder ungefähr auf dem Stand vor dieser Transformation und benötige keine Chemotherapie mehr. Kürzlich habe ich zwar eine Pneumonie und einen neuen Schub der Thrombopenie durchgemacht, bin jetzt aber wieder auf dem Weg der Besserung. Diese Komplikation hat mir meine Lädierbarkeit erneut vor Augen geführt."*

Einer der behandelnden Ärzte sagte dem Patienten (selbst Arzt), dass sein Zustand sich wohl von Zeit zu Zeit etwas stabilisieren oder gar leicht bessern könne, er müsse jedoch akzeptieren, dass seine Krankheit ihn langsam, aber sicher und unvermeidlich in den frühzeitigen Tod führen werde, also vor Erreichen der durchschnittlichen

---

[21] Der Versuch, mit bewusster Anstrengung *nicht* an den Ohrwurm zu denken, d. h. den Ohrwurm zu verdrängen, wird in dem Maß zum Scheitern verurteilt sein, wie der Mensch sich dabei unter Stress fühlt. Versuchen Sie z. B. unter Stress *nicht* an einen rosaroten Elefanten zu denken! Das Phänomen, dass dem Menschen unter Stress beides besonders schwerfällt, (1) einen unerwünschten Gedanken zu unterdrücken, z. B. an Sex, oder (2) einen wichtigen Gedanken festzuhalten, z. B. einen Termin beim Zahnarzt, nennt man in der angelsächsischen Bewusstseinswissenschaft „ironic mentation". Daher: Je verzweifelter der Versuch, zu verdrängen bzw. zu behalten, desto größer ist die Wahrscheinlichkeit zu scheitern!

Lebenserwartung.[22] Als heilendes Gegenbild zu diesem nur scheinbar schicksalhaften Kassandraruf haben wir die folgende Vorstellung gefunden:

> *„Mein autoaggressives Immunsystem ist wie ein vormals sehr böser Kampfhund, den man vielleicht gar nicht daheim haben möchte, aber trotzdem zähmen und schließlich doch im Haushalt gut ertragen kann. Solch ein Tier muss nicht zwangsläufig, wie der Züchter annimmt, irgendwann seinen Meister attackieren, aber der Halter muss auf der Hut bleiben und mit guter erzieherischer Disziplin darauf achten, dass der Hund nicht übermütig wird."*

Weitere stichhaltige und damit wirksame Argumente gegen eine ängstigende iatrogene Botschaft sind z. B.:

A. *„Überwiegend sind Sie gesund. Sonst wären Sie gar nicht hier in meiner Praxis. Es sind nur wenige spezifische Eigenschaften Ihres Leidens, die Ihre Gesundheit gefährden. Im Großen und Ganzen ist Ihr Körper gesund."*
B. *„Kein Arzt ist Hellseher. In ihren Einschätzungen und Prognosen können Ärzte immer nur vom statistischen Durchschnitt ausgehen. Es gibt immer wieder Ausnahmen, die die Regel bestätigen. Und in jeder Statistik gibt es Menschen, denen es weit besser geht als dem Durchschnitt. Gut möglich, sind gerade Sie einer dieser Glückspilze!"*
C. *„Man darf die Hoffnung nie aufgeben, da (sog.) Spontanheilungen immer möglich sind."*

Entstehungsgeschichte und „Sinn" einer Krankheit

Jede Krankheit hat eine Entstehungsgeschichte, und jeder Entstehungsgeschichte kann ein Sinn gegeben werden.[23] Sinngebungen differieren meist, je nachdem ob sie von der betroffenen, der behandelnden oder einer dritten Person stammen. So wie die eine Person einer Sache sehr viel Sinn beimisst, kann dieselbe Angelegenheit von einer anderen Person als absolut sinnlos beurteilt werden. In gewisser Weise haftet der Sinngebung vielfach etwas Zufälliges an. Ob es ein anderes als das Zufallsprinzip gibt, ob es einen einzigen wahrhaftigen Sinn gibt, scheint nicht in die Entscheidungskompetenz von uns

---

[22] Der Ausdruck *frühzeitiger Tod* stammt vom behandelnden Arzt und bedeutet üblicherweise „vor Erreichen der durchschnittlichen Lebenserwartung". Die Prognosestellung ist ein heikles Unterfangen. Für mehrere Krebsarten kennt man die durchschnittlichen Überlebenszeiten. Es handelt sich um statistische Mittelwerte und Varianzen, z. B. in Abhängigkeit vom Alter des Patienten und von Komorbiditäten, insbesondere von Zweitmalignomen. Daher ist der Begriff *frühzeitiger Tod* verwirrend oder sogar störend, zumal der Tod per se und unabhängig von der Diagnose unvermeidlich ist.
[23] Siehe auch Kap. „Das Psychogene", Abschn. „Abgrenzung von Esoterik, Geistheilung, Metaphysik, Religion, Schamanismus, Scharlatanerie, Spiritualität o. Ä."

Menschen zu fallen, und Gesundheit wie Krankheit bleiben als Bestandteile des Lebens letztlich geheimnisvoll.

Ich ziehe es vor, eine Krankheit wie eine Wetterlage zu betrachten.[24] Die jeweilige Wetterlage wird u. a. von global klimatologischen und lokal landschaftlichen Faktoren beeinflusst. Im Prinzip will das Wetter uns nichts sagen und kontrollieren können wir es sowieso nicht. Aber wenn es regnet, können wir uns entscheiden, ob wir drinnen bleiben (Bettruhe) oder es wagen, uns mit einem Regenmantel (aktive Bewältigung) auf den Weg zur Arbeit zu machen. Wenn die ungemütliche Wetterlage anhält, können wir natürlich auch nach einem gesünderen Klima (Lebensbedingungen) Ausschau halten und versuchen, dorthin zu gelangen.

Und falls ein Krebsgewitter aufgezogen ist? *Wetter als Chance?* Die Haltung, dass eine Krankheit uns etwas sagen will, ist genauso naiv und abergläubisch wie die Idee in der Antike, dass das Wetter von den Göttern bestimmt wird. Gleichwohl wäre es fahrlässig, uns bei Regenwetter so zu verhalten, als ob die Sonne schiene und dabei völlig durchnässt zu werden. Ob heutzutage oder damals in der Steinzeit: Eine Änderung der Wetterlage ruft nach einer Anpassung im Verhalten. Ob eine körperlich kranke „Wetterlage" unbewusst den an sich intelligenten Versuch des Organismus darstellt, eine seelische Verletzung auszugleichen, einen inneren Verlust zu reparieren oder einen unbewussten Konflikt zu lösen (Beck 1979) bleibt Ansichtssache. Das alles sind bloß wohlmeinende Erklärungsversuche. Und für jede Angelegenheit kann schließlich eine passende, d. h. im Kontext sinngebende Metapher gefunden werden, egal, wie realitätsfremd der Glaube an den gegebenen Sinn sein mag. Doch kann es u. U. Stress reduzieren und psychohygienisch von Vorteil sein, ein körperliches Leiden hermeneutisch als eine Art seelischen Selbstheilungsversuch zu deuten oder als eine Warnung, die uns hilft, eine Gefahr zu erkennen und von nun an zu umgehen, indem wir den Kurs unseres bisherigen Lebensweges kontrollieren und korrigieren?

In der Hoffnung besser zu erkennen, wie wir in Zukunft erfolgreicher und gesünder leben könnten, suchen wir oft geradezu nach einem Sinn. Wie unterschiedlich diese Sinngebungen ausfallen können, d. h. wie viele Wege nach Rom führen, möchte ich anhand der Tiefenpsychologie beispielhaft veranschaulichen. Es gibt drei traditionsreiche tiefenpsychologische Schulen: Psychoanalyse nach Sigmund Freud (1856–1939), Individualpsychologie nach Alfred Adler (1870–1937) und Analytische Psychologie nach Carl Gustav Jung (1875–1961).[25] Die Psychoanalyse ist primär kausal (ursachenbestimmt) ausgerichtet und geht davon aus, dass ein psychisches Problem von heute sei-

---

[24] Siehe auch Abschn. „Warum habe gerade ich diese Krankheit?" sowie meine kurzen Diskussionen der Metapher „Wetter" im Kap. „Das Psychogene", Abschn. „Warum wird der Begriff ‚Selbstheilung' schnell in die Esoterik-Ecke abgeschoben?" und im Kap. „Bewusstseinsmedizin: Selbstheilung durch Vorstellungskraft", Abschn. „Metaphern in der Psychosomatik".
[25] Im Folgenden biete ich für didaktische Zwecke sehr oberflächliche und vereinfachte „Lösungen" bzw. „Deutungen" der erwähnten tiefenpsychologischen Schulen an.

nen Ursprung in einer Störung während der psychosexuellen Entwicklung[26] habe. Die Individualpsychologie ist primär teleologisch (zweckbestimmt) ausgerichtet: Es wird angenommen, das Problem von heute habe seinen Ursprung in einem Machtbedürfnis, das in der Zukunft befriedigt werden soll. Die Analytische Psychologie ist primär in der Gegenwart verankert: Hier besagt die Nullhypothese, dass ein Problem das Resultat der Konstellation eines Komplexes im Hier und Jetzt sei, dem ein Archetyp zugrunde liegt. Egal, was das psychologische Problem sein mag, jede der drei Schulen versucht, es auf ihre Art zu erklären.

Nehmen wir z. B. an, das Problem sei der zwanghafte Drang, sich bei wichtigen Gesprächen dauernd an die Nase zu fassen.

> Freud könnte sagen, dass der Betroffene mit der Nase symbolisch verschlüsselt auf den Penis deutet. Die Ursache des Problems läge also in einer Stockung der psychosozialen Entwicklung während der phallischen/ödipalen Phase.
>
> Adler könnte behaupten, dass der Betroffene mit dieser Geste beabsichtigt, Macht über das Gespräch zu erlangen, indem er die Aufmerksamkeit zwangsläufig auf sich zieht.
>
> Jung käme vielleicht auf die Idee, die Träume des Betroffenen zu deuten und dabei nach einer Konstellation des „Nasenarchetyps" im persönlichen Unbewussten zu suchen bzw. den „Nasenkomplex" des Betroffenen zu erforschen.

Wie wir das unerwünschte Tun auf Deutsch, Französisch oder Rätoromanisch beschreiben können, so können wir es als Freudianer, Adlerianer oder Jungianer versprachlichen, womit jeweils ein spezifisches Verständnis impliziert wird. Genauso wenig, wie wir sagen können, welche Sprache „wahrer" ist: Deutsch, Französisch oder Rätoromanisch oder eine der unzähligen anderen, haben die erwähnten und auch alle anderen psychotherapeutischen und tiefenpsychologischen Schulen und Gedankengebäude keinen eindeutigen Wahrheitsgehalt. Ebenso verhält es sich mit Erklärungen für Entstehungsgeschichten oder Sinnhaftigkeit einer Krankheit, wenn uns auch die eine oder andere Erklärung plausibler oder „richtiger" erscheinen mag. So wie manche Dinge in der einen Sprache angeblich besser, treffender gesagt werden können als in einer anderen. Ferner ist zu bedenken, dass sich die Sprache durch und mit ihren Sprechern in der Zeit stetig verändert. Zum Beispiel hat der Begriff „Komplex", den Jung rein beschreibend und wertfrei für eine bestimmte Konstellation von Gefühlen bei einer Person benutzte, heute stets eine negative Konnotation: Ein Komplex steht im Wege, sodass nicht angemessen auf etwas reagiert werden kann.

Parallel zu dieser Negativierung bestimmter Begriffe wird immer wieder neu versucht, auffällige, krankhafte, psychische Zustände neutral zu erfassen. In der Psychiatrie z. B. wird bei der Benennung unangenehmer schwerwiegender Krankheitszustände stets eine stigmatisierende Wirkung angenommen, sodass andere Namen gesucht werden:

---

[26] Aufgeteilt in orale, narzisstische, anale, phallische/ödipale Phase, Latenzperiode und genitale Phase.

Man sagt lieber Burn-out als Depression oder lieber spirituelle Krise als Psychose. So haben sich neu die Ego-State-Therapie oder auch die Teile-Therapie entwickelt, wobei der Jung'sche Begriff „Komplex" quasi in „ego state" oder in „Teil" bzw. „Subpersönlichkeit" umgetauft wurde. Man könnte vielleicht sagen, alter Wein in neuen Schläuchen.

Die verschiedenen psychologischen und tiefenpsychologischen Schulen basieren auf Gedankengebäuden für die Entwicklung von Gedanken, Gefühlen und Verhaltensweisen, deren Hypothesen zum großen Teil nicht falsifizierbar sind und daher wissenschaftlich nicht ernst zu nehmen sind. Es handelt sich eher um Mythen mit mythoskonformen Ritualen, die selbstverständlich auch heilend wirken (Schmid GB 2015b). Ausgehend von der Idee, dass Menschen einen Körper, Gedanken und Gefühle haben und sie sich darüber mit anderen austauschen müssen, veranschaulicht der Film „Alles steht Kopf" von Pixar[27] ausgezeichnet, wie wir Menschen – jeder von uns – in alltäglichen Situationen umgeben von anderen Menschen funktionieren.

Für die Psyche wie für den Körper gilt: Viele Wege führen nach Rom (s. o.). Die Traditionelle Chinesische Medizin (TCM) hat einen anderen Heilungsansatz als andere Schulen der Komplementär- und Alternativmedizin (CAM/KAM) oder die Schulmedizin (Spiegel et al. 1998). Wichtigste Kennzeichen sind:

- Die Lehre respektiert jederzeit Autonomie und Grenzen der betroffenen Person.
- Der Ort der Heilung wird im Patienten selbst gesehen.
- Der endgültige Einfluss auf den Heilungsprozess obliegt der Kontrolle des Patienten.
- Der Ansatz ist in sich selbst und mit dem Welt- und Menschenbild des Patienten konsistent.

Heilmittel ist das, was heilt. Und am Ende heilt jeder Mensch sich selbst – auf seinem Weg nach Rom. Jede kurative Maßnahme sollte Bedingungen schaffen, die den natürlichen Selbstheilungskräften optimale Entfaltung ermöglichen, und die Verantwortung stets beim Betroffenen belassen.

Wenn nun von einer Heilmethode behauptet wird, sie beeinflusse übernatürliche Energiefelder, z. B. mit per Computer berechneten und gesteuerten Schwingungen, muss man sehr skeptisch sein: „Übernatürliche" Felder können per definitionem nicht physikalisch – sprich „natürlich" – beeinflusst werden. Deshalb sollte ein auch in der mystischen Heilliteratur bewanderter Mediziner von jeder alten oder neuen Heilmethode eine gewisse Stringenz verlangen. Spätestens dann, wenn das Ganze als „Paradigmen-Suppe" serviert wird, die ein Minimum an logischer Konsistenz vermissen lässt und zudem aufwendig und teuer wird, sollten die Alarmlämpchen aufleuchten.

---

[27] Im Englischen: „Inside Out" – siehe https://www.youtube.com/watch?v=nEUzQ7yL9A0–zugegriffen 25.05.2025

Das Schuldprinzip

So wie Menschen den Sinn in allem suchen (und meistens auch finden), hat der Homo sapiens wahrscheinlich schon seit Anfang der Menschheitsgeschichte eine Tendenz, die Verantwortung oder die Schuld für negative, lebensbedrohliche Ereignisse, die er sonst nur hilflos über sich ergehen lassen müsste, bei sich selbst zu suchen. Hier greife ich nochmals auf das Wetter zurück: Ob zu viel oder zu wenig Regen fiel, der Mensch suchte die Schuld bei sich, um dann durch entsprechende Rituale den einen oder anderen Wettergott umzustimmen. Menschen versuchen anscheinend seit eh und je, ihre Hilflosigkeit gegenüber einem vermeintlich übermächtigen Gegner, z. B. einem Gott, durch Schuldgefühle zu kompensieren. Sucht und findet man den Fehler – und damit die Schuld – bei sich selbst, darf man sich der Illusion hingeben, man hätte sich anders verhalten und somit das Geschehen positiv beeinflussen oder gar bannen können. Korrigierte man nun das Fehlverhalten, so gewänne man wieder Kontrolle über die Situation.

Analog hilflos verhalten wir uns, wenn wir Opfer eines Verbrechens werden[28] oder angesichts einer lebensbedrohlichen Krankheit. Nur gestaltet sich die Fehlersuche bei Krankheiten für den betreffenden Menschen als unvergleichlich bedeutsamer als bei ausbleibendem Regen oder zu viel Schnee. Falls man auf der Suche nach einem Sinn bzw. nach einem Fehler oder Fehlverhalten fündig wird, kann dies zu einer wohltuenden Entlastung führen. Wobei im Falle eines Fehlers die Frage bleibt, welcher Art der Fehler ist: zu korrigieren, wiedergutzumachen oder „geschehen ist geschehen", und können die Folgen beeinflusst werden, und wenn ja, wie?

Auch wenn ein Herzinfarkt durch Rauchen erwiesenermaßen begünstigt wird, kann ich durch Rauchstopp keinen Herzinfarkt rückgängig machen, sondern nur zukünftig weniger wahrscheinlich. Außerdem bleibt die Frage, warum Menschen einen Herzinfarkt erleiden, wenn sie nie geraucht und überhaupt in einer raucharmen Umgebung gelebt haben. (Nicht alle Kettenraucher bekommen Lungenkrebs und nicht alle Sonnenanbeter Hautkrebs!) An dieser Frage und ihren potenziellen Antworten lässt sich leicht die Komplexität der Thematik erkennen. Mithilfe des Schuldprinzips lassen sich vielfältige Gründe finden, weshalb Dinge schieflaufen und Krankheiten entstehen: Sünde, moralische Vergehen, spirituelle Verunreinigung, blockierte Energien, unerhörte Botschaften aus dem Unbewussten, unerkannte oder unterdrückte Gefühle, ungelöste Konflikte etc. Gegen diese vermeintlichen Verfehlungen werden dem Patienten vielfältige und vielver-

---

[28] Ein missbrauchtes Kind verhält sich in der Regel genau so gegenüber seinem Peiniger: „*Wenn ich am Missbrauch selbst schuld bin, kann ich mein Verhalten ändern und damit meiner Qual ein Ende setzen. Zugleich wird mein Peiniger (aus meiner Sicht) von seinem Verbrechen entlastet und ich kann ihn weiterhin respektieren oder lieben, da schließlich ich und nicht er dafür verantwortlich gemacht werden muss.*"

sprechende Lösungen angeboten, die ihn allzu oft in einen Irrgarten führen, in dem er verzweifelt von einem Heilsversprechen zum nächsten eilt, um der Krankheit Einhalt zu gebieten.

Vielleicht erscheint der Fehler *Rauchen* zu naheliegend und oberflächlich, und es geht mehr um Versäumnisse, die z. B. einen *Knick im Individuationsprozess* bewirken: Ein Mensch kenne sich nicht gut genug, wisse nicht, was eigentlich für ihn gut sei, habe sozusagen ein falsches Leben gelebt. An einer schweren Krankheit leidende Menschen fühlen sich dem Geschehen hilflos ausgeliefert, vom eigenen Körper verraten und im Stich gelassen, sodass sie in ihrer Hilflosigkeit für solch einfache Schuldbotschaften empfänglich sind: Denn wenn sie die Krankheit selbst verschuldet, d. h. ausgelöst haben, können sie diese durch entsprechende Verhaltensänderungen (sofort?) heilen.

Ich halte es für einen Kunstfehler, einem schwerkranken Menschen mögliche Fehler vorzuhalten und im gleichen Atemzug von ihm noch zu verlangen, sie sofort zu beseitigen. An dieser Stelle widerspreche ich diametral einigen Therapeuten, die das obsolete Schuldprinzip bei der Krankheitsentwicklung geradezu predigen. Es ist sicher nicht so, dass wir erst dann ernsthaft krank werden, wenn wir die Signale einer beginnenden Krankheit nicht verstehen bzw. als Chance zu veränderter Lebensführung nicht nutzen oder Veränderungen ausweichen, die das Leben uns bietet. Ebenso wenig werden wir zwangsläufig krank, wenn wir nur ganz bestimmte Herausforderungen annehmen, uns hingegen weigern, Ängste zuzulassen und unsere Ohnmacht einzugestehen oder unfähig sind, sie auf neuen Wegen zu verarbeiten und zu besiegen.

Meiner Ansicht nach entsteht eine Erkrankung sicher *nicht* allein wegen schlechter Gedanken, böser Gefühle, karmischer Vergeltungskausalität oder persönlicher Verfehlungen, und es gibt auch keine sog. Krebspersönlichkeit.[29] Aus diesem Grund wird das Schuldprinzip von mir in der Regel strikt gemieden. Eher kann man Trost finden in der Ungerechtigkeit des Seins.

Da die Schuldfrage im Rahmen des menschlichen Bedürfnisses nach Erklärung gewissermaßen eine anthropologische Konstante darstellt, kann sie aber nicht negiert oder für inexistent erklärt werden. Sie sollte m. E. vielmehr konsequent zu einer therapeutischen Ent-Schuldigung führen, die den Patienten entlastet und auf sensible Art während der gesamten Behandlung stattfindet und praktisch Hand in Hand geht mit der eigentlichen Psychoneuroimmunisierung.

---

[29] Diese Bezeichnung wird oft im Zusammenhang mit psychischen Faktoren wie Depressivität, sozialer Überanpassung, tiefem Selbstwertgefühl oder ungenügendem Zugang zu den eigenen Gefühlen (Alexithymie) gebraucht. Dafür gibt es jedoch keine fundierten Hinweise. Gleichwohl können – wie in diesem Buch betont – bestimmte psychische Faktoren den Verlauf einer Krebserkrankung maßgeblich positiv (z. B. Hoffnung, positive Bewältigungsstrategien und ein gutes soziales Netz) oder negativ (z. B. Hilflosigkeit, sich aufgeben und sozialer Rückzug) beeinflussen.

„Warum habe gerade ich diese Krankheit?"

Nicht wenige Forscher vertreten die umstrittene Auffassung, dass das Auftreten von Krankheit die Verkörperung traumatischer Interaktionen zwischen dem Patienten und seinem sozialen Umfeld sei. Wohl wird die Wahrscheinlichkeit einer Erkrankung durch bestimmte gesundheitsschädigende Verhaltensweisen und Einflüsse erhöht, die Frage jedoch: *„Warum ich?"* ist aus einer psychologischen Perspektive meist unumgänglich und nicht so einfach zu beantworten.

Immer wieder begegnet man Patienten, denen das der Krankheit zugrunde liegende Motiv sehr wichtig ist im Sinne von: *„Warum habe (gerade) ich diese Krankheit? Was hätte ich in der Vergangenheit anders machen oder vermeiden können, damit ich gar nicht erst so krank geworden wäre?"*

Als Antwort biete ich oft die Analogie mit der Wetterlage an, die ich schon wiederholt erwähnt habe:

> Stellen Sie sich vor, Gesundheit bedeute schönes und Krankheit schlechtes Wetter. Kürzlich haben Sie jemanden kennengelernt und möchten nun diese Bekanntschaft vertiefen. Heute ist Montag und Sie laden die Person zum Picknick für das kommende Wochenende ein. Freitag stellt sich dummerweise heraus, dass ein Unwetter Ihre Pläne über den Haufen wirft. Warum herrscht nun diese Wetterlage und was will sie Ihnen sagen? Die klare und eindeutige Antwort lautet: *„Gar nichts!"* Gleichwohl können Sie das Wetter zur Überprüfung Ihrer Absichten nutzen und sich den Wert dieser neuen Bekanntschaft bewusst machen, andere Entscheidungen treffen bzw. Alternativpläne entwerfen:
>
> Einerseits gibt der zu erwartende Regen Ihnen eine allseits nachvollziehbare Erklärung (Ausrede?), diese Person nicht zu treffen. Er bewahrt Sie u. U. sogar beizeiten vor schmerzlichen Erfahrungen, die Sie eventuell mit diesem Menschen gemacht hätten. Vielleicht aber gehen Sie auch an Ihrem großen Glück vorbei?
>
> Andererseits haben Sie in Anbetracht des schlechten Wetters Gelegenheit diese Person zu sich einzuladen, eventuell zu bekochen und so in intimerem Rahmen kennenzulernen. (Natürlich kann diese Person eine Einladung zu Ihnen nach Hause auch ablehnen.) Welchen Stellenwert diese Begegnung für Sie hat, wäre ohne diesen klimatischen Wink des Schicksals vielleicht nicht so bald klar geworden. Nochmals: Wetter als Chance?
>
> Es liegt an Ihnen, ob und wenn ja, welchen Sinn Sie dem Wetter geben wollen. Das Wetter an sich ist unpersönlicher Natur und leidenschaftslos. Erst wenn Sie Ihr Verhalten mit dem Wetter verknüpfen, sich für eine Absage oder aber die zweite Variante entschieden haben, können Sie die Stimmigkeit überprüfen im Sinne von: *„Wie weiß ich, was ich denke, bis ich fühle, was ich tue?"*

Die Entscheidung, ob und wenn ja, welche Bedeutung der Krankheit eingeräumt werden soll, treffen zunächst Sie allein. Folglich tragen Sie die Verantwortung für Ihre Entscheidung und müssen mit den Folgen umgehen.

Unrealistische Erwartungen

Es ist eine sehr dankbare Aufgabe, einem entmutigten Menschen, der manchmal jahrzehntelang gelitten und vergeblich versucht hat, Linderung für seine chronischen Beschwerden zu finden, Vertrauen, Glauben und Hoffnung im Hinblick auf seine Gesundheit zurückzugeben. Der Stellenwert dieses Glaubens wird von vielen Therapeuten unterschätzt. Nichts lähmt das Wirken der Heilkräfte mehr als Selbstaufgabe. Aus diesem Grund ist es nicht verantwortbar, Patienten – auch bei schweren Leiden – jegliche Hoffnung zu nehmen. Wie der Vergleich der Heilungsverläufe bei gleicher Ausgangsdiagnose zeigt, handelt es sich immer um ein multifaktorielles, statistisches Geschehen. Sehr viele unterschiedliche Einflüsse können die Besserung fördern oder verhindern. In diesem Zusammenhang fordere ich auch die nötige Sorgfalt bei Transparenz bzw. Aufklärungspflicht ein.

Ein allzu enthusiastischer oder unter großem Leidensdruck stehender Leser könnte vor lauter Wunsch- bzw. Angstdenken auf eine allmächtige Vorstellungskraft schließen: Er oder sie müsse nur die richtigen Techniken gut genug lernen (z. B. die in diesem Buch erläuterten), sie anwenden und dabei fest an die eigene Heilung glauben, um die Krankheit zu besiegen. Und falls kein Erfolg erzielt wird: selbst schuld, da nicht richtig, nicht genug gelernt, geglaubt etc.! Das Resultat sind nicht selten Verzweiflung und Verwirrung, die in eine Leichtgläubigkeit münden können. Skrupellose Therapeuten nutzen diese, um ihre Patienten über längere Zeit auch finanziell an sich zu binden. Die Bereitschaft zu finanziellen Opfern oder weiteren Investitionen (z. B. Zeit) kann dabei durchaus als Gradmesser für die Motivation und die Verzweiflung des Patienten verstanden werden.

Obwohl das Sprichwort „Übung macht den Meister" in der Tat stimmt, wäre solch eine Haltung, zum alleinigen Kriterium erhoben, grundsätzlich falsch. Nach meiner Erfahrung gibt es in Bezug auf Selbstheilung, egal, wie motiviert der Patient, wie gut der Therapeut, wie wirksam die Methode auch sein mag, mehr oder weniger begabte Menschen bzw. mehr oder weniger erfolgreiche Lösungen. Die Erfolgsversprechen, die man aus der zitierten Literatur herauslesen könnte, gelten entweder nur allgemein im statistisch signifikanten Sinn oder im jeweiligen Einzelfall – siehe auch (Schmid GB 2018c; Schmid GB und Wanderer 2007). Eine prozentual aus einer statistischen Angabe eruierte persönliche Vorhersage ist für das Individuum nach wie vor nicht möglich. Auf Wunderheilung kann man nicht warten, sie geschieht, heute oder in 10 Jahren, bei den meisten Menschen leider nie.

So wichtig fundierte Recherchen auf diesem Gebiet sind, so bleibt doch das meiste über die Hintergründe des Eintretens oder Nichteintretens einer Besserung oder Heilung wissenschaftlicher Erkenntnis nur bedingt zugänglich. Als hinderlich für eine Besserung hat sich die ständige gedankliche Beschäftigung des Betroffenen mit der Krankheit und den nahezu unzähligen, von allen Seiten auf ihn hereinprasselnden Heilalternativen herausgestellt. Gleichwohl sind die gedankliche und emotionelle Einstellung wie auch die Unterstützung des unmittelbaren Umfelds für den kranken Menschen besonders wichtig. Und im Einzelfall – in den unterschiedlichsten Kulturkreisen und Glaubensbekenntnissen – stellt man immer wieder fest, dass manch einer erst nach dem Ablegen schlechter Gewohnheiten Befreiung vom Leiden erlebt, ein anderer ohne persönliche Anstrengung wie ein Geschenk vorab und ein Dritter erst nach einer Erstverschlimmerung.

Wir können unsere Selbstheilungskräfte nicht per Knopfdruck an- oder abstellen. Lebenslang sind diese Kräfte wie eine Glühbirne eingeschaltet, und unsere Vorstellungskraft wirkt wie ein Selbstheilungsregler, der die Lichtstärke verändert. Sogar die (für die Selbstheilung) relativ einfach zu erlernende Relaxation Response (RR) wirkt bei den einzelnen Personen unterschiedlich stark, und ihre Wirksamkeit hängt eng mit dem Glauben des Individuums (an die RR) zusammen (Stefano et al. 2006, S. HY28). Dieser Glaube wiederum hat eine profunde Auswirkung auf die Ansprechbarkeit der proaktiven, angeborenen Schutzmechanismen, die der Regie des *Selbstheilungsreglers* unterliegen.

Wir können wohl lernen, den Zugang zu diesem unseren persönlichen Selbstheilungsregler zu erkennen und zu nutzen. Aber der Ausprägungsgrad des Reglers scheint jedem Individuum, ähnlich der Begabung zu musizieren, mehr oder weniger angeboren. Leider verteilt das Schicksal (oder Gott? Oder?) die Superregler, die eine Wunderheilung ermöglichen, nur spärlich und keineswegs gerecht. Auch bleibt Hypnose eine Behandlung, bei der die Dauer des Heilungsprozesses nicht für jeden Menschen gleich ist: So wie Pflanzen unterschiedlich lange bis zur Blüte brauchen, benötigt der eine Mensch mehr Zeit und Aufwand als der andere zur Erreichung seiner persönlichen Bestform.

Das folgende Beispiel soll mein Argument verdeutlichen: Bekanntlich kann ein Mensch allein mit der Kraft seiner Stimme ein Kristallglas zerspringen lassen. Dazu muss er nur die richtigen Gesangstechniken lernen, anwenden und dabei fest an die eigene Fähigkeit glauben. Darüber hinaus muss er aber auch im Besitz einer gewissen Begabung sein. Offensichtlich ist nicht jeder Mensch in der Lage, denselben Erfolg zu erzielen, egal, wie motiviert er ist, wie renommiert die Gesanglehrerin, wie ausgefeilt seine Technik. Im übertragenen Sinn wäre die Fähigkeit, mit der Vorstellungskraft eine fortgeschrittene Krebserkrankung im Terminalstadium zu besiegen, ähnlich spektakulär, ungewöhnlich und schwierig wie ein Kristallglas einzig und allein mit der Stimme zu zersingen. Das aber soll kein Grund zur Verzweiflung sein. Im Normalfall, d. h. in der Mehrheit der Fälle, muss man in der Auseinandersetzung mit einer Krankheit, metaphorisch gesprochen, das Glas nur zum Vibrieren bringen, um die Immunabwehr zu stärken. Eine Linderung der Krankheitssymptome ist vielleicht auch nicht schlecht. Und dieses zu erreichen, ist sicher jedem gegeben.

So wie jeder Mensch irgendwie singen lernen kann, wird er auch lernen können, seine angeborene Selbstheilungskraft durch Imagination zu fördern. Dafür sind die Person des Lehrers bzw. Therapeuten und seiner Methodik äußerst wichtig, und die Chemie, also die Beziehung zwischen Therapeut und Patient spielt eine wesentliche Rolle. Und selbstverständlich gilt auch hier wie schon erwähnt: üben, üben, üben … Aber den Ausgang jeder

Therapie müssen letztlich alle Beteiligten dem Schicksal bzw. der Ungerechtigkeit des Seins überlassen. Schließlich wird bzw. ist nicht jeder Gesangschüler ein Luciano Pavarotti (1935–2007). Und wie allgemein für Erfolg im Leben – egal, was man unternimmt, es braucht harte Arbeit, Talent und zuletzt auch Glück.

Man könnte sich das Leben auch vorstellen als ein vom Schicksal für jeden Menschen individuell entworfenes Schachspiel: Jeder Spieler findet bei der Geburt und im Gegensatz zu den üblichen Regeln, die wir hier für kurze Zeit außer Acht lassen wollen, eine andere Ausgangsposition vor, mit einer ihm zugeteilten Anzahl von Figuren (Ressourcen), denen die üblichen Funktionen zugeordnet sind. Der Gegenspieler (die Welt) hat bei der Geburt des Individuums ebenfalls eine eigene Ausgangsposition bezüglich Anzahl und Aufstellung der Figuren. Die Gesundheit des Spielers spendet das Licht und beleuchtet das Spielfeld. Je heller (gesünder) es dort ist, desto besser lässt sich spielen. Hin und wieder schüttelt das Umfeld (multifaktorielle Einflüsse) das Brett mitsamt den Figuren plötzlich und unerwartet durch, und vielleicht kippt dabei eine Figur oder sogar das ganze Brett um. In Abhängigkeit von Spieltalent und Lernfähigkeit gelingt es dem einen besser als dem anderen, das Spiel zu meistern, d. h. Verluste ertragen zu können, Erfolg zu erringen, glücklich zu werden etc. Wie beim Schach, so ist auch im Leben das Spiel irgendwann zu Ende, bei schwachem oder gar ohne Licht (Gesundheit) in weniger als der durchschnittlichen Spanne.

Warnung vor falschen Versprechungen

Jeder Mensch hat seine eigene Vorstellung davon, was für ihn vollständige Gesundheit ist. Sie bei Krankheit wiederzuerlangen, ist wohl das Ziel eines jeden Patienten, wobei nicht ganz klar ist, was das eigentlich heißt, zumal die Zeit immer nur vorwärts verläuft und ein Zurück zu einem früheren Zustand nie möglich ist. Auch wenn sich die Blutwerte normalisiert haben oder das Bein wieder zusammengewachsen ist: in der Zwischenzeit haben wir eine neue Erfahrung gemacht und Genesung erlebt. Daher wird Genesung durch Vorstellungskraft weniger als statisches *Ziel* verstanden, sondern vielmehr als dynamischer Prozess, in dessen Verlauf die *Richtung* u. U. zu anzupassen ist. Es ist äußerst wichtig, dass Patienten sich selbst gegenüber eine therapeutische Haltung entwickeln, die ihnen zuallererst mehr Lebensqualität und Verantwortungsbewusstsein für ihre Genesung und einen weniger stressbesetzten oder dysfunktional-selbstschädigenden Umgang mit ihren Beschwerden ermöglicht. Die Möglichkeit einer Heilung darf weder ausgeschlossen noch versprochen werden, es handelt sich immer nur um ein *Kann*.

Die meisten Patienten betrachten ihren Körper wie ein Objekt, das sie dem Therapeuten als *mächtigem Heiler* am Heilort Praxis übergeben, damit er ihn mit *wundersamen* Heilmitteln und Methoden repariere. Die heilsamen Bindungen an einen bestimmten Menschen, Wert und Ort mögen auf diese Art gegeben sein, wo aber ist die Bindung an die eigene Person, hier vermittelt durch den Körper? Die SDE-Methode versucht, diese Verbindung zu vermitteln.

Patienten erliegen oft dem Irrtum, dass zwischen Vorstellungsübungen und zellulärer Immunabwehr eine direkte Beziehung im Sinne von Ursache und Wirkung bestehe. Dies kann zu einem verheerenden Teufelskreis führen: Falls die Krankheit sich trotz gewissenhaften Übens verschlimmert bzw. die Anstrengungen dem Patienten selbst erfolglos erscheinen, entwickelt er Versagens- oder Schuldgefühle. Negative Gedanken jedoch versteht er – an sich richtig – als Stressoren, die seine Krankheit beschleunigen, und setzt damit einen Circulus vitiosus in Gang, der wiederum die Immunstärke beeinträchtigt usw. Deshalb muss von Anfang an betont werden, dass diese Arbeit genauso funktioniert wie bei jedem Mediziner: Der Onkologe würde in diesem Fall nicht verzweifeln oder gar aufgeben, sondern die Neoplasie in die Behandlung einbeziehen und die Bestrahlungsfrequenz anpassen und ggf. noch mit Chemotherapie ergänzen. In diesem Sinne muss bei Verschlimmerungen der Krankheitssymptomatik auch die imaginative Arbeit angepasst und intensiviert werden. Die Schwierigkeit bei der Selbstheilung besteht nun nicht nur darin, dass Arzt *und* Patient hier ein und dieselbe Person sind, sondern auch darin, dass man trotz Übens den inneren Glauben nicht bewusst erzwingen kann.

Die in diesem Buch vorgestellten Übungen sind keine Wundermittel und sollten dem Patienten kein Allmachtsgefühl gegenüber seiner Krankheit vermitteln. Allmachtsgefühle sind in der modernen, sog. aufgeklärten Gesellschaft weit verbreitet. Im Zeitalter der unbegrenzten digitalen Möglichkeiten haben viele Leute Spielfilme gesehen, in denen ein Außerirdischer eine im Gefecht zugefügte Wunde allein durch seine „psychische Kraft" heilt: Er schaut die klaffende Wunde an, konzentriert sich, als ob er sich in Trance versetzen würde, scheint sich geistig anzustrengen und – hoppla! – die Wunde fängt blitzschnell an, sich wie von Zauberhand zu schließen, bis sie nach wenigen Sekunden völlig ausgeheilt ist. Viele Menschen stellen sich etwas Ähnliches unter dem eigenen Selbstheilungsprozess vor, wenn vielleicht auch nicht ganz so schnell oder dramatisch. Magie und Zauber als Hypnose der Materie?

Relativierung des Behandlungsziels

Tatsache ist, dass die Bewusstseinsmedizin bis jetzt nur eine *relative* Wirksamkeit versprechen kann: Da jeder Mensch lernen kann, sich zu entspannen, kann er schon allein durch Stressreduktion eine erhöhte Gesundheits-, Heilungs- und Überlebenschance erlangen. Dieser Effekt wird umso größer, je besser der Patient in Trance gehen kann und lernt, mittels Selbsthypnose über Stärkung der Immunabwehr den Heilungsprozess zu unterstützen (Schmid GB 2018c). Das Ausmaß, in dem einem Individuum durch Entspannung und die anderen fünf Elemente der SDE-Methode geholfen werden kann, hängt von vielen, bis dato nicht ausreichend identifizierten, spezifischen und unspezifischen Wirkfaktoren ab, die beiden – Patient und Therapeut – inhärent sein können – siehe z. B. (Asay und Lambert 2001; Lambert 1992). Wie groß der individuelle Vorteil ist bzw. wie es ohne Therapie ausgesehen hätte, kann natürlich niemand mit Sicherheit sagen.

Die höchste Zielsetzung jeder Therapie ist *ihre vollumfängliche* Wirksamkeit, *das hieße 100 % Heilung für jeden Patienten*. Das ist natürlich utopisch. Schon eine zuverlässige Vorhersage darüber, welchem Patienten wann und bis zu welchem Grad geholfen werden kann, wäre großartig. Bis jetzt muss sich die Bewusstseinsmedizin wie alle medizinischen Sparten mit Erfolgen bei Einzelfällen oder allgemein relevanten, statistisch signifikanten Aussagen zufriedengeben. Das zweithöchste Ziel jeder Therapie, nämlich eine gesteigerte Lebensqualität gegenüber dem unbehandelten Zustand, wird – so meine ich – auf jeden Fall durch die Bewusstseinsmedizin gewährleistet, insbesondere durch die Stärkung des Gefühls, selbst eine gewisse Kontrolle über die Krankheit zu haben.

Wie bei jeder schulmedizinischen Behandlung geht es auch bei der Bewusstseinsmedizin um ein klares Behandlungsziel während eines begrenzten Zeitraums. Der Behandlungserfolg soll in regelmäßigen Abständen überprüft und die Situation neu beurteilt werden. Je nach Heftigkeit der Symptomatik und Dringlichkeit ist eine solche Überprüfung schon nach wenigen Tagen, sicher aber nach einigen (spätestens 8) Wochen indiziert. In jedem Fall müssen jegliche Schwächung oder Verschlechterung des Zustands, unklare Schmerzen, Herz-Kreislauf-Beschwerden und andere plötzliche Veränderungen abgeklärt werden, um akute Krankheitsentwicklungen, die eine rasche allopathische Behandlung erfordern, nicht zu übersehen. Erfahrungswerte aus Anwendungsbeobachtungen untermauern die Erfolgsaussichten einer längeren Behandlungsdauer – siehe Kap. „Das Psychogene", Abschn. „Symptom-Rhythmus-Diagramm (Poincaré-Plot)"; vgl. (Gruber U 2001, S. 32–33) und (Schmid GB 2018c, S. 141–144).

Ernüchterung

Chronisch leidende und von schweren Krankheiten oder Störungen betroffene Patienten sind oft von der Frage besessen: *„Was wirkt Wunder?"* Sie wünschen sich eine Wunderheilung bzw. eine möglichst schnelle und spontane Remission ihrer Beschwerden, wie sie immer wieder von unterschiedlichsten „Heilern" angepriesen wird. In den Worten von Hansjörg Ebell, Facharzt für Psychosomatische Medizin und Psychotherapie (Ebell 1996):

> „Erkenntnisse der Psychoneuroimmunologie werden meist dazu herangezogen, um „Spontan"-Remissionen bei Krebserkrankungen zu erklären, die in keinem erkennbaren kausalen Zusammenhang mit therapeutischen Maßnahmen stehen. Der Anteil immunologischer Faktoren bei solchen erstaunlichen Verläufen ist jedoch nicht nur unbekannt, sondern bei einigen Krebsarten auch sehr unwahrscheinlich, da bei diesen (bekannte) immunologische Vorgänge keine (feststellbaren) Veränderungen aufweisen.
>
> „Die metaphorische Verwendung möglicher psychoneuroimmunologischer Zusammenhänge für Visualisierungsübungen (auch in der Hypnotherapie) ist Bestandteil vieler zeitgenössischer, psychosozialer Unterstützungsangebote für Krebspatienten (z. B. auch im Counselling-Programm von Carl Simonton). Selbst unter der Voraussetzung einer nachgewiesenen klinischen Wirksamkeit solcher Analog-Vorstellungen (wie z. B. die Bemühungen, Schmerzen oder Übelkeit unter Kontrolle zu bringen) wären solche Zusammenhänge fürs Erste nur statistisch korreliert, aber noch kein Beweis für eine unmittelbare

Umsetzung solcher Imaginationen in ein physiologisches Geschehen. *Versprechungen*, durch Übungen dieser Art Krebserkrankungen *heilen* zu können, verlassen das Feld selbstkritischer Überlegungen und auch notwendiger Spekulationen zu diesem Thema: Sie sind unseriös." (Siehe auch (Ebell und Schuckall 2004).)

Über die direkte Wirkung von Suggestionen bei der Behandlung von AIDS, Infektions-, Krebs- oder anderen schwerwiegenden Erkrankungen wird in der Fachliteratur meist nur statistisch oder, im Einzelfall, anekdotisch berichtet. Ein experimentell reproduzierbarer Wirksamkeitsnachweis mit zuverlässiger Vorhersagbarkeit – bei wem, wann und zu welchem Grad hilft Hypnose? – steht bisher noch aus. Gleichwohl zeigt mir meine langjährige Erfahrung auf individueller Basis, dass im Rahmen der hier vorgestellten SDE-Methode Vorstellungskraft in der Tat heilsam, mindestens im Sinne von lindernd wirken kann.

Literatur

Asay TP, Lambert MJ (2001) Empirische Argumente für die allen Therapien gemeinsamen Faktoren: quantitative Ergebnisse. In: Hubble M, Duncan B, Miller S (Hrsg) So wirkt Psychotherapie. Empirische Ergebnisse und praktische Folgerungen. modernes lernen, Dortmund, S 41–81

Beck D (1979) Krankheit als Selbstheilung. Insel, Frankfurt a. M.

Benson H (1975) The relaxation response. William Morrow, New York

Benson H (1982) The relaxation response: history, physiological basis and clinical usefulness. Acta Med Scand Suppl 660:231–237

Benson H (1984) Beyond the relaxation response. Times Books, New York

Benson H (1989) Hypnosis and the relaxation response. Gastroenterology 96(6):1609–1611

Benson H (1997) The relaxation response: therapeutic effect. Science 278(5344):1694–1695

Benson H, Greenwood MM, Klemchuk H (1975) The relaxation response: psychophysiologic aspects and clinical applications. Int J Psychiatry Med 6(1–2):87–98

Benson H, Arns PA, Hoffman JW (1981) The relaxation response and hypnosis. Int J Clin Exp Hypnosis 29:259–270

Chang BH, Dusek JA, Benson H (2011) Psychobiological changes from relaxation response elicitation: long-term practitioners vs. novices. Psychosomatics 52(6):550–559

Davidson KW, Mostofsky E Whang W (2010) Don't worry, be happy: positive affect and reduced 10-year incident coronary heart disease: The Canadian Nova Scotia Health Survey. Eur Heart J 31(9):1065–1070

Ebell H (1996) Hypnose und Psychoneuroimmunologie: Magisches Denken im Mantel wissenschaftlicher Erkenntnisse. Experimentelle und klinische Hypnose 12(2):91–105

Ebell H, Schuckall H (Hrsg) (2004) Warum therapeutische Hypnose? Fallgeschichten aus der Praxis von Ärzten und Psychotherapeuten. Pflaum, München

Enck P, Benedetti F, Schedlowski M (2008) New insights into the placebo and nocebo responses. Neuron 59(2):195–206

Fredrickson BL, Levenson RW (1998) Positive emotions speed recovery from the cardiovascular sequelae of negative emotions. Cogn Emot 12(2):191–220

Gershon MD (1999) The enteric nervous system: a second brain. Hosp Pract 34(7):31–32, 35–38, 41–42 passim

Gruber U (2001) Naturheilkunde. Von Akupunktur bis Zilgrei – 60 Methoden im Vergleich. Jean Frey AG, Zürich

Gruber J, Kogan A, Quoidbach J, Mauss IB (2012) Happiness is best kept stable: positive emotion variability is associated with poorer psychological health. Emotion 13(1):1–6

Gruzelier JH (2002) A review of the impact of hypnosis, relaxation, guided imagery and individual differences on aspects of immunity and health. Stress 5(2):147–163

Hansen E, Bejenke C (2010) Negative and positive suggestions in anaesthesia: Improved communication with anxious surgical patients. Anaesthesist 59(3):199–202, 204–196, 208–209

Hauser W, Hansen E, Enck P (2012) Nocebo phenomena in medicine: their relevance in everyday clinical practice. Dtsch Arztebl Int 109(26):459–465

Heier M (2013) Nocebo: Wer's glaubt wird krank. Gesund trotz Gentests, Beipackzetteln und Röntgenbildern (3. Aufl). S. Hirzel, Stuttgart

Howorka K, Pumprla J, Tamm J, Schabmann A, Klomfar S, Kostineak E, Howorka N, Sovova E (2013) Effects of guided breathing on blood pressure and heart rate variability in hypertensive diabetic patients. Auton Neurosci 179(1–2):131–137

Jerath R, Barnes VA (2009) Augmentation of mind-body therapy and role of deep slow breathing. J Compl Integr Med 6(1):1–7

Kekecs Z, Varga K (2013) Positive suggestion techniques in somatic medicine: a review of the empirical studies. Interv Med Appl Sci 5(3):101–111

Kennedy WP (1961) The nocebo reaction. Med World 95:203–205

Kox M, Pompe JC, van der Hoeven JG, Hoedemaekers CW, Pickkers P (2011) Influence of different breathing patterns on heart rate variability indices and reproducibility during experimental endotoxaemia in human subjects. Clin Sci (Lond) 121(5):215–222

Lambert CA (1992) Closing the chapter on Maharishi Ayur-Veda. Jama 267(10):1338; author reply 1339–1340

Lebouvier T, Chaumette T, Paillusson S, Duyckaerts C, Bruley des Varannes S, Neunlist M, Derkinderen P (2009) The second brain and Parkinson's disease. Eur J Neurosci 30(5):735–741

Leipert R (2006) Applied Kinesiology und Psychotrauma, World Congress of Applied Kinesiology 2006. Rainer Leipert, Bad Rappenau – https://slideplayer.com/slide/4675566/ – zugegriffen am 03.05.2025

Lin IM, Tai LY, Fan SY (2014) Breathing at a rate of 5.5 breaths per minute with equal inhalation-to-exhalation ratio increases heart rate variability. Int J Psychophysiol 91(3):206–211

Mulak A, Bonaz B (2004) Irritable bowel syndrome: a model of the brain-gut interactions. Med Sci Monit 10(4):RA52–RA62

Mayer EA (2007) Enteric neuroscience: the dawn of a new discipline. Gastroenterology 132(4):1217–1218

Pal GK, Agarwal A, Karthik S, Pal P, Nanda N (2014) Slow yogic breathing through right and left nostril influences sympathovagal balance, heart rate variability, and cardiovascular risks in young adults. N Am J Med Sci 6(3):145–151

Raghuraj P, Ramakrishnan AG, Nagendra HR, Telles S (1998) Effect of two selected yogic breathing techniques of heart rate variability. Indian J Physiol Pharmacol 42(4):467–472

Rief W, Hofmann SG, Nestoriuc Y (2008) The power of expectation – understanding the placebo and nocebo phenomenon. Soc Person Psychol Compass 2(4):1624–1637

Schmid GB (2009) Tod durch Vorstellungskraft: Das Geheimnis psychogener Todesfälle, 2. Aufl. Springer, Wien

Schmid GB (2011a) Der psychogene Tod. Tödliche Nocebo-Potenzierung in der Alltagspraxis. Psychopraxis 14(2):20–22

Schmid GB (2011b) Optimale Atmung für die Entspannung: Die 4- bis 6-Atemtechnik (Optimal breathing for relaxation: the 4-6-breathing technique). Schweiz Z Ganzheitsmedizin (Swiss J Integr Med) 23(2):84–86

Schmid GB (2015a) Klick! Warum wir manchmal etwas wissen, das wir eigentlich nicht wissen können. Orell-Füssli, Zürich

Schmid GB (2015b) Und der Medizinmann sprach: „Du musst sterben …!", also musst du? Wirkung der Vorstellungskraft auf Heilung, Krankheit und Tod. In: Muffler E (Hrsg) Kommunikation in der Psychoonkologie. Der hypnosystemische Ansatz. Carl-Auer-Systeme, Heidelberg, S 179–217

Schmid GB (2016) Optimal breathing for relaxation: The 4–6-breathing technique. In: Berhardt LV (Hrsg) Advances in medicine and biology, Bd 99. Nova Science, New York, S 135–162

Schmid GB (2018a) Der psychogene Tod: Abschied durch Vorstellungskraft. Leidfaden – Fachmagazin für Krisen, Leid, Trauer 7(3):76–82

Schmid GB (2018b) Optimale Atmung für Entspannung und Trance-Induktion: Die 4–6-Atemtechnik. In: Vorstand SMSH (Hrsg) *SMSH Skriptum:* Begleitung zur Ausbildung Medizinischer und Zahnmedizinischer Hypnose, 4. Aufl. SMSH Schweizerische Ärztegesellschaft für Hypnose, Bern, S. 65–66

Schmid GB (2018c) Selbstheilung stärken: Wie Sie durch Vorstellungskraft Ihre Gesundheit optimieren. Springer, Heidelberg

Schmid GB (2022) Unterstützung der Selbstheilungskräfte bei Krebs. In: Schwegler C (Hrsg) Medizinische Kommunikation: Gesprächsführung in Krankenhäusern und in der ambulanten Patientenversorgung. Urban & Fischer in Elsevier, München, S 59–62

Schmid GB (2025) Quantum-Mind Hypothese: Zum Ursprung des Bewusstseins. Springer, Heidelberg (im Druck)

Schmid GB, Wanderer S (2007) Phantasy therapy: statistical evaluation of a new approach to group psychotherapy for stationary and ambulatory psychotic patients. Forsch Komplementmed 14(4):216–223

Schmid J, Theysohn N, Gass F, Benson S, Gramsch C, Forsting M, Gizewski ER, Elsenbruch S (2013) Neural mechanisms mediating positive and negative treatment expectations in visceral pain: a functional magnetic resonance imaging study on placebo and nocebo effects in healthy volunteers. Pain 154(11):2372–2380

Schröder H (2016) Das Nocebophänomen: Wie Kommunikation krank machen kann. Erfahrungsheilkunde 65:84–89

Schröder H (2017) Placebo und Nocebo, Salutogenese bei Krebs.(Vortrag anlässlich der Tagung „Salutogenese bei Krebs" in Hamburg vom 23.-24. Juni 2017, ca. 36 min auf DVD ASK17-V7D). Auditorium-Netzwerk Verlag für audiovisuelle Medien, Müllheim-Baden

Shields RW Jr (2009) Heart rate variability with deep breathing as a clinical test of cardiovagal function. Cleve Clin J Med 76(Suppl 2):S37-40

Spiegel D, Stroud P, Fyfe A (1998) Complementary medicine. West J Med 168(4):241–247

Sroufe LA (1971) Effects of depth and rate of breathing on heart rate and heart rate variability. Psychophysiology 8(5):648–655

Stefano GB, Fricchione GL, Esch T (2006) Relaxation: Molecular and physiological significance. Med Sci Monit 12(9):HY21–31

Stumpfe K-D (1973) Der psychogene Tod, Bd 22. Hippokrates, Stuttgart

Tang Y-Y, Holzel BK, Posner MI (2015) The neuroscience of mindfulness meditation. Nat Rev Neurosci 16(4):213–225

Tharion E, Samuel P, Rajalakshmi R, Gnanasenthil G, Subramanian RK (2012) Influence of deep breathing exercise on spontaneous respiratory rate and heart rate variability: a randomised controlled trial in healthy subjects. Indian J Physiol Pharmacol 56(1):80–87

Valdimarsdottir HB, Bovbjerg DH (1997) Positive and negative mood: association with natural killer cell activity. Psychol Health 12:319

Weimer K, Enck P, Dodd S, Colloca L (2020) Editorial: placebo and nocebo effects in psychiatry and beyond. Front Psychiatry 11(801)

Zech N, Seemann M, Hansen E (2014) Nocebo effects and negative suggestion in anesthesia. Anaesthesist 63(11):816–824

Ausblick: Jede Heilung ist letztendlich immer eine Selbstheilung

„Und nun, da er doch wohl alle Vorbereitungen für seinen Tod getroffen und es in seinem Sarg gemütlich gefunden hatte, nun wurde Quiqueg auf einmal wieder gesund. Bald ergab sich, dass die Kiste des Zimmermanns nicht mehr gebraucht wurde.

Als alle sich freuten, teilte Quiqueg uns auch mit, warum er so plötzlich genas. Im letzten Augenblick sei ihm eingefallen, dass er an Land noch etwas zu erledigen hätte, was sonst ewig ungetan bleiben müsste. Deshalb habe er sich anders besonnen und sei lieber noch nicht gestorben. Da fragten sie ihn, ob denn Leben und Sterben in seinem freien Belieben stünden. Gewiss! Er war der Ansicht, wenn jemand entschlossen sei, am Leben zu bleiben, dann bringe ihn Krankheit nicht um, sondern höchstens ein Wal, ein Sturm oder sonst eine Gewalt, die ohne Sinn und Verstand zerstöre."

Erzählung der Hauptfigur, Ismael, aus dem Roman „Moby-Dick" (1851) von Herman Melville (1819–1891) [Ob der Titel Moby-Dick mit Bindestrich geschrieben werden sollte oder nicht, ist umstritten. Siehe https://www.britannica.com/topic/Moby-Dick-novel/additional-info#Researchers-Note.] (Melville 1955, S. 422)

Einführung

So erholte sich der sterbende Wilde und Harpunier Quiqueg, armer Heide und Herzbruder des Erzählers Ismael, der im einleitenden Zitat genannt wird, aus eigener psychischer Kraft von einem Fieber, *„mit dem er sich noch ein paar Tage herumschlug, bis es ihn umwarf und hart an die Schwelle des Todes brachte"* (Melville 1955, S. 419). Lebenskraft wie psychogener Tod – siehe (Schmid 2009) – sind aus sich selbst emergent.

Gelassenheit und Optimismus, Tatkraft und das Gefühl, eine gewisse Kontrolle über das Leben zu haben; Beziehungen zu Mitmenschen und die Motivation, einen Sinn in den eigenen Lebenserfahrungen zu finden, sind wertvolle Ressourcen, die in Zeiten körperlicher Krankheit oder psychischer Verzweiflung lebensrettend sein können (Taylor et al. 2000). Durch eine logische „Umkehr des Vorzeichens" dieses optimistischen psychologischen Zustands entsprechen diese seelischen Hilfsmittel den sechs Facetten einer tödlichen Käfigsituation, nämlich Stress, Hoffnungslosigkeit, Hilflosigkeit, Ausweglosigkeit, emotionelle Isolation und Resignation (Schmid 2009, S. 202–203).

Das räumliche Bild der Käfigsituation in seinen zeitlichen Dimensionen mag uns hier Orientierung geben:

Um den Stress umzukehren, bleibe realistisch und optimistisch.
Um die Hoffnungslosigkeit umzukehren, schau mit Zuversicht nach Lösungen in der Zukunft.
Um die Hilflosigkeit umzukehren, schau dich um nach Lösungen in der Gegenwart.
Um die Ausweglosigkeit umzukehren, schau zurück in die Vergangenheit bzw. auf vorangegangene Lösungen ähnlicher Situationen.
Um die emotionelle Isolation zu durchbrechen, sei dankbar für deine Beziehung zur Welt und sei es dir wert, das Leben an sich zu lieben.
Um die Resignation umzukehren, schau in den Spiegel deines Selbst nach einem tieferen Sinn im Leben.

Dem Menschen dienen erlebte Zeit, Präsenz und Beziehung[1] quasi als Nahrung.

Wir haben im Verlauf unserer Untersuchung des Phänomens *psychogene Heilung* bei den Naturvölkern, in biblischen Überlieferungen, im Alltag des modernen Zivilisationsmenschen, aus der klinischen Praxis und nicht zuletzt aus aktuellen Studien zu Placebo-/Sanaboeffekten, zur Psychoneuroimmunologie und Neurobiologie der Psychotherapie einige wichtige Erkenntnisse gewonnen:

- Die eigene Vorstellungskraft kann einen entscheidenden Einfluss auf den Prozess der Heilung haben.
- Es gibt für den Menschen unantastbare Versprechungen der Salutogenese im Zusammenhang mit gewissen
  - mächtigen Personen (Autoritätsheileffekt),
  - Heilung versprechenden Objekten oder Ereignissen (Objektheileffekt),
  - kraftvollen, wohltuenden Orten oder Zeiten, die Hilfe und Hoffnung zur aktiven Bewältigung bedeuten (Ortsheileffekt),
  - symbolträchtigen Bildern der emotionellen Bezogenheit auf sich selbst oder gegenüber der Umwelt (Selbstheileffekt),

mit denen er sein ureigenes Heilprinzip mit unbewussten physiologischen Prozessen im Körperinnern untrennbar verknüpft. Dieses so sehr, dass er schon gesund werden

---

[1] Beziehung im Sinne von Zugehörigkeitsgefühl.

kann allein durch die Vorstellung, eine der o. g. Bedingungen, die für die Wiederherstellung oder den Erhalt seiner Gesundheit hinreichend ist, erfüllt zu haben.
- Die soziopsychobiologische Evolution hat die Entwicklung einer sog. erhöhten Sensibilität bzw. Hochsensibilität möglicherweise genetisch begünstigt. Sie kann die Immunabwehr und die Wundheilung unter Umständen verbessern und führte zu den vier Formenkreisen der psychogenen Heilung.

Die Veranlagung zu erhöhter Sensibilität könnte auf die individuelle Gesundheit im Sinne eines zusätzlichen Kontrollsystems wirken, das im Zusammenspiel mit anatomischen, biochemischen und elektrophysiologischen Einflüssen innerhalb des Körpers funktioniert und insbesondere die kontextbezogene Informationsverarbeitung des Körper-Geists gewährleistet. Auch für die soziale Kooperation könnte sie vorteilhaft sein.
- Zwischen Körper und Geist existiert keine klare, eindeutige Grenze. Die Grenzziehung hat einen epistemiologisch zweckgebundenen Sinn, aber keinen Anspruch auf ontologische Wahrheit: Sie existiert erst, wenn wir sie gezogen haben, ihre Ortung ist mehr oder weniger willkürlich und kontextabhängig, während die psychischen und körperlichen Tatsachen an sich unverändert fortbestehen. Das Körper-Geist-Problem wurde hier im Sinne einer Zweieinigkeit („biunity") dessen verstanden, was wir normalerweise „Körper" bzw. „Geist" nennen – siehe (Schmid 2009, S. 180–188). Aus meiner Sicht ist psychogene Heilung immer im Kontext einer Zweieinigkeit von Körper und Geist zu sehen.

Das Pendant dieser Überlegungen in Bezug auf den psychogenen Tod habe ich schon früher behandelt (Schmid 2009).

Eventuell weckt die Idee einer Körper-Geist-Zweieinigkeit mehr schlafende Hunde, als dass sie sie beruhigt. Gesetzt den Fall, man könnte Ihr Gehirn in den Körper eines Hundes verpflanzen und umgekehrt das Hundehirn in Ihren Körper, würden Sie sich – so wie Sie sich gerade jetzt erleben und verstehen: als eigenständiges, selbstbewusstes Individuum – als Mensch in einem Hundekörper oder als Hund mit einem menschlichen Gehirn wahrnehmen? Wenn es eine klare Grenze zwischen Körper und Geist gäbe, könnte man sich leicht vorstellen, dass der Geist zugleich mit dem zugehörigen Gehirn in den anderen Körper transplantiert bzw. disloziert worden wäre, so wie der Geist im Glas im Märchen der Gebrüder Grimm (KHM 99). Die neueste Forschung auf dem Gebiet der verkörperten Intelligenz lässt aber vermuten, dass beide Antworten unzutreffend wären, da zwei völlig neue, ihrem jeweiligen vorherigen Wesen mehr oder weniger entfremdete menschliche oder tierische Entitäten aus den beiden manipulierten Organismen entstünden …[2]

---

[2] In diesem Kontext ist die Geschichte von Ganesha interessant. Ganesha ist im Hinduismus Sohn des Hauptgottes Shiva und seiner Gattin, der Göttin Parvati: Nach einem Unglück, bei dem sein Sohn enthauptet wurde, fand Shiva den Kopf eines Elefanten und setzte ihn auf den Körper seines

Folgende Eigenschaften des psychogenen Heilungsprozesses wurden anhand verschiedener Beispiele und Fallstudien, meist unterstützt von medizinischer Hypnose, dargestellt:

- Die psychogene Heilung ist ein zeitgleiches Zusammenspiel von sozialen, psychischen und körperlichen Faktoren. Der soziopsychobiodynamische Komplex, den ich in diesem Buch den „Selbstheilungsarchetyp" genannt habe, wird zugleich in der Volksseele (kollektives Unbewusstes), im Geist und im Körper des Betroffenen im Sinne eines psychophysikalischen Parallelismus konstelliert. Das Thema des *psychophysikalischen Parallelismus* wird in (Schmid 2025, im Druck) behandelt – siehe auch (Schmid 2009, S. 176–188).
- Die Konstellation des Selbstheilungsarchetyps führt, tiefenpsychologisch gesprochen, über einen veränderten Bewusstseinszustand tranceähnlicher Art zum außergewöhnlichen Bewusstseinszustand des psychogenen Heilungsprozesses. Dieser Prozess kann im Extremfall sogar in eine Spontanremission münden.

Mit Hexerei, Zauberkraft, primitiver seelischer Konstitution oder Esoterik hat psychogene Heilung nichts zu tun, hingegen sehr viel mit der Macht des Geistes. Entscheidend ist die feste Überzeugung des Betroffenen, sich gegenüber seiner Krankheit in einem Zustand der Präsenz und Kontrollbefugnis zu befinden. Dazu gehören:

1. Entspannung im Verbund mit einem Gefühl von Freiheit in der Geborgenheit (Amae-Prinzip),
2. positive Gewissheit von Gesundheit verbunden mit optimistischen Vorstellungen,
3. Entmystifizierung der Krankheit und ihrer Ursache(n),
4. Therapiebündnis,
5. Selbstheilungsmythos,
6. imaginäre Reinigung des Körpers, erlebt anhand eines Körperankers.

Die Wirkung verstärkt sich, wenn nicht nur der Kranke selbst sich seiner Gesundung gewiss ist, sondern diese auch seine Mitmenschen überzeugt. In den Voodoo- und Tabu-Kulturen leisten die Angehörigen und Nachbarn sogar aktive Beihilfe zur Heilung: Sie vollziehen vor seinen Augen und zusammen mit dem Medizinmann Heilungsrituale. Aus der Logik des Selbstheilens ergibt sich für den Kranken keine glaubwürdigere Alternative als die Genesung.

Sohnes; so lebte sein Sohn einfach weiter, und zwar mit dem Kopf eines Elefanten, und nicht – wie wir im Westen vermutlich denken würden – der Elefant, mit dem Körper des Jungen! Die Identität wird hier über den Körper („bottom-up") bewahrt und nicht über den Kopf („top-down").

Einführung

All diese Prozesse spielen sich im persönlichen Unbewussten ab, dessen Triebkräfte tief verwurzelte Glaubenssätze sind, immun gegen jede Vernunft: Ein Glaube ist erst dann ein wirksames Heilmittel – oder Seelengift (Schmid 2009) –, wenn dieser Glaube als solcher nicht erkannt wird.

Der Kranke einer Voodoo- oder Tabu-Kultur hat womöglich einen großen Vorteil: Er muss bloß einen berühmten Medizinmann finden, der weiße Magie gegen seine Krankheit in Kraft setzt oder ihm die richtigen Heilkräuter an dem seiner Sippe wohlbekannten Kraftort der Genesung gibt. Manchmal kann dieser Zauberer ein westlich ausgebildeter Arzt sein. Sein Heilvermögen beruht nicht unbedingt ausschließlich auf der Überlegenheit seiner Medizin, sondern auf dem Glauben des Leidenden an die stärkere Magie von Stethoskop oder Spritze. Der Geist wird sozusagen umgepolt und der Lebenswille wieder entfacht.

Im Verlauf der soziopsychobiologischen Evolution des Menschen wurde – so meine Hypothese – die Entwicklung der psychogenen Heilungsarten, häufig in hypnotischen Zuständen, begünstigt. Denn die Ehrfurcht vor der Macht des Zauberers, vor der Heilwirkung bewährter Kräuter oder der Heilungszeremonie des Stammes, vor der Kraft des heimischen Energieorts oder vor dem hochsensiblen Erspüren der seelischen Unterstützung seitens der anderen Stammesmitglieder erleichtern das Zusammenleben und stärken den Zusammenhalt der Gemeinschaft und die Bindung an den eigenen Lebensraum.

In prähistorischen Zeiten, als sich diese psychischen, hypnotischen Mechanismen herausbildeten, halfen sie neben der Überwindung von Krankheiten auch, das Kollektiv zusammenzuschweißen und so das Überleben der Sippe zu sichern. Die eigene Selbstheilungskraft wird in das Wort des Häuptlings, in die volksmedizinischen Bräuche, Normen, Riten und Sitten, in die Heilkraft des heimischen Energieorts projiziert; das hochsensible Mitglied der Sippe spürt immer wieder und spontan die Anwesenheit seiner Stammesbrüder – man ist ihnen mit „allen Fasern des Herzens" verbunden (Krischke 2000).

Zwar kann man diese unsichtbaren Bindungen lösen und gegen das Häuptlingswort oder soziale Normen verstoßen, sich alleine in die Fremde wagen oder Intuition und Vorahnungen ignorieren, dafür aber muss ein hoher Preis gezahlt werden: Wird die Verbindung zum Heimatort und sozialen Kollektiv abgeschnitten, bemächtigen sich bedrückende Emotionen und Vorstellungen des Menschen. Sie wirken derart stark auf die Immunabwehr ein, dass der Körper schließlich sogar seinen Dienst ganz versagen kann (Heimwehtod).

Die Ehrfurcht vor einer Autorität, der rituelle und zeremonielle Zusammenhalt zwischen den Mitgliedern einer Gruppe, die Bindung an das heimische Revier, die gegenseitige, intuitive, erhöhte Sensibilität z. B. zwischen Stammesangehörigen – all das beruht auf gemeinsamer Sprache und Kultur und unterstützt die hypnotische Wirkung der Vorstellungskraft als Heilmittel: Bedeutungszuweisung beeinflusst den Körper oder „*belief becomes biology*" (Cousins 1989).

Was sind die Herausforderungen der heutigen Zeit – des Zeitgeistes?

In den letzten Jahrzehnten hat sich in einem ungeheuren Tempo eine fast exorbitante güter- und medienbedingte Globalisierung aufgebaut. Das Verlangen, jederzeit mit jedermann an jedem beliebigen Ort in Kontakt treten zu können, jederzeit und an jedem Ort jedes beliebige Ding kaufen zu können, das immer stärker werdende Verlangen nach ewiger Jugend, einem perfekten Körper, Gesundheit und Langlebigkeit bei gleichzeitiger Unfähigkeit, das Alter, körperliche Unzulänglichkeiten und Gebrechen, Krankheit und den Tod zu akzeptieren, haben inzwischen – mindestens in der westlichen Welt – nahezu jegliche Religion und Ethik ersetzt.

Die ausgeprägte Machbarkeitsorientierung der modernen, aufgeklärt-rationalen Gesellschaft, die sich seit gut zwei Jahrhunderten durch Denker wie Jean-Jacques Rousseau (1712–1778) und Nicolas de Condorcet (1743–1794) progressiv aufgebaut hat, prägen nach wie vor eine romantisch-idealistische Haltung gegenüber Gesundheit und Krankheit:

1. Krankheit ist nicht Teil der menschlichen Natur, sondern Folge ihrer Verderbtheit. Krankheiten sind widernatürliche, vermeidbare bzw. behandelbare Anomalien. Sie wollen uns etwas sagen, solange bis wir endlich zuhören. Schuld an Krankheit ist in erster Linie das Umfeld des Kranken oder seine Einstellung inneren Blockaden gegenüber.
2. Die menschliche Natur ist formbar. Die Ursachen von Krankheiten und Krankheiten an sich lassen sich entweder vermeiden, behandeln oder „resozialisieren" im Sinne von ausheilen.
3. Die menschliche Selbstheilungskraft ist grundsätzlich den äußeren Umständen und inneren Blockaden unterlegen.

Die Einsicht, dass Krankheit Teil der menschlichen Natur und jede Heilung letztendlich immer Selbstheilung ist, wird leider allzu oft übersehen oder gar verneint. Wie in diesem Buch erörtert wurde, sprechen etliche Erkenntnisse aus der medizinischen und hypnotherapeutischen Forschung für Selbstheilung als Basis für die Gesundung bzw. Überwindung von Krankheiten.

Vielleicht sollten wir den Betroffenen, also den Kranken, das Gefühl des Makels nehmen und sagen: *„Nicht Gesundheit ist das höchste Gut, sondern die Fähigkeit eines Menschen auch im kranken Zustand ein lebenswertes Leben zu führen!"* (Löhr 2016). So litten wir nicht mehr so sehr unter Krankheit, da Gesundheit nicht zwangsläufig als normal vorausgesetzt würde. Darüber hinaus können wir uns fragen, was wir machen können oder was nötig wäre, um seelisch stark zu werden und mit Krankheiten zu leben, anstatt ewig Angst vor Krankheit und sogar vor dem Verlust eines vermeintlichen Anrechts auf Gesundheit zu pflegen (Stichwort Resilienz).

Krankheit und damit verbunden Leiden und Tod sind nicht die Gegner des Lebens, sondern lediglich sein komplementärer Teil. Aber natürlich versuchen wir trotzdem das

Leiden, wo immer es uns begegnet, zu vermindern. *„Das Wenige, das du tun kannst, ist viel – wenn du nur irgendwo Schmerz und Weh und Angst von einem Wesen nimmst, sei es Mensch, sei es irgendeine Kreatur. Leben erhalten ist das einzige Glück"*, hat einst der elsässische Universalgelehrte Albert Schweitzer (1875–1965) formuliert.

Was A. Schweitzer sagt, ist aber genau das, wie wir heute das Leben betrachten: *Leben erhalten ist das einzige Glück.* Ist diese Haltung wirklich dem Leben angemessen? Wo sind die Grenzen (innerhalb) des Machbaren? Meine Haltung ist eine andere: Wer das ungerechte und gnadenlose Leiden konsequent ausschließen will, versucht zwangsläufig und verzweifelt, auch einen wesentlichen Teil des eigenen Lebens zu vermeiden. Aber genau diese Fähigkeit, Grenzen zu akzeptieren, ist uns in einer Zeit des *„Anything goes"* weitestgehend abhandengekommen. Krankheit, so wie auch Leiden, Tod und Schuld sind Grenzsituationen, die uns sagen: bis hierher und nicht weiter!

Die Wissenschaft – Mediziner, Virologen, Immunologen, Epidemiologen usw. – wusste und weiß über viele Krankheiten relativ wenig bzw. sehr wenig. Wir erwarten vernünftige und abwägende Diskussionen im Rahmen eines konstruktiven Dialogs zwischen den verschiedenen Experten; bedauerlicherweise kommt es aber zu einer zunehmend polarisierenden Politisierung, vor allem sichtbar im Zuge der Corona-Pandemie von 2020/23, die mit der Zeit zu einer fast hysterischen globalen Stimmung von Misstrauen, Angst und Verzweiflung geführt hat.

Dieses psychologische Phänomen kennt man unter dem Namen Boiling-Frog-Syndrom (Syndrom des kochenden Frosches), das auf einer weitverbreiteten Stadtlegende basiert. Wie jeder weiß, wird ein Frosch sofort wieder herausspringen, wenn man ihn in einen Topf mit kochendem Wasser setzt. Legt man ihn jedoch in einen mit angenehm lauwarmem Wasser gefüllten Topf und erhitzt ihn allmählich, bleibt der Frosch im Wasser, bis er gekocht – und tot ist. Diesem urbanen Mythos zufolge ist der Frosch angeblich nicht in der Lage, den allmählichen Temperaturanstieg zu erkennen, bis es zu spät ist.

Diese Allegorie wird in Wirtschaft, Handel und Marketing häufig verwendet, um darauf hinzuweisen, dass Veränderungen schrittweise eingeführt werden müssen, wenn sie erfolgreich sein sollen. Sie veranschaulicht auch einen Aspekt der menschlichen Psychologie: Wir neigen dazu, Dinge zu akzeptieren, selbst wenn sie sehr unangenehm, ja vielleicht sogar schädlich für uns sind, wenn sie sich stetig, dafür aber langsam in unser Leben einschleichen, sodass wir uns an sie gewöhnen – der Mensch ist bekanntlich ein Gewohnheitstier. Doch eines Tages wachen wir auf und finden uns in kochendem Wasser wieder. Das ist das Risiko des Exzesses. Covid-19 führte uns vor Augen, wie wir uns an undenkbare, uns einschränkende Verhaltensweisen komplikationslos gewöhnen können: Zum Beispiel ging es schon bald nicht mehr um die Frage, ob Masken getragen werden sollen, sondern es wurde ganz selbstverständlich diskutiert, welche Maske die beste ist, welche Maske am besten ans Gesicht angepasst werden kann, welche am besten zur Garderobe passt. Oder die Regierung schützte nicht mehr die anderen: *„So schützen Sie sich"*, sondern es hieß: *„So schützen wir uns."*

Wir haben die Chance, uns auf unsere natürlichen Bedürfnisse und Stärken zu besinnen und somit fähiger zu werden, den naturgegebenen – ungerechten und teils geradezu brutalen – Bedingungen des Lebens (z. B. Krebs, Covid-19, Unfälle, Krieg u. a. m.) ins Auge zu schauen und unsere Grenzen als Lebewesen (Krankheit, Gebrechen, Alter und Tod) zu akzeptieren. Dank unserer inneren Selbstheilungskräfte können wir neue Wege zur Besserung und zum Ertragen des Leidens beschreiten ebenso wie die Nützlichkeit von Begrenzungen erfahren, gerade auch unter Einsatz medizinischer Hypnose. Neben dem bislang unabwendbaren Niedergang jeder noch so erfolgreichen Zivilisation lehrt uns die Geschichte zugleich, dass die menschliche Kultur als Ganzes über die letzten Jahrtausende Schritt für Schritt Fortschritte gemacht, ja, ins Positive evolviert hat (kulturelle Evolution): Es gibt mehr Menschen, die heutzutage angenehmer leben können, als es in der Vergangenheit der Fall war.

Schlussgedanken zum Phänomen „Psychogene Heilung"

Wenn der Mensch in der Lage ist, allein kraft seiner Imagination seinen Körper in den Tod zu schicken (Schmid 2009), folgt daraus der einfache logische Schluss, dass ihm auch eine Leben spendende Heilkraft innewohnt, dass die sog. Lebenskraft gleichzeitig eine Heilkraft ist. Dazu das folgende Zitat:

> *„Sokrates berichtete seinen griechischen Landsleuten, dass die barbarischen Thrazier in einer Hinsicht der Zivilisation voraus seien. Sie wüssten, dass der Körper nicht ohne den Geist geheilt werden könne. ‚Aus diesem Grunde', fuhr er fort, ‚vermögen die Ärzte von Hellas viele Krankheiten nicht zu heilen, weil sie von dem Zusammenhang nichts wissen."*
> (Wright 1958, Einleitung)

Es ist also eine uralte Tradition, dass Vorstellungskraft und Beziehungen dem Menschen als Heilmittel dienen. Wie dieser Zusammenhang heutzutage bei der Behandlung eines alltäglichen psychosomatischen Problems genutzt werden kann, möge das folgende Beispiel einer Spontanhypnose illustrieren:

> *„Ein Patient litt unter einer stets laufenden Nase infolge einer vasomotorischen Rhinitis. Ich bat ihn, den Gedanken ‚Meine Nase läuft' zu visualisieren. Er sagte: ‚Ich sehe einen Wasserfall.' Nun sag: ‚Hör auf zu laufen!', schlug ich ihm vor. Dies tat er. Sofort sah er, wie der Wasserfall austrocknete. Einen Moment später sagte er, dass seine Nase anfange, sich trockener anzufühlen. Nach wenigen Minuten hörten die nasalen Ausscheidungen auf."*
> (Goldberger 1957, S. 132)

Wie viele der sechs Elemente der in diesem Buch dargestellten SDE-Methode lassen sich in diesem kurzen Beispiel finden?[3]

---

[3] Hier die Antwort: (1) „safe place" = vermutlich die Arztpraxis; (2) gesunder Zustand = kein Wasserfall; (3) Krankheit bzw. Krankheitsverursacher = Wasserfall; (4) eine weitere Behandlung fand in diesem Fall nicht statt; (5) vorgestellte Wirkung der natürlichen Immunkräfte = Aufhalten des Wasserfalls; (6) Elimination der Krankheit = die eingetretene Spontanheilung.

Die Beispiele psychogener Heilung zusammen mit jenen des psychogenen Todes haben mich zu zahlreichen Fragen zum Heilungsprozess an sich veranlasst und mich über die Erreger- und biopsychosoziodynamischen Modelle schließlich zur Medaille *Gesundheit* mit ihren beiden Seiten *Krankheit bekämpfen* und *Heilung fördern* geführt. Als Annäherung an diese Zweieinigkeit habe ich das Ressourcenmodell vorgeschlagen.

Mit dieser Arbeit habe ich versucht, die Selbstheilung aus dem Kerker esoterischer, metaphysischer und religiöser Glaubenssätze zu befreien. Heilungen durch Placebo-/ Sanaboeffekt, zahlreiche Bibelgeschichten, Berichte von Fernbehandlungen, Geistheilungen, Wunderheilungen an religiösen Heilstätten und mithilfe von weißer Magie u. a. m. untermauern stets aufs Neue die jedem Menschen innewohnende Heilkraft. Trotz der immensen und globalisierten Möglichkeiten des Internets ist es fraglich, ob solche Heilungen ohne eine enge kulturelle oder religiöse Einbettung zugänglich sind bzw. wie unser Verständnis von psychogener Heilung sich zukünftig weiterentwickeln wird.

Durch die Einführung von Begriffen wie „Körper-Geist-Zweieinigkeit", „Gesundheitsmedaille" und „Ressourcenmodell" hoffe ich, der medizinwissenschaftlichen Gemeinschaft einen Ansporn zu weiterer Forschung auf dem Gebiet der Psychoneuroimmunologie und Bewusstseinswissenschaften zu geben mit Betonung auf der Idee: *„Information kann heilen wie auch töten"* bzw. *„Health and death are matters of mind as well as questions of body"*. Zu diesem Zweck habe ich, fußend auf meiner klinischen Erfahrung und der medizinischen Literatur u. a. auf dem Gebiet der medizinischen Hypnose, die SDE-Methode zur Anwendung der Vorstellungskraft als Heilmittel diskutiert und den Begriff der *Bewusstseinsmedizin* eingeführt.

Krankheit und Heilung sind Teil des menschlichen Reifungsprozesses. Dieser sollte wie jeder einzelne Entwicklungsschritt unterstützt von Freiheit in Geborgenheit (Amae-Prinzip), Liebe, Hoffnung und Mut und unter Wahrung eines tieferen Sinnes und der Würdigung des Lebens an sich vollzogen werden. Sofern diese Bedingungen erfüllt sind, bestehen beste Voraussetzungen für einen optimalen Einsatz der Vorstellungskraft als Heilmittel. Es war meine Absicht, einen Einblick in die Kraft der Imagination und die Wirklichkeit dahinter zu vermitteln, vor allem mithilfe der medizinischen Hypnose.

Die Wahrheit, so der Aphorismus, ist eine scheue Geliebte – nie besitzt man sie ganz! Jedenfalls leben wir heute in einer Zeit, deren Perspektiven mir zweischneidig erscheinen. Es ist die Zeit, da die Sexualität sich (mithilfe der sog. Pille) von der Reproduktion befreien konnte und die Reproduktion (künstliche Befruchtung, Leihmutterschaft, Cloning) von der Sexualität unabhängig wird. Nun sind psychogener Tod und psychogene Heilung Beispiele par excellence, wie sowohl das Ableben als auch die Gesundung eines Menschen kraft eigener Vorstellungskraft und ohne materiellen Eingriff ablaufen können. Kommt irgendwann noch ein drittes, gefürchtetes – sprich „Frankenstein'sches" – oder bewundernswertes – sprich „Yggdrasil'sches"[4] – Beispiel hinzu für

---

[4] Yggdrasil ist der Name der immergrünen Esche, der sog. Welten- oder Wissensbaum, der in der nordischen Mythologie den gesamten Kosmos verkörpert und als Sinnbild der Schöpfung, der Raumzeit, des Lebens an sich, des Entstehens, Bestehens und Vergehens und der Erneuerung des Lebens verstanden wird.

die Macht der Vorstellungskraft, nämlich die Belebung toter Materie durch den schöpferischen, wissenschaftlich durchdachten Eingriff der menschlichen Imagination? Und werden wir bereit sein, die Konsequenzen mit der notwendigen Demut und hinreichenden Weisheit und Reife würdig zu tragen?

Die SDE-Methode kurz und bündig

Patienten kommen zu uns mit Symptomen und vielen, oft wenig hilfreichen Konzepten von Krankheit, Behandlung und Heilung. Jede Leidensgeschichte ist individuell, viele sind lang und oftmals von sehr verschiedenen vergeblichen Therapieversuchen begleitet. Zunächst tut es einfach mal gut, den ganzen Ballast der medizinischen Pathogenese und gut gemeinten Erklärungen beiseitezulassen und sich auf das Symptom und die Selbstheilungskräfte zu fokussieren und mit ihnen zu kommunizieren. Dies funktioniert deshalb so gut, weil unser Körper eine „Hotline" zum bildhaft-emotional unbewussten Denken hat. Hypnose ist der Königsweg zum Unbewussten und unsere Vorstellungskraft hilft uns, diesen besonderen Weg zu gehen. In Trance (und auch ohne Trance) kann ein Symptom eine konkrete, sinnhafte, sogar bewegende Gestalt – Farbe, Form, Duft, Ton, Geschmack oder Konsistenz – samt Verhalten annehmen. Damit ist der Ansatzpunkt geschaffen, es mithilfe eines Selbstheilungsmythos zu verändern und eine selbst erlebte Vorstellung der Gesundung zu erlangen.

Die SDE-Methode ist eine einfache Technik, mittels der wir gemeinsam mit dem Patienten körperliche und seelische Beschwerden und Heilungsprozesse in konkrete, erfahrbare „gefühlte Bilder" umwandeln. Indem der Patient mit seinem Körpergefühl, mit seinen Symptomen und den Heilungsprozessen in Kontakt bleibt, wird eine Kommunikation zwischen der Vorstellungskraft und der Salutogenese über einen Körperanker ermöglicht. Ein Veränderungsprozess kann mithilfe von neuen, aus der Erlebniswelt des Patienten stammenden, hilfreichen Lösungsbildern in Gang gesetzt werden, um eine wirksame, ihm glaubwürdige und uns überzeugende Selbstheilungsgeschichte zu entwickeln. Die Bereitschaft der Patienten mitzumachen, ist hoch, da das Problem tatsächlich im Mittelpunkt steht.

Die sechs dramaturgischen Elemente der SDE-Methode habe ich aus den verschiedenen Studien im Bereich Psychoneuroimmunologie sowie aus der Erfahrungsmedizin und verschiedenen Einzelfallstudien „destilliert". Jedes Element ist für sich allein signifikant wirksam, aber die Entwicklung einer individuell gestalteten Selbstheilungsgeschichte mit einem persönlich glaubwürdigen und überzeugenden Selbstheilungsmythos potenziert die Wirksamkeit.

Kurz zusammengefasst hier nochmals die sechs Elemente zur Entwicklung einer Selbstheilungsgeschichte:

(1) Entspannung (4:6-Atemtechnik für die Induktion der Entspannungsreaktion) an einem Wohlfühlort;
(2) Vorstellung von Gesundheit;

(3) Vorstellung von Krankheit (insbesondere ihre Entmystifizierung): am besten gelingt dies, wenn das Symptom unter medizinischer Hypnose konkretisiert und mit ihm direkt kommuniziert wird;
(4) Einverständnis mit und Vorstellung von der Wirksamkeit der üblichen medizinischen (und/oder anderen) Behandlungen (TAU). Eine bildhafte Vorstellung, wie die verschiedenen Mittel und Verfahren wirken, fördert die Auswahl und Bejahung der Behandlung;
(5) Vorstellung, wie der eigene Organismus sich selbst heilen kann (Selbstheilungsmythos);
(6) Körperanker: glaubwürdige und überzeugende Verankerung des Heilprozesses im Körper einschließlich Vernichtung bzw. Ausscheidung der Krankheit wobei die medizinische Hypnose insbesondere an diesem Punkt sehr hilfreich sein kann.

Es geht vor allem darum, sich selbst einen Überblick über die Krankheit zu verschaffen, sich zu entspannen, sich vorzustellen, wie man wieder gesund wird, wie man diesen Genesungsprozess mit Medikamenten und anderen Behandlungsmaßnahmen unterstützen, das eigene Selbstheilungspotenzial imaginieren und schon kleinste Verbesserungen feststellen, schätzen und körperlich verankern kann, am wirksamsten mithilfe medizinischer Hypnose.

Die Grundhaltung besteht darin, Unvermeidbares zu akzeptieren („*Es ist, wie es ist …*"), dankbar zu sein für die Gesundheit, die man hat, und für all das, was man allein und mithilfe anderer tun kann, und sich die vollständige Gesundung wert sein mit der Einsicht, dass *jede Heilung letztendlich immer eine Selbstheilung ist, wobei die Vorstellungskraft als Heilmittel dient.*

Selbstheilung ist lernbar.

Die biologische Uhr hört irgendwann auf zu ticken, aber warum?

Im Kap. „Das Psychogene", Abschn. „Ausblick: Selbstheilung und das Leben per se" habe ich angedeutet, dass der Mensch eine seltsame Uhr sei. Wir Menschen haben winzige Zeitwächter in unseren Zellen. Wissenschaftler haben herausgefunden, wie diese „biologischen Uhren" die Körpergröße, die Lebensspanne und den Alterungsprozess steuern können. Die biologische Uhr scheint für Mäusezellen schneller zu ticken als für menschliche Zellen, die wiederum schneller ticken als Walzellen.

Eine Welle der Forschung hat begonnen, Erklärungen für einen solchen Zeitmesser zu liefern: Diskutiert wird die „Segmentierungsuhr" (Palmeirim 1999). Sie hilft Embryonen, sich wiederholende Körpersegmente, wie z. B. Wirbel, zu bilden. Die Forscher wollen verstehen, wie Unterschiede im Entwicklungstempo zu Organismen mit unterschiedlichen Körpern und Verhaltensweisen führen.

Eine aktuelle Studie schätzt, dass es im Verlauf des Alterungsprozesses des Menschen einen kritischen Punkt irgendwo zwischen 120–150 Jahren gibt, der einem vollständigen

Verlust der Lebenskraft und in diesem Sinne einer angeborenen Grenze der menschlichen Lebenserwartung entspricht (Pyrkov et al. 2021). Die Autoren *„kommen zu dem Schluss, dass der kritische Zustand, der zum Ende des Lebens führt, eine intrinsische biologische Eigenschaft eines Organismus ist, die unabhängig von Stressfaktoren ist und eine fundamentale oder absolute Grenze der menschlichen Lebensspanne bedeutet."*

Der Tod ist der Preis, den wir für die Liebe zahlen.[5] Das Leben ist die Art und Weise für den Tod, sich selbst zu gebären.

Ja, der Mensch ist wohl eine seltsame, sich selbst liebende und heilende, wenn auch zeitlich begrenzte Uhr!

Literatur

Cousins N (1989) Belief becomes biology. Advances 6(3):20–29

Goldberger E (1957) Simple Method of Producing Dreamlike Visual Images in the Waking State: a preliminary report. Psychosom Med, 19(2):127–133

Krischke W (2000) In einem Käfig ohne Türen: Manche Menschen sterben ohne körperliche Krankheit – aus Heimweh oder durch Suggestion. Wie ist das möglich? Deutsches Allgemeines Sonntagsblatt 18 (21. April 2000)

Löhr E (2016) Gesundheit ist das höchste Gut! Wirklich? Über Gesundheit, Krankheit, Grenzen und was dahinter ist. re-visionen.net (Hrsg, 15.11.2016) https://web.archive.org/web/20241105040802/ https://re-visionen.net/eckart-loehr-gesundheit-ist-das-hoechste-gut-wirklich/ – zugegriffen am 03.05.2025

Melville H (1955) Moby-Dick (Mutzenbecher T, Übers, Einband von Hagedorn HH, Hrsg). Claassen & Goverts, Lübeck

Palmeirim I (1999) Segmentation in vertebrates: a molecular clock linked to periodic somite formation. J Soc Biol 193(3):243–256

Pyrkov TV, Avchaciov K, Tarkhov AE, Menshikov LI, Gudkov AV, Fedichev PO (2021) Longitudinal analysis of blood markers reveals progressive loss of resilience and predicts human lifespan limit. Nat Commun 12(1):2765

Schmid GB (2009) Tod durch Vorstellungskraft: Das Geheimnis psychogener Todesfälle, 2. Aufl. Springer, Wien

---

[5] Ohne den Tod wären wir Menschen im Laufe der Zeit unfähig, eine Person beständig engagiert zu lieben:

Für den Fall, dass ein Mensch ewig leben könnte, aber die anderen sterblich blieben, würde sich über die Jahrhunderte hinweg jede neue, sterbliche, geliebte Person im ewigen Augenlicht der unsterblichen, liebenden Person emotional auf einen kümmerlichen „Durchlauferhitzer" reduzieren.

Für den Fall, dass wir alle ewig leben könnten, würden wir über die Jahrhunderte langsam, aber sicher so viele neu erworbene, ewig geliebte Personen (neue „Muttersprachen" – s.o.) sammeln, dass wir nicht mehr in der Lage wären, uns emotional auf das einzigartige Gefühl der „Liebe" zu konzentrieren. Das einmalige, liebevolle Beisammensein mit dem einen oder anderen „speziellen" Menschen gäbe es nicht mehr und würde über die Zeit kollektiv in eine vor sich hin babbelnde babylonische Kuschel-Party-Gesellschaft münden.

Schmid GB (2025) Quantum-Mind Hypothese: Zum Ursprung des Bewusstseins. Springer, Heidelberg (im Druck)

Taylor SE, Kemeny ME, Reed GM, Bower JE, Gruenewald TL (2000) Psychological resources, positive illusions, and health. Am Psychol 55(1):99–109

Wright HB (1958) Zauberer und Medizinmänner: Augenzeugenberichte von seltsamen Heilmethoden und ihren Wirkungen auf primitive Menschen. Orell Füssli, Zürich

Sach- und Namensregister

0-9
4:6-Atemtechnik, 8, 138–140, 142, 169, 176, 220, 277, 345, 349, 355, 383, 416, 417, 419, 422, 484

Sparringpartner, 42

A
Abaton, 193
Aberglaube, 21, 22, 30, 183, 190, 195, 198, 226, 232, 236, 461
Abschwächung, 337
Absorption, 181
Abstoßungsreaktion, 455
Abwehrkraft, 130, 132, 169, 208, 217, 227, 246, 247
Abwehrreaktion, 90
Acetylcholin, 93, 99, 101
Achterberg, Jeanne (1942–2012), 204
Achtsamkeit, 85, 138, 181, 263
Ader, Robert (1932–2011), 130
Adherence Siehe auch Therapiebündnis
Adipositas Siehe auch Fettleibigkeit
Adler, Alfred (1870–1937), 218, 461
Adorno, Theodor W. (1903–1969), 37
Aeskulap, 183
Affirmation, 249, 290, 334
Aggression, 447
Aha-Erlebnis, 184
Ah-ja-Effekt, 184
AIDS, 63, 102, 142, 143, 183, 207, 226, 231
Akupressur, 290

Akupunktur, 72, 73, 84, 86, 102, 237, 248, 417
Akute-Phase-Reaktion, 98, 297
Akzeptanz, 13
Alarmreaktion, 132
Alkohol, 383
Allergen Siehe auch Allergie, 186, 194
Allergie, 78, 85, 91, 94, 130, 137, 143, 144, 186, 187, 227, 378, 394, 397, 456
Alter, subjektives, 17
Alternativmedizin, 47, 102, 176, 434
Alterungsprozess, 421, 485
Alzheimer-Krankheit, 100, 103, 398
Amae-Prinzip, 107, 199, 278
  Definition, 478, 483
Amor, 259
Amputation, 86
Amyotrophe Lateralsklerose (ALS), 30, 398
Analgesie, 86
Analytiker-Couch, 193
Analytische Psychologie (AP), 217, 301, 461
Anamnese, 276
Anästhesie, 340
Angst, 1, 12, 13, 42, 43, 53, 60, 76, 82, 88, 101–104, 107, 131, 133, 135, 138, 139, 141–143, 182, 183, 186, 189, 211, 229, 231, 234, 236, 239, 242–244, 252, 271, 293, 295, 297, 331, 333, 334, 337, 340, 362, 363, 378, 381, 387, 391, 396, 397, 399, 413, 425, 434, 442, 444, 445, 480, 481
Anima, 23
Animist, 22
Anpassung, funktionelle, 391
Antagonist, 41, 42, 257, 297

Anthropologie, 38
Anthropomorphismus, 31
Antibiotikum, 381, 397, 399
    Definition, 397
Antigen, 90–92, 103, 105, 130
Antikörper, 105, 108, 186, 207, 230, 243
Antizipation, 20, 43
Antonovsky, Aaron (1923–1994), 275
Apoptose, 103, 105, 442
Arachnophobie *Siehe auch* Spinnenphobie
Archetyp, 5, 25, 33, 38, 190, 193, 217, 248, 283, 287, 462
Armlevitation, 251
Arterosklerose, 102
Arthritis, 91, 102, 202, 230, 267, 293
Arzt, 42, 64, 66, 174, 179, 196, 200, 229–231, 237–240, 256, 268, 270, 273, 292, 294, 296, 430, 434, 447, 454, 456–460, 470, 479
Arztbesuch, 23
Äskulap-Kult, 24
Assoziation, 76, 87, 163, 185
Asthma, 12, 102, 144, 185, 230, 269, 297, 394, 397, 442
Atmung, 136, 137
Aufklärungspflicht, 467
Aufmerksamkeit, 133, 332, 337, 341, 343, 353, 356
    erwartungsvolle, 22, 24, 162, 180, 181, 263–265, 271, 286, 338, 343, 344, 354, 362
Aulus Cornelius Celsus (ca. 25 v. Chr. – ca. 50 n. Chr.), 98
Ausdauervermögen, 132
Aussicht, 185, 193
Ausweglosigkeit, 188, 199, 476
Authentizität, 263
Autismus, 398
    limbischer, 60
Autoimmunerkrankung, 63, 130, 141, 206, 207
Autorität, 479
Autoritätsheileffekt, 41, 43, 162, 183, 190, 192, 193, 196, 216, 281, 332, 418, 476
    Definition, 191
Autosuggestion, 18, 188, 199
Awe-Effekt, 287

B
Bad, 193
Ballaststoff, 381, 391, 400
Bauchhirn *Siehe auch* Darmhirn
Bauchschmerzen, 378, 379, 382, 383, 385, 386, 388, 391
Bauchspeicheldrüsenkrebs, 378
Bedeutsamkeit, 13
Beecher, Henry Knowles (1904–1976), 301, 302
Begegnung, 43
Behandlung, 56, 63, 64
Behandlungsdauer, 471
Behandlungserfolg, 471
Behandlungsmaßnahme, 422
Behandlungsmethode, 414
Behandlungsziel, 470, 471
Beichte, 38, 40, 195
Bereitschaftspotenzial, 186
Bergson, Henri (1859–1941), 194
Bernheim, Hippolyte (1840–1919), 203
Besserung, 174, 175, 191, 207, 208, 212, 216, 231, 234, 236
Bestrahlung *Siehe auch* Strahlentherapie
Beten, 38, 134, 285, 428, 429, 431, 434
Betrug, 5, 6
Bewältigung
    aktive, 417, 458, 461
    strategische, 418, 448, 465
Bewältigungsstrategie, 9, 107, 135, 142, 205, 230, 242
Bewegung, 382
Bewusstes, 160, 259, 260
Bewusstsein, 11, 19, 23, 25, 46, 60, 73, 75–77, 96, 127, 139, 161, 165, 167, 171, 184, 185, 199, 202, 203, 233, 271, 281, 339, 343, 356, 362
Bewusstseinshierarchie, 34
Bewusstseinsmedizin, 47, 64, 67, 109, 159–161, 163, 165, 166, 172, 175, 202–204, 291, 458, 470, 471, 483
Bewusstseinswissenschaft, 19, 45, 165, 171, 173, 233, 459, 483
Bewusstseinszustand, 23, 163, 182, 478
    außergewöhnlicher, 135, 172, 182–185, 188, 201, 332, 341

suggestibler, veränderter, 331
Beziehung, 40, 42, 72, 107, 136, 145, 162, 165, 188, 226, 229, 239, 301, 341, 342, 354, 422, 476, 482
  therapeutische, 266, 268
Beziehungslosigkeit, 188
Beziehungsnetz, 382
Bibel, 184, 190–195, 476, 483
Bilderleben, katathymes, 184
Bilderreise, geführte, 184
Binding, 361
Bindung, 479
  soziale, 106, 107
Binswanger, Ludwig (1881–1966), 218
Biofeedback, 8, 84, 102, 135, 163, 351, 359, 360, 370, 381, 425, 426
Biologie, der Subjekte, 173
Biomarker, 379, 380
Biophilia Hypothesis, 194
Bioresonanz, 270, 293
biunity Siehe auch Körper-Geist-Zweieinigkeit
Blähung, 279, 378, 379, 382, 385, 387
Blasphemie, 195
Bleuler, Eugen (1857–1939), 60, 282
Blockade, 34
Blutbild, 143, 205
Boiling-Frog-Syndrom, 481
Bonferonni-Test, 32
Borderline-Persönlichkeitsstörung, 233
Borromeo, San Carlo (1538–1584), 28
Böse, 248, 260, 283
Botenstoff, 88, 92, 93, 98–102, 166
Botschaft, 6, 31, 35, 160, 218, 232, 238, 261, 354
Bottom-up-Regulation, 92, 100, 141, 203, 390, 392, 396, 450, 478
Bradykardie, 136
Brain-Gut-Dysfunktion, 379
Brain Tapping, 289
breath of life, 139
Breuer, Joseph (1842–1925), 252
Brustkrebs, 427, 428, 430, 433
Buddha, 438
Buddhismus, 184
Bühne, suggestive, 278
Bürger, Gottfried August (1747–1794), 216

Butzemann, 287

C
Camus, Albert (1913–1960), 388
Carrol, Lewis (1832–1898), 127, 291
centering, 181
Chaostheorie, 16
Charcot, Jean-Martin (1825–1893), 184, 213
Chemotherapie, 32, 102, 108, 195, 237, 238, 240, 417, 420, 422, 424, 426, 427, 431, 432, 434, 459, 470
Chirurgie/Operation, 32, 132, 187, 192, 193, 195, 210, 237, 238, 293, 302, 333, 334, 337, 340, 354, 371, 420, 422, 433, 441, 450, 454, 457
Chronic Fatigue Syndrome (CFS), 92, 140
Circulus vitiosus (Teufelskreis), 470
COAL (Curiosity, Openness, Acceptance, Love), 181
Coenästhesie, 39
Cognitive Behavioral Stress Management (CBSM), 106, 142
Cohen, Nicholas (ca. *1941), 130
Colitis ulcerosa, 101, 377, 379, 385, 397
compelling narrative, 199, 201, 252, 281
Complementary and Alternative Medicine (CAM), 143
Compliance Siehe auch Therapiebündnis
Computer, 44, 164
convincer, 247, 257, 277, 356
Coping Siehe auch Ausdauervermögen
Corona-Pandemie, 28, 37
Covid-19 Siehe auch Long Covid, 139, 140, 299, 481, 482
Covid-Syndrom, postakutes, 139
Craniosakral-Therapie, 137
Cupido, 259
Cyberphysiology, 172

D
Dämon, 31, 33, 35
Dämonen-/Teufelsaustreibung s. Exorzismus
Dankbarkeit, 61, 180, 220, 264, 276
Darmbeschwerden, 380, 381, 383, 391

Darm-Gehirn-Achse *Siehe auch* HPA-Achse
Darmhirn, 389, 390, 396, 449
Darmmotilität, 380, 384
Darwinismus/Evolution, 20, 41, 75, 90, 96, 100, 105, 134, 163, 167, 298, 458, 477
de Chardin, Teilhard (1881–1955), 194
de Chastenet, Armand-Marie-Jacques (1751–1825) s. Puységur, Marquis de
de Condorcet, Nicolas (1743–1794), 480
Deep Sleep s. Tiefschlaf
Dehypnose, 345, 353, 361, 427
de La Mettrie, Julien Offray (1709–1751), 43, 46
Deleuze, Joseph Philippe Francois (1753–1835), 213
Demokratie, 37
Demut, 37
Denken
 autistisch-undiszipliniertes, 282
 irrationales, 420
 magisches, 22, 24, 32–34, 56, 183, 190, 231, 232, 246, 249, 282, 283, 363, 388
 positives, 16, 38, 143, 180, 207, 226, 266
 primäres, 18
Denkprozess, 166, 226
Depression, 12, 13, 26, 42, 53, 82, 89, 92, 94, 100–104, 106, 131, 133, 139, 141, 142, 171, 183, 189, 206, 211, 231, 233, 244, 250, 293, 297, 381, 391, 397–399
Derrida, Jacques (1930–2004), 300
Desensibilisierung, 78, 91
Diabetes mellitus, 104
Diagnose, 55, 56, 59, 62, 63, 185, 209, 213, 229, 231, 234, 237, 238, 249, 269, 296
Dialog, 337
Diarrhö s. Durchfall
Diät *Siehe auch* Ernährung, 381, 399, 401, 414
Diskonnektivität, 59–61, 65
Dissoziation, 331
Dogma, 36, 37, 195
Donaldson, Vann Williams, 205
Doom Scrolling, 298
Dosis-Wirkungs-Beziehung, 209, 231
Dramaturgie, 39, 41, 66, 209, 219, 253, 256, 282
Droge, 383
Dualität, 144, 173
Durchfall, 378, 384, 385, 391
Dürckheim, Karlfried Graf (1896–1988), 45

dyadische Vervollständigung, 285
dynamical disease, 59, 61, 63, 66
Dysautonomie, 140
Dysbiose, 394, 396
 Definition, 394, 397
Dysfunktionalität, 67
Dyspepsie, funktionelle, 382
Dysphagie, funktionelle, 378

E
Echtheit, 337, 342, 361
EEG, 175
Ego/Ich, 24, 25
Ego-State-Therapie, 217, 463
Ehestreit, 187
Ehrlichkeit, 263, 337, 342, 361
Eigeninitiative, 278
Eigenverantwortung, 9
Einfluss, 19, 89, 160, 163, 182, 187–189, 194, 202, 203, 223, 234, 237, 239, 244, 246, 256, 296
Eingebung, 25
Einheit, organismische, 61
Einsamkeit, 103
Einstein, Albert (1879–1955), 165
Einstellung, 163, 180, 270, 295, 414–416, 422, 428, 430, 432, 434, 441, 442, 468
Ekel, 76
Eklektiker, 220
Ekstase, 432
Ekzem, 12
Elekroenzephalogramm (EEG), 74
Ellenberger, Henry F. (1905–1993), 25, 39
embodied intelligence s. Intelligenz, verkörperte
Emerson, Ralph Waldo (1803–1882), 71
Emotion, 43, 76, 80, 391
Emotional Freedom Techniques (EFT), 289
Empathie, 83, 180, 182, 238, 263–265
Energie, 21, 28, 29, 44, 45, 94, 100, 162, 165, 167, 170, 194, 242, 243, 259, 350, 359, 419, 426, 429, 443, 464
Energiefeld, 463
Energiemedizin, 32, 35
Energieort s. Wohlfühl-/Kraft-/Energieort
Engel, 184, 193, 195, 198, 444
Enlightenment, 9, 10
Entmutigung, 215, 216

Entmystifizierung, 220, 228, 229, 231, 232, 236, 237, 241, 246, 250, 257, 258, 383, 478
Entropiegesetz, 458
Entspannung, 7, 9, 82, 86, 131, 134, 138, 141, 142, 144, 145, 161, 163, 170, 184, 201, 202, 204, 205, 207, 213, 221, 223–225, 228, 232, 237, 241–244, 246, 250, 257–259, 264, 268, 271, 330, 342, 349, 355, 360–362, 365, 370, 383, 386, 417, 423, 426, 427, 449, 456, 470, 478
Entspannungsmechanismus, 145
Entspannungsmethode, 135
Entspannungsreaktion, 38, 89, 131–134, 139, 143, 220, 223, 226, 257, 297, 417, 484
Entspannungsübung, 135, 142
Entspannungsverfahren, 134, 135
Entstehungsgeschichte, 460, 462
   Wetterlage, 461, 464, 466
Entzündung, 8, 53, 92, 98–101, 104, 105, 174, 187, 297
Entzündungsreaktion, 94, 98–102, 105, 186
Entzündungsreflex *Siehe auch* Entzündungsreaktion
Epigenetik, 172
Epilepsie, 102
Epiphanie, 9, 10
Epstein-Barr-Virus (EBV), 230
Erfolg, im Leben, 469
Erinnerung, 85
Erkältung, 16, 95
Erkrankung, psychogene, 77
Erleuchtung, 9, 10, 432
Ernährung, 102, 194, 240, 382, 386, 387, 396–398, 400, 401, 422
Eros, 259
Erreger, 56, 57, 64, 67
Erregermodell, 56, 57, 62, 64, 65
Erschöpfung, 140
Erschöpfungssyndrom, 74
   chronisches (CFS), 92
Erste Hilfe, 338
Erstverschlimmerung, 11
Erwartung, 82, 86, 89
Erwartungseffekt s. Placebo-/Sanaboeffekt
Erwartungshaltung, 129, 188, 198, 200, 263, 266, 278, 280, 286, 297, 338, 342, 343
Erzählung/Narrativ, 213, 252, 282, 420, 443, 456, 458, 459
Esdaile, James (1808–1859), 354

Esoterik, 31, 32, 34, 47, 184, 190, 194, 290, 478
Ethik, 480
Ethnologie, 5, 38
Evolution s. auch Darwinismus/Evolution
   kulturelle, 482
   soziopsychobiologische, 477, 479
Exekutivfunktion, 58
Exekutivsystem, 75
Exorzismus, 38, 39, 195
Extroversion, 205, 267

F
Fäkale Mikrobiota-Transplantation (FMT), 381, 399, 401
Faktor
   psychosozialer, 33, 64, 67, 73, 82, 85, 102, 106, 107, 109, 128, 129, 142, 160, 163, 167, 189, 190, 194, 196, 201, 202, 217, 223, 231, 295, 301
Fantasie, 8, 75, 182–184, 222, 227, 262, 274, 427
Fantasiefigur, 273
Fantasiereise, 270
Fantasietherapie, 134, 183, 362
Fasten, 401, 402
Fechner, Gustav Theodor (1801–1887), 25
Fee, 446–448, 451, 452
Feedbacksignal s. Biofeedback
feeling of healing s. t "Siehe Körperanker"
Feld, morphogenetisches, 32
Feldbewusstsein, 182
Feldenkrais, Moishe (1904–1984), 87
Feldenkrais-Methode, 87
Fernbehandlung, 483
Fernheilung, 21, 31, 290
Fettleibigkeit, 394, 398
Fieber, 25, 100, 141
Fighting Spirit, 107
fight or flight, 168
Fingernagel, gespaltener, 435, 440
Fitness, 205
Flow, 181, 184, 263
Fluch, 198, 249
Flucht, 27
Fluidist, 22
fMRI, 75, 86, 175
FODMAP-Diät, 400, 401
Formenkreis, 40, 43, 189, 196

Fraktionierung, 266
Frankenstein, 483
Frazer, James George (1854–1941), 23
Fremdbeurteilung, 54
Fremdenfurcht *Siehe auch* Xenophobie
Fremdsuggestion, 198, 200, 219, 281, 286, 290, 332
Freud, Sigmund (1856–1939), 25, 160, 201, 217, 252, 294, 335, 461
Freude, 76
Freund, innerer, 236
Friedrich der Große (1712–1786), 46
Funktionelle Gastrointestinale Störung (FGIS), 378, 379
fuzzy head *Siehe auch* Gehirnnebel

G

Ganesha, 477
Gauner-Trick, 288
Gauss'sche Glockenkurve s. Normalverteilung
Gebärmutter, 394
Gebet, 21
Gebetsheilung, 21
Geborgenheit, 107, 193, 199, 222, 266, 417, 420, 423, 478, 483
Gebser, Jean (1905–1973), 23
Geburtshilfe, 340
Gedächtnis, 75, 133, 141, 252
Gedächtnistraining, 80
Gedächtniszelle, 91, 96
Gegenmagie, 39
Gegenspieler, 41, 42
Gegenübertragung, 265
Geheilt-werden-/Sich-selbst-heilen-Komplexes, 39
Geheimnis, 38, 40
Gehirn, 364, 380, 389, 390, 392, 395–397, 399, 477
  kleines, 389, 390
  zweites, 389, 390, 449
Gehirnnebel, 140
Geist, 19, 21, 40, 67, 78, 80, 127, 145, 161, 169, 171, 173, 196, 201, 266, 272, 330, 356, 415, 442, 477–479, 482
Geisteskrankheit, 26
Geist-Gehirn *Siehe auch* Körper-Geist
Geistheilung, 21, 31, 39, 172, 290, 483
Genesung, 5, 9, 64, 65, 104, 144, 161, 162, 170, 175, 179, 182, 195, 196, 200, 208–211, 220, 221, 223, 242, 249, 251, 257, 264, 265, 268, 278, 286, 291, 296, 299, 330, 341, 414, 415, 417, 419, 428, 431, 443, 458, 469, 478, 479
Genesungsprozess, 135, 419, 435, 452, 485
Genesungsverlauf, 210
Geschichte, 336
  des Herrn Wright, 215
Gesicht, zweites, 184
Gesundbeten, 38
Gesundheit, 11, 16, 17, 20, 34, 54, 55, 57, 58, 61, 64, 66, 135, 161–163, 167, 170, 171, 174, 180, 182, 184, 187, 189, 190, 196, 199, 201, 203, 205–209, 220, 223, 224, 226, 228, 230, 236, 241, 253, 259, 271–273, 284, 296, 300, 330, 349, 350, 356, 357, 366, 386, 417, 422, 423, 430, 437, 438, 456, 458, 460, 461, 466, 467, 469, 477, 480
  subjektive, 11
  vollumfängliche, 11
Gesundheitsbild, 7
Gesundheitsguru, 286
Gesundheitskosten, 209
Gesundheitsmythos, 199, 219
Gesundheitsrisiko, 285, 286
Gesundheitssystem, 284, 285, 289
Gesundheitsversorgung, 209, 301
Gesundheitsvorsorge, 286
Gesundheitswesen, 283
Gesundheitszustand, 54, 55, 162, 194, 207, 210, 211, 270, 441
Gesundung *Siehe auch* Genesung
Gesundungsprozess *Siehe auch* Genesung
Gewissheit, 64, 163, 180, 228, 237, 241, 246, 250, 257, 258, 417, 420, 478
  positive, 7, 9, 10, 330
Gift/Vergiftung, 26, 71, 98, 159, 162, 194, 198, 291, 296, 299, 300
GI-Trakt *Siehe auch* Magen-Darm-Trakt (GI-Trakt)
Glaube, 21, 22, 26, 32, 33, 36, 40, 43, 64, 82, 86, 102, 135, 163, 189, 190, 192–194, 197, 198, 200, 207, 257, 258, 272, 281, 287, 296, 297, 299–301, 331, 418, 428, 451, 457, 461, 467, 468, 470, 479, 483
Glaubhaftigkeit, 246, 263
Glaubwürdigkeit, 231, 236, 241, 246, 250, 253
Globalisierung, 480
Gnostiker, 183, 184

Goethe, Johann Wolfgang von (1749–1832), 53
Goldener Schnitt, 138
Göldin, Anna (1734–1782), 248
Gott, 21, 27, 28, 32, 35, 41, 183, 184, 190, 195, 245, 259, 283, 428, 433, 464
Grippe, 16, 95
　spanische, 67
Gröning, Bruno (1906–1959), 248
Großhirn, 383
Großhirnrinde, 390
Grundbedürfnis, 335
Gruppenhypnose, 383, 384
Gruzelier, John H., 205
guided imagery, 184
Guru, 32, 288
Gut-Brain Axis (GBA), 390

H

Hahn, Kurt (1886–1974), 163
Hahnemann, Christian Friedrich Samuel (1755–1843), 292
Halluzination *Siehe auch* Wahn/Wahnvorstellung
Halprin, Anna (1920–2021), 214
Hand, heilende, 352, 388
Handlung, 161, 174, 188, 203, 223, 234, 296
　einer Geschichte, 240, 257, 263
Hänsel-und-Gretel-Effekt, 248
Hardiness *Siehe auch* Ausdauervermögen
Hardmeier, Thomas, 294
Hauptfigur, 41, 257
Häuptling, 23, 479
healing dream, 24, 39
Health Realization/Innate Health (HR/IH), 141
Heileffekt, 162, 191, 192, 195, 219, 227, 257
Heilen, 10
Heilenergie, 245, 437, 446
Heiler, 23, 32, 42, 64, 191, 428–430, 469, 471
Heilerfolg, 276
Heilfee, 366
Heilkraft, 33, 38, 175, 190, 195, 201, 244, 251, 330, 331, 402, 426, 428, 437, 467, 479, 482, 483
　Definition, 175
Heilmethode, 216, 290
　kommerzielle, 284
Heilmittel, 1, 6, 12, 18, 20, 26, 30, 31, 61, 71, 162, 165, 175, 276, 286, 296, 299–301, 377, 386, 414, 415, 420, 463, 469, 479, 482, 483, 485
Heilort, 193, 469
Heilprinzip, 20, 476
Heilritual, 23
Heilsbotschaft, 200
Heilschlaf, 193
Heilstrom, 31, 32, 248, 289, 290
Heilsversprechen, 465
Heiltrance, 287
Heiltraum, 40
Heilung, 5, 8–11, 16, 22, 38, 39, 43, 54, 64, 66, 161, 167, 175, 183, 184, 190–193, 195–197, 199–201, 203, 208–210, 212–214, 220, 223, 237, 246, 251, 258, 262, 269, 272, 281, 287–292, 426, 429, 435, 438, 444, 463, 467, 469, 476, 480, 483
　Definition, 175
　holistische, 172
　ideodynamische, 172
　metaphysische, 31, 290
　ökologische, 194
　psychogene, 2, 5, 6, 9, 10, 12, 18, 20–22, 24, 26, 38–43, 71, 144, 160, 164, 189, 190, 196, 216, 217, 280, 281, 292, 476–479, 483
Heilungsansatz, 422, 463
Heilungskomplex, 10
Heilungsmythos, 285
Heilungspotenzial, 333
Heilungsprozess *Siehe auch* Genesung, 10, 12, 22–24, 33, 39, 53, 62, 132, 166, 172, 174, 175, 181, 189, 190, 195, 200, 201, 208, 215, 217, 219, 223, 226–228, 237, 241, 247, 250, 251, 256, 265, 267, 268, 274, 276, 278, 333, 364, 377, 415, 423, 463, 468, 470, 478, 483, 484
Heilungsritual, 200, 285, 478
Heilungsschlüssel, 35
Heilungsursache, 5, 19
Heilungsverlauf, 365, 467
Heilungsversprechen, 286
Heilungsvorgang, 11
Heilungsvorzeichen, 39
Heilungsweg, 422
Heilungswunsch, 10
Heilungszeremonie, 479
Heilversprechen, 19
Heilwirkung, 2, 40–43, 226, 295
Heilzauber, 38

Heimweh, 100, 164, 188–190, 193, 197, 198
Heimwehtod, 90, 164, 188, 190, 193, 198
Helferfigur, 419, 447
Henne-oder-Ei-Problem, 364, 381, 382, 397
Hepatitis B, 230
Herangehensweise, emische und etische, 295
Hertz, Heinrich Rudolf (1857–1894), 74
Herzinfarkt, 464
Herzrasen, 140
Herzratenvariabilität (HRV), 137
Heuschupfen, 12
Hexe, 28, 190, 231, 232, 248, 249, 273, 287
Hexenprozess, 248
Hexenverbrennung, 28
Hexerei, 28, 478
Hilflosigkeit, 26, 188, 199, 277, 464, 465, 476
Hinduismus, 184
Hiobsbotschaft, 42, 78
  iatrogene, 458–460
Hitler, Adolf (1889–1945), 25, 232
HIV-Infektion, 139, 141, 142, 206, 231
Hoffnung, 107, 135, 141, 145, 188, 201, 215, 216, 220, 229, 257, 265, 420, 428, 434, 445, 458, 460, 461, 465, 467, 476, 483
Hoffnungslosigkeit, 26, 188, 199, 381, 413, 421, 476
Homöopathie, 11, 270, 292
Homunkulus, 86, 87, 89
Hormonsystem, 168, 170, 186
HPA-Achse, 92, 102, 105, 140, 142, 297, 384, 390, 391
  Definition, 383
Human Microbiome Project, 397
Humor, 38, 205, 266, 267, 342, 428
Hunger, 396
Hygiene, 66, 67
Hyperalgesie, 100
Hyperkonnektivität, 60
Hypersensitivität, viszerale, 379, 380, 383
Hypnose, 2, 7, 8, 10, 13, 22, 39, 43, 73, 74, 81, 83–86, 102, 134, 135, 143, 144, 161–163, 168, 175, 182, 184–188, 195, 202–205, 208, 213, 214, 216–218, 221–224, 227, 232, 234, 241–246, 249–253, 256, 258, 261, 262, 264, 266, 269–272, 275, 277–279, 330–332, 334, 336, 338–342, 345, 349, 354, 355, 361, 362, 364, 382–384, 386, 414, 418–420, 426, 429, 433, 435, 452, 455, 468, 470, 472, 484
  Aufbau, 345
  Definition, 178, 338
  in einer Gruppe, 383, 384
  medizinische, 33, 87, 109, 214, 224, 266, 275, 280, 287, 290, 330, 338, 340, 341, 344, 345, 353, 362, 364, 366, 381–383, 385, 388, 392, 399, 414, 478, 482, 483, 485
  traditionelle, 338
  Typen, 366
Hypnose , 65
Hypnosephänomen, 340, 344, 345, 349, 353, 356, 423
  Definition, 340
Hypnotherapie, 133–135, 138, 330, 342, 354, 364, 382, 414, 471
  darmzentrierte, 384
  medizinische, 366
Hypnotisierbarkeit, 242–244, 344
  Definition, 339
Hypochondrie, 11
  sublime, 25
Hyposensibilisierung, 227
Hysterie, 11

I

Iatrogenese, 336
Ibn 'Arabî (1165–1240), 23, 184, 301
Ich, 34
Ich-Gefühl, 168
Ich-Zustand, 217
Identifikation, empathische, 341, 342
Ideodynamismus, 203
Imagination *Siehe auch* Vorstellungsbild, 24, 40, 74, 160, 163, 166, 171, 184, 202, 203, 214, 236, 242, 246, 252, 270, 271, 330, 349, 352, 361, 365, 366, 416, 417, 419, 448, 453, 457, 468, 472, 482–484
  aktive, 184, 420
  Definition, 184
  geführte, 175, 437, 441, 448
  kreative, 184
Imaginieren, 73, 74, 77
Immunabwehr, 41, 57, 59, 61–63, 65–67, 73, 79, 92, 94–98, 100, 102–105, 107, 127–129, 131, 132, 135, 141, 160, 161, 163, 166, 168–170, 174, 175, 179, 182, 184–186, 189, 202–205, 207, 219–221,

224, 230, 241, 242, 244, 245, 250, 255, 257, 258, 265, 330, 331, 339, 341, 350–352, 361, 366, 370, 395, 415, 418, 419, 425, 426, 456, 468–470, 477, 479
Immunabwehr, 451
Immunantwort, 139, 140
Immunfunktion, 89, 92, 93, 130, 140
Immungedächtnis, 91
Immunhelfer, 453
Immunität, 396
   adaptive, 394
Immunkonditionierung, 130, 131
Immunkraft, 418, 451, 452
Immunkrankheit, 397
Immunmediator, 89, 94
Immunmodulation, 130, 131
Immunologie, 105
Immunorgan, 450
Immunreaktion, 64, 90, 91, 93–95, 97–99, 101, 105, 129, 131, 141–144, 187, 206, 218, 231, 242
Immunreaktivität, 129
Immunschwäche, 459
Immunstärke, 470
Immunstärkung, 142
Immunsuppressivum, 455
Immunsystem, 75, 79, 89–91, 93, 94, 99–101, 103, 105, 106, 127, 128, 130, 140, 142–144, 160, 161, 168–170, 175, 186, 202–204, 217, 230, 232, 244, 252, 271, 297, 298, 303, 383, 386, 390, 392, 395, 398, 414, 416, 419, 422, 425, 431, 443, 446, 453, 455, 460
   adaptives, 96, 100
   angeborenes, 95, 96, 103
   verhaltensbasiertes, 90
Immuntherapie, 399, 432
Immuntoleranz, 394
Individuation, 26
Individuationsprozess, 465
Induktion, 224, 343, 349, 353, 355, 356, 362, 423, 456
   Definition, 340
   hypnotische, 13, 175, 224
   logische, 224
Induktionsform, 340
Induktionssuggestion, 340, 341
Infektion, 92, 95–97, 99, 100, 104, 167, 174, 212, 435

Infektionskrankheit, 1, 10, 94, 98, 108
Information, 44, 59, 60, 67, 71–73, 93, 94, 108, 160–162, 165, 170–173, 188, 202, 214, 215, 229, 238, 239, 298, 338, 430, 483
Informationsverarbeitung, 44–46, 59, 60, 63, 163, 165, 167, 171, 331, 477
Inkubation, 39, 193
Inspiration, 25
   Definition, 184
Intelligenz, 176, 300, 330
   künstliche, 44, 165
   verkörperte, 165, 477
Intention, 10
Intervention
   paradoxe, 233
Intuition, 20, 165, 171, 182, 259, 479
ironic mentation, 233, 459
Irritable Bowel Syndrome (IBS) *Siehe auch* Reizdarmsyndrom (RDS)
ISH-Prozess, 166
Isolation, 188, 199, 476

J

Jacobson, Edmund (1885–1976), 134
Jäger und Sammler, 167
Ja-Haltung, 278, 342
Jahrestagreaktion, 39, 40, 42
Jenseits, 287
Jesus Christus (0–32?), 190, 191, 192, 193, 213
Jetlag, 396
Jung, Carl Gustav (1875–1961), 23, 24, 25, 26, 160, 188, 217, 301, 461

K

Kächele, Horst (1944–2020), 10
Käfigsituation, 188, 199, 201, 229, 232, 236, 257, 280, 417, 418, 476
   Definition, 188, 199, 333
Kaiserschnitt, 394
Kampf, 27
Kämpfernatur, 205
Kansas-Experiment, 332, 335
Karma, 31, 35, 283
Karzinom *Siehe auch* Krebs., 251
Katatonie, 25
   perniziöse, 188
Katharsis, 39, 252
Kausalitätsbedürfnis, 26, 56

Kellert, Stephan R., 194
Killerzelle, 93, 95, 103–105
    natürliche (NKZ), 205, 206
Kiplng, Rudyard (1865–1936), 335
Klarheit, 180, 182
Kline Siehe auch Analytiker-Couch
Klopftechnik, 289, 290
Kohärenzgefühl, 9, 335
Kohlenhydrat, 400
Kollektivtrance, 163
Kommunikation, 390, 395, 399
    ärztliche, 331, 336, 337
    bidirektionale, 364, 380, 390–392, 396
    hypnotherapeutische, 338
    hypnotische, 6, 338, 343
Komorbidität, 380, 383
Komplementärmedizin, 143, 176, 269
Komplementär- und Alternativmedizin (CAM/KAM), 463
Komplex, 217, 462, 463, 478
Konditionierung, 87, 129–132, 135, 144, 186, 187, 203, 255, 257, 267, 297, 298, 418, 419
Konfabulation, 75
Konfuzius (551–479 B.C.), 219
König, 23
Konnektivität, 20, 59, 60, 63, 66, 77, 361
Konnektivitätshypothese, 59, 171
Kontrolle Siehe auch locus of control, 82, 133, 135, 161, 190, 204, 234, 243, 246, 256, 257, 264, 265, 267, 384, 429, 433, 441, 453, 463, 464, 471, 476
Kontrollinstanz Siehe auch locus of control
Kontrollverlust, 82, 256
Konversionsreaktion, 6
Kopfschmerz, 80
Kopplungskonstante, 173
Koran, 184
Körper, 6–8, 11, 18, 20, 30, 35, 44, 45, 57, 67, 77, 79, 80, 86, 87, 89–91, 99, 105, 108, 128, 136, 145, 161, 330, 350–352, 355–361, 477–480, 482
Körperanker, 7, 187, 221, 228, 246, 248, 250–253, 256–258, 267, 274, 279, 280, 282, 286, 296, 345, 351–353, 362, 366, 370, 386, 387, 415, 416, 418, 419, 422, 426, 428, 429, 431, 433, 436, 441, 445, 478
    Definition, 246
Körperbewusstsein, 80, 169
Körpergedächtnis, 166

Körper-Geist, 20, 64, 144, 232, 477
Körper-Geist-Ebene, 58
Körper-Geist-Einheit, 61
Körper-Geist-Elektrophysiologie, 252
Körper-Geist-Korrelat, 144
Körper-Geist-Problem, 22, 45, 164, 197, 477
Körper-Geist-Zweieinigkeit, 61, 144, 173, 415, 477, 483
Körpergeruch, 395
Körperpsychose, 183
Körpersprache, 341
Kossak, Hans-Christian, 236
Kosten-Nutzen-Analyse, 384
Kraft, 248
    göttliche, spirituelle, universale, 244
    spirituelle, 32
    übersinnliche, 31
Kraftort Siehe auch Wohlfühl-/Kraft-/Energieort
Krafttier, 199, 200
Krampf, 378
Krankheit, 10, 11, 25, 40–42, 54–58, 60–64, 66, 67, 72, 73, 90–92, 94, 102, 104, 108, 132, 135, 142, 143, 161, 167, 174, 179, 182, 183, 187, 191, 194, 195, 199, 200, 208, 209, 212, 215, 223, 226, 228–232, 234–237, 240–242, 244, 246–249, 251–253, 256–258, 264, 265, 268, 269, 273, 296, 330, 331, 341, 342, 350, 351, 366, 370, 386, 417–419, 421, 422, 427, 428, 430, 433–435, 441–443, 447, 449, 450, 452, 455, 456, 458–462, 464–468, 470, 475, 476, 478–483, 485
    chronische, 12
    dynamische, 58, 63, 167
    Entmystifizierung, 7, 9, 363, 386, 417
    subjektive, 11
    tödliche, 231
    vollumfängliche, 11
Krankheitsanfälligkeit, 102
Krankheitsauslöser/-verursacher, 228, 235, 236, 240, 241, 246–250, 257, 258, 289, 482
Krankheitsbewältigung, 268
Krankheitsbild, 128, 140
Krankheitsbotschaft, 363
Krankheitserreger, 57, 66, 92, 99, 179, 234, 259
Krankheitsgefühl, 100, 175
Krankheitsgeschehen, 230
Krankheitsgewinn, 239
Krankheitshäufigkeit, 209

Krankheitsinzidenz, 231
Krankheitskonzept, 269, 442
Krankheitslehre, 176
Krankheitsmythos, 285
Krankheitsobjekt, 39
Krankheitsprozess, 131, 286
Krankheitssituation, 220
Krankheitssymptom, 11, 174, 231, 265, 284
Krankheitstagebuch, 234
Krankheitstheorie, 39, 108
Krankheitsursache, 200
Krankheitsverarbeitung, 230
Krankheitsverhalten, 94, 98, 100, 101, 141, 167, 203
Krankheitsverlauf, 17, 129, 139, 208–210, 239, 274, 301
Krankheitsverlauf-Protokoll, 14
Kraut, heilendes, 479
Krebs, 9, 11, 30, 399, 53, 56, 57, 73, 84, 85, 92, 101, 103–109, 137, 143, 167, 174, 183, 195, 207, 211, 213–216, 231, 235, 236, 247, 251, 260, 267–270, 297, 303, 397, 399, 414, 419–423, 429, 432, 434, 436, 441–443, 445–450, 452, 453, 458, 472, 482
Krebsgrippe, 57
Krebspersönlichkeit, 465
Kriegsheld, 24
Krise
   als Chance, 227
   kreative, 25
   spirituelle, 25, 40
Kritikfähigkeit, 331
Kultur/kulturell, 5, 7, 33, 38, 43, 76, 80, 145, 163, 188, 189, 196, 224, 294–296, 301, 479, 482
Küssen, 187
Kybernetik, 61

L
Labilität, autonome, 353
Labyrinth, 193
Landschaft, mythopoetische, 419
Langlebigkeit, 194
Lateralisierung
   der Gehirnfunktionen, 370
   des Immunsystems, 206, 244
LAURS (Listen, Accept, Utilise, Reframe, Suggest), 181

Läuterung, 286
Leading, 13, 341–343, 360
   Definition, 343
Leben, 6, 18, 23, 28, 34, 37, 41, 45, 46, 164, 434, 438, 448, 449, 451, 452, 454, 465, 476, 480–483
   als Schachspiel, 469
Lebensauffassung, 430
Lebensbedingung, 461
Lebensbedrohung, 199, 207, 229, 235, 283, 284
Lebensdauer, 134, 215
Lebenseinstellung, 383
Lebensenergie, 198, 200
Lebensereignis, 104, 107, 353
Lebenserfahrung, 339, 353, 476
Lebenserwartung, 17, 212, 213, 215, 460, 486
Lebensführung, 465
Lebensinteresse, 23
Lebenskontext, 431
Lebenskraft, 32, 429, 475, 482, 486
Lebenskrise, 9, 102
Lebensmittel, 388, 390, 391, 394, 396, 400, 401
Lebenspartner, 395
Lebensperspektive, 9
Lebensphase, 105
Lebensprinzip, 23, 189
Lebensqualität, 107, 138, 143, 268, 269, 379, 380, 413, 422, 454, 469, 471
Lebensraum, 479
Lebenssituation, 385
Lebensspanne, 485, 486
Lebensstil, 243, 283, 286, 288, 394, 397
Lebensstilfragebogen, 242
Lebensweg, 461
Lebenswille, 39, 479
Lebenszeit, 138
Lebewesen, 44
Leib, 39, 40, 45, 46, 161, 426, 448
   Definition, 45
Leib-Seele-Identität, 61
Leiden, 480
Leipert, Rainer, 454
Leonard, Arthur Glyn (1856–1909?), 23
Lévy-Bruhl, Lucien (1857–1939), 23
Libido, 23
Licht, 165, 179, 244, 250, 273, 274, 437, 438, 441, 444–446, 452, 453, 469
Lichtenberg, Georg Christoph (1742–1799), 1, 174

Liebe, 45, 181, 227, 240, 259, 432, 438, 451, 452, 483
locus of control, 42, 190, 344, 417, 418, 420
Long Covid, 139, 140
Lourdes, 193
Lungenentzündung, 29, 273
Lupus erythematodes, 91, 141
Lymphozyt, 91, 93, 94, 96, 98, 103–106

M

Machbarkeitsorientierung, 480
Magen-Darm-Trakt (GI-Trakt), 378, 383–385, 390, 392, 396
Magie, 23, 38, 39, 190, 195, 198, 287, 470, 479, 483
Magnetismus, 22
Mammakarzinom *Siehe auch* Brustkrebs
Manchester-Protokoll, 383
Manipulation, 282
Mantra, 137, 226
Märchen, 232, 248, 259, 270, 273, 443, 444, 447
    Der Froschkönig oder der eiserne Heinrich, 273
    der Gebrüder Grimm, 477
    Die blinde Prinzessin, 2
Massenhysterie *Siehe auch* Mass Psychogenic Illness (MPI)
mass formation psychosis *Siehe auch* Mass Psychogenic Illness (MPI)
Mass Psychogenic Illness (MPI), 37, 67, 77, 298
Masturbation, 283
Mastzelle, 391
Materialismus, 46
Materialist, 22
Materie, 164, 165, 173, 484
    denkende, 164
Mayer-Welle, 136
Medicus, 414
Medikament *Siehe auch* Medikation
Medikation, 208, 240, 247, 417, 441, 443, 446, 455
Meditation, 8, 10, 81, 102, 103, 134, 175, 182, 184, 202, 213, 271, 272, 383, 433, 434, 441
Medizin, 32, 38, 130, 162, 208, 209, 236, 239, 267, 268, 271
    akademische, 239
    chinesische, 213, 290
    holistische, 172
    indigene, 291
    komplementäre/alternative, 47
    moderne, 174, 207, 290
    systemische, 172
Medizinmann, 21, 23, 32, 40, 42, 167, 197, 198, 478, 479
Medusa, 159
Melville, Herman (1819–1891), 475
Menière-Krankheit, 293
Menschenbild, 34, 463
Mensch?Maschine-Isomorphismus, 44
Mental-Coaching, 77
Meridian, 290
Mesmer, Franz Anton (1734–1815), 22, 214
Metaanalyse, 72
Meta-Bewusstheit, 75
Metalnikov, Serge (1870–1946), 129
Metapher, 13, 25, 173, 216, 219, 220, 236, 258–261, 273, 275, 276, 278–280, 341, 357, 386, 417, 418, 431, 441, 451, 452, 459, 461, 468, 471
    Definition, 260
Metaphysik, 31–33, 161, 163, 195, 198, 200, 290
Metastase, 238, 441, 442, 447, 449, 454
Metastasierung, 421
Mikrobe, 393–396, 398, 402
Mikrobiom, 104, 378, 380, 388, 393–401
    Definition, 392
Mikrobiota, 390, 392, 396–401
Min-/Max-Prinzip, 385
mind Siehe auch Geist, 19, 165, 176, 195, 203, 294, 483
Mind-Body, 67, 144, 161, 164, 173, 188, 233, 258, 361
Mind-Body-Healing, 10, 172, 174, 220
Mind-Body-Kopplungskonstante, 173
mind-body medicine *Siehe auch* Mind-Body-Medizin
Mind-Body-Medizin *Siehe auch* auch Bewusstseinsmedizin, 47, 58, 159, 172, 202, 291
Mind-Body-Phänomen, 197
Mind-Body-Problem *Siehe auch* Körper-Geist-Problem
Mind-Body-Prozess, 233
Mind-Body-Schnittstelle, 161, 172, 184

Mind-Body-Therapie, 364
Mind-Body-Wechselspiel, 199
Mind-Body-Zustand, 338
Mind-Body-Zweieinigkeit, 173
mind-brain, 20
Mindfulness *Siehe auch* Achtsamkeit., 181
mind wandering, 75
Missbrauch, 378
Misstrauen, 239, 481
Mistel, 245
Mitgefühl *Siehe auch* Empathie.
Möbius, August Ferdinand (1790–1868), 173
Möbiusband, 173
Möbiusschleife *Siehe auch* Mobiusband, 415
Modell, 33, 37, 165
    biopsychosoziodynamisches, 61
    des Funktionskreises, 173
    erweitertes, biopsychosoziales, 58
    konkret-operationelles, 36
    neuroanatomisches, 204
Möglichkeit, 188
Moral, 396
Morbus Alzheimer *Siehe auch* Alzheimer-Krankheit
Morbus Crohn, 101, 279, 377, 379, 385, 397, 402
Morbus Parkinson *Siehe auch* Parkinson-Krankheit
Mortalität, 17, 209, 239
Motherby, George (1731–1793), 291
Motivation, 107, 133, 201, 239, 268, 269, 272, 275, 362, 476
Mozart, Wolfgang Amadeus (1756–1791), 137
Müdigkeit, 243
Multiple Sklerose (MS), 30, 398
Münchhausen, Freiherr von (1720–1797), 216
Musik, 137, 187, 222, 430–433, 458
Muskelentspannung, progressive, 134
Mustererkennung, 36
Mut, 107, 168, 178, 207, 224, 257, 264, 420, 423, 446, 454, 483
Mutter, 8, 40, 128, 191, 193, 428, 429, 435, 442, 454, 455
Myalgic Encephalomyelitis (ME), 140
Myasthenia gravis (MG), 74, 91
Mystik, 23, 32, 175, 183, 301
Mystiker, 183, 184
Mythologie, 459
Mythos, 198, 264, 281, 287, 419, 421, 463

N

Nachbesprechung, Aufbau, 345
Nägelkauen, 79, 87
Nahrungsmittel *Siehe auch* Lebensmittel
Nahrungsmittelsensitivität/-unverträglichkeit, 379
Narkolepsie, 128
Narrativ, 279, 290, 387
narrative exposure therapy, 230, 252, 420
Natur, menschliche, 480
Naturvolk, 22, 23, 38, 476
Nebenwirkung, 8, 11, 85, 239, 240, 362
Negation, 278
Negativitätsbias, 298
Neokortex, 390
Nervensystem, 168, 169, 203, 204, 297, 390
    autonomes, 389
    enterisches, 378, 389–392
    motorisches, 186
    peripheres, 389
    vegetatives, 186
    zentrales, 389–391
Nervus vagus *Siehe auch* Vagusnerv
Nestsituation, 281
    Definition, 188, 201, 333
Neugier, morbide, 298
Neurobiologie, 144, 161, 172, 201, 202, 476
Neurodermitis, 128
Neuroendokrinsystem, 77, 203
Neuropeptid, 92, 93
Neuroplastizität, 44, 172
Neurose, 39, 53, 218, 369
Neurotizismus, 353
Neurotransmitter, 395
    Definition, 390
New Age, 25, 190, 194
Nichtselbst, 90, 91, 99
Nierentransplantation, 455
Noceboeffekt, 8, 37, 42, 43, 83, 145, 160, 187, 210, 219, 238, 239, 257, 287, 290, 298–300, 336, 365, 369, 380, 384, 417, 418, 421
    Definition, 192, 276
Nocebo *Siehe auch* Noceboeffekt
Noceboreaktion, 135
Nocebosuggestion, 7
Norm, 479
Normalverteilung, 209, 212, 371
Notfall, 333, 338

Notfallmedizin, 332
Novalis (1772–1801), 25
Nozizeptor *Siehe auch* Schmerzsensor

O
Objektheileffekt, 41, 43, 162, 190, 192, 196, 215, 476
    Definition, 192
obstacle character, 41, 42, 257
Obstipation *Siehe auch* Verstopfung
Offenheit, 20, 180, 181, 231, 263, 337, 361
Ohrwurm, 458, 459
Okinawa, Japan, 194
Ökologie, 194
Ökopsychologie, 194
Ökosystem, 245, 246, 249
Ökotherapie, 194
Onychophagie *Siehe auch* Nägelkauen
Open-Window-Phänomen, 95–98, 132
Open-Window-Reaktion *Siehe auch* Open-Window-Phänomen
Opfer, 197, 259
optical rivalry, 145
Optimismus *Siehe auch* Hoffnung, 9, 135, 231, 257, 264, 476
Organbefund, 10–12
Organismus, 392
    einzelliger, 393
    kommensaler, 392
Organminderwertigkeit, 218
Ortsheileffekt, 41, 43, 162, 187, 190, 192–194, 196, 476
    Definition, 193
Osteoporose, 94
Ouroborus, 132

P
Pacing, 13, 278, 341–343, 425
    Definition, 342
Pädiatrie, 340
Pandemie, 67
Panik, 12, 88, 102, 135, 138, 233
Paracelsus – Theophrastus Bombastus von Hohenheim (1493–1541), 64, 213, 268
Paradies, 194
Paradigma, 220
Parallelismus, psychophysikalischer, 144, 161, 164, 478

Paranoia *Siehe auch* Wahn/Wahnvorstellung
Parkinson-Krankheit, 83, 396, 398
pars pro toto, 22
participation mystique, 23
Parvati, 477
Patientenkompetenz, 268, 269
Paulus von Tarsus (†60), 25
Pavarotti, Luciano (1935–2007), 469
Pawlow, Ivan Petrowitsch (1849–1936), 129, 130
Persona, 23
Persönlichkeit, 25, 39, 80, 144, 205, 230, 242, 243, 267, 272, 300, 344, 353, 395, 396
Persönlichkeitsentwicklung, 396
Persönlichkeitsstörung, 362
Pest, 91
Pestepidemie 1576, 28
PET, 175
Pettenkofer'sches Hygiene-Modell, 67
Pettenkoffer, Max von (1818–1901), 66, 67
phantom risk *Siehe auch* Mass Psychogenic Illness (MPI)
Phantomschmerz, 86, 87
Philosophie, 38, 220
Phobie, 369
Phönix, 25
Phylogenese, 41
Physik, 38, 173, 259
Phytotherapie, 5
Placebo, Definition, 276, 291, 292
Placebo-/Sanaboeffekt, 7, 8, 10, 19, 22, 31, 33, 35, 38, 40-43, 72, 73, 82, 83, 86, 129, 145, 160, 172, 192, 199, 201, 210, 212, 216, 219, 220, 239, 240, 246, 257, 287, 290–292, 294–302, 355, 365, 369, 371, 377, 381, 382, 385, 413, 414, 418, 421, 476, 483
    Definition, 192
Placeboexperiment, 300
Placebo *Siehe auch* Placebo-/Sanaboeffekt
Placebopotenzierung, 292
Placeboreaktion, 135
Placebosuggestion, 7
Plastizität, neuronale, 79, 87
Platon (428/427 v. Chr. – 348/347 v. Chr.), 184, 196
Pneumonie, 28, 29
Poincaré, Jules Henri (1854–1912), 16
Poincaré-Plot *Siehe auch* Symptom-Rhythmus-Diagramm

Sach- und Namensregister

Polarität, 144, 173
Ponzi Scheme, 287
Positive Psychologie (PP), 226
Positivierung, 235, 257
Post Traumatic Stress Disorder (PTSD), 252
Präbiotikum
    Definition, 381
Präsenz, 22, 180–182, 233, 244, 263–265, 419, 452, 478
    Definition, 263
    therapeutische, 263–265, 345, 349, 362, 416
Prävention, 209, 244
Priester, 23, 24, 41, 188, 249
Probiotikum, 381, 400
    Definition, 381
Profiheiler, 282, 284, 287, 288
Prognose, 56, 59, 62
Projektion *Siehe auch* Übertragung
Prophezeiung, 291, 299
Propoganda, 287
Proportio Divina *Siehe auch* Goldener Schnitt
Propriozeption, 85
Protagonist, 41, 42, 257
Prozess, endogener, 162
Prozess- und Embodimentfokussierte Psychologie (PEP), 289
Prüfungsangst, 391
Prüfungsstress, 105
Psoriasis, 128
Psyche, 6, 21, 22, 35, 40-42, 76, 92, 127, 161, 172, 190, 202, 204, 276, 380, 381, 388, 389
    Rekursivität der, 16
Psychoanalyse, 461
Psychobiologie, 172
Psychodynamik, 219
Psychogenes, 6–8, 11, 12, 19
Psychologie, 38, 109, 220, 394, 396, 481
Psychoneuroendokrinoimmunologie, 94
Psychoneuroimmunisation, 386
Psychoneuroimmunologie (PNI), 18, 22, 38, 40, 44, 47, 58, 62, 64, 72, 128, 132, 145, 159, 172, 201–204, 221, 257, 291, 366, 367, 413, 418, 465, 471, 476, 483
Psychoneurologie, 87
Psychoonkologie, 109
Psychose, 12, 25, 39, 53, 94, 134, 141, 171, 183, 211, 233, 369, 397
Psychosomatik, 44, 128, 131, 142, 173, 252, 261, 340, 341

Psychotherapie, 2, 22, 25, 39, 43, 62, 65, 172, 201, 202, 204, 340, 382, 400, 434, 453, 471
Puységur, Marquis de (1751–1825), 214, 329
Pyramiden-/Schneeballsystem, 287

Q

Qualia, 46, 171, 302, 361
Quantenheilung, 35, 172
Quantenphysik, 30, 44, 47, 161, 301
Quiqueg, 475

R

Radiotherapie *Siehe auch* Strahlentherapie
Rapport, 162, 222, 239, 265, 266, 275, 336, 337, 341–344, 353, 360, 418
    Definition, 162, 342
Rauchen, 79, 87, 421, 464, 465
Reaktion, psychogene, 72
Realität, 145, 161, 166, 168, 189, 197, 227, 235, 296, 301, 331, 338, 339, 343, 361, 369
Realitätskonstrukt, 43
Rechtshändigkeit, 206
Reflex, konditionierter, 352, 353
Reflexivität, 264, 301
Reframing, 185, 219, 220, 232, 361, 383, 426
    Definition, 339
Regelkreis, 329
Reizdarmsyndrom (RDS), 274, 297, 366, 377–385, 399–402, 414
    Definition, 379
Relaxation Response (RR) *Siehe auch* Entspannungsreaktion, 89, 132, 223, 257, 417, 468
Relevanz, 13, 85
Religion, 31, 35, 36, 47, 175, 190, 194, 209, 215, 480
Religiosität, 9, 10, 434
Remission, 32, 200
Resignation, 188, 199, 217, 238, 476
Resilienz, 335, 401, 414
Resistenzentwicklung, 399
Ressource, 59, 61–66, 105, 107, 135, 167, 199, 207, 220, 222, 223, 225, 227, 246, 266, 268, 275, 277, 279, 303, 330, 341–343, 353, 354, 362, 427, 428, 430, 431, 433, 435, 441, 443, 452, 458, 469, 476

Definition, 341
Ressourcenmodell, 61–65, 67, 483
Retraumatisierung, 362
Rettungsdienst, 332, 338
return map *Siehe auch* Symptom-Rhythmus-Diagramm
reverse psychology, 233
Ritual, 198, 200, 281, 428, 434
Roboter, 44
Roseto, Pennsylvania USA, 194
Rousseau, Jean-Jacques (1712–1778), 194, 480
Routineversorgung, 297
Ruheort *Siehe auch* Wohlfühl-/Kraft-/Energieort
Russel, Bertrand (1872–1970), 36, 37

S

safe place *Siehe auch* "Siehe Wohlfühl-/Kraft-/Energieort"
Salutogenese, 5, 8, 20, 42, 89, 109, 214, 218, 223, 226, 275, 277, 335, 476
Sanabo, Definition, 7, 276, 291
Sanaboeffekt, Definition, 291
Sauerbruch, Ferdinand (1875–1951), 336
Schachspiel, individuell entworfenes, 469
Schamane, 21, 40, 41, 331, 429
Schamanismus, 24, 31, 33, 47, 56
Scharlatanerie, 32
Scheidung, 60, 103
Scheinmedikament *Siehe auch* Placebo-/Sanaboeffekt
Scheinoperation, 293
Schicksal, 30, 34, 283, 428, 468, 469
Schizophrenie, 26, 59–61, 175, 297, 435
Schlaf, 102, 132, 141, 182, 203, 382
Schlingensief, Christoph (1960-2010), 238
Schmerz, 1, 6–9, 12, 13, 16, 73, 79–87, 98, 100, 104, 106, 138, 171, 174, 175, 182, 185, 186, 191, 207, 217, 218, 220, 221, 234, 235, 240, 253, 256, 259, 264, 265, 297, 301, 302, 330, 331, 337–341, 344, 345, 353, 355, 357–363, 366, 370, 378, 380–383, 385, 387, 388, 391, 396, 400, 417, 418, 426, 443, 453, 456, 458, 461, 471
  akuter, 84
  autonomer, 81
  chronischer, 85
  psychogener, 81
Schmerzabwehr, 67
Schmerzaffekt, 85
Schmerzbehandlung, 355
Schmerzempfinden, 80–83, 141
Schmerzempfindlichkeit, 81
Schmerzgedächtnis, 83
Schmerzmatrix, 83
Schmerzsensor, 80, 82, 83
Schmerzspitze, 84
Schmerzsuggestion, 81, 83
Schock, 102, 229
Schönheit, 138
Schubert, Christian (*1961), 202, 204
Schuld, 430, 446, 464, 465, 467, 470, 480, 481
Schuldgefühl, 27, 28, 35, 195, 218, 261, 277, 278, 280, 363, 464
Schuldprinzip, 464, 465
Schule, 302
Schulmedizin, 11, 31, 213, 234, 239, 269–271, 290, 329, 384, 413, 414, 419, 420, 422, 463
Schultz, Johannes Heinrich (1884–1970), 134
Schüßler, Gerhard (*1953), 202, 204
Schutzengel, 199, 200, 273, 366, 435, 437–441
Schwarmintelligenz, 58
Schweinegrippe, 67
Schweitzer, Albert (1875–1965), 481
Schwitzhütte, 193
SDE-Methode, 40, 65–67, 161, 162, 187, 210, 211, 220, 221, 248, 251, 256, 257, 262, 272, 275, 290, 335, 354, 363, 365, 368, 385, 414–416, 435, 454, 456, 458, 469, 470, 472, 482–484
Seasonal Affective Disorder (SAD), 103
SechsDramaturgischeElemente (SDE) *Siehe auch* SDE-Methode, 290
Sectio Aurea *Siehe auch* Goldener Schnitt
Seele, 6, 19, 21, 39, 136, 161, 170, 173, 190
Seelengift, 301
Seelenlage, 189
Seelensprache, 128
Seelentod, 164, 188, 190, 195, 198
Seelenverlust, 23, 39
Seelsorge, 209
Seinsgefühl, 168
Sekte, 38, 286
Selbst, 25, 34, 35, 43, 90, 91, 99, 191, 476
Selbstablenkung, 86

Selbstaufgabe, 467
Selbstbestimmung, 231
Selbstbeurteilung
  der Gesundheit (SRH), 17
  des Alters, 17
Selbstbewusstheit, 264
Selbstbewusstsein, 73, 267
Selbsteinschätzung, 54
Selbstgefühl, 168
Selbst-geheilt-werden-/Sich-selbst-heilen-Komplex, 6, 10, 21
Selbstheileffekt, 41, 43, 162, 191, 196, 476
  Definition, 195
Selbstheilung, 1, 12, 13, 16, 18, 20, 26, 34, 39, 46, 61, 67, 71, 78, 100, 134, 162–164, 166, 174, 175, 178, 182, 184, 188, 195, 199, 201, 203, 207, 208, 214, 219, 225, 228, 236, 237, 241, 246, 253, 256–258, 268, 269, 272, 275, 276, 281, 302, 303, 365, 377, 381, 384, 386, 392, 413, 414, 420, 422, 450, 467, 468, 470, 480, 483, 485
  durch Vorstellungskraft, 2, 175, 189, 205, 208, 210, 211, 276, 291
Selbstheilungsapostel, 31
Selbstheilungsarchetyp, 6, 478
Selbstheilungsbild, 383
Selbstheilungsdrama, 43
Selbstheilungsdramaturgie, 249, 279, 385
Selbstheilungsgeschichte, 33, 162, 187, 210, 221, 246, 249, 251–253, 255–259, 262, 263, 267, 274, 275, 279, 280, 331, 345, 346, 351, 352, 355, 361, 364, 365, 382, 386, 416–422, 424, 427, 428, 430, 431, 433, 435, 436, 441, 443–446, 450, 451, 453, 456, 458, 484
  Beispiel, 387
Selbstheilungskapazität, 181
Selbstheilungskraft, 1, 6, 7, 13, 28–30, 32, 63, 145, 162, 179, 185–187, 190, 207, 208, 210, 217, 221, 240–242, 245, 246, 248, 256–258, 271, 273–275, 279, 289, 330, 332, 334, 350, 351, 359, 363, 366, 371, 381, 386, 418–420, 429, 433, 442, 451, 456, 463, 468, 479, 480, 482, 484
Selbstheilungsmethode, 72, 219
Selbstheilungsmythos, 7, 65, 218, 221, 228, 241, 246, 250, 258, 259, 264, 279, 349,
351, 357, 359, 370, 386, 416, 418, 425, 478, 484, 485
Selbstheilungspotenzial, 65, 485
Selbstheilungsprozess, 19, 25, 167, 173, 178, 207, 208, 211, 221, 225, 228, 237, 246, 248, 250, 251, 340, 351, 352, 365, 470
Selbstheilungsregler, 468
Selbstheilungsritual, 19, 248
Selbstheilungsspektrum, 413
Selbstheilungssuggestion, 336
Selbstheilungstrance, 419, 424, 456
Selbstheilungsversuch, 461
Selbsthypnose, 106, 143, 144, 175, 223, 242, 331, 345, 414, 441, 443, 470
Selbstorganisation, 46
Selbstreflexion, 20, 231
Selbstreparatur, 71
Selbstsuggestion, 73, 198, 200, 219, 250, 277, 280, 281, 286, 290
  erlebte, 40, 85
Selbstvertrauen, 384, 420, 451
Selbstwert, 143
Selbstwertgefühl, 180, 230, 231
Selbstwirksamkeit, 84
Semiotik, 173
Sendungsbewusstsein, 25, 183
Sensibilität, 181, 206
  erhöhte, 20, 477, 479
Serendipity, 181
Serotonin, 381, 390, 392
Sexualverhalten, 203
Shiatsu, 270
Shiva, 477
Showhypnose, 203, 247, 366, 370
Sich-aufgeben-/Aufgegeben-sein-Komplex, 100, 215, 216, 381, 421
sickness behavior *Siehe auch* Krankheitsverhalten
Signal, 82, 99
Sikh-Meister, 442
Singen, 137
Sinn, 145, 161, 168, 176, 180, 184, 188, 215, 220, 221, 261, 264, 265, 267, 296, 301, 460, 461, 464, 466–468, 476, 477, 483
Sinnesreiz, 186
Sinnfindung, 9
Sinnhaftigkeit, 462
Situation, terminale, 337
Slow-Wave-Sleep *Siehe auch* Tiefschlaf

Sokrates (ca. 470 v. Chr. – ca. 399 v. Chr.), 196, 482
Solomon, George Freeman (1931–2001), 202
Soma, 40
Somatisierung, 83, 198, 200, 219
Somatisierungsstörung, 11, 39
Soros, George (*1930), 301
Soziologie, 38
Sparringpartner, 41
Spiegelneuron, 76, 77, 186
Spinnenphobie, 78, 88
Spinoza, Baruch (1632–1677), 61
Spiritist, 22
Spiritualität, 31, 47, 190, 215, 434
Spitzenmedizin, 37
Spontaneous Regression of Cancer (SRC), 9, 39
Spontanheilung/-remission, 5, 6, 9, 33, 39, 104, 212, 214–216, 287, 331, 460, 467, 468, 471, 478
Spontanhypnose, 482
Spontanremissionen, 214
Spontantrance, 32, 331
Sport, 77, 95, 97, 240
Sportheld, 24
Staatsoberhaupt, 23, 24
Stammzelle, 108, 109
Star, Film- oder Pop-, 24
Statistik, 209, 213, 365
Sterben, 167, 198
Sterberisiko, 17, 18, 38, 39, 286
Stickstoffmonoxid (NO), 134, 297
Stimmenhören, 175
Stimmung, 391, 396
Stoff, 165
Stoffwechsel, 203, 280
Stoffwechselkrankheit, 397, 398
Störung
  funktionelle, 378, 380
  hysterische/dissoziative, 39
  somatoforme, 11, 39, 353
story line, 257, 263
Strahlentherapie, 32, 108, 237, 240, 417, 420, 422, 424, 426, 427, 434, 436, 470
Strahlung, 194
Straßenhypnose, 76
Stress, 8, 9, 13, 19, 30, 67, 82, 83, 88, 94, 96, 100, 102–105, 107, 109, 131, 132, 135, 136, 138–140, 143–145, 160, 161, 170, 187, 188, 194, 198–200, 211, 212, 217, 221–223, 226, 230, 232–234, 242, 243, 252, 267, 295, 331, 378, 381, 383, 385, 391, 396, 421, 459, 476
  einfacher/akuter, 135
  komplizierter/chronischer, 135
Stressreaktion, 132, 137
Stressreduktion, 38, 89, 145, 417, 470
Stuhldrang, 380
Stuhltransplantation Siehe auch Fäkale Mikrobiota-Transplantation (FMT)
Sudden Unexpected Death Syndrome (SUDS), 164
Sufi, 301
Sufismus, 184
Suggestibilität, 162, 331
Suggestion, 18, 85, 143, 144, 163, 179, 188, 189, 196, 201, 203, 205, 214–216, 219, 246, 251, 259, 266, 274, 291–294, 296, 297, 331, 332, 338, 364, 369, 382, 384, 416, 424, 436, 452, 472
  Definition, 341
  posthypnotische, 133, 280, 352, 353, 357, 360, 370, 384, 386, 419, 426, 452
Suggestionen, 345
Suizid, 379
Sünde, 283
Susen, Gerhard R., 236
Symbiose, Definition, 394
Symbol, 452
Sympathikus, 89, 92, 93, 100, 102, 105, 136, 137, 140, 390
Symptom, 261, 262, 280, 341
Symptom-Rhythmus-Diagramm, 14–16, 277
Synchronizität, 435
  Definition, 435
Synergetik, 172

T
Tabu, 164, 188–190, 192, 197, 198, 249, 417, 478, 479
Tabubruch, 164
Tabutod, 164, 188, 190, 192, 198
Tachykardie, 136
Tag-Nacht-Rhythmus, 396
tailoring, 275, 277, 279, 280
Talisman, 40, 42, 331
Tanz, 214, 217

Tara, die weise, 438
Tatkraft, 145, 188, 476
Teile-Therapie, 217, 463
Tempel, 193, 245
Tempel-Heilung, 38, 193
tend and befriend, 88
Teufel, 41, 42, 183, 190, 201
Th1-/Th2-Immunreaktion, 19, 63, 67, 105, 137, 144
thanatomicrobiome, 44
T-Helferzelle, 19
Theologie, 38
Theory of Mind (TOM), 76
Therapie, 72, 102, 215, 222, 263, 266, 292, 296, 340, 341, 362
Therapiebündnis, 9, 142, 220, 228, 237–241, 246, 250, 257, 258, 330, 478
Therapiesitzung, 106, 444, 454
Thermodynamik. zweiter Hauptsatz, 167
Thomas von Aquin (1225–1274), 413
Thoreau, Henry David (1817–1862), 194
Tiefenpsychologie, 6, 461
Tiefschlaf, 74, 100, 132
Tier, wirbelloses, 424
Tod s. auch Heimwehtod; Seelentod; Tabutod; Voodootod, 1, 12, 18, 38, 44, 164, 188, 190, 197–199, 208, 213, 280, 281, 299, 428, 430, 434, 435, 445, 458–460, 480, 482
   des Lebenspartners, 103, 105
   durch Vorstellugskraft, 24
   durch Vorstellungskraft, 163, 188, 197
   psychogener, 1, 12, 24, 39, 71, 90, 135, 144, 145, 160, 163, 164, 188–190, 197, 198, 216, 232, 249, 280, 281, 291, 475, 477, 482, 483
Todesangst, 234, 445
Todesarchetyp, 188
Todesbotschaft, 197
Todesengel, 197, 198
Todesfluch, 32, 164
Todesmythos, 197, 285
Todesprozess, 197, 198
Todesrate, 194
Todesrisiko Siehe auch Sterberisiko
Todesritual, 197, 285
Todesursache, 215, 231
Todesurteil, 197, 198, 200, 249

Top-down-Regulation, 91, 101, 140, 203, 297, 390, 392, 478
Totemtier, 199, 273
Totstellreaktion, 391
Totstellreflex, 27
Traditionelle Chinesische Medizin (TCM), 463
Trance Siehe auch Hypnose, 33, 73, 134, 138, 182, 245, 249, 330, 338–340, 343–345, 349–353, 356, 361, 362, 383, 384, 386–388, 416, 417, 419, 420, 423, 424, 427, 429, 433, 445, 451, 470, 478
   Definition, 338, 340, 416
   natürliche, 331
   Vertiefung, 424
Tranceerlebnis, 345
Trancelogik, 18, 331
Trancesprache, 33
Trancevertiefung, 345, 349, 353, 356
Transference Siehe auch Übertragung
Trauer, 76, 88, 103, 107, 229, 362
Traum/träumen, 23, 24, 40, 75, 166, 183, 193, 197, 199, 201, 222, 231, 233, 271, 330
   Albtraum, 183
   großer Traum, 24
   Heiltraum, 24, 39, 41, 42, 193
   Tagtraum, 170, 178, 183, 268
   Wahrtraum, 184
Trauma, 229, 252, 338, 378, 383, 466
Traumatisierung, 31
Traumbild, 166
Traumbuch, 166
Traumdenken, 183
Traumgedächtnis, 166
Traumlogik, 18
Treatment As Usual (TAU), 7, 73, 217, 236, 237, 240, 258, 259, 279, 364, 366, 377, 381, 383, 386, 417, 422
Trikuspidalklappenstenose (TS), 336
Troll, 419, 443–447, 451, 452
Tschurr, Elisabeth, 457
T-Shirt-Experiment, 395
Tuberkulose, 144
Tumor, 11, 19, 53, 98, 102, 104–108, 130, 131, 249, 251, 352, 423, 425–427, 442, 443, 448–450, 453
Tumor-Nekrose-Faktor (TNF), 99, 101
turning point, 257
Typ-2-Diabetes, 398

U

Übergangsobjekt, 190
Überleben, 11, 75, 100, 106–108, 458, 460, 479
Überlebenschance, 470
Überlebensrate, 332
Überlebensvorteil, 231
Überlebenswille, 214
Überraschung, 76
Übertragung, 23, 24, 76, 165, 214, 260, 291
Überzeugung, 23, 30, 32, 33, 161, 183, 190, 216, 223, 242, 266, 268, 269, 283, 418, 428
    intuitive, 284
    pathogene, 283, 417, 449
Überzeugungskraft, 231, 253, 263, 272
Ujjai-Atmung, 138
Umweltfaktor, 379, 395, 397
Unbewusstes, 19, 22, 24–27, 30, 42, 160, 162, 163, 165, 166, 176, 178, 201, 202, 210, 217, 220, 232, 234, 236, 246, 256, 258–260, 265, 270, 275, 277, 278, 298, 339–341, 351, 359, 362, 390, 392, 442, 461, 462
    kollektives, 34, 478
    persönliches, 34, 479
Unfall, 331
Ungerechtigkeit des Seins, 465, 469
Unheil, 43, 444
Ursache, 5, 9–11, 26–30, 56, 57, 62, 421, 480
Ursache-Wirkungs-Zusammenhang, 28, 29, 331
Utilisation, 222, 266, 343, 345, 353, 359, 362, 416
    Definition, 266, 342

V

Vagusnerv, 94, 99, 101, 102, 136, 383, 390, 450
VAKOG, 222, 224, 227, 262, 343, 349, 353, 356
Varianz, 395
    statistische, 371
Vegetativum, 133, 181
Verankerung, 180, 182, 253, 258
Verantwortung, 9
Verantwortungsbewusstsein, 469
Verdauung, 380, 390, 391, 400
Verdauungssystem, 389–392
Vergebung, 39
Vergeltungskausalität, karmische, 31, 465
Vergleich, 167, 185, 191, 208, 212, 214, 223, 244, 259–261, 293, 294
    Definition, 260
Verhexung, 295
Verlauf, 6, 9, 12, 13, 17, 42, 161, 163, 208, 209, 223, 269, 292, 371, 381, 395, 414, 421
Verneinung, 337
Vernunft, 22, 26, 479
Verschwörungstheorie, 35–37
Versprechung, 469, 472
Verstopfung, 378, 384, 387, 391
    funktionelle, 378
Vertrauen, 417, 423, 428, 435, 442, 444, 450, 454, 467
Verunreinigung, 286
Vervollständigung, dyadische, 282–285, 288
Verwesung, 44
Verwünschung, 295
Verzweiflung, 103, 135, 142, 476, 481
Vexierbild, 339, 369
    Definition, 145
Virus, 90, 92, 97, 103, 164, 230, 235
Vision, 25, 184, 193, 194, 198, 200, 226, 435, 437, 441, 456
visualization, 184
Vis vitalis, 32
Volk, indigenes, 188
Volkskunde, 5
von Neumann, Johann (1903–1957), 161, 301
von Schubert, Gotthilf Heinrich (1780–1860), 194
Voodoo, 24, 38, 41, 164, 188 190, 197, 198, 249, 294, 417, 478, 479
Voodoo-Heilung, 24, 38
Voodootod, 164, 188, 190, 191, 198
Voodoo-Zauberer, 40, 41
Vorahnung, 39, 435, 479
Vorbesprechung, 344, 349, 350, 355
    Aufbau, 344
Vorführeffekt, 233
Vorgeschichte, 39, 107
Vorhersagbarkeit, 472
Vorhersage, 467, 471
Vorstellung, 19, 20, 24, 40, 43, 73, 76, 78, 81, 83, 87, 88, 162, 163, 170, 171, 175–179, 182, 185–187, 189, 191, 197–205, 207, 216, 217, 220–222, 224–227, 229, 231, 234, 236, 237, 241, 242, 244, 246, 249,

251, 259, 263, 273, 281, 295, 296, 330, 339, 352, 355, 357–359, 384, 386, 419, 424, 426, 429, 434, 445, 449, 452, 453, 460, 469, 477, 479
 geführte, 72, 234
 positive, 257
Vorstellungsarbeit, 415, 450
Vorstellungsbild, 74–79, 85, 88, 103, 104, 109, 133, 160, 166, 168, 182, 204, 220, 221, 277, 416, 423, 437, 441, 448, 449, 459
Vorstellungskraft, 1, 6, 9, 12, 18, 20, 22, 28–31, 43, 61, 63, 65, 66, 71, 72, 79, 88, 89, 103, 107, 127, 131, 144, 145, 159, 160, 162, 163, 169, 171, 173–176, 178, 179, 181, 182, 184, 185, 190, 192, 197, 202, 203, 210, 213, 216, 217, 219, 221, 232, 242, 244, 256, 257, 280, 298, 303, 329, 339, 349, 350, 354, 358, 365, 370, 371, 377, 386, 414, 415, 420, 435, 457, 467–469, 472, 476, 479, 482, 483
 als Heilmittel, 174, 175, 178, 186, 188, 189, 195, 196, 276, 290, 303
 Selbstheilung durch, 128
 Tod durch, 128
Vorstellungsprozess, 166, 204, 226
Vorstellungsreise, 176, 177, 184, 419, 420
 geführte, 135
Vorstellungsübung, 470
Vorstellungswelt, 431
Vulnerabilität, 353

W

Wahn/Wahnvorstellung, 25, 37, 39, 53, 141, 183, 298, 362
 Definition, 183
Wahrheit, 60, 189, 197, 198, 301, 477, 483
Wahrnehmung, 73, 76, 77, 80, 180, 186, 301, 330, 338, 339, 343, 362, 426
Wahrscheinlichkeit, 459, 466
Wallfahrt/Wahlfahrtsort, 193
Wallfahrt/Wallfahrtsort, 19, 21, 38, 40, 42
Warze, 144, 434
 Besprechen von, 8
Wehrli, Hans (*1944), 291, 370
Weisheit, 484
Weltbild, 199, 279, 288, 463
Wertesystem, 279
Wesen, 26, 44, 46

 Definition, 44
Wichtel, 419, 443–447, 449, 451, 452
Widersacher, 41, 42
Widerstand, 41, 102, 217, 235, 236, 252, 266, 343, 443, 450
Wiener Protokoll, 384
Wilderness Program, 194
Wille, 10, 19, 22, 73, 74, 144, 166, 183, 195, 196, 204, 207, 233, 234, 242, 246, 256, 266, 339, 426, 429, 433, 459
Wilson, Edward O. (*1929), 194
Winterdepression, 103
Wirkfaktor, 194, 265, 361, 470
Wirksamkeit, 418, 468, 470–472
Wirkstoff, 239, 292, 450
Wirkung, 5, 8, 10, 11, 17, 19, 21, 27, 29, 42, 216
Wirtschaft, 481
Wissen, 161, 163, 170, 188, 189, 197, 230, 240, 295, 296, 300, 301
Wissenschaft, 481
Wohlbefinden, 141, 267, 450
 eudaimonisches, 267
 hedonistisches, 267
 soziales, 54
Wohlfühl-/Kraft-/Energieort, 38, 40, 42, 194, 207, 222, 224, 225, 227, 257, 266, 278, 279, 342, 343, 345, 349, 350, 353, 356, 417–419, 423, 431, 435, 479
Work-Life-Balance, 382
Wort, 333, 335–338, 355
Wunder, 457, 471
Wunderheilung *Siehe auch* Spontanheilung/-remission, 39, 213, 215, 216, 232, 483
Wundheilung, 19, 132, 187, 223, 456, 477
Wunschdenken, 183
Wut, 76
WwW-Prinzip, 230, 238, 239, 257

X

Xenophobie, 90

Y

Yes-Set, 282
Yggdrasil, 483
Yoga, 213, 266
Y-State, 184

Z

Zahnmedizin, 340
Zauber, 21, 335, 470
Zauberer, 40, 41, 167, 188, 198, 459, 479
Zauberkraft, 478
Zeit, 344, 349, 357, 358, 360, 361, 415, 423, 427
    anthropologische, 345, 420, 429, 433
Zeitverzögerungsdiagramm s. Symptom-Rhythmus-Diagramm
Zeremonie, 39, 479
Zigarette, 383
Zitrone-Vorstellung, 277
Zivilisation, 194, 196
Zufall, 181
Zugehörigkeitsgefühl, 422
Zurückführung der Seele, 39
Zwang, 53, 183
Zweieinigkeit *Siehe auch* Körper-Geist-Zweieinigkeit, 45, 67, 128, 144, 161, 389, 415
    Definition, 45
Zweifel, 42, 43, 189, 217, 249, 272
Zwerg, 419, 443–447, 449, 451, 452
Zwischenwelt, 24, 175, 184
Zytokin, 19, 89, 92–94, 100, 102, 103, 105, 130, 133, 141

The manufacturer's authorised representative in the EU is Springer Nature Customer Service Centre GmbH, Europaplatz 3, 69115 Heidelberg, Germany. If you have any concerns regarding our products, please contact ProductSafety@springernature.com

Printed and bound by CPI Group (UK) Ltd, Croydon, CR0 4YY

26/03/2026

02078942-0016